小児臨床栄養学

編集 ● 日本小児栄養消化器肝臓学会　改訂第2版

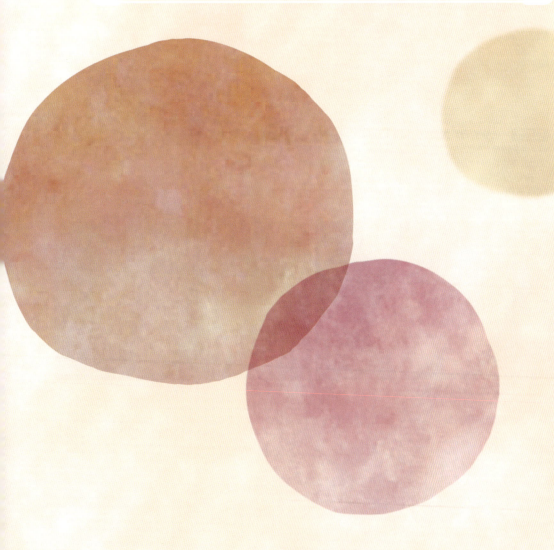

診断と治療社

口 絵

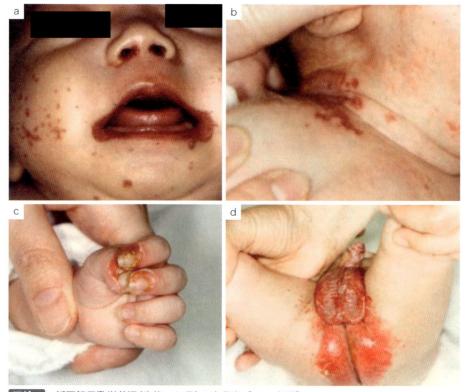

口絵1 低亜鉛母乳栄養児（生後1か月）の皮膚炎 ［p.46 参照］
母乳亜鉛濃度：0.02 mg/dL（基準 0.2 mg/dL）
児の血清亜鉛値 11 μg/dL（基準 60〜150），血清 ALP 246 IU/dL（基準 600）
a：鼻腔・口周囲，b：頸部，c：爪周囲，d：臀部
［稲毛康司：まれでない亜鉛欠乏－皮膚炎との鑑別．小児内科 2012；44：131-134.］

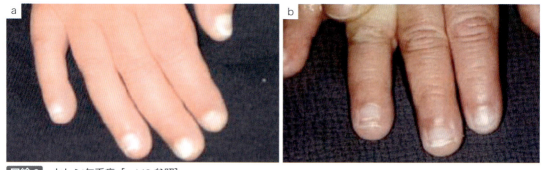

口絵2 セレン欠乏症 ［p.143 参照］
a：セレン投与前，b：セレン投与後
［増本幸二ほか：在宅成分栄養管理中にセレン欠乏症を生じた1小児例．静脈経腸栄養 2007；22：195-199．図1 爪の変化 引用］

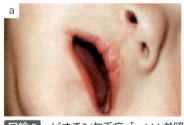 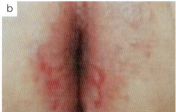 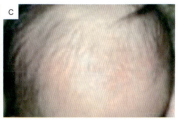

口絵3　ビオチン欠乏症　[p.144 参照]

入院時皮膚粘膜所見

a：入院第3日目における口唇の紅潮・びらんおよび口角周囲炎を示す，b：入院第3日目における肛門周囲炎を示す，c：入院第3日目における脱毛および毛髪の褐色変化を示す

［小松寿里ほか：アレルギー用ミルクの長期使用によりビオチンおよびカルニチン欠乏症を来した1例．仙台市立病院医誌 2012；32：43-48．］

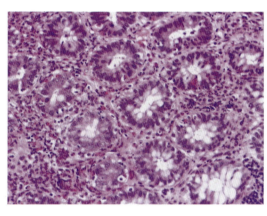

口絵4　新生児一過性好酸球性腸炎（NTEC）の組織像　[p.178 参照]

好酸球を含む炎症細胞浸潤が粘膜上皮内および固有層に認められる．粘膜上皮破壊像，杯細胞過形成，陰窩炎を認める．好酸球性大腸炎，新生児・乳児消化管アレルギーなどの組織所見もこれに類似する

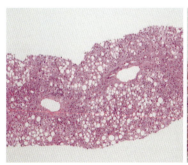 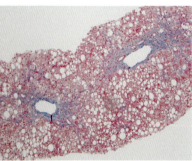

口絵5　11歳，132.7 cm（−1.9 SD），体重43 kg（＋0.3 SD），肥満度43%　[p.273 参照]

Down症候群（非アルコール性脂肪性肝炎：NASHの1例）

AST/ALT 100前後でフォローされていたが，10歳6か月よりさらにALT優位の上昇あり．腹部超音波で脂肪肝を認める．黒色表皮症あり，尿酸値9.0，CRPの軽度上昇が持続．強い脂肪変性，中心静脈周囲の線維化，架橋線維化（bridging fibrosis）

はじめに

　2011年に児玉先生・清水先生との共同編集にて，本書「小児臨床栄養学」を刊行しましたが，これまで日本においては小児栄養に関する教科書はほとんど見られず，さまざまな方面から高い評価をいただいていました．その後の進歩もあり改訂が望まれていましたので，日本小児栄養消化器肝臓学会が中心となって，関連する領域の専門家にも執筆をお願いし，医師，看護師，管理栄養士などの医療関係者だけでなく保健師，栄養指導を行っている教師や保育士など小児栄養に関心のある方々の教科書としても役立つものとして，今回の改訂第2版を刊行いたしました．

　成人の生活習慣病検診の基準を達成するためには，小児期からの肥満防止対策が重要となっています．肥満対策にとどまらず，「やせ」についても十分な対策が求められていて，今後も肥満とやせの両極の対策が求められています．また，小児NSTについても，多くの病院で栄養管理実施加算を算定する際の参考に初版が利用されてきました．今回は，さらに実践的な内容を盛り込んでいます．また，スポーツと栄養に関する理論と実践についても，正しく普及させる必要があることから今回取り上げることになりました．

　今回の改訂版では，項目数が増え，幅広く専門的な内容になり，前回よりも多くの紙面をかけることになりましたが，栄養に関する基礎，生理学，関連領域の学会からも執筆をいただき，小児栄養に関するバイブル的教科書を目指した本書が皆様のお役に立てることを望んでいます．

2018年10月

日本小児栄養消化器肝臓学会運営委員長
玉井　浩

初版の序（2011年）

近年，nutrition support team（NST）や食育の重要性が指摘されています．NSTは入院患者の入院期間を短縮し，患者のQOLを改善させるだけでなく医療経済上もメリットがあることが実証されています．2006年に診療報酬で「栄養管理実施加算」が新設されたことは，栄養管理が医療において重要な地位を占めたことを示しており，非常に画期的なことでした．また，質の高い医療を提供するためにチーム医療が重要であることも認識されるようになりました．最近は外来NSTも普及しつつあります．食育に関しても，食育を実践している学校では，朝食欠食率の減少，給食残飯の減少などが実証されています．これはまさに栄養が様々な疾患の予後に重要であることや，食が小児の成長・発達の土台になることが認識されていることを示しています．今まさに国をあげて，このような栄養状態改善の取り組みがなされています．小児の栄養に関する書籍・雑誌はいくつか発行されていますが，比較的簡単なものが多いように思います．しかし近年の栄養学の発展と実践の重要性から考えて，実践を念頭に置いた"基礎から近年の栄養学の発展まで"をしっかり網羅した書籍が待たれていました．

本書は，小児の栄養の基礎から様々な疾患での栄養療法のあり方に至るまでを解説しています．非常に多くの各分野のエキスパートに，それぞれの専門的な立場からご執筆をお願いしました．日常の多忙な診療や栄養指導のなかで，本書に貢献してくださった先生方に心より感謝を申し上げます．一見，栄養と関係がないように思われる疾患においても，それぞれの疾患での栄養の重要性と栄養療法のあり方について記載されている，非常にユニークな書籍です．小児の栄養学および臨床・保健活動での実践のバイブルになると思われます．

小児の良好な成長・発達に適切な栄養は必要不可欠であり，栄養療法が治療の主体となる疾患も多くあります．肥満・メタボリックシンドローム，痩せ，偏食，孤食は「飽食の時代の栄養不良（過食も広義の栄養不良に入る）」と考えられ，今後ますます重要な課題になると思われます．このような問題に積極的に取り組むことが，小児を健全に育てるのに不可欠です．また，本書により様々な慢性疾患でも栄養状態に留意し，栄養状態を改善することが疾患の予後や患児のQOLに大きく関与することが理解でき，医食同源を再確認することができます．

しかしながら，食・栄養に対する実践は小児科医だけでは困難です．栄養士，看護師，保健師，栄養教諭といった方々と協力して初めて成功します．小児科医のみならず栄養士，看護師，保健師等のコメディカルの先生方にも診療・保健活動・研究などで本書を大いに活用していただき，小児の健やかな発育と健康のために役に立てていただければ幸いです．

2011年1月

児玉浩子
玉井　浩
清水俊明

目 次

- 口　絵 ii
- はじめに v
- 初版の序（2011 年）.. vii
- 執筆者一覧 xii

第 1 章　成長・発達

A	身体発育	位田　忍	2
B	運動機能・精神の発達	玉井　浩	6
C	消化器官の発達	清水俊明	10
D	食べる機能の発達	弘中祥司	16

第 2 章　栄養素の基礎知識

A	日本人の食事摂取基準（2015 年版）総論	吉池信男・岩部万衣子	22
B	たんぱく質	井ノ口美香子	29
C	脂　質	清水俊明	33
D	糖質・炭水化物・食物繊維	位田　忍	36
E	水・Na・K	髙屋淳二	39
F	Ca，P，Mg および微量元素	児玉浩子	43
G	ビタミン	瀧谷公隆	48
H	腸内細菌とプロバイオティクス	下村里奈・永田　智	55
I	保健機能食品とサプリメント	梅垣敬三	59

第 3 章　発育段階別・年齢別・階層別の栄養の基礎知識

A	胎児期	東海林宏道	64
B	授乳期における母親の栄養	上田玲子	69
C	乳児期	堤　ちはる	73
D	幼児期	堤　ちはる	84
E	学童期・思春期	井ノ口美香子	88

第 4 章　栄養評価法

A	身体計測・身体所見	高谷竜三・熱川智美	96
B	血液・尿生化学検査	土橋一重	102

第 5 章　症候と鑑別診断

A	下　痢	虫明聡太郎	108
B	嘔　吐	田中　彩・下野隆一	111
C	腹　痛	井上幹大	114
D	吐血と下血	清水泰岳	117

E	腹部膨満		秋山卓士	122
F	乳幼児期体重増加不良		庄司保子	124
G	やせ(学童期・思春期)		井ノ口美香子	126
H	肥満		内田則彦	129
I	低身長		位田 忍	133
J	嚥下困難		工藤孝広	136
K	眼の異常		近藤宏樹	139
L	皮膚・毛髪・爪の異常		近藤宏樹	142
M	浮腫・低蛋白		宮崎敬士	145
N	呼吸・循環(多呼吸,頻脈,心不全を踏まえて)		阿部百合子	148
O	筋力低下・筋痛		市本景子・村山 圭	151
P	意識障害		倉信奈緒美・村山 圭	153
Q	異食症		德原大介	156

第6章 疾患別の栄養療法

A	口腔内疾患			
	❶ 口唇口蓋裂・舌小帯短縮症		大山牧子	158
	❷ 口内炎		中山佳子	162
	❸ 唾液腺疾患		名木田 章・村上佳弘	164
B	消化器疾患			
	❶ 胃食道逆流症		深堀 優	166
	❷ 急性胃腸炎		十河 剛	171
	❸ 好酸球性消化管疾患		大塚宜一	177
	❹ 吸収不良症候群		佐藤真教・工藤孝広	180
	❺ 短腸症		松浦俊治・田口智章	186
	❻ 難治性下痢症		虫明聡太郎	189
	❼ 蛋白漏出性胃腸症		井上敬介・青松友槻	193
	❽ Crohn病		竹内一朗・新井勝大	195
	❾ 潰瘍性大腸炎		虻川大樹・四竈美帆	200
	❿ 過敏性腸症候群		岩間 達	205
	⓫ 肝炎・肝硬変		別所一彦	207
	⓬ 急性膵炎・慢性膵炎		鈴木光幸	212
	⓭ 慢性機能性便秘症		奥田真珠美	217
	⓮ 周期性嘔吐症候群		名木田 章・BU K Li	221
C	消化管異常		内田恵一	224
D	肝移植		岡島英明	227
E	小腸移植		松浦俊治・田口智章	230
F	代謝・内分泌疾患・染色体異常			
	❶ 先天代謝異常症			
	1 アミノ酸・有機酸・脂肪酸代謝異常症		高柳正樹	234
	2 糖質代謝異常症		岡野善行	241
	3 金属代謝異常症		清水教一	248
	❷ 1型糖尿病		浦上達彦	250
	❸ 2型糖尿病		高谷竜三・勢川智美	253
	❹ 肥満症・メタボリックシンドローム		原 光彦	256

	❺	脂質異常症	土橋一重	261
	❻	くる病	川井正信	266
	❼	染色体異常症	位田 忍	271
G		食物アレルギー	今井孝成・長谷川実穂	277
H		循環器疾患（先天性心疾患）	小垣滋豊	285
I		腎疾患	濱崎祐子	290
J		血液疾患・悪性腫瘍	橘 真紀子・三善陽子	295
K		てんかん	倉橋宏和・奥村彰久	302
L		重症心身障がい児	羽鳥麗子・櫻井隆司	308
M		異常妊娠が胎児・新生児に及ぼす影響	松家まどか・伊東宏晃	319
N		低出生体重児	大川夏紀・東海林宏道	324

第7章　食行動異常への対応

A	小　食	西本裕紀子	334
B	過食・拒食	庄司保子	337
C	偏食・ばかり食い・むら食い・遊び食い	瀧谷公隆	340
D	不規則な食生活リズム	川井正信	345
E	孤　食	室田洋子	348
F	清涼飲料水ケトーシス	勢川智美・高谷竜三	350
G	イオン飲料とビタミン B_1 欠乏	奥村彰久	352

第8章　スポーツと栄養

A	小児科医としての指導	原 光彦	356
B	管理栄養士・栄養士としての指導	鈴木志保子	359

第9章　静脈・経腸栄養

A		静脈栄養		
	❶	末梢静脈栄養	角田文彦・蛇川大樹	364
	❷	中心静脈栄養	内田恵一	369
B		経腸栄養	惠谷ゆり	376
C		PEG/胃瘻と経腸栄養	曹 英樹	381

第10章　栄養食事指導

A	小児の栄養食事指導	西本裕紀子	386
B	小児の食事・栄養相談の診療報酬制度	藤谷朝実	393

第11章　小児のNST

A	小児のNST活動とチェアマンの役割	惠谷ゆり	398
B	小児のNSTにおける管理栄養士の役割	鳥井隆志	402
C	小児のNSTにおける看護師の役割	家藤由乃・岡本綾子	405
D	小児のNSTにおける薬剤師の役割	愛甲佳未	407

第12章 小児の在宅栄養管理

A	小児の在宅栄養管理のHPNとHEN	位田　忍	414
B	小児がんの栄養管理	小林正夫・長尾晶子	418
C	在宅栄養管理における管理栄養士の役割	前田佳予子・豊田綾子	422

第13章 食教育

A	食育基本法	田中弘之	430
B	小児期の食教育における包括的アプローチ	吉池信男・岩部万衣子	433
C	小児科医の役割	内田則彦	437
D	保育所・幼稚園・認定こども園での取り組み	太田百合子	440
E	学校での取り組み	田中延子	444

資　料

A	身長・体重・頭囲・標準成長曲線	井ノ口美香子	452
B	検査値一覧	武田英二	455
C	おもな栄養輸液製剤と経腸栄養剤	鍵本聖一	459
D	日本人の食事摂取基準（2015年版）データ	井ノ口美香子	464
E	平成27年度乳幼児栄養調査結果の概要	堤　ちはる	480
F	保健機能食品の概要とアドバイザリースタッフ	佐藤陽子	485
G	おもな胃瘻ボタン型バルーンカテーテルの外径サイズ・有効長・内径・バルーン容量	秋山卓士	491

Column

食品に含まれる有害物質と妊産婦・小児	畑山智香子	92
災害時における小児の栄養	瀧谷公隆	93
乳児期におけるはちみつ摂取の禁忌（乳児ボツリヌス症）	奥村彰久	94
ケトン食	柳原恵子	306
メディアによる子どもの栄養情報	髙橋久仁子	343
小児専門管理栄養士の誕生を目指して	塚田定信	396
小児の褥瘡	曹　英樹	410
学校給食実施基準とその策定	原　光彦	447
食事バランスガイド	西本裕紀子	449

索　引	503
略語一覧	508

執筆者一覧

❖ 編集主幹 (50音順・肩書略)

秋山卓士	中国電力株式会社中電病院小児外科
位田　忍	大阪母子医療センター消化器・内分泌科

❖ 編集委員 (50音順・肩書略)

井ノ口美香子	慶應義塾大学保健管理センター
内田恵一	三重大学消化管・小児外科
内田則彦	国立病院機構甲府病院小児科
児玉浩子	帝京平成大学健康メディカル学部健康栄養学科
清水俊明	順天堂大学小児科
瀧谷公隆	大阪医科大学小児科
玉井　浩	大阪医科大学小児科
西本裕紀子	大阪母子医療センター栄養管理室
原　光彦	東京家政学院大学人間栄養学部人間栄養学科

❖ 分担執筆 (執筆順・肩書略)

位田　忍	大阪母子医療センター消化器・内分泌科
玉井　浩	大阪医科大学小児科
清水俊明	順天堂大学小児科
弘中祥司	昭和大学歯学部スペシャルニーズ口腔医学講座口腔衛生学部門
吉池信男	青森県立保健大学健康科学部栄養学科
岩部万衣子	札幌保健医療大学保健医療学部栄養学科
井ノ口美香子	慶應義塾大学保健管理センター
髙屋淳二	河内総合病院小児科
児玉浩子	帝京平成大学健康メディカル学部健康栄養学科
瀧谷公隆	大阪医科大学小児科
下村里奈	東京女子医科大学小児科
永田　智	東京女子医科大学小児科
梅垣敬三	昭和女子大学生活科学部食安全マネジメント学科
東海林宏道	順天堂大学小児科
上田玲子	帝京科学大学教育人間科学部幼児保育学科
堤　ちはる	相模女子大学栄養科学部健康栄養学科
畝山智香子	国立医薬品食品衛生研究所安全情報部
奥村彰久	愛知医科大学医学部小児科
高谷竜三	大阪府済生会茨木病院小児科
熱川智美	大阪医科大学小児科
土橋一重	昭和大学江東豊洲病院こどもセンター
虫明聡太郎	近畿大学医学部奈良病院小児科
田中　彩	香川大学小児外科
下野隆一	香川大学小児外科
井上幹大	三重大学消化管・小児外科
清水泰岳	国立成育医療研究センター消化器科
秋山卓士	中国電力株式会社中電病院小児外科

庄司保子	大阪母子医療センター消化器・内分泌科
内田則彦	国立病院機構甲府病院小児科
工藤孝広	順天堂大学小児科
近藤宏樹	近畿大学医学部奈良病院小児科
宮崎敬士	大阪労災病院小児科
阿部百合子	日本大学医学部小児科学系小児科学分野
市本景子	千葉県こども病院代謝科
村山　圭	千葉県こども病院代謝科
倉信奈緒美	千葉県こども病院代謝科
徳原大介	大阪市立大学大学院医学研究科発達小児医学
大山牧子	神奈川県立こども医療センター新生児科
中山佳子	信州大学医学部小児医学教室
名木田　章	水島中央病院小児科
村上佳弘	水島中央病院小児科
深堀　優	久留米大学医学部外科学講座小児外科部門
十河　剛	済生会横浜市東部病院小児肝臓消化器科
大塚宜一	大塚診療所
佐藤真教	順天堂大学小児科
松浦俊治	九州大学大学院医学研究院小児外科学分野
田口智章	九州大学大学院医学研究院小児外科学分野
井上敬介	市立ひらかた病院小児科
青松友槻	大阪医科大学泌尿生殖・発達医学講座小児科
竹内一朗	国立成育医療研究センター消化器科
新井勝大	国立成育医療研究センター消化器科
虻川大樹	宮城県立こども病院総合診療科・消化器科
四竈美帆	宮城県立こども病院栄養管理部
岩間　達	埼玉県立小児医療センター消化器・肝臓科
別所一彦	大阪大学大学院医学系研究科小児科学
鈴木光幸	順天堂大学小児科
奥田真珠美	愛知医科大学医学部小児科
BU K Li	ウィスコンシン医科大学小児科
内田恵一	三重大学消化管・小児外科
岡島英明	京都大学大学院医学研究科肝胆膵・移植外科/小児外科
高柳正樹	帝京平成大学健康医療スポーツ学部看護学科
岡野善行	おかのこどもクリニック
清水教一	東邦大学医療センター大橋病院小児科
浦上達彦	日本大学小児科学系小児科学分野
原　光彦	東京家政学院大学人間栄養学部人間栄養学科
川井正信	大阪母子医療センター消化器・内分泌科
今井孝成	昭和大学医学部小児科学講座
長谷川実穂	昭和大学医学部小児科学講座
小垣滋豊	大阪急性期・総合医療センター小児科・新生児科
濱崎祐子	東邦大学医学部腎臓学講座
橘　真紀子	大阪大学大学院医学系研究科小児科学
三善陽子	大阪大学大学院医学系研究科小児科学
倉橋宏和	愛知医科大学医学部小児科

執筆者一覧

柳原恵子	大阪母子医療センター小児神経科
羽鳥麗子	群馬大学大学院小児科
櫻井隆司	群馬整肢療護園栄養課
松家まどか	浜松医科大学産婦人科学教室
伊東宏晃	浜松医科大学産婦人科学教室
大川夏紀	順天堂大学医学部附属静岡病院新生児センター
西本裕紀子	大阪母子医療センター栄養管理室
髙橋久仁子	群馬大学名誉教授
室田洋子	聖徳大学児童学部・人間栄養学部大学院
鈴木志保子	神奈川県立保健福祉大学保健福祉学部栄養学科
角田文彦	宮城県立こども病院総合診療科・消化器科
惠谷ゆり	大阪母子医療センター消化器・内分泌科
曹　英樹	大阪母子医療センター小児外科
藤谷朝実	神奈川県立保健福祉大学保健福祉学部栄養学科
塚田定信	大阪市立大学医学部附属病院栄養部
鳥井隆志	兵庫県立こども病院栄養管理部
家藤由乃	大阪市立大学医学部附属病院小児医療センター
岡本綾子	大阪市立大学医学部附属病院小児医療センター
愛甲佳未	兵庫県立こども病院薬剤部
小林正夫	広島大学大学院医歯薬保健学研究科小児科学
長尾晶子	広島大学病院栄養管理部
前田佳予子	武庫川女子大学生活環境学部食物栄養学科
豊田綾子	地域栄養ケアセンターとよだ
田中弘之	東京家政学院大学人間栄養学部人間栄養学科
太田百合子	東洋大学ライフデザイン学部
田中延子	(株)オフィス田中
武田英二	専門学校健祥会学園
鍵本聖一	社会福祉法人桜楓会カリヨンの杜
佐藤陽子	国立健康・栄養研究所食品保健機能研究部

第1章
成長・発達

第1章 成長・発達

A 身体発育
physical growth

ポイント

- 成長発育段階から，新生児期，乳児期，幼児期，学童期，思春期に大別される．
- 成長曲線を活用し，成長の評価をすることは栄養評価でもある．
- 諸器官の発育は連続的に進行し，Scammonの臓器別発育曲線が示すように成人の大きさに達するまで一般型，神経型，生殖器型，リンパ系組織型の4つのパターンがある．
- 思春期の体の変化はTanner分類で表される．
- 「子どもは成長・発達する」ことが特徴である．さらに受動的な状態にあることで，出生後1〜2年という長い授乳・離乳期をもっており，その間は親(保護者)から食物を与えられなければ生存できない．

a 子どもの特徴

「子ども」と「おとな」の違いは，「子どもは成長・発達する」ことである．さらにもう1つの違いは，子どもは受動的な状態にあることで，出生後1〜2年という長い授乳・離乳期をもっており，その間は親(保護者)から食物を与えられなければ生存できない．その後も食べ物の入手や調理などを自分で行えるようになるまで，10年以上にわたって保護者からの「受動的」な養育期間をもつ．小児の発育に影響する因子として，栄養，生活リズム，内分泌ホルモン，精神的ストレス，社会的環境，疾病などがあげられるが，なかでも栄養の質と量は成長発達に大きく影響する[1〜7]．

b 発育の概略

1 発育段階

発育段階は，年齢的に，新生児期(生後28日まで)，乳児期(生後29日から1歳まで)，幼児期(1歳から小学校入学まで)，学童期(満6歳から12歳の小学校在籍期間)，思春期(二次性徴の始まりから完成まで：男児は11〜20歳，女児は9〜18歳)に区分される．

2 影響因子

小児の発育に影響する因子として，栄養，生活リズム(対応策として早寝早起き朝ごはんキャンペーンがある)，内分泌ホルモン，精神的ストレス，社会的環境，疾病などがあげられるが，なかでも栄養の質と量は成長発達に大きく影響する[5,8]．

3 諸器官の発育

諸器官の発育は連続的に進行するが，その速度は一定でなく，諸器官の発育が同じペースで進むのではない．これを模式的に示したのがScammonの臓器別発育曲線である(図1)[9]．20歳の発育を100%として，各年齢における諸臓器の重量の比率を示している．通常一般型，神経系型，生殖器型，リンパ系型の4つの型に分けられる．一般型は最も多くの器官でみられるパターンで，身長曲線と同様に乳児期と思春期に急激な増加を示すS字状発育を示す．神経系型は臓器のなかで最も速く発育し，比較的早い時期に成人と同等になる．生殖器型は思春期までほとんど発育がみられず，思春期以降急速に発育する．興味深いのはリンパ系型で，小児期に成人の2倍まで増大するが，その後縮小し20歳頃成人のレベルとなる．

4 身　長[10〜12]

身長は出生時約50 cmで男児は女児よりわずかに大きい．生後3か月までに10 cm伸び，1歳で1.5倍，4歳で2倍，12歳で3倍になる．幼児期の身長増加は年間7 cm，学童期は5〜6 cm，思春期にはスパートがあり，8〜10 cm増加する．男女ともに思春期に獲得する身長は25〜26 cmである．思春期の開始年齢が2年早い女児が10〜12歳では身長は高くな

A 身体発育

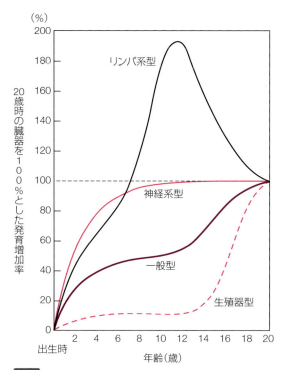

図1 Scammonの臓器別発育曲線
[Scammon RE：The measurement of the body in childhood. In：Harris JA, et al.(eds)：The measurement of man. Univ Minnesota Press, 1930：214-226.]

るが，同じ理由で最終身長は男児が10 cm高くなる．**資料A 身長・体重・頭囲・標準成長曲線**参照．これらの評価は栄養評価にとても重要である．

5 体　重[10〜12)]

体重は出生時約3 kgで男児は女児より若干重い．3〜4か月で約2倍，1年で約3倍になる．幼児期の体重増加は1年で約1.5 kg，学童期は2〜3 kg，思春期では身長のスパート開始から約半年遅れて体重が増え始め，1年で男児：6 kg，女児：5 kgの増加をピークに身長の成長にあわせて成長が止まり成人体格となる．**資料A**参照．

6 頭　囲

頭囲は出生時33 cmで，1歳で45 cm，3歳で50 cmとなる．また子どもの知能と頭囲は正の相関がある[13)]．発展途上国におけるフィールドワークから，ヒトの乳児の低栄養が永続的な成長障害(脳のDNAと頭囲の減少)と知能低下を招くことが示された．脳成長の急進期における成長障害が脳の構造と機能に永続的な障害を残し，ヒトではその受攻期は胎生後期から18か月までである[14)]．**資料A**参照．

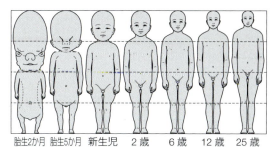

図2 身体のプロポーションの変化(男)

7 身体のプロポーション(頭長：身長比)[12)]

頭長と身長のプロポーションは成長に伴って変化する(図2)．身長と頭長との比は出生時4：1(4等身)であったものが，2歳で5：1(5等身)，6歳で6：1(6等身)，12歳で7：1(7等身)，成人で8等身になる．したがって，体の中心点は，乳児では臍より上にあるが，成人では恥骨結合の位置にある．

8 体表面積

体表面積(surface of body)は水分代謝，特に細胞外液比と相関があり，薬用量を決定する際の指標となる．新生児は0.2 m², 10歳は1.0 m², 成人は1.5 m²である．乳幼児は体重1 kgあたりの体表面積が成人に比べて大きく(成人：6か月児：新生児＝1：2：3)，そのために不感蒸泄あるいは汗として失われる水分量やエネルギー量が大きい．

9 二次性徴

思春期とは，生殖器官が成熟し，二次性徴が現れ，生殖能力をもつに至るまでの期間をいい，女子は9歳(乳腺が発達)，男子は11歳頃(精巣容量が4 mLを超える)からはじまる．二次性徴発現とともに身長の急伸などがみられる．女子においては，乳房の発育ではじまり，陰毛の発生や身長増加の促進に次いで，さらに乳房が大きくなり，初経が出現する．男子では女子ほど明確ではないが，精巣や陰茎がまず大きくなる．次いで陰毛の発生や身長増加の促進がみられる．性成熟については二次性徴をいくつかの時期(stage)に分類して評価される(Tannerの分類)．第1期は思春期前の二次性徴が未発現の状態で，第5期は成人として完成した状態である(図3)[15)]．二次性徴のスタートや性腺の成熟，そして性腺の機能を保つために栄養が大きく関与する[7)]．二次性徴において重要なホルモンとして，脂肪組織で産生されるレプチンがある．さまざまな慢性疾患での栄養障

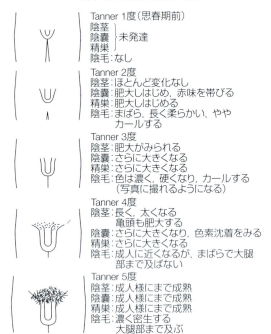
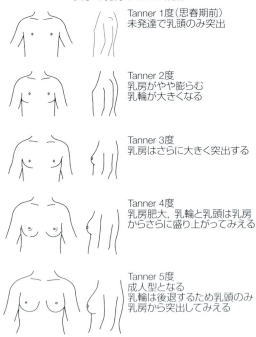

図3 思春期の Tanner 分類
[Tanner JM: Growth and Adolescence. 2nd ed, Blackwell, 1963.]

害や神経性食欲不振症，あるいは長距離走・体操選手など高エネルギー消費などによる無月経の状態ではレプチンが低値となり，二次性徴の発来が遅れる[9]．マウスにレプチンを投与すると思春期発来が早まる．一般的に月経の発来には体重が関係し，40 kg は必要とされ，これらの疾患で栄養状態が改善すると二次性徴がおこり，月経が再開する[16]．

C 身長，体重，BMI による成長の評価

成長の評価は身体計測値が年齢男女別に応じた範囲にあるかどうか，増加率が適切であるかで判断することができる（成長曲線については**第 5 章 I 低身長**参照）．Down 症候群，Turner 症候群，軟骨骨異形成症，Prader-Willi 症候群，Noonan 症候群，母乳栄養児，など疾患・状態別の成長曲線があり，患児の状態に応じて適宜使用するとよい．

また体型の特徴を表示するための発育指数があり，栄養評価に使用される．**第 4 章 A 身体計測・身体所見**参照．

1 Kaup 指数

乳幼児の栄養の判定に用いられる．月齢 3～12 か月では正常域は 15～18 である．18 を超えると肥満傾向，15 未満はやせ傾向である．BMI と同じ計算式である．

体重(kg)/身長(m)^2（正常範囲：15～18）

2 Rohrer 指数

おもに学童の肥満の判定に使用される．160 を超えると肥満とすることが多い．

体重(kg)/身長(m)^3×10（正常範囲：110～160）

3 肥満度

（実測体重－標準体重）/標準体重×100（学童期では 20％ 以上を肥満とする）

などがある．肥満度判定曲線は小児内分泌学会 HP から取り寄せられる[11,12]．

❖ 文 献

1) 厚生労働省：日本人の食事摂取基準(2015 年版)．2014．http://www.mhlw.go.jp/stf/shingi/0000041824.html（アクセス日：2018 年 8 月 18 日）
2) 厚生労働省：授乳・離乳の支援ガイド．2007．(2018 年度改訂予定) http://www.mhlw.go.jp/shingi/2007/03/s0314-17.html（アクセス日：2018 年 8 月 18 日）
3) 厚生労働省：平成 27 年度乳幼児栄養調査結果の概要．2016．

4) 柳沢正義(監修)：授乳・離乳の支援ガイド 実践の手引き．母子保健事業団，2008．
5) Karberg J, et al.：Linear growth retardation in relation to the three phases of growth. Eur J Clin Nutr 1994；48：S25-S44.
6) 西本裕紀子：小児専門病院におけるNutritional Support Team(NST)の現状と課題：発育障害と入院治療の関連性の検討も含めて．日本小児栄養消化器肝臓学会雑誌 2008；21：98-103.
7) 位田 忍：ライフステージ別栄養補給の特徴と問題点 小児．日本病態栄養学会(編集)：病態栄養ガイドブック改訂第5版．南江堂，2016：131-139.
8) Waterlow JC, et al.：Note on the assessment and classification of protein-energy malnutrition in children. Lancet 1973；2：87-89.
9) Scammon RE：The measurement of the body in childhood. In：Harris JA, et al.(eds)：The measurement of man. Univ Minnesota Press, 1930：214-226.
10) 文部科学省スポーツ・青少年局学校健康教育課(監修)：児童生徒等の健康診断マニュアル平成27年度改訂．日本学校保健協会，2015．
11) 村田光範：応用版子供の健康管理プログラム平成27年度版．
12) 神崎 晋；身体発育．児玉浩子ほか(編集)：小児臨床栄養学．診断と治療社，2011：2-5.
13) Gale CR, et al.：Critical periods of brain growth and cognitive function in children. Brain 2004；127：321-329.
14) Winick M：Cellular growth during early malnutrition. Pediatrics 1971；47：969-978.
15) Tanner JM：Growth and Adolescence. 2nd ed, Blackwell, 1963.
16) Caregaro L, et al.：Insulin-like growth factor 1 (IGF-1), a nutritional marker in patients with eating disorders. Clin Nutr 2001；20：251-257.

〔位田 忍〕

B 運動機能・精神の発達
development of motor ability and mental function

> **ポイント**
> - 神経線維のネットワーク形成は，神経細胞間のシナプス形成による．
> - 摂食・嚥下機能の発達は，原始反射が抑制され，最後に随意運動が発達した結果である．

a 神経の発達

新生児の神経の発達(maturation)は，神経線維の周囲を取り巻く髄鞘の発達を意味している．髄鞘化(myelination)とは神経線維が脂質の鞘で覆われることにより，神経の電気的活動の伝搬が効率的に行われるようになることである．出生時の髄鞘化は原始反射のレベルの脊髄・脳幹レベルまでであるが，発達するにつれ高次の大脳へと成熟が進む．**表1**[1]には代表的な原始反射の消失時期を，その消失によりどのようなことができるのかについて示した．

神経線維の連絡網(ネットワーク)の形成は神経細胞間のシナプス形成による．大脳皮質のシナプスは新生児期以降急速に増大し，5～6歳をピークに人の行動に必要な神経回路を残して過剰なシナプスは減少し，15歳頃には成人レベルに達する．この過程を学習といい，刺激に応じて脳がその機能を変化させうる能力を「脳の可塑性」という．

表1 おもな原始反射と姿勢反射

反射中枢	原始反射	出現月齢	手技
脊髄	手掌把握反射	～3M	手掌に検者の指を差し入れると握りしめる
	足底把握反射	～1Y	足底の母趾球部を検者の母指で押すと足趾が底屈する
	自動歩行	～4M	後方から児を体幹部で保持し，足底をつけてやや前傾した立位にすると，下肢を交互に前に運ぶ
橋	対称性緊張性頸反射	～4M	水平抱きの姿勢で，頸部を前屈すると上肢屈曲・下肢伸展させ，頸部を後屈位にすると上肢伸展・下肢屈曲する
	非対称性緊張性頸反射	～4M	背臥位で頸部を側方に回旋すると，顔面側の上下肢が伸展し，後頭側では上下肢が屈曲する
	Moro反射	～4M	仰臥位にて検者の手で頭を持ち上げてから急に掌に落とす．あるいは，両手首を保持して少し頭部が離れるまで挙上し，手を離す．上肢を外転・前方挙上，肘関節伸展，手掌を開いた反応を示した後に，上肢を内転屈曲する
中脳	Landau反射	6M～	腹部で児の体幹を保持して水平抱きをすると，頭部を挙上し垂直位になるとともに，脊柱と下肢が伸展位をとり全身が後方に弓なりになる(I相)〔なお，そこで他動的に頸部を前屈させると体幹は屈曲し下肢も下垂する傾向を見せる(II相)〕
	視覚性立ち直り反射	6M～	座位で左右に少し傾けると，顔面は傾かずに正中位に保つように頸部を少し曲げる
	パラシュート反射	10M～	腋下でしっかりと児の体幹を保持して立て抱きをした後に，急に前方に頭から落下させる．上肢は伸展し手掌を開く

[岡　明：神経系疾患−神経学的診察法．五十嵐　隆(編集)：小児科学 第10版．文光堂，2011：878．]

b 運動機能の発達

粗大運動と微細運動の発達に分けられる．粗大運動とは，座位，歩行，階段を昇るなどの身体全体の筋力とバランスを要する．微細運動は手先の細かい協調運動をいうが，これは原始反射が抑制された後，随意運動が発達するという結果である．

1 摂食・嚥下機能とその発達

「食べる」という行為は次の5つの段階に分けられる．
① 先行期・認知期：何をどれくらい食べるか判断する．
② 準備期（随意運動）：食物を口唇で捕らえ，咀嚼し食塊を形成する．
③ 口腔期（随意運動）：食塊を口から喉へ移送する．
④ 咽頭期（反射）：食塊を喉から食道に移送する．
⑤ 食道期（不随意運動）：食塊を食道から胃に移送する．

生理的発達過程を理解したうえで，発達順序が健常児とは異なり，かつ獲得時期も遅れる重度の脳性麻痺児や，発達順序は健常児に近いが，獲得時期が遅れる精神遅滞児やDown症児の発達を理解し，摂食指導をする[2]（**第1章D 食べる機能の発達**参照）．

c 精神の発達

精神発達は，認知機能の発達，言語発達，社会的発達などに分けられる．

1 認知機能の発達

乳児期には，視覚，聴覚，嗅覚などの感覚機能の発達と，それらを統合するように大脳皮質機能の発達がみられるようになり，より高次の認知機能へと発展する．

つまり，新生児期から数か月までは原始反射である吸啜反射や探索反射によって母乳あるいはミルクを摂取するが，それらが消失し自分の意思で飲んだり食べたりするようになる．この頃になると手づかみで口に運んで食べられるように，目と手による協

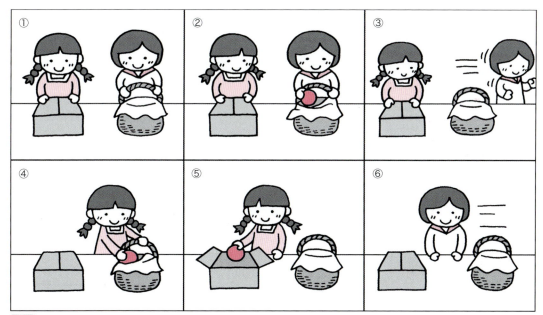

図1 サリーとアンの課題
① サリーはカゴをもっています．アンは箱をもっています
② サリーはビー玉をカゴに入れました
③ サリーは散歩に行きました
④ アンはカゴからビー玉を出しました
⑤ アンはビー玉を自分の箱に入れました
⑥ サリーは散歩から帰ってきました．サリーはビー玉で遊ぼうと思いました
さてサリーはどこを探すでしょう？
被験者はサリーの行動もアンの行動も見ているが，アンの行動を知らないサリーの気持ちを想像することができるかどうかという課題．「サリーは自分がビー玉を入れておいた，カゴを探す」というのが正解

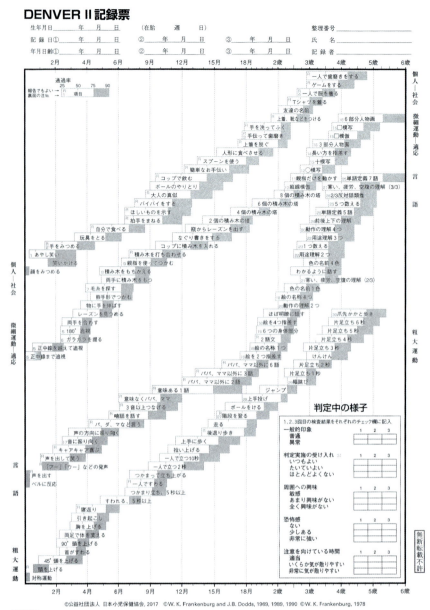

図2 デンバー式記録票
[日本小児保健協会(編集):DENVER II―デンバー発達判定法―. 第2版, 日本小児医事出版社, 2016.]

応が始まる．1歳頃には，目の前に見えなくなったおもちゃを探すなどイメージをしばらくもち続けることができるようになり，次第に言葉から実際の物を思い浮かべることができるようになる．

2 言語の発達

言語発達とは，言語理解と表出言語の2つの発達を含んでいる．有意語は生後1歳2か月頃にはみられ，2歳頃に2語文，2歳後半で3語文が出るようになる．表出言語の個人差は大きいが，言語理解は定型発達ならば，ほとんど一定であり，言語理解の遅れは認知機能の発達の遅れを意味する．「言葉の遅れ」は一般に1歳半で有意語が出ない，3歳で2語文が出ない場合である．音声言語は，聴力，意味理解，語想起，発声器官，構音などが関与しているため，これらのどこかで障害があれば「言葉の遅れ」につながる．聴力障害は先天性・遺伝性のほか，低出生体重児や高ビリルビン血症などのハイリスク

児，乳児期の繰り返す中耳炎の後でもみられる．対人コミュニケーション能力など社会性の課題のある場合でも「言葉の遅れ」につながる場合がある．

3 社会性の発達

乳児は一般に生後7か月頃から家族とそれ以外を見分けるようになり，1歳半頃から指さしをするようになる．2歳頃になるとママゴトなどの模倣遊びをするようになり，社会性が育ってくる．他者の意図を理解する課題として「サリーとアンの課題」を示す(図1)．被験者が3歳の場合は多くの幼児が，アンの行動を知らないサリーの気持ちを想像できず，被験者自身からの視点で考えて，アンがビー玉を入れた箱の中をサリーが探すと答えるが，5歳の多くの幼児ではサリーの視点で考えることができるので，アンがビー玉を入れ替えたことを知らないはずと考えて，カゴの中を探すと答える．4歳児はおよそ半分くらいが正解できるといわれている[3,4]．

d 発達評価

乳幼児の発達スクリーニングにはDENVER II－デンバー発達判定法－(0〜6歳)(図2)[5]や親への質問形式の発達評価として津守・稲毛式発達評価(0〜7歳)がよく利用される．そのほか，臨床心理士による個別検査である遠城寺式発達検査(0〜4歳7か月)，新版K式発達検査(新生児〜成人)などがあり，発達指数(development quotient；DQ)を求めることができる．

知能検査としては，田中－Binet式知能検査(2歳〜成人)，WISC-IVがよく用いられる．1歳〜中学生まで社会生活場面での行動を評価する検査として，S－M社会生活能力検査がある．これは知能正常の成人でも，社会生活面の問題を有している可能性がある場合にも使用できる．

時に自閉症スペクトラム障害では，WISC-IVなどで項目間のアンバランスがみられ，感覚過敏による偏食のため栄養摂取困難となったり，独特の価値観に基づく食行動の異常がみられ，栄養バランスが保持できない場合がある．

❖ 文 献

1) 岡 明：神経系疾患－神経学的診察法．五十嵐 隆(編集)：小児科学 第10版．文光堂，2011；878．
2) 北海道保健福祉部保健医療健康増進課：障害のある子どもたちのための摂食・嚥下障害対応ガイドブック．2008．http://www.pref.hokkaido.lg.jp/hf/kth/kak/grp/03/gaidobukku1.pdf(アクセス日：2018年7月31日)
3) Frith U：Mind Blindness and the Brain in Autism. Neuron 2011；32；969-979.
4) Baron-Cohen S, et al.：Does the autistic child have a "theory of mind"? Cognition 1985；21；37-46.
5) 日本小児保健協会(編集)：DENVER II－デンバー発達判定法－．第2版，日本小児医事出版社，2016．

［玉井 浩］

第1章 成長・発達

C 消化器官の発達
development of gastrointestinal tract

ポイント

- 小児（特に新生児・乳児）の消化吸収能は未熟であり，その未熟性を熟知したうえでの栄養療法が消化器官の発達には必要である．
- 糖質，脂質，たんぱく質の消化吸収能は，消化管ホルモンや母乳などによる経腸栄養によってその発達が促される．
- 消化管の運動が正常に保たれていることが食物の消化吸収には必要であり，消化管運動の発達に伴い，嘔吐や排便回数の減少が認められる．
- 腸内細菌叢や腸管リンパ装置（GALT）による免疫学的防御機構は，出生後から次第に発達し，感染症の防止に重要な役割を果たしている．

I 消化吸収能の発達

　三大栄養素すなわち糖質，脂質およびたんぱく質を十分に消化して効率よく吸収することが，必要なエネルギーおよび栄養素を体内に取り込んで良好な成長および発達を遂げるための必須条件である．しかしながら，小児（特に新生児・乳児）の消化吸収能は未熟であり，その未熟性を熟知したうえでその未熟性に応じた栄養管理により消化吸収能の発達を促していくことが肝要である．

ⓐ 糖質の消化吸収能の発達

　口から摂取した多糖類の消化は，唾液のアミラーゼの作用ではじまるが，主として小腸内で，膵液のアミラーゼにより多糖類が分解される過程で生じる中間産物であるデキストリン，麦芽糖，さらにはブドウ糖に分解される．しかし，新生児期には，膵臓を刺激しても十二指腸内に膵臓からアミラーゼが分泌されず，十二指腸内のアミラーゼの働きはほとんど期待できない．その後，十二指腸内のアミラーゼ濃度は徐々に上昇し3歳頃には成人と同等のレベルに達する[1]．

　一方，乳糖，ショ糖，麦芽糖，イソマルトースなどの二糖類は，小腸粘膜の微絨毛の先端に存在する刷子縁酵素である二糖類分解酵素によって単糖類に分解される．そのなかでも乳糖は，母乳の糖質の約95％を占め，また人工乳にも母乳に近い量の乳糖が含まれており，乳児にとって最も大切な糖質である．この乳糖を分解する乳糖分解酵素（ラクターゼ）は，出生時からすでに成人よりもむしろ高い活性を有している．早産児ではラクターゼ活性は成熟児より低値であるが，哺乳を開始して2～3日でその活性は急上昇し，乳糖の分解に十分な活性を示すようになる．ラクターゼ活性は，ミルクおよび乳製品の摂取と摂取期間に影響され，生後早期をピークに徐々に低下して成人で最も低くなる（図1）[1]．成人での乳糖不耐症については遺伝的支配が関与していると考えられており，日本人は欧米人に比して乳糖の吸収不全を呈する割合が高い[2]．

　二糖類分解酵素によって，ブドウ糖，果糖，あるいはガラクトースにまで分解された単糖類は，小腸粘膜表面から受動的あるいは能動的に吸収される．ブドウ糖の吸収能は乳児期以後に著明に上昇することが知られており，12か月までの乳児では空腸のブドウ糖吸収能は4.5 g/時間以上にはならないが，それ以降直線的に増加して成人では30 g/時間となる[2]．

ⓑ たんぱく質の消化吸収能の発達

　胃に入った食物のたんぱく質は，胃内でペプシンの作用により一部は消化されてアミノ酸が複数結合したポリペプチドとアミノ酸の形で十二指腸へ送られる．ペプシンの活性化に必要な胃酸の分泌能は出生時は成人の30％以下と低く，ペプシン活性も成人の10％以下と劣っている．しかし，ペプシン活性は

10

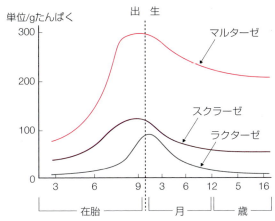

図1　小腸粘膜二糖類分解酵素活性の年齢による変化

［清水俊明：消化器管の生理的発達．五十嵐　隆（編集）：小児科学．文光堂，2011：726-728．］

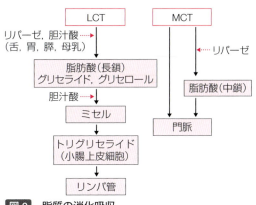

図2　脂質の消化吸収

生後2日目には出生時の4倍近くになり，2歳頃には体重あたりのペプシン分泌能は成人とほぼ等しくなる．

　膵臓の蛋白分解酵素の消化作用により，たんぱく質は小腸でアミノ酸が2～10個結合したオリゴペプチドとアミノ酸群に分解される．オリゴペプチドは，小腸粘膜表面の微絨毛にある刷子縁酵素であるオリゴペプチド分解酵素の作用によりさらに分解されて，アミノ酸かアミノ酸が2個結合したジペプチドとなって吸収される．膵臓の消化酵素のうち蛋白分解酵素活性は，糖質や脂質のそれらに比べて新生児においても比較的高く，十二指腸内のトリプシン，キモトリプシンおよびカルボキシペプチダーゼ濃度は成人の10～60%であり，蛋白分解酵素の活性化に重要な役割を演じるエンテロキナーゼ活性は成人の10%程度であるが，たんぱく質の消化には大きな影響を及ぼさないことが知られている[3]．生後12か月の間にそれらの活性は徐々に増加し，2～3歳まで食物への適応を反映して増加する．

　ジペプチドは細胞内のジペプチド分解酵素によりアミノ酸に分解され，アミノ酸のまま吸収された群とともに門脈系を経て肝臓に送られる．刷子縁や細胞内に存在するペプチド分解酵素であるオリゴペプチダーゼやジペプチダーゼ活性は，新生児においても十分な発達が認められる．

C　脂質の消化吸収能の発達

　脂質はグリセリンと脂肪酸でできており，食物のなかの脂質の大部分が長鎖脂肪酸（炭素数が16以上の脂肪酸，long chain triglyceride；LCT）のトリグリセライドである．LCTは，口内（lingual）および胃内（gastric）のリパーゼの作用により乳化されて分解がはじまり，十二指腸内に入って空腸に達するまでには膵臓から分泌されたリパーゼおよび母乳由来（bile salts-stimulated）のリパーゼの作用によりモノグリセリンと2分子の脂肪酸に分解される[4]．さらにこれに胆汁酸が加わり水溶性の分子集合体ミセルを形成し，おもに十二指腸から空腸近位部において腸上皮細胞より拡散によって吸収される．そして空腸の細胞内でグリセリンと脂肪酸は元のトリグリセライドに戻り，次いでカイロミクロンとなって腸のリンパ管から胸管を通り静脈に入る（図2）．

　新生児・乳児の膵リパーゼ活性は成人に比べて低値であり，LCTの吸収に必要なミセル形成のための十二指腸内の胆汁酸濃度も低い．さらに十二指腸へ胆汁酸を分泌供給するための胆汁酸プールが成人に比べ低値であることも知られている．したがって乳児（特に新生児）では脂肪の分解および吸収の両過程で，年長児および成人に比べてその機能が劣っている．しかし，舌のEbner腺から分泌されるlingualリパーゼ，さらに母乳中に含まれるbile salts-stimulatedリパーゼの代償作用によって胃内および十二指腸，空腸内での脂肪分解が行われるため，乳児（特に母乳栄養児）においては脂肪の消化吸収は比較的よく保たれている．血清リパーゼ値は生後1か月未満では成人値の50%程度であるが，1歳までに80%に達し，以後徐々に上昇する[5]．

　一方，食物中の脂肪のなかには中鎖脂肪酸（炭素Cの数が8～12の脂肪酸，midium chain triglyceride；MCT）が存在し，水溶性であるため，胆汁酸や膵リパーゼがなくてもMCTの形のまま，あるいは細胞内リパーゼによって速やかに脂肪酸まで分解され，

表1 消化管ホルモンの分布と作用

ホルモン	分布	作用
ガストリン	胃前庭部	胃酸分泌，粘膜の成長，胃の運動
セクレチン	十二指腸	膵液分泌
コレシストキニン（CCK）	空腸	胆嚢収縮，膵酵素分泌
モチリン	空腸	上部消化管運動の亢進
GIP（gastric inhibitory peptide）	空腸	インスリン分泌
ノイロテンシン	回腸	胃の分泌と運動の阻害
エンテログルカゴン/グリセンチン	回腸	粘膜の成長，腸内容転送の阻害
PP（pancreatic polypeptide）	膵臓	胆嚢収縮と膵酵素分泌の阻害

［清水俊明：消化器管の生理的発達．五十嵐　隆（編集）：小児科学．文光堂，2011：726-728．］

固有層に分泌されて門脈を経て直接肝臓へ入る（図2）．

d 消化吸収の発達に影響を及ぼす因子

消化吸収能およびその発達に影響を及ぼすものとして，種々の要因が考えられているが，基本的には各消化吸収過程の成熟度，経口摂取状況，および消化管ホルモンの動態などによって決定される．新生児特に早産児ではこれらの要因を十分理解したうえでの栄養管理が必要となる．

1 消化吸収能の発達と経腸栄養

糖質，たんぱく質および脂質の消化吸収能は，新生児では未熟であるが，日齢を経て経腸栄養が進むに従って徐々に発達することが知られている．

経腸栄養の方法によっても消化吸収能の発達に及ぼす影響は異なってくる．ラクターゼ活性は，哺乳の開始より急速に上昇するが，在胎26～30週の早産児に対しての経腸栄養を日齢4から開始した群と日齢15から開始した群で比較した検討では，早期に経腸栄養を開始した群のラクターゼ活性が日齢10と日齢28で有意に高く，母乳栄養のほうが人工栄養に比べて日齢10のラクターゼ活性が有意に高いことが示されている[6]．また，母乳および人工乳を間欠的に投与したほうが持続投与したときに比べ，低出生体重児の消化管運動，さらには消化吸収能の発達によい影響を及ぼすとされている．

経腸栄養が消化吸収能の発達に関与する機序として，食物中の栄養素，ホルモン，あるいはホルモン様物質などの直接作用と，それらによって分泌が刺激された消化管ホルモンによる間接作用とが考えられる．直接作用はさまざまな生理活性物質を含む母乳で圧倒的に強いのに対し[4]，消化管ホルモンを介する作用は，人工乳では母乳と同等か若干強いとされている．

2 消化吸収能の発達と消化管ホルモン

消化管ホルモンは，胃や腸管の粘膜および膵組織にびまん性に存在する分泌細胞より分泌されるポリペプチドホルモンであるが，消化管ホルモン分泌細胞から分泌されるアミンも，消化管ホルモンとして扱われている[4]．

消化管ホルモンは消化管における消化，吸収，運動，および消化管の発達などに関係している（表1）[1]．ガストリン，エンテログルカゴン/グリセンチン，ノイロテンシンは腸粘膜に対する発育作用（trophic action）を示し，ガストリン，コレシストキニン（cholecystokinin；CCK）受容体，セクレチン，膵臓ポリペプチド（pancreatic polypeptide；PP）は膵外分泌能の発達を促進し，モチリンは腸運動を刺激し，胃抑制ペプチド（gastric inhibitory peptide；GIP）は腸管を介したインスリン分泌（enteroinsular axis）を刺激して耐糖能を高めると考えられている．

したがって，消化管ホルモンの分泌を促進させることは，消化吸収を含む種々の膵・消化管機能を発達させることと密接に関係している．さらに消化管ホルモンの分泌は，経腸栄養によって刺激されることが知られており，生後早期からの経腸栄養によって消化管ホルモンの分泌が促進され，それらがもつ種々の生理作用を介して消化吸収能も発達する．筆者らは，消化管の成熟を促進させる作用を有するグリセンチンの血中濃度が，正出生体重児および低出生体重児とも経腸栄養が順調に進めば日齢を経るに従い上昇することを報告している（図3）[7]．

Ⅱ 消化管運動の発達

消化管の機能として最も重要なのは，食物を効率よく消化吸収することであるが，その役割をスムーズに行うために必要な条件として，消化管の運動が正常に保たれていることがあげられる．正常な消化管の運動により，食物が消化酵素の作用を受けて消化されたのち，小腸の吸収上皮から吸収され，さらに不要となった残渣が排泄される．しかしながら，小児（特に新生児・乳児）ではその運動能は未熟であり，消化吸収能に影響を及ぼしているだけでなく嘔吐や下痢を生じやすい原因ともなっている．

ⓐ 食道の運動の発達

食道の基本的な機能とは，経口摂取した食物を胃まで送り，さらに胃内容が逆流しないようにすることといえる．その機能は，上部食道括約筋（upper esophageal sphincter；UES），食道体部，下部食道括約筋（lower esophageal sphincter；LES）の3つの要素から成り立っている．

UESのおもな作用は，呼吸時の空気嚥下の防止と胃食道逆流（gastroesophageal reflux；GER）時の逆流物の誤嚥防止である．UES機能は新生児期にある程度存在しているが，1歳前までは年長児に比べて若干低いことが知られている．

食道体部では UES を通った食物がその蠕動運動によって LES まで運ばれる．食道体部の長さは新生児では約 10 cm であり，成長とともに長さを増し成人の長さ（18～24 cm）に近づく．生後 12 時間以内の成熟児あるいは生後 1 週間以内の早産児では，それ以後の児に比べて食道体部の蠕動波の伝わる速度は早く，また蠕動波のパターンは未熟である．成熟児では生後 4 週間以降には蠕動波の速度は遅くなり，乳児期早期では 0.8～4 cm/秒となって成人の速さに近づく．この時期以後の小児の食道通過時間は，食道の長さの増加に伴い長くなる．

LES の機能として，食物が胃から食道に逆流することの防止と嚥下に伴う筋の弛緩による食物の食道から胃への転送があげられる．LES 圧の発達を調べた報告は多く，評価方法の違いにより多少結果は異なるが，近年の検討により小児および成熟児では成人とほぼ同等の LES 圧であるか，生後早期は LES 圧が高く，生後 6 か月～1 歳ぐらいで成人の圧と同等となると考えられている．一方，早産児では生後早期の LES 圧は低く，週齢を経るに従い圧の上昇を認

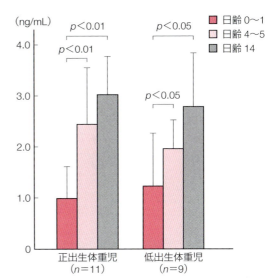

図3　新生児における血清グリセンチン値の日齢による変化

[Tadokoro R, et al.：Postnatal and postprandial changes in plasma concentrations of glicentin in term and preterm infants. Acta Paediatr 2003；92：1175-1179.]

めるようになる（図4）[8]．

ⓑ 胃，腸管の運動の発達

胃から送られた食物は，規則的な蠕動運動により胃液と十分に混和され幽門輪を通って十二指腸に排出され，膵液や胆汁と混和されながら空腸，回腸，そして大腸へと運ばれる．

胃の蠕動運動については，生後数日間は真の蠕動はほとんど認められず，生後 1 か月ほどで弱いが規則的な蠕動が認められるようになり，1 歳を過ぎる頃から強い規則的な蠕動がみられるようになる．新生児（特に早産児）では成人とあきらかに異なった胃・小腸の収縮運動が知られている．すなわち，新生児では成人と比べて胃・小腸の収縮力が弱く，早産児では成人でみられる migrating motor complex（MMC）パターンが認められず，新生児では空腹期，授乳期を問わず収縮は単発的に起こることは少なく群をなす，などが相違点としてあげられている．また新生児の十二指腸の収縮圧は加齢によって増加することが知られている[9]．

胃内停留時間は，食物の種類や体位などにより影響を受けるが，成熟児では 5～8 時間と考えられている．乳児期後期さらに小児期では，新生児期よりも胃内停留時間は長くなる．小腸通過時間は，乳児では 3～4 時間と考えられている．

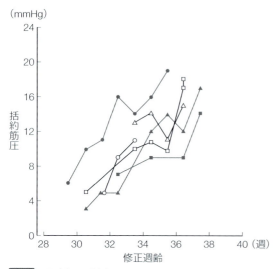

図4 早産児6症例におけるLES圧の週齢による変化
[Newell SJ, et al.: Maturation of the lower oesophageal sphincter in the preterm baby. Gut 1988 ; 29 : 167-172.]

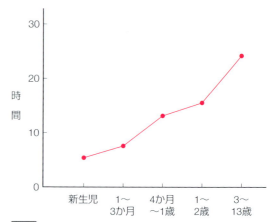

図5 全消化管の通過時間の年齢による変化
[清水俊明:消化器管の生理的発達. 五十嵐 隆(編集):小児科学. 文光堂, 2011 : 726-728.]

乳児の大腸の蠕動パターンは,成人のものと類似している.生後1か月頃の乳児は,哺乳中あるいは哺乳直後に排便し1日数回の便通を認める.これは胃のなかへ食物が入ると直腸を刺激する胃・大腸反射によるもので,生後2か月を過ぎるとこの反射だけで排便をすることは少なくなり,排便回数も減少する.さらに1歳半頃にはある程度排便を自分でコントロールできるようになり,2歳の終わり頃までには,腹圧を加えるためにいきむことを覚える.全消化管の通過時間は大腸の通過時間に最も影響を受け,年齢を経るに従い長くなる(図5)[1].

Ⅲ 生体防御とバリア機能の発達

ヒトの腸内は出生前までは無菌の状態である.出生後まもなく口腔・食道・消化管・皮膚などの粘膜にさまざまな細菌が増殖する.生後2〜3日で大腸菌や連鎖球菌群が出現し,生後1週間にビフィズス菌(*Bifidobacterium*)が最優勢菌群全体の90%を占めるようになる.腸内細菌叢は宿主が健康である限りきわめて安定であり,外来性菌の排除を担う重要な生体防御因子である.この外来性菌排除機能はコロナイゼーションレジスタンス(colonization resistance ; CR)とよばれ,嫌気環境でより有利に働くことがあきらかにされている.ビフィズス菌が最優勢菌群として存在する腸内環境はCRが高く感染症の罹患率や腸炎の発症率が低いことが知られており,その構築には母乳栄養が重要とされている.実際,人工栄養児では大腸菌を主とした腸内細菌叢が形成され,母乳栄養児に比べて*Bacteroides*や*Clostridium*の比率が有意に高く[10],CRが低いと考えられる.

一方,消化管には免疫学的防御機構も存在する.消化液中には分泌型免疫グロブリンA(secretary IgA ; sIgA)が産生され,抗原と腸管腔内で複合体を形成して腸管壁内へ転送されるのを防いでいる.このsIgA産生を実際につかさどっているのが腸管リンパ装置(gut-associated lymphatic tissue ; GALT)である.免疫応答の部位としての腸粘膜はどの臓器よりもリンパ球に富んでおり,GALTはPeyer板,腸間膜リンパ節,粘膜固有層や上皮細胞間のリンパ球,形質細胞で形成され,全身免疫とは独立した局所免疫を担っている[11].しかし新生児ではGALTが未熟で,かつ免疫機構の発達も十分でないため腸液中のsIgAは低値である.それらを補う消化管の免疫学的防御機構として母乳,特に初乳中のsIgAが重要な役割を演じる.

現在,多くのNICUにおいて生後早期からビフィズス菌を中心としたプロバイオティクスを投与することの有用性が確立されつつあるが,そのメカニズムについては不明な点も多い.近年,そのメカニズムの1つとして腸内細菌から産生される酢酸,プロピオン酸,酪酸などの短鎖脂肪酸が注目され,消化管における感染防御,免疫賦活,生理機能維持などの作用を有することが知られるようになった.筆者らは低出生体重児に対するビフィズス菌投与が便中短鎖脂肪酸に良好な影響を及ぼすこと[12]や腸管粘膜におけるTGF-βの産生やそのシグナル伝達系に働くSmad3の発現増強,抑制系に働くSmad7の発現

減弱に作用し，sIgA の産生増加を介して感染防御機構に影響を及ぼしていること[13]を報告している．

腸内細菌叢と免疫生体防御との間には密接な関係が存在し，腸内細菌の乱れ，いわゆる dysbiosis によって容易に免疫・生体防御機構に異常をきたし，さまざまな病因となっている．したがって，新生児期からの dysbiosis の予防が，さまざまな小児疾患の予防につながるものと思われる．

❖ 文献

1) 清水俊明：消化器管の生理的発達．五十嵐　隆（編集）：小児科学．文光堂，2011：726-728．
2) 大澤昭則：栄養．馬場一雄（編集）：小児生理学．へるす出版，1994：65-83．
3) Lebenthal E, et al.：Feeding the premture and compromised infant：gastro-intestinal considerations. Pediatr Clin North Am1988；35：215-238.
4) 清水俊明：消化管の発達．小児内科 2001；33：1199-1205．
5) 清水俊明ほか：リパーゼ，トリプシンおよびエラスターゼ1値の小児における正常範囲の検討．小児科 1991；32：517-520．
6) Shulman RJ, et al.：Early feeding, feeding tolerance, and lactase activity in preterm infants. J Pediatr 1998；133：645-649.
7) Tadokoro R, et al.：Postnatal and postprandial changes in plasma concentrations of glicentin in term and preterm infants. Acta Paediatr 2003；92：1175-1179.
8) Newell SJ, et al.：Maturation of the lower oesophageal sphincter in the preterm baby. Gut 1988；29：167-172.
9) 友政　剛：Gastrointestinal motility. 小児科診療 1992；55：1221-1229.
10) Benno Y, et al.：The intestinal microflora of infants：fecal flora of infants with vitamin K deficiency. Microbiol Immunol 1985；29：243-250.
11) MacDonald TT, et al.：Ontogeny of the mucosal immune response. Springer Semin Immunopathol 1990；12：129-137.
12) Wang C, et al.：Effects of oral administration of bifidobacterium breve on fecal lactic acid and short-chain fatty acids in low birth weight infants. J Pediatr Gastroenterol Nutr 2007；44：252-257.
13) Fujii T, et al.：Bifidobacterium breve enhances transforming growth factor beta1 signaling by regulating Smad7 expression in preterm infants. J Pediatr Gastroenterol Nutr 2006；43：83-88.

［清水俊明］

第1章 成長・発達

D 食べる機能の発達
development of eating and swallowing function

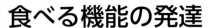

- 食べる機能の発達は，哺乳運動以外，学習して獲得する機能である．
- 食べる機能の発達は，嚥下機能の発達と口腔機能の発達そして食具を使う機能の発達に分類される．
- 食べる機能の発達と同様，乳幼児期の口腔ケアは感覚に徐々に慣れていく必要があり，無理強いはしない．

I 食べる機能の発達の基本的考え方

近年，健康な子どもを連れた保護者が「かまない」，「口にためる」，「偏食が多い」ことを主訴に相談に来るケースが少ないながら増えている[1]（第7章 A 小食参照）．また，地域における保健センターでは，乳幼児相談のなかで食べ方相談を行ったところ，非常に多くの相談者が訪れるなど，障害の有無にかかわらず乳幼児に対しても「食」に関する支援はこれまで以上に重要であることがわかってきた[2,3]．

健康な子どもの場合，食べる・飲み込む機能（摂食嚥下機能）は，出生後からすぐに生育環境・食環境や口腔の感覚−運動体験（図1）を通して，新たな機能を獲得しながら発達する運動機能である[4]（図2）．

そのため，食べる機能の発達は，ほかの全身の発達と同様に感覚運動系の発達をなすといわれており，感覚刺激（主として触圧覚）に対して引き出される種々の運動・動作を食べる目的にあった動作（機能）に統合させることで営まれる随意運動といえる．摂食嚥下機能にかかわる機能の多くは，乳幼児期に獲得される．この時期は，同時に口腔・咽頭部の形態の成長が著しい時期であり，形態的な成長変化とともに機能発達がなされていくところに特徴がある．

II 食べる機能の発達段階

乳幼児における食べる機能は段階を踏んで発達する（図3）[5,6]ため，われわれが評価するうえでは，さらなる発達の指標が必要となる．健常児の成長発達をもとに食べる機能の特徴的な動きを概説する．

ⓐ 嚥下機能の発達（乳児嚥下から成人嚥下へ）

出生後の乳児のおもな口の動き（哺乳運動）は，原始反射（探索反射，吸啜反射，咬反射）によって営まれる．この時期では反射運動が中心となるため，乳汁摂取のための吸啜運動は，舌・口唇・頬などが一体として動き，口から乳汁以外の食物をとり込むための準備の時期として捉えることができる．原始反射の消失に伴って口腔領域で最初に発達する摂食嚥下にかかわる機能は随意的な嚥下の動きである．口にとり込まれた食物を食塊形成しながら，嚥下反射誘発部位の咽頭部近くまで移送し，舌の蠕動様運動の獲得と舌正中部の陥凹が主役となる．

この舌運動の起点となる舌尖部と舌側縁が，口蓋前方部および口蓋側壁に押しつけやすくするため，下唇が舌尖を誘導するように内側に入る動き（図4）が特徴的にみられる．

ⓑ 口腔機能の発達

1 捕食機能の発達

食物を上下口唇で口腔内へとり込む動きを「捕食」とよぶ．捕食の動きは，下口唇に食具（食器）が触れる刺激などにより開口する動きが誘発され，食具上の食物を上唇で触覚認知して，口唇で食物を口腔内に擦りとるようにして舌の先端部にとり込む動作を指す．口を閉じながら，口腔の前方部の空間（前庭部）に食物をとり込むこの一連の捕食の動きによって，とり込んだ食物の物性が感知されて，捕食に続く動きの源となる．この「捕食」の動きは，随意的な開閉口運動を自分の「意志」と目的にあわせて動

かすことができる最初の動きである（図5）[4]．母乳・哺乳瓶ともに開口することによって得られる栄養摂取から，自発的に口唇を閉鎖することによって栄養摂取するという大きな変化がこの時期から獲得される．

2 押しつぶす機能の発達

捕食の動きによって舌と口蓋前方部で食物の物性（硬さや粘稠性）を感知する動きに伴って，硬さに応じて舌の動きを中心にして異なる動きで対応できるようになる．やわらかい固形状の食物は，押しつぶして嚥下する様子がみられる（図6）[4]．

舌で食物を押しつける口蓋の部位は，口蓋皺襞（横口蓋ヒダ）とよばれ，硬さなどの物性を感知しやすく，舌による押しつぶしを容易にする構造となっている．形のある食物（固形食）を口の動きで形を変えることができるという経験は，摂食機能の発達からすると大きな変化であるといえる．

3 すりつぶす機能の発達

舌と口蓋で食物を押しつぶす動きは，同時にその動き（圧）でつぶせないものを分別することが可能となる．この感覚学習が硬い固形食に対処する動き（咀嚼）を引き出す第一歩となる．弾力性の強い食物や繊維に富んだ食物は，咀嚼しなければ粉砕されず，唾液と混ぜることもできない．効率よく咀嚼するためには，臼歯部相当歯肉（あるいは臼歯の咬合面上）から食物が落ちないように食物を側方（頬と舌）から支える動きが必要となる．こうして食物を臼歯部相当歯肉（臼歯の咬合面）に頬と舌で挟み込むようにして，下顎の側方臼磨運動（咀嚼）によって食物をつぶす動きが発達する（図7）[4]．この時期は奥歯（乳臼歯）の萌出の有無で，口腔機能は大きく様変わりする．特に歯の萌出に個人差もあるため，歴齢だけで判断してしまうと，「丸飲みくせ」や，さらには「窒息事故」を生じる危険性があるため，口腔内の視診，特に歯の萌出を視診する必要がある．

4 食具を使う機能の発達

自分で食べるためには，食物を口まで運ばなければならないが，口に運ぶだけではなく口の動きと協調させて手でとり込む必要があり，生後から体幹の安定とともに長い練習期間を要する．指しゃぶりや玩具で遊ぶことも大切な学習のひとつである．

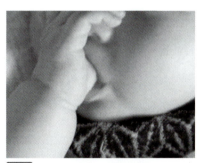

図1　口腔の感覚－運動体験

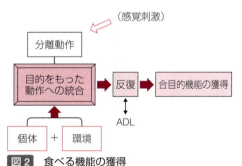

図2　食べる機能の獲得
ADL：activities of daily living，日常生活動作

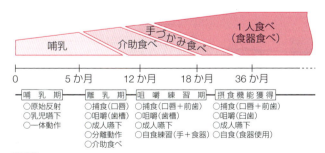

図3　摂食機能の生後発達
［金子芳洋：障害者の摂食のためのリハビリテーション．日本歯科医師会雑誌 1990；43：143-148．／尾本和彦：乳幼児の摂食機能発達．第1報：行動観察による口唇・舌・顎運動の経時変化．小児保健研究 1992；51：56-66．より作成］

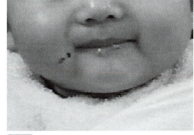

図4　下唇の内転（内転して下唇が見えなくなっている）

1）手づかみの機能の発達

　食物をつかんで口に運び，顎・口唇・舌などの動きと連動させて，捕食がなされる動きが手づかみ食べである．健康な乳幼児では離乳後期頃から1歳半近くまでみられ，スプーンなどの食具を用いる基礎となる．発達の初期の頃には，食物のある手指に向かって頸部が回旋して捕食し，手づかみ食べが上手になるに従い，顔が横向きにならずに正面を向いたままで，手指により口裂の中央部に食物を運ぶことができるようになる[7]（図8）．

　さらに，手づかみ食べで獲得する機能に，前歯を使った一口量の調整がある．一口量を自分の口の感覚で覚えていくと同時に，前歯で受ける歯根膜感覚から，食物の硬さを歯で感知して硬さに応じた噛む力を上手に引き出せるようになる．手づかみ食べは，一口のコントロールのみならず，食物の温度・大きさ・重さ・固さなど手指を通して直接伝達するので，食育の観点からは大変重要となる．

2）食具食べ機能獲得期

　手づかみで食べることによる上肢（手指）と口の動

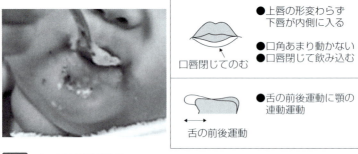

図5　5,6か月頃の動き
［右図：金子芳洋（編著）：摂食機能．食べる機能の障害－その考え方とリハビリテーション－．医歯薬出版，1987：21-32．］

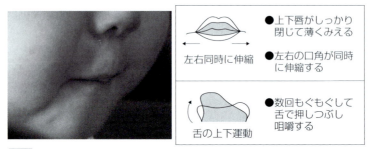

図6　7,8か月頃の動き
［右図：金子芳洋（編著）：摂食機能．食べる機能の障害－その考え方とリハビリテーション－．医歯薬出版，1987：21-32．］

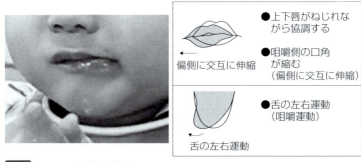

図7　9～11か月頃の動き
［右図：金子芳洋（編著）：摂食機能．食べる機能の障害－その考え方とリハビリテーション－．医歯薬出版，1987：21-32．］

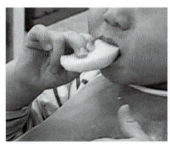
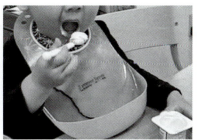
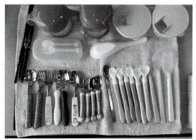

図8 手づかみ食べ（入れ過ぎず，コントロールしている）

図9 スプーン食べ
過開口がみられる．非利き手側も観察する

図10 さまざまな食具

きの協調運動発達を基礎として，食具（食器）を用いた機能発達がなされる．食具は道具の1種であるので，食事の場面において道具の利用の開始となる．食具の使い始めは，頸部が回旋して，顔が手に持ったスプーンに向かっていくか，あるいは口角からスプーンが口に侵入してくるかのいずれかの動きであるが，肘関節が次第に体幹から離れて前方への動きがみられるようになり，スプーンの先端が前方から口唇の中央に入れられるようになる[8,9]．この時期では，食具の正しい選択も大変重要であり，口や手の大きさにマッチした食具を用いないと，誤った食べ方を学習しかねないので注意が必要である（図9，10）．

C 口腔ケア

最後に，口腔ケアですが，食べる機能を発揮するためには，期間が重要なことはいうまでもない．食べる機能と同様に歯の萌出も個人差がとても大きいので，まずは口に触れることに慣れてから，徐々に刺激の強いもの（ガーゼなどから歯ブラシへ）に慣れさせる．間食（補食）の回数にもよるが，基本的には夜寝る前にしっかりと綺麗にすることが大切で，フッ化物の塗布も歯質の強化のために有効である．

無理強いすると，かえって拒否することが多く，ゆっくり進めるほうが効率がよいことを多く経験する．食事も口腔ケアもゆっくり，確実に，楽しく進めることがポイントである．

文献

1) 厚生労働省：平成27年乳幼児栄養調査の概要．http://www.mhlw.go.jp/file/06-Seisakujouhou-11900000-Koyoukintoujidoukateikyoku/0000134207.pdf（アクセス日：2018年5月11日）
2) 大岡貴史ほか：乳幼児歯科相談事業における離乳期の食べ方に関する実態調査．口腔衛生会誌 2007；57：441．
3) 石川健太郎ほか：口腔の機能発達支援を意識した乳幼児歯科相談事業の試み．口腔衛生会誌 2007；57：440．
4) 金子芳洋（編著）：摂食機能．食べる機能の障害－その考え方とリハビリテーション－．医歯薬出版，1987：21-32．
5) 金子芳洋：障害者の摂食のためのリハビリテーション．日本歯科医師会雑誌 1990；43：143-148．
6) 尾本和彦：乳幼児の摂食機能発達．第1報：行動観察による口唇・舌・顎運動の経時変化．小児保健研究 1992；51：56-66．
7) 石井一実ほか：手づかみ食べにおける手と口の協調発達．その1：食物を手につかみ口に運ぶまでの過程．障歯誌 1998；19：24-32．
8) 田村文誉ほか：スプーン食べにおける「手と口の協調運動」の発達；その1 捕食時の動作観察と評価方法の検討．障歯誌 1998；19：265-273．
9) 西方浩一ほか：スプーン食べにおける「手と口の協調運動」の発達；その2 食物を口に運ぶまでの過程の動作観察と評価方法の検討．障歯誌 1999；20：59-65．

図1・4～9の写真は，昭和大学歯学部スペシャルニーズ口腔医学講座口腔衛生学部門 内海明美先生のご厚意による．

［弘中祥司］

# 第 2 章
栄養素の基礎知識

第 2 章　栄養素の基礎知識

日本人の食事摂取基準（2015年版）総論
dietary reference in takes for Japanese(2015)：overview

ポイント

- 「日本人の食事摂取基準」は，科学的根拠に基づき5年ごとに改定され，健康な個人および集団を対象とし，健康の保持・増進や生活習慣病の予防のための栄養評価，食事計画や指導の拠り所となる基準である．
- 個々人の各栄養素の必要量は直接的に測定・評価することができないので，確率論的な考えに基づき判断を行うために，5つの指標（「推定平均必要量」「推奨量」「目安量」「耐容上限量」「目標量」）が設定されている．
- 乳児期では，健康な乳児における母乳の摂取実態などをもとに，「目安量」が示されている．
- エネルギーや栄養素の摂取が適切かどうかを判断するために，身体発育曲線などによるモニタリングが重要である．

「食事摂取基準」は，かつては「栄養所要量」とよばれ，給食施設における食事計画（献立作成），個人に対する栄養評価と指導，栄養表示の基準などに，広く用いられている資料である．厚生労働省が5年ごとに策定し，最新版である「日本人の食事摂取基準（2015年版）」[1]は，2015年4月より使用されている．したがって，小児に対する栄養評価，栄養管理などの実践における重要な根拠資料となっており，個々の数値〔資料D 日本人の食事摂取基準（2015年版）データ参照〕のみならず，その基本的な考え方や策定の根拠を含めて理解する必要がある．本項ではおもに策定と活用の基礎的事項を解説し，国民健康・栄養調査からみた摂取実態の状況についても概観する．

はいけないのだろうかという疑問が生じる．このことについては，高血圧，脂質異常，高血糖，腎機能低下に関するリスクを有していても，自立した日常生活を営んでいる者は適用範囲内とされている．一方，疾病の治療を目的とする場合には，「食事摂取基準におけるエネルギー及び栄養素の摂取に関する基本的な考え方を理解したうえで，その疾患に関連する治療ガイドライン等の栄養管理指針を用いることになる」とされている．

また，摂取源としては，食事として経口摂取されるものに含まれるエネルギーと栄養素を対象としている．そこには通常の食品以外に，いわゆるドリンク剤，栄養剤，栄養素を強化した食品（強化食品），特定保健用食品，いわゆる健康食品やサプリメントなども含まれる．

ⓐ 「食事摂取基準」の基本的な考え方

1 対象と目的

「日本人の食事摂取基準（2015年版）」は，健康な個人や集団を対象として，健康の維持・増進，生活習慣病の発症・重症化予防を目的とし，エネルギーおよび各栄養素の摂取量の基準を示すものである．「健康な」という前提条件は，高齢者への栄養管理や，病院に入院している患者の給食などを考える際に問題となる．小児を含めて，栄養・代謝性疾患以外で入院をしている場合，「健康な」人と同じ食事で

2 対象とされている栄養素と年齢グループ

エネルギーと34種類の栄養素について数値が設定されている（資料D 参照）．また，対象としている年齢グループは表1[1]のとおりである．乳児については，「生後6か月未満（0～5か月）」と「6か月以上1歳未満（6～11か月）」に区分され，特に成長にあわせてより詳細な年齢区分設定が必要と考えられる場合には，後者はさらに「6か月以上9か月未満（6～8か月）」「9か月以上1歳未満（9～11か月）」に分けられた．また，1～17歳が「小児」，18歳以上が「成人」とされた．

3 エネルギー以外の栄養素に関する5つの指標

「個人の必要量」には個人差があり、1人1人の正確な値は"わからない"という前提に対応するために、確率論的な考え方が必要となる。図1[1]、図2に食事摂取基準における5つの指標（エネルギー以外）を示した。最も基本的な指標は、ヒトを対象とした実験により求められた推定平均必要量（estimated average requirement；EAR）である。さらに必要量の個人差を考慮して求められた推奨量（recommended dietary allowance；RDA）と組み合わせて、栄養素摂取の不足の「リスク」を評価することができる（図1①、②）[1]。

一方、目安量（adequate intake；AI）は、特定の集団における、ある一定の栄養状態を維持するのに十分な量として定義されている（図1③）[1]。

耐容上限量（tolerable upper intake level；UL）は、過剰摂取による健康障害をもたらすリスクがないとみなされる習慣的な摂取量の上限として定義されている（図1④）[1]。偶発的に起きた健康障害事例から得られる摂取量や、治療目的で通常の食事からでは摂取できないような多量の栄養素を投与した症例の経験などをもとに、これらの量に対してさらに安全を見込み、不確実性因子（栄養素によって異なり、1～30倍）を用いて、

- ヒトを対象として通常の食品を摂取した報告に基づく場合：
健康障害非発現量（no observed adverse effect level；NOAEL）÷不確実性因子（uncertain factor；UF）
- ヒトを対象としてサプリメントを摂取した報告や、動物実験などに基づく場合：
最低健康障害発現量（lowest observed adverse effect level；LOAEL）÷UF

と算出される。

目標量（tentative dietary goal for preventing lifestyle related diseases；DG）は、生活習慣病の予防を目的として、特定の集団において、疾患リスクやその代理指標となる生体指標の値が低くなると考えられる栄養状態を達成できる量である。疾患の発症予防と重症化予防のそれぞれの観点から検討がなされている。脂質（脂肪酸）、炭水化物、食物繊維、ナトリウム（食塩）、カリウムについて数値が示されている。

表1 日本人の食事摂取基準（2015年版）における年齢区分

ライフステージ	区分
乳児（0～11か月）	0～5か月，6～11か月（エネルギーおよびたんぱく質では，6～8か月と9～11か月）
小児（1～17歳）	1～2歳，3～5歳，6～7歳，8～9歳，10～11歳，12～14歳，15～17歳
成人（18～69歳）	18～29歳，30～49歳，50～69歳
高齢者（70歳以上）	70歳以上
その他	妊婦，授乳婦

［厚生労働省：日本人の食事摂取基準（2015年版）．2014. https://www.mhlw.go.jp/file/05-shingikai-10901000-Kenkoukyoku-Soumuka/0000114399.pdf］

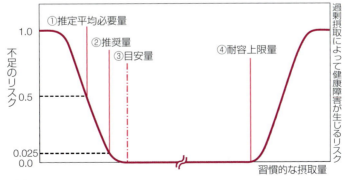

図1 食事摂取基準の各指標（推定平均必要量，推奨量，目安量，耐容上限量）を理解するための概念図

［厚生労働省：日本人の食事摂取基準（2015年版）．2014. https://www.mhlw.go.jp/file/05-shingikai-10901000-Kenkoukyoku-Soumuka/0000114399.pdf］

A．摂取不足による健康障害の回避を目的とした指標

①推定平均必要量（EAR）
　ある対象集団において測定された必要量の分布に基づき，母集団（たとえば，30～49歳の男性）における必要量の平均値の推定値を示すもの．当該集団に属する50％が必要量を満たすと推定される1日の摂取量
②推奨量（RDA）＝EAR＋2×必要量の標準偏差
　ある対象集団において測定された必要量の分布に基づき，母集団に属するほとんどの人（97～98％）が充足している量
※①②は"不足"とならないようにするための数値を，ヒトを対象とした実験により求めたもの

実験的なアプローチができないなど，推奨量を算定できない場合　　　例：乳児，一部の栄養素（ビタミンDなど）

③目安量（AI）
　ある集団の観察データ（例：母乳で保育されている健康な乳児の栄養素摂取量，日本人の代表的な栄養素分布から求められる中央値など）に基づき決められ，ある一定の栄養状態を維持するのに十分な量

B．過剰摂取による健康障害の回避を目的とした指標

④耐容上限量（UL）
　健康障害をもたらすリスクがないとみなされる習慣的な摂取量の上限を与える量．これを超えて摂取すると潜在的な健康障害のリスクが高まると考えられる

C．生活習慣病の予防（発症予防，重症化予防）を目的とした指標

⑤目標量（DG）
　生活習慣病の予防のために，現在の日本人が当面の目標とすべき摂取量．疫学研究によって得られた知見を中心として策定される．栄養素摂取量と生活習慣病のリスクとの関連は連続的であり，閾値が存在しない場合が多いことに注意

図2 食事摂取基準における5つの指標

b 小児における「食事摂取基準」の特徴

1 乳児の食事摂取基準

　出生後6か月未満の乳児では，「推定平均必要量」や「推奨量」を決定するための実験はできない．そして，健康な乳児が摂取する母乳の質と量は乳児の栄養状態にとって望ましいものと考えられる．そのため，母乳中の栄養素濃度と健康な乳児の母乳摂取量の積から目安量が算出されている．生後6か月以降の乳児では，母乳（または人工乳）の摂取量が徐々に減り，離乳食からの摂取量が増えてくることから，たんぱく質については，6～8か月，9～11か月の月齢区分で，母乳および離乳食からの摂取量データについて検討された．ほかの栄養素については0～5か月の乳児および（または）1～2歳の小児の値から外挿し，6～11か月の月齢区分で数値が設定されている．目安量の算出の際に，離乳開始前（生後15日目～月齢5）では哺乳量はほぼ一定（780 mL/日）[2]とされ，離乳開始後（6～8か月，9～11か月）の期間については，それぞれ600 mL/日，450 mL/日とされた．また，日本人の母乳中の各栄養素の含量に関する報告のなかから，栄養素ごとの検討において最も適当と考えられるデータが採用された．その具体的な数値は「日本人の食事摂取基準（2015年版）」の本編（p.355）を参照されたい．

2 外挿のルール

　食事摂取基準の策定に有用な研究で小児を対象としたものは少ない．そこで，十分な資料が存在しない場合には，下記の方法で「外挿」が行われ，成人の値から推定がなされた．耐容上限量に関しては，情報が乏しく，算定されなかったものが多かった．
①参照値が1日あたりの摂取量（重量/日）で与えられ，参照値が得られた研究の対象集団における体重の代表値（中央値または平均値）があきらかな場合

$$X = X_0 \times (W/W_0)^{0.75} \times (1+G)$$

　ただし，
　X＝求めたい年齢階級における推定平均必要量または目安量（1日あたり摂取量）
　X_0＝推定平均必要量または目安量の参照値（1日あたり摂取量）
　W＝求めたい年齢階級の参照体重
　W_0＝参照値が得られた研究の対象者の体重の代表値（平均値または中央値）
　G＝成長因子*

　なお，体重比の0.75乗により体表面積を推定している．

表2 推定平均必要量または目安量の推定に用いた成長因子（1歳以上）

年齢階級	成長因子
6～11か月	0.30
1～2歳	0.30
3～14歳	0.15
15～17歳（男児）	0.15
15～17歳（女児）	0
18歳以上	0

［厚生労働省：日本人の食事摂取基準（2015年版）．2014．https://www.mhlw.go.jp/file/05-shingikai-10901000-Kenkoukyoku-Soumuka/0000114399.pdf］

表3 年齢階級別にみた身体活動レベルの群分け（男女共通，1～17歳）

身体活動レベル	レベルⅠ（低い）	レベルⅡ（ふつう）	レベルⅢ（高い）
1～2（歳）	—	1.35	—
3～5（歳）	—	1.45	—
6～7（歳）	1.35	1.55	1.75
8～9（歳）	1.40	1.60	1.80
10～11（歳）	1.45	1.65	1.85
12～14（歳）	1.50	1.70	1.90
15～17（歳）	1.55	1.75	1.95

（以下省略）

［厚生労働省：日本人の食事摂取基準（2015年版）．2014．https://www.mhlw.go.jp/file/05-shingikai-10901000-Kenkoukyoku-Soumuka/0000114399.pdf］

②参照値が体重1 kgあたりで与えられる場合

$X = X_0 \times W \times (1+G)$

ただし，
X＝求めたい年齢階級の推定平均必要量または目安量（1日あたり摂取量）
X_0＝推定平均必要量または目安量の参照値（体重1 kgあたり摂取量）
W＝求めたい年齢階級の参照体重

＊成長因子：小児の場合，成長に利用される量，成長に伴って体内に蓄積される量を加味する必要がある（表2）[1]．

C 小児におけるエネルギー必要量の考え方

食事摂取基準2015年版では，エネルギー必要量に関する基本的な考え方が前回から改められ，基本的にはエネルギー摂取量および消費量のバランスの維持を示す指標として，BMI（body mass index）が採用されている（成人の場合）．小児の場合には，成長の途上にあるために，身体発育曲線を参照して判断することが必要となる．一方，食事計画（献立など）の作成や摂取量の評価においては，エネルギー必要量を直接的に示す何らかの基準が必要となる．小児の場合には，以下のような式などに基づき，推定エネルギー必要量（estimated energy requirement；EER）が算出され，提示された（資料D参照）．

身体活動に必要なエネルギーに加え，組織合成に要するエネルギーおよび組織増加分のエネルギー（＝「エネルギー蓄積量」と称す）を余分に摂取する必要がある．したがって，

推定エネルギー必要量（kcal/日）＝基礎代謝量（kcal/日）×身体活動レベル＋エネルギー蓄積量（kcal/日）

として算出される．

身体活動レベルは年齢階級によって異なることから，1～17歳までの年齢階級別の身体活動レベルの群分けがなされた（表3）[1]．なお，1～2，3～5歳では，身体活動レベルの個人差はみられるものの，十分な根拠データがなかったことから，身体活動レベルの区分はなされなかった．

また，エネルギー蓄積量については，各年齢階級における体重増加量（kg/年）および組織増加分のエネルギー密度（kcal/g）から男女別に算出された．

乳児期についても，基本的に同様な考え方で算出された．FAO/WHO/UNUの報告[3]では，母乳栄養児の場合，総エネルギー消費量は以下の式で推定可能であるとしている．

総エネルギー消費量（kcal/日）＝92.8×参照体重（kg）－152.0

なお，同報告では，人工栄養児の場合は母乳栄養児よりも総エネルギー消費量が多いとし，

総エネルギー消費量（kcal/日）＝82.6×体重（kg）－29.0

という式を示している．2005年版までは，エネルギーやたんぱく質などについて，母乳栄養と人工栄養とでは異なる数値を併記していた．しかし乳児期での食事摂取基準の基本となる指標は目安量であり，その基となるのは母乳栄養児での摂取量であるという考え方から，人工栄養の場合の値は併記され

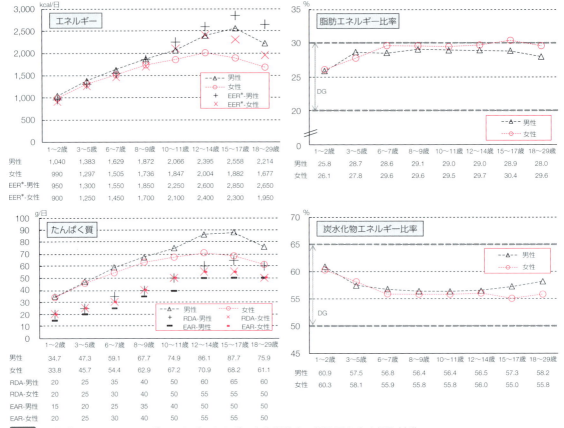

図3 小児期におけるエネルギーおよびエネルギー産生栄養素の摂取量と食事摂取基準
注）EER：推定エネルギー必要量（*身体活動レベルⅡとして，データを示した）
RDA：推奨量，EAR：推定平均必要量，DG：目標量
[厚生労働省：国民健康・栄養の現状－平成24年厚生労働省国民健康・栄養調査報告より－．第一出版，2016.]

d 小児における栄養素など摂取量の実態と食事摂取基準に基づく評価

日本人小児におけるエネルギーおよび栄養素の摂取量について，1歳以上の対象者に関しては，毎年11月に厚生労働省が全国規模で実施している「国民健康・栄養調査」[4]によりデータが示されている．一方，乳児期，離乳期における摂取量については，母乳の正確な摂取量を含めて定量的なデータを得ることがむずかしく国レベルでのデータはない（厚生労働省が10年ごとに「乳幼児栄養調査」[5]を実施しているが，摂取量の詳細は調べられていない）．また，前述のように，1歳未満の児の食事摂取基準は，集団における摂取実態をおもな根拠とする目安量を中心として構成されているため，摂取量データと目安量とを比較・評価する意義は少ない．

なくなった．

このようなことから，1歳以上の小児について食事摂取基準の年齢区分ごとに，成人に至るまでの摂取量変化を図3[4]，図4[4]に示した．今回は紙面の関係などから，平均値をグラフ上に示している．各年齢階級区分において，食事摂取基準を用いて各栄養素の摂取が不足していると考えられる者や，過剰のおそれのある者の割合を推定するためには，個々人の習慣的な摂取量の分布に基づいて評価がなされるべきである．しかし，「国民健康・栄養調査」では，手間のかかる食事記録を何日も依頼することは困難であり，1日間のみの調査となっている．したがって摂取量分布のデータを用いる際には，注意が必要である．

これらの図から，エネルギーについては，推定エネルギー必要量（身体活動レベルⅡ）と比べて，摂取量の集団平均値が12歳以降特に低くなるが，これは対象者が食べたものを「過小申告」する影響も考えられる．1～11歳の範囲では，集団平均値としては，

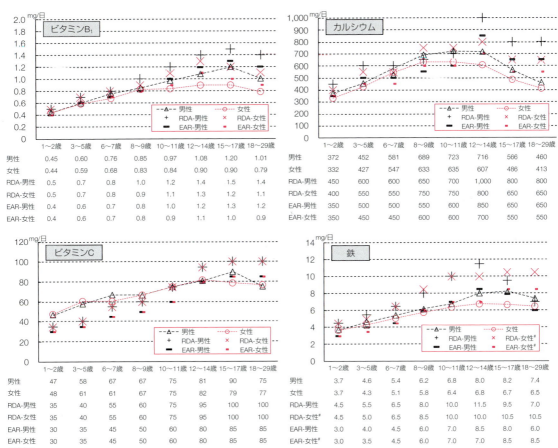

図4 小児期における微量栄養素の摂取量と食事摂取基準
※例示として4つの栄養素について示した
注）RDA：推奨量，EAR：推定平均必要量
#鉄のEAR，RDAとして，15～17歳，18～29歳については「月経あり」の値を示した
[厚生労働省：国民健康・栄養の現状－平成24年厚生労働省国民健康・栄養調査報告より－．第一出版，2016．]

エネルギー摂取量がほぼ適正であると考えられる．たんぱく質については，摂取量の平均値は，推奨量よりも大きく上回っており，不足している者は少ないと考えられる．脂肪および炭水化物については，総エネルギーに占める比率として示されているが，どちらも目標量として示されている範囲のなかに集団平均値としてはほぼ収まっている（図3）[4]．

また，ビタミンB_1およびC，カルシウム，鉄については，習慣的摂取量の分布をみないと正確な判定はできないが，集団の摂取量平均値が推定平均必要量（EAR）に満たないような場合（特に，カルシウム，鉄）では，その集団のなかに不足のリスクを有する者が少なからず存在する可能性があると考えられる．

e 小児における「食事摂取基準」の活用

前述のように，乳児期においては，各栄養素の食事摂取基準は「目安量」として策定されている．目安量は，健康な乳児が順調に成長・発達していると考えられる集団における摂取量に基づいて設定される．ここで，乳児期の栄養評価と計画のなかで，摂取量の多寡のみで判断するのではなく，身体発育曲線などにあてはめ，身体発育を継続的にモニタリングしていくことが重要となる．小児期においても，身長，体重変化などを身体発育曲線にあてはめてモニタリングすることの重要性は，乳児期と同様である．エネルギー摂取の過剰による肥満の予防という観点からも，きめ細かなモニタリングを行うことが必要である．

耐容上限量については，乳児期・小児期を通じ

て，必要な根拠データがないことから，設定されていない栄養素が多い．しかし，このことは摂取量の上限を配慮しなくてもよいということではなく，特に，サプリメントをはじめ，特定の栄養素が強化された食品の選択・摂取にあたっては，成人以上に慎重であるべきと考えられる．

おわりに

食事摂取基準は，成長期にある小児に対する栄養評価や栄養管理において重要な基準を提供している．しかし，乳児期を含め，この年齢層を対象とした栄養生理学的なヒト試験データは限られており，成人におけるデータを外挿するなどにより数値が設定されている．また，個人の必要量の「バラツキ」を考慮するために，確率論的なアプローチを行う必要があり，栄養素については5種類の指標セットが作られるなどの背景や理論を理解しないと，正しく活用することができない．食事計画(給食管理を含む)に用いる際には，身体発育曲線(**資料A 身長・体重・頭囲・標準成長曲線**参照)などを用いて，事後的にモニタリングし，その結果を踏まえて，食事の提供量などを調整していく必要がある．

❖ 文　献

1) 厚生労働省：日本人の食事摂取基準(2015年版)．2014．https://www.mhlw.go.jp/file/05-Shingikai-10901000-Kenkoukyoku-Soumuka/0000114399.pdf (アクセス日：2018年3月31日)
2) 廣瀬潤子ほか：日本人母乳栄養児(0〜5カ月)の哺乳量．日母乳哺育会誌 2008；2：23-28．
3) FAO : Human energy requirements. Report of a Joint FAO/WHO/UNU Expert Consultation. FAO Food and Nutrition Technical Report Series No. 1. FAO. 2004.
4) 厚生労働省：国民健康・栄養の現状−平成24年厚生労働省国民健康・栄養調査報告より−．第一出版，2016．
5) 厚生労働省雇用均等・児童家庭局：平成27年乳幼児栄養調査結果の概要．2016．http://www.mhlw.go.jp/file/06-Seisakujouhou-11900000-Koyoukintoujidoukateikyoku/0000134460.pdf (アクセス日：2018年3月31日)

［吉池信男・岩部万衣子］

第2章 栄養素の基礎知識

B たんぱく質
protein

ポイント

- たんぱく質は，体内で代謝調節，物質輸送，生体防御などの働きをし，たんぱく質を構成するアミノ酸は，たんぱく質合成の素材だけでなく，生理活性物質の前駆体，エネルギーとして利用される．
- 食品たんぱく質の栄養価の評価には，窒素出納あるいは必須アミノ酸組成による方法が用いられる．
- たんぱく質の過剰による健康障害についてはまだ結論が出ていないことが多い．

I 概 要

ⓐ たんぱく質とは

たんぱく質とは，20種類のL-アミノ酸がペプチド結合してできた化合物である．ヒトは，そのうち11種類については，ほかのアミノ酸，あるいは中間代謝物から合成することができる〔非必須アミノ酸（可欠アミノ酸）〕．しかし，残りの9種類（ヒスチジン，イソロイシン，ロイシン，リシン，メチオニン，フェニルアラニン，トレオニン，トリプトファン，バリン）については，食品から摂取する必要がある〔必須アミノ酸（不可欠アミノ酸）〕．たんぱく質は，体内において，酵素やホルモンとして代謝を調節するほか，ヘモグロビン，アルブミン，トランスフェリン，アポリポ蛋白質などとして物質輸送に関与したり，抗体（γ-グロブリン）として生体防御に働いたりする．たんぱく質を構成するアミノ酸は，たんぱく質合成の素材となるだけでなく，神経伝達物質，ビタミン，そのほかの重要な生理活性物質の前駆体ともなる．さらにエネルギーとしても利用される[1,2]．

ⓑ たんぱく質の代謝（図1）[3]

摂取した食品中のたんぱく質は，胃，膵液，小腸の消化酵素の働きにより，最終的にアミノ酸へと分解され，小腸で吸収される．吸収されたアミノ酸は門脈を経て肝臓に入り，肝たんぱく質や血清たんぱく質などが合成される．また一部は非必須アミノ酸へと変化し，一部はそのまま血液中に送出される．血液中のアミノ酸は，各組織に取り込まれ，組織たんぱく質の供給源，あるいはホルモンや生理活性物

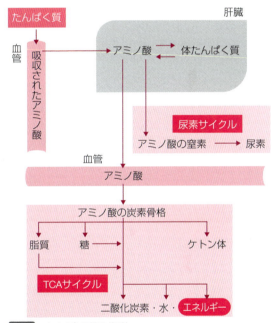

図1 たんぱく質の代謝
［新食品成分表編集委員会：消化吸収のしくみ．新食品成分表．東京法令出版，2016：5．］

質，核酸などの構成成分，さらには酸化されてエネルギーとしても利用される[1,2]．

体たんぱく質は，合成と分解を繰り返しており，動的平衡状態を保っている．たとえば，体重60 kgの成人では，1日に約180 gの体たんぱく質が合成されるとともに，同じ量の体たんぱく質がアミノ酸へと分解され，窒素化合物として尿・糞便中に排泄される．なお，体内の窒素の大部分はたんぱく質に由来することから，体内におけるたんぱく質の蓄積と損失は，窒素の摂取量と窒素の排泄量との差で表すことができる（窒素出納）．一般的に窒素出納（窒素

表1 食品に含まれるたんぱく質の量（g/可食部100gあたり）

食品	たんぱく質の量
鶏卵	12.3
牛乳	3.3
魚肉（さんま）	17.6
（さけ）	22.3
（まぐろ）	24.3
鶏肉（むね皮つき）	19.5
（もも皮つき）	17.3
（ささみ）	24.6
白米（うるち米）	6.1
大豆	33.8
とうもろこし（玄穀）	8.6
そば（全層粉）	12.0
小麦（玄穀）	10.6

［新食品成分表編集委員会：新食品成分表．東京法令出版，2016．の基準値をもとに作成］

表2 食品たんぱく質の栄養価（生物価・アミノ酸価）

食品	生物価	アミノ酸価	（第一制限アミノ酸）
鶏卵	94	100	
牛乳	85	100	
魚肉	76	100	
鶏肉	74	100	
白米	64	64	（リシン）
大豆	73	86	（メチオニン＋シスチン）
とうもろこし	59	74	（リシン）
そば	92	92	（イソロイシン）
小麦	51	44	（リシン）

［黒岡尚徳：たんぱく質の栄養．五明紀春ほか（編集）：基礎栄養学．第2版．朝倉書店，2017：40-53．をもとに作成］

摂取量－窒素排泄量）は，健常成人ではゼロ（窒素平衡），成長期では正（窒素の体内への蓄積），低栄養状態などの異化状態では負（窒素の体内からの損失）となる[2]．

II 食品たんぱく質の量と質

a 食品に含まれるたんぱく質の量[4]

食品に含まれるたんぱく質の量を示す（表1）[4]．たんぱく質を多く含む食品として，卵類，乳製品，魚介類，肉類，大豆製品などがあげられる．

b 食品たんぱく質の栄養価[2]

食品たんぱく質において「栄養価が高い」とは，ある食品たんぱく質を摂取し，効率よく体たんぱく質が蓄積された場合をいう．すなわち，食品たんぱく質の栄養価は，体内におけるたんぱく質の消化吸収率，および，たんぱく質を構成するアミノ酸の組成によって決まる．一般に，動物性たんぱく質（鶏卵，牛乳，魚肉，畜肉など）は消化吸収率がよく，また構成するアミノ酸の組成もヒトが必要とするものに近いため，栄養価が高い．一方，植物性たんぱく質（米，大豆，とうもろこし，そば，小麦など）は必須アミノ酸が不足していることが多い．食品たんぱく質の栄養価の評価法として，生物学的評価法と化学的評価法がある．各評価法による食品たんぱく質の栄養価（生物価・アミノ酸価）を示す（表2）[2]．

1 生物学的評価法

窒素出納をおもな指標として評価する方法で，代表的な指標として生物価がある．生物価は，成長期の動物，あるいはヒトに一定量のたんぱく質食と無たんぱく質食を一定期間与え，吸収された窒素のうち体内に蓄積された割合，すなわち「（体内蓄積窒素量／吸収窒素量）×100（％）」で表される．

2 化学的評価法

食品たんぱく質中の必須アミノ酸の組成を分析し，ヒトの体内利用の面から理想的な必須アミノ酸組成と比較して評価する方法で，代表的な指標としてアミノ酸価（アミノ酸スコア）がある．アミノ酸価は，基準となる必須アミノ酸組成〔WHO，世界保健機関／FAO，国連食糧農業機構／UNU，国連大学によるアミノ酸評点パターン[5]（表3）[1]〕に対し，相対的に最も不足している不可欠アミノ酸（第1制限アミノ酸）の割合，すなわち「（食品中の第1制限アミノ酸量／アミノ酸評点パターンの第1制限アミノ酸量）×100」で表される．よって，食品たんぱく質の必須アミノ酸のすべてが評点パターン以上であれば，アミノ酸価は100となる．しかし1つでも制限アミノ酸があると，ほかの必須アミノ酸も制限アミノ酸のレベル以上には，体たんぱく質の構成成分と

表3 WHO/FAO/UNUによるアミノ酸評点パターン(mg/gたんぱく質)

年齢(歳)	His	Ile	Leu	Lys	SAA	AAA	Thr	Trp	Val
0.5	20	32	66	57	28	52	31	8.5	43
1〜2	18	31	63	52	25	46	27	7.4	41
3〜10	16	30	61	48	23	41	25	6.6	40
11〜14	16	30	61	48	23	41	25	6.6	40
15〜17	16	30	60	47	23	40	24	6.4	40
18以上	15	30	59	45	22	38	23	6.0	39

His:ヒスチジン, Ile:イソロイシン, Leu:ロイシン, Lys:リシン, SAA:含硫アミノ酸(メチオニン+シスチン), AAA:芳香族アミノ酸(フェニルアラニン+チロシン), Thr:トレオニン, Trp:トリプトファン, Val:バリン

[厚生労働省:たんぱく質.「日本人の食事摂取基準(2015年版)策定検討会」報告書. 2014:88-109. http://www.mhlw.go.jp/file/05-Shingikai-10901000-Kenkoukyoku-Soumuka/0000042630.pdf より一部改変]

して利用できないと考える.一方,アミノ酸の補足効果として,たとえば米と大豆製品のように,ある食品たんぱく質に制限アミノ酸がある場合でも,制限アミノ酸の異なるほかの食品たんぱく質と組み合わせることにより,食品たんぱく質の栄養価を改善することができると考える.

Ⅲ たんぱく質の食事摂取基準

「日本人の食事摂取基準(2015年版)」におけるたんぱく質の推定平均必要量・推奨量および目安量の設定方法を表4[1]に示す.乳児に関しては,窒素出納の研究がないため,目安量を健康な乳児が摂取する母乳や人工乳などに含有されているたんぱく質量をもとに設定している[1].

Ⅳ ほかの栄養素および活動量との関係

たんぱく質の一部はエネルギーとしても利用される.そのため,たんぱく質の利用効率は同時に摂取した炭水化物や脂質によるエネルギー摂取量によって変わる.エネルギー摂取が不足すると,たんぱく質の利用効率が低下して窒素出納は負へと傾くが,逆にエネルギー摂取が増加すると,窒素出納は改善される(たんぱく質の節約効果).これにはインスリン分泌の増加によるたんぱく質合成の促進,分解の抑制が寄与する[1,2].

一方,運動不足は体たんぱく質の異化状態を招き,適度の運動は食品たんぱく質の利用を高め,さらに激しい運動はたんぱく質の分解を亢進させることから,運動強度に応じたたんぱく質必要量はU字型を描くとされる.また小児や成人を対象とした研究において,適度の運動が成長を促進し,食品たんぱく質の利用を高めるとの報告もある.また一般的に,運動時には発汗による経皮的な窒素損失量が増大し,アミノ酸の異化亢進,体たんぱく質の合成低下と分解亢進がみられるが,運動終了時以降に体たんぱく質の合成が分解を上回り,損失を取り戻すことが多い.なお,軽度あるいは中等度の運動(200〜400 kcal/日)ではたんぱく質の必要量は増加しないとされる[1].

Ⅴ たんぱく質の欠乏・過剰

a 欠 乏

たんぱく質の欠乏症として,マラスムス(marasmus)とクワシオルコル(kwashiorkor)がある.マラスムスは,エネルギーとたんぱく質が不足した状態で,体重減少,筋肉萎縮,貧血,基礎代謝の低下などを認める.クワシオルコルは,エネルギー源となる食品は十分に摂取できてもたんぱく質源となる食品が不足した状態で,その影響が特に成長期にみられる場合をいい,皮膚炎,毛髪の変色,脱毛のほか,低蛋白血症,浮腫,脂肪肝,精神発達遅滞,さらには免疫力低下による感染症リスクの増加を認める.ともに食糧事情の悪い発展途上国・地域で問題となり,マラスムスは1歳未満の乳児,クワシオルコルは1〜3歳の幼児(弟妹出生による乳離れと関連)に多い[6].なお,成人において,たんぱく質の不足が脳卒中のリスクとなる可能性を示唆する報告などもあるが,有意な関連を認めないとの報告もあり,結論はまだ出ていない[1].

表4 日本人の食事摂取基準(2015年版)におけるたんぱく質の推定平均必要量・推奨量および目安量の設定方法

	推定平均必要量算定の参照値(g/kg体重/日)	推定平均必要量(g/日)	推奨量(g/日)	目安量(g/日)
乳児(0〜5か月)				母乳中たんぱく質濃度[*8]×哺乳量[*9]
(6〜8か月)	—	—	—	母乳中のたんぱく質濃度[*8]×哺乳量[*9]+母乳以外の離乳食のたんぱく質量[*10]
(9〜11か月)				
小児(1〜17歳)	(たんぱく質維持必要量[*1]÷利用効率[*2])+(たんぱく質蓄積量[*3]÷蓄積効率[*4])	推定平均必要量算定の参照値×参照体重[*6]	推定平均必要量×推奨量算定係数[*7]	—
成人(18歳以上)	たんぱく質維持必要量[*1]÷消化率[*5]			

[*1] たんぱく質維持必要量：成人・小児の窒素出納試験結果から設定(成人0.65/kg体重/日・小児0.67 kg/体重/日)
[*2] 利用効率：1歳児の体重維持の場合の利用効率(0.70)が成長に伴い成人の値(0.90)に近づくと仮定して設定(各年齢階級で算出)
[*3] たんぱく質蓄積量：小児の各年齢階級における参照体重の増加量と参照体重に対する体たんぱく質の割合から設定(各年齢階級で算出)
[*4] 蓄積効率：1歳児の体重維持の場合の蓄積効率(0.40)
[*5] 消化率：日常食混合たんぱく質の消化率から設定(0.90)
[*6] 参照体重：国民健康・栄養調査(2010・2011年)における性・年齢階級別身長・体重の中央値(成人)，および日本小児内分泌学会・日本成長学会合同標準値委員会による小児の体格評価に用いる性・年齢別身長，体重の標準値を基に年齢区分の中央時点における中央値(小児)から設定
[*7] 推奨量算定係数：個人間の変動係数(12.5%)から設定(1.25)
[*8] 母乳中たんぱく質濃度：12.6 g/L(0〜5か月)，10.6 g/L(6〜8か月)，9.2 g/L(9〜11か月)，なお人工栄養児の参考値は乳児用調製粉乳のたんぱく質の利用効率を母乳の70%とみなし各数値を0.70で除した数値で設定
[*9] 哺乳量：0.78 L/日(0〜5か月)，0.60 L/日(6〜8か月)，0.45 L/日(9〜11か月)
[*10] 母乳以外の離乳食のたんぱく質量：6.1 g/日(6〜8か月)，17.9 g/日(9〜11か月)

[厚生労働省：たんぱく質.「日本人の食事摂取基準(2015年版)策定検討会」報告書．2014：88-109. http://www.mhlw.go.jp/file/05-Shingikai-10901000-Kenkoukyoku-Soumuka/0000042630.pdf]

b 過剰

たんぱく質の過剰症は報告されておらず，また，たんぱく質の過剰による健康障害についてもまだ結論の出ていないことが多い．成人では健康な人でもたんぱく質を過剰に摂取すると，1週間程度の短期では腎血行動態に変化をもたらして尿中アルブミンが増加するが，中期的には腎機能へ与える影響はほとんどないとされる．一方，日本人を含む調査において，たんぱく質エネルギー比率が20%を超えた場合の健康障害として，糖尿病発症リスクの増加，心血管疾患の増加，がんの発症率の増加，骨量の減少，BMIの増加などが指摘されている．近年の研究・レビューでは，これらのどの事象についてもあきらかな関連を結論することはできないとしながら，たんぱく質エネルギー比率が20%を超えた場合の安全性は確認できないと述べ，注意を喚起している[1]．

❖ 文 献

1) 厚生労働省：たんぱく質.「日本人の食事摂取基準(2015年版)策定検討会」報告書．2014：88-109. http://www.mhlw.go.jp/file/05-Shingikai-10901000-Kenkoukyoku-Soumuka/0000042630.pdf（アクセス日：2018年2月10日）
2) 黒岡尚徳：たんぱく質の栄養．五明紀春ほか(編集)：基礎栄養学，第2版．朝倉書店，2017：40-53.
3) 新食品成分表編集委員会：消化吸収のしくみ．新食品成分表．東京法令出版，2016：5.
4) 新食品成分表編集委員会：新食品成分表．東京法令出版，2016.
5) WHO/FAO/UNU：Protein and amino acid requirements in human nutrition. WHO Technical Report Series 935, WHO, 2007.
6) 大塚 譲ほか：栄養の概念．吉田 勉(監修)：基礎栄養学，第2版．学文社，2017：1-23.

[井ノ口美香子]

C 脂質
lipid

ポイント

- 脂質は種々の生理機能を担っており，その欠乏は必須脂肪酸欠乏症を引き起こし，特に乳幼児では成長・発達の遅れの原因にもなりうる．
- 脂質過剰は食習慣の乱れに起因することが多く，生活習慣病の発症と密接に関係している．
- 脂質の欠乏や過剰を予防するには，適正な量と種類の脂質摂取が重要であるが，高度の欠乏や必須脂肪酸欠乏症では，脂肪乳剤の経静脈投与が必要となる．

I 概要

脂質はたんぱく質および炭水化物とならび三大栄養素の1つであり，エネルギー源としてはほかの2つの栄養素に比し，1gあたり9kcalと2倍以上のエネルギーを産生する．

一般に単純脂質と複合脂質に分類され，前者は脂肪酸のグリセロールエステル，いわゆる中性脂肪やコレステロールからなり，後者としてリン脂質がある[1]．

a 脂肪酸

天然の脂質の加水分解で生じる脂肪族モノカルボンを脂肪酸とよび，直鎖のほか，分枝鎖や環状構造をもつものがある．直鎖のものは炭素数により長鎖（炭素数16以上），中鎖（10〜14），短鎖（2〜8）脂肪酸に分類される．さらに二重結合の有無により，飽和および不飽和脂肪酸とよばれ，最初の二重結合の位置がメチル基の炭素数から数え3番目であるn–3系脂肪酸と6番目であるn–6系脂肪酸とに分類される．

脂肪酸のなかで体内では生合成できず，経口的に摂取することが必要となる脂肪酸を必須脂肪酸とよび，n–3系脂肪酸ではα-リノレン酸が，n–6系脂肪酸ではリノール酸がそれぞれの系の必須脂肪酸である（図1）．

b 脂質の機能

まず，エネルギー源として脂質は，体内で酸化すると炭水化物やたんぱく質（4kcal/g）に比べて高い

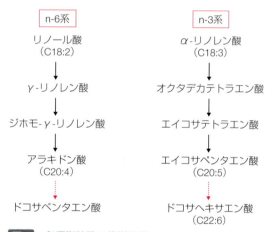

図1 必須脂肪酸の代謝経路

エネルギー（9kcal/g）を発生する[1]．さらに，脂溶性生理活性物質とその担体として機能する．生理活性物質のうち，脂溶性ビタミン（ビタミンA，D，E，K）やその前駆体であるカロテノイド，コレステロールなども脂質に属する．これら脂溶性生理活性物質は，脂質と一緒に摂取することで，その吸収が高まる．また，必須脂肪酸の供給源として重要な役割をはたしている脂質を構成する脂肪酸のうち，リノール酸とα-リノレン酸は，食事から供給しなければならない必須脂肪酸であり，これら必須脂肪酸およびその代謝産物であるアラキドン酸（arachidonic acid；AA）やエイコサペンタエン酸（eicosapentaenoic acid；EPA），ドコサヘキサエン酸（docosahexaenoic acid；DHA）は，リン脂質に取り込まれて生体膜の構築に使われるほか，多彩な生理機能を有するエイコサノイド（プロスタグランジンおよびロイコトリエン）の前駆体となる．

表1　機能性脂肪酸と機能性油脂

種類		生理作用
脂肪酸	γ-リノレン酸	プロスタグランジン前駆体，降コレステロール作用，抗アレルギー作用
	アラキドン酸	プロスタグランジン前駆体
	エイコサペンタエン酸(EPA)	降コレステロール・トリグリセリド作用，制がん作用，抗血栓作用，抗炎症作用，抗動脈硬化作用
	ドコサヘキサエン酸(DHA)	降コレステロール・トリグリセリド作用，制がん作用，脳機能改善作用，抗血栓作用，抗炎症作用
	共役リノール酸(CLA)	体脂肪低下作用，制がん作用
	共役リノレン酸	体脂肪低下作用，制がん作用
油脂類	中鎖脂肪酸トリグリセリド(MCT)	易吸収性，低カロリー
	サラトリム・カプレニン	難消化性，低カロリー
	ジグリセリド	体脂肪蓄積防止作用
	構造脂質	体脂肪蓄積防止作用

[遠藤泰志：脂質関連．西川研次郎(編集)：食品機能性の科学．産業技術サービスセンター，2008：795-797．]

c 機能性脂質

脂質の摂取は，肥満，動脈硬化，心疾患，がんやアレルギーなど生活習慣病と深くかかわっていることから，栄養以外の健康機能が脂質に求められる．脂質の機能は，おもに構成脂肪酸に依存することが多い．特に魚油に含まれるEPAやDHAなどの高度不飽和脂肪酸に抗血栓作用が確認されて以来，脂肪酸の機能があきらかにされている（表1）[2]．また近年のエネルギーの過剰摂取による肥満を防止するための食用油脂も開発されている．

II　脂質欠乏の原因と症状

a 脂質欠乏の原因

神経性食欲不振症，嚥下障害，胃食道逆流症，虐待などで脂質の摂取量が減少する場合や，胆汁うっ滞性疾患，膵外分泌不全，消化管粘膜障害などで脂質の消化吸収が妨げられる場合などのほか，高カロリー輸液で脂肪乳剤の投与が十分でない場合，長期間の成分栄養や極低出生体重児などで脂質欠乏を生じる．

これらの場合，生体内で生合成できない必須脂肪酸およびその代謝産物が欠乏状態となるが，極低出生体重児や肝障害を認める場合は，リノール酸からARA，α-リノレン酸からEPAおよびDHAに至る代謝も障害されており，ARAやDHAの欠乏症を容易に発症する．またMCTミルクの使用時にも必須脂肪酸欠乏症に注意が必要である．

b 症状

前述した脂質の機能が障害されることにより，体重増加不良，やせ，脂溶性ビタミン欠乏症，必須脂肪酸欠乏症などを呈してくる．

ビタミンA欠乏症状として夜盲，D欠乏症状としてくる病，E欠乏症状として神経症状，K欠乏症状として出血傾向などを認める．また必須脂肪酸欠乏症状として，皮疹，脱毛，創傷治癒遅延，易感染性，血小板減少，肝機能障害，成長障害，発達遅延などが知られている[3]．

III　脂質欠乏の対策

通常の食事摂取状態であれば脂質の欠乏をきたすことは少ないが，何らかの原因により摂取量が著しく少ない場合，あるいは摂取不足が長期間に及ぶ場合は，脂質不足さらにはエネルギー不足となる．したがって食事摂取基準で定められた適切な量の脂質を摂取することが重要である．

脂質の食事摂取基準の策定の特徴として，総脂肪，各脂肪の推定平均必要量，推奨量および上限量を算定できるだけの科学的根拠がないので，目安量と目標量を設定していること，さらに脂肪の食事摂取基準は，炭水化物やたんぱくの摂取量を考慮に入れて設定することが重要であり，脂肪の食事摂取基準は，総エネルギー摂取量に占める割合，すなわちエネルギー比率(％エネルギー)で示されることなどがあげられる[4]．小児の脂肪エネルギー比率は0～5か月と6～11か月に分けて目安量が示され，また

1〜17歳では目標量がそれぞれ男女別に設定されている〔**資料D日本人の食事摂取基準（2015年版）データ**参照〕．

母乳中には必須脂肪酸であるリノール酸やαリノレン酸のほか，新生児・乳児では必須脂肪酸と考えられるアラキドン酸やDHAも十分量含まれている．乳児期以降では，食事内容を適切に指導する．総エネルギーの最低4％は必須脂肪酸からとり，n-6/n-3比を4：1にする[3]．n-6系必須脂肪酸であるリノール酸を多く含む食品としては，大豆油，コーン油，サフラワー油などがあり，アラキドン酸は鳥獣肉類に豊富に含まれる．また n-3系必須脂肪酸であるα-リノレン酸を多く含む食品としては，エゴマ油，シソ油などがあり，DHAは魚介類に豊富に含まれる．

他方，病的原因で脂質の十分な摂取ができない場合や脂質の消化吸収障害によって脂質の欠乏を認める場合は，その原因となっている病態に対する治療を行うことがまず第一である．胆汁うっ滞に対する治療や小腸粘膜障害に対する治療，あるいは膵外分泌機能不全に対する膵酵素製剤の投与などを積極的に行っていく．

経口摂取が困難な場合は，経静脈的に脂肪乳剤の投与を行う．また経口摂取が可能であっても膵外分泌機能障害や胆汁うっ滞などにより脂肪の消化吸収障害が疑われる場合，乳び胸などでMCTミルクを使用している場合，Crohn病などで長期間成分栄養剤のみの投与が行われている場合なども，脂肪乳剤の経静脈投与が必要となる．

脂肪乳剤は大豆油から作られているため，n-6系必須脂肪酸であるリノール酸が全脂肪酸の52.3％を占める．これに対してn-3系必須脂肪酸であるα-リノレン酸は8.3％であり，特にα-リノレン酸からDHAへの代謝活性が弱い低出生体重児や肝機能障害を認める場合は，脂肪乳剤の投与によるDHA/アラキドン酸比の低下が危惧される．

乳児，特に低出生体重児では，脂質異常症と合併症予防のため，卵黄レシチンの割合が少ない20％製剤を使用し，24時間持続点滴することが原則である[5]．

IV　脂質過剰の原因と症状

脂質の過剰摂取は生活習慣の乱れと密接に関係しているが，小児では保護者を含めた家庭における食生活の問題に起因することが多い．そのほか，病的な過食を認める原因として，精神疾患や内分泌疾患，Prader-Willi症候群などがある．

脂質の過剰摂取はエネルギー摂取の過剰による肥満の原因となり，脂質異常症，高血圧，耐糖能異常，高尿酸血症などを引き起こし，動脈硬化による虚血性心疾患や脳血管疾患などの生活習慣病の原因となる．

脂質のなかでも飽和脂肪酸および血中総コレステロール値は冠動脈疾患リスクと正相関し，n-6系脂肪酸はLDL酸化と関係するとされている．また小児では，10歳以上で血中コレステロール値が高い場合，動脈硬化が進行する可能性があると報告されている[6]．

近年，トランス脂肪酸の問題が動脈硬化の促進因子として海外から報告されているが[7]，わが国でのデータやその対策についての検討はほとんどない．

V　脂質過剰の対策

脂質過剰により肥満や生活習慣病が引き起こされるが，その治療あるいは予防として，食習慣を改善させ，脂質摂取量と摂取脂質の種類を適正にコントロールすることが大切である[8]．「日本人の食事摂取基準（2015年版）」では，n-6系脂肪酸は小児においても過度な摂取を避けること，および魚介類は n-3系脂肪酸を多く含有するのに対し，獣肉類は飽和脂肪酸や n-6系脂肪酸を多く含むことから，魚を摂取する習慣を身につけることが望ましい旨がつけ加えられている．病的な原因による過食に伴う脂質の過剰摂取の場合は，原疾患の治療をまず行うが，食欲を十分にコントロールできない場合も少なくない．

❖ 文　献

1) 山本　章：脂質の種類と役割．山本　章（編集）：脂質代謝とその異常．中外医学社，1985：7-34.
2) 遠藤泰志：脂質関連．西川研次郎（編集）：食品機能性の科学．産業技術サービスセンター，2008：795-797.
3) 児玉浩子：必須脂肪酸欠乏症．大関武彦ほか（編集）：今日の小児治療指針．医学書院，2006：209.
4) 清水俊明：小児の食事摂取基準－脂肪－．小児科 2009；50：683-690.
5) 東海林宏道：経静脈栄養．五十嵐　隆ほか（編集）：小児科臨床ピクシス新生児医療．中山書店，2010：110-113.
6) McGill HC, et al.：Starting earlier to prevent heart disease. JAMA 2003；290：2320-2322.
7) Gebauer SK, et al.：The diversity of health effects of individual trans fatty acid isomers. Lipids 2007；42：787-799.
8) 児玉浩子：生活習慣病に対する食事療法．清水俊明（編集）：小児生活習慣病ハンドブック．中外医学社，2012：104-111.

［清水俊明］

D 糖質・炭水化物・食物繊維
saccharides・carbohydrates・dietary fiber

ポイント

- 糖質または炭水化物とは，単糖を構成成分とする有機化合物の総称である．有機栄養素のうち炭水化物，たんぱく質，脂肪は，多くの生物種で栄養素であり，「三大栄養素」ともよばれている．栄養学上，炭水化物は糖質と食物繊維の総称として扱われている．
- 炭水化物はエネルギー源の中心的役割を担い，その特性は脳，神経組織，赤血球，腎尿細管，精巣，酸素不足の骨格筋などの，通常はブドウ糖しかエネルギー源として利用できない組織にブドウ糖を供給することにある．
- 炭水化物の摂取基準は摂取エネルギーの50～65％である．
- 糖質・炭水化物の摂取過剰は肥満を，欠乏はやせを招く．
- 食物繊維は，成人では肥満改善や便秘予防を含む生活習慣病予防対策を目的とした食生活改善のために，適正量を積極的に摂取する重要性が指摘されている．小児では6歳以上で目標量が示されている．十分な研究はないが，アメリカでは3歳以上の小児の食物繊維の摂取量下限として年齢＋5gが提唱されている．

I 概要

a 糖質・炭水化物

　糖質または炭水化物とは，単糖を構成成分とする有機化合物の総称である．有機栄養素のうち炭水化物，たんぱく質，脂肪は多くの生物種で栄養素であり，「三大栄養素」ともよばれている．栄養学上，炭水化物は糖質と食物繊維の総称として扱われており，消化酵素では分解できずエネルギー源にはなりにくい食物繊維を除いたものを糖質とよんでいる．三大栄養素の1つとして炭水化物の語を用いるときは，おもに糖質を指す．炭水化物はおもに植物の光合成で作られる．消化吸収されるもの（ブドウ糖・ショ糖など）と消化されないものに分類され，食物繊維は後者の代表である．

　消化吸収される炭水化物は，約4 kcal/gのエネルギーを産生する．消化吸収されない炭水化物は，腸内細菌による発酵分解の程度によってエネルギー産生が異なり，有効なエネルギー量は0～2 kcal/gと考えられている．

b 小児の栄養素としての炭水化物

　炭水化物はエネルギー源の中心的役割を担い，その特性は脳，神経組織，赤血球，腎尿細管，精巣，酸素不足の骨格筋などの通常はブドウ糖しかエネルギー源として利用できない組織にブドウ糖を供給することにある．特に小児の栄養素としての炭水化物の重要性および留意点は，

① 通常はブドウ糖しかエネルギー源として利用できない組織にブドウ糖を供給する．脳は体重の2％程度の重量だが，基礎代謝量の約20％を消費する．1日の基礎代謝量を1,500 kcalとすると，脳のエネルギー消費量は300 kcalとなり，ブドウ糖75 gに相当する．脳以外の神経組織，赤血球，腎尿細管，精巣などもブドウ糖をおもなエネルギー源としており，ブドウ糖要求量は少なくとも100～200 g/日である．
② 摂取エネルギーの50～65％である．
③ 過剰に摂取すると脂肪として体内に蓄積される．
④ 糖にはたんぱく節約効果がある（食事にエネルギーが十分含まれていると食事中のたんぱく質が効率よく同化される）．
⑤ 小児は高血糖・低血糖をきたしやすい．

などがあげられる．

1 小児の生理機能の未熟性－栄養管理を行ううえでのポイント・成人との違い

①水分代謝：細胞外液が多く，腎機能の濃縮能が低いため，エネルギー/水＝0.6～0.8 kcal/mL が限界である．
②投与エネルギー：必要エネルギーが成人に比べて大きい．これは体重に比して体表面積が大きく基礎代謝が大きいためと，それに加えて成長に必要なエネルギーが必要なためである．
③糖代謝：血糖値の調節能力が低く高血糖・低血糖になりやすい．
④たんぱく代謝：エネルギーが大きいほど窒素の利用効率がよく，NPC/N 比を200～250 に高く保つことが必要であり，また肝臓でのアミノ酸代謝の未熟性を考慮する必要がある．一般的にたんぱく質の過剰摂取は避けるべきである．
⑤脂質代謝：脂肪の蓄積が少ないため必須脂肪酸の欠乏に陥りやすく，一方でリポ蛋白リパーゼの活性が低いこと，さらにカルニチンが不足しやすいため，脂質の過剰は避けるべきである．

C 糖質の消化吸収とエネルギーの産生（図1）[1]

糖質のなかで最も多いのはでんぷんであり，消化酵素の唾液αアミラーゼによって，口腔および胃で，また膵αアミラーゼによって，小腸で消化され，二糖類の麦芽糖になる．麦芽糖は小腸粘膜部に付着する消化酵素マルターゼで消化とともに吸収される．でんぷんに次いで多くとる糖質はショ糖で，麦芽糖と同様に，小腸粘膜の消化酵素スクラーゼで消化吸収され，ブドウ糖と果糖になる．乳糖も消化酵素ラクターゼによって，ブドウ糖とガラクトースになり，消化吸収される．果糖，ガラクトースは体内でブドウ糖に変化する．

吸収されたブドウ糖は血液中に血糖として存在し，肝臓や全身各部に輸送され，そして，各組織で酸化分解を受け，炭酸ガスと水になるが，このときにエネルギーがつくられる．このエネルギーは生命・生活活動に利用される．

d 飢餓時の代謝

炭水化物の摂取が減少すると，末梢組織へのブドウ糖の供給を維持するために，生体はブドウ糖産生

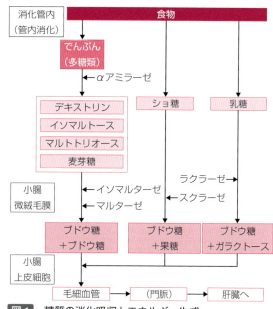

図1 糖質の消化吸収とエネルギー生成
[川島由起子（監修）：カラー図解 栄養学の基本がわかる事典．西東社，2013：43．をもとに作成]

に転じる．すなわち，摂食後5～6時間前後で食事からのブドウ糖の供給が停止するため，インスリン分泌が低下してグルカゴン分泌が上昇する．それに伴ってまずグリコーゲン分解が亢進して血糖を維持する．肝のグリコーゲンが枯渇する16時間前後からは，ブドウ糖の供給は肝での糖新生に依存するようになる（筋には糖新生系は存在しない）．すなわち，細胞内の乳酸，アラニンからピルビン酸を経てブドウ糖を生成し，末梢組織に供給する．糖新生の働きにより，ヒトは長時間食事をとらなくても血糖を維持できる．

II 炭水化物の食事摂取基準[2]

性・年齢階級によって異なるものの，成人におけるたんぱく質と脂質の目標量がそれぞれ13.3％以上20％未満，20～30％エネルギーであることから，炭水化物のエネルギー比率は50％～65％エネルギーになり，このエネルギー比率は現在の日本人の摂取量の範囲であり，また，1日に必要な炭水化物由来のエネルギー供給量も満たしている．1歳から70歳以上まで男女を問わず50～65％を目標量としている．

III 炭水化物の過剰・欠乏

炭水化物の過剰摂取により，脂肪酸合成が亢進

し，肝での中性脂肪合成が亢進して超低比重リポ蛋白（very low density lipoprotein；VLDL）として末梢に輸送され，脂肪組織に取り込まれて脂肪細胞の肥大化をきたす．肝・筋・脂肪組織などでのインスリン抵抗性は，2型糖尿病，メタボリックシンドローム，動脈硬化・高血圧発症の基盤となるものである．その発生機序は完全にはあきらかでないが，肥大した脂肪組織における炎症細胞浸潤，筋・肝への中性脂肪の蓄積，血中脂肪酸の上昇などが分子メカニズムとしてあげられている．また，糖質の体内分解には，脂肪やたんぱく質分解により，多くのビタミンB_1が必要となる．ショ糖の過剰摂取は，血液中の中性脂肪を増加させ，肥満になりやすくなり，その結果，動脈硬化を促進する．虫歯の発生にも関係が深い．

炭水化物欠乏により栄養障害が起こり，発達への影響，低身長，やせ，免疫障害，臓器障害などがあり，是正されなければ死を招く．

Ⅳ 食物繊維

ⓐ 食物繊維の役割

成人では肥満改善や便秘予防を含む生活習慣病予防対策を目的とした食生活改善のために，適正量を積極的に摂取する重要性が指摘されている．小児では6歳以上で目標量が示されている．十分な研究はないが，アメリカでは3歳以上の小児の食物繊維の摂取量下限として年齢＋5gが提唱されている[3]．食物繊維は一般に不溶性と水溶性に大別され，不溶性食物繊維としてはセルロース・リグニンなど，水溶性食物繊維としてはグアガム・コンニャクマンナン・ペクチン質・海藻多糖などがある．

ⓑ 摂取基準[2]

6歳以上で男：11g/日以上，女：10g/日以上，以後漸増し，15～17歳で男：19g/日以上，女：17g/日以上，18歳以上で，成人と同様の目標量が示されている〔資料D 日本人の食事摂取基準（2015年版）データ参照〕．

ⓒ 疾病との関係

成人では疫学的に食物繊維の摂取量と心筋梗塞の発症およびそれによる死亡率，あるいは血圧や血清脂質レベルとの間には負の関係のあることが，高いエビデンスで示されている．また糖尿病でも血糖値のコントロールに食物繊維の摂取が推奨されている．糖尿病や肥満の小児でも日常生活指導で食物繊維の摂取が勧められる．また，オリゴ糖は宿主に有益な乳酸菌およびビフィズス菌に選択的に資化される糖質で，その増殖を促し，腸内細菌叢のバランスを改善するとともに，短鎖脂肪酸の産生を介して，宿主に有用なプレバイオティクス効果を発揮すると考えられている．

小児の便秘に対しては一定の見解はないが，弱い推奨がある[4]．

❖ 文 献

1) 川島由起子（監修）：カラー図解 栄養学の基本がわかる事典．西東社，2013：43．
2) 厚生労働省：炭水化物．「日本人の食事摂取基準（2015年版）」．2014．
3) Felt B, et al.：Guideline for the management of pediatric idiopathic constipation and soiling. Multidisciplinary team from the University of Michigan Medical Center in Ann Arbor. Arch Pediatr Adolesc Med 1999；135：380-385.
4) 日本小児栄養消化器肝臓学会ほか（編集）：食事療法．小児慢性機能性便秘症診療ガイドライン．診断と治療社，2013：50-54．

❖ 参考文献

・林 淳三ほか：新版 やさしい小児栄養（第2版）－日本人の食事摂取基準（2005年版）準拠．建帛社，2005．
・依藤 亨：炭水化物．児玉浩子ほか（編集）：小児臨床栄養学．診断と治療社，2011：37-39．
・Lemons JA, et al.：Differences in the composition of preterm and term human milk during early lactation. Pediatr Res 1982；16：113-117.
・Cornblath M, et al.：The Metabolism of Carbohydrate. Disorders of carbohydrate metabolism in infancy. 3rd ed, Blackwell Scientific Publications, 1991.
・長谷川史郎：食物繊維．児玉浩子ほか（編集）：小児臨床栄養学．診断と治療社，2011：57-59．

［位田 忍］

E 水・Na・K
water・Sodium・Potassium

ポイント

- 体液の分布は年齢，筋肉量や脂肪量により異なる．
- 水バランスはイン（腸管吸収＋代謝水＋輸液）とアウト（尿量＋不感蒸泄量＋便や汗）の差で規定される．
- ナトリウムは細胞外液の陽イオンの大部分を占め，血管内液量と浸透圧の維持に重要な役割をもつ．
- カリウムは細胞内液の主要な陽イオンで，体液の浸透圧と酸・塩基平衡の維持，神経や筋肉の興奮伝導に関与する．

I 水

a 体液量と組成

　水は生命にとって不可欠な物質であり，単独の物質としては身体を構成する最多の成分である．体重あたりの総水分量（total body water；TBW）は年齢により変化する（表1）[1]．早期産児では体重の80％，正期産児75％，乳児70～75％，幼児60～70％，成人50～60％である．思春期では男児においては筋肉（水分含有量が多い）が増えるためTBWは60％程度のままであるのに対して，女児では脂肪（水分含有量が少ない）が増えるため，TBWは約50％にまで減少する．同様に肥満児では体重あたりのTBWは減少する．体内の総水分は，細胞膜により細胞内液（intracellular fluid；ICF）と細胞外液（extracellular fluid；ECF）に分けられる．細胞内液量は，全年齢層を通じ比較的一定であるが（新生児30～50％，1歳以降40％），細胞外液量は成長に伴い減少する（新生児40％，1歳30％，成人20％）．細胞外液は血管壁により，さらに血管内の血漿と間質液に分けられる．血漿は通常，体重の約5％を占めるが，さまざまな病態（脱水症，貧血，多血症，心不全など）によって変動し，間質液は体重の約15％を占めるが，浮腫では著明に増加する．

b 必要水分量と吸収排泄

1 エネルギー産生と必要水分量

　通常，健康な状態においては水分の摂取量と排泄量はバランスがとれており，必要水分量＝水分排泄量（尿量＋不感蒸泄量＋便や汗）の関係が成り立つ．必要水分量はエネルギー産生量に支配され，エネルギー1 kcalを産生するために，1 mLの水が必要である．小児は成人に比べ体重1 kgあたりのエネルギー必要量が成長にかかわるエネルギー消費と，幼児の体重に対する表面積（熱喪失の経路）の割合が成人より大きいため，体重あたりの必要水分量も多い[1]（表2，3）[1,2]．発熱が遷延する場合，体温が38℃を超えて1℃上昇するごとに，維持水分必要量が10～15％増加する．

表1　成長に伴う体内の総水分量およびその分布の変化

体重に占める割合（％）	新生児	乳児	幼児/学童	思春期男児	思春期女児	成人
総水分量（％）	75～80	70	60	60	50	60
細胞外液（％）	40	30	20～25	20	20	20
細胞内液（％）	30～40					

[Greenbaum LA：Pathophysiology of body fluids and fluid therapy. In：Nelson Textbook of Pediatrics. 19th ed, Saunders, 2011：212-249.]

表2 HollidayとSegarのエネルギー・水分・電解質所要量計算式

体重(kg)	水分(mL/kg/日)およびエネルギー所要量(kcal/kg/日)	Na所要量(mEq/100 kcal/日)	KおよびCl所要量(mEq/100 kcal/日)
3〜10	100×体重 [kg]	3	2
10〜20	1,000＋(体重 [kg]－10)×50	3	2
20＜	1,500＋(体重 [kg]－20)×20	3	2

ただし，最大総水分量は2,400 mL/日を超えない

*この計算式は正常小児のバランススタディから導き出されたものであり，病的状態では，投与量として多すぎることがある．医原性低ナトリウム血症発来への配慮が必要である

[Holliday MA, et al.：The maintenance need for water and parenteral fluid therapy. Pediatrics 1957；19：823-832.]

表3 時間あたりの維持水分量

体重	時間あたりの維持水分量
0〜10 kg	4 mL/kg/時間
10〜20 kg	40 mL/時間＋2 mL/kg/時間×(体重－10 kg)
20 kg以上	60 mL/時間＋1 mL/kg/時間×(体重－20 kg)*

*通常は，最大100 mL/時間を超えない

[Greenbaum LA：Pathophysiology of body fluids and fluid therapy. In：Nelson Textbook of Pediatrics. 19th ed, Saunders, 2011：212-249.]

2 吸収と排泄

オーストラリアの小児・青年(2〜18歳)の1日水分摂取量は，男子1.7±0.6 L，女子1.5±0.4 L，19歳以上の成人では男性2.6±0.9 L，女性2.3±0.3 Lと報告されている[3]．その由来の割合は，小児・青年では飲料水(水道水やペットボトルの水)が44%，ほかの飲料(お茶，コーヒー，ミルク，ジュース，スポーツドリンクなど)27%，食物からの水分29%である[3]．摂取された水は消化管，大半は十二指腸と空腸(0.63 L/m/時)から吸収される．栄養素の炭水化物，脂肪，たんぱく質は代謝(酸化的分解)され，代謝水が副産物として産生される(約5 mL/kg/日)．

体内からの水の喪失は，尿排泄，肺や皮膚からの不感蒸泄，便中の水排泄による(表4)[4]．1日尿量は腎臓における溶質負荷と尿の濃縮ないし希釈能に依存する．乳児は，限られた腎臓の希釈能力(乳児200 mOsm，成人80 mOsm)と濃縮能力(新生児の最大尿濃縮力は400〜500 mOsm/kgと低く，2歳までには成人と同等の1,400 mOsm/kgとなる)のため，脱水症をきたしやすい．正常乳児の尿中への水排泄総量は50〜75 mL/100 kcal/日である．不感蒸泄は皮膚や呼吸器の上皮表面から起こり，エネルギー消費に依存し，電解質は含まないため発汗とは区別される(表4)[4]．水は便中にも含まれるが，下痢の場合は，水分喪失総量が100 mL/100 kcal/日にもなり，体重の10%以上にもなりうる．

C 水バランスの調節系

体液は，浸透圧調節(osmoregulation)と体液量調節(volume regulation)の2つの系で調節されている．

1 浸透圧濃度の調節

血漿浸透圧はナトリウム濃度，細胞内浸透圧はカリウム濃度により規定される．細胞内外の浸透圧に不均衡が生じた場合，自由水(生体が自由に使えることのできる水)は，浸透圧が平衡に達するまで細胞膜を移動する．ナトリウムのように細胞膜を自由に移動できない溶質(有効浸透圧物質)は，水の移動を起こす張力(有効浸透圧)となる．

血漿浸透圧濃度は285〜295 mOsm/kgに保たれている．血漿浸透圧が上昇すると視床下部の浸透圧受容体で感知されて，抗利尿ホルモン(antidiuretic hormone；ADH)が分泌され，腎臓の集合管に作用し，水の再吸収が増加する．血漿浸透圧がADH分泌閾値よりさらに増加すると，口渇が生じ，飲水が増加し，血漿浸透圧が低下する．

ADHの分泌は血漿浸透圧以外にも，体液量や血圧，薬剤にも影響され，低ナトリウム血症が生じる．低張性脱水では低ナトリウム血症が存在するにもかかわらず，体液量が減少しているためADHが分泌される．

2 体液量の調節

圧受容体を刺激する有効循環血漿量(effective circulating volume；ECV)が減少すると，腎傍糸球体装置でレニン－アンジオテンシン－アルドステロン系が活性化し，心房・心室にある圧受容体は，心房性ナトリウム利尿ペプチドの分泌を抑制する．このため尿中ナトリウム排泄量は低下しECVが保たれる．

表4 体重あたりの水分喪失量の平均(mL/kg/日)

失われる水	新生児～6か月	6か月～5歳	5～10歳	思春期
不感蒸泄量	40	30	20	10
尿	60	60	50	40
便	20	10	—	—
合計	120	100	70	50

[五十嵐 隆：水・電解質・酸塩基平衡と脱水症. 五十嵐 隆(編集)：小児科学 改訂第10版. 文光堂, 2011：98-109.]

表5 脱水症のタイプと臨床症状

		等張性	低張性	高張性
	血清Na濃度(mEq/L)	125～150	<125	>150
喪失量	水(mL/kg)	100～150	40～80	120～170
	Na(mEq/kg)	7～11	10～14	2～5
	K(mEq/kg)	7～11	10～14	2～5
	Cl+HCO$_3^-$(mEq/kg)	14～22	20～28	4～10
行動		興奮, 嗜眠	嗜眠	極度の興奮 甲高い泣き声
腱反射		減弱	減弱	亢進
血圧		低下	かなり低下	やや低下
脈		速脈	速脈	やや速脈
皮膚	緊張度(ツルゴール)	低下	かなり低下	軽度低下
	感触	乾燥	湿潤	やわらかい
	粘膜	乾燥	軽度湿潤	乾燥, しなびた
大泉門, 眼窩の陥没		著明	著明	軽度
チアノーゼ		あり	あり	軽度

[五十嵐 隆：水・電解質・酸塩基平衡と脱水症. 五十嵐 隆(編集)：小児科学 改訂第10版. 文光堂, 2011：98-109. より一部改変]

また頸動脈洞にある圧受容体は交感神経を介してADHを分泌し，血管を収縮させることによりECVを保つ．

d 脱水と浮腫

脱水とは，自由水の欠乏(dehydration)とナトリウム欠乏による細胞外液の減少(volume depletion)が生じている状態で，水とナトリウムの喪失の違いから3つに分類される(表5)[4]．

また，間質液が過剰に貯留した状態を「浮腫」といい，うっ血性心不全などの高い静水圧差や膠質浸透圧の低下(ネフローゼ症候群や低アルブミン血症)，血管透過性の亢進で起こる．

II ナトリウム

ナトリウムは細胞外液の陽イオンの大部分を占め，細胞外液，特に血管内液量と浸透圧維持に重要な役割をもつ．輸液療法をしなければ，ナトリウム摂取はすべて消化管，特に十二指腸と空腸から吸収される．日本人の通常の食塩摂取量は，24時間蓄尿法による報告では，成人男性14 g/日，女性11.8 g/日，すなわちナトリウムとして約150～250 mEq/日(NaCl 1 g＝17 mEq)と過剰摂取している[5]．

「日本人の食事摂取基準(2015年版)」によると，ナトリウム(塩分相当量)の摂取目標量として高血圧予防の観点から値が低めに変更され，18歳以上の男性で8.0 g/日未満，女性で7.0 g/日未満とされている．小・中学生とその両親を対象に食事調査票と1回尿で調査した研究では，小学生7.1±1.5 g/日，中学生7.6±1.5 g/日，両親8.0±1.7 g/日のナトリウムを摂取していると報告されている[6]．平日と休日ともに食塩は85%以上の学童生徒が食事摂取基準を超える過剰な量をとっているため，減塩が最優先課題とされる[7]．ただし，高温環境での運動時の多量発汗の際には水分補給に，少量の食塩添加が必要となる．熱中症対策としても適量の食塩摂取が必要で

ある.一方,大量の低張スポーツドリンクを自由水クリアランスのよくない乳児に摂取させて,低ナトリウム血症となる報告がある.

ナトリウムの排泄はおもに尿,汗,便から行われ,90%以上は尿から排泄され,尿中ナトリウム排泄は0.5〜5 mEq/100 kcal/日の範囲で変化する.

血清ナトリウムは,腎尿細管でのナトリウムおよび自由水の再吸収と排泄によって調節される.おもな調節因子はアルドステロン,心房性ナトリウム利尿ペプチド,ADHである.

III カリウム

カリウムの体内量は成人で約50〜55 mEq/kg,新生児・乳児で45〜50 mEq/kgで,その大部分(98%)は細胞内に含まれる.体液の浸透圧と酸・塩基平衡の維持や心臓の興奮伝導に関与している.カリウム濃度勾配による,細胞の膜電位変化で神経・筋細胞は活動する.カリウムは多くの食品に含まれており,健常人では,下痢,多量の発汗,利尿薬服用の場合以外は,カリウム欠乏をきたすことはまれである.成人の摂取目安量は男性2,500 mg/日,女性2,000 mg/日とされるが,小学校3年生で2,195 mg/日,小学校5年生で2,723 mg/日,中学2年生で2,875 mg/日のカリウム摂取の報告がある.しかしカリウムは休日で51%の生徒が,平日には17%の生徒が摂取基準に足りておらず,給食の恩恵が考えられる[7].

輸液療法を受けていなければ,カリウムはすべて消化管から摂取され,大部分は近位小腸から吸収される(約1〜2 mEq/kg/日).1日の摂取量(50〜100 mEq)の85〜90%が尿中に排泄され,これは体内総カリウム量の約2〜4%に相当する.

カリウムの排出は,尿,汗,便から行われる.結腸はナトリウムと交換にカリウムを分泌し,アルドステロンにより調節されている.通常約0.1〜0.2 mEq/100 kcal,つまり1日に摂取されるカリウムの10%が便中に排泄される.しかし,下痢のときには便中の排泄は10〜20倍に増加しうる.

成長のためにカリウムは必要で,新生児のような急激な成長期には,0.75 mEq/kg/日のカリウムが必要となる.カリウム濃度は細胞外液(5 mEq/L)と細胞内液(約150 mEq/L)とに差があるため,大量の組織壊疽や溶血でカリウムが細胞外液に放出される.また,細胞膜を介して急激に水素イオンとカリウムイオンが交換されると,血清pHが0.1低下するごとに血清カリウム濃度が1 mEq/L増加する.

❖ 文 献

1) Greenbaum LA：Pathophysiology of body fluids and fluid therapy. In：Nelson Textbook of Pediatrics. 19th ed, Saunders, 2011：212-249.
2) Holliday MA, et al.：The maintenance need for water and parenteral fluid therapy. Pediatrics 1957；19：823-832.
3) Sui Z, et al.：Water and Beverage Consumption：Analysis of the Australian 2011-2012 National Nutrition and Physical Activity Survey. Nutrients. 2016 8. pii：E678.
4) 五十嵐 隆：水・電解質・酸塩基平衡と脱水症.五十嵐 隆(編集)：小児科学 改訂第10版.文光堂,2011：98-109.
5) Uechi K, et al.：Urine 24-Hour Sodium Excretion Decreased between 1953 and 2014 in Japan, but Estimated Intake Still Exceeds the WHO Recommendation. J Nutr 2017；147：390-397.
6) Ohta Y, et al.：Salt intake and eating habits of school-aged children. Hypertens Res 2016；39：812-817. doi：10.1038/hr. 2016.73
7) Asakura K, et al.：School lunches in Japan：their contribution to healthier nutrient intake among elementary-school and junior high-school children. Public Health Nutr 2017；20：1523-1533.

［髙屋淳二］

Ca，P，Mg および微量元素
calcium, phosphorus, magnesium and trace elements

ポイント

- カルシウム，鉄は，ほぼ全年齢で摂取量が少ない．
- 低出生体重児の乳児期には，鉄欠乏（貧血），亜鉛欠乏（皮膚炎，体重増加不良）が発症しやすい．
- 離乳の遅れで，乳児期後半に貧血を発症する．
- 経腸栄養剤や静脈栄養施行時には，微量元素欠乏（特にセレン，ヨウ素）に注意して，適切な補充が必要である．

I 概念

カルシウム（Ca），リン（P），マグネシウム（Mg）および微量元素は，5大栄養素のミネラル（元素）に分類される．ミネラルの語源はmine（鉱石）に由来するといわれている．人体主要元素である水素，炭素，窒素，酸素は一般にミネラルに含まれない．「日本人の食事摂取基準（2015年版）」では，ミネラルを多量と微量に分類している．多量ミネラルは，ナトリウム（Na），カリウム（K），カルシウム（Ca），マグネシウム（Mg），リン（P）で，微量ミネラル（微量元素）として鉄（Fe），亜鉛（Zn），銅（Cu），マンガン（Mn），ヨウ素（I），セレン（Se），クロム（Cr），モリブデン（Mo）の摂取基準が示されている．微量元素とは鉄より体内の含有量が少ない元素と定義されている．必須微量元素は体内に微量しか存在しないが，生理的役割をもち，生体にとって必要不可欠なものである．上記の摂取基準が示されている元素に加えて，人ではコバルト（Co），フッ素（F），ニッケル（Ni），ケイ素（Si）がある．一方，カドミウム（Cd）や水銀（Hg）などは必須性が証明されておらず，蓄積により障害をきたす．

Ca，P，Mg，微量元素の生体内機能，欠乏症，過剰症，異常をきたしやすい状態などの詳細を表1に示す．注意すべきは，欠乏・過剰でも表1に示す症状・所見がすべてみられるのはまれで，一部の症状のみの場合が多いことである．したがって，欠乏・過剰をきたしやすい状態を理解し，疑わしければ精査が必要である．表1には欠乏・過剰の詳細を記載したが，きわめてまれな状態と比較的よく遭遇するものがある．ここでは，わが国で注意すべきミネラルの過不足について述べる．

II Ca，P，Mgおよび微量元素の欠乏・過剰と対応

a カルシウム

日本人は全年齢においてカルシウムは摂取不足である．近年，高齢者の骨粗鬆症や骨折が増加しているが，骨塩量は小児期・思春期に増量し，その後は徐々に減少する．したがって小児期に健全な食生活で最大骨塩量を多くしておくことが，高齢期の骨粗鬆症の予防に重要である．カルシウムの腸管吸収や腎尿細管での再吸収はビタミンD，副甲状腺ホルモンにより促進される．近年，母乳栄養の乳幼児でのビタミンD欠乏による低カルシウム血症やくる病の発症が増加しており，大きな課題である[1]．母乳は，育児用調製粉乳に比べて，ビタミンD，カルシウムの含有量が少ないためである（表2）[1]．

b リン

低出生体重児で母乳栄養児はリン摂取不足でくる病になるといわれている．それ以外では欠乏は問題にならない．一方，加工食品に添加されている食品添加物にリンが多く含まれるため，過剰摂取が危惧される．

c マグネシウム

表1に示す病態で欠乏・過剰が報告されている

第2章 栄養素の基礎知識

表1 Ca、P、Mg および微量元素の生体内機能および欠乏・過剰症

ミネラル	機能・関連たんぱく	欠乏症	過剰症	異常をきたしやすい疾患・状態	多く含まれる食品
カルシウム	骨・歯の構成成分で体内の99%は骨と歯に存在。細胞内の情報伝達機構・神経伝達機構・インスリン分泌などに関与	しびれ、テタニー発作、けいれんと筋力低下、不眠、不随意運動、Chvostek徴候、Trousseau徴候、くる病、低カルシウム血症、血清LDH・CK値上昇、心電図異常（QT延長）	筋力低下、易疲労感、食欲不振、情緒不安、嘔吐、便秘、多飲多尿、尿路結石、高カルシウム血症、心電図異常（QT短縮）	欠乏：低出生体重児の乳児期、薬剤（リン製剤、クエン酸など）、ビタミンD不足、副甲状腺機能低下 過剰：ビタミンD過剰投与、薬剤（サイアザイド、テオフィリン、リチウムなど）、ミルクーアルカリ症候群、副甲状腺機能亢進症	牛乳、小魚、海藻、大豆
リン	骨・歯の構成成分、核酸成分、リン酸化を必要とするエネルギー代謝、ビタミンB群の働きを補助、体液のpH値や浸透圧の調整	全身倦怠感、食欲低下、嚥下困難、多呼吸、筋力低下、神経痛、運動失調、けいれん、昏睡、骨軟化症、くる病、低リン血症、低カルシウム血症	低カルシウム血症によるテタニー発作、軟骨組織の石灰化、骨塩量減少、くる病、高リン血症、低カルシウム血症、二次性副甲状腺機能亢進症	欠乏：低出生体重児の母乳栄養児、D欠乏、副甲状腺機能亢進症、腎尿細管機能障害、呼吸性アルカローシス、薬剤（カルシトニン、利尿薬） 過剰：リン過剰投与、腎不全、副甲状腺機能低下症、薬剤（ビスホスホネート）	魚、牛乳、乳製品、大豆、肉、食品添加物
マグネシウム	骨・歯の構成成分。ATPaseやアデニル酸シクラーゼなどのリン酸関与の酵素に必須	しびれ、脱力感、テタニー発作、眼振、イライラ、うつ状態、不整脈、心電図異常（QT延長、ST平坦化）、運動失調、骨粗鬆症、低血圧、腱反射亢進、低マグネシウム血症	悪心、嘔吐、下痢、呼吸抑制、傾眠、骨格筋まひ、腱反射減弱、血圧低下、心電図異常（QRS延長、AVブロック）、高マグネシウム血症、低カルシウム血症	欠乏：たんぱく栄養不良、飢餓、吸収不全症候群、小腸切断、重症下痢、急性腎不全、糖尿病ケトアシドーシス、尿細管性アシドーシス、薬剤（アミノ配糖体、カルベニシリン、シスプラチン、シクロスポリン） 過剰：腎機能低下、マグネシウム含有制酸薬、緩下薬	種実、魚介、海藻、緑黄色野菜（葉緑クロロフィルの成分）、豆
鉄	ヘモグロビン（酸素運搬）、ミオグロビン（酸素貯蔵）、カタラーゼ（抗酸化作用）、チトクロムC（電子伝達）、チトクロムP450（酸素原子添加）、トランスフェリン（鉄運搬）、フェリチン（鉄貯蔵）	貧血（小球性低色素性）、動悸、息切れ、めまい、爪変形、口内炎、食欲不振、顔色不良、便秘、易感染性、神経過敏、思考力低下、発育遅延、血清フェリチン値低下	免疫能低下、易感染性、肝障害、神経障害、糖尿病	欠乏：偏食、低出生体重児の乳児期、思春期、やせ症、ダイエット、スポーツ選手、妊娠、慢性炎症性腸疾患、高齢者 過剰：大量輸血、長期間鉄剤投与、C型肝炎、ヘモクロマトーシス	豚レバー、鳥バー、牛ひれ肉、あさり、しじみ、ひじき、緑黄色野菜、高野豆腐
亜鉛	アルカリホスファターゼなど300以上の酵素の構成成分、DNAポリメラーゼ、zinc finger protein（核酸代謝、たんぱく合成）	開口部（口、肛門、眼など）および四肢の皮膚炎、体重増加不良、低身長、味覚異常、血清亜鉛、骨粗鬆症、血清ALP低下	銅欠乏（骨粗鬆症、貧血、白血球減少）、血清亜鉛値上昇、低銅、セルロプラスミン値低下	欠乏：低出生体重児の乳児期、低亜鉛母乳授乳児、妊娠、高齢者、過度なスポーツ、慢性炎症性腸疾患、糖尿病、尿毒症、腸性肢端皮膚炎、キレート薬長期投与、血液透析、先天性味覚異常 過剰：亜鉛製剤過剰投与	かき、種実（アーモンド、栗）、ココア、チョコレート、プロセスチーズ、みそ、煮干し、しいたけ、抹茶の黄身、鶏卵の黄

（つづく）

F　Ca, P, Mg および微量元素

第2章　栄養素の基礎知識

(つづき)

ミネラル	機能・関連たんぱく	欠乏症	過剰症	異常をきたしやすい疾患・状態	多く含まれる食品
銅	チトクロムcオキシダーゼ(エネルギー産生)、リシルオキシダーゼ(結合組織架橋形成)、チロシナーゼ(メラニン合成)、ドパミンβヒドロキシラーゼ(カテコラミン代謝)、セルロプラスミン(銅運搬)	貧血、白血球減少、血管異常、骨粗鬆症、脱髄症状、神経障害、発達遅延、血清銅・セルロプラスミン低下、血清尿酸・ビリルビン酸上昇	肝障害、神経・精神障害(Perkinson様症状、うつ)、腎尿細管障害、心筋症、関節炎	欠乏：銅含有の少ない経腸・静脈栄養、Menkes病、occipital horn症候群 過剰：Wilson病	かに、かき、いか、牛レバー、種実(アーモンド、枝豆、カシューナッツ)、大豆、煎茶
セレン	グルタチオンペルオキシダーゼ(抗酸化作用)、脱ヨード化酵素(T_4をT_3に変換)、チオレドキシン還元酵素(抗酸化作用)	爪の白色変化、不整脈、下肢の筋肉痛、心肥大、心筋症、白筋症、易がん性、易感染性、血清セレン値低下、血清CK値上昇	爪の変形・脱落、脱毛、成長障害、神経症状	欠乏：セレンを含有しない静脈・経腸栄養(エンシュアリキッド®、エレンタール®、エンジュアルフォーミュラ、ニューMA1®、ラクトレス®等)、腎不全、透析、肝硬変 過剰：高セレン濃度土壌で育った穀類摂取	魚介類、卵、レバー、高セレン濃度土壌で育った穀類
ヨウ素	甲状腺ホルモン構成成分	甲状腺機能低下(便秘、全身倦怠、学習能力低下)、甲状腺腫、尿中ヨード低下、血清TSH・コレステロール上昇、血清T_3・T_4低下	甲状腺機能低下(便秘、全身倦怠、学習能力低下)、甲状腺腫	欠乏：ヨウ素を含有しない経腸栄養(エンシュアリキッド®、ラコール®、エレンタール®、エンジュアルフォーミュラ、ニューMA1®、ラクトレス®等) 過剰：インスタント昆布だし、昆布茶、麺つゆの過剰摂取	昆布、ひじき、わかめ、海苔、寒天
マンガン	ピルビン酸カルボキシラーゼ、スーパーオキシドジスムターゼ、アルギニン分解酵素(抗酸化作用)、グルコシルトランスフェラーゼ(骨形成)	耐糖能低下、成長障害、性腺機能低下、運動失調	Perkinson様神経障害、けいれん、膵炎	欠乏：マンガンを含有しない静脈栄養 過剰：2002年までの高カロリー用微量元素製剤使用(マンガン濃度が高い)、マンガン鉱労働者、マンガン汚染井戸水長期摂取	種実(ナッツ)、穀物(米)、煎茶
クロム	クロモジュリン(インスリン作用増強)	耐糖能低下、糖尿病、成長障害、末梢神経障害、運動失調、血糖・血清コレステロール上昇	間質性腎炎、横紋筋融解、肝障害	欠乏：クロムを含有しない静脈栄養 過剰：クロムサプリメント長期使用	こしょう、仔牛レバー、卵黄、かに、ピーナッツ
コバルト	ビタミンB_{12}の構成成分	ビタミンB_{12}欠乏(大球性貧血、食欲低下、体重増加不良、成長障害、メチルマロン酸尿)	多血症、甲状腺腫、下痢	欠乏：ビタミンB_{12}摂取不足、キレート薬長期投与、広範小腸切除 過剰：ビタミンB_{12}過剰摂取	卵、乳製品、レバー、牛肉、豚肉、イワシ、ニシン、サバ
モリブデン	キサンチン酸化酵素(キサンチンから尿酸の代謝)、アルデヒド酸化酵素	息切れ、頻脈、悪心、嘔吐、視野暗点、夜盲症、神経過敏、昏睡、血清メチオニン上昇、尿酸低下	銅欠乏(貧血、動脈硬化、心筋梗塞)、高尿酸血症、痛風様症状	欠乏：Crohn病 過剰：ほとんど報告はない	種実(ナッツ)、穀物

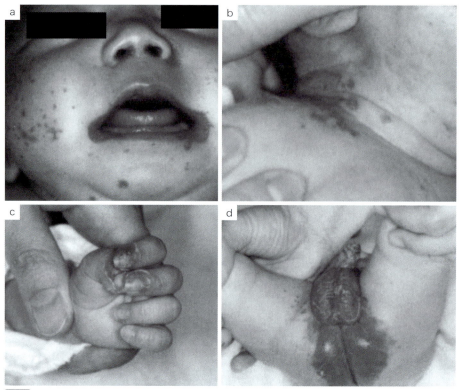

図1 低亜鉛母乳栄養児(生後1か月)の皮膚炎 [口絵 1 p.ii]
母乳亜鉛濃度：0.02 mg/dL(基準 0.2 mg/dL)
児の血清亜鉛値 11 μg/dL(基準 60〜150)，血清 ALP 246 IU/dL(基準 600)
a：鼻腔・口周囲，b：頸部，c：爪周囲，d：臀部
[稲毛康司：まれでない亜鉛欠乏－皮膚炎との鑑別．小児内科 2012；44：131-134.]

表2 母乳および乳児用調製粉乳のビタミン D, Ca, P, Mg おもな微量元素の含有量

	母乳 (/100 g)*1	乳児用調製粉乳 (/100 mL)
ビタミン D (μg)	0.3*2	0.85〜1.2
カルシウム (mg)	27	44〜51
リン (mg)	14	25〜28
マグネシウム (mg)	3	4.7〜5.9
鉄 (mg)	0.04	0.78〜0.99
亜鉛 (mg)	0.3	0.37〜0.41
銅 (mg)	0.03	0.041〜0.047
マンガン (μg)	Tr	3.9
セレン (μg)	2	0.81〜1.4
ヨウ素 (μg)	—*3	7.2〜7.8

*1 母乳は文部科学省：日本食品標準成分表 2015 年版(7 訂)より引用．成分表は 100 g あたりで表示されているが，100 g ＝98.3 mL であるので，ほぼ 100 mL あたりと考えて問題ない
*2 ビタミン D 活性代謝物を含む(含まない場合は，Tr)
*3 母乳中ヨウ素は母親の食事条件により(ヨウ素摂取量)に強くされるため，標準値は表されていない
[児玉浩子：幼児の栄養：フォローアップミルクを見直そう．小児科臨床 2016；69：893-1899. より引用・改変]

が，まれである．

d 鉄

鉄欠乏はまれではない．低出生体重児の乳児期，離乳が進まないで主栄養源が母乳の場合，思春期女性，スポーツ選手，ピロリ菌感染症などでは鉄欠乏性貧血になりやすい．食生活を改善し，貧血がある場合は鉄剤を投与する[2]．

e 亜 鉛

亜鉛欠乏もまれではない(**表1**)．乳児の難治性皮膚炎(**図1**)[3]，小児の低身長，脱毛，鉄剤で改善しない貧血，成人の味覚異常などでは亜鉛欠乏を疑い精査することが大切である．低亜鉛血症に対して，酢酸亜鉛製剤(ノベルジン®)が保険診療で処方できる．「亜鉛欠乏症の診療指針 2018」が日本臨床栄養学会のホームページで閲覧できる[4]．

f 銅

Menkes病, occipital horn症候群は銅欠乏症状, Wilson病は銅蓄積をきたす遺伝性疾患で, いずれも早期に診断し適切な対応を行うことが大切である[5]. これら疾患以外で銅の欠乏が問題になるのは, おもに亜鉛過剰投与の場合である. 亜鉛と銅の摂取量の割合は10:1が望ましいとされている. 亜鉛を過剰に投与すると, 腸管での銅の吸収が阻害され, 銅欠乏になるおそれがある[4].

g セレン

中国の風土病としてセレン欠乏(克山病)が報告されている. わが国で問題になっているのはセレンを含有していない経腸栄養剤や静脈栄養を長期に使用した場合や腎不全・透析患者でセレン欠乏が報告されている[6]. そのような栄養を受けている患者ではセレンを補充する必要があり, テゾンなどで補充することを考える.「セレン欠乏症の診療指針2016」が日本臨床栄養学会のホームページで閲覧できる[6].

h ヨウ素

世界的には, 特に大陸内部でヨウ素欠乏が深刻な問題で, ヨウ素添加塩が推奨されているが, 海産物を多く摂取するわが国ではヨウ素摂取過剰が問題である. 妊産婦のヨウ素摂取過剰は胎児, 新生児の甲状腺機能低下の原因になる[2]. 新生児マススクリーニングの甲状腺刺激ホルモン(TSH)陽性の原因として, 妊婦のヨウ素過剰が指摘されている. 一方, わが国でのヨウ素欠乏は, ヨウ素を含有しない経腸栄養剤で報告されている[2]. ヨウ素欠乏・過剰の診断には, 尿中ヨウ素測定が参考になる.

❖ 文 献

1) 児玉浩子:幼児の栄養:フォローアップミルクを見直そう. 小児科臨床 2016;69:893-1899.
2) 児玉浩子ほか:栄養と微量元素. 臨床検査 2017;61:180-187.
3) 稲毛康司:まれでない亜鉛欠乏-皮膚炎との鑑別. 小児内科 2012;44:131-134.
4) 日本臨床栄養学会(編集):亜鉛欠乏症の診療指針 2018. http://www.jscn.gr.jp/pdf/aen20180402.pdf(アクセス日:2018年8月4日)
5) 児玉浩子:小児の微量元素代謝異常症. 日児誌 2009;113:795-807.
6) 日本臨床栄養学会(編集):セレン欠乏症の診療指針 2016. http://www.jscn.gr.jp/pdf/selen20180402.pdf(アクセス日:2018年8月4日)

[児玉浩子]

G ビタミン
vitamins

ポイント
- 摂取不足によるビタミン欠乏症が脂溶性，水溶性ビタミンともに存在する（とくに偏食，除去食，極端なダイエット，糖尿病などの糖質過剰摂取，アルコール多飲および高齢など）．
- 脂溶性ビタミンには過剰症が生じることがあるので注意が必要である（ビタミンA，D）．

I 概要

ビタミンとは，生体内では合成することができないが，体内の代謝に必須であり，微量で作用する微量栄養素であり[1]，水溶性ビタミン（B群；B_1・B_2・B_6・B_{12}，C，ビオチン，葉酸，ナイアシン，パントテン酸）および脂溶性ビタミン（A，D，E，K）に大別される．

ビタミンは栄養状態のよい現在においても，偏った食事をする者（偏食，除去食，極端なダイエット，食物アレルギーのための極端な除去食），糖尿病患者，アルコール多飲者，高齢者などには潜在的欠乏状態が存在する．水溶性ビタミンでは，吸収はよいが排泄性が高いため，過剰症は少なく欠乏症をきたしやすい[2]．一方，脂溶性ビタミンは体脂肪・血中脂質・肝臓などに蓄積性があるため，欠乏症よりも過剰症の危険性がある．

欠乏症の原因として，①ビタミンを含む食品の摂取不足（極端な菜食主義者，徹底したアレルギー除去食摂取者，アルコール多飲者など），②吸収障害（消化管切除後，胆汁うっ滞による脂肪吸収障害，慢性下痢症など），③需要の増加（妊娠，授乳，成長，発熱など），④腸内細菌叢の変化（抗菌薬投与など），⑤活性化障害（肝・腎疾患など）などが考えられる[1～3]．

次に，小児で問題となる代表的なビタミン欠乏・過剰について解説する．各ビタミンの特有な欠乏・過剰症状は異なり（表1）[3,4]，それぞれ基準値が設定されているため〔資料D 日本人の食事摂取基準（2015年版）データ参照〕，診断は臨床症状と血中（または尿中）濃度によって判断する．

II 水溶性ビタミンの欠乏・過剰と対応

a ビタミン B_1

1 栄養学的意義

ビタミンB_1（チアミン）は，チアミン二リン酸あるいはチアミン三リン酸として生体内で機能し[1～3]，生体内のエネルギー代謝および神経伝達に重要である．チアミン二リン酸はピルビン酸脱水素酵素，α-ケトグルタル酸脱水素酵素，分枝鎖ケト酸脱水素酵素の補酵素として作用する．

2 欠乏症

おもに脚気とWernicke脳症である．脚気の症状は，循環器症状（全身倦怠感，動悸，息切れ，心不全など），神経症状（末梢神経障害による手足のしびれ，深部腱反射低下，知覚鈍麻などの多発性神経炎），浮腫である．完全静脈栄養施行中にビタミンB_1欠乏による乳酸アシドーシス，けいれん，意識障害がみられることがある．特にそのうちでもWernicke脳症を伴うものがあり，重篤となって死亡するものがあるため注意を要する．Wernicke脳症は，意識障害，失調性歩行，眼球運動障害を認め，さらに進行すると記銘力障害を発症する．これらの症状は，ビタミンB_1の糖質代謝系における補酵素としての作用だけでなく，直接の中枢神経作用が存在するためとも考えられる．ビタミンB_1依存症として，ピルビン酸脱水素酵素欠損症（Leigh脳症を含む），メープルシロップ尿症，ピルビン酸カルボキシラーゼ欠損症，巨赤芽球性貧血がある．なお，一般的に過剰症は認めない．

3 栄養のあり方・食事療法・治療

近年，偏食（イオン飲料の多量摂取[5]，インスタント食品など），無理なダイエット，糖尿病（糖質に対するビタミンB_1の相対的欠乏）および高齢者の増加などにより，ビタミンB_1欠乏症はよくみられる．すなわち，食事の栄養バランスがよくないために，脚気を発症する．元来，このような患者は全身状態や栄養状態が不良であるため，輸液によるビタミンB_1投与にもかかわらず，ビタミンB_1欠乏状態に陥りやすい．これは，糖質過剰投与による相対的欠乏，低蛋白および肝障害によるリン酸化障害，さらにはアルカリ剤やアミノ酸補液中の亜硫酸水素ナトリウムによるビタミンB_1の分解促進などによる．治療はビタミンB_1を経静脈投与し，その後経口投与を行う．

b ビタミンB_6

1 栄養学的意義

ビタミンB_6は，ピリドキシン・ピリドキサミン・ピリドキサールおよびそれらの5'-リン酸エステル型であるピリドキシン5'-リン酸・ピリドキサミン5'-リン酸，ピリドキサール5'-リン酸の6型である[4]．ビタミンB_6は，アミノ酸代謝あるいは糖新生において補酵素として作用する．おもにアミノ基転移反応，脱炭酸反応，ラセミ化反応などである．

2 欠乏症

全身倦怠感，悪心・嘔吐，食欲不振，皮膚炎，口唇炎などを認める．さらに重症例では，末梢性ニューロパチー，小球性貧血，アミノ酸代謝異常，乳幼児けいれんなどがある．

3 過剰症

ピリドキシンの大量投与により，末梢神経障害が報告されている．

4 栄養のあり方・食事療法・治療

ビタミンB_6は多くの動物性食品および植物性食品に含まれているため，通常の食生活では，まず欠乏症を生じない．ただし，薬剤（イソニアジド，ペニシラミン，ヒドララジン塩酸塩，経口避妊薬）の内服，アルコール依存症，血液透析では，欠乏症をきたしやすくなる．

また，補酵素としてビタミンB_6を利用する酵素の異常症であるビタミンB_6依存症が存在する．病型として，①ビタミンB_6依存性けいれん，②ビタミンB_6依存性貧血，③ビタミンB_6依存性シスタチオニン尿症，④ビタミンB_6依存性キサンツレン酸尿症，⑤ビタミンB_6依存性ホモシスチン尿症，⑥高オルニチン血症，⑦ビタミンB_6依存性高シュウ酸血症がある．これらの疾患には，ビタミンB_6の投与を行う．

c ビタミンB_{12}

1 栄養学的意義

ビタミンB_{12}の活性型は，アデノシルコバラミンおよびメチルコバラミンである[1〜3]．アデノシルコバラミンはメチルマロニルCoAムターゼ（メチルマロニルCoAからスクシニルCoAへの代謝）の補酵素として，メチルコバラミンはメチオニン合成酵素（ホモシステインからメチオニン合成）の補酵素として作用する．すなわち，ビタミンB_{12}は，DNA合成およびミエリン合成に関与する．ビタミンB_{12}の吸収・転送には，複数の結合蛋白質が関与している．摂取された遊離型ビタミンB_{12}は胃壁細胞から分泌された内因子と結合する．内因子-遊離型ビタミンB_{12}複合体は，回腸下部の内因子-遊離型ビタミンB_{12}複合体受容体に結合し，腸管上皮細胞に取り込まれる．また，体内のビタミンB_{12}はトランスコバラミン-IIと結合し，血液中を循環し，多くの組織に取り込まれる．

2 欠乏症

巨赤芽球性貧血を発症する．欠乏する原因には，①胃における内因子欠乏（萎縮性胃炎，胃切除など），②消化管吸収障害（回腸切除，吸収不良症候群），アルコール依存症など，③ビタミンB_{12}関連蛋白質の機能異常（内因子分子機能不全，家族性ビタミンB_{12}吸収不良症候群，先天性トランスコバラミンI欠乏症など），④薬剤（パラアミノサルチル酸，ジフェニルヒダントイン，コルヒチン，経口避妊薬）などがある．なお，一般的に過剰症は認めない．

3 栄養のあり方・食事療法・治療

ビタミンB_{12}欠乏症は，薬剤誘導性あるいは消化管疾患に伴うことが多い．その場合，非経口的にビタミンB_{12}を投与する．

表1 ビタミンの欠乏症および過剰症

水溶性ビタミン	機能	欠乏症	過剰症	異常をきたしやすい疾患・状態	多く含まれる食品
B₁	チアミンニリン酸、チアミンニリン酸が活性型。カルボキシラーゼの補酵素として、多くの酸化的脱炭酸反応に関与し、糖代謝を促進する	脚気(全身倦怠感、心不全、多発性神経炎、動悸、浮腫)、Wernicke脳症(眼球運動障害、歩行性失調、意識障害、記銘力障害)	—	完全静脈栄養施行中にビタミンB₁不足による乳酸アシドーシス、けいれん、意識障害がみられることがある。透析、高齢者、糖尿病、アルコール多飲者など	豚肉、チーズ、やつめうなぎ、たらこ、豆類、胚芽、にんにく
B₂	フラビンモノヌクレオチド(FMN)およびフラビンアデニンジヌクレオチド(FAD)が活性型。電子伝達系酵素の補酵素として機能する	口角炎、口内炎、脂漏性皮膚炎、羞明、視力低下、角膜血管新生	—	低栄養状態や抗菌薬によって腸内細菌叢が乱れた場合に欠乏することがある	牛乳、チーズ、肉類、魚卵、鶏肉、緑色野菜、レバー、やつめうなぎ、納豆
B₆	ピリドキシン、ピリドキサール、ピリドキサミンおよびそれらのリン酸型が活性型。アミノ酸代謝および糖新生の補酵素として作用する	口唇炎、口角炎、皮膚炎、全身倦怠感、多発神経炎、小球性貧血、けいれん	末梢神経障害	高齢者、低栄養状態、アルコール多飲者、薬剤(イソニアジド、ペニシラミン、経口避妊薬など)	肉類、魚、鶏肉、豆類、穀類、レバー、野菜類
B₁₂	アデノシルコバラミンおよびメチルコバラミンが活性型。アデノシルコバラミンはメチルマロニルCoAムターゼの、メチルコバラミンはメチオニン合成酵素の補酵素として作用。DNA合成およびピリミジン合成に関与する	巨赤芽球性貧血、白血球減少、好中球過分葉	—	内因子欠乏(萎縮性胃炎、胃切除)、吸収障害(吸収不良症候群、回腸切除など)、アルコール依存症、先天性トランスコバラミンI欠乏症、家族性ビタミンB₁₂吸収不良症候群	肉類、レバー、貝類、卵
ナイアシン	ニコチンアミドアデニンジヌクレオチド(NAD)およびニコチンアミドアデニンジヌクレオチドリン酸(NADP)の構成成分となる。酸化還元反応の補酵素として作用し、解糖系、脂肪酸代謝、糖新生、糖代謝として、脂質代謝、エネルギー代謝に関与する	ペラグラ(皮膚症状(手背・上肢・顔面に紅斑を認め、乾燥、亀裂・色素沈着をきたす)、消化器症状(下痢、腹痛)、精神神経障害(記憶障害、見当識障害))	フラッシュ様皮膚紅斑	アルコール多飲者、薬剤(イソニアジド、6-MP、5-FU)	肉類、魚、鶏肉、緑色野菜、肝臓
ビオチン	カルボキシラーゼの補酵素として、糖新生、脂肪酸合成、エネルギー代謝に関与する	乾燥鱗屑皮膚炎、眼瞼・口周囲などのびらん、脱毛、発育障害	—	極端な偏食、完全経静脈栄養でビオチンが投与されていない場合	多くの食品に含有されている。腸内細菌からまかなわれている
パントテン酸	コエンザイムA(CoA)が活性型。糖および脂質代謝に関与する	灼熱脚症候群(足底部の強い痛み)	—	低栄養状態	多くの食品に含有されている。牛肉、鶏肉、卵黄、肝臓
葉酸	スクレオチドの生合成、メチル基の生成、アミノ酸代謝に補酵素として関与する	巨赤芽球性貧血、胎児の神経管閉鎖障害	—	偏食、妊娠、アルコール多飲、低栄養状態、吸収障害、薬剤(葉酸拮抗薬、抗てんかん薬、経口避妊薬、イソニアジドなど)、悪性腫瘍、甲状腺機能亢進症	緑黄色野菜、肝臓、卵黄、小麦胚芽、肉類

G ビタミン

脂溶性ビタミン	機能	欠乏症	過剰症	異常をきたしやすい疾患・状態	多く含まれる食品
C	コラーゲン合成、無機鉄の吸収、抗酸化作用、アミノ酸代謝、ホルモン合成に関与する	壊血病：粘膜の出血、歯肉の腫脹、出血、関節痛、全身倦怠感、易感染性	下痢、悪心・嘔吐	偏食、低栄養状態	緑黄色野菜（キャベツ、ブロッコリー、ほうれん草、ピーマンなど）、トマト、じゃがいも、かんきつ類
A	成長、発生、視覚、生殖、免疫、細胞増殖・分化に関与する 形態形成、	眼症状（夜盲症、眼球乾燥症を生じ、Bitot斑を生じる。さらに進行すると角膜軟化症に至り、失明する） 皮膚症状（乾燥し、梨の皮のようになる点々となる毛孔角化症を生じる） 成長障害（骨端線の化骨障害、歯エナメル質形成不全など） 易感染性（細胞性免疫、好中球機能の低下）	急性中毒：頭痛、悪心・嘔吐、脳脊髄液圧上昇、大泉門膨隆などの頭蓋内圧亢進症状 慢性中毒：食欲不振、悪心・嘔吐、興奮性、皮膚の瘙痒感、頭髪の粗雑化、脱毛などの催奇形性	吸収不良症候群（脂肪吸収障害など）、栄養障害、肝臓疾患、炎症性腸疾患	肝臓、魚油、うなぎ、チーズ、にんじん、卵黄、黄色野菜、かぼちゃ、トマト、マーガリン
D	小腸でのカルシウム、リンの吸収、腎尿細管からのリン再吸収に関与し、血清カルシウム値を調節する	小児：くる病 成人：骨軟化症 高齢者：骨粗鬆症	食欲不振、悪心・嘔吐、多尿のための口渇、多尿、傾眠、昏睡、けいれんなど	ビタミンD摂取不足、不十分な日光浴、必要量の亢進、吸収不良症候群（脂肪吸収障害など）、ビタミンD活性化障害、腎疾患、透析	魚類、きのこ類、干ししいたけ、さくらげ、しめじなど、うなぎ（日光浴が必要）
E	生体膜脂質に存在し、リポ蛋白質によって各組織に運搬され、抗酸化作用を発揮する。血行促進する	低出生体重児の溶血性貧血。深部知覚障害や運動失調などの神経症状、網膜色素変性	—	吸収不良症候群（脂肪吸収障害など）、家族性ビタミンE欠乏症、低出生体重児	種子類、植物油（サフラワー油、ひまわり油など）、かぼちゃ、モロヘイヤ、うなぎ、卵黄
K	血液凝固因子の活性化、骨形成たんぱくの活性化に関与する	新生児メレナ（消化管出血）および特発性乳児ビタミンK欠乏症（頭蓋内出血）	抗凝固療法中においては、大量のビタミンK摂取は推奨されない	吸収不良症候群（脂肪吸収障害など）、骨粗鬆症	納豆、海藻、緑黄色野菜（ほうれん草、キャベツなど）、植物油、豆類

[Krebs NF, et al.：Pediatric nutrition and nutritional disorders. In：Kliegman RM, et al. (eds)：Essentials of pediatrics, 15th ed. Elsevier Saunders, 2006：131-156. /水野清子：ヒトのからだと食物・食物のゆくえ. 水野清子ほか（編集）：子どもの食と栄養 診断と治療社, 改訂第2版, 2014：24-42. より引用・改変]

d ビタミンC

1 栄養学的意義

ビタミンC（L-アスコルビン酸）は抗酸化作用を有し，生体内の酸化・還元反応に関与している[6]．その生理作用は，①コラーゲンの合成，②コレステロール代謝，③薬物代謝酵素反応，④ノルアドレナリン合成，⑤カルニチン合成，⑥ホルモン（オキシトシン，バソプレシン，ガストリン，カルシトニンなど）合成，⑦非ヘム鉄吸収，などがあげられる．

2 欠乏症

おもに壊血病を発症する．その症状として，全身倦怠感，関節痛，歯肉の腫脹・出血，皮膚の点状出血を認める．小児では骨形成および歯牙発育の遅延を認める．これらの症状は，コラーゲンの生合成障害が原因と考えられる．

3 過剰症

一般的に重篤な副作用は認めない．大量のビタミンC摂取では，下痢・悪心などの消化器症状を呈することがある．

4 栄養のあり方・食事療法・治療

ビタミンCは多くの植物性食品に含まれるため，近年では，壊血病の発症はまれである．しかし，食事摂取不良，アルコール多飲などにより，潜在性のビタミンC欠乏状態に陥ることが考えられ，注意が必要である．壊血病は，ビタミンC投与（経口あるいは非経口）により速やかに症状は消失する．

e 葉酸

1 栄養学的意義

葉酸とは狭義にはプテロイルモノグルタミン酸を示すが，広義には補酵素型，すなわち還元型，一炭素単位置換型およびこれらのポリグルタミン酸型も含む総称である[1]．食事摂取基準ではプテロイルモノグルタミン酸相当量として，食事性葉酸量としている．血中では5-メチルテトラヒドロ葉酸として存在し，ヌクレオチド生合成およびメチオニン代謝におけるメチル化反応系の補酵素として機能する[1~3]．

2 欠乏症

巨赤芽球性貧血および消化器症状などを生じる．葉酸拮抗剤（メトトレキサート，アミノプテリンなど），抗てんかん薬（フェニトインなど），抗結核薬などの薬剤でも，葉酸欠乏を引き起こす．

特に胎児期の葉酸欠乏によって神経管閉鎖障害の危険性が高まる[7]．葉酸はDNAの合成に関与するため，細胞分裂のさかんな胎児期における葉酸の不足が神経管閉鎖障害の原因となることが示唆されている．なお，過剰症については報告されていない．

3 栄養のあり方・食事療法・治療

神経管閉鎖障害の発症予防のためには，母体は食品からだけでなく，サプリメントまたは強化食品からも摂取することの重要性が指摘されている．妊娠を計画している女性あるいは妊娠の可能性がある女性に対して，神経管閉鎖障害のリスクの低減のために，付加的に400 μg/日のプテロイルモノグルタミン酸の摂取が推奨されている．葉酸はほうれん草などの葉ものの野菜や果物，豆類，レバーなどに多く含まれる．

III 脂溶性ビタミンの欠乏・過剰と対応

a ビタミンA

1 栄養学的意義

ビタミンA（レチノール）は，視覚，成長，細胞分化，免疫，発生，生殖など多彩な生理作用を有する[1~3]．ビタミンAの前駆体（プロビタミンA）であるβ-カロテンからもビタミンAは誘導される．ビタミンAの活性型であるレチノイン酸は，核内受容体RAR（retinoic acid receptor）およびRXR（retinoid X receptor）のリガンドとして作用する．すなわち，転写因子であるRARおよびRXRの情報伝達を介して，ビタミンAの生理作用は発揮される．また，視覚機能においては，ビタミンAのアルデヒド型（レチナール）が，視物質として重要である．

2 欠乏症

おもに，夜盲症，角膜軟化症，眼球乾燥症，皮膚乾燥症，感染症がみられる．

3 過剰症

脱毛，皮膚乾燥，頭痛（偽性頭蓋内圧亢進），悪心・嘔吐，無気力を認める．このような症状を認めた場合は，速やかにビタミンA摂取を中止する．また妊娠中では形成異常誘発性を認める．

4 栄養のあり方・食事療法・治療

わが国では，ビタミンA欠乏症はほとんど認めない．発展途上国におけるビタミンA欠乏は乳幼児の感染症死亡の大きな原因である．また角膜軟化症あるいは夜盲症も重要な問題である．そのため，発展途上国の乳幼児にはビタミンAのサプリメントが投与されている．

b ビタミンD

1 栄養学的意義

ビタミンDの活性型は，$1\alpha,25(OH)_2D$ である[1〜3]．この活性型の前駆体であるビタミンDの生合成には，紫外線照射が必要であり，皮膚で行われる．肝臓において，ビタミンD_3は$25(OH)D$に変換された後，さらに腎臓で水酸化（1α水酸化酵素）を受け，活性型である$1\alpha,25(OH)_2D$ となる．$1\alpha,25(OH)_2D$は，核内受容体であるVDR（vitamin D receptor）と結合する．転写因子であるVDRは，転写レベルで標的遺伝子群の発現を制御し，その生理作用を発揮する．ビタミンDのおもな生理作用は，小腸，腎臓および骨組織におけるカルシウムおよびリンの代謝調節である．

2 欠乏症[8]

ビタミンD欠乏のリスク因子は，完全母乳栄養，母親のビタミンD欠乏，食事制限（食物アレルギー，偏食，菜食主義，アトピー性皮膚炎など）あるいは日光照射不足（高緯度地域，外出制限，冬期，日焼け止めの使用など），早産児，慢性下痢，胆汁うっ滞疾患，薬剤（フェニトイン，ステロイド）などである．ビタミンD動態の指標として血清$25(OH)D$を用いる（欠乏20 ng/mL以下，不足20〜29 ng/mL）．

欠乏症では，小児ではくる病，成人では骨軟化症，高齢者の骨粗鬆症がよくみられる．小児にみられる症状には，頭蓋ろう（craniotabes，頭蓋骨が軟化する），念珠（rosary，肋骨の一部が隆起して数珠状に連なった状態），手首・足首のくる病性腫脹（図1），四

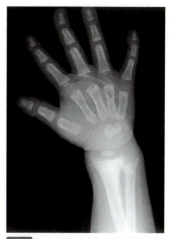

図1 くる病患児の手関節X線写真
橈骨骨端の拡大および骨端骨膜突起像を認める

肢O脚/X脚，大泉門閉鎖遅延などがみられる．
血清アルカリホスファターゼ値は上昇し，血清リン値は低下，カルシウム値は正常あるいは低下する．骨X線所見は橈骨骨端の拡大（cupping），骨端骨膜突起像がみられる．

ビタミンD依存性くる病として，I型（1α水酸化酵素遺伝子異常）およびII型（VDR遺伝子異常）がある．症状が重篤な場合は，テタニーを発症し，II型では禿頭を認める．

3 過剰症

活性型ビタミンDを長期に投与した場合に，食欲不振，悪心・嘔吐，多尿のための口渇，傾眠，昏睡，けいれんなどがみられることがある．血清カルシウム値上昇，リン値低下，アルカリホスファターゼ値低下または正常，尿中カルシウム排泄増加，腎臓結石，代謝性アシドーシスなどがみられる．治療は活性型ビタミンDの投与を中止する．

4 栄養のあり方・食事療法・治療

完全母乳栄養であり，日光照射の少ない地域および冬期では，乳児のビタミンD欠乏症の発症に注意する．ビタミンD欠乏性くる病およびビタミンD依存性くる病の治療法は，活性型ビタミンDの投与である．ビタミンD依存性くる病II型では，大量の活性型ビタミンD投与が必要である．

c ビタミンE

1 栄養学的意義

ビタミンEにはトコフェロールとトコトリエノールが存在し，それぞれ $\alpha \cdot \beta \cdot \gamma \cdot \delta$ の同族体が存在する[9]．ビタミンEのおもな機能は抗酸化作用であり，なかでも α-トコフェロールが最もその作用が強い．その抗酸化作用の機序として，生体膜やリポ蛋白質に多く含まれる多価不飽和脂肪酸の過酸化脂質障害の抑制が考えられている．

2 欠乏症

欠乏症の原因として，①家族性ビタミンE欠乏症（ビタミンE輸送蛋白質遺伝子欠損症），②βリポ蛋白質欠損症，③脂質吸収障害（先天性胆道閉鎖症，嚢胞性線維症，短腸症候群）などがある．家族性ビタミンE欠乏症のおもな症状は，運動失調，深部知覚障害であり，網膜色素変性症を伴うこともある．

3 ビタミンE過剰症

一般的に過剰症は認めない．ただし，低出生体重児には，易出血性を考慮し，21 mg以上のビタミンEを投与するべきでないとされる．

4 栄養のあり方・食事療法・治療

通常の食事であれば，一般的にビタミンE欠乏症は認めない．ただし，家族性ビタミンE欠乏症においては，大量のビタミンE投与を必要とする．

d ビタミンK

1 栄養学的意義

ビタミンKは，フィロキノン（ビタミン K_1）およびメナキノン（ビタミン K_2）に大別される[10]．フィロキノンは植物性食品に，メナキノンは動物性食品あるいは発酵性食品に含まれる．メナキノンは腸内細菌により合成される．ビタミンKの生理作用には①プロトロンビンやそのほかの血液凝固因子（II，VII，IX，X）を活性化し，血液凝固を促進すること，②骨に存在する蛋白質オステオカルシンを活性化して骨形成を調節すること，③ビタミンK依存性蛋白質MGP（matrix gla protein）の活性化を介して動脈の石灰化を防止することがあげられる．

2 欠乏症

小児領域で問題になるのは新生児・乳児期の出血性疾患，すなわち出生後数日で起こる新生児メレナ（消化管出血）と特発性乳児ビタミンK欠乏症（頭蓋内出血）である．母乳中のビタミンK含量は少なく，新生児の腸内細菌によるビタミンK供給量は少ないことからビタミン欠乏に陥りやすい．そのため臨床では，出生直後，生後1週間，1か月にビタミン K_2 シロップを経口投与する．その結果，特発性乳児ビタミンK欠乏症は激減した．早産児や合併症をもつ新生児への予防投与については，ガイドラインが策定されている[11]．授乳中の母親にはビタミンKを豊富に含有する食品（納豆，緑葉野菜など）を積極的に摂取するように勧める．なお，一般的に過剰症は認めない．

3 栄養のあり方・食事療法・治療

ビタミンKは胎盤を通過しにくいため，母親のビタミンK栄養状態が胎児あるいは新生児におけるビタミンK栄養状態に大きく影響することはない．そのため，母乳中のビタミンK含量は少ないにもかかわらず，妊婦・授乳婦に対する付加的投与は考慮されていない．

❖ 文　献

1) Kupka R, et al.：Vitamins. In：Duggan C(eds)：Nutrition in Pediatrics. 4th ed, BC Decker, 2008：99-114.
2) 武田英二：ビタミン．武田英二（編集）：臨床病態栄養学．第2版，文光堂，2009：43-57.
3) Krebs NF, et al.：Pediatric nutrition and nutritional disorders. In：Kliegman RM, et al.(eds)：Essentials of pediatrics. 15th ed, Elsevier Saunders, 2006：131-156.
4) 水野清子：ヒトのからだと食物・食物のゆくえ．水野清子ほか（編集）：子どもの食と栄養　改訂第2版，診断と治療社，2014：24-42.
5) 奥村彰久：イオン飲料などの多飲による健康被害．小児科 2018；59：81-87.
6) 佐久間長彦：ビタミンCの臨床．Modern Physician 2007；27：1251-1253.
7) Takimoto H, et al.：Relationship between dietary folate intakes, maternal plasma total homocysteine and B-vitamins during pregnancy and fetal growth in Japan. Eur J Nutr 2007；46：300-306.
8) 日本小児内分泌学会：ビタミンD欠乏性くる病・低カルシウム血症の診断の手引き．2013.
9) 瀧谷公隆ほか：ビタミンEの臨床．臨床栄養 2017；130：184-187.
10) 田中　清ほか：ビタミンKの臨床．Modern Physician 2007；27：1273-1275.
11) 白幡　聡ほか：新生児・乳児ビタミンK欠乏性出血症に対するビタミンK製剤投与の改訂ガイドライン（修正版）．日児誌 2011；115：705-712.

［瀧谷公隆］

H 腸内細菌とプロバイオティクス
enterobacteria and probiotics

ポイント

- 生活習慣病，アレルギー，がんなどの「現代病」の発症の多くに，「食生活の変化」による「腸内細菌叢の変化」が関与している．
- 酢酸や酪酸を産生する腸内細菌は，整腸，抗菌，生活習慣病予防，脳腸相関調節などの各作用を有する．
- 乳酸菌の仲間は，抗ウイルス，抗菌，抗がん，免疫調節の各作用を有する．

　腸内細菌叢は，その種類は1,000種類以上，その数は100兆を超えるといわれ，われわれの体を作っている細胞数よりはるかに多く，それらがもつ遺伝子はなんとヒトの100倍以上もあるという．ヒトの食べたものを栄養分にしているので，単に腸内に寄生している細菌と思われていたが，実はヒトの消化できないものを消化し，作り出せないものを産生し，ヒトに恩返しをする「共生関係」であることが徐々にわかってきた．昨今の現代人の健康を脅かすがんや生活習慣病，アレルギー患者の増加の主因として，「食生活の変化」がいわれているが，食物と腸内細菌の間には切っても切れない関係にあることから，「腸内細菌叢の変化」が大きく関与している可能性も指摘されている．最近は，ヒトの食事の好き嫌いに腸内細菌叢が関係し，脳腸相関を介して腸内細菌がヒトの脳にシグナルを送り，腸内細菌に有利な食材を宿主が好むように指示するのではないかとさえいわれている．

a どのような腸内細菌が好ましいか

　炭水化物を発酵して酢酸や酪酸などの酸を産生するものが好ましいとされている．その理由は，酢酸，酪酸ともに，消化管上皮細胞のエネルギー源となり，消化管機能の活力の源となり，消化管平滑筋の蠕動に寄与すること，酢酸は消化管管腔のpHを下げ病原菌の増殖を抑制し，酪酸は制御性T細胞（Treg）の活性化を誘発するためである．

　これに対して，硫化水素やメタンを産生するものは大腸がんや生活習慣病の原因となるため好ましくないものと考えられる．

b プロバイオティクス（probiotics）・プレバイオティクス（prebiotics）とは

　プロバイオティクスは，「乳酸菌やビフィズス菌のように，腸内細菌のバランスを改善することにより，宿主に有益な作用をもたらす生きた微生物」と定義されている．プレバイオティクスは，プロバイオティクスの増殖因子で，ガラクトオリゴ糖やフラクトオリゴ糖が代表である．両者を混合し機能を複合したものをシンバイオティクス（synbiotics）とよんでいる．

c プロバイオティクスにはどのようなことが期待されているか

1 整腸作用[1]

　プロバイオティクスは，浸透圧の高い未消化の大腸内の炭水化物を代謝することにより下痢を防ぎ，その産生産物である酢酸，酪酸は，腸管運動の円滑化により便秘を緩和する効果が期待されている．また，病原体関連の炎症性の下痢に対しては，後述の抗・病原体作用により間接的にこれらを抑制する．

2 抗ウイルス作用，抗がん作用[1]

　乳酸菌の一部は，小腸のPeyer板などの腸管リンパ装置に取り込まれ，マクロファージを活性化し，IL-12の産生を介して，NK細胞の著しい活性化により，抗ウイルス作用，抗がん作用を発揮することが期待されている（図1）．

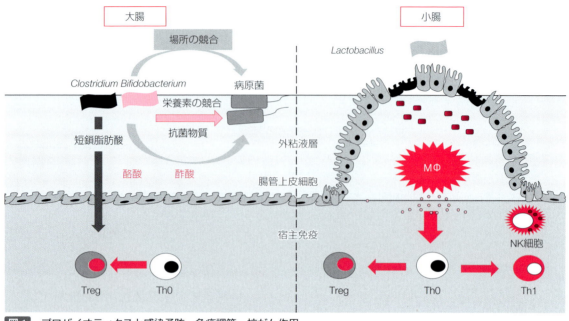

図1 プロバイオティクスと感染予防，免疫調節，抗がん作用

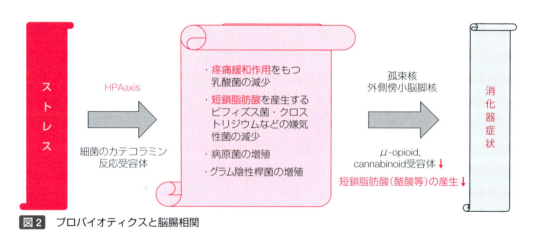

図2 プロバイオティクスと脳腸相関

3 抗菌作用[1]

乳酸菌の一部はみずから抗菌物質を産生し，ビフィズス菌は前述したように代謝産物の酢酸により，それぞれ腸管管腔内の病原菌の増殖を防ぐ働きが期待されている（図1）．

4 免疫調節作用[1]

乳酸菌の一部は，前述の機序でIL-12の産生に寄与し，Th1型免疫応答を誘導し，Th2型の免疫応答であるアレルギーを抑制することが証明されている．さらに最近は，IL-10の産生誘導にあずかり，抗アレルギー効果を発揮する乳酸菌も発見されている．また，クロストリジウムの産生する酪酸がTregを活性化し免疫調節に寄与する可能性が注目されている．これらの免疫調節作用が，アレルギー，炎症性腸疾患の治療応用に期待されている（図1）．

5 生活習慣病の予防作用

グラム陰性桿菌の菌体成分であるリポ多糖体に起因する軽度慢性炎症状態による脂肪産生・インスリン抵抗性の亢進，AMP-activated protein kinaseの活性低下による脂質貯留の加速，不飽和脂肪酸過剰産生を介したグルカゴン様ペプチドの生成低下，腸管上皮細胞のfasting induced adipose factorの機能抑制を介したリポ蛋白リパーゼの活性化による中性脂肪貯蔵などが肥満，耐糖能異常を招き，ある種の腸内細菌が生活習慣病の原因になる可能性が指摘されてい

表1 プロバイオティクスの種類

乳酸桿菌：*Lactobacillus*

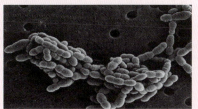

L. casei
L. rhamnosus (LGG)
L. gasseri
L. paracasei
L. reuteri
L. fermentum
L. acidophilius

ビフィズス菌：*Bifidobacterium*
B. breve
B. infantis
B. bifidum
B. longum
B. lactis

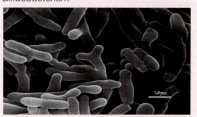

腸球菌：*Enterococcus faecium*
乳酸球菌：*Streptococcus faecalis*
酪酸菌：*Clostridium butyricum*
糖化菌：*Bacillus mesentericus*
酵母：*Saccharomyces boulardii*

表2 プロバイオティクスの臨床検討のまとめ

疾患	効果	代表的なプロバイオティクス	代表的な検討のエビデンスレベル*
便秘・下痢	整腸効果	L. casei シロタ株	I（成人）[4]
ウイルス感染	腸管・気道感染予防	L. fermentum	I
	ロタウイルス胃腸炎の重症化低減	LGG	I
	ノロウイルス胃腸炎の重症化低減	L. casei シロタ株	II（成人）[5]
細菌感染	腸管感染の予防	L. casei シロタ株	I（成人）[4]
	偽膜性大腸炎の治療	腸内細菌移植	II（成人）
	未熟児壊死性腸炎の治療	LGG, L reuteri	II
アレルギー	花粉症の低減	L. plantarum	II（成人）
	アトピー性皮膚炎の予防	L. rhamnosus + B. longum + GOS/FOS	I
炎症性腸疾患	潰瘍性大腸炎 寛解導入・維持	VSL#3	I
がん	大腸がん，乳がん，表層性膀胱がんの再発予防	L. casei シロタ株	II（成人）
肥満	体重減少，高脂血症の低減	L. casei シロタ株	II[2]
過敏性腸疾患	腹痛の低減	LGG	I
発達障害	発症抑制，症状改善	LGG	II
乳児疝痛	症状改善	L. reuteri	I

*小児を対象とした検討を優先して表示
I：二重盲検法などエビデンスレベルの高いもの
II：二重盲検法に至らないコホート研究など
GOS：ガラクトオリゴ糖
FOS：フラクトオリゴ糖
VSL#3：腸内細菌混合サプリメント

る．これらの菌は管腔内の低いpH下では増殖しにくい可能性が高くビフィズス菌の産生する酢酸が間接的に生活習慣病の予防効果を有することが期待されている[2]．

6 過敏性腸症候群，うつ，発達障害など

ストレスにより産生されるカテコラミン受容体をもつ細菌（多くは病原菌）の増殖，疼痛緩和作用をもつ乳酸菌や精神的安定を誘導する短鎖脂肪酸を産生

するビフィズス菌やクロストリジウムの減少により，脳腸相関を介するメカニズムが想定されており（図2），乳酸菌の一部にこれらを改善する効果が期待されている[3]．

d プロバイオティクスにはどのような種類があるか

代表的なものとして，乳酸桿菌，ビフィズス菌があるが，腸球菌，乳酸球菌は，ヨーグルトや整腸薬に，酪酸菌，糖化菌はおもに整腸薬に利用されている（表1）．

e プロバイオティクスにはどのような臨床効果が報告されているか（表2）

整腸作用，感染症，アレルギー，炎症性腸疾患，がん，肥満，過敏性腸症候群などに関する臨床研究の結果を表2に示す．

❖ 文 献

1) Nagata S：Effects of continuous intake of *Lactobacillus casei* strain Shirota for controlling infections and normalizing bowel movements in facilities for the elderly. In：Ramakrishna BS, et al.（eds）：Probiotics, Microbiome and Gut Function－Transforming health and well-being. Elsevier, 2015：99-106.
2) Nagata S, et al.：The effects of the *Lactobacillus casei* strain on obesity in children：A pilot study. Benef Microbes 2017；8：535-543.
3) 須藤信行：腸内細菌と脳腸相関．福岡医誌 2009；100：289-304.
4) Nagata S, et al.：The Effectiveness of Lactobacillus Beverages in Controlling Infections among the Residents of an Aged Care Facility：A Randomized Placebo-Controlled Double-Blind Trial. Ann Nutr Metab 2016；68：51-59.
5) Nagata S, et al.：Effect of the continuous intake of probiotic fermented milk containing *Lactobacillus casei* strain Shirota on fever in a mass outbreak of norovirus gastroenteritis and the fecal microflora in a health service facility for the aged. Br J Nutr 2011；106：549-556.

［下村里奈・永田　智］

I 保健機能食品とサプリメント
nutritional functional food and supplement

ポイント
- 保健機能食品やサプリメントはあくまで食品であり，医薬品との違いを理解する．
- エビデンスを踏まえ，安全かつ効果的に利用する方法を考えることが重要である．

a 保健機能食品とサプリメントの概要

　健康効果や保健効果を標榜した食品の利用が拡大している．そのような食品のなかで，食品表示を所管している消費者庁が，保健機能などの表示を認めているものに保健機能食品がある．保健機能食品とは，特定保健用食品（通称トクホ），栄養機能食品，機能性表示食品の総称名である（詳細は**資料F 保健機能食品の概要とアドバイザリースタッフ**の項を参照）．

　また，サプリメントは錠剤・カプセル・粉末状で，特定成分を効率的に摂取できるように設計されたものである．一般に食品として流通しているものを指すが，医薬品の範疇で流通している保健薬をサプリメントと解釈している人もいる．実際，同じビタミンやミネラルを含む製品として，栄養機能食品もあれば保健薬（いわゆるビタミン剤）もあり，両者が混同されることがある．この大きな違いは，利用目的，製品中の原材料に関する品質規格や含有量である．栄養機能食品は栄養補給を目的として摂取されるもので，製品中のビタミンなどの含有量は，保健薬の量を超えないように制限されており，医薬品のように原材料および製品の品質管理が徹底されているわけではない．一方，保健薬は品質が厳密に管理されており，個別含有成分の量も明確で，病気の予防や治療を目的とした表示が認められている．

b エビデンスからみた食品の実態

　食品の有効性と安全性は，「誰が」「何を」「どのような目的で」「どれだけの量と期間で摂取するか」に依存している．これらはエビデンスを解釈する際のPICO（patient, intervention, control, outcome）に相当する．保健機能食品については，安全性や機能性に関して一定のエビデンスがあることから，機能性などの表示が認められているが，あくまで食品の1つであり，病気の予防や治療の効果が検証されておらず，そのような表示もできない．食品の有効性や安全性に関する標榜内容で，エビデンスが拡大解釈されていることが多く，特に後述の事項に留意する必要がある．

1 摂取対象者

　食品の有効性と安全性を子ども，妊婦，病者を対象として検討した研究はほとんどない．しかし，サプリメントなどについては，実施された研究の対象者が拡大解釈されることがある．たとえば，高齢者を対象として実施されたイチョウ葉エキスの認知機能の改善結果が，受験生の子どもの記憶促進につながると標榜した食品がある．また，神経管閉鎖障害をもつ子どもが生まれるリスク低減のため，葉酸サプリメントの摂取が推奨されている．その目的であれば，葉酸は生体利用性の高い合成型葉酸（プテロイルモノグルタミン酸）を妊娠1か月前から摂取する必要がある．しかし，葉酸サプリメントは生体利用性の低い天然型葉酸を含む製品で，妊娠に気づいたとき（すでに神経管閉鎖が起きている時期）から摂取し始められている実態がある[1]．すなわち，葉酸の神経管閉鎖障害のリスク低減効果に関するエビデンスが正しく理解されていないことがいえる．

2 摂取成分

　サプリメントでは，製品に表示されている成分と原材料の関係が曖昧で，同じ名称の原材料でも，その品質は供給元によって異なっている可能性が高い．原材料中の個別成分量も一定しているとはいいがたく，安全性が危惧される粗悪な原材料が利用されていることもある．

消費者が「天然・自然」は安全とイメージしているため，植物抽出物（エキス）を原材料としたサプリメントが多い．品質管理が適正になされていない原材料では，有効成分とともに有害成分も濃縮されている可能性がある．サプリメントの品質は，健康な人が摂取することを想定して管理されている．エキスではないが，2014年にアメリカにおいて乳児・小児向けのプロバイオティクスを含むサプリメントが早産児に院内投与され，ムーコル症などの合併症で死亡した事件が起きた．この原因は製品がクモノスカビに汚染されていたことによるもので，医薬品とサプリメントの品質管理の違いを明確に示した事例である．

食品は消費者の自己判断によって摂取されるもので，安全性確保の観点から生体に対して強い作用を及ぼす成分・原材料は，原則として食品には使えないようになっている．たとえば，緩下作用がある生薬のセンナを原材料とした健康茶をみかけるが，そこで使われているセンナの原材料は，活性成分であるセンノシド含有量が少ない茎の部分のみであり，食品のパッケージにも「センナ茎」と表示されている．仮に食品の健康茶にセンノシドの多い小葉を使ったり，表示が「センナ」とだけ記載されていると，医薬品医療機器等法の取り締まりの対象となる．

3 特定成分の摂取量と消化吸収

経口摂取した成分の有効性と安全性を解釈するうえでADME（吸収：absorption，分布：distribution，代謝：metabolism，排泄：excretion）は重要である．食品では，特定成分の摂取量と生体影響の関係がほとんど意識されていない．たとえば，特定成分の摂取量が全く意味のない微量で消化管からほとんど吸収されなくても，その製品は有効と考えられることがある．逆に過剰量で摂取しても食品成分だから安全と考えられることもある．これはあきらかに間違った解釈である．すなわち，食品では，一般的に特定成分に関する用量反応の関係が理解されていない現状がある．

栄養素と非栄養素の違いを認識することも重要である．ビタミンやミネラルなどの栄養素については，不足や過剰のリスクがない摂取量の範囲が，食事摂取基準によって示されている．サプリメントが特定成分の不足状態で補給されることの意義は明確である．しかし，不足の判断もせずに特定成分を必要以上に摂取しても，その成分は消化管からそれほど吸収されず，場合によっては過剰摂取の影響が出る可能性がある．実際，サプリメントの利用が一般的となっているアメリカにおいて，ビタミンなどのサプリメントの有用性を調査した研究があるが，その結果ではサプリメントの有用性は認められていない[2]．これはサプリメントを利用する人は，健康意識が高く，普段の食事も充実していて十分なビタミンなどを摂取している状態で，さらにサプリメントからビタミンなどが摂取されたことに関連していると考えられる．

イソフラボン，ルテイン，クルクミンなどのフィトケミカルがサプリメントの原材料として注目されている．これらの非栄養素は，有効な摂取量および安全な摂取量の範囲が明確でない．また，利用されている原材料が実際には抽出物であることから，単一の化合物で実施された有効性や安全性の試験結果が，複数の化合物から構成される抽出物，さらにはそれを利用して製造された製品に外挿できるとはいえない．

C 製品の効果的な利用法

保健機能食品やサプリメントを効果的に利用するためには，まず摂取する成分が自身に不足しているか否かを把握する必要がある．栄養素であれば，食事摂取基準などで示されている値と，自身の習慣的な摂取量から不足の判断をすることが可能である．具体的には，自身が食べている食品からの栄養素の摂取量は，食品のパッケージの栄養成分表示，あるいは文部科学省が公開している食品成分データベース（https://fooddb.mext.go.jp/）を利用することで把握できる．

本来，食品から摂取した成分の生体影響は弱く，保健機能食品であっても，それだけを摂取して健康の保持増進ができるというエビデンスはほとんどない．保健機能食品の有効性を検討した論文をみると，必ず生活習慣がコントロールされており，対照群でも望ましい効果が得られている．これは健康の保持増進において，生活習慣が何より重要であることを示している．保健機能食品のパッケージには，「食生活は，主食，主菜，副菜を基本に，食事のバランスを」と書かれている．これは，保健機能食品の利用によって，適切な食生活全体を意識することの重要性を伝える意図による．すなわち保健機能食品やサプリメントの利用により，食生活や生活習慣の改善ができれば，それが健康の保持増進に大きく寄与するのである．そのような製品の利用が，効果的

な利用法になる．

d 製品の安全性に関する留意事項

　すべての人に安全な食品はなく，食物アレルギーなど，特定の人には重篤な症状を起こす食品もある．ちなみに，健康食品やサプリメントの利用によって報告されている体調不良としては，消化管症状（下痢，腹痛），皮膚症状（発疹，発赤，かゆみ）が多く，まれに肝機能障害が発生する[3]．

　日常目にするメディア情報は，安全性を考えるうえで大きな影響を及ぼしている．新しい情報が注目されるが，新しい情報は十分な検証がなされていない．また，情報は現時点のものであり，その評価は将来変わる可能性がある．たとえば以前，バターは動物性で体に悪く，植物性のマーガリンがよいといわれていたが，最近ではマーガリンに含まれているトランス脂肪酸が，冠動脈疾患のリスクを高めることから，以前とはマーガリンに対する評価は変わっている．ちなみに，トランス脂肪酸の摂取は総エネルギー摂取量の1％未満（日本人では1人1日あたり約2g未満）にするべきとされていて，日本人の摂取量は，総エネルギー摂取量の0.3％程度と推定され，直ちに問題になるとは考えられていない．ただし，この解釈は一般的な食生活をしている日本人として考えたものである．

　子どもは摂取した成分の影響を受けやすい．特定成分の摂取による有害性を過大評価する必要はないが，過小評価するべきではない．同じものを継続して摂取しなければ，特定成分を過剰量で摂取する状態にはなりがたいことを考えれば，いろいろな食品を常識的な量で摂取することが，安全で安心な食べ方といえる．最近，子どもがサプリメントを利用している実態がある[4]．子どもの将来を考えれば，必要な栄養素は通常の食品から摂取させるべきである．もしサプリメントを利用するのであれば，保健医療の専門職の助言を受け，「いつ，どこの製品を，何錠または何カプセル飲み，そのときの体調はどうであったか」というメモを取ることが推奨される．そのメモは，本当に摂取して体感がよいか否かの判断，体調が悪くなったときの摂取中止の判断，およびその原因の推定に役立つ．

　優れたサプリメントであっても，消費者がその必要性を適切に判断して上手に利用することは容易でない．そこで必要な栄養素は，味・におい・体積がある通常の食品から摂取することが推奨される．それによって，特定成分を過剰摂取する心配はなく，既知および未知の有効成分が摂取できる．何より通常の食品からの摂取は，食経験から安全な摂取量や摂取頻度を想定することができる．

❖ 文　献

1) 佐藤陽子ほか：妊婦における神経管閉鎖障害リスク低減のためのfolic acid摂取行動に関する全国インターネット調査. 日公衛誌 2014；61：321-332.
2) Guallar E, et al.：Enough is enough：Stop wasting money on vitamin and mineral supplements. Ann Intern Med 2013；159：850-851.
3) 梅垣敬三ほか：健康食品に関する健康被害事例の情報源およびその有用性評価．食衛誌 2013；54：282-289.
4) Sato Y, et al.：Factors Associated with Dietary Supplement Use among Preschool Children：Results from a Nationwide Survey in Japan. J Nutr Sci Vitaminol 2016；62：47-53.

［梅垣敬三］

第3章
発育段階別・年齢別・階層別の栄養の基礎知識

A 胎児期
fetal nutrition

ポイント
- 胎児発育は胎盤機能と密接な関係がある.
- 胎盤にはブドウ糖,アミノ酸,脂肪酸の輸送に関与するトランスポーターが存在する.
- 母体低栄養は胎児期だけでなく児の長期予後にまで影響を及ぼす.

a 胎盤の構造と機能

胎盤は,母体と胎児の境界でガス交換,あるいは栄養素および老廃物の交換を調節することで胎児の適切な成長と発達に貢献している.妊娠満期のヒト胎盤において,胎児毛細血管内皮(fetal capillary endothelium)と合胞体栄養膜細胞(syncytiotrophoblast;ST)が胎児と母体の循環を分け,胎盤関門を構成している(図1)[1].ST細胞層には,絨毛間腔(intervillous space)へと直接向かう母体側の微絨毛(microvillous;MVM)と胎児毛細血管に面した基底膜(basal plasma membranes;BM)という2つの形質膜が存在し,ブドウ糖,アミノ酸,脂肪酸,イオン,微量栄養素のトランスポーターが多数発現している(図2)[2].胎盤の栄養輸送は,胎盤の大きさ,形態(物質交換領域の面積や組織の厚さ),各トランスポーターの機能や状態,さらに子宮および胎児-胎盤血流に依存する.子宮内発育不全(intrauterine growth restriction;IUGR)のうち,血流不全,低栄養,若年,喫煙などの母体因子が存在する場合に胎盤の発達,構造,形態の障害を伴うことがあり,胎盤機能や胎児への栄養素輸送能に影響を及ぼす.一方,低酸素や巨大児にみられる大きな胎盤と児の予後不良との間にも関連がある.また胎盤は,成長ホルモン,ヒト胎盤性乳腺刺激ホルモン,11β-hydroxysteroid dehydrogenase type 2といった胎児成長をサポートするホルモンの産生や,腫瘍壊死因子-α(tumor necrosis factor alpha;TNF-α),インターロイキン-6(IL-6)といった胎盤形成に関与するサイトカインを分泌する能力を有している.胎児,胎盤双方に重要な成長因子であるインスリン様成長因子(insulin like growth factor;IGF)-1,IGF-2は妊娠期間を通してマクロファージや内皮細胞から分泌される.

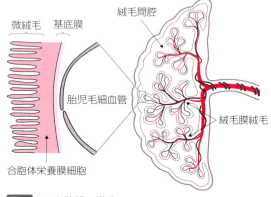

図1 ヒト胎盤の構造
[Gaccioli F, et al.:Placental Nutrient Transport and Intrauterine Growth Restriction. Front Physiol 2016;7:40. をもとに作成]

b ブドウ糖の胎盤輸送

ブドウ糖は胎児および胎盤の発育にとって主要なエネルギー源である.胎児の糖新生能力は限られており,ほぼ母体の血中のブドウ糖に依存している.胎盤のブドウ糖輸送は濃度勾配に応じて,細胞膜のグルコーストランスポーター(glucose transporter;GLUT)ファミリーを介して行われる(図2)[2].14種のGLUTが報告されており,ヒト胎盤で主たる働きをしているGLUT1は,妊娠早期と満期で豊富に発現しているアイソフォームである.胎盤の細胞膜においてGLUT1は非対称的に分布しており,BM側に比べMVM側に多く,このことは胎盤におけるグルコース輸送の律速段階であることを示している.IGF-1は,BM側GLUT1蛋白発現とブドウ糖取り込みを増加させるが,MVM側でこの作用はみられない.GLUT3およびGLUT4も妊娠初期の胎盤で発現がみられるが,妊娠後期には減少している.GLUT3

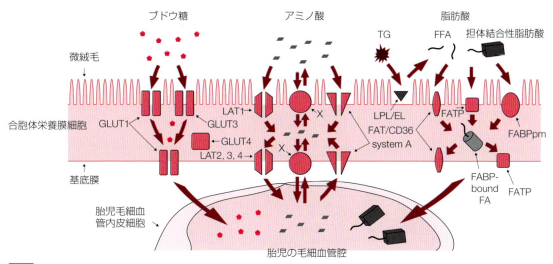

図2 胎盤における栄養素の輸送
[Brett KE, et al.：Maternal-fetal nutrient transport in pregnancy pathologies：the role of the placenta. Int J Mol Sci 2014；15：16153-16185. をもとに作成]

は臍帯動脈の内皮細胞壁に発現するが，胎盤STのMVM側にも発現している．胎児大脳，胎盤ともにGLUT1およびGLUT3にブドウ糖取り込みを依存しているが，どちらもインスリン非依存性である．GLUT3の変異は早期胎内死亡やIUGRの原因となる．GLUT4はインスリン依存性で他臓器のブドウ糖取り込みにおいて重要なアイソフォームであるが，胎盤STには発現がみられない．妊娠糖尿病（gestational diabetes mellitus；GDM）ではBM側のGLUT1発現が促進され，胎児へのブドウ糖移行が高まる要因となっている．

C アミノ酸の胎盤輸送

アミノ酸は胎児組織の発達に重要な役割を担っている．多くのアミノ酸の血中濃度は母体に比べて胎児で高く，STにおける能動輸送システムの存在が示唆される．胎盤には約20種のアミノ酸トランスポーターが存在するが，重要なのは，system Aとsystem Lである（図2）[2]．system Aはナトリウム依存性トランスポーターで，アラニンやセリン，グリシンといった非必須中性アミノ酸の細胞内への取り込みを媒介している．妊娠後期の胎盤にはsystem Aの3つのアイソフォームであるSNAT1（*SLC38A1*），SNAT2（*SLC38A2*），SNAT4（*SLC38A4*）が発現している．system Aの活性はインスリン，レプチン，IGF-1，IL-6によって刺激を受ける．system Aの活性により細胞内の非必須中性アミノ酸濃度が高まり，一

部はsystem Lを介した細胞外の必須アミノ酸との入れ換えに使われる．つまり，system A活性は非必須，必須アミノ酸双方の胎盤輸送に重要である．system Lはナトリウム依存性アミノ酸交換体で，ロイシンを含む必須アミノ酸の細胞内への取り込みを媒介している．system Lはヘテロ二量体で，典型的にはL鎖であるLAT1（*SLC7A5*）やLAT2（*SLC7A8*），H鎖である4F2hc/CD98（*SLC3A2*）から構成される．system AはMVM優位に発現する一方，system LはST細胞層の両側に発現しているが，LAT1はMVMに，LAT2，LAT3，LAT4はBMにみられる．IUGRではMVMのsystem A活性が低下し，MVMとBM双方のsystem Lも減少する．このことは，IUGRにおいて必須アミノ酸であるロイシンやフェニルアラニンの胎盤輸送が低下している所見と一致している．一方，肥満母体，GDM母体ではMVMのsystem A活性が増加するとの報告もある．

栄養膜細胞には哺乳類ラパマイシン標的蛋白質（mammalian target of rapamycin；mTOR）シグナル経路が存在し（図3）[3]，母体血中のインスリン，酸素，アミノ酸などにより調節を受け伝達される．IUGR胎盤においてmTOR活性は制限され，栄養膜における栄養素や酸素レベルが低くなる原因となる．一方，巨大児を出産する肥満母体では，胎盤におけるmTORシグナルとアミノ酸トランスポーターの活性が亢進している．インスリン，レプチン，IGF-1やmTORシグナルは，system Aやsystem Lにとって正の調節因子であるが，ストレスや低栄養で上昇する

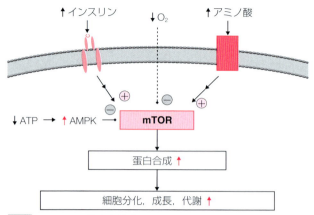

図3 mTORシグナル経路
[Larque E, et al.：Placental regulation of fetal nutrient supply. Curr Opin Clin Nutr Metab Care 2013；16：292-297. をもとに作成]

コルチゾールはアミノ酸輸送を抑制する．

d 脂肪酸の胎盤輸送

脂肪酸は中枢神経の発達を含む胎児の成長と脂肪蓄積において，多くの重要な役割を担っている．一方，胎児はブドウ糖からいくつかの飽和脂肪酸や一価不飽和脂肪酸を合成することができる．胎児にとって必須脂肪酸であるリノール酸〔linoleic acid（18：2 n-6）〕やα-リノレン酸〔α-linoleic acid（18：3 n-3）〕だけでなく，ドコサヘキサエン酸〔docosahexaenoic acid；DHA（22：6 n-3）〕などほかの長鎖多価不飽和脂肪酸（long chain polyunsaturated fatty acids；LCPUFA）も胎内で脳のgrowth spurt（急成長）の時期にあわせて必要量が増加する．LCPUFAは胎児だけでなく胎盤の発達にも重要であり，正常な胎盤形成や栄養膜機能に必要不可欠な核内受容体であるレチノイドX受容体（retinoid X receptor）やペルオキシゾーム増殖剤活性化受容体（peroxisome proliferator activated receptor）の強力な刺激因子である．母体循環において，脂肪はおもにトリグリセライド（triglyceride；TG），リン脂質，コレステロールエステルとして存在する．TGはSTを通過することができず，胎盤TGリパーゼとして，MVMにリポ蛋白リパーゼ（lipoprotein lipase；LPL）や血管内皮リパーゼが存在し，母体血中のTGを遊離脂肪酸（free fatty acid；FFA）へと加水分解する（図2）[2]．血管内皮リパーゼはHDL，LDL，VLDL脂質も代謝する．妊娠末期においても血管内皮リパーゼは継続して発現しているが，栄養膜でのLPL活性はみられない．FFAはFFA輸送蛋白を介して子宮内に取り込まれる．

FFA輸送に関連する蛋白として，脂肪酸輸送蛋白（fatty acid transport protein；FATP），脂肪酸トランスロカーゼ（fatty acid translocase；FAT/CD36），細胞膜脂肪酸結合蛋白（plasma membrane fatty acid binding protein；FABPpm），脂肪酸結合蛋白（fatty acid binding protein；FABP）があげられる（図2）[2]．FATPは必須の膜蛋白で，長鎖脂肪酸の取り込みに重要である．6種類のFATPファミリーがあり，うち5種（FATP1～4と6）が胎盤に発現している．FATP1と4の発現は母体血中，臍帯血，胎盤リン脂質のDHAレベルに関連することから，長鎖脂肪酸の輸送に重要な役割を担っていると考えられている．FAT/CD36はFATPによる脂肪酸の取り込みを促進している．FATPやFAT/CD36はMVM，BM双方に分布し，ST層のFFA輸送に関与している．一方で長鎖脂肪酸に親和性の高いFABPpmはMVMにのみ分布している．また，5種のFABPファミリー（FABP1～5）が胎盤に発現しており，FFAの細胞質内移動を担当し，エステル化，β酸化，胎児への輸送に関与している．脂肪酸輸送に関与する蛋白の発現や活性もインスリンやIGF-1，レプチンの影響を受けている．GDMの胎盤ではFAT/CD36は上昇するが，FATP4，H-FABP，L-FABPは低下し，母体血中のLCPUFAレベルは正常範囲であるが，児の血漿リン脂質中LCPUFAレベルは低下している．IUGRではMVMのLPL活性が低下しており，IUGRにおける血漿LCPUFAの胎児/母体比が低下している所見と一致している．一方，胎児過成長を伴う1型糖尿病母体ではLPL活性が増加する．FABP1発現も1型糖尿病やGDM母体で増加している．

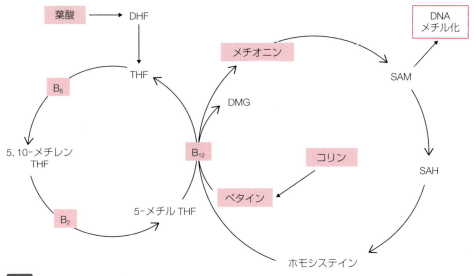

図4 one carbon metabolism
DHF：ジヒドロ葉酸，dihydrofolate
THF：テトラヒドロ葉酸，tetrahydrofolate
DMG：ジメチルグリシン，dimethylglycine
SAM：S-アデノシルメチオニン，S-adenocylmethionine
SAH：S-アデノシルホモシステイン，S-adenocylhomocysteine
[Anderson OS, et al.：Nutrition and epigenetics：an interplay of dietary methyl donors, one-carbon metabolism and DNA methylation. J Nutr Biochem 2012；23：853-859. をもとに作成]

e コレステロール/リポ蛋白の胎盤輸送

　コレステロールは，細胞膜の必須構成成分あるいはステロイドホルモンの前駆体として，胎児の発達に重要な役割を担っている．胎児も内因性にコレステロールを合成することができるが，胎盤は母体血中のLDL，HDL，VLDLといったリポ蛋白からコレステロールを取り込んでいる．妊娠後期では母体から移行したコレステロールの22〜40％が胎児のコレステロール貯蔵に寄与している[4]．STには，LDL受容体，スカベンジャー受容体（scavenger receptor）class B type I（SRBI），VLDL受容体といったリポ蛋白に特異的な受容体が発現している．胎盤から胎児へのコレステロール輸送はATP結合カセット蛋白（ATP-binding cassette protein）A1やG1（ABCA1，ABCG1）といった輸送体を通じて行われる．胎児血管内皮細胞にはABCA1，ABCG1双方が，MVMにはABCA1が，BMにはABCG1が発現している．IUGRの胎盤ではLDL受容体やSRB1の発現が変化しているとの報告もある．

f 胎児期の低栄養と長期予後

　胎児期の低栄養が長期間にわたりヒトの健康に影響を及ぼすことを，エビデンスとして最初に示した第二次大戦中のオランダ飢餓に関する大規模コホート研究では，妊娠初期に飢餓にさらされた妊婦から出生した若年男性において，肥満発生のリスクが有意に上昇したが，妊娠後期や生後早期に飢餓にさらされた男性では肥満発生が減少したと報告されている[5]．その後，Barker，OsmondらがイギリスのI死亡診断書データについての大規模調査を行い，低体重で出生した男女ともに心血管疾患などによる死亡率が高いことを報告したことをきっかけにDOHaD（developmental origins of health and disease）という概念が発展し[6]，さまざまなコホート研究から，低出生体重に代表されるような胎児発達の障害は，人的資本（低身長，筋肉量低下，認知機能低下，教育水準の低さなど），疾病のリスク因子（高血圧，中心性肥満，インスリン抵抗性，呼吸機能低下，糸球体濾過率低下，免疫能低下など），疾病の罹患（2型糖尿病，冠動脈疾患，慢性腎疾患など）にも関与することがあきらかとなった．胎児期の成長不良だけでなく小児期の過度な体重増加が加わることも，肥満，冠動脈疾患，高血圧，2型糖尿病などの発症リスク上昇

に影響すると考えられている．胎児低栄養が将来の疾病発症に及ぼす影響のメカニズムとして，受精周辺〜妊娠初期のように胎児組織が発達する特異的な時期の不適切な栄養が，永続的な細胞数減少あるいは構造の障害を惹起することがあげられる．典型例として，腎発生時期の蛋白欠乏妊娠動物モデルにより，ネフロン数の減少を伴う仔が出生し，のちに高血圧をきたすことがあげられる．動物モデルではさらに，胎児低栄養による膵臓，肝臓，視床下部のリモデリングが報告されている．視床下部は食欲や食行動の調節中枢であり，その障害がレプチンやインスリンといった胎児成長因子の調節にも影響を及ぼしている．

g エピジェネティクスと one carbon metabolism

エピジェネティクス(epigenetics)とは，DNA塩基配列の変化を伴わずに遺伝子発現の変化が細胞分裂を経て安定的に伝達される現象であり，DNAメチル化やヒストン修飾がその代表である．胎児期における栄養環境の変化が関連遺伝子のDNAメチル化を介して，代謝表現型に影響するといった研究が数多くなされている．たとえば，ラットモデルで妊娠母ラットの蛋白摂取を制限することでエネルギーや脂肪代謝に関与する特異的な遺伝子のメチル化と発現が変化することで仔ラットに高血圧や体脂肪増加が惹起される．ヒトにおいて前述のオランダ飢餓では，受精周辺期に飢餓に曝露した母体から出生した60歳前後を対象とした研究で，胎児発育に重要なIGF-2遺伝子のエピジェネティクス変化が存続しているとの報告がある[7]．しかし，栄養環境の変化がどのようにしてDNAメチル化変化をきたすのか，詳細な分子機序は解明されていない．近年，栄養素とDNAメチル化を結びつける機構としてone carbon metabolismが注目されている(図4)[8]．one carbon metabolismを担う栄養素(葉酸，メチオニン，ビタミンB_{12}，ビタミンB_6など)はDNAメチル化をもたらし，エピゲノム制御機構へ作用する．特にメチオニン代謝経路のS-adenosylmethionineはDNAメチル化とヒストンメチル化においてメチル基供与体として働く重要な代謝産物である．葉酸はこれまでも受胎前からの摂取(プテロイルモノグルタミン酸として400μg/日)が神経管閉鎖障害のリスク低減に有効であることが知られてきたが，今後は母体におけるone carbon metabolismを担う栄養素の欠乏と妊娠経過，胎児発育，児の長期予後との関連についてのエビデンス集積が期待される．

❖ 文　献

1) Gaccioli F, et al.：Placental Nutrient Transport and Intrauterine Growth Restriction. Front Physiol 2016；7：40.
2) Brett KE, et al.：Maternal-fetal nutrient transport in pregnancy pathologies：the role of the placenta. Int J Mol Sci 2014；15：16153-16185.
3) Larque E, et al.：Placental regulation of fetal nutrient supply. Curr Opin Clin Nutr Metab Care 2013；16：292-297.
4) Pitkin RM, et al.：Cholesterol metabolism and placental transfer in the pregnant Rhesus monkey. J Clin Invest 1972；51：2584-2592.
5) Ravelli GP, et al.：Obesity in young men after famine exposure in utero and early infancy. N Engl J Med 1976；295：349-353.
6) Osmond C, et al.：Early growth and death from cardiovascular disease in women. BMJ 1993；307：1519-1524.
7) Tobi EW, et al.：Prenatal famine and genetic variation are independently and additively associated with DNA methylation at regulatory loci within IGF2/H19. PLoS One 2012；7：e37933.
8) Anderson OS, et al.：Nutrition and epigenetics：an interplay of dietary methyl donors, one-carbon metabolism and DNA methylation. J Nutr Biochem 2012；23：853-859.

［東海林宏道］

第3章 発育段階別・年齢別・階層別の栄養の基礎知識

 # 授乳期における母親の栄養
mother nutrition during lactation

ポイント

- 授乳期は妊娠中に増加した体重が徐々に減少するが，泌乳による喪失からのエネルギーと栄養素の必要量が増える．
- 授乳期における母親の栄養を栄養素レベルだけでなく，具体的な食品レベルと料理レベルまで理解することが大切である．
- 授乳期の母親は規則的な食生活を望めないので，健康の維持には家族や周囲の人々の支援が必要である．

I 授乳中の母親の食生活

a 望ましい食生活

1 食事摂取基準と食事バランス

授乳期は妊娠中に増加した体重が徐々に減少するが，泌乳による喪失から，エネルギーと栄養素の必要量が増える．このため出産後の体重減少のみをめざすだけでなく，母体の健康の維持と児の健全な発育に必要な母乳分泌を得られるような食生活を目指すことが望ましい．そのために必要とされるエネルギーおよび各栄養素の摂取量（付加量）の食事摂取基準を示した〔資料D 日本人の食事摂取基準（2015年版）データ〕．

1）授乳婦の推定エネルギー必要量

授乳婦の推定エネルギー必要量（kcal/日）は，エネルギーにおいては，正常な妊娠・分娩を経た授乳婦が，授乳期間中に妊娠前と比べて余分に摂取すべきと考えられるエネルギーを授乳婦のエネルギー付加量としている．

> 授乳婦のエネルギー付加量（kcal/日）＝母乳のエネルギー量（kcal/日）－体重減少分のエネルギー量（kcal/日）[1]

母乳のエネルギー量は泌乳量＝哺乳量（0.78 L/日）とみなし，母乳中のエネルギー含有量を663 kcal/L として，

> 母乳のエネルギー量（kcal/日）＝0.78 L/日×663 kcal/L≒517 kcal/日[1]

体重減少分のエネルギーを体重1 kg あたり 6,500 kcal，体重減少量を 0.8 kg/月として，

> 体重減少分のエネルギー量（kcal/日）＝6,500 kcal/kg 体重×0.8 kg/月÷30 日≒173 kcal/日[1]

その結果，付加量は 517－173＝344 kcal/日となり平滑化により 350 kcal/日としている．

2）授乳婦の食事摂取基準（たんぱく質，脂質，炭水化物）

・たんぱく質[1]

妊娠によるたんぱく質蓄積残と体重増加残に対するたんぱく質付加量とは相殺されるものとし，泌乳に対する付加量のみとしている．

1日の平均哺乳量を 0.78 L/日，平均母乳中のたんぱく質濃度 12.6 g/L，食事性たんぱく質から母乳たんぱく質への変換効率を 70％とし付加量（推定平均必要量）は，（12.6 g/L×0.78 L/日）÷0.70＝14.04 g/日，平滑化を行って 15 g/日），付加量（推奨量）は推奨量算定係数 1.25 を仮定して，17.6 g/日となり平滑化にて 20 g/日としている．

・脂 質[1]

2007年から2011年までの国民健康・栄養調査における授乳婦のn-6系脂肪酸，n-3系脂肪酸摂取量の中央値が，授乳婦の大多数で必須脂肪酸としての欠乏症状が認められない量で，かつn-6系脂肪酸およびn-3系脂肪酸を十分に含む母乳を分泌できる量と考え，それぞれ 9.0 g/日，1.8 g/日を目安量としている．

・炭水化物[1]

非妊娠時の摂取基準であるエネルギー比 50〜65％に準じ付加量はない．

表1 身体活動レベルⅡ女性・授乳婦の食品構成（例）

食品群	乳・乳製品	卵	魚介・肉	豆・豆製品	野菜	果物	芋	穀類	油脂	砂糖
18～29歳	250	50	100	80	350	200	100	260	20	10
30～49歳	250	50	100	80	350	200	100	270	15	10
授乳婦	250	50	150	150	350	200	100	320	20	10

1) 野菜はキノコ・海草を含む．また野菜の1/3以上は緑黄色野菜をとることとする　　　　　　　　　（単位g）
2) エネルギー量は「日本人の食事摂取基準（2015年版）」の参考値・推定エネルギー必要量の約95％の割合で構成してある
3) 食品構成は「日本の食品標準成分表2015年版（七訂）」で計算

[香川芳子（監修）：4つの食品群の年齢別・性別・身体活動レベル別食品構成（参考表）．七訂 食品成分表2016．女子栄養大学出版部，2016：80．]

さて，エネルギーおよび栄養素レベルでの食事摂取基準を日常生活で摂取するためには食品レベル（**表1**)[2]，料理レベル（**第13章 Column 食事バランスガイド**参照）で何をどのくらい食べたらよいのかを把握する必要がある．たとえば「1日○○kcalとりなさい」と言われるより「牛肉50g程度」あるいは「親子丼1人前」を食べなさいと具体的に示されたほうが日々の生活に取り入れやすい．このような実生活で実践しやすい方法に「食品群別年齢別・性別・活動レベル別食品構成」（**表1**)[2]や「食事バランスガイド」（**第13章 Column 食事バランスガイド**参照）の利用がある．

なお水分の補給は，喉の乾きを感じたらそのたびに行うようにする．しかし甘味飲料，カフェインを含む飲料の多飲は控える．

2 規則的な食生活を望めない授乳期の母親

生まれてまもない新生児は，昼夜関係なく授乳と睡眠を中心に生活する．授乳リズムが確立するのは，生後1，2か月頃といわれるが個人差が大きい．生後6か月頃になると昼起きている時間が長くなり，夜まとまって寝るようになるが，夜中と夜明けの授乳はまだある場合が多い．これにより母親の睡眠リズムは分娩前に比べ著しく不規則になる．それに加え頻回の授乳は，母親の食事リズムを崩す．このため授乳期間には，こまめに寝ること，授乳と授乳の合間に手軽に食べられるものを準備しておくことが母親の健康維持には欠かせない．そのためには家族や周囲の人々の支援が必要である．

ⓑ 摂取に気をつけたい栄養素とその対応

授乳中も食事摂取基準に示された各栄養素を適量摂取することが求められるが，ここでは，不足しないよう気をつけたい鉄，カルシウム，亜鉛，葉酸，ビタミンDと過剰摂取に注意したいヨウ素について解説する．

表2 鉄を多く含む食品

ヘム鉄
- 魚や肉（動物性食品）に含まれる鉄分
- 15～30%（吸収率）
- しじみ・あさり・かき・レバー・牛赤身肉・かつお・まぐろなど

非ヘム鉄
- 野菜や穀類（植物性食品）に含まれる鉄分
- 2～20%（吸収率）
- ほうれん草・小松菜・春菊・ブロッコリー・からし菜など

1) 不足に気をつける栄養素

・**鉄**

食事摂取基準における授乳婦の付加量（推奨量）は2.5mg/日である．この値は授乳による損失分として，母乳中濃度と泌乳量と推奨量算定係数1.2の積である．母乳中の鉄は母親の食物の摂取状況および体内貯蔵量による影響を受けない．しかし母親の健康維持には鉄を不足することなく摂取することは大切である．

食品に含まれる鉄にはヘム鉄と非ヘム鉄があり，ヘム鉄は吸収率がよいが，非ヘム鉄はよくない（**表2**）．非ヘム鉄は動物性たんぱく質やビタミンCとともに摂取すると吸収率が上昇する．

・**カルシウム**

授乳中は，母親の腸管でのカルシウム吸収率が非妊娠時に比べ軽度に上昇し，尿中カルシウム排泄量は減少する．このため食事摂取基準では授乳婦のカルシウム付加量はない．しかしこれは非妊娠時の推奨量（650mg/日）を摂取していることを前提としている．ところが日本人の平均的なカルシウム摂取量は少ないことはかねてより指摘されている．母乳中のカルシウムは母親の食物の摂取状況および体内貯蔵量による影響は受けない．しかし母親の健康維持，増進のためにカルシウムを不足することなく摂

取する必要がある．

カルシウムを多く含む食品は，牛乳・乳製品(牛乳，チーズ，ヨーグルト)，小魚(干しえび，わかさぎ，しらす干し)，野菜(小松菜，菜の花，モロヘイヤ)，その他(生揚げ，ひじき)であり，吸収率は牛乳・乳製品，小魚，野菜の順によい．またカルシウムの吸収率に影響を与える成分として，吸収を阻害するものは，シュウ酸(ほうれん草などに多いが茹でれば減じる)，フィチン酸(豆，穀類に多い)，過剰のリン(加工品などの添加物にも多い)，過剰の食物繊維(サプリメントのとり過ぎに注意)，過剰のたんぱく質である．

一方，カルシウムの吸収を促進する成分は，Cpp(カゼイン・ホスホ・ペプチド：牛乳中のたんぱく質)，ビタミンD，クエン酸，適量のたんぱく質である．食べ合わせも考慮する．

・亜鉛

授乳婦の付加量(推奨量)は3 mg/日である．これは日本人の母乳中の亜鉛濃度と哺乳量から亜鉛損失量を求めこれを補う量である．母乳中の亜鉛は母親の食物の摂取状況および体内貯蔵量による影響は受けない．しかし母親の健康の維持には亜鉛を不足することなく摂取することが大切である．

亜鉛を多く含む食品の代表はかきである．このほかの魚介類ではたにし，ほや，ほたて貝，ずわいがに，からすみ，肉類では豚レバー，牛肩肉，牛もも肉，ラム肩肉，そのほかでは玄米ご飯，胚芽精米ご飯，糸引き納豆などに多く含まれる．

・葉酸

妊娠中に発生した大球性貧血は妊娠が終わると自然に治癒することから，妊娠は葉酸の必要量を増大させることが知られている．しかし授乳期では泌乳量に考慮すればよいとされる．このため授乳婦における付加量(推奨量)100 μg/日は，母乳中の葉酸濃度に哺乳量をかけ，相対生体利用率(50%)で割って算定したものである．しかし母親の健康の維持には葉酸を不足することなく摂取することは大切である．

葉酸を多く含む食品は，レバー，グリーンアスパラガス，からしな，枝豆，いちご，マンゴー，ほうれん草，ブロッコリー，納豆，さつまいもなどである．

・ビタミンD

授乳婦においては，母乳栄養児でビタミンD不足によるくる病，低カルシウム血症が報告されていることから，ビタミンD活性代謝物を含む母乳中ビタミン濃度3.0 μg/Lに泌乳量を乗じ平滑化して2.5 μgを加え目安量を8.0 μg/日としている．

ビタミンDを多く含む食品は，さけ，さんま，ちりめんじゃこ，きくらげなどである．

2) 過剰摂取に気をつける栄養素

・ヨウ素

母乳中のヨウ素は母親の摂取状況の影響を受ける．授乳中の母親によるヨウ素の過剰摂取が原因で，新生児もしくは乳児に甲状腺機能低下が生じることが知られている．授乳婦は間欠的な高ヨウ素摂取(昆布製品)にも注意する必要がある．昆布にはヨウ素が多く含まれ，生100 gで131 mg含まれるというデータがある．昆布だしにもヨウ素は含まれる．また昆布以外の海藻類(わかめ，青のり，あまのりなど)にも生100 gで5〜7 mg程度含まれる．日本人は海産物を取り入れた食習慣が伝統的にあるため，ヨウ素を多く摂取してきている．これまでに不足の報告はなく，欧米人に比べて過剰摂取による影響は出にくいといわれる．しかし授乳中は新生児，乳児への影響を考えて過剰摂取は控える．

C 授乳に悪影響を与える嗜好

・アルコール

アルコールは飲酒後30〜60分後に血中濃度が最高になり，母体血中濃度の90〜95%が母乳に検出される．そして，飲酒量の2%が乳児に移行する．アルコールによる影響として，児の睡眠パターンが変化することがある．また，母乳中に慢性的にアルコールが入っていると，児の発達に悪影響を与える．飲酒量が多い場合や，長期にわたる場合には，プロラクチン分泌も低下し，母乳分泌量も減少することが知られている．授乳中は禁酒することが好ましい．

・カフェイン

コーヒー，紅茶，緑茶，チョコレート，コーラ，栄養ドリンクなどに含まれている．カフェインは母乳中へ移行する．摂取したカフェインの0.06〜1.5%が母乳を通じて新生児や乳児に移行する．カフェイン濃度は摂取後15〜30分で最高値を示す．カフェインの半減期は乳児では80時間と長く，新生児期にはさらに延長するため，過剰摂取には注意する必要がある．乳児に移行した場合の影響は，易刺激性，不眠とされる．

また，授乳婦のカフェイン摂取量が800 mg/日以上になると，乳幼児突然死症候群(sudden infant death syndrome；SIDS)の発症率は非摂取者に比べ約5倍

表3 飲み物に含まれるカフェイン量

飲み物	分量	カフェイン量(mg)
コーヒー(ドリップ)	150 mL	130
コーヒー(ドリップ)インスタント	150 mL	65
紅茶	150 mL	30
緑茶	150 mL	30
ほうじ茶	150 mL	30
ウーロン茶	150 mL	30
玉露	150 mL	180
エスプレッソ	30 mL	82
麦茶	150 mL	0
コーラ(ゼロカロリー)	350 mL	35
コーラ	350 mL	15
栄養ドリンク	100 mL	50
ホットココア	150 mL	50

抽出方法の条件の違いによってカフェイン含有量は異なる

に増加するという報告もあるため,注意が必要である.

一般的な飲み物に含まれるカフェイン量を表3に示した.

・たばこ

授乳中の喫煙により,母乳分泌量の減少やプロラクチン分泌の低下が報告されている.母乳を介してニコチンなどの有害な化学物質が新生児や乳児に吸収される.母親の血液中のニコチン濃度は同居者の喫煙による受動喫煙によっても増加する.新生児や乳児の受動喫煙も問題である.同居者が喫煙している家庭では,喫煙していない家庭に比べて,子どもの呼吸器疾患の発症頻度はあきらかに多い.さらにSIDSの発症リスクは,両親の喫煙により,非喫煙者の家庭に比べ,約4.7倍に高まる.副流煙の問題もあることから,母親ばかりでなく同居者も禁煙することが望ましい.

❖ 文　献

1) 菱田　明ほか(監修):日本人の食事摂取基準 厚生労働省「日本人の食事摂取基準2015年版」策定検討会報告書.第一出版,2015.
2) 香川芳子(監修):4つの食品群の年齢別・性別・身体活動レベル別食品構成(参考表).七訂 食品成分表2016.女子栄養大学出版部,2016:80.

❖ 参考文献

・山本よしこ:より良い母乳を出す食事は存在するか?－食べ物神話から母親を解放しよう－.小児科臨床 2008;61:1367-1373.
・柳澤正義(監修):授乳中の母親への生活支援のポイント.授乳・離乳の支援ガイド 実践の手引き.母子保健事業団,2008:48-53.
・香川芳子(監修):七訂 食品成分表2016.女子栄養大学出版部,2016.
・上田玲子(編著):第3版 子どもの食生活.ななみ書房,2018.

　　　　　　　　　　　　　　　　　　　　　[上田玲子]

第3章 発育段階別・年齢別・階層別の栄養の基礎知識

C 乳児期
infantile nutrition

ポイント

- 乳児期は乳汁から離乳食への移行期であり，舌の前後の動き中心の吸啜運動に続き，舌が上下・左右に動くようになり，咀嚼運動が発達する．
- 母乳育児推進のために，「母乳育児を成功させるための10か条」(1989年，UNICEFとWHO共同声明)が提唱され，その実践施設は「赤ちゃんにやさしい病院」として認定されている．
- 「授乳・離乳の支援ガイド」では，授乳・離乳を通して母子の健康維持とともに，母子のかかわりがすこやかに形成される支援を策定のねらいの1つとしている．
- 離乳の必要性として，エネルギー・栄養素の補給，消化機能の増強，摂食機能の発達を助長，精神発達の助長，正しい食習慣の確立があげられる．
- 食事の量の評価は，成長曲線のグラフに体重や身長を記入して，成長曲線のカーブに沿っているかどうかで判断する．

I 乳児期の栄養・食生活の特徴

乳児期の栄養・食生活は，生命の維持とともに，発育という大きな特性がある．これは，代謝機能，消化・吸収機能，また，エネルギーや栄養素などの必要量にも影響し，一般成人と異なるさまざまな特徴を有する．

乳児期の栄養・食生活のおもな特徴としては，①エネルギー，栄養素の必要量が多いこと，②適正な栄養量の幅が狭く，過不足時の影響が大きいこと，③乳児期には，消化・吸収機能，代謝機能が未熟であること，④疾病や感染に対する抵抗力が弱いこと，⑤味覚，食習慣の形成期であること，⑥個人差が大きいことなどがあげられる．

なお，成長は継続的なものであり，その時点だけの成長をみて，「点」として評価することは慎まなければならない．出生時からの変化を捉えるために成長曲線を描き，「点」を「線」につなげ，その変化に伴う健康状態・栄養状態・社会的環境などを考慮しながら「面」に広げて，総合的に栄養状態の評価をすることが重要である．

II 乳児期の食べる機能，食行動の変化

a 咀嚼・嚥下機能の変化

乳児が乳首を口にくわえたときに，口唇，歯肉，舌などを動かして乳汁を絞り出す動きを吸啜運動といい，絞り出した乳汁を胃へ送り出す動きを嚥下運動という．吸啜嚥下の協調運動は出生時にはまだ不十分であるが，出生後数日で安定したものになる．

吸啜運動に続いて咀嚼運動が発達する．吸啜運動は舌の前後の蠕動運動が中心であるが，咀嚼運動は舌が前後だけでなく，上下，左右に動く．哺乳による吸啜運動により舌の動きが自然に訓練されると，咀嚼運動の発達も円滑に行われる．

b 食行動の変化

乳児は生後5～6か月までは乳汁で健康を維持し順調な発育をする．しかし，これ以降月齢が進むにつれ，乳児は乳汁以外の一般の食品に対して関心を示してくる．また，生後6～7か月頃になると，多くの乳児に生歯がみられるようになり，形のある食物を口中に入れ，歯や歯茎を刺激することを好むようになる．さらに，この頃になると乳児の成長に伴い増加する栄養要求量を，水分の多い乳汁だけで満た

すことは困難になる．そこで，成長過程の適切な時期を捉え，離乳を開始することで，乳児は乳以外の食物に対して興味をもつようになり，離乳食への移行が容易になる．

III 乳汁栄養

a 母乳栄養

1 母乳栄養の意義

母乳栄養は乳児と母親にとって，最も自然で理想的な栄養法である．また授乳を通したふれあいにより，良好な母子関係の確立にも役立つ．母乳育児の利点を**表1**に示す．

2 母乳の成分

母乳の組成は分娩後少しずつ変化し，10日頃に一定になる．分娩後の3～5日間の母乳を初乳といい，移行乳を経て組成が一定した成熟乳となる．初乳は黄白色の多少粘りがある液体で，たんぱく質，無機質が多く，乳糖は少ない．分泌量は少ないが，免疫グロブリンAやラクトフェリンなどの細菌に対する感染防御物質が多く含まれていたり，胎便の排泄を促す作用ももつ．そのために新生児や低出生体重児には初乳を飲ませることが大切である．

成熟乳は一般に母乳といわれ，淡黄色で甘味をもち分泌量も多い．成熟乳は初乳に比べ乳糖と脂質が多く，授乳期間中の組成はほぼ一定である．初乳より量は少なくなるが感染防御物質のほか，出生後数か月の乳児の発育に必要な栄養素が適量含まれている．

3 母乳育児の支援

1）母乳育児推進への動き

母乳育児は国際的にも積極的に推進されている．しかし，母乳育児を支えていくためには，母子だけではなく，環境設定や周囲の協力などの役割も大きい．母乳育児推進のために，1989年にUNICEFとWHOは共同声明として世界のすべての産科施設に対して，「母乳育児を成功させるための10か条」を提唱している．これは産科医療や新生児ケアにかかわるすべての施設が取り組む，母乳育児を推進するために必要な事項を10か条にまとめたものである（**表2**）．さらに，1991年には，10か条を実践する産科施設を「赤ちゃんにやさしい病院」（Baby Friendly Hospital；BFH）として認定することにより，母乳育児を推進する活動が世界中で開始された．

2）「授乳・離乳の支援ガイド」について

・「授乳・離乳の支援ガイド」策定のねらい

2007年3月，厚生労働省より，「授乳・離乳の支援ガイド」が公表された．このガイドは，授乳編と

表1　母乳育児の利点

乳児にとっての利点	母親にとっての利点
・免疫学的防御作用をもつ ・成分組成が乳児に最適であり，代謝負担が少ない ・2型糖尿病発生リスクが低い ・顔全体の筋肉やあごを発達させる ・信頼関係を育む ・新鮮で衛生的である	・出産後の母体回復を早める ・母性ホルモン（プロラクチン）を分泌させる ・妊娠前の体重への回復を促す ・排卵を抑制する ・精神的安定をもたらす ・乳がん，卵巣がん，2型糖尿病の発生を抑制する ・衛生的，経済的で手間もかからない

著者作成

表2　母乳育児を成功させるための10か条

・母乳育児についての基本方針を文書にし，関係するすべての保健医療スタッフに周知徹底しましょう
・この方針を実践するのに必要な技能を，すべての関係する保健医療スタッフに訓練しましょう
・妊娠した女性すべてに母乳育児の利点とその方法に関する情報を提供しましょう
・産後30分以内に母乳育児が開始できるよう，母親を援助しましょう
・母親に母乳育児のやり方を教え，母と子が離れることが避けられない場合でも母乳分泌を維持できるような方法を教えましょう
・医学的に必要でない限り，新生児には母乳以外の栄養や水分を与えないようにしましょう
・母親と赤ちゃんが一緒にいられるように，終日，母子同室を実施しましょう
・赤ちゃんが欲しがるときに欲しがるだけの授乳を勧めましょう
・母乳で育てられている赤ちゃんに，人工乳首やおしゃぶりを与えないようにしましょう
・母乳育児を支援するグループ作りを後援し，産科施設の退院時に母親に紹介しましょう

［世界保健機構（WHO）と国際児童基金（UNICEF）が共同発表．1989.］

表3 授乳の支援を進める5つのポイント
〜産科施設や小児科施設，保健所・市町村保健センターなど地域のすべての保健医療従事者が，授乳を通して，育児支援を進めていくために〜

1. 妊娠中から，適切な授乳方法を選択でき，実践できるように，支援しましょう
2. 母親の状態をしっかり受け止め，赤ちゃんの状態をよく観察して，支援しましょう
3. 授乳のときには，できるだけ静かな環境で，しっかり抱いて，優しく声をかけるように，支援しましょう
4. 授乳への理解と支援が深まるように，父親や家族，身近な人への情報提供を進めましょう
5. 授乳で困ったときに気軽に相談できる場所づくりや，授乳期間中でも，外出しやすく，働きやすい環境づくりを進めましょう

[厚生労働省：授乳の支援を進める5つのポイント．授乳・離乳の支援ガイド．2007：18.]

表4 母乳育児の支援を進めるポイント
〜もう一度，母乳育児の意味を考え，支援を進めていくために〜

1. すべての妊婦さんやその家族とよく話し合いながら，母乳で育てる意義とその方法を教えましょう
2. 出産後はできるだけ早く，母子がふれあって母乳を飲めるように，支援しましょう
3. 出産後は母親と赤ちゃんが終日，一緒にいられるように，支援しましょう
4. 赤ちゃんが欲しがるとき，母親が飲ませたいときには，いつでも母乳を飲ませられるように支援しましょう
5. 母乳育児を継続するために，母乳不足感や体重増加不良などへの専門的支援，困ったときに相談できる場所づくりや仲間づくりなど，社会全体で支援しましょう

[厚生労働省：授乳の支援を進める5つのポイント．授乳・離乳の支援ガイド．2007：18.]

離乳編から構成され，策定のねらいとして，授乳・離乳への支援が，①授乳・離乳を通して，母子の健康維持とともに，母子のかかわりがすこやかに形成されることが重要視される支援，②乳汁や離乳食といった「もの」にのみ目が向けられるのではなく，1人1人の子どもの成長・発達が尊重される支援を基本とするとともに，③妊産婦や子どもにかかわる保健医療従事者において，望ましい支援のあり方に関する基本的事項の共有化がはかられ，④授乳・離乳への支援が，すこやかな親子関係の形成や子どものすこやかな成長・発達への支援として，より多くの場で展開されることがあげられている．

・授乳の支援に関する基本的考え方および支援のポイント

「授乳・離乳の支援ガイド」では，授乳の支援にあたっては，母乳や育児用ミルクといった乳汁の種類にかかわらず，母子の健康の維持とともに，すこやかな母子・親子関係の形成を促し，育児に自信をもたせることが基本とされている．母乳育児をスムーズに行うことのできる環境（支援）を提供する目標は，「単に母乳栄養率の向上や，乳房管理の向上のみを目指すものではない」としている．

そこで，妊産婦や赤ちゃんにかかわるすべての医療保健従事者が，授乳の支援に関する基本的考え方を理解し，支援を進めるための基本的事項を「授乳・離乳の支援ガイド」では5つのポイントとしてまとめている（**表3**）[1]．

また，母乳育児についても妊娠中から出産後まで継続した支援を進めるポイントが5つ示されている（**表4**）[1]．

4 母乳の授乳法

1）授乳開始時期と授乳間隔

授乳開始時期は母子ともに安定したときとするが，**表2**にも示されているとおり，分娩後30分以内がUNICEF/WHOから勧められている．

授乳法は乳児が欲したときに与える自律授乳法が行われている．しかし，泣けばすぐに与えるような授乳法と自律授乳は異なる．何を欲して乳児が泣いているのか，正しく判断することが大切である．一般的な授乳間隔は，生後1か月間は7〜8回/日程度で，授乳間隔が定まらず不規則である．2〜3か月は3〜4時間おきの5〜6回/日，それ以降は4時間おきの5回/日となり，夜間授乳は次第になくなる．このように健康な乳児では授乳間隔は自然に規則的に定まってくることが多い．

2）授乳時間

1回の授乳時間は15分程度が適当である．はじめの5分間で全量の約60％，次の5分間で約30％，残りの5分間で約10％を哺乳する．はじめの10分間で約90％が哺乳されるので，授乳時間を延長しても哺乳量はほとんど変わらない．授乳時間が長すぎる場合には母乳不足が疑われる．

3）母乳の授乳期間

母乳の授乳期間は母乳保育の栄養的な意義，ならびにスキンシップなどの心理的な面を考慮することが大切である．かつては母親側の理由や都合で母乳の授乳をやめることが多く，「断乳」という言葉が使われていた．近年は，子どもが自発的に母乳を飲ま

なくなるまで母乳育児を続ける「卒乳」の考え方が一般的になっている．母親や母子保健医療関係者の考えで，ある時期になったからとやめさせるのではなく，乳幼児主体で，自然に母乳を欲しがらなくなる時期にやめることが理想である．

5 母乳栄養の問題点

1）母乳不足

母乳不足では，授乳時間の延長，授乳間隔の短縮，便秘，下痢，睡眠障害（夜泣きなど），体重増加不良などがみられる．母親に低栄養，ストレス，疲労などの母乳不足を起こす原因がある場合にはその解決を心がける．原因を除去しても母乳不足が継続する場合には不足分を育児用ミルクで補う．しかし，安易に混合栄養に移行することは慎まなければならない．

2）母乳性黄疸

母乳栄養児の 15～30％には生後 1 週間以内に早期高ビリルビン血症がみられる．また，黄疸が生後 7～10 日頃より増強し，その後 1～2 か月頃まで続き，生後 2 か月過ぎに自然に消失する遷延性高ビリルビン血症（母乳性黄疸）もみられる．母乳性黄疸の原因としては，母乳中の遊離脂肪酸やプレグナンジオールにより，肝臓でビリルビン代謝が低下すること，ならびに小腸でのビリルビン再吸収が増加することが考えられている．

母乳性黄疸においても，母乳を一時中止する必要はないといわれている．しかし，ビリルビン値が一定濃度以上の場合には，注意深い観察と検査が必要である．

3）乳児ビタミン K 欠乏性出血症

発生頻度は高くはないが，母乳栄養児に発症するビタミン K 欠乏症による頭蓋内出血は重篤な脳障害を起こし，予後不良になることが多い．発症原因は母乳中にはビタミン K 含有量が少ないこと，母乳栄養児の腸内にはビフィズス菌が優位で，ビタミン K を産生する腸内細菌の発育は抑制され，ビタミン K の供給が低下していることなどであると考えられている．

予防法として現在は，ビタミン K_2 シロップ 1 mL（2 mg）を出生時（数回の哺乳確立後），産科退院時，1 か月児健診時の合計 3 回，経口投与する方法が，健常正期産児には定着していたが，2011 年に日本小児科学会がガイドラインを示しており，これを参考にして適切にビタミン K_2 剤を投与することで予防可能である〔日本小児科学会：新生児・乳児ビタミン K 欠乏性出血症に対するビタミン K 製剤投与の改訂ガイドライン（修正版）https://www.jpeds.or.jp/uploads/files/saisin_110131.pdf〕．

4）母乳とウイルス感染

ヒト免疫不全ウイルス（human immunodeficiency virus；HIV），ヒト T 細胞白血病ウイルス（human T-lymphotropic virus 1；HTLV-1），肝炎ウイルス，サイトメガロウイルス（cytomegalovirus；CMV）は，母乳育児が母子感染の原因となったり，感染のリスクを高めることがあきらかにされている．

・ヒト免疫不全ウイルス（HIV）

母乳中に含まれる HIV ウイルスは，授乳期間が 5 か月で 3.5％，11 か月で 7.0％，23 か月で 10.3％と，授乳期間が長くなるほど上昇することがあきらかになっていることから，母乳育児は中止する．

・ヒト T 細胞白血病ウイルス（HTLV-1）

成人 T 細胞白血病（adult T-cell leukemia；ATL）は，母乳からの HTLV-1 ウイルスの移行により母子感染を起こす．しかし，①母乳栄養によるキャリア化率が 6.1～12.8％であり，人工栄養でも 2.9～5.7％のキャリア化がみられること，②人工乳と短期間母乳保育で，キャリア化に差がみられないこと，③直接授乳による母子関係の確立がきわめて重要であること，④ATL の発症率が低い（40 年以上の潜伏期を経て，男性 5％，女性 2％と推定）ことがあきらかになっている．そこで，①～④を医療関係者が保護者に説明して，A．人工栄養哺育，B．短期間母乳哺育（3 か月），C．冷凍母乳（−20℃で 12 時間），D．加熱母乳（56℃で 30 分：一般家庭での実施は困難）の方法を示し，A～D の選択は保護者にゆだねる．

・肝炎ウイルス

A，D，E 型肝炎ウイルスは，授乳により母子感染率は有意に増加しないので，母乳保育を中止する必要はないと考えられている．

B 型肝炎ウイルス（hepatitis B virus；HBV）母子感染は，キャリア化率に人工乳と母乳で有意な差がみられないことから，乳首に傷や出血がある場合以外は，授乳は問題ない．

C 型肝炎ウイルス（hepatitis C virus；HCV）は，母乳中のウイルス量が少なく，感染源としての意義は少ないと考えられ，一般的には授乳は問題ないとされる．しかし，母体が HCV の症候性感染の際にはウイルス排泄量が多く，母乳を介して母子感染の危険があるために，授乳を中止すべきとの報告もあり，注意が必要である．

表5 育児用ミルクを母乳に近づけるための工夫

栄養素	母乳に近づけるための工夫
たんぱく質	育児用ミルクの原料の牛乳のたんぱく質は，カゼインの割合が多い．カゼインは胃酸で凝固して固くなり，消化しにくい．そこで，乳児の負担を軽減するために，カゼインを減量し，母乳に多い乳清たんぱく質を増加させている
脂質	牛乳中の脂肪の消化・吸収性の改善，中枢神経系の機能発達，アトピー性皮膚炎の改善などに良好な役割をはたす不飽和脂肪酸を含む植物油（大豆油，サフラワー油，ヤシ油など）に置換している 必須脂肪酸のリノール酸とα-リノレン酸からはそれぞれ，アラキドン酸（AA）とドコサヘキサエン酸（DHA），エイコサペンタエン酸（EPA）が誘導される．AAとDHAは中枢神経系や網膜の脂肪酸組成のなかで占める割合が高い．そこで，リノール酸，α-リノレン酸，AA，DHAが添加されている
炭水化物（糖質）	乳糖とオリゴ糖を添加して，母乳の組成に近づけている 乳糖はエネルギー源であるとともに，中枢神経系発達や腸内乳酸菌の生育を促進し，ビフィズス菌の増加を促すオリゴ糖は感染防御因子として重要な働きをする
ビタミン	母乳の組成に近づけるために，種々のビタミンが規格にあわせて調整されている ビタミンA，Dは「食品添加物：強化剤」に指定され，添加物の基準に適合したビタミン原料を使用している ビタミンEは大豆油，なたね油など，ビタミンKは大豆油などを配合することにより，天然の形で増強している
ミネラル	牛乳中のカルシウムとリンの含有量は母乳に比べ高い．特にリンの比率が高いので，それを母乳に近い比率に改善している 亜鉛や銅も添加されている

［柳澤正義（監修）：授乳・離乳の支援ガイド 実践の手引き．母子保健事業団，2008：29．をもとに作成］

・サイトメガロウイルス（CMV）

CMVは母乳中に排泄され，授乳によって感染が起こる．しかし，成熟児では不顕性感染のために，授乳は問題ない．しかし，低出生体重児では，母乳がCMVの感染源になり，低出生体重児の37%で，CMVの経母乳感染が起こる．また，その半分が症候性感染を起こしたとの報告もあるために注意が必要である．

6 冷凍母乳

授乳は乳房から乳児が直接吸うことが本来の姿であり，冷凍母乳の利用は次善の策である．しかし，清潔に搾乳し，市販の母乳パックに移して-20℃以下の冷凍庫で保存すれば，リンパ球などの細胞成分活性は失われてしまうが，そのほかの成分は3か月の冷凍保存後でも生母乳とほとんど変化は生じない．保存期間は-20℃で1か月，-80℃で1年間とされている．

解凍は自然解凍が原則であるが，流水や約40℃の保温槽を用いた解凍方法も用いられる．電子レンジや熱湯につけて解凍すると，母乳中の免疫物質であるラクトフェリン，リゾチームなどの生理活性が失われるため，それらによる解凍は避ける．

b 人工栄養

1 育児用ミルクの基礎知識

母親，子どもの健康状態や社会的な理由などから母乳栄養が行えず，乳児の栄養が母乳以外の乳汁で行われる場合を人工栄養という．現在，乳汁としては育児用ミルクが用いられている．

育児用ミルクとは，育児用粉乳（調製粉乳）のことを指し，おもに牛乳を原料とするものが一般的である．

現在市販されている育児用ミルクは，母乳を目標として，その栄養成分に近づけるよう開発努力が継続中である．しかし，完全な母乳代替品というまでには至っていないのが現状である．育児用ミルクを母乳に近づけるための工夫を**表5**[2]に示す．

2 育児用ミルクの種類

育児用ミルクを大別すると，一般的な調製粉乳，生後9か月以降の乳幼児に牛乳の代替品として開発されたフォローアップミルク（乳製品）がある．そのほかに，医師の指導に基づき与える特殊ミルクがある．育児用ミルクの種類と特徴を**表6**[3]に示す．

なお，乳児用液体ミルクの普及実現に向けて，許可基準の設定・施行が，消費者庁より2018年8月8日に公表された．

表6 育児用ミルクの種類と特徴

育児用ミルクの種類			特徴
調製粉乳	乳児用調製粉乳		・母乳の代替品として、牛乳の成分を母乳に近づけるよう改善した育児用ミルク
	フォローアップミルク		・乳幼児用調製粉乳よりたんぱく質、カルシウム、鉄、ビタミン類が多く、牛乳の代替品として開発された。使用する場合は生後9か月以降である ・成分は牛乳に近く、不足する鉄やビタミン類を添加しているが、亜鉛と銅の添加は許可されていない ・離乳食、幼児食の食べ方が少なく、鉄の不足が懸念されるときに用いる
	低出生体重児用粉乳		・低出生体重児の栄養も母乳を理想としている。早産児の母乳を参考に、たんぱく質、糖質、灰分は多く、脂肪を減らしてある。添加ビタミンも多い ・出生体重が1.5kg以下の場合に用いられる
市販特殊ミルク	牛乳アレルゲン除去粉乳	たんぱく質分解乳	・人工的に、たんぱく質を分子量の小さいペプチドやアミノ酸に分解し、抗原性を低減させたもの ・アレルギー治療用ミルクに比べ、風味がよく飲みやすい
		アミノ酸混合乳	・20種類のアミノ酸をバランスよく配合した粉末に、ビタミン・ミネラルを添加したもの。牛乳のたんぱく質を全く含まないアレルギー治療用ミルク
	大豆たんぱく調製乳		・牛乳のたんぱく質に対するアレルギー児用のミルク ・大豆を主原料とし、大豆に不足するメチオニン、ヨウ素を添加し、ビタミンとミネラルを強化
	無乳糖粉乳		・乳糖分解酵素欠損や乳糖の消化吸収力の減弱時に使用し、下痢や腹痛を防ぐ ・糖質をブドウ糖まで分解してあるので、乳糖を含まない
	低ナトリウム粉乳		・心臓、腎臓、肝臓疾患児用 ・浮腫が強度のときに使用する。ナトリウムを1/5以下に減量
	MCT乳		・脂肪吸収障害児用ミルク ・炭素数6〜10の中鎖脂肪酸(MCT)のみを脂肪分として用い、水に可溶であるため、一般の脂肪の消化・吸収に必要とされるリパーゼによる加水分解や小腸内のミセルやカイロミクロンの形成を必要とせず、容易に吸収される
市販外特殊ミルク	登録特殊ミルク		・「特殊ミルク共同安全開発委員会」が、開発・供給・登録を行った先天代謝異常症用のミルク。糖質代謝異常、たんぱく質アミノ酸代謝異常、有機酸代謝異常、電解質代謝異常、吸収障害などを対象とし、厚生労働省と乳業メーカーの協力で公費負担で提供している
	登録外特殊ミルク		・各種代謝異常の治療に必要な特殊ミルクを乳業メーカーの負担で無償で提供している
	薬価収載の特殊ミルク		・アミノ酸代謝異常用と糖質代謝異常用に医薬品として薬価収載している特殊ミルク

和泉裕久「育児用調整乳の過去・現在・未来」『Milk Science』vol. 58, 2009. pp.169-175, 『特殊ミルク情報』52号, 2016, pp.95-97などを参考に作成
[堤　ちはるほか：乳児期の授乳・離乳の意義と食生活. 子育て・子育ちを支援する子どもの食と栄養. 萌文書林, 2018：102. より改変]

3 使用上の特徴

①単一調乳：砂糖など添加する必要はなく、粉乳だけで調乳する。
②単一処方：特別な場合を除き、各月齢ともほぼ同一濃度調乳する。
③自律授乳：母乳栄養と同様、あらかじめ量を決めないで、乳児の食欲にあわせて欲しがるだけ飲ませる。

4 育児用ミルクの調乳法

調乳法には、あらかじめ哺乳瓶や乳首などの調乳器具を消毒して保管し、授乳のたびに一度沸騰した70℃以上の湯で、1回分ずつ調乳する無菌操作法と、1日分の粉乳を調乳して哺乳瓶に入れた後に煮沸消毒し、冷却して冷蔵庫に保管し、授乳のたびに適温に温めて使用する終末殺菌法がある。

一般的に無菌操作法は、家庭や少人数の保育所で行い、終末殺菌法は病院や乳児院、大人数の保育所などでよく用いられる方法である。

5 授乳法

調乳した乳汁は体温程度にして、すぐに与える。乳首を深く含ませ、空気を吸い込まないように乳首が常に乳汁で満ちた状態になるよう哺乳瓶の角度を調節する。1回の授乳が10〜15分で終わるように、乳首の穴の大きさを調節する。授乳終了後は母乳栄養児と同様、乳児は空気を飲み込んでいるので垂直

に抱き，背中を軽く叩いて排気させる．飲み残しの乳汁は哺乳瓶の中で細菌が繁殖することもあるので，直ちに処分し，哺乳瓶を洗浄する．

ⓒ 混合栄養

母乳分泌不足，母親の健康上の理由，就労など社会的環境などにより母乳を十分に与えられない場合，その不足分，あるいは授乳できない時間帯の授乳を育児用ミルクで補う方法を混合栄養という．

混合栄養には次の3つの方法がある．

1 母乳不足の場合

①授乳ごとに育児用ミルクを補う方法：乳首の吸啜刺激が授乳ごとにあるので，母乳の分泌は長期間継続することが多い．
②授乳ごとに母乳と育児用ミルクを交互に飲む方法：母乳の授乳間隔が長いために1回の母乳量は多くなる．しかし，乳首の吸啜刺激が少ないために母乳分泌量が次第に減少していくことが多いので，1日3回以下にならないように努める．

2 母親の就労などによる場合

③朝，夕以外は育児用ミルクを与える方法：母親の仕事の関係などで，母乳を与えることができないときには育児用ミルクを与える．勤務している間に可能であれば搾乳し，それを冷凍し保育所などで与えてもらうとよい．母乳を乳房にためたままにしておくと母乳分泌量は次第に減少してきたり，乳腺炎の原因となることもあるので，搾乳を行うことが望ましい．

Ⅳ 離乳期の栄養

ⓐ 離乳の定義

離乳とは，「母乳または育児用ミルク等の乳汁栄養から幼児食に移行する過程をいう」と厚生労働省公表の「授乳・離乳の支援ガイド」では定義され，「この間に乳児の摂食機能は，乳汁を吸うことから，食物をかみつぶして飲み込むことへと発達し，摂取する食品は量や種類が多くなり，献立や調理の形態も変化していく．また摂食行動は次第に自立へと向かっていく」と説明が加えられている．

ⓑ 離乳の必要性

1 エネルギー・栄養素の補給

生後5～6か月頃になると乳児の成長・発達はめざましく，水分の多い乳汁だけでは，乳児の発育に必要なエネルギー，鉄，銅，ビタミンなどが不足してくる．

2 消化機能の増強

乳児期後半になると，唾液をはじめ消化液の分泌量が増え，歯も萌出してくる．この時期，離乳食を与えると消化酵素の活性化が認められている．このような消化機能の発現の機会を捉え，乳児に乳汁以外の食物を与えれば，離乳食への興味を喚起し，消化力の増強をはかることができる．

3 摂食機能の発達を助長

乳児の摂食機能は，乳汁を吸うことからなめらかにすりつぶしたものを飲み込み，次第に舌でつぶせるもの，歯茎でつぶせるものというように固さを順次増していき，歯茎で噛みつぶして飲み込むことへ発達する．各時期に適した調理形態の食物を与え，咀嚼・嚥下機能の発達を促す．

4 精神発達の助長

離乳食を与えることにより，乳汁以外の味，におい，蝕感，形などにより，味覚，嗅覚，触覚，視覚などが刺激され，これらの発達を促す．また，離乳が進むに従い，家族とともに食卓を囲むことができるようになることは精神発達を促す．

5 正しい食習慣の確立

離乳期に用いる食品の適切な選択や調理法，ならびに適切な与え方（食事時間，回数など）により，望ましい食事の習慣が身につき生活リズムが形成される．これらは幼児期の正しい食習慣の確立につながる．

ⓒ 離乳開始前の留意点

1 授乳時刻の調整

授乳や離乳食の時間が不規則であると，食欲不振になったり，消化器官の負担が増し，消化器障害の原因にもなりやすい．そこで，離乳開始前に授乳時

間を約4時間おきに調整し，乳児の生活リズムを形成しておくことが大切である．

2 健康状態の観察

離乳は健康状態のよいときに開始する．低出生体重児などで，発育遅延がみられたり，下痢をしやすい，あるいは皮膚にトラブルがある場合などは，医師と離乳開始時期，離乳方法などを相談する．

d 離乳の開始

離乳の開始とは，なめらかにすりつぶした状態の食物をはじめて与えたときをいう．その時期は5，6か月頃が適当である．

発達の目安としては，首のすわりがしっかりしている，支えてやると座れる，食べものに興味を示す，スプーンなどを口に入れても舌で押し出すことが少なくなる(哺乳反射の減弱)などがあげられる．

なお，離乳の開始前の乳児にとって，最適な栄養源は乳汁(母乳または育児用ミルク)である．離乳の開始前に果汁を与えることについては，果汁の摂取によって乳汁の摂取量が減少し，このためにたんぱく質，脂質，ビタミン類，鉄，カルシウム，亜鉛などのミネラル類の摂取量が低下することや，果汁の過剰摂取と低栄養や発育障害との関連が報告されており，栄養学的な意義は認められていない．また，咀嚼機能の発達の観点からも，通常生後5～7か月頃にかけて哺乳反射が減弱・消失していく過程でスプーンが口に入ることも受け入れられていくので，スプーンなどの使用は離乳の開始以降でよい．

e 離乳の進行

①離乳の開始後ほぼ1か月間は，離乳食は1日1回与える．母乳または育児用ミルクは子どもの欲するままに与える．この時期は，離乳食を飲み込むこと，その舌ざわりや味に慣れることが主目的である．

②離乳を開始して1か月を過ぎた頃から，離乳食は1日2回にしていく．母乳または育児用ミルクは離乳食の後にそれぞれ与え，離乳食とは別に母乳は授乳のリズムにあわせて子どもの欲するままに，育児用ミルクは1日に3回程度与える．生後7，8か月頃からは舌でつぶせる固さのものを与える．

③生後9か月頃から，離乳食は1日3回にし，歯ぐきでつぶせる固さのものを与える．食欲に応じて，離乳食の量を増やし，離乳食の後に母乳または育児用ミルクを与える．離乳食とは別に，母乳は授乳のリズムにあわせて子どもの欲するままに，育児用ミルクは1日2回程度与える．鉄の不足には十分配慮する．

なお，鉄の不足について近年の研究では，母乳栄養児は生後6か月の時点で，ヘモグロビン濃度が低く，貧血を生じやすいとの報告がある[4～6]．したがって，一部の母乳栄養児では，母乳だけでは鉄の必要量を満たせていない場合があるので，鉄欠乏性貧血の有無と程度を観察し，必要に応じて乳児用調製粉乳などを用いて鉄の補給を考慮すべきであると考えられる．

f 離乳の完了

離乳の完了とは，形のある食物をかみつぶすことができるようになり，栄養素の大部分が母乳または育児用ミルク以外の食物からとれるようになった状態をいう．その時期は12か月～18か月頃である．なお，咀嚼機能は，奥歯が生えるに伴い乳歯の生えそろう3歳頃までに獲得される．

注　食事は，1日3回となり，そのほかに1日1～2回の間食を目安とする．母乳または育児用ミルクは，1人1人の子どもの離乳の進行および完了の状況に応じて与える．なお，離乳の完了は，母乳または育児用ミルクを飲んでいない状態を意味するものではない．

g 離乳食の進め方の目安

離乳食の進め方の目安を図1[7]に示す．

1 食べ方の目安

食欲を育み，規則的な食事のリズムで生活リズムを整え，食べる楽しさを体験していくことを目標とする．

離乳の開始では，子どもの様子をみながら，1さじずつ始め，母乳やミルクは飲みたいだけ飲ませる．

離乳が進むにつれ，1日2回食，3回食へと食事のリズムをつけ，生活リズムを整えていくようにする．また，いろいろな食品の味や舌ざわりを楽しむ，家族と一緒の食卓を楽しむ，手づかみ食べで自分で食べることを楽しむといったように，食べる楽しさの体験を増やしていく．

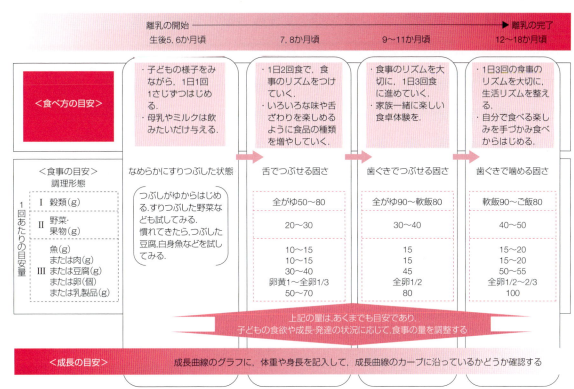

図1 離乳食の進め方の目安
[厚生労働省：離乳食の進め方の目安．授乳・離乳の支援ガイド．2007：44．一部改変]

2 食事の目安

1) 食品の種類と組み合わせ

与える食品は，離乳の段階を経て，食品の種類を増やしていく．

①離乳の開始では，アレルギーの心配の少ないおかゆ（米）から始める．新しい食品を始めるときには1さじずつ与え，乳児の様子をみながら量を増やしていく．慣れてきたらじゃがいもや野菜，果物，さらに慣れたら豆腐や白身魚など，種類を増やしていく．

なお，はちみつは乳児ボツリヌス症予防のため満1歳までは使わない．

②離乳が進むにつれ，卵は卵黄（固ゆで）から全卵へ，魚は白身魚から赤身魚，青皮魚へと進めていく．ヨーグルト，塩分や脂肪の少ないチーズも用いてよい．食べやすく調理した脂肪の少ない鶏肉，豆類，各種野菜，海藻と種類を増やしていく．脂肪の多い肉類は少し遅らせる．野菜類には緑黄色野菜も用いる．

③9か月以降は，鉄が不足しやすいので，赤身の魚や肉，レバーを取り入れ，調理用に使用する牛乳・乳製品のかわりに育児用ミルクを使用するなど工夫する．フォローアップミルクは，母乳または育児用ミルクの代替品ではない．必要に応じて（離乳食が順調に進まず，鉄の不足のリスクが高い場合など）使用するのであれば9か月以降とする．

このほか，離乳の進行状況に応じてベビーフードを適切に利用することができる．

離乳食に慣れ，1日2回食に進む頃には，穀類，野菜・果物，たんぱく質性食品を組み合わせた食事とする．また，家族の食事から調味する前のものを取り分けたり，薄味のものを適宜取り入れたりして，食品の種類や調理方法が多様となるような食事内容とする．

2) 調理形態・調理方法

離乳の進行に応じて食べやすく調理したものを与える．子どもは細菌への抵抗力が弱いので，調理を行う際には衛生面に十分に配慮する．

①米がゆは，乳児が口の中で押しつぶせるように十分に煮る．はじめは「つぶしがゆ」とし，慣れてきたら粗つぶし，つぶさないままへと進め，軟飯へと移行する．

表7 育児用調製粉乳，フォローアップミルク，牛乳，母乳のおもな成分の比較

100 mL あたり	エネルギー(kcal)	たんぱく質(g)	脂質(g)	鉄(mg)	カルシウム(mg)	ビタミンD(μg)
乳児用調製粉乳[1]	67	1.5	3.6	0.78	49	0.9
フォローアップミルク[2]	66	2.0	2.8	1.33	101	0.7
母乳[3]	65	1.1	3.5	0.04	27	0.3
牛乳[3]	67	3.3	3.8	0.02	110	0.3

[1] 和光堂「はいはい」の成分組成，13%調乳液（2017年4月HP）
[2] 和光堂「ぐんぐん」の成分組成，14%調乳液（2017年4月HP）
[3] 日本食品標準成分表2015年版（七訂）より作成

②野菜類やたんぱく質性食品などは，はじめはなめらかに調理し，次第に粗くしていく．
③調味について，離乳の開始頃では調味料は必要ない．離乳の進行に応じて，塩，砂糖など調味料や油脂類を使用する場合は，それぞれの食品のもつ味を生かしながら，おいしく調理する．味つけは大人の1/3から1/2程度の薄味に仕上げる．

3 成長の目安

食事の量の評価は，成長の経過で評価する．具体的には，成長曲線のグラフに，体重や身長を記入して，成長曲線のカーブに沿っているかどうかを確認する．体の大きさや発育には個人差があり，1人1人特有のパターンを描きながら大きくなっていく．身長や体重を記入して，その変化をみることによって，成長の経過を確認することができる．

体重増加がみられず成長曲線からはずれていく場合や，成長曲線から大きくはずれるような急速な体重増加がみられる場合は，医師に相談して，その後の変化を観察しながら適切に対応する．

h 離乳期用の市販食品

1 ベビーフード

現在，各月齢の乳児に適する多種類のベビーフードが市販されている．種類はドライタイプとウェットタイプに大別される．ドライタイプには熱風乾燥した粉末製品と急速冷凍後に乾燥させたフリーズドライ製品がある．粉末製品は離乳初期に用いるかゆや野菜のマッシュなどが多い．フリーズドライ製品には粒状のものとペースト状に仕上がるものがある．適量の熱湯を加えて使用する．乾燥状態なので必要量を使用し，残りは保存することができる．ウェットタイプには瓶詰め製品とレトルト製品があり，開封後，そのまま与えられるので外出時などは便利である．

ベビーフードは単品で用いるほかに，手作りの離乳食と併用すると食品数，調理形態も豊かになる．また，ベビーフードは各月齢にあわせて粘度，固さ，粒の大きさなどが調整されているので，離乳食を手作りする場合の見本ともなる．さらに，製品の外箱などに離乳食メニューの提案がされているものもあり，離乳食の取り合わせの参考になる．

2 フォローアップミルク

離乳期以降の栄養補給を目的としたもので，牛乳に不足がちな鉄やビタミン類を補足して，牛乳の代替品として開発された製品である．調整粉乳と異なり，亜鉛と銅は添加されていない．たんぱく質の量が調製粉乳より多いので，使用する場合は9か月以降とする．母乳が十分に出ている場合や離乳食が栄養学的な基準を満たしている場合には，フォローアップミルクを用いる必要はない．離乳食が糖質の多い食品に偏り，肉，魚などのたんぱく質性食品の摂取が少ない場合などに，たんぱく質，ビタミン，ミネラルなどを含む液体の離乳食と位置づけて利用してもよい．

調製粉乳，フォローアップミルク，牛乳，母乳のおもな成分組成を表7に示す．

i 乳児期の栄養上の問題と対応

授乳や離乳は乳児の個人差を十分に配慮して進め

ることが重要である．しかし，次のような問題が生じることがあるので，それらに対しては適切な対応により授乳・離乳の支援を行う．

1 ミルク嫌い

ミルク嫌いは，体調不良，育児用調製粉乳のメーカーや乳首の変更，授乳をする人が変わり授乳のさせ方に変化があった場合など，その原因はさまざまであり，また，1つとは限らない．育児用調製粉乳を嫌っていても，その子どもなりに発育が良好であれば無理に乳汁を与えることはしない．しばらく様子をみて，機嫌のよいときに与えてみるなどの工夫をすることが大切である．

なお，薬などを育児用調製粉乳に混ぜると，その結果，乳児に不快感を与え，育児用ミルク嫌いになることもあるので注意が必要である．

2 粒状の離乳食の拒絶

離乳を開始して3か月以上経過しても粒状の離乳食を拒絶する場合には，粒状の口あたりに慣れていないことが考えられる．そこで，慣れるまで一段階前の調理形態に戻したり，乳児が好む食品や料理法を用いて粒状に慣らすようにするとよい．

3 食欲不振

離乳食が1日3回になる9か月頃からみられる食欲不振の原因は，その頃になると以前に比べ体重増加割合が緩慢になるために，エネルギーや栄養素の必要量が減少することが考えられている．また，味覚の発達も著しい時期であるために，離乳食の食材，調理法，味つけが単調である場合には食欲減退がみられることもある．このような場合には生活リズムを整えること，ならびに調理法を変化に富んだものになるよう工夫する．

4 乳汁と離乳食の割合の不均衡

離乳食が進むと乳汁摂取量が極端に減少する場合がある．しかし，離乳食では微量成分である各種ビタミン，ミネラルをバランスよく摂取することは困難であることが多い．一方，母乳や育児用調整粉乳は微量成分の多くが乳児に適した割合で含まれている．そこで，離乳各時期において適切な乳汁と離乳食の量的な割合を保つことが適正な発育・発達を促すために重要である．

❖ 文　献

1) 厚生労働省：授乳の支援を進める5つのポイント．授乳・離乳の支援ガイド．2007：18．
2) 柳澤正義(監修)：授乳・離乳の支援ガイド　実践の手引き．母子保健事業団，2008：29．
3) 堤　ちはるほか：乳児期の授乳・離乳の意義と食生活．子育て・子育ちを支援する子どもの食と栄養．萌文書林，2018：102．
4) Isomura H, et al.：Type of milk feeding affects hematological parameters and serum lipid profile in Japanese infants. Pediatr Int 2011；53：807-813.
5) Hirata M, et al.：Risk factors of infant anemia in the perinatal period. Pediatr Int 2017；59：447-451.
6) Meinzen-Derr JK, et al.：Risk of Infant Anemia Is Associated with Exclusive Breast-Feeding and Maternal Anemia in a Mexican Cohort. J Nutr 2006；136：452-458.
7) 厚生労働省：離乳食の進め方の目安．授乳・離乳の支援ガイド．2007：44．

❖ 参考文献

・厚生労働省：授乳・離乳の支援ガイド，2007．(2018年度改訂予定)
・柳澤正義(監修)：授乳・離乳の支援ガイド　実践の手引き．母子保健事業団，2008．
・堤　ちはるほか：新訂版　やさしく学べる子どもの食．診断と治療社，2012．
・堤　ちはるほか：子育て・子育ちを支援する　小児栄養．萌文書林，2018．
・平岩幹男(監修)：食と栄養相談Q＆A．診断と治療社，2016．

［堤　ちはる］

第3章　発育段階別・年齢別・階層別の栄養の基礎知識

D 幼児期
in early children nutrition

ポイント

- 幼児の体重1kgあたりのエネルギー・たんぱく質・鉄・カルシウムの必要量は，成人に比べて2～3倍多い．
- 食材や食形態が子どもの口腔機能と合致していないことで起こりがちな食べ方の問題点は，一過性のことが多いので，食材，食形態の工夫をしつつ，口腔機能の発達を見守ることが重要である．
- 手づかみ食べは，食の自立と目・手・口の協調動作の円滑化に重要であることから，幼児には十分にさせたい行動である．
- 幼児の間食は補食と位置づけ，3回の食事で摂取が不足するエネルギーや栄養素を補う内容とする．
- 幼児期の食の自立，自尊心の育ちを促すには，食事介助などを通した日常生活における応答的なかかわりが重要である．

ａ 幼児期の食生活の特徴

1歳から5歳の小学校入学までを幼児期といい，表1に示すような食生活にかかわる特徴がある．幼児の体重1kgあたりのエネルギー・たんぱく質・鉄・カルシウムの必要量は，成人に比べて2～3倍多い（表2）[1]．しかし，必要量に見合うエネルギーや栄養素を3回の食事で摂取するには，消化器が小さいことなどから食事の補いとして間食が必要になる．

一方，幼児期は大人の食事に移行し，基本的な生活習慣を構築していく時期でもある．興味・関心の幅が広がり，社会性も芽生えて自己主張するようになり，周囲と応答的なかかわりを求めるようになる．そこで，食べ物や食器で遊ぶ，わざと床に落とす，食事中に立ち歩くなど，食べることに集中しない遊び食べ，食べ物の嗜好が偏る偏食，1日，あるいは2～3日単位でも食事量の差が激しいむら食いなど，この時期特有の食生活の問題が起こることもあり，それらへ適切に対処しながら幼児期の発達を促していく．

ｂ 幼児期の食機能の発達

１ 咀嚼機能の発達への配慮

最初の奥歯（第一乳臼歯）は1歳過ぎに生え始め，1歳6か月頃には上下で噛み合うようになる．最初

表1　幼児期の食生活にかかわるおもな特徴

- 成長・発達の個人差が大きい
- エネルギー，栄養素の体重あたりの必要量がほかの年齢に比べて多い
- 適正な栄養量の幅が狭く，過不足時の影響が大きい
- 味覚の発達や食習慣の基礎作りの時期にある
- 感染や疾病に対する抵抗力が弱い
- 自分でやりたい気持ちが強まり，やったことを認めてほしい，できた喜びを周囲と共有したい思いが強まる

著者作成

の奥歯は噛む面が小さいために，噛みつぶせてもすりつぶしはうまくできないので，食べにくい（処理しにくい）食品が多い．歯の萌出時期と咀嚼機能の関係を表3[2]に，1～2歳児の食べにくい食品を表4[2]に示す．なお，2歳を過ぎると第二乳臼歯が生え始め，3歳頃には奥歯での噛み合わせが安定し，こすり合わせてつぶす臼磨が可能となり，大人の食事に近い食物が摂取可能となる．

奥歯が生えそろっても，食事の時間が空腹で迎えられなかったり，咀嚼力があまり育っていなかったりする場合などは，食べ物をいつまでも口にためていたり，丸飲みすることがある．また，好き嫌いが多く，嫌いな食べ物を口から出してしまったときに，周囲の人から「行儀が悪い」「汚いからやめなさい」などと言われると，いつまでも口にためていたり，あるいは丸飲みしたりするくせがついてしまう場合もある．

84

表2 体重1kgあたりのエネルギーおよび栄養素量

	エネルギー (kcal)		たんぱく質 (g)		カルシウム (mg)		鉄 (mg)	
	男	女	男	女	男	女	男	女
0〜5か月	87	85	1.6	1.7	32	34	0.1	0.1
6〜8か月	77	77	1.8	1.9	30	32	0.4	0.5
9〜11か月	77	77	2.7	3.0	27	30	0.4	0.5
1〜2歳	83	82	1.3	1.4	30	32	0.3	0.3
3〜5歳	79	78	1.2	1.2	30	28	0.2	0.2
18〜29歳	42	39	0.8	0.8	10	11	0.1	0.1
30〜49歳	39	38	0.7	0.8	8	10	0.1	0.1

[厚生労働省：日本人の食事摂取基準(2015年版)．2014．より作成]

表3 子どもの歯の萌出時期と咀嚼機能

生後6〜8か月頃	・乳歯が生え始める
1歳頃	・上下の前歯4本ずつ生え，前歯で食べ物を噛みとり，1口量の調節を覚えていく ・奥歯はまだ生えず，歯茎のふくらみが出てくる程度 　⇒奥歯で噛む，すりつぶす必要のある食材や調理形態によっては，食べ物を上手に処理できないと，そのまま口から出したり，口にためて飲み込まなかったり，丸飲みなどするようになる
1歳過ぎ	・第一乳臼歯(最初の奥歯)が生え始める
1歳6か月頃	・第一乳臼歯が上下で噛み合うようになる ・しかし，第一乳臼歯は，噛む面が小さいために，噛みつぶせてもすりつぶしはうまくできない⇒食べにくい食品が多い
2歳過ぎ	・第二乳臼歯が生え始める
3歳頃	・奥歯での噛み合わせが安定し，こすり合わせてつぶす臼磨ができるようになり，大人の食事に近い食物の摂取が可能となる

[堤　ちはる：乳幼児栄養の基本と栄養指導．小児科臨床 2009；62：2571-2583．]

表4 1〜2歳児の食べにくい(処理しにくい)食品例

食品の特徴	おもな食品	調理の留意点
弾力性の強いもの	かまぼこ，こんにゃく，いか，たこ	この時期には与えない
皮が口に残るもの	豆，トマト	皮をむく
口中でまとまりにくいもの	ひき肉，ブロッコリー	とろみをつける
ペラペラしたもの	わかめ，レタス	加熱して刻む
唾液を吸うもの	パン，ゆで卵，さつまいも	水分を加える
誤嚥しやすいもの	餅，こんにゃくゼリー	この時期には与えない
噛みつぶせないで，口にいつまでも残るもの	薄切り(スライス)肉 (しゃぶしゃぶ用の肉は食べやすい)	たたいたり切ったりする

[堤　ちはる：乳幼児栄養の基本と栄養指導．小児科臨床 2009；62：2571-2583．より一部改変]

そこで，生活リズムを整えて，食事の時間が空腹で迎えられるように配慮する．また，「何歳だからこの食品(料理)が食べられる」と年齢で判断するのではなく，子どもの歯の生えている状況と咀嚼力を勘案して，食べ物を選択することが重要である．なお，食材や食形態が子どもの口腔機能と合致していないことで起こりがちな食べ方の問題点は，一過性のことが多い．そこで，食材，食形態の工夫をしつつ，子どもの口腔機能の発達を見守る必要がある．

2 手づかみ食べについて

手づかみ食べは生後9か月頃から1歳過ぎの子ど

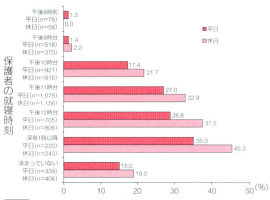

図1 保護者の就寝時刻（平日，休日）別　午後10時以降に就寝する子どもの割合

［厚生労働省：平成27年度乳幼児栄養調査結果の概要．2016．］

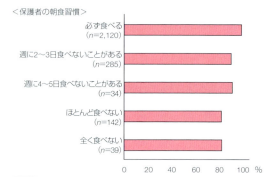

図2 保護者の朝食習慣別　朝食を必ず食べる子どもの割合

［厚生労働省：平成27年度乳幼児栄養調査結果の概要．2016．］

もの発育・発達にとって大切なものである．手づかみ食べでは，食べ物を触ったり，つかんだりすることでその固さや触感を体験する．これにより食べ物への興味が湧いてくる．さらに手づかみ食べは，これまでの「飲ませてもらう」「食べさせてもらう」という受け身の行動から，みずからの意志で食べ物を求める能動的な行動への大きな変化である．これが手づかみ食べを大切にしたい理由の1つである．

また，手づかみ食べにより目・手・口の協調動作が円滑になることも，推奨理由としてあげられる．たとえば豆腐を指でつまむと，やわらかく崩れやすいことを感じ，それを持ち上げて重さを体感しながら口に運ぶ．続いて前歯でひと口かじりとると，口ざわりや歯ごたえなどがわかる．さらに，上顎と舌で何回くらいすりつぶせば飲み込みが可能かの判断を行う．さまざまな食材を手づかみ食べることにより，これら一連の行動がなされ，食べ物の固さや重さ，密度，触感などが学べる．

さらに奥歯で噛む力の育成には，手づかみ食べで大きめの食べ物を前歯で噛みとったり，さまざまな食品を食べたりすることで，その形状にあわせて適切に噛めるひと口量を体験することが必要である．

ⓒ 幼児期の栄養・食生活の現状と課題

1 保護者の影響

幼児期の食習慣の形成には，保護者の意識や生活習慣の影響が大きい．たとえば，保護者と子どもの就寝時刻の間には，強い相関関係がある（**図1**）[3]．また，保護者が朝食を毎日摂取すると2〜6歳児の朝食摂取頻度は高いが，保護者が「全く食べない」「ほとんど食べない」と子どもの朝食欠食頻度が高い（**図2**）[3]．そこで，生活習慣の基礎が確立する幼児期には，1歳6か月児・3歳児などの健康診査時や，幼稚園・保育所などの日常生活の場で，専門家による保護者と子どもへ適切な支援が必要とされる．

2 食の悩みと生活リズム

2〜6歳児の保護者の食の悩みは，「食べるのに時間がかかる」「偏食する」「むら食い」「遊び食べをする」などが上位にあがっている（**第7章A 小食**参照）．これらへの対応には，食事時間が空腹で迎えられるように，個々の具体的な悩みの解決策を示すとともに，遊び，睡眠，食事などの日常生活全体を勘案して食事時間が空腹で迎えられるように，生活リズムを整える支援も不可欠である．詳細は**第7章A 小食Ⅱ**を参照願いたい．

ⓓ 幼児期のエネルギーの配分例

エネルギーの食事摂取基準は，1〜2歳で男子950 kcal，女子900 kcal，3〜5歳で男子1,300 kcal，女子1,250 kcalである．1日の食事と間食へのエネルギーの配分比の一例としては，朝食20〜25%，昼食・夕食各25〜30%，間食10〜15%（1〜2歳），15〜20%（3〜5歳）があげられる．

ⓔ 間食の役割と必要性

1 間食の意義

1) 栄養面での役割

幼児は体が小さいわりに，多くのエネルギーや栄

養素を必要とする．しかし，消化器官の機能が発達過程にあるため未熟であり，また，胃の内容量が小さいために必要量を3回の食事で満たすことが困難である．そこで，間食を食事の補いと捉え，エネルギーや栄養素の補給を行う．さらに，幼児は成人に比べ，体の構成成分として水分の割合が高いことから，水分の補給にも留意した内容とする．

2) 精神面での役割

3回の食事とは異なる食品，調理，色彩，盛りつけなどで気分転換ができ，食べることの楽しみを感じることもできる．また，活発な幼児の休息のひとときにもなる．子どもと一緒におやつを手作りすることも，食の体験を増やし，食生活への興味・関心を引き出すよい機会となる．

3) 食の関心を高め，食教育の場としての役割

間食の楽しみから，食に対する興味や関心を高めることができる．また，食べる前の手洗い，「いただきます」「ごちそうさま」のあいさつ，食事のマナーや食後の口腔衛生などの基本的な食習慣を，無理なく自然な形で身につける機会となる．与える時間が不規則であったり，好むものを欲しがるままに与えたりすると，偏食や食欲不振を助長するので注意する．なお，牛乳や甘味飲料を喉の渇きを潤すために頻繁に摂取することは，エネルギーの過剰摂取を招きやすいので慎む．

2 間食の適量と回数

間食の適量は，1日の推定エネルギー必要量のうち1～2歳児は約10～15%（100～150 kcal）となる．また，3～5歳児は約15～20%（200～260 kcal）となる[3]．保育所などでは，これらを1～2歳児は2回に分けて，3～5歳児は1回与えることが多い．

3 間食に望ましい材料と組み合わせ

穀類，いも類，豆類，野菜，果物，牛乳やヨーグルトなどの乳製品，小魚類など，速やかにエネルギーとして利用される食品や，3回の食事で摂取する機会の少ない食品が適している．市販の菓子類を利用する場合には，原材料表示を確かめ，脂質の少ない薄味のもの，食品添加物使用のなるべく少ないものを確かめて選ぶようにする．

f 幼児への接し方

よく噛まない子どもは保護者が忙しすぎており，普段から子どもを急がせたりする傾向が強いことがあきらかにされている[4]．また，いつまでも口に食べ物をためている子どもの保護者は，子育てに手をかけない，子どもとの間に共感する関係ができていないとする報告もある[5]．そこでこれらの子どもへの対応は，歯の生えている状況や咀嚼力の発達を考慮するとともに，食事時間には大人が子どもとゆったりと心を通わせて向き合い，みんなで楽しく食べることで食欲を高めること，また，よく噛んで味わう食べ方を周囲の大人が手本として示すことが大切である．

なお，子どもによっては，これまでは自分で食べていたのに，ある時期から急に自分で食べようとせずに，食べさせてもらうことを要求するようになることがある．この場合は「自分に関心を向けてほしい」「かまってほしい」などの願いが食事介助を希望する形で表出していることも考えられる．そこで，なぜそのような状況になったのか，たとえば，弟・妹の誕生や保護者の転職などで，以前より保護者が多忙になり，子どもとのかかわりが希薄になっていないかなどを確認する．そのうえで食事介助をしながら子どもの心にしっかりと向き合い，それに的確に応える応答的な関係を構築していくことが求められる．この応答的な関係の継続により，子どもの食は次第に自立し，自尊心も育っていくと思われる．

❖ 文 献

1) 厚生労働省：日本人の食事摂取基準(2015年版)．2014．
2) 堤　ちはる：乳幼児栄養の基本と栄養指導．小児科臨床 2009；62：2571-2583．
3) 厚生労働省：平成27年度乳幼児栄養調査結果の概要．2016．
4) 村上多恵子ほか：摂食に問題のある保育園児の背景要因－よくかまないでのみこむ子について－．小児保健研究 1990；49：55-62．
5) 村上多恵子ほか：摂食に問題のある保育園児の特性要因－食べ物を口にためる子について－．小児保健研究 1991；50：747-756．

❖ 参考文献

・堤　ちはるほか：新訂版 やさしく学べる子どもの食．診断と治療社，2012．
・平岩幹男(監修)：食と栄養相談Q＆A．診断と治療社，2016．
・堤　ちはるほか：子育て・子育ちを支援する 子どもの食と栄養．萌文書林，2018．

[堤　ちはる]

E 学童期・思春期
nutrition in school age and adolescence

> **ポイント**
> - 学童期・思春期は，身体的な成長・成熟，および精神的な自立が進む時期である．
> - エネルギー消費量など個人差が大きくなる時期であり，エネルギー摂取量の過不足のアセスメントには，身長・体重の成長曲線の評価が重要である．
> - 食品をみずから選択する機会が増え，肥満・やせのほか，朝食欠食・偏食・孤食などの食生活の問題に対する注意が必要である．

I ライフコースからみた特徴

　学童期および思春期は，身体的に成人の体へと成長，成熟が進むとともに，精神的にも徐々に親から離れ，仲間や親以外の大人からの影響を受けながら自立へと向かう時期である．学童期・思春期のエネルギー必要量は，身体の成長，成熟が著しい時期には一般的に増加する．しかし，この時期は，運動量の違いなどでエネルギー消費量の個人差が大きくなるなど，エネルギー必要量の個人差も生じやすくなる．一方，この時期の栄養状態は，二次性徴の開始や性腺の成熟，さらには性腺機能の維持にも関与する．エネルギー摂取量の過不足のアセスメントには，定期的に計測した身長・体重をプロットした成長曲線の評価が重要である．

II 食育の観点による課題

　近年，子どもの生活リズムの乱れが指摘されている．朝食欠食を含むアンバランスな食事内容による栄養素摂取の偏りだけでなく，孤食の増加などとも関連して，親子，家族の会話など人間相互のかかわりの不足も懸念されている．子どものすこやかな心身の発育のためには，「なにを」「どれだけ」食べるか，「いつ」「どこで」「誰と」「どのように」食べるかということも重要である．厚生労働省は，そうした食育の観点から，子どもの発育・発達過程に応じて育てたい「食べる力」を提示している（**表1**）[1]．学童期・思春期は，乳幼児期とは異なる食育の課題を有していることがわかる．

III 食生活における問題

　学童期・思春期は，食品をみずから選択する機会が増える時期である．しかし，その過程においては知識不足や無関心，交友関係の拡大，さらには現代の食環境の影響などから，食生活の問題を生じやすい．

a 肥満・過食

　現代の食環境では，いつでもどこでも簡単に食品を得ることが可能であり，過食になりやすい．特にファストフードに代表される高エネルギー，高脂肪，低食物繊維の食品，およびスポーツ飲料を含む清涼飲料水の過剰摂取は，肥満や栄養の偏りを生じる可能性がある．一方で遊びの内容の変化などを反映して，慢性的な運動不足やストレス下にあることも肥満傾向になる要因といえる．なお，学童期・思春期の肥満は，成人期へともち越されることが多いだけでなく，この時期の生活習慣（食習慣・運動習慣）そのものが成人後の循環器疾患の発症，およびその危険因子に影響を与える可能性も示唆されている．

　近年，わが国の肥満傾向児（肥満度＋20％以上）の割合は，2000〜2005年のピーク時と比較し減少傾向ではあるが，2017年度においても小学校高学年以降，男子では10％前後，女子でも8％前後と多い（**表2**）[2,3]．

表1 子どもの発育・発達過程に応じて育てたい「食べる力」

発育・発達過程	「食べる力」
授乳期・離乳期 ―安心と安らぎのなかで食べる意欲の基礎づくり―	・安心と安らぎのなかで母乳（ミルク）を飲む心地よさを味わう ・いろいろな食べ物を見て，触って，味わって，自分で進んで食べようとする
幼児期 ―食べる意欲を大切に，食の体験を広げよう―	・おなかがすくリズムがもてる ・食べたいもの，好きなものが増える ・家族や仲間と一緒に食べる楽しさを味わう ・栽培，収穫，調理を通して，食べ物に触れはじめる ・食べ物や身体のことを話題にする
学童期 ―食の体験を深め，食の世界を広げよう―	・1日3回の食事や間食のリズムがもてる ・食事のバランスや適量がわかる ・家族や仲間と一緒に食事づくりや準備を楽しむ ・自然と食べ物とのかかわり，地域と食べ物とのかかわりに関心をもつ ・自分の食生活を振り返り，評価し，改善できる
思春期 ―自分らしい食生活を実現し，すこやかな食文化の担い手になろう―	・食べたい食事のイメージを描き，それを実現できる ・一緒に食べる人を気遣い，楽しく食べることができる ・食料の生産・流通から食卓までのプロセスがわかる ・自分の身体の成長や体調の変化を知り，自分の身体を大切にできる ・食にかかわる活動を計画したり，積極的に参加したりすることができる

[厚生労働省雇用均等・児童家庭局：楽しく食べる子どもに〜食からはじまる健やかガイド〜「食を通じた子どもの健全育成（いわゆる"食育"の視点から）のあり方に関する検討会」報告書．2004：7-16．http://www.mhlw.go.jp/shingi/2004/02/dl/s0219-4a.pdf より作成]

表2 わが国の肥満傾向児と痩身傾向児の割合（%）

	男子（歳）				女子（歳）			
	6〜8	9〜11	12〜14	15〜17	6〜8	9〜11	12〜14	15〜17
肥満傾向児 2017年 (2006年)	5.8 (6.8)	9.7 (11.4)	8.9 (11.9)	10.7 (13.0)	5.4 (6.1)	8.1 (9.0)	7.5 (9.6)	7.8 (9.8)
痩身傾向児 2017年 (2006年)	0.7 (0.5)	2.5 (2.1)	2.4 (1.6)	2.5 (1.7)	0.8 (0.7)	2.3 (2.3)	3.6 (3.2)	1.9 (1.7)

[文部科学省：学校保健統計調査 統計表一覧（年次統計）．https://www.e-stat.go.jp/stat-search/files?page=1&layout=datalist&tstat=000001011648&cycle=0&tclass1=000001020135&second2=1/井ノ口美香子：やせ，肥満，栄養素欠乏の疫学的動向．小児内科 2014；46：1019-1023．より作成]

b やせ・低栄養

近年，若年女性でのやせの増加が問題になっているが，やせ志向は学童期・思春期にすでに始まっている可能性がある．やせているのに普通と感じ，普通であるのに肥満と感じる自己認識のずれは，思春期における重要な栄養問題の原因となり，神経性食欲不振症（思春期やせ症）の発症にも注意が必要である．やせ女性は低出生体重児を出産しやすいことが指摘されるなど，次世代への影響も懸念される．一方，上腸間膜動脈症候群は，学童期・思春期の身体の成長・成熟が著しい時期に特徴的な，やせの重要な病態の1つである．すなわち，身長増加のスパート時期に体重増加が十分でないとやせが進行し，大動脈と上腸間膜動脈の間が狭くなることで十二指腸の通過障害を起こし，悪心によるさらなる食事量の減少でさらにやせが進行するという悪循環を生じる．

近年，わが国の痩身傾向児（肥満度−20%以下）の割合は，やや増加傾向であり，2017年度においては小学校高学年以降，男子では2.5%前後，女子でも

表3 エネルギー・栄養素摂取量(中央値)と食事摂取基準(推奨量・目標量・目安量)の比較

	エネルギー・栄養素摂取量 (2016年)				日本人の食事摂取基準(2015年版)							
	男子(歳)		女子(歳)		男子(歳)				女子(歳)			
	7〜14	15〜19	7〜14	15〜19	8〜9	10〜11	12〜14	15〜17	8〜9	10〜11	12〜14	15〜17
エネルギー(kcal/日)[*1]	2005	2381	1814	1766	1850	2250	2600	2850	1700	2100	2400	2300
たんぱく質(g/日)[*2]	73.2	82.0	64.4	63.3	40	50	60	65	40	50	55	55
脂肪エネルギー比率(%)[*3]	28.7	27.6	28.9	30.0	20〜30				20〜30			
炭水化物エネルギー比率(%)[*3]	56.7	57.9	56.7	55.2	50〜65				50〜65			
食物繊維(g/日)3	12.7	12.3	12.1	10.4	12≦	13≦	17≦	19≦	12≦	13≦	16≦	17≦
カルシウム(mg/日)[*2]	649	466	585	390	650	700	1000	800	750	750	800	650
鉄(mg/日)[*2]	6.5	7.4	5.9	6.2	8.0	10.0	11.5	9.5	8.5	10.0 (14.0)	10.5 (14.0)	7.0 (10.5)
ビタミンA(μgRAE/日)[*2]	481	443	441	366	500	600	800	900	500	600	700	650
ビタミンD(μg/日)[*4]	3.6	3.5	2.9	2.4	3.5	4.5	5.5	6.0	3.5	4.5	5.5	6.0
ビタミンB$_1$(mg/日)[*2]	0.88	1.01	0.81	0.79	1.0	1.2	1.4	1.5	0.9	1.1	1.3	1.2
ビタミンB$_2$(mg/日)[*2]	1.24	1.16	1.10	1.01	1.1	1.4	1.6	1.7	1.0	1.3	1.4	1.4
ビタミンC(mg/日)[*2]	54	57	59	58	60	75	95	100	60	75	95	100

[*1]推定エネルギー量[身体活動レベルⅡ(ふつう)],[*2]推奨量,女子の鉄に関して( )内の数値は月経ありを示す,[*3]目標量,[*4]目安量

[厚生労働省:平成28年国民健康・栄養調査報告.2017:60-63. http://www.mhlw.go.jp/bunya/kenkou/eiyou/dl/h28-houkoku.pdf/ 厚生労働省:日本人の食事摂取基準(2015年版)策定検討会報告書.2014:365-368. http://www.mhlw.go.jp/file/05-Shingikai-10901000-Kenkoukyoku-Soumuka/0000114399.pdf より作成]

2〜4%(中学生にやや多い)である(表2)[2,3].

c 朝食欠食・偏食・孤食

朝食欠食は,起床時刻・就寝時刻が遅いなどの生活リズムの乱れ,それに伴う夜食の摂取,孤食(1人で食事をする)などの食習慣が,その要因としてあげられる.また学習面や行動面に影響を及ぼす可能性も指摘されている.偏食は,成長過程における食物に対する不十分な教育や,家族の食志向の偏りによる幼児期における乏しい食体験(限られたものしか食べないなど)が,その要因としてあげられる.なお,朝食欠食および偏食は,栄養の偏りを生じ,学童期・思春期の肥満・やせのいずれをも招く可能性がある.孤食は,食欲減退や偏食に陥りやすいだけでなく,楽しく食事をする食体験の不足による精神的な影響も危惧される.

Ⅳ エネルギー・栄養素摂取における問題

わが国の学童期・思春期の子どもの栄養素摂取状況について,近年では,特にカルシウム,鉄,ビタミンB$_1$,ビタミンCなどの摂取の漸減,不足が指摘されている[3].「国民健康・栄養調査報告(2016年)」におけるエネルギー・栄養素摂取量[4]と,「日本人の食事摂取基準(2015年版)」におけるエネルギー・栄養素別に設定された推奨量・目標量・目安量などの指標[5]との比較を表3[4,5]に示す.

a エネルギー

エネルギーの摂取量は,男女ともに推定エネルギー量より少なく,特に15〜19歳の女子で目立つ.ただし,エネルギー消費量の個人差もあるため,エネルギーの過不足については身長・体重の成長曲線を用いた縦断的な評価が必要である.

b たんぱく質・脂質・炭水化物

たんぱく質の摂取量は,男女ともに推奨量よりも多い.脂肪と炭水化物のエネルギー比率は,いずれも基準値範囲内ではあるが,脂肪エネルギー比率はやや多く,炭水化物はエネルギー比率はやや少ない傾向がある.食物繊維の摂取量は男女ともに特に15〜19歳で少ない.

c カルシウム・鉄

　カルシウムの摂取量は，男女ともに推奨量より少なく，特に15〜19歳でより少ない．15〜19歳でより少ないことに関しては学校給食の終了の影響が示唆される．一方，鉄の摂取量も，男女ともに推奨量より少なく，特に女子において目立つ．思春期は，骨塩量増加に伴うカルシウム蓄積量が生涯で最も増加する．また，成長が著しく血液量増加が起こるため，鉄需要も増加し，女子では同時に月経開始による損失も伴うため，鉄の欠乏が起こりやすい．そのほか，運動による消耗性スポーツ貧血，不規則な生活による食事内容の偏りやダイエットなどの影響による鉄欠乏性貧血も起こりうる．学童期・思春期におけるカルシウム・鉄に関しては，より一層の注意喚起が必要である．

d ビタミン類

　ビタミン類はおおむね男女とも推奨量，目安量と比較して少ない傾向にあり，特に15〜19歳でより少ない．15〜19歳でより少ないことに関しては学校給食の終了の影響が示唆される．特にビタミンB_1，ビタミンCの摂取量は漸減傾向も示唆されており注意が必要である[3]．

❖ 文　献

1) 厚生労働省雇用均等・児童家庭局：楽しく食べる子どもに〜食からはじまる健やかガイド〜「食を通じた子どもの健全育成（いわゆる"食育"の視点から）のあり方に関する検討会」報告書．2004：7-16．http://www.mhlw.go.jp/shingi/2004/02/dl/s0219-4a.pdf（アクセス日：2018年2月10日）
2) 文部科学省：学校保健統計調査 統計表一覧（年次統計）．https://www.e-stat.go.jp/stat-search/files?page=1&layout=datalist&tstat=000001011648&cycle=0&tclass1=000001020135&second2=1（アクセス日：2018年2月10日）
3) 井ノ口美香子：やせ，肥満，栄養素欠乏の疫学的動向．小児内科 2014；46：1019-1023.
4) 厚生労働省：平成28年国民健康・栄養調査報告．2017：60-63．http://www.mhlw.go.jp/bunya/kenkou/eiyou/dl/h28-houkoku.pdf（アクセス日：2018年2月10日）
5) 厚生労働省：日本人の食事摂取基準（2015年版）策定検討会報告書．2014：365-368．http://www.mhlw.go.jp/file/05-Shingikai-10901000-Kenkoukyoku-Soumuka/0000114399.pdf（アクセス日：2018年2月10日）

［井ノ口美香子］

Column 食品に含まれる有害物質と妊産婦・小児

　妊娠中の女性や小さい子どもをもつお母さんたちが「食品に含まれる有害物質」として真っ先に思い浮かべるのは食品添加物や残留農薬かもしれないが，真に注意が必要なのは天然の有害物質である．食品添加物や残留農薬は妊婦や乳幼児のような脆弱集団も考慮したうえで健康被害につながることのないような使用基準が定められている．一方，食品そのものには基本的には何の基準もなく，安全性を確認するための試験は行われていない．食品は人間が生きるために必要な栄養を提供するものであると同時に，多種多様な有害物質も含まれる．土壌などにもともと存在するカドミウム，鉛，ヒ素といった有害物質は微量だが食品にも存在し，植物にはアルカロイドのようなヒトに有害な化合物を作るものも数多い．そうした有害物質の量が少ないものを選んで食品にしてきたわけだが，ゼロにはならない．食品はもともと無条件に安全なものではなく，たくさんのリスクをもつ未知の化学物質のかたまりである．われわれが知っていることは食品についてのほんの一部でしかない．したがって，すでにわかっているリスクについては実行可能な範囲で適切に管理をしながら，わかっていないことについてもある程度想定しておくことが，食品の安全性につながる．

　一般成人向けには上記のリスクは多様な食品を偏りなく食べることによる「リスク分散」で対応する．しかし妊婦や乳幼児については一般人とは栄養要求や疾患リスクが異なるため，少しだけ注意が必要である．厚生労働省や食品安全委員会は妊産婦向けに助言を提供している．また消費者庁も，食品以外の情報も含まれるが，子ども安全メールなどで1歳未満の子どもにははちみつは食べさせないように，といった注意喚起を定期的に行っている．

　科学的知見により新しく注意が必要なものが加わる場合もあるので，定期的な情報の更新が必要である．海外の情報については食品安全委員会の食品安全関係情報と国立医薬品食品衛生研究所の食品安全情報を参考にするとよい．たとえばフィンランド食品安全局が妊婦と授乳中の女性，乳幼児，学童および子どものいる家族向けに食品に関する注意事項をまとめて「食品の安全な使用についての一般的な取扱説明書」を更新していることを紹介している．このなかではカドミウムや天然の野菜に含まれる硝酸塩，じゃがいもに含まれるソラニンやトマトに含まれるトマチンのようなアルカロイド，カフェインやアルコールなどについても言及している．もちろん日本人が食べないような食品についての注意もあり，そのまま日本にあてはまるわけではないが，注意すべき食品はたくさんあることがわかる．そしてそのような注意が必要な食品は，メディアなどでよく主張されているものとはまるで違う．その点が最も重要で，それぞれの食品に含まれる有害物質のリスクについて正確な情報に基づいて適切なリスク管理をすることが消費者の安全のために必須である．はちみつが健康によいと聞いて乳児に食べさせる事例のように，間違った情報は食品安全を脅かす．ぜひ根拠のしっかりした情報をもとに妊婦や乳幼児の食について指導をして欲しい．

　なお発育盛りの子どもにとっては，食事に対して必要以上にネガティブな感情を抱かせることなく十分な栄養をとることのほうが食品中有害物質のリスクより重要である場合が圧倒的に多い．

❖ 参考文献
- 厚生労働省：妊婦の方への情報提供　これからママになるあなたへ．http://www.mhlw.go.jp/topics/syokuchu/06.html
- 食品安全委員会：お母さんになるあなたへ．http://www.fsc.go.jp/index.data/okaasan20180614.pdf
- 消費者庁：子ども安全メール，Twitterの紹介．http://www.caa.go.jp/policies/policy/consumer_safety/child/project_001/
- 国立医薬品食品衛生研究所安全情報部：食品安全情報．http://www.nihs.go.jp/hse/food-info/foodinfonews/index.html
- 国立医薬品食品衛生研究所安全情報部：食品の安全な使用についての一般的な取扱説明書．http://www.nihs.go.jp/hse/food-info/foodinfonews/2017/foodinfo201710ca.pdf

［畝山智香子］

Column 災害時における小児の栄養

　地震などの自然災害が発生すると，避難所生活を強いられるため，ストレス・疲労・食欲減退・睡眠障害・活動低下などを引き起こしやすく，さらには衛生状態により感染症の発生も懸念される[1]．小児において安定した栄養摂取は非常に重要な課題である[1]．特に災害弱者（災害時要配慮者）である乳幼児，身体障がい児，食物アレルギー児，慢性疾患児（糖尿病など）に対しては，栄養支援について個別の対応も必要となる．現在，災害時における栄養・生活支援については具体的なマニュアルも作成されている．

　災害初期の栄養摂取については，水分・エネルギーの確保が最重要である．また食糧確保に加え，十分な排泄環境（トイレ）の整備も重要である．適切な排泄環境がないと，食事・水分摂取を控えることにより，脱水・エコノミー症候群を誘発することがある．さらに避難生活が長期化すると，炭水化物中心（おにぎり・パン・カップ麺など）の食生活のため，たんぱく質・ビタミン不足などの栄養バランスが問題となる[2]．そのため厚生労働省は，被災後3か月以上経過した避難所における栄養の参照量（1歳以上・1人1日あたりで，エネルギー 1,800～2,200 kcal，たんぱく質 55 g以上，ビタミン B_1 0.9 mg以上，ビタミン B_2 1.0 mg以上，ビタミン C 80 mg以上）を提唱している．また，年齢別において，6～14歳でカルシウム 600 mg/日，1～5歳では 300 μgRAE/日の参照量も提示された．

　そして，月経および貧血に対しては鉄分の摂取を推奨し，生活習慣病予防としてナトリウムの過剰摂取を避けることが示された．以上から避難所での食生活の改善には，「炊き出し」を行い，栄養バランスのとれたあたたかい食事を提供することが肝要である[2]．ただし，この際には食物アレルギー患者への配慮（食物アレルギー患者の把握，個別調理を認める，アレルギー対応食の優先的利用，お菓子の配布に注意する）が必要である．避難所生活がさらに長引くと，運動不足および菓子の多食による肥満・う歯などの発症が増えてくる．

　乳幼児に対しては，乳児用調製乳・離乳食の安定供給が最大の課題である[1]．また，災害時において，母乳栄養児に対しては，完全母乳を続けることが大切であり，適切な授乳環境を整える配慮が必要である[3]．また調製乳の作成には「お湯」が必要であり，哺乳瓶や人工乳首を清潔な水で洗うことも大切であるが，むずかしい場合もある．2018年度から，乳児用の液体ミルク（調製液状乳）の国内販売が認可される．調製乳が必要な乳児に対しては，安定した栄養摂取が期待される．さらに乳児においては，清潔な水，調製乳（哺乳瓶・人工乳首）・離乳食・紙おむつなどの災害備蓄が重要である．

　自然災害を避けることのできない日本では，緊急時での対応を日頃から準備することが必要である．そのため，近年，緊急栄養補給物資の支援などを目的として，日本栄養士会災害支援チームが結成された．今後，被災者（特に災害弱者）に対する組織的な栄養支援活動が期待される．

❖ 文　献

1) Tsuboyama-Kasaoka N, et al.：What factors were important for dietary improvement in emergency shelters after the Great East Japan Earthquake? Asia Pac J Clin Nutr 2014；23：159-166.
2) 上田由理佳ほか：災害時の栄養・食生活支援に対する自治体の準備状況に関する全国調査－行政栄養士の関わり，炊き出し，災害時要配慮者支援について－．栄養学雑誌 2016；74：106-116.
3) 吉池信男ほか：災害時における乳幼児・妊産婦での栄養問題と対応．臨床栄養 2016；128：320-323.

［瀧谷公隆］

Column 乳児期におけるはちみつ摂取の禁忌（乳児ボツリヌス症）

2017年4月に厚生労働省から日本で初めての乳児ボツリヌス症の死亡例に関する事務連絡が発表された[1]．この症例では離乳食としてジュースにはちみつを混ぜて与えていたことが，乳児ボツリヌス症の原因となったと推定されている．この情報はマスメディアなどを通じて広報され，医療関係者のみならず社会的にも反響も与えた．また，日本小児医療保健協議会栄養委員会は，日本小児科学会員向けの提言として「蜂蜜による乳児ボツリヌス症の発症について」[2]を公表した．

ボツリヌス菌（*C. botulinum*）は嫌気性芽胞形成菌で，A～G型の7型がある．A型やB型は土壌などに芽胞の形で広く存在しており，乳児ボツリヌス症の多くはこの2型によって引き起こされる．近年は，E型毒素を産生する*C. butyricum*による乳児ボツリヌス症も散見される．日常生活で芽胞を摂取する機会はまれではないが，成人では腸内細菌叢が成熟しているためボツリヌス菌は腸管に定着しない．しかし腸内細菌叢が未成熟な乳児では，摂食された芽胞が腸管で発芽し増殖することが可能である．その結果，ボツリヌス神経毒素（BoNT）が血液中に放出されて症状を惹起する．BoNTは，神経筋接合部や自律神経節，神経節後の副交感神経末端の前シナプス細胞膜に，不可逆的に結合する．その結果，シナプス間隙へのアセチルコリンの放出が阻害され，弛緩性麻痺などの運動症状と自律神経症状を引き起こす．神経終末と終板は数週から数か月かけて再生されるため，それに伴って症状は回復する．

国立感染症研究所の病原微生物検出情報（Infectious Agents Surveillance Report；IASR）によると，日本では現在までに30例以上の乳児ボツリヌス症が報告されている．2006年以降にIASRに掲載された10例は，すべて1歳未満の乳児であった．井戸水が感染源であることが判明した1例以外では感染源は特定されず，はちみつが原因となった症例はなかった．症状は共通点が多く，便秘，筋力低下，哺乳不良，眼瞼下垂，瞳孔散大が高率であった．また，呼吸障害をきたす症例が多く，厳重な管理を要することが示唆された．病原体は*C. botulinum*が8例，*C. butyricum*が2例であった．毒素はA型4例，B型4例，E型2例であった．

乳児ボツリヌス症はまれな疾患である．しかし，土壌にはボツリヌス菌が常在しているため，われわれは知らず知らずのうちにボツリヌス菌を摂取していると考えるのが妥当である．乳児がボツリヌス菌を摂取する機会となりうる食物としては黒糖・コーンシロップ・野菜ジュースなどさまざまなものがあげられているが[3]，はちみつ以外にはその因果関係が証明されていない．1歳未満の乳児にははちみつを与えてはならないことを，再確認したい．

なお，乳児ボツリヌス症を含むボツリヌス症は感染症法により「4類感染症」に規定されており，診断後最寄りの保健所に直ちに届出が必要な感染症である[4]．乳児ボツリヌス症の届出基準については厚生労働省のホームページを参照するとよい．

❖ 文 献

1) 厚生労働省：蜂蜜を原因とする乳児ボツリヌス症による死亡事案について．
http://www.mhlw.go.jp/file/06-Seisakujouhou-11130500-Shokuhinanzenbu/0000161263.pdf（アクセス日：2018年3月19日）
2) 日本小児医療保健協議会栄養委員会：蜂蜜による乳児ボツリヌス症の発症について．
https://www.jpeds.or.jp/modules/news/index.php?content_id=266（アクセス日：2018年3月19日）
3) 内閣府 食品安全委員会：ボツリヌス症ファクトシート．
http://www.fsc.go.jp/sonota/factsheets/10botulism.pdf（アクセス日：2018年3月19日）
4) 厚生労働省：感染症法に基づく医師及び獣医師の届出について．35 ボツリヌス症．
http://www.mhlw.go.jp/bunya/kenkou/kekkaku-kansenshou11/01-04-32.html（アクセス日：2018年3月19日）

［奥村彰久］

第4章
栄養評価法

第4章 栄養評価法

A 身体計測・身体所見
physical measurements・physical findings

ポイント

- 慢性疾患のフォローアップでは定期的に身体計測を行い、成長曲線を作成して体格の推移を把握しておくことが大事である。
- 小児の肥満・やせは肥満度で評価するとよい。BMIは年齢により大きく変動する。
- 身体組成評価は重要であり、体脂肪量、除脂肪量は栄養必要量を決定するにあたり、有効な指標となる。
- 皮膚、爪、毛髪の異常は栄養不良時に現れやすい。
- 低栄養の小児では必ず虐待を念頭におく。
- 急性期の病的状態の回復をはかるだけではなく、長期的に正常な発達・発育を考慮してきめ細やかな経過観察が必要である。

ⓐ 栄養管理の概要

以下に栄養管理の概要を示す。栄養アセスメントは栄養管理のうちで、基本的かつ最も重要な項目である。

①栄養スクリーニング：体重の変化、消化器症状、食事摂取状況などで栄養スクリーニング評価を行い栄養不良患児をふるい分ける。
②栄養アセスメント：身体計測、身体組成、身体所見、血液検査などの評価を行い、栄養障害の程度を判定する。
③栄養管理計画：栄養所要量、消費熱量、栄養成分の補給量と投与方法を検討する。
④栄養療法の実施と定期的な栄養アセスメント：栄養管理計画を実施し、栄養アセスメントを定期的に実施する。
⑤評価：総合的な評価を行い、必要により栄養管理計画の見直しを行う。

上記の栄養管理手順は、医師(歯科医師)、看護師、栄養士、薬剤師、理学療法士など多職種による栄養サポートチーム(nutrition support team；NST)で実施することが望ましい[1]。

ⓑ 評価法の全体像

栄養評価法の第一歩は正しく身体計測を行うことにある。身長はこれまでの栄養状態を反映し、成長率の低下は疾患の存在や、栄養状態の悪化の手がかりとなることがある。体重には身長同様に個人差があるが、性別、年齢別、身長別の標準体重に対しての比較で評価する必要がある(肥満度、BMI)。頭囲は胎児期以降の栄養状態を反映し、精神発達とも関連する。身長、体重、頭囲は、いずれも経時的な評価が必要であり、成長曲線を標準成長曲線上にプロットして評価することが重要である(**資料 A 身長・体重・頭囲・標準成長曲線**)。成長曲線からいつ頃から、病気が始まったか、栄養状態が悪化したかが推察できることがある。

身体組成も栄養評価のうえで重要である。たとえば、重症心身障がい児では標準体重であっても、脂肪量が多く、筋肉量が少ない傾向にある。基礎代謝や安静時エネルギー消費量は筋肉量に大きく規定されるため、栄養評価のうえできわめて重要である。また、重症心身障がい児では体水分が少ない傾向にあり、軽微な感染症から脱水に陥り、多臓器不全を起こすこともまれではない。

ⓒ 身体計測値

身長、体重の計測は必須であるが、時に寝たきり、拘縮、側彎・変形により測定がむずかしいこともある。**表1、2**には、指極(arm span)や座高、膝高(knee height)から身長を推定する方法および体重の予測法を示す(ただし、成人において作成された推定・予測式であり、年少児には適応できない)[2]。**第1章A 身体発育**、**第5章I 低身長**も参照のこと。

表1 指極・座高・膝高による身長の推定

指極による推定	身長(cm)＝指極(cm)
座高による推定	身長(cm)＝座高(cm)×11/6
膝高による推定	男性：身長(cm)＝64.19－(0.04×年齢)＋〔2.02×膝高(cm)〕
	女性：身長(cm)＝84.88－(0.24×年齢)＋〔1.83×膝高(cm)〕

表2 寝たきり患者の身長・体重予測式(膝高)による患者の予測式

身長	男性：膝高(cm)/0.301 [*1]
	女性：(cm)/0.297　誤差±3.43(cm) [*1]
	男性：64.02＋(膝高×2.12)－(年齢×0.07)　誤差±3.26(cm)
	女性：77.88＋(膝高×1.77)－(年齢×0.1)
	単位：膝高(cm)，年齢(年) [*2]
体重	男性：(1.01×膝高)＋(AC×2.03)＋(TSF×0.46)＋(年齢×0.01)－49.37　誤差±5.11(kg)
	女性：(1.24×膝高)＋(AC×1.21)＋(TSF×0.33)＋(年齢×0.07)－44.43　誤差±5.11(kg)
	AC：上腕囲(cm)，TSF：上腕三頭筋皮下脂肪厚(mm) [*3]

[*1] 東口らの鈴鹿総合病院計測データより
[*2] 宮澤らの日本静脈経腸栄養学会発表より，2004
[*3] 宮澤らの日本静脈経腸栄養学会発表より，2004

1 肥満度

肥満度(％)＝(実測体重－標準体重)/標準体重×100 で算出する．標準体重は学校保健統計の性別・年齢別・身長別標準体重あるいは**表3**[3)]に示す計算式を用いる．また，肥満度判定曲線を使用すれば上記の計算を省略することができ，経時的にプロットすれば経過観察に有用である(**資料 A**)．

2 Kaup 指数とBMI

Kaup 指数(BMI)＝体重(kg)/身長(m)^2 で算出する．

Kaup 指数は3か月から5歳までの乳幼児に適応する．年齢ごとに基準値が異なる点に注意を要する．

BMI は身長が変化しない成人領域で Kaup 指数を転用し，現在国際的に汎用されている．身長が変化する小児においては BMI パーセンタイル値あるいは BMI SD スコアを用いる．

3 Rohrer 指数

Rohrer 指数＝体重(kg)/身長(m)^3×10で算出する．学童期の肥痩度の指標であるがほとんど用いることはない[4)]．

4 ウエスト周囲長[5)]

ウエスト周囲長は肥満症やメタボリックシンドロームにおいて重要な計測値である．基準値は小学生で 75 cm，中学生 80 cm 以上，また，ウエスト身長比 0.5 以上の場合に内臓脂肪蓄積が疑われ，耐糖能異常，高血圧，高脂血症が存在する可能性が高い．

表3 標準体重の計算式

年齢	男児 a	男児 b	年齢	女児 a	女児 b
5	0.386	23.699	5	0.377	22.75
6	0.461	32.382	6	0.458	32.079
7	0.513	38.878	7	0.508	38.367
8	0.592	48.804	8	0.561	45.006
9	0.687	61.39	9	0.652	56.992
10	0.752	70.461	10	0.73	68.091
11	0.782	75.106	11	0.803	78.846
12	0.783	75.642	12	0.796	76.934
13	0.815	81.348	13	0.655	54.234
14	0.832	83.695	14	0.594	43.264
15	0.766	70.989	15	0.56	37.002
16	0.656	51.822	16	0.578	39.057
17	0.672	53.642	17	0.598	43.339

標準体重(kg)＝a×身長(cm)－b
肥満度(％)＝〔(実測体重－標準体重)/標準体重〕×100
軽度肥満：20％ 以上，30％ 未満
中等度肥満：30％ 以上，50％ 未満
高度肥満：50％ 以上
やせ：－20％ 以下
高度のやせ：－30％ 以下
生命に危険のあるやせ：－35％ 以下
〔村田光範：やせ，栄養不良の定義，診断，評価．小児内科 41：1259-1263，2009.〕

図1 身体組成の考え方

a	b	c	d
その他 水素：10% 炭素：23% 酸素：61%	その他 たんぱく質：15% 脂質：19% 水分：60%	細胞外の個体 細胞外液 細胞内液	その他 血液：8% 骨：7% 脂肪組織：21% 骨格筋：40%

表4 皮脂厚による体密度推定式（長嶺）

年齢		体密度
女子	9〜11歳	：1.0794−0.00142×T2
	12〜14歳	：1.0888−0.00153×T2
	15〜18歳	：1.0931−0.00160×T2
	成人	：1.0897−0.00133×T2
男子	9〜11歳	：1.0879−0.00151×T2
	12〜14歳	：1.0868−0.00133×T2
	15〜18歳	：1.0977−0.00146×T2
	成人	：1.0913−0.00116×T2

T2：上腕背部と肩甲骨下部の皮脂厚の和
[Nagamine S, et al.：Anthropometry and body composition of Japanese young men and women, Hum Biol 1964；36：8-15.]

測定方法は軽い呼気で下着を十分に下げ，臍の高さで水平に計測する．

減量の際にウエスト周囲長は速やかに減少し，効果判定のよい指標となる．

d 身体組成

1 身体組成とは

身体組成とは身体を構成成分により分けるという考え方である．生化学的には水素，酸素，炭素などに，栄養学的にはたんぱく質，脂質，糖質などに，臨床医学的には体液（細胞内液と細胞外液），筋肉，脂肪，骨などに身体の構成成分を分類することができる（図1）．

肥満を考えるうえでは，two compartment theory という大胆な考え方をする．これは身体を脂肪と脂肪以外の組織の2つに分類する考え方である．脂肪以外の組織は除脂肪組織（fat free mass；FFM，lean body mass；LBM，lean tissue mass；LTM）という．肥満の臨床において，よく用いられる体脂肪率はこの two compartment theory に基づいた指標である．

2 身体組成としての小児の特性

小児は成長に伴い身体組成が著しく変化する．すなわち，胎児，新生児期は体水分が多く，乳児期から幼児期には脂肪蓄積の傾向がみられるが，幼児期から学童期には体脂肪が減少する．思春期には性差がみられ女児では脂肪蓄積傾向となり，男児では除脂肪組織の増加がみられる．このような観点から乳幼児期には Kaup 指数，学童期には Rohrer 指数が用いられるが，これらの身長，体重から算出される体格指数では身体組成を評価できない．つまり，筋肉質で過体重のものを肥満と誤って判定したり，筋肉

表5 体密度と体脂肪率の推定式

体密度 (Db)	Db(男児)=1.1650−0.1093(BW×Z)/(BH×BH) Db(女児)=1.1193−0.0684(BW×Z)/(BH×BH) Db ：body density (g/mL) BW ：body weight (kg) Z ：impedance (ohm) BH ：body height (cm) （中塘の式）
体脂肪率 (%FAT)	%FAT=(4.570/Db−4.142)×100 （Brozek の式）

[中塘二三生：Bioelectrical Impedance 法による身体組織評価．大阪府立看護短大紀要 1991；13：129-144.]

量が少なく，脂肪量が多い隠れ肥満を正常と判定することがある．そこで身体組成評価すなわち脂肪，除脂肪組織を定量することが重要となる．

3 身体組成の評価法

体重のうち，体脂肪が占める割合を体脂肪率という．個人を経過観察する際に大変有用な指標である．体脂肪量を知る方法として水中秤量法，重水法，カリウム法などが gold standard として行われてきたが研究室レベルでの実施に限られる．

一般に，皮下脂肪厚法や生体インピーダンス法（bioelectrical impedance analysis；BI 法）が繁用される．医療施設では DXA 法（dual energy X-ray absorptiometry，二重エネルギー X 線吸収法）が用いられ，精度が高い．

1）皮下脂肪厚法

上腕背部（上腕三頭筋皮下）と肩甲骨下部の皮脂厚（皮膚と皮下脂肪）をキャリパーで測定し，長嶺の式（表4）[6]にて体密度を求め，Brozek の式（表5）[7]より

体脂肪率を推定する．測定は 5 回行い，その平均値を用いる．測定手順は簡単であり，短時間に多数に対し実施可能であるが，その手技には熟練を要する．

2) BI 法
・単周波数方式インピーダンス

一般に生体インピーダンス法という場合，単周波数方式インピーダンス法を指す．

BI 法は非侵襲的で簡便性，経済性，精度の点で優れた方法であり，小児にも適した方法といえる[2,8,9]．本法は現在，世界中で普及しており，簡便であることや 1〜2 分で測定可能であることから健診で利用されることが多い．

原理としては人体を円筒形の電導体と仮定し，ある電導体のインピーダンスは，その長さに比例し，断面積に反比例するという電気的特性に基づいている．人体を脂肪組織と除脂肪組織に 2 分できる(two compartment theory)と仮定する．また生体の電気伝導は水分とナトリウムを主とする電解質に規定されるが，脂肪組織で 10%，除脂肪組織で 72〜73% の水を含むと仮定し，その水分含有率の違いを利用してインピーダンス(Z)を求める．表 5[7]に示す小児用に開発された中塘の式から体密度(Db)を求め，Brozekの式に体密度(Db)を代入し体脂肪率(%fat)を推定する．

・多周波数方式インピーダンス法

低周波電流は細胞膜を貫通せず，高周波数電流は細胞膜を貫通する．細胞膜を貫通し始める周波数は臨界周波数または特性周波数(characteristic frequency)とされ，成人では臨界周波数は 50 kHz とされる．このような理由から単周波数インピーダンス法では 50 kHz，800 μA の電流が一般に用いられており，理論上総体水分(total body water)を反映するとされる．この機種では脂肪量，除脂肪量の定量に加えて細胞内液，細胞外液の推定が可能である．

・腹部インピーダンス法

内臓脂肪面積推定に有用である．CT スキャンの測定値との相関が良好であり，肥満症，メタボリックシンドロームにおける血液生化学データとの相関を認める．

3) DXA 法

本来は骨粗鬆症に対する骨塩定量の目的で開発されたが，全身骨測定法において脂肪量，除脂肪量の定量が可能である．原理としては，患者を臥位とし患者背面より異なるエネルギーピークをもつ 2 種の X 線(アメリカ LUNAR 社製 DPX-L では 38，70 keV)を照射し透過減衰した X 線を検出する．ここで骨組織，脂肪組織，除脂肪組織はそれぞれ異なる X 線吸収率をもつことから各組織を定量する．

4 身体組成評価の臨床的意義

1) 除脂肪量にも注目してみる

肥満にもその身体組成により多様性がある．肥満は勿論のこと脂肪過剰であるが，若干除脂肪量(筋肉)も増加していることが多い．しかし，なかには除脂肪量の少ない児(ひ弱な肥満)も存在する．筋肉量は基礎代謝量を規定する因子である．

筋肉が少ないと安静時の消費エネルギーが少ないうえに，運動時の消費エネルギーも少ない．Prader-Willi 症候群はその典型例であり，Down 症，成長ホルモン欠損症(重症例)でも同様の傾向がある．

2) 筋肉量を減少させないために

2 型糖尿病合併例などでは厳格な肥満治療を行うことが多い．食事制限が過度となり，たんぱく質摂取不足となると除脂肪量の減少がみられることがあり，定期的な身体組成評価が必要である．

5 体脂肪率の基準値と解釈

小児肥満症診療ガイドライン 2017[4]では男児；13 歳未満 25%，13 歳以上 25%，女児；11 歳未満 30%，11 歳以上 35% としている．やや複雑な基準値設定となっているが，性差と思春期前後の身体組成の特徴に留意した結果である．

前述のように最も測定精度の高い測定方法は DXA 法であり，上記の基準値は DXA 法により設定された．生体インピーダンス法で得られる値とは必ずしも一致しない．DXA 法と比較して生体インピーダンス法は肥満において脂肪を過少評価し，やせにおいて脂肪を過大評価する傾向がみられる．測定方法を問わず，男児；13 歳未満 20%，13 歳以上 25%，女児；11 歳未満 30%，11 歳以上 35% であれば過脂肪状態であるが，測定方法によっては基準値以下でも肥満である場合がある．

6 脂肪分布

従来，脂肪分布の観点から上半身型肥満(男性型，りんご型)と下半身型(女性型，洋ナシ型)に分類し，上半身型が悪い肥満であることが知られていた．現在では，ほぼ同じ意味で内臓脂肪蓄積型肥満と皮下脂肪型肥満に分類されている．

皮下脂肪に比べ内臓脂肪からは多くの生化学物質〔adipocytokine(アディポサイトカイン)〕が分泌され，それらの多くが悪玉因子として働きインスリ

表6 問診

1.	出生歴	在胎週数，出生時体重・身長・頭囲・胸囲，仮死
2.	既往歴	先天性疾患，慢性疾患，アレルギー性疾患，感染症
3.	家族歴	両親，兄弟の体格，遺伝性疾患
4.	成長発達	成長曲線，精神発達，運動発達
5.	栄養歴	乳児期の栄養，離乳食の開始・終了，現在の食事 好き嫌い，偏食，間食，アレルギー除去食
6.	養育歴	家族構成，経済状況，親子関係，保護者の食生活，虐待 育児不安，いつ，どこで，誰と食べる
7.	症状	食欲，嘔吐，便性，腹痛，発熱，多飲，多尿，口渇 月経異常
8.	その他	ストレス，運動習慣，過度の運動，ダイエット

〔村田光範：日本人小児の体格評価に関する諸問題．日本成長学会雑誌 2006；12：65-73.〕

表7 成長障害，やせをきたす病態と疾患

摂取エネルギー不足	1．供給エネルギー不足 母乳・ミルク不足，調乳ミス 育児不安や母親の精神疾患，愛情遮断症候群 非虐待児症候群 2．経口摂取障害 口唇口蓋裂，巨舌，小顎症，喉頭軟化症 喘息，先天性心疾患，神経筋疾患 脳性麻痺，染色体異常
摂取エネルギーの喪失	1．嘔吐 胃腸炎，胃食道逆流症，幽門狭窄症，Hirschsprung病，食道裂孔ヘルニア 副腎疾患，腎疾患 2．下痢 胃腸炎，難治性下痢症，食物アレルギー 乳糖不耐症，蛋白漏出性胃腸症，短腸症候群 炎症性腸疾患，膵疾患，胆道閉鎖症 3．腎疾患 慢性腎不全，ネフローゼ症候群，尿細管性アシドーシス，尿崩症
代謝の亢進	甲状腺機能亢進症，慢性感染症，膠原病 悪性疾患，慢性腎不全，低酸素血症
栄養利用不全	副腎機能低下症，糖尿病，肝炎，肝硬変 先天性代謝異常，染色体異常

〔Krugman SD, et al.: Failure to thrive. Am Fam Physician 2003；68：879-884.〕

抵抗性，動脈硬化などの病態を引き起こすことから，現在，脂肪分布の重要性が強調されるようになった．ウエスト周囲長あるいはウエスト周囲長/ヒップ周囲長が内臓脂肪を反映することがよく知られている．

正確に内臓脂肪を定量するには臍レベルでのCTスキャンが有用であるが，X線被曝や経済性の面から小児への実施は躊躇されることが多い．内臓脂肪面積60 cm^{2}以上（成人では100 cm^2）では内臓脂肪過剰蓄積と判定される．

内臓脂肪を超音波で評価する方法として腹壁前脂肪最大厚（Pmax）の測定が非侵襲的かつ簡便な方法として小児では推奨されるが，まだ十分には普及していない．方法は剣状突起から臍まで縦走査を行いPの最大値を計測する．Pmaxが12 mm以上ではメタボリックシンドロームの可能性が高いと報告されている．また最近は，腹部インピーダンスが開発され，小児肥満における有用性が報告されている．

e 身体所見（第5章を参照）

1 毛髪の異常

腸性肢端皮膚炎は常染色体劣性遺伝の亜鉛欠乏症であり，下痢と特異的皮疹に加えて脱毛をきたす．同様の症状は終末回腸炎や潰瘍性大腸炎などによる亜鉛吸収障害や長期間の中心静脈栄養によってもみられることがある．

・Menkes病（銅欠乏；結節性裂毛）．
・甲状腺機能低下症・亢進症．
・たんぱく質・エネルギー栄養失調（protein/energy malnutrition；PEM）では髪は細く，色素脱失がみられ，脱毛が目立つ．

2 爪の異常

・淡い横走する白線：低アルブミン血症，砒素中毒，亜鉛欠乏症．
・白い爪：低色素性貧血，セレン欠乏症．

3 舌の状態

小児の舌所見として，苺舌は溶連菌感染症，川崎病でみられる．体液，血流，貧血，浮腫，脱水など体調の変化に応じて舌の表面，辺縁，静脈は変化する．ビタミンB$_{12}$欠乏や鉄欠乏性貧血では表面が青白く変化がみられる．浮腫，体液貯留では辺縁部に歯の圧痕がみられる．舌苔はさまざまな体調変化でみられる．味覚障害では亜鉛欠乏症が疑われる．

表8 栄養評価のチェック項目

身体計測	身長, 体重, (成長曲線), 頭囲, 胸囲, ウエスト周囲長, ウエスト周囲長身長比, 体脂肪定量
身体所見	アセトン臭, 体温, 血圧, 呼吸数, 心音, 呼吸音, 脈拍, 四肢冷感 髪, 爪, 皮膚, 舌の状態 甲状腺腫, リンパ節腫脹, 肝脾腫, 色素沈着, 多毛, 出血斑, 打撲斑, 火傷
その他	子どもの表情, 衣類の清潔, 保護者の態度

4 骨格の変化

O脚はくる病, 骨代謝疾患でみられる.

5 心拍数

心拍数の減少は著しい栄養障害（思春期やせ症など）でみられる. 低栄養状態に対する生体の防御反応として, Low T3 syndrome があり代謝が抑制された状態である. 誤って甲状腺機能低下症として甲状腺剤を使用しないように, 十分な注意が必要である.

6 浮腫

PEM などの著しい栄養失調では全身に強い浮腫を認めることが多く, 脂肪量, 筋肉量, 循環血液量が減少しているにもかかわらず体重が増加することがある. 浮腫に十分注意しないと病態を大きく見誤る可能性がある. また, 栄養の改善により浮腫が消失すると, 体重は大きく減少する.

f 問診（表6）[4]

成長障害ややせをきたす疾患は多岐にわたるため, 十分な問診により, ある程度疾患を絞り込む必要がある. まず,「①摂取エネルギーが十分であるか, ②消費エネルギーが過剰でないか, ③吸収, エネルギー利用に問題はないか」を判断する（表7）[9].

g 食事摂取状況調査

摂取エネルギーに関する聴取にあたっては, ①総摂取エネルギーの過不足, ②主要栄養成分の摂取状況, ③ビタミン・ミネラル, 微量元素の不足, ④アレルギー, 中毒, 虐待, 育児放棄などを念頭において行う. 実施にはフードピラミッドや食事バランスガイドを活用するとよい. 栄養の過不足が予想される場合は栄養士に相談する. 1週間の食事内容をできる限り詳細に書きとめてもらうか, 最近ではデジタルカメラ写真からおおよその栄養分析が可能である.

h カルテの書き方

本項では, 身体計測, 身体組成, 身体所見について定期に経過観察を行うことが重要であることを示してきた. 栄養評価のチェック項目について要約すると表8の項目にまとめられる. 実際には, 車椅子や寝たきりの患児に上記のすべてを定期に行うことは困難である. また, 疾患特有のチェック項目もあるので, 目的別に経過観察票を作成し運用することが効率的であろう.

文献

1) 武藤正樹：クリニカルパス総論 栄養パスについて. Nutrition Support Journal 2004；5（増）：3-4.
2) 田中弥生：身体計測. 東口髙志（編）：NST完全ガイド 栄養療法の基礎と実践 初版. 照林社, 2005：6-9.
3) 村田光範：やせ, 栄養不良の定義, 診断, 評価. 小児内科 41：1259-1263, 2009.
4) 村田光範：日本人小児の体格評価に関する諸問題. 日本成長学会雑誌 2006；12：65-73.
5) 日本肥満学会（編集）：小児肥満症診療ガイドライン2017. ライフサイエンス出版, 2017.
6) Nagamine S, et al.：Anthropometry and body composition of Japanese young men and women. Hum Biol 1964；36：8-15.
7) 中塘二三生：Bioelectrical Impedance 法による身体組織評価. 大阪府立看護短大紀要 1991；13：129-144.
8) 髙野智子ほか：乳幼児のやせ・栄養不良へのアプローチ. 小児内科 2009；41：1297-1300.
9) Krugman SD, et al.：Failure to thrive. Am Fam Physician 2003；68：879-884.

［高谷竜三・勢川智美］

第4章 栄養評価法

B 血液・尿生化学検査
biochemical examination of blood and urine

ポイント

- 栄養状態を知るうえで，血液尿検査は不可欠である．
- 複数の検査結果を総合的に評価することによって，より確実な評価ができる．
- 栄養状態を悪化させる原因も種々ある．栄養評価のみならず，同時に原因検索も行っていく必要がある．さまざまな可能性を考えて検査項目を選択する．
- 経過を追い，症状（状態）の変化を観察し，検査値の推移もみていく．

a 栄養評価と生化学検査

わが国でも多くの医療機関でNST（栄養サポートチーム）が立ち上がり，栄養評価，栄養療法の重要性が見直されている．しかしながら，その対象の多くは成人で，特に高齢者，術後の管理，悪性腫瘍などに関連する事柄が多い．通常小児科医が外来もしくは入院で，成長障害などをみる場合，小児科医自身が中心となって（みずからが）栄養評価，診断と原因究明，そして治療を行うことになる．

身体計測指標はもちろん第一に重要であるが，その次に行われるのは血液尿検査であり，これは必要不可欠といえる．体内の生化学的異常は検査してみなければ，症状や徴候からだけでは正確にはわからない．想定外の疾患が発見されることもあり，原因の的確な診断につながる．十分に栄養を摂取していてもやせる疾患もあるので，食事調査だけでも判断できない．

問診による症状とその内容，身体計測値などから低栄養なのか過栄養なのか，さらに児の年齢，身体所見，児の態度，行動などから検査項目を決定する．また，出生後からそれが続いているのか，ある時点から急激に悪化したのかなどの経過も重要となる．経過については成長曲線の作成が有用となる．

栄養状態を形作っているものは，エネルギー量だけでなく，水分，電解質，ビタミン，微量ミネラル，各種ホルモンなどがかかわっており，相互にバランスをとっている．これらの過不足によるバランスの破綻が栄養状態の不良につながる．

従来から客観的な栄養評価指標として，静的栄養指標と動的栄養指標がある[1]．静的栄養指標は，体

表1 静的栄養指標

1. 身体計測指標
    1）身長・体重：
        ①体重変化率，②％平常時体重，③身長体重比
        ④％標準体重，⑤body mass index（BMI）
    2）皮厚：上腕三頭筋部皮厚（TSF）
    3）筋囲：上腕筋囲（AMC），上腕筋面積（AMA）
    4）体脂肪率
2. 血液・生化学的指標
    1）血清総蛋白，アルブミン，コレステロール，コリンエステラーゼ
    2）クレアチニン身長係数（尿中クレアチニン）
    3）血中ビタミン微量元素
    4）末梢血中総リンパ球数
3. 皮内反応
    遅延型皮膚過敏反応

TSF：triceps skinfolds
AMC：arm muscle circum terence
AMA：arm muscle area

［東口高志ほか：栄養パラメータ測定の意義．臨床検査2004；48：935-943．］

脂肪率や皮下脂肪厚なども含めた身体計測値と従来から用いられている血液指標である（表1）[1]．長期的な結果を把握するうえでは有用である．一方，動的指標は，rapid turnover protein（RTP）やアミノ酸比率などである（表2）[1]．動的指標は静的指標と異なり短期間での代謝変動やリアルタイムの栄養評価ができる．しかし，種々の因子によって影響を受けやすく，変動も大きい難点がある．

栄養評価は，たとえばアルブミン（albumin；Alb）だけでは正確な判断はできない．種々のデータを総合的に判断する必要がある．評価法の1つにCONUT（controlling nutritional status）法がある[2]．こ

表2 動的栄養指標

1. 血液・生化学的指標
    1) rapid turnover protein：
        ①トランスフェリン
        ②レチノール結合蛋白
        ③プレアルブミン（トランスサイレチン）
        ④ヘパプラスチンテスト
    2) 蛋白代謝動態：
        ①窒素平衡
        ②尿中3-メチルヒスチジン
    3) アミノ酸代謝動態：
        ①アミノグラム
        ②Fischer比（分岐鎖アミノ酸/芳香族アミノ酸）
        ③BTR（分岐鎖アミノ酸/チロシン）
2. 間接熱量計
    1) 安静時エネルギー消費量（REE）
    2) 呼吸商
    3) 糖利用率

[東口高志ほか：栄養パラメータ測定の意義. 臨床検査 2004；48：935-943.]

れは，Alb，総コレステロール（total cholesterol；TC），総リンパ球数の値をスコア化し，合計点で評価するものである．ただし小児の場合，年齢によって基準値が異なるため成人ほど単純には用いえず，調整が必要になる．また，いくつかのがんでは疾患別の栄養評価指数（複数のパラメータによる統計学的回帰式）も提唱されている．

一般に診療の現場では，検査は単なる栄養評価のためだけに行うのではなく，その栄養状態の原因（疾患）も同時進行で追及するわけである．1回の採血ですべてがわかることのほうが少ないので，順次原因究明を行っていく．

b 生化学検査各論

ここでは，栄養状態に関連するおもな検査項目[3]について概説する．個々の疾患については各々の項を参照してもらいたい．

1 蛋白

体蛋白のおよそ3/4は骨格筋にあり，1/4は肝を中心とした内臓蛋白とされている．血清蛋白は内臓蛋白により供給され，これは蛋白摂取量に影響される．また，蛋白量は血管内外のプール量，外液量の変化，蛋白の半減期など種々の影響を受ける．

近年，RTPがより現在の栄養状態を反映する指標として取り上げられている．半減期がAlbより短く，血管外プールも小さいため，合成と分解の差が短時間で血中濃度に現れるのでRTPとよばれる．短期の栄養状態の指標になるが，さまざまな影響を受ける．個人差も比較的大きく，経時的変化をみるのには適する．トランスサイレチン（transthyretin；TTR），レチノール結合蛋白（retinol-binding protein；RBP），トランスフェリンがおもなものである．

1) 総蛋白（TP）

総蛋白（total protein；TP）は，量的に多いAlbや免疫グロブリンの変動がなければ，通常は異常値を示さない．栄養不良，蛋白漏出，肝機能障害などで低値を示す．脱水やグロブリンが増加する病態では逆に増加する．

2) アルブミン（Alb）

血清AlbはTPの50〜70%を占める．浸透圧の維持および種々の物質の運搬に重要な役割をはたしている．2.5 g/dL以下になると浮腫を起こす．Albの血中半減期は約21日であり，体内プールも多いため，短期間の栄養指標としては使いにくい場合がある．

3) トランスサイレチン（TTR）

従来，プレアルブミンといわれていた分子量5.5万の物質で，サイロキシンおよびRBPと結合して輸送している．半減期が3〜4日であり，血管外プールも小さいため，RTPに含まれ，短期の栄養指標となる．基準値は20〜40 mg/dLである．低栄養，肝障害などで低値を示す．TTR，RBPともに炎症性疾患では低値となるため，CRPなどを同時に調べる必要がある．

4) レチノール結合蛋白（RBP）

分子量は21 kDa．RBP1分子に1分子のレチノール（ビタミンA）が結合して，肝から末梢へ転送している．血中ではTTRと1：1で結合している．半減期は16時間程なので，RTPの1つとなっている．基準値は3.5〜5.5 mg/dLである．低栄養，レチノール欠乏，肝疾患，甲状腺機能亢進症で低値となる．腎不全で高値となる．

5) トランスフェリン

おもに肝臓で合成され，血清鉄の輸送担体となっている．鉄欠乏性貧血では低値となる．一方，半減期が7日と短いためRTPに含まれ，蛋白栄養状態の指標になる．肝障害，ネフローゼ症候群，慢性炎症などで低下するので注意を要する．

2 腎機能（非蛋白窒素化合物）

血中非蛋白窒素は，体内蛋白代謝と腎からの窒素

排泄バランスによって変動する．尿素，尿酸，クレアチニン，クレアチン，アミノ酸，アンモニアなどからなる．これらが増加した状態が窒素血症である．蛋白異化作用の亢進，腎からの窒素排泄の減少による．

1）血中尿素窒素(blood urea nitrogen；BUN)

尿素はアンモニアと CO_2 から尿素サイクルにおいて合成される．歴史的に尿素量を尿素分子の窒素量として表したので尿素窒素(UN)といわれている．UN 量を 2.14 倍すると尿素量が得られる．尿素は蛋白代謝の最終産物であり，腎性因子のみならず，蛋白摂取量，組織崩壊，消化管出血，脱水などで変動する．

2）クレアチニン(creatinine；Cr)

クレアチンは肝で合成され，ほとんどは筋肉内に存在している．Cr はクレアチンリン酸から，またクレアチンの脱水によって生成され，腎糸球体で濾過後，ほとんど再吸収されずに尿中に排泄される．血中 Cr は筋肉の総量を反映するが，脱水などでも軽度上昇する．高度の場合は腎不全を意味する．

3）尿酸(UA)

UA(uric acid)はプリン(核酸)代謝の最終産物である．血中 UA は腎機能障害で上昇する．小児では脱水や肥満で高値になりやすい．年齢とともに上昇し，思春期以降男児のほうが高くなる．肥満児でも 7 mg/dL 以上は高値といえる．

3 血清酵素(肝機能)

おもに肝機能であるが，そのほかの臓器の指標にもなっている．肝臓は種々の代謝の中心であり，その障害は問題となる．また，経静脈栄養や薬剤で肝障害が生じることがあり注意が必要である．

1）血清ビリルビン(bilirubin；Bil)

直接ビリルビン〔D-Bil(direct-Bil)，グルクロン酸抱合型〕と間接ビリルビン〔I-Bil(indirect-Bil)，非抱合型〕が測定される．新生児期に遷延する母乳性黄疸などでは I-Bil が上昇し，肝炎や胆道閉鎖症では D-Bil が上昇する．

2）血清トランスアミナーゼ(aspartate transaminase；AST，alanine transaminase；ALT)

AST(GOT)は心臓，肝臓，骨格筋，腎臓で高濃度，ALT(GPT)は肝臓，腎臓，心臓，骨格筋の順で高濃度である．細胞障害により逸脱するが，ALT が高値の場合は肝障害ともいえる．

3）乳酸脱水素酵素(lactate dehydrogenase；LD)

LD は解糖系最終段階の反応を触媒する酵素で，体内に広く分布している．血液疾患，心筋・筋疾患，肝疾患，悪性腫瘍などで高値となる．LD アイソザイムも参考となる．

4）アルカリフォスファターゼ(alkaline phosphatase；ALP)

ALP は腎，小腸，骨芽細胞，肝などに存在する活性中心に Zn^{2+} を含む酵素である．アイソザイムも測定でき，肝型(ALP2)と骨型(ALP3)が血清 ALP の主成分である．成人では身長増加がないので，基準値はおよそ 300 U/L 以下であるが，小児期には高く，しばしば 1,000 U/L 程ある．高値の場合，骨疾患，肝・胆道系疾患を考えることになる．栄養面では，ビタミン D 欠乏で副甲状腺ホルモン(parathyroid hormone；PTH)とともに高値となる．また，乳児期に突然 10,000 U/L 程に上昇する例があるが，ほかに異常がなく数か月で低下してくる(一過性高 ALP 血症)．

4 電解質

生体内における体液バランスの維持は生命活動に不可欠であり，このため体液の電解質，浸透圧はきわめて狭い範囲で調節されている．その基準範囲からの逸脱は，しばしば生体を重篤な状態に陥れることになる．

1）ナトリウム(Na)，カリウム(K)，クロール(Cl)

生体内 Na は 90% が細胞外に存在する．細胞外液の浸透圧を規定しているため重要である．レニン-アンギオテンシン-アルドステロン系の調節を受けている．Na の異常は体液の喪失や水分のアンバランスがおもな要因となる．一方，K は 90% が細胞内に存在している．低栄養，嘔吐，下痢では血清 K の低下がみられる．もちろん，腎不全やホルモン異常，溶血などで変動する．Cl は 90% が細胞外液に存在し，血清陰イオンの 70% を占める．アニオンギャップ(anion gap)$[Na^+ - (Cl^- + HCO_3^-) = 12 \pm 4\ mM]$ も参考にする．

2）カルシウム(Ca)，無機リン(P)

Ca，P はヒドロキシアパタイトの形で骨や歯に存在している．おもに骨，腎，副甲状腺の異常によって変動する．低 Alb 時の補正は Ca(mg/dL)＋[4.0－血清 Alb(g/dL)] で行う．

ビタミン D 欠乏性くる病などでは，血中 Ca，P は

やや低値となる．また，くる病に至らなくても 25 水酸化ビタミン D が低値である例は多い．

5 ビタミン

ビタミンの多くは生体内で合成できず，食事から摂取しなければならない．低栄養で低下することになる．水溶性ビタミンと脂溶性ビタミンに分類される（第2章 G ビタミンの項参照）．

6 必須微量ミネラル（元素）

体内における含有量はきわめて少ないが生命維持に不可欠な元素を必須微量ミネラルとよび，12 種類ある．長期の経管栄養児では，必須微量元素が不足する例があり，補充が必要になる（第2章 F Ca, P, Mg および微量元素の項参照）．

乳幼児のヘモグロビンは 11 g/dL 前後とやや低値であるが，鉄欠乏性貧血はしばしば問題となる．鉄の貯蔵量の指標となるのがフェリチンである．鉄欠乏性貧血では最初にフェリチンが減少し，次いで鉄の減少，ヘモグロビンの減少となる．一方，総鉄結合能（total iron binding capacity；TIBC），不飽和鉄結合能（unsaturated iron binding capacity；UIBC）は高値となる．貧血にも種々あるので平均赤血球容積（mean corpuscular volume；MCV）などから鑑別していく．

7 脂 質

TC やトリグリセライド（triglyceride；TG）の低下はエネルギーや脂肪の摂取不足を示す．逆に，肥満などの過食では高値となりやすい（HDL-C は低値となる）．

採血は早朝空腹時（絶食後 10 時間以上）が望ましい．TG は食後高値となる．食後採血については 200 mg/dL 以上は高値と考えられる．TC は食事の影響は少ない．

脂質異常症の場合，甲状腺機能などのチェックも必要となる．原発性脂質異常症も常に念頭においておかなければならない（第6章 F-5 脂質異常症の項参照）．

8 糖代謝

高血糖と低血糖がある．またそれらにはインスリン分泌が関係してくる．高血糖は糖尿病が代表疾患である．インスリンの欠乏，作用不足で生じる．体重減少が起きることはよく知られている．最近は尿糖陽性で発見される例が多い．低血糖も重要な病態であるが，高インスリン性の場合もある．糖尿病に至らなくても肥満症児でインスリン抵抗性はしばしば経験する．グルコース，HbA1c，グリコアルブミン，インスリン，ケトン体測定などが重要となる．

9 内分泌

身長体重の増加不良があるとき，内分泌系の異常も必ず考慮に入れなければいけない．特に甲状腺機能は必須であり，治療も容易であることから早期に発見しなければならない．状態が悪い場合にはみずから甲状腺機能を落としている場合もある．成長ホルモン（growth hormone；GH）系はもちろん重要である．GH 分泌負荷試験の前にまずインスリン様成長因子-1（insulin like growth factor；IGF-1）を検査することが必要である．基準値は年齢ごとに異なる．IGF-1 は GH の上下に関連するが，低栄養では低値を示す．思春期遅発で小柄な場合や極端な痩身では二次性徴のチェックとともに性ホルモンをみる．くる病などでは PTH をみる．先天性副腎過形成症の疑いでは，まず電解質異常の有無と，副腎皮質刺激ホルモン（adenocorticotropic hormone；ACTH）の上昇で評価，精査していく．また，染色体異常で成長が緩徐であることもある．Turner 症候群などでは早めに GH 補充も必要なので鑑別しておく．

10 免疫系

1）免疫グロブリン

免疫グロブリン（immunoglobulin；Ig）は，年齢による変動が大きく，乳児期は低値である．栄養不良では Ig は低下するが，感染が起こると増加する．

2）CRP（C-reactive protein）

急性期反応蛋白の代表的な指標である．炎症性サイトカインの作用により，急性炎症では発病後 10 時間以内に上昇してくる．

3）リンパ球数

末梢総リンパ球数は，栄養状態とよく相関するとされる．栄養不良によりリンパ球数は低下する．一般に 1,000/μL 以下で易感染性を示すとされるが，乳児期は高値で，学童期は低値となるので，正常値の確認が必要である．

11 アミノ酸

低栄養では血漿総アミノ酸濃度の低下がみられ，特に，分枝鎖アミノ酸（branched chain amino acids；BCAA：バリン，ロイシン，イソロイシン）の低下が顕著となる．アミノ酸分析によるすべての変動を解

釈するのは現実的ではない．BCAAと芳香族アミノ酸(aromatic amino acids；AAA：チロシン，フェニルアラニン)のモル比(Fischer比)やBCAAとチロシンのモル比(branched chain amino acids/tyrosine molar ratio；BTR)でみるのが有用である．

12 その他

1）血液ガス分析

pHによるアシドーシス・アルカローシスの評価，base excessの高低による代謝性，呼吸性の評価を行う．

2）アンモニア

体内で生成されたアンモニアは大部分は肝臓の尿素サイクルで尿素に合成され尿中に排泄される．先天代謝異常症や重症肝障害，薬剤などで上昇する．

3）ケトン体

エネルギー代謝が脂肪酸に偏った状態を示す．ケトン体はアセト酢酸，3-ヒドロキシ酪酸，アセトンを総称したものである．飢餓状態で上昇する．

発熱時や胃腸炎などに伴うケトン性低血糖は小児で多く遭遇する．必ず尿中ケトンを調べ，適切に対処する必要がある．

❖ 文　献

1) 東口高志ほか：栄養パラメータ測定の意義．臨床検査 2004；48：935-943.
2) 松井　学ほか：小児におけるCONUT(controlling nutritional status)の検討．医学検査 2014；63：360-365.
3) 金井正光(監修)：臨床検査法提要，第34版，金原出版，2015.

［土橋一重］

第5章
症候と鑑別診断

第5章 症候と鑑別診断

A 下痢
diarrhea

> **ポイント**
> - 下痢は，原因により感染性と非感染性に，便の性状により水様性，粘液性，膿性，血性，あるいは粘血性に分類される．
> - 下痢の持続期間により，急性下痢と慢性（遷延性）下痢に分けられる．
> - 急性の下痢に対しては，便性や回数の把握とともに脱水徴候を含めた全身状態の評価と治療を進める．
> - 治療を行っても遷延する下痢では栄養状態や体重の推移に留意して鑑別を進める必要がある．

ⓐ 鑑別診断のための問診・診察・検査

1 問 診

　まず，急性であるか，遷延性，慢性，あるいは反復性であるかを把握する．下痢の診療では可能な限り観便を行って，どのような下痢がいつから始まったか，性状や回数，血便の有無，便性について把握する．乳児では栄養法（母乳・人工栄養，ミルクの種類），家族や集団生活者に同症状の人がないか，食事・食材との関連がないか，薬剤服用歴，渡航歴などを聴取する．遷延している場合には食事や飲料との関係や嗜好にも留意する．慢性に経過している場合には病前からの体重の経過を聴取し，成長曲線にプロットするなどしてチェックする．

2 診 察

　観便あるいは持参されたオムツで便性やにおい，血便の有無を確認する．診察では，脱水徴候（活気低下，眼球陥凹，毛細血管再充満時間の延長など）の有無や程度を把握する．腸雑音の聴取，腹部の膨満や圧痛の有無を診察する．慢性経過の場合は口腔内や

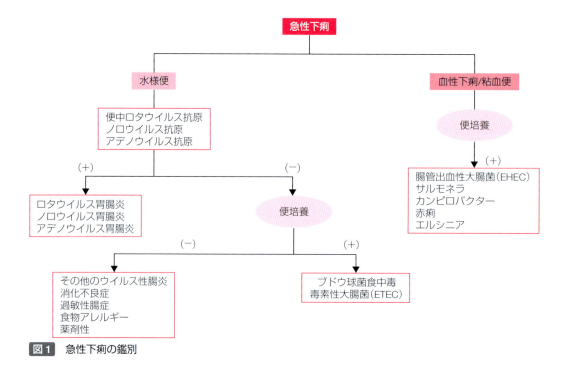

図1 急性下痢の鑑別

肛門病変，皮疹など，腸管外症候の有無についても確認する．

3 検査と鑑別

1）急性下痢

急性の水様下痢の場合，多くが感染性腸炎である．なかでもウイルス性（ロタウイルス，ノロウイルス，および腸管アデノウイルス）が最も多く，それぞれ便中抗原の迅速診断キットにより確定できる．粘血便を呈する場合は細菌性腸炎の鑑別が重要であり，わが国ではカンピロバクター，O抗原陽性の腸管出血性大腸菌，サルモネラなど食中毒菌の頻度が高い．血性下痢に発熱，腹痛を伴う場合は食中毒菌を指定した便培養提出とともにベロ毒素の迅速検査も行うべきである．ベロ毒素陽性（毒素産生大腸菌）の場合は直ちに保健所への届け出が必要である．感染症以外では，消化不良性下痢（牛乳，果汁飲料やイオン飲料，高脂肪食の過量摂取），抗菌薬の内服，下剤の過量摂取や誤飲などがあげられる（図1）．

2）慢性下痢

感染症が否定的で，2週間以上下痢が改善しない場合は遷延性（慢性）下痢として種々の病態や診断を鑑別する必要がある．下痢はその便性から分泌性下痢と浸透圧性下痢に分けられる．分泌性下痢か浸透

表1　便浸透圧ギャップ

便浸透圧ギャップは，水様下痢の上清で便浸透圧（mOsm/L）と，便中 Na，K 濃度（mEq/L）を測定して，下記の式で求められる
- osmotic gap＝浸透圧値（mOsm/L）－2×［Na（mEq/L）＋K（mEq/L）］
- ギャップが大きければ（ΔOsm≧100 mOsm/L），便中に電解質以外の溶質（小腸での吸収を免れた糖やアミノ酸）が多量に含まれていること（消化吸収不全に伴う浸透圧性下痢）を意味する
- ギャップが小さければ（ΔOsm≦50 mOsm/L），便中に多量に電解質が分泌されていること（腸上皮細胞からの分泌性下痢）を意味する

これを簡略化して下記のような評価も用いられる
- 実測浸透圧＞2×(Na＋K)であれば「浸透圧性下痢」
- 実測浸透圧≒2×(Na＋K)であれば「分泌性下痢」

ただし，遠心分離しても分離困難な泥状便や軟便では測定できない．また，そのような便で測定することの意義は乏しい

表2　病態別にみた慢性下痢の鑑別疾患

1. 小腸刷子縁酵素の異常
   乳糖不耐症（先天性，二次性）[*1]
   ショ糖・麦芽糖吸収不全症[*1]
2. 腸上皮トランスポートの異常
   先天性クロール下痢症[*2]
   先天性ナトリウム下痢症[*2]
   グルコース・ガラクトース吸収不全症[*1]
   果糖吸収不全症[*1]
3. ホルモン産生腫瘍
   VIP 産生腫瘍[*2]など
4. 腸上皮の組織学的異常
   微絨毛封入体病[*2]
   tuffting enteropathy
5. 脂肪吸収障害
   膵嚢胞線維症[*3]
   Shwachman-Diamond 症候群[*3]
   胆汁うっ滞性疾患による脂肪吸収障害[*3]
   Blind-loop 症候群[*3]
6. 胆汁酸吸収障害
   短腸症候群（回盲部切除）
7. 炎症・粘膜障害
   炎症性腸疾患（潰瘍性大腸炎，Crohn 病）
   食物蛋白誘発胃腸炎（FPIES）
   腸炎後症候群
8. 腸管蠕動の異常
   過敏性腸症候群[*4]
   toddler's diarrhea[*4]
   甲状腺機能亢進症[*4]
9. 代謝疾患に伴うもの
   無βリポ蛋白血症
   ミトコンドリア呼吸鎖異常症（MRCD）腸症
10. その他
    薬剤性（下剤，抗菌薬など）
    代理による Münchausen 症候群

VIP：vasoactive intestinal peptide，血管作用性腸ペプチド，MRCD：mitochondrial respiratory chain disorders
[*1]浸透圧性下痢を特徴とする疾患，[*2]分泌性下痢を特徴とする疾患，[*3]脂肪性下痢を特徴とする疾患，
[*4]腸管蠕動の亢進を呈する疾患

圧性下痢かを判断するために最も簡便な方法は一時的に絶食として経過をみることである．絶食により下痢に改善がみられなければ分泌性である可能性が高い．"便浸透圧ギャップ(osmotic gap)"の測定は，分泌性か浸透圧性の客観的な鑑別手段である(**表1**)．糖吸収障害による浸透圧性下痢が水様で酸臭を伴うのに対して，脂肪吸収障害による脂肪性下痢は泥状で，脂肪発酵による悪臭を呈し，便ズダンIII染色が陽性となる．

分泌性，または浸透圧性とは異なった，病態による鑑別も下痢の成因を知るうえで重要である(**表2**)．この表に示す疾患の多くは希少疾患であるが，乳幼児期の二次性乳糖不耐症，toddler's diarrhea〔よちよち歩きの幼児(toddler)期に，非特異性の下痢が数週間から数か月続く状態〕は日常診療でも留意すべき疾患である．食物蛋白誘発胃腸炎(food protein-induced enterocolitis syndrome；FPIES)は新生児～乳児早期において下痢・血便を呈する原因としてまれではない．この病態は細胞性免疫が関与し，血清IgEやRASTが陽性とならないものが多く，便中好酸球や牛乳蛋白抗原に対するリンパ球刺激試験(lymphocyte stimulation test；LST)が診断の決め手となる．そのほか，血性下痢あるいは粘血便が遷延，反復する場合には潰瘍性大腸炎やCrohn病などの炎症性腸疾患の鑑別が必要である．

ⓑ 栄養上の問題がある場合の対応法

感染性の急性下痢症では，栄養不良に陥ることはないが，脱水と電解質の喪失に注意が必要である．嘔吐・腹痛・血便といった急性期症状を呈する間はいったん絶食として腸管安静をとる必要があるが，それらが治まった後は早期に消化のよい食事(お粥，軟菜，みそ汁など)を開始してよい．

乳児では，母乳やミルクを薄める必要はないが，二次性の乳糖不耐をきたすことがあるため β-ガラクトシダーゼ剤(ミルラクト®など)を併用するか，乳糖除去乳(ラクトレス®，ノンラクト®など)への変更を考慮する．

おわりに

急性下痢と慢性下痢の特徴と鑑別法について述べた．慢性下痢の鑑別診断の詳細および治療方針については**第6章 B-6 難治性下痢症**の項を参照されたい．

[虫明聡太郎]

B 嘔吐
vomiting

ポイント

- 小児における嘔吐の原因は多岐にわたり幅広い鑑別が必要である.
- 嘔吐の原因となる疾患の鑑別には年齢因子を念頭におく.
- 嘔吐以外の全身症状や随伴症状に留意し, 緊急性の高い疾患を見逃さないように注意する.
- 来院時の病態を速やかに評価し早期治療を行う.
- 栄養上の問題点としては, 脱水症・電解質異常があり, 遷延した際には二次的な栄養不良を呈することがある.

嘔吐は, 唾液分泌が増加する悪心にはじまる協調的な反射プロセスである. 胃幽門の弛緩を伴う急激な横隔膜の下降および腹筋の収縮により, 胃内容物が食道上部に激しく押し戻されて嘔吐が生じる. このプロセスは延髄の嘔吐中枢により調節されており, 嘔吐中枢は求心神経刺激により直接あるいは間接的に影響を受けている. 消化管の閉塞によって引き起こされる嘔吐は, 嘔吐中枢を刺激する腸内臓求心性神経を介している. 十二指腸下行脚より肛門側に閉塞がある場合には胆汁が混じるが, 閉塞がなく嘔吐が繰り返される場合に十二指腸の内容物が胃に逆流して吐物に胆汁が混じる場合もある. 消化管の非閉塞性障害も嘔吐の原因となり, 膵臓, 肝臓, 胆管系のほとんどの疾患が嘔吐の原因となりうる. 中枢神経障害あるいは代謝障害が重度の繰り返される嘔吐につながる場合もある[1~3] (図1)[2].

a 鑑別診断のための問診・診察・検査

嘔吐を主訴に来院する小児の鑑別診断は多岐にわたり, 年齢因子を考慮することが重要である(表1)[1,3,4]. 嘔吐の原因には腹部疾患とそれ以外があり, 随伴症状から鑑別していく必要がある. 病態を速やかに評価して, 検討的な問診と診察を行うことで, 緊急性の高い疾患(絞扼性イレウス, 髄膜炎, 心筋炎, 頭蓋内圧亢進など)を見逃さないように努めることが不可欠である[2,4~6].

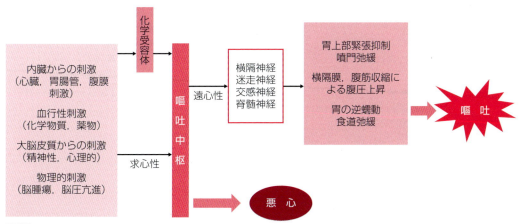

図1 嘔吐の機序
[下野隆一:消化管疾患の主要な症状と徴候. 東京都立清瀬小児病院:実践で役立つ小児外来診療指針. 永井書店, 2004:1460-1463. を改変して引用]

1 問 診

①発症パターン(急性, 慢性, 反復性, 周期性).
②嘔吐回数.
③吐物の性状:色や混入物(胆汁, 血液の有無), 臭気.
④摂食状況(内容, 時間, 食欲).
⑤服薬歴.
⑥誘発因子.
⑦頭部や腹部の外傷の有無.
⑧随伴症状の有無(意識障害, 頭痛, 腹痛, 下痢, 発熱, 咳嗽, 体重変化).

2 診 察

嘔吐の原因には腹部疾患とそれ以外があり, 随伴症状から鑑別する必要がある.

①一般状態:意識・呼吸状態, 表情や機嫌, 活気の有無に注意して観察する. 心音, 呼吸音, 血圧などの循環動態を確認する. not doing well を見逃さないことは重要である.
②腹部所見:腹部膨満や陥凹の有無, 腸蠕動音, 腹部腫瘤の有無, 圧痛や反跳痛・筋性防御の有無, 打撲痕や皮下出血の存在を観察する. 必ず鼠径部を診察し, ヘルニア脱出や陰嚢部痛の有無を確認する.
③神経学的所見:意識レベル, 大泉門の陥凹・膨隆

表1 小児期の嘔吐の鑑別診断

	新生児期	乳幼児期	学童・思春期
感染性	敗血症 髄膜炎 壊死性腸炎 TORCH症候群 尿路感染症	胃腸炎 髄膜炎 心筋炎 中耳炎 肺炎	胃腸炎 髄膜炎 心筋炎 副鼻腔炎 肺炎
器質的異常	腸閉鎖・狭窄症 重複腸管 腸回転異常症(中腸軸捻転) Hirschsprung病 胎便性イレウス 肥厚性幽門狭窄症	腸重積症 Hirschsprung病 肥厚性幽門狭窄症 鼠径ヘルニア	腸閉塞症(絞扼性イレウス) 腸重積症 鼠径ヘルニア 上腸間膜動脈症候群
胃腸疾患	胃食道逆流症 偽閉塞性症候群	胃食道逆流症 胃炎	胃食道逆流症 胃炎 膵炎 肝炎 虫垂炎
神経疾患	水頭症 頭蓋内出血(硬膜下, クモ膜下)	脳腫瘍 硬膜下出血 水頭症 脳膿瘍 頭部外傷(脳振盪・出血)	脳腫瘍 片頭痛 Reye症候群 脳血管障害(もやもや病) 頭部外傷(脳振盪・出血)
代謝疾患	先天代謝異常 副腎性器症候群 周産期の薬物曝露	先天代謝異常 尿毒症 乳糖不耐症 薬物誤飲	糖尿病ケトアシドーシス 尿毒症 薬物誤飲
その他	ミルクアレルギー 過剰摂取	食物アレルギー	妊娠 心因性 過食症

太字:頻度が多い疾患
赤字:緊急性が高い疾患

[神薗淳司:嘔吐. 小児科診療 2014;77 Suppl.:19-20. /清水俊明ほか:消化器系 嘔吐. 衛藤義勝(監修):ネルソン小児科学, 原著第19版. エルゼビア・ジャパン, 2013:1461-1463. /中嶋英輔:嘔吐. 児玉浩子ほか(編集):小児臨床栄養学. 診断と治療社, 2011:123-125. より改変]

や項部硬直・Kernig徴候，病的反射やけいれんの有無，眼底所見，姿勢や歩行異常などを観察する．
④その他：排尿回数や量，尿の性状，皮膚ツルゴール，呼気・嗅気の異常，耳や鼻の異常所見，四肢の病的変化の有無を観察する．

3 検　査

嘔吐の鑑別に必要な検査には原因検索を目的としたものと重症度の確認を兼ねた検査がある（各疾患の鑑別や診断については第6章を参照）．

胸腹部単純X線，腹部超音波検査，頭部・腹部CT，髄液検査，一般尿検査，便潜血，各種培養検査にて鑑別を進める．血液生化学検査や血液ガス分析検査を行い，鑑別とともに重症度を確認する．必要に応じて，血糖，アンモニア，アミノ酸・有機酸分析，ケトン体の測定を行う．

b 栄養上の問題である場合の対応法

嘔吐による栄養学的な影響は低年齢で体重が少ないほど大きい．嘔吐による水分喪失，酸や電解質の喪失のため脱水症，低ナトリウム血症や低カリウム血症となることがある．嘔吐が長期にわたると電解質のほかにもビタミン類や微量元素など種々の栄養欠乏症や代謝障害を合併するようになり，二次的な合併症に陥ることがある．急性期では脱水や電解質の補正を重症度に応じて経口補水液や静脈栄養にて行う（栄養療法の詳細については第9章を参照）．原因が特定されないまま嘔吐が遷延する場合には，脱水症や各種栄養欠乏に対する治療を行いながら原因究明の鑑別を進めていくことが重要である[3〜5]．

文　献

1) 神薗淳司：嘔吐．小児科診療 2014；77 Suppl.：19-20.
2) 下野隆一：消化管疾患の主要な症状と徴候．東京都立清瀬小児病院：実践で役立つ小児外来診療指針．永井書店，2004：1460-1463.
3) 清水俊明ほか：消化器系 嘔吐．衛藤義勝（監修）：ネルソン小児科学，原著第19版．エルゼビア・ジャパン，2013：1461-1463
4) 中嶋英輔：嘔吐．児玉浩子ほか（編集）：小児臨床栄養学．診断と治療社，2011：123-125.
5) 平　康二：腹痛・嘔吐・下痢．月刊地域医学 2016；30：365-370.
6) 吉田　真ほか：下痢・嘔吐．小児科診療 2014；77：1389-1393.

［田中　彩・下野隆一］

C 腹痛
abdominal pain

> **ポイント**
> - 腹痛を訴える疾患は幅広く，腹部以外の疾患の可能性も念頭におく必要がある．
> - 急性腹症では，わずかな時間が患児の予後に影響する場合があるため，手術などの緊急処置の必要性を迅速に判断する．
> - 慢性反復性腹痛では，器質的疾患による痛みか機能的あるいは心理的腹痛かを慎重に鑑別する必要がある．

a 鑑別診断のための問診・診察・検査

腹痛は日常診療，救急診療のいずれにおいても遭遇することの多い訴えの1つである．痛みの機序として内臓痛，体性痛，関連痛があり，複数の機序が重なって症状を呈している場合もある．また，発症形式によって急性腹痛と症状が反復する慢性腹痛があり，その原因は幅広く腹部疾患のみにとどまらない．最も重要なのは，急性腹症において緊急度が高い病態を見逃さないことである．特に腸捻転などの絞扼性腸閉塞や消化管穿孔は手術までの時間が患児の予後に影響するため，疑いがある場合は躊躇なく外科医に相談し，検査は必要最低限にとどめて速やかに手術へ移行する必要がある．

1 問 診

腹痛の診断において，問診は非常に重要な役割を占める．特に慢性反復性腹痛では，器質的疾患による痛みか，機能性あるいは心因性腹痛かの判断に詳細な病歴聴取が役立つ．一方，患児の状態により緊急性が高い場合は処置を先行して行う場合もある．年少児では「お腹が痛い」という訴えが必ずしも腹痛とは限らないことも念頭におく．

以下の点に留意しながら問診を行う．
① 年齢，性別．
② 発症時期と経過（初発症状か反復性か，発症が突発的か緩徐か，増悪や改善があるかなど）．
③ 腹痛の性状と程度（鈍痛か疝痛か鋭痛か，持続痛か間欠痛かなど）．
④ 腹痛の部位と位置の変化の有無．
⑤ そのほかの消化器症状（嚥下痛，嚥下困難，悪心，嘔吐，吐血，便秘，下痢，血便など）．
⑥ 消化器以外の症状（発熱，頭痛，咽頭痛，胸痛，咳嗽，背部痛，頻尿，血尿など）．
⑦ 食事状況（食事内容，食欲，食事と腹痛の関連性）．
⑧ 日常生活への影響（活気，歩行，遊び，睡眠，通園・通学など）．
⑨ 成長障害や体重減少の有無．
⑩ 月経周期と最終月経．
⑪ 治療・既往歴（使用中の薬剤，アレルギー，外傷，手術などの既往）．
⑫ 周囲の罹患状況と家族歴（胃・十二指腸潰瘍，炎症性腸疾患，ポリポーシスなど）．

2 診 察

はじめに重症度と緊急度の高さを判断する必要があるため，意識状態，顔貌や顔色，冷汗の有無，呼吸状態，姿勢，歩行の可否などの全身状態を把握し，バイタルサインを確認する．

診察は患児になるべく恐怖感を与えないように心がける．特に触診は泣いたり緊張したりすると腹部に力が入り，正確な診察ができなくなるため，臥位での診察がむずかしい場合には保護者に抱いてもらった状態での診察も有効である．

視診では，栄養状態や脱水，黄疸の有無，腹部の膨隆，全身の皮疹や紫斑，打撲痕の有無などに注意する．説明がつきにくい鈍的外傷による腹痛は，虐待も考慮する．鼠径ヘルニア嵌頓や急性陰嚢症が原因の場合もあるため，鼠径部，陰部の診察も必ず行う．

聴診は腸蠕動音の減弱や亢進，金属音が聴取されるかを確認する．

触診は痛みを訴えている部位から離れた場所から行っていく．どうしても泣き止まない場合は，呼気

表1 器質的疾患に伴う腹痛の鑑別診断

	急性腹痛	急性腹痛	慢性腹痛
消化器疾患	急性胃腸炎*	**肝損傷**	胃食道逆流症*
	急性胃粘膜病変	胆石症	好酸球性胃腸炎*
	胃軸捻転	胆管炎	胃・十二指腸潰瘍
	胃・十二指腸潰瘍	先天性胆道拡張症	慢性胃炎
	消化管穿孔	**脾損傷**	腸回転異常症
	腸軸捻転	**膵損傷**	上腸間膜動脈症候群
	内ヘルニア	急性膵炎*	消化管ポリポーシス
	癒着性腸閉塞		Crohn 病*
	壊死性腸炎		Behçet 病
	Meckel 憩室炎		潰瘍性大腸炎*
	急性虫垂炎		便秘症*
	腸重積		食物アレルギー*
	腸間膜リンパ節炎		乳糖不耐症*
	鼠径ヘルニア嵌頓		(吸収不良症候群)
	肝炎		慢性膵炎*
消化器以外の腹部疾患	腎盂腎炎	**卵巣嚢腫・腫瘍茎捻転**	膀胱炎
	尿路結石	卵巣腫瘍破裂	水腎症
	腎損傷	陣痛	月経痛
	付属器炎	**異所性妊娠**	月経困難症
	骨盤内炎症性疾患	リンパ管奇形内感染	腟閉鎖
腹部以外の疾患	**心筋炎**	溶血発作	自己炎症性疾患
	上気道炎	急性間欠性ポルフィリン症	膠原病
	気管支炎	糖尿病ケトアシドーシス*	結節性動脈周囲炎
	肺炎	IgA 血管炎	周期性嘔吐症候群*
	精巣捻転		起立性調節障害
	精巣上体炎		腹性てんかん

太字:緊急手術や処置を要する疾患
*詳細は第6章の各疾患の項目を参照

時に診察を行う．触診では，圧痛の有無や局在，反跳痛，筋性防御，肝脾腫，便の貯留，腫瘤の有無などを確認する．痛みの有無と局在を判断する際は，一度の触診だけではなく，所見の再現性があるかの確認も重要である．診察時は患児の表情の変化にも注意する．歩行やかかと落としで痛みが圧痛の部位に響くかどうかも腹膜炎を診断するうえで参考になる．

打診では，腹部膨満がある場合，鼓音か濁音かでガス貯留か腹水や腫瘤かを評価できる．また，波動の確認も腹水貯留を診断するうえで有用である．肋骨脊椎角の叩打痛も確認する．

3 検査

上述の問診，診察の結果から考えられる診断の鑑別に必要な検査を行う．

スクリーニング検査としては血液検査，尿検査，便検査を行い，必要に応じて培養検査，ウイルスマーカー，虫卵検査，アレルギー検査，妊娠反応検査などの追加を検討する．浣腸は便性や血便の確認に有用であるが，消化管穿孔が疑われる場合やショック時の使用は控える．

画像検査は，侵襲や被ばく量の点から単純X線や超音波検査が優先される．上腹部の痛みでは胸部単純X線撮影も考慮する．超音波検査は小児において非常に有用なモダリティであるが術者の経験，技量が診断に影響する．さらに詳細な検査が必要な場合にはCT検査，MRI検査，消化管造影検査，消化管内視鏡検査，RI検査，組織生検などを鑑別が必要な疾患に応じて追加する．

4 鑑別診断

腹痛を訴える器質的疾患は大きく消化器疾患，消化器以外の腹部疾患，腹部以外の疾患に分けられる．臨床経過による分類も含めた鑑別診断を表1に示す．年代によって頻度の多い疾患が異なることに留意して鑑別を行う必要がある．

実臨床において慢性反復性腹痛の多くは，器質的

表2　器質的疾患を疑わせる警告症状

炎症性腸疾患や消化性潰瘍の家族歴
遷延する右上・下腹痛
嚥下困難
嚥下痛
遷延する嘔吐
消化管出血
夜間の下痢
関節炎
会陰・肛門病変
意図しない体重減少
成長率低下
思春期発来遅延
不明熱

[Hyams JS, et al.：Childhood Functional Gastrointestinal Disorders: Child/Adolescent. Gastroenterology 2016；150：1456-1468.]

疾患を伴わない機能的腹痛と心理的腹痛が占める．機能的腹痛はRome IVによる小児における診断基準に従い，機能性ディスペプシア，過敏性腸症候群，腹部片頭痛，小児機能性腹痛に分類される[1]．機能的・心理的腹痛は治療による症状改善が乏しい場合，漫然と治療して器質的疾患の存在を見逃さないよう留意する必要がある．器質的疾患の存在を示唆する病歴と身体所見を**表2**[1]に示す．

ⓑ 栄養上の問題である場合の対応法

急性腹痛を呈する疾患では発症から受診までの時間が短いため，栄養上の問題があることは少ない．一方，慢性腹痛を伴う消化器疾患では，適切ではない食事内容によって症状の悪化をきたしている場合があることや，摂食不良や炎症によるエネルギーの消耗から成長障害や体重増加不良，体重減少を伴うなど栄養上の問題を抱えることが多い．疾患別の栄養上の問題に対する対応の詳細は**第6章**を参照とする（**表1**）．

❖ 文　献

1) Hyams JS, et al.：Childhood Functional Gastrointestinal Disorders: Child/Adolescent. Gastroenterology 2016；150：1456-1468.

［井上幹大］

第5章 症候と鑑別診断

吐血と下血
hematemesis and melena

- 吐血・下血患児を診察するときは，全身状態とバイタルサインからまず緊急度を判断し，全身状態の安定化をはかりながら，原因検索を進める．
- 小児の吐血・下血をきたす疾患には年齢特異性があるので，その特性を考慮して，診断・治療を進める．

吐血は鮮紅色あるいはコーヒー残渣様のものが口から排泄されることで，通常はTreitz靱帯より口側の出血により生じる．鮮紅色であれば，急性・進行性または大量の出血を示唆し，コーヒー残渣様であれば，胃内に貯留して胃酸の影響を受けたことが推測される．

下血は，血液成分を肛門から排出することを指し，口から肛門に至る消化管のどこかから出血することで生じる．通常，黒色便・タール便(melena)の場合は，食道・胃・上部小腸からの出血であることが多く，暗赤色〜鮮紅色の血便(hematochezia)の場合は，遠位小腸〜大腸・肛門の出血であることが多いとされるが，実際には色調は出血量や経過時間によりかなり異なる．

吐血・下血を主訴として受診した患児を診察するときは，まず，全身状態とバイタルサインを評価し，その緊急度を判断する．特に，大量出血，活動性出血，バイタルサインが不安定な場合には輸液療法，酸素投与，必要に応じて輸血なども行い，全身状態の安定化をはかりながら，同時進行で原因検索を進める．

a 鑑別診断のための問診・診察・検査・対応法

1 小児期に消化管出血をきたす疾患と鑑別のポイント

小児期に消化管出血をきたす疾患は多岐にわたるが，小児では好発疾患にある程度の年齢特異性がある(表1)．特に新生児期は好発疾患が異なっている．

たとえば，生後24時間以内の吐血の場合には，産道通過時の母体血の嚥下が原因であることが多く，それ以降も母乳栄養児では，母体の乳頭亀裂症・乳腺炎に伴う母体血の嚥下が少なくない．新生児期であれば，両者の鑑別に母体血(HbA)と新生児(HbF)のアルカリに対する感受性の違いを利用して吐物や便に含まれる血液の由来を簡便に判別できるアプト試験が有用である．

母体血ではないと判断される場合には，新生児側の要因としてビタミンK欠乏症や先天性凝固因子欠損症などの出血性疾患，細菌性腸炎，壊死性腸炎，消化管潰瘍・穿孔，腸回転異常症などが疑われる．まず血小板数や凝固機能を確認し，精査を進める．また，母体側因子の除外のため，母親の既往歴〔特発性血小板減少性紫斑病，SLE(全身性エリテマトーデス)など〕，服薬歴(サイアザイドなど)を確認することも重要である．

分娩時に強いストレス環境にあった新生児(仮死，外傷，敗血症，頭蓋内出血，心不全など)ではストレス性胃潰瘍を呈することもあるが，多くは一過性である．

新生児〜乳児期以降の血便の原因として，乳や大豆などの食物たんぱくによるアレルギーも重要である．患児が直接摂取していなくても，経母乳的に感作され発症する場合もある．食物たんぱくによるアレルギーには，IgE依存性の即時型アレルギー(いわゆるミルクアレルギー)の患児が多いが血便をきたすことは少ない．血便は，非IgE依存性のアレルギーである，新生児－乳児消化管アレルギー(0〜1歳)が多い．病理学的病名である好酸球性胃腸炎にも血便がみられる(0歳〜成人まで)．新生児－乳児消化管アレルギーは，食物抗原の除去が治療となる．牛乳たんぱくが原因の場合には，牛乳たんぱくを分解したミルクを用いる．それでも症状が持続する場合には，アミノ酸乳(エレメンタルフォーミュ

表1 年齢別の鑑別疾患

	吐血・黒色便	鮮血便
新生児期	母体血の嚥下 胃炎 ストレス性潰瘍 重複腸管 血管形態異常 ビタミンK欠乏症 血友病 母体由来の特発性血小板減少性紫斑病(ITP) 母体のNSAID内服 外傷性(経鼻胃管・鼻腔吸引・蘇生)	母体血の嚥下 食物アレルギー 感染性腸炎 壊死性腸炎 Hirschsprung病に伴う腸炎 腸回転異常症に伴う腸軸捻転 重複腸管 血管形態異常 先天性凝固因子欠損(血友病など) 母体由来の特発性血小板減少性紫斑病(ITP) 母体のNSAID内服 裂肛 腸重積
乳児期	鼻出血の嚥下 食道炎 胃炎 ストレス性潰瘍 重複腸管 血管形態異常 ビタミンK欠乏症 血友病 静脈瘤	裂肛 腸重積 感染性腸炎 食物アレルギー Meckel憩室症 重複腸管 血管形態異常
幼児期～学童・思春期	鼻出血の嚥下 食道炎 胃炎 胃十二指腸潰瘍 Mallory-Weiss症候群 食道静脈瘤，胃静脈瘤 門脈圧亢進症性胃症 錠剤による食道潰瘍 異物誤飲 NSAID内服	裂肛 感染性腸炎 ポリープ リンパ濾胞増殖症 炎症性腸疾患 IgA血管炎 腸重積 Meckel憩室症 溶血性尿毒症症候群(HUS) 血管形態異常 虚血性腸炎 好中球減少性腸炎(盲腸炎) 重複腸管 Dieulafoy潰瘍

ITP：idiopathic thrombocytopenic purpura
HUS：hemolytic uremic syndrome

ラ®, エレンタール®P)を用いるが, 浸透圧が高く浸透圧性下痢をきたしやすいため低濃度から開始し濃度を漸増する. アミノ酸乳は脂質含有量が少なく, セレンも含まないため, 治療上, アミノ酸乳のみで栄養する場合にはこれらの付与が必要である. 一定期間の除去を継続したのち, ごく少量から除去の解除を試みると, 免疫寛容が誘導されて摂取が可能となる場合もある(**第6章 B-3 好酸球性消化管疾患, G 食物アレルギー**を参照).

乳児期以降では, 頻度の差はあるものの, 原因疾患は大部分がオーバーラップする.

1) ビタミンK欠乏症

ビタミンK欠乏症は, 頭蓋内出血で発症し, 後遺症を残す場合もある. ビタミンKの投与により予防が可能であり, 完全母乳栄養児(母乳は相対的にビタミンK含有量が不足しやすい), 抗菌薬長期使用例(腸内細菌叢によるビタミンK合成能が低下する), 胆道閉鎖症などの肝胆道疾患児(胆汁うっ滞に

より脂溶性ビタミンの吸収が阻害される）では，確実なビタミンKの投与と状況に応じた凝固能の確認が肝要である．

2) 食道静脈瘤出血

食道静脈瘤出血は慢性肝疾患や門脈欠損症などにより門脈圧が亢進することで，側副血行路として食道静脈瘤が発達し発症する．それまでに基礎疾患が指摘されておらず，食道静脈瘤出血が初発症状である場合もあるので，門脈圧亢進を示唆する身体所見（脾腫，メデューサの頭，黄疸）を認める場合や，血小板減少を伴う吐下血の場合にはその可能性を疑う．内視鏡は診断，治療（内視鏡的静脈瘤結紮術，内視鏡的硬化療法），経過観察に有用である．

3) Mallory-Weiss 症候群

Mallory-Weiss 症候群は激しい嘔吐や咳嗽の反復によって，食道胃接合部付近の粘膜・粘膜下に裂創を生じ，出血をもたらす疾患である．確定診断には内視鏡検査が必須である．活動性出血では内視鏡的止血術（熱凝固，クリッピング，結紮術）が行われる．

4) 薬剤

錠剤を水なしで内服すると，薬剤が食道に停滞し，食道潰瘍を生じる場合がある．原因薬剤としてはNSAID（非ステロイド性抗炎症薬）やアスピリン，鉄剤，キニジン，ビスホスホネート製剤などが多い．

5) H. pylori 感染

Helicobacter pylori 感染は小児でも胃炎，胃・十二指腸潰瘍の原因となる．胃・十二指腸潰瘍で H. pylori の感染が証明された場合は除菌治療の適応となる．

6) Dieulafoy 潰瘍

Dieulafoy 潰瘍は胃の潰瘍部に露出する動脈から持続性の出血を起こすものである．内視鏡的に病変が確認されたら，クリッピングなどの内視鏡的止血術を行う．

7) Meckel 憩室

Meckel 憩室は遠位回腸に胎生期の卵黄腸管の遺残を認めるものである．異所性胃粘膜の迷入を認めると酸が産生されるため対側の粘膜に潰瘍を生じ，無痛性の出血をきたす．典型的にはブルーベリー色の血便を呈するとされるが，鮮血便や黒色便の場合もある．診断は，異所性胃粘膜を有するものでは，^{99m}Tc-pertechnetate シンチグラフィーが有用である．治療は外科的切除が基本である．

8) 重複腸管

重複腸管は本来の消化管とは別に嚢胞状あるいは管状の内腔をもった消化管構造が存在する病態で，25%程度に異所性胃粘膜を認めるため，潰瘍を形成し急性消化管出血や慢性貧血の原因となる．腹部X線や超音波検査，消化管造影，CT，MRIなどで検索し，異所性胃粘膜を有するものでは，Meckel憩室と同様に ^{99m}Tc-pertechnetate シンチグラフィーも有用である．治療は重複腸管の外科的切除である．

9) IgA 血管炎

IgA 血管炎はIgA1を主体とする免疫複合体が小血管の血管壁に沈着することによる血管炎で，皮膚症状（点状出血，紫斑），関節症状（膝関節，足関節），消化器症状（腹痛，嘔吐，下痢，血便，潰瘍）を呈する．大量の消化管出血や蛋白漏出性胃腸症，腸管壊死，腸管穿孔などをきたすこともある．対症療法が基本だが，重症例ではステロイドの投与が行われる．

10) 細菌性腸炎

細菌性腸炎は下痢や血便をきたすことが多い．家族内や周囲にも発症者がいる場合や，爬虫類などの動物接触歴（サルモネラ菌）のある場合，海外渡航歴がある場合に疑う．特に加熱不十分な牛肉，鶏卵，鶏肉，魚介類，未殺菌牛乳，未消毒の井戸水・湧き水などの摂取がなかったか詳細に問診する．診断には便培養が必須であり，特に抗菌薬を投与する場合には，投与前に便培養を採取しておく．ただし，細菌性腸炎であっても，軽症例では自然治癒することも多く，必ずしも抗菌薬を必要とするわけではない．サルモネラ感染症では排菌期間を延長させたり，腸管出血性大腸菌感染症では毒素を放出させ溶血性尿毒症症候群などの合併症を助長する可能性も指摘されており，抗菌薬の使用については一定の見解は出ていない．

Clostridium difficile は抗菌薬関連下痢症の原因菌として有名であり，産生する毒素（toxin A/B）により腸管上皮が破壊され，発熱や下痢，下腹部痛をきたす．診断は便培養や酵素免疫測定法により行われる．便培養は高い感度・特異度を有するが，選択培地を必要とするため目的菌を明記する．ただし，乳幼児，特に1歳未満では無症状の保菌者も少なくない（1歳未満では84%）ので，抗原検査や培養が陽性でも，その解釈には注意する．治療にはメトロニダゾールやバンコマイシンの内服が行われる．

11) 腸重積

腸重積は，イチゴゼリー状の血便，腹部膨満，胆汁性嘔吐などで発症するが，必ず血便を伴うとは限らない．反復する場合や好発年齢ではない場合は，なんらかの先進部病変（腸間膜リンパ節炎，ポリープ，重複腸管，リンパ腫，そのほかの腫瘍性病変）の

存在を疑う．

12）Hirschsprung病

　Hirschsprung病は，腸管内神経細胞の先天的欠如により，出生後の胎便排泄遅延（生後48時間以上）や出生直後からの腹部膨満，排便障害などがみられるが，腸炎を合併し，血便，下痢，発熱，敗血症性ショック様の全身状態不良を呈することもある．直腸診で肛門管が狭く，指を抜いたあとで爆発的なガスの放出がみられることがある．前処置を行わずにバリウム注腸造影を行うと，口径変化（caliber change）が認められる．直腸粘膜生検で外来神経の増生によるアセチルコリンエステラーゼ（AChE）活性の増強で確定診断される．

13）ポリープ

　ポリープは消化管内腔に突出する隆起性病変の総称であるが，小児期にみられるものの大半は若年性ポリープとよばれる過誤腫性ポリープである．無痛性の血便で気づかれることが多いが，ポリープの発生部位により便への血液の混じり方が異なる．肛門側のポリープであれば有形便の表面に血液が付着し，口側になるほど便柱に混じり込むことが多い．消化管に複数のポリープが多発するポリポーシスの場合には，全消化管の検索と家族歴の確認，遺伝子検査が行われる．悪性腫瘍の合併もみられるため，サーベイランスが必須である．

14）炎症性腸疾患

　炎症性腸疾患（inflammatory bowel disease：IBD）はCrohn病および潰瘍性大腸炎に代表される慢性難治性疾患である．近年小児期発症例も増加傾向にある．症状は，発熱，腹痛，下痢など多彩であるが，大腸に炎症を伴う症例では粘血を伴う下痢を認めることが多い．特に小児のCrohn病では成長障害が問題となることが多く，痔瘻や肛門周囲膿瘍などの肛門病変を伴うことも少なくないため，成長曲線の確認や肛門診察も重要である．血液検査での炎症反応上昇（WBC，Plt，ESR，CRP），低栄養や貧血（TP，Alb，Hb，Ht，MCV）などもスクリーニングとして有用である．診断には内視鏡検査が必須であり，診断時には全消化管を評価することが推奨されている．特にCrohn病では，治療上，栄養療法のはたす役割も大きい（第6章 B-8 Crohn病，B-9 潰瘍性大腸炎を参照）．

15）裂　肛

　裂肛は，あらゆる年齢層において，鮮血便の原因となりうる．多くの場合は，便秘症を合併し，排便時に便が硬くていきんだ際に肛門に痛みを感じ，便や紙に鮮血がついて気づかれることが多い．時に，血が垂れる程の出血をきたすこともある．裂肛が慢性化すると肛門の外側に「見張りいぼ」ができたり，肛門の内側に肛門ポリープができる．治療は軟膏塗布（肛門管内にも注入する）とともに，下剤を用いた便の軟化と便秘の解消により，悪循環を断つことが重要である．

16）血管形態異常

　血管形態異常は孤発性にも生じうるし，なんらかの症候群の一症状としても生じうる．Osler-Weber-Rendu病，Klippel-Trenaunay症候群，blue rubber bleb nevus症候群（青色ゴムまり様母斑症候群），腸管の毛細血管拡張症を伴うTurner症候群などがある．

2　鑑別診断のための問診・診察・検査

　鑑別診断に有用な問診と身体診察・検査のポイントを表2に示す．

1）血液検査

　貧血の程度や，基礎疾患を知るうえで，スクリーニングとして，血液検査は有用である．一般的な血算・生化学・凝固機能に加え，輸血の可能性が示唆されれば，血液型・クロスマッチを提出する．上述の鑑別疾患を念頭に，貧血，血小板数，肝胆道系酵素，炎症反応，栄養状態，凝固機能を評価する．BUN/Cr比が30以上の場合には上部消化管出血を示唆する．出血直後では血管内脱水により貧血が過小評価されるおそれがあり注意する．

2）胃洗浄

　吐血・黒色便の場合，上部消化管からの出血を疑う．経鼻胃管を挿入して胃洗浄を行うと内視鏡適応のある上部消化管病変の存在を予測するうえで有用な情報が得られることが多い．すなわち，胃洗浄を反復して，鮮紅色の洗浄液が持続して引ける場合は活動性出血が示唆され，洗浄液がコーヒー残渣様で徐々にクリアになった場合には活動性出血は止血されていると推測できる．胃管挿入時は，食道静脈瘤を有する可能性も念頭にていねいに行う．

3）腹部X線・超音波検査

　腹部X線は便秘，異物の診断，腸閉塞や腸穿孔のスクリーニングに有用である．

　腹部超音波検査では，肝脾腫，門脈圧亢進，腹水，腸重積，重複腸管，腸回転異常症，腸管壁肥厚，腸間膜リンパ節などの評価が可能である．

4）^{99m}Tc-pertechnetateシンチグラフィー

　Meckel憩室や重複腸管で異所性胃粘膜を有する場合には，核種の異所性胃粘膜からの分泌を検出す

表2 問診と身体診察・検査のポイント

問診	・吐血・下血の量, 色, 性状 ・下血の場合, 便性(硬便, 軟便, 下痢便)と血液の混じり方(便表面に付着, 便柱に混じり込む, 紙に付着) ・随伴症状(口腔内アフタ, 発熱, 発疹, 嘔吐, 下痢, 腹痛, 心窩部痛, 腫脹) ・周囲に同症状の人がいるか ・基礎疾患(肝疾患, 炎症性腸疾患) ・服薬歴(ステロイド, 抗凝固薬, NSAID, 抗菌薬) ・生ものの接触歴, ペットの飼育歴(爬虫類) ・海外渡航歴 ・異物誤飲の可能性 ・家族歴(炎症性腸疾患, ポリポーシス症候群)
身体診察	・頭頸部：外傷, 点状出血, 口唇・頬粘膜の色素沈着, 鼻出血, 口腔内出血 ・胸部：頻脈, 心雑音 ・腹部：腹部圧痛, 肝脾腫, 腹部膨満, 腹水, メデューサの頭 ・皮膚：蒼白, 黄疸, 紅斑, 点状出血, 紫斑, 毛細血管拡張 ・肛門診察：スキンタグ, 裂肛, 肛門周囲膿瘍, 直腸診(付着する便の性状, ポリープの有無)
血液検査	・血算, 生化学(肝機能, 腎機能, 電解質, CRP), ESR, 凝固機能検査, 血液型・クロスマッチ
便検査	・便培養(病原性大腸菌, サルモネラ, 赤痢菌, エルシニア, カンピロバクター, C. difficile), 寄生虫検査, 便潜血
画像検査	・腹部X線検査：便秘, 異物, ニボー形成, 腹腔内遊離ガス ・上部消化管造影検査：嚥下・食道蠕動障害, 胃食道逆流, 腸回転異常症 ・バリウム注腸検査：腸管狭窄, ポリープ, 腸重積, Hirschsprung病, 便秘 ・超音波検査：門脈圧亢進症, 腸重積症, 炎症性腸疾患(IBD), 細菌性腸炎, 重複腸管, 腸回転異常症 ・Meckel憩室シンチグラフィー：異所性胃粘膜 ・MRI/CT：消化管出血部位の評価, 動静脈形態異常, 腫瘍性病変, 肝脾腫, 側副血行路, 腸管壁肥厚 ・内視鏡検査： 　・上部消化管内視鏡検査(吐血, 黒色便, 血便)：胃・十二指腸潰瘍, 急性胃粘膜病変, 食道静脈瘤, Mallory-Weiss症候群 　・大腸内視鏡検査(血便)：潰瘍性大腸炎, Crohn病, 好酸球性腸炎, ポリープ・ポリポーシス 　・小腸(バルーン・カプセル型)内視鏡(不顕性消化管出血)：Meckel憩室, 非特異性多発性小腸潰瘍症, Crohn病の小腸病変

る ^{99m}Tc-pertechnetate シンチグラフィーが有用である. ただし感度は高くなく, 出血直後では偽陰性となる可能性もあるため, 判定には注意する. ラニチジンを検査の24〜48時間前に投与することで, H$_2$受容体をアップレギュレートさせ, 検出感度を上げられる可能性がある.

5) 内視鏡検査

上・下部消化管内視鏡検査はスコープの細径化に伴い, 小児でも実施可能になってきた. 出血源の検索のみならず, 粘膜の生検組織による病理学的な評価や, クリッピング, 静脈瘤結紮術, ポリペクトミーなどの治療も同時に行える.

小腸カプセル内視鏡検査(small bowel capsule endoscopy；SBCE)は, 上部・下部消化管内視鏡で検索しても出血源を同定できない消化管出血に対し, 保険適応となっている. 経験的には10歳以上ではほぼ嚥下が可能だが個人差も大きい. 嚥下できない場合は上部消化管内視鏡を用いたSBCEの挿入も行われている. 重要な合併症に, カプセルの滞留があり, 小腸の狭窄が疑われる場合には事前の開通性評価が勧められる. 生検や治療介入はできないが, 比較的低侵襲に小腸の検索が行える点が長所であり, 不顕性消化管出血の診断能は55〜81%と報告されている.

一方, バルーン内視鏡はバルーンで足場を作りながら腸管内を尺取虫のように進む内視鏡で, 粘膜生検や治療介入ができるが, 侵襲性も低くないため適応を選んで行う.

❖ 参考文献
- Wyllie R, et al.：Pediatric Gastrointestinal and Liver Disease：Expert Consult. 4th edition, Saunders, 2011.
- 日本小児栄養消化器肝臓学会(編集)：小児栄養消化器肝臓病学. 診断と治療社, 2014.

[清水泰岳]

第5章 症候と鑑別診断

腹部膨満
abdominal distension

ポイント

- 腹部膨満は腹部が著明に緊満した状態である．
- 腹部膨満の原因が消化管の拡張か否かで対応が異なる．
- 腹部膨満の検査として，腹部X線検査と超音波検査が有用である．

乳幼児の腹部は，腹壁筋層の発達が十分でなく，腹壁が成人に比べて薄い．また腹腔内臓器の占める割合が大きく，さらに脊柱が前彎しているために，通常でも腹部が膨満気味である[1,2]．病的な腹部膨満は，腹部の膨満状態が増強して，腹部が著明に張って緊満した状態である．その原因は次の3つに要約される．

① 消化管自体が拡張した状態（鼓腸・腸閉塞）．
② 腹腔内に腹水やフリーエアーが貯留した状態．
③ 腹腔内実質臓器が腫大や他の腹腔内腫瘍の発生．

簡易的な腹部膨満についてのアルゴルズムを**図1**に示す．また，腹部膨満を呈するが，栄養上問題となることが少ないと考えられる疾患は除外して，各年代別・要因別に栄養に関連する疾患を**表1**[2]に示した．

これらの個々の原因について，鑑別診断とその栄養上の問題点について述べる．

a 鑑別診断のための問診・診察・検査

消化管拡張の有無については，腹部単純X線検査によって，腸管内のガス像をみることで，大半は判断できる．

腸管拡張は腸管閉鎖・腸閉塞とあきらかな器質的な閉塞のないHirschsprung病やHirschsprung病類縁疾患と食物アレルギーに大別される（**表1**）[2]．腸閉鎖症はX線検査で容易に診断可能である．Hirschsprung病やHirschsprung病類縁疾患は注腸造影や直腸内圧検査や粘膜生検（アセチルコリン染色）で診断される．

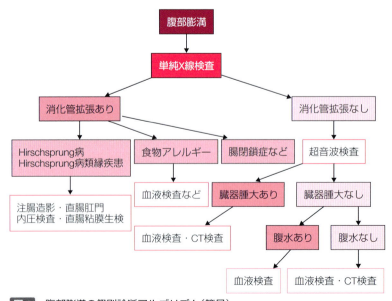

図1 腹部膨満の鑑別診断アルゴリズム（簡易）

122

表1 腹部膨満をきたし栄養管理が必要となる可能性のある疾患

病因	新生児・乳児期	幼児期	学童期
消化管拡張	Hirschsprung病	Hirschsprung病	潰瘍性大腸炎
	壊死性腸炎	クレチン症	Crohn病
	腸閉鎖	食物アレルギー	クレチン症
	重複腸管	吸収不全症候群	過敏性腸症候群
	クレチン症		
	ミルクアレルギー		
腹水	吸収不全症候群		
	胎児水腫	ネフローゼ症候群	ネフローゼ症候群
	心不全	心不全	心不全
	ネフローゼ症候群	蛋白漏出性胃腸症	蛋白漏出性胃腸症
	先天性クロール性下痢症		
臓器腫大	心不全	Gaucher病	糖原病
		Niemann-Pick病	心不全
		心不全	

[杉本 徹：便秘・腹部膨満．三河春樹ほか（編集）：小児救急の手引き（下巻）．臨床医薬研究協会，2005：16-32．]

b 対応法

器質的な閉塞の症例では閉塞部位を切除することで，栄養も十分に摂取できる．しかし切除範囲が長く，短腸症になると長期間にわたって中心静脈栄養などの栄養管理を要する．また機能的な閉塞のHirschsprung病やHirschsprung病類縁疾患では，機能不全の部位が長ければ長いほど，長期間の中心静脈栄養などの栄養管理を必要とする．また食物アレルギー疾患では血液検査が必要であり，アレルギー原因食物の除去などの栄養管理を要する．また炎症性腸疾患では，血液検査・注腸検査・内視鏡検査を必要とし，病態にあった中心静脈栄養などの栄養管理が必要である．

消化管拡張がない場合，腹腔内臓器が腫大しているかいないかに大別される．

腹腔内臓器がアミノ酸代謝異常や糖代謝異常などによって腫大しているときには，血液検査・尿検査や皮膚生検などを必要とし，個々の代謝異常に沿った栄養管理が必要となる．

腹水の貯留によって腹部膨満をきたすときには腹水の性状が大切であり，腹水の検査と血液検査を必要とする．乳び腹水であれば，原因治療だけでなく一時的には中心静脈栄養を必要とすることもあり，補充療法を含めた栄養管理が必要であり，低蛋白血症を伴うときも原因治療とアルブミンなどの投与による補充療法を必要とする．

ここでは大まかな鑑別と検査を示した．治療法を含めた詳しい検査はそれぞれの疾患の項目を参照すること．

文　献

1) 吉村文一：腹部膨満．白木和夫（監修）：小児消化器肝臓病マニュアル．診断と治療社，2003：23-24．
2) 杉本 徹：便秘・腹部膨満．三河春樹ほか（編集）：小児救急の手引き（下巻）．臨床医薬研究協会，2006：16-32．

参考文献

・日本小児栄養消化器肝臓学会（編集）：小児栄養消化器肝臓学．診断と治療社，2014：31-32．

[秋山卓士]

F 乳幼児期体重増加不良
failure to thrive in infant and children

ポイント

- 継時的な成長曲線の作成を行い，成長障害の早期発見に努める．
- 鑑別診断として経口摂取量の正確な把握，摂食障害や消化器症状の有無，そのほか成長障害を招きうる器質的疾患の鑑別が重要である．
- 乳幼児期の成長障害は神経運動発達にも悪影響を与えうるため，早期発見・早期介入が必須である．

ⓐ 鑑別診断のための問診・診察・検査

1 診断

小児科日常診療において，保護者が体重増加不良を訴えるとは限らない．乳幼児健診で指摘されて初めて認識するという保護者も多い．そのため来院時には身長，体重，頭囲の計測とそれらの成長曲線への継時的なプロットを行い，発育不良を早期に発見することが重要である．母子健康手帳や保育所・幼稚園での身体記録から計測値を成長曲線にプロットし，体重増加が成長曲線から下方へシフトしていく場合には，体重増加不良として対応する．乳児期早期には在胎週数と出生体重に影響されるところもあるので，出生体重ごとの体重増加標準曲線を利用するか，1日あたりの体重増加を指標とするのがよい．

診断を進めるうえで問診が非常に重要である．出生歴，発育発達歴，身体所見，既往歴，随伴症状，栄養内容，養育・家庭環境，家族歴などについて詳細に聴取する．特に体重増加不良が始まったのはいつ頃からか，契機となるエピソードの有無，その後の変化など時間経過に沿って聴取することが重要である．

診察では，身体計測の後，外表形態異常の有無，胸部・腹部所見，頸部所見，皮膚所見（脱水，湿疹，色調，不自然な出血斑，清潔さなど），毛髪所見（色調，性状，清潔さなど），精神運動発達，哺乳・摂食機能，活動性，診察中の保護者との関係など全身の評価を行う．またそれらの所見が原因疾患によるものなのか，低栄養による二次的なものなのかの判断が必要である．

2 体重増加不良の評価

乳幼児期の評価は，肥満度やKaup指数で評価する．

- 肥満度：肥満度(%)=(実測体重−標準体重)/標準体重×100で算出する．標準体重は学校保健統計の性別，年齢別，身長別標準体重を用いる．また肥満度判定曲線を使用すれば，上の計算を省略して継時的にプロットすれば経過観察に有用である．
- Kaup指数：Kaup指数 = 体重(kg)/〔身長(cm)〕^{2} ただし，年齢による変動も大きいため，通常はBMIパーセンタイル値あるいはBMI SDスコアを用いる[1]．

3 鑑別診断

病態として考えうることとしては，①アレルギー制限や母乳不足，ネグレクトなど供給エネルギー量不足や経口摂取困難による摂取エネルギー不足，②嘔吐や下痢，腎疾患による摂取エネルギーの喪失，③代謝亢進，④栄養利用不全などであるが，複数に原因がある場合もしばしば認める（表1）．

4 検査

器質的原因の検索および栄養・脱水状態の評価のために各種検査を行う．栄養・脱水状態を評価する項目としては以下のものがある[2]．

- 蛋白栄養状態：血清TP濃度，血清Alb濃度，rapid turnover protein（RBP，トランスサイレチン，トランスフェリン），血清コリンエステラーゼ活性，尿中Cr排泄量．
- 脂質栄養状態：TC，中性脂肪．

表1 乳幼児期体重増加不良の鑑別診断

摂取エネルギー不足	①供給エネルギー不足	母乳・ミルク不足，調乳ミス，養育不安や母の精神疾患，愛情遮断症候群，被虐待児症候群
	②経口摂取障害	口唇口蓋裂，巨舌，小顎症，喉頭軟化症，喘息，先天性心疾患，神経筋疾患，脳性麻痺，染色体異常症
摂取エネルギーの喪失	①嘔吐	胃腸炎，胃食道逆流症，幽門狭窄症，Hirschsprung病，食道裂孔ヘルニア，副腎疾患，腎疾患
	②下痢	胃腸炎，難治性下痢症，食物アレルギー，乳糖不耐症，蛋白漏出性胃腸症，短腸症候群，炎症性腸疾患，膵疾患，胆道閉鎖症
	③腎疾患	慢性腎不全，ネフローゼ症候群，尿細管性アシドーシス，尿崩症
代謝の亢進		甲状腺機能亢進症，慢性感染症，膠原病，悪性疾患，慢性腎不全，低酸素血症
栄養利用不全		副腎機能低下症，糖尿病，肝炎，肝硬変，先天代謝異常症，染色体異常症

・免疫栄養状態：リンパ球数，Ig．
・その他：電解質，甲状腺ホルモン．

b 栄養上の問題である場合の対応法

　器質的疾患がある場合には，原疾患の治療を行い体重増加の改善があるかどうかをみる．基礎疾患の安定のためにも十分なエネルギー量の摂取が必要である．一方，器質的疾患がなく摂取エネルギー不足の場合，重度の成長障害や養育環境に問題があることが推測される場合には，入院して哺乳量，食事量，食事の状況をよく観察する．入院中に経口摂取のみで良好な体重増加が得られる場合には，家庭で十分な経口摂取ができなかった理由（虐待，養育過誤，保護者の食事に関する誤った認識，アレルギー疾患に関する極端な除去食など）についての検討と保護者への教育指導が必要である．特に虐待が疑われる場合には児童相談所への通告，また養育環境に問題があることが疑われる場合には地域へ保健師を介した情報提供も考慮に入れて，児の健全な発育を守るための対応を行う．また経口摂取で十分な栄養摂取ができないと判断した児へは，目標栄養量を確実に確保するために，経管栄養を導入する．この際，消化器症状や呼吸状態，児の活動度，家庭の養育環境などを総合的に判断しながら，経管栄養の内容やスケジュールを調整する必要がある．

　児の全身状態が良好で，保護者の理解も良好である場合には，まず数日間の食事記録票を作成してもらい，生活リズム，食事量と内容，活動度を把握して管理栄養士による栄養指導も行う．この際，摂食意欲の乏しい子どもの保護者はかなりの心理的ストレスを抱えていることが多く，保護者を追い詰めることのないように指導していく必要がある．

　乳児期早期の体重増加不良の場合は，器質的疾患が除外できれば，母乳・ミルクの摂取不足である．母乳栄養の場合は哺乳時の観察と哺乳前後の体重測定から哺乳量を確認し，不足があれば，児の発育発達を妨げないように母乳指導や人工乳を足すよう指導を根気強く行っていく．

❖ 文献

1) 日本小児栄養消化器肝臓学会（編集）：栄養評価法：小児栄養消化器肝臓病学，診断と治療社，116-119，2014
2) 小児基準値研究班（編集）：日本人小児の臨床検査基準値．日本公衆衛生協会，1997．

[庄司保子]

G やせ（学童期・思春期）
thinness（childhood・adolescence）

ポイント

- やせとは，身長に対して体重が著しく少ない状態，あるいは体重が減少/増加不良である状態を示す．
- やせの診療では，症候性やせを見逃さないことが最も重要であり，成長曲線を用いた体重および身長の成長速度評価が，やせの診断および経過観察に有用である．

---

a やせの定義と分類

1 定義

　やせとは，①身長に対して体重が著しく少ない状態，あるいは②体重が減少あるいは増加不良である状態を示す．①の状態は，わが国では一般的に肥満度−20％以下を基準として判定する．②の状態は，出生時からの身長，体重の計測値を成長曲線上にプロットして評価する．体重増加不良は，体重増加が標準成長曲線上のパーセンタイルカーブに沿わずにシフトダウンするときに判定する．シフトダウンの程度に明確な定義はないが，通常，2チャネル以上のシフトダウンはあきらかな異常とされる（図1）．ただし，早期診断・介入の観点からは，1チャネル以上のシフトダウンは要注意と判定するのがよいと考える．なお，体重の絶対値の減少がある場合，および身長増加も標準成長曲線上のパーセンタイルカーブに沿わない場合（身長増加が大，あるいは小いずれの場合も含む）には精査を必ず行うべきと考える．

2 分類（症候性やせと体質性やせ）

　症候性やせは，原疾患が存在するやせ（原因が特定できる場合のやせ）である．原則として，健康障害を示唆する所見（やせと関係する症状：顔色不良，低体温，末梢冷感，低血圧，徐脈，脱毛，浮腫，皮膚ツルゴールの低下，活動性の低下など），および成長速度の異常（体重減少・体重増加不良，あるいは身長増加不良）を伴う．すなわち，上記②の状態のやせは，症候性やせである可能性が高い．
　症候性やせの原疾患，すなわち鑑別診断は多岐にわたる（表1）[1]．代表的な学童期・思春期のやせの

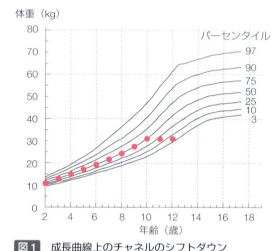

図1 成長曲線上のチャネルのシフトダウン
本例（女児）では体重の絶対値の減少はないが，10歳から12歳にかけて成長曲線上50パーセンタイルから10パーセンタイルへ，2チャネルのシフトダウンを認める

原疾患（病態）として，
　①消化器疾患・心疾患・腎疾患・重症感染症・膠原病などの全身性疾患および神経性食欲不振症・虐待・愛情遮断症候群（摂取エネルギーの不足）．
　②胃腸炎・炎症性腸疾患・食物アレルギーなど消化吸収障害を伴う消化器疾患および腎疾患（摂取エネルギーの喪失）．
　③糖尿病・副腎不全などの内分泌疾患および肝炎・肝硬変などの肝疾患（摂取エネルギーの利用障害）．
　④甲状腺機能亢進症・褐色細胞腫などの内分泌疾患，悪性腫瘍，慢性感染症，心疾患・呼吸器疾患などの低酸素血症（消費エネルギーの過剰）．
　などがあげられる．
　一方，体質性やせは，原因が特定できない場合のやせである．本来，種々の症候性やせを否定した際

表1 やせにおけるおもな鑑別疾患

心理社会性・行動性障害	貧困，育児スキルの欠如，親子相互作用の障害，食事拒否，反芻，親の認知・精神保健的障害，虐待・ネグレクト(愛情遮断症候群)，神経性食欲不振症，薬物乱用
神経疾患	脳性麻痺，中枢神経系腫瘍(間脳症候群)，神経筋疾患，神経変性疾患
腎疾患	反復性尿路感染症，尿細管アシドーシス，腎不全
内分泌疾患	糖尿病，尿崩症，甲状腺機能低下症，甲状腺機能亢進症，成長ホルモン分泌不全症，副腎不全
遺伝性・代謝性・先天性疾患	鎌状赤血球症，先天代謝異常症(アシドーシス・高アンモニア血症・蓄積病)，胎児性アルコール症候群，骨異形成，染色体異常，多発性先天性奇形症候群(VATER，CHARGE)
消化器疾患	幽門狭窄症，胃食道逆流，気管食道瘻の修復，回転異常，吸収不全症候群，セリアック病，牛乳不耐症，膵機能不全症候群(嚢胞性線維症)，慢性胆汁うっ滞，炎症性腸疾患，慢性先天性下痢症，短腸症，仮性閉塞症，Hirschsprung病，食物アレルギー
心疾患	チアノーゼ性心疾患，うっ血性心不全，血管輪
呼吸器疾患	重症気管支喘息，嚢胞性線維症(気管支拡張症)，慢性呼吸不全，気管支肺異形成，アデノイド・扁桃肥大，閉塞性睡眠時無呼吸
感染性疾患	周産期感染症(TORCHES)，不顕性・慢性感染症，寄生虫感染症，結核，HIV感染症
その他	膠原病，悪性疾患，原発性免疫不全症，移植

[Mclean HS, et al.：Failure to Thrive. Kliegman RM, et al.(eds)：Nelson Textbook of Pediatrics. 20th ed, Elsevier, 2016：251. より引用，一部改変]

に診断されるべきであるが，実際には健康障害を示唆する所見，および成長速度の異常を伴わないやせと同義と考えてよい．すなわち，体質性やせは，一般集団と比較し身長に対して体重が少ない体型ではあるが，病的意義のないやせを示す．

b 鑑別診断のための問診・診察・検査

症候性やせの原疾患の診断においては，問診や身体所見などからある程度疑わしい疾患に絞ったうえで，臨床検査を段階的に進めていくのがよい．

1 問診

病歴の聴取は，最近の体調や環境の変化だけでなく，既往歴，発育発達歴，家族歴なども詳細に確認する．特に摂取エネルギー不足の有無の評価は重要である．ただし，虐待，神経性食欲不振症，および薬物乱用などによる場合，真実が語られない場合があることにも注意する．摂取エネルギーの評価には，3日間の食事のメニュー分析のほか，短期入院による食事摂取量の観察が有用である．摂取エネルギーの不足があり，摂取エネルギーを増加させることでやせが改善する場合には，虐待，神経性食欲不振症などを強く疑う．

2 身体所見

身体所見の確認は，やせによる健康障害を示唆する所見(やせと関係する症状)だけでなく，原疾患によ

る一次的な異常所見(原疾患によりさまざま)は何かということに注目して行う必要がある．前者は低栄養状態に基づく二次的な異常所見であるため，多くの場合，原疾患の鑑別には役に立たない．

3 臨床検査

一般臨床検査は，原疾患を絞りにくい場合に診断への糸口を見つけるのに役立つことがある．血液検査(血算，炎症反応，一般生化学，甲状腺ホルモン，IGF-1など)，尿検査，便検査(潜血・脂肪・培養など)，画像検査(胸腹部単純X線・腹部超音波など)を行う．消化管造影および内視鏡検査は必要に応じて追加する．特に，摂取エネルギーの不足があるが摂取エネルギーの増加を試みてもやせの改善がない場合，あるいは摂取エネルギーの不足がない場合には，虐待や神経性食欲不振症など以外の器質的疾患の存在を疑い，やせ以外の症状に関連した臨床検査を積極的に進めていく必要がある．

c 栄養上の問題である場合の対応法

やせの治療の原則は，やせによる症状を生じない範囲まで体重を回復させることである．ただし，「やせによる症状を生じない範囲の体重」は，「身長に見合った理想的な体重」に個人差が存在するため，絶対的な基準がない．体重の経過，および症状の推移に十分注意しながら，医療機関での継続的な経過観察を行うことが必要である．

症候性やせの治療は，原疾患の治療を行う．なお，一般臨床検査であきらかな異常所見を認めず器質的疾患をあきらかにできない場合でも，成長速度の異常を伴う場合には，「症候性やせの疑い」として，経過観察を行う必要がある．経過とともに，やせ以外の臨床症状や臨床検査の異常などがあきらかになる場合があるためである．

なお，体質性やせに関しては一般的には治療適応がない．病的意義がない（やせによる健康障害を示唆する所見および成長速度の異常を伴わない）ことが定義とされるためである．学校健診などの一般的な経過観察を継続するのがよい．

❖ 文　献

1) Mclean HS, et al.：Failure to Thrive. Kliegman RM, et al.(eds)：Nelson Textbook of Pediatrics. 20th ed, Elsevier, 2016：249-252.

❖ 参考文献

- Mclean HS, et al.：Failure to Thrive. Kliegman RM, et al.(eds)：Nelson Textbook of Pediatrics. 20th ed, Elsevier, 2016：249-252.
- 井ノ口美香子ほか：やせ．小児科診療 2007；70：235-237.

［井ノ口美香子］

H 肥満
overweight and obesity

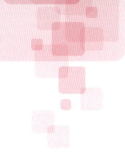

ポイント
- 肥満は単純肥満（原発性肥満）と症候性肥満（二次性肥満）に大別される．
- 肥満の評価には身長，体重のほかに腹囲測定も加えるとよい．
- 肥満による合併症，脂質代謝異常・耐糖能障害・肝機能障害などは若年から始まってしまう．
- 過食・運動不足以外の悪化要因も含めて生活習慣を改善するように指導する．

a 鑑別診断のための問診・診察・検査

体脂肪が過剰に蓄積した状態が肥満であり単純肥満と症候性肥満に大別される．食べ過ぎと運動不足によるものが単純肥満であり，内分泌疾患や代謝異常，染色体異常などによるものが症候性肥満である．見た目だけの判断ではなく，付随する症状の確認，計測による肥満の程度の評価を行うとともに，肥満の発症時期と経過，状態の変化，既往歴，家族背景，生活の様子などを十分に聞き取ることが必要である．

体重増加や体形変化は体脂肪蓄積以外に浮腫（むくみ）や腫瘍性病変でも起きるので，同じように体重増加の経緯や体形変化の部位，疼痛などの随伴症状の確認も忘れてはならない（表1）．

1 問診

1）主訴

肥満を主訴に受診に至ることは非常に少ない．それは日常生活に支障をきたす症状が伴っていないこと，学校を欠席してまで受診する程の強い動機に乏しいからと推察される．ほとんどが健診で太り過ぎを指摘されて医療機関受診を指示された場合や，上気道炎や胃腸炎などほかの疾患で受診して診察でみつけられることが多い．体重が非常に短期間で急に増えた，易疲労感，息苦しさ，夜間の呼吸苦，疼痛などの主訴が伴っている場合は単純肥満でないほかの疾患による症状の可能性があり，主訴から単純肥満以外で体重急増を呈する疾患がみつけられることもある．また，肥満の場合も，悪化に伴う合併症[1]による訴えが出現していないか，なども聞き取る必要がある．

2）経過

いつから，どのように肥満が始まり，どのくらいの期間で進行したかは単純肥満なのか，それ以外の症候性肥満なのかの鑑別に重要な情報を与えてくれる．短期間の体重増加は浮腫や内分泌疾患の発症を疑うことができる．単純肥満の場合には幼児期・学童期に徐々に進行する場合が多いが，外傷や肺炎などの入院，転居，家庭事情など環境の変化をきっか

表1 体重増加をきたす原因や疾患

体脂肪蓄積	単純肥満	生活習慣 カロリー摂取過剰，過食 活動性の低下
	症候性肥満	Cushing症候群，Prader-Willi症候群 Down症候群，甲状腺機能低下症
浮腫	腎疾患	ネフローゼ症候群，糸球体腎炎
	心疾患	心機能低下
	その他	肝機能障害 低蛋白血症
その他	腹部膨満	腫瘍性病変 肝腫大 腹水貯留 宿便
	医原性	ステロイド治療

けに1年間で10 kg以上の体重増加をみることがある．体重増加以外に疼痛・活動性・易疲労感・食欲の変化など通常の食生活に支障をきたす症状があれば，いつ頃からどの程度進行してきたかなどの確認も重要である．

3）既往症

Cushing症候群など内因性ステロイドが増加する疾患や，腎疾患や膠原病などの疾患治療でステロイド治療を受けると中心性肥満を呈する．腎疾患，心疾患，低蛋白血症を呈する疾患などでは浮腫による体重増加がみられる．これらの疾患に関連する経過や背景はなかったか，そのほか肥満の発症の発端となるような，通常の身体活動に支障を生じるような基礎疾患がなかったか，長期療養や入院歴など生活習慣が突然に変化した経過はないか，などについて確認する必要がある．

4）食生活の様子

単純肥満の場合は食事量や運動量に着目されがちだが，それ以外に肥満の悪化要因が指摘されている[2]．睡眠時間が短い，朝食抜き，テレビなど画面を見ている時間が長い，活発に動くことが少ない，味の濃い食品を好む，などである（表2）[2]．したがって，起床・就寝時刻，朝食はとっているか，降園・下校時間，おやつの内容，夕食の時間，夕食後に果物やカロリーのある飲料をとっていないか，タブレット端末やスマートフォンなどを含めてゲームやテレビを見ている時間なども聞き取ることは大切である．上手に問診をとることによって，症候性肥満との鑑別ができ，肥満の現在の悪化の様子や合併症もある程度予測でき，さらに治療方針まで想定できる場合もある．

5）家族背景

両親が肥満である場合は子どもも肥満となる可能性は高い．さらに兄弟に肥満の児がいればさらに高率に肥満となるといわれている．これは遺伝的な背景とともに，日常生活をともにしている家族が肥満を維持して悪化させてしまう生活習慣を続けていることにほかならない．食事内容や食事量はそれぞれの家庭で平均だと錯覚している場合もあり，「普通です」「それほど多くありません」という回答は役に立たず，大人の量に比べてどうか，給食に比べてどうか，というより具体的な状況を前述の日常生活とともに聴取することが非常に重要である．また，父親が肥満の場合子どもの肥満治療がうまく進まないという報告もある．

表2 小児肥満の悪化する要因

睡眠不足
朝食抜き
多量，不規則な間食
夜遅い時間の摂食
スクリーンタイムが長い
俊敏な行動が苦手

[関根道和ほか：3歳時の生活習慣と小学4年時の肥満に関する6年間の追跡研究－富山出生コホート研究の結果より－．厚生の指標 2001；48：14-21．ほか]

2 診 察

1）視 診

肥満の程度，体脂肪の蓄積がどの部分に多いかは計測が必要だが，視診でもある程度の状況判断は可能である．急激な皮下脂肪の増加によって皮膚皮下組織が断裂して腹部や下腿などに皮膚線条がみられることがある．また頸部には高インスリン血症に伴う皮膚変化である黒色皮膚症が観察されることもある[1]．ほかの部位と比較することで日焼けによる変化との判別は困難ではない．眼瞼浮腫などで顔貌変化が著しい場合は肥満以外の腎疾患や低蛋白血症を呈する疾患を考える．

2）聴 診

内臓脂肪の蓄積により横隔膜が挙上して有効な呼吸の妨げになっていると，浅く荒い呼吸を呈するようになる．十分な排気や排痰ができなくなり気管支喘息などの下気道疾患では軽症のうちから呼気性喘鳴を聴取されることも多い．

3）触 診

皮下脂肪の蓄積か，浮腫か，またはアレルギーなど血管透過性亢進による変化かは視診に加えて触診が大切である．腹部は皮下脂肪量が多いと診察は困難だが，臥位をとらせるなど体位を工夫して肝脾腫の有無，肝臓辺縁の硬さなどを確認しておく．圧痛の有無や，腹部膨満をきたす腫瘤性病変はないかなどの確認も欠かせない．疑わしければ画像検査を行う．

4）計 測

成長期の小児は身長と体重の測定を繰り返し行うとよい．実測体重の標準体重からの隔たりを％で表すものが肥満度であり，＋20％以上が軽度肥満，＋30％以上が中等度肥満，＋50％以上を高度肥満と分類する．標準体重は成長曲線を用いたり，年齢別の計算式を用いて算出できる．肥満度で肥満の程度の分類とともに，肥満の改善・悪化の経時的な経過を

表3 小児メタボリックシンドローム診断基準

腹囲	男女とも腹囲 80 cm 以上 　小学生は 75 cm 以上 　腹囲/身長が 0.5 以上も含む
上記に加え下記いずれか2項目該当	
高脂血症	中性脂肪 120 mg/dL 以上　または HDL コレステロール 40 mg/dL 未満
高血圧	収縮期 125 mmHg 以上または 拡張期　70 mmHg 以下
高血糖	空腹時 100 m/dL 以上

[日本肥満学会（編集）：小児肥満症診療ガイドライン2017. ライフサイエンス出版, 2017.]

評価することができる．

BMI は体重(kg)/身長(m)^2 で簡単に算出できるが，小児の場合は同年齢でも身長が高いほど高値となり，また，成長による身長の伸びに従って値が高くなっていくため，数値のみでの肥満評価や肥満の経過をみるには不適切である．

身長・体重のほかには，可能な限り臍の位置での腹囲測定をしたほうがよい．肥満合併症の出現と有意に関連があるのは内臓脂肪の蓄積であり，臍位の腹囲はこれをよく反映している．メタボリックシンドロームの基準（表3）[1] にも含まれており，この数値を超えていれば肥満合併症が出現してる可能性は高い．肥満度と同様に，実測腹囲を身長別平均腹囲からの隔たりで評価すると，±20% 以内では高インスリン血症や脂肪肝などの合併症は少ないが，+40% を超えると高率に出現する[3]．

3 検　査

1）血液検査

血糖値や中性脂肪なども調べる必要があり，可能な限り空腹時の検査がよい．一般的な血算・生化学のほかに鑑別のための項目を加えておく必要がある．また単純肥満の場合にも，肥満の悪化に伴う合併症を考えて，合併症の有無や悪化の程度を判断するための検査も加えておくとよい．

2）腹部超音波

肝臓・腎臓・胆嚢・膵臓・脾臓・膀胱など腹部の一般的な観察項目は確認しておくとよい．腫瘍性病変による腹部膨満は見落とせない．小児では肝疾患は限られているため，エコー輝度の上昇はほぼそのまま脂肪肝と判断できる．低価格で高性能な機器の普及により検査対象が増やせるようになり，脂肪肝は成人で発症するという過去の概念が覆され，学童期の軽度〜中等度肥満にも脂肪肝が予想外に多くみ

られることが指摘されている．したがって，肥満児は可能な限り全例検査したほうがよい．また正中肝前面の腹壁脂肪厚を測ると内臓脂肪の蓄積を反映していることがわかっている．

3）CT

肥満合併症の程度は内臓脂肪面積に強く相関していて，成人では内臓脂肪面積 100 cm^2，小児では 60 cm^2 以上が境界で高率に出現することが確認されている．CT による評価が最も正確だが，治療経過をみるうえでその都度検査をすることは，放射線被ばくの問題から限界がある．成人では内臓脂肪面積 100 cm^2 が男性で 85 cm，女性 90 cm の腹囲に相当し，小児でも 80 cm が該当していて[4]，それぞれメタボリックシンドロームの基準値に設定されている．超音波でも腹壁前脂肪厚によって，ある程度内臓脂肪の蓄積が評価可能なので，それぞれを組み合わせての評価が現実的となっている．

b 栄養上の問題である場合の対応法

幼少期は本来なら体を動かすのが好きな時期であり，突き詰めれば小児肥満の最大の原因は運動不足よりも摂取カロリーの過剰といっても過言ではない．浮腫や腫瘍，症候性肥満が除外できれば，肥満解消の最適な方法はバランスのよい食事内容とカロリー設定など栄養学的見地から適切な対応をすること以外にはない．しかし，カロリー摂取過剰の背景には不規則な食事や偏食をはじめとして，いつの間にか肥満悪化につながる食生活に陥ってしまう状況も無視できない．自由に動き回れる公園や広場が減り，ゲームやタブレット端末で遊ぶスクリーンタイムの増加によって身体活動は減り，活発さに乏しい生活に陥っていることも改善する必要がある．したがって，基本とすべき食事に関する指導を中心に，小児本来の活発な身体活動を取り戻せるように工夫を含めて，肥満に陥らない，肥満から脱却できるような生活習慣に変えていくことが治療の根幹となる．

1 食事療法

年齢別・体格別の適正カロリーや栄養バランスについては本書の他章を参照いただきたい．前述のとおり，小児肥満では正しい食習慣を身につけることが治療の基本だが，摂取カロリー過多や偏食がなぜ生じているかを検討し，単なるカロリー設定にとどまらず，偏ってしまった食事内容や方法を本来の状況に戻すことである．不規則な間食，内容・量とも

覚えていない食事のとり方，つまみ食いやマヨネーズ・ドレッシングなど油脂を含む調味料の使用など，意識に残らないカロリー摂取の積み重ねが肥満に至る原因となっている場合もある．物流の発展によって地域や時間を問わず，安価で便利な食品が簡単に入手できるようになった社会的背景も無視することはできない．また，各家庭での食事量や食事内容は，それぞれの家庭で平均的で普通だと思い込んでいる場合も多い．十分な問診で食習慣の歪みを把握することが大切である．

2 運動療法

小児は本来活発に動くことを好むので，活発さを減らしてしまった生活習慣を直すことが重要である．メニューを決めて子どもだけに運動をさせることは非現実的なので，家族で取り組むことが望まれる．必ずしもスポーツやトレーニングである必要はなく，雨天でも，屋内でも，いつでも機敏に体を動かす状況を作ることが大切である．忙しい毎日の大人にとっては非効率的でも，家事のなかにも子どもが参加できる場面を作って楽しみながら生活のなかに取り入れるのも効果的である．

3 行動療法

おかれた環境をどのように感じるかが「認知」で，それに対して反応することが「行動」であり，通常は適応的に行われているが，認知に歪みが生じると非適応的な行動が強まる．間違った認知を修正して正しい行動へつなげるのが行動修正療法，または認知行動療法である．過食による摂取カロリー過剰や運動不足による消費カロリー不足ばかりが印象に残りやすいが，それ以外の，朝食抜き，複数回のおやつ，早食い，塾通いによる遅い夕食，長時間のゲーム，睡眠不足なども肥満の悪化要因であることを認知して，それを修正する方向に行動を習慣化させることが大切である．

表4 基本の約束

①毎食1人分を盛りつけて食べ始める．後から足さない
②1日3食，食卓で食べる
③食品の大体のカロリーを目分量で知っておく
④給食の牛乳（200 mL）以外はノーカロリー飲料
⑤パンにはバターやジャムを塗らない，サラダにはマヨネーズやドレッシングをかけない
⑥テレビゲームは1人で自分の家で．1時間以内に
⑦体重計測は週に1回朝に

［内田則彦ほか．生活習慣を改善させるためのチェックリストを用いた肥満児の療法．日本小児科学会雑誌 1996；100：1742-1748．］

禁止項目は最小限にして達成しやすい日常生活での約束（表4）[5]を設定して，どれだけ守れたかを自己モニターして記録する「生活自己管理チェックリスト」は，約束の達成が体重・腹囲の変化に有効であることを自覚でき，治療が継続しやすく，肥満改善に効果的な方法の1つである[5]．

おわりに

小児肥満は放置されれば悪化しやすく，思春期肥満は高率に成人肥満に移行する．可能な限り早期に，高度肥満にならないうちに対応を始めて，肥満が進行しない，肥満から脱却できる生活習慣へと改善させることが大切である．

❖ 文 献

1) 日本肥満学会（編集）：小児肥満症診療ガイドライン 2017．ライフサイエンス出版，2017．
2) 関根道和ほか：3歳時の生活習慣と小学4年時の肥満に関する6年間の追跡研究－富山出生コホート研究の結果より－．厚生の指標 2001；48：14-21．
3) 内田則彦ほか：小児腹囲の標準化と肥満治療による腹囲の変化について．肥満研究 2003；9：342-347．
4) 花木啓一：小児期の肥満対策．肥満研究 2011；17：179-185．
5) 内田則彦ほか：生活習慣を改善させるためのチェックリストを用いた肥満児の療法．日本小児科学会雑誌 1996；100：1742-1748．

［内田則彦］

I 低身長
short stature

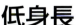

> **ポイント**
> - 成長曲線の軌道を外れる状態として低身長・高身長，やせ・肥満，思春期遅発症・思春期早発症があり，どの要素も原因究明し軌道修正が必要である．
> - 身長SDスコアが−2SD以下，あるいは3パーセンタイル以下である場合を低身長と定義する．成長速度が標準値の−1.5SD以下である場合を成長率低下と定義する．低身長と成長率低下をあわせて身長の成長障害である．
> - 低身長の小児は慢性栄養障害の要素をもつ．栄養素のバランスが悪く朝食の量が少なく，就寝時刻がかなり遅い．これらの対策として文部科学省が推奨している「早寝」「早起き」「朝ごはん」といった生活リズムを考えることも重要である．

a 成長曲線

成長曲線とは成長を時間軸でとらえたものである[1]．文部科学省は学校保健統計調査として毎年満5歳から17歳(4月1日現在)の幼児・児童の，厚生労働省は10年ごとに生後14日以上小学校就学前の乳児・幼児の，性別年齢別小児身体計測値データを発表している．これらのデータから10年に1回小児全年齢にわたる男女別，年齢別身体測定値を入手できる[2〜4]．身長は正規分布し平均からどの程度離れているか，−2SDから+2SDまでの間に約95%の人が入るように線がひいてあり，基本的にはこの線の内側は医学的に正常範囲と考える目安となっている．一方，体重は正規分布しないのでパーセンタイル値，あるいはSD換算で表している．

なお，現在も日本人小児の体格を評価するときは，2000年度に厚生労働省および文部科学省が発表した身体測定値データ(以下2000年度データ)から算出した基準値を標準値として用いられている．そのおもな理由は世代間の体格差がなくなってきたことと，肥満増加傾向があきらかとなる以前の年度であることである．

b 定義

成長曲線の軌道を外れる状態として低身長・高身長，やせ・肥満，思春期遅発症・思春期早発症があり，どの要素も原因究明し軌道修正が必要である．

身長SDスコアが−2SD以下，あるいは3パーセンタイル以下である場合を低身長と定義する．成長速度が標準値の−1.5SD以下である場合を成長率低下と定義する．低身長と成長率低下をあわせて身長の成長障害である．

c 原因・鑑別診断

低身長をきたす病態として，ホルモン分泌の異常〔成長ホルモン分泌不全性低身長症(growth hormone deficiency；GHD)，甲状腺機能低下症，性早熟症，副腎皮質ホルモンの過剰など〕のほかに，染色体異常〔Turner症候群，Prader-Willi症候群(PWS)など〕，出生時の低身長〔SGA(small for gestational age)性低身長症など〕，内臓疾患(代謝異常，脳腫瘍，心疾患，肝疾患，慢性腎不全など)，軟骨や骨の異常(軟骨骨異形成症など)，特発性(体質性低身長，家族性低身長)，腸疾患・栄養障害(吸収不全症候群，亜鉛欠乏，胃食道逆流症，摂取不足，摂食障害，Crohn病など)，社会・精神的要因(愛情遮断性低身長)がある(図1)．

初診時の診察は，プロポーションが正常であるか，二次性徴の有無，外反肘や翼状頚，特異的な顔貌があるかを行い，加えて集める情報は，①出生時の身長・体重・頭囲，②周産期情報：骨盤位，仮死，黄疸(GHD，甲状腺機能低下のサイン)，手背足背にむくみ(Turner症候群)，③その後の身長・体重・頭囲の測定・成長曲線の作成，④両親の身長〔mid parental height；MPF＝(F＋M)/2〕，両親の思春期発

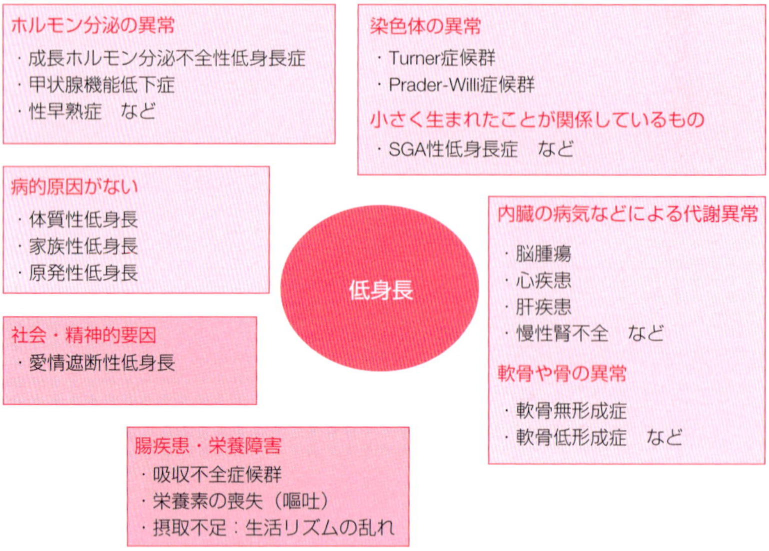

図1 低身長をきたす病態

ホルモン分泌の異常
・成長ホルモン分泌不全性低身長症
・甲状腺機能低下症
・性早熟症 など

染色体の異常
・Turner症候群
・Prader-Willi症候群

小さく生まれたことが関係しているもの
・SGA性低身長症 など

病的原因がない
・体質性低身長
・家族性低身長
・原発性低身長

内臓の病気などによる代謝異常
・脳腫瘍
・心疾患
・肝疾患
・慢性腎不全 など

社会・精神的要因
・愛情遮断性低身長

軟骨や骨の異常
・軟骨無形成症
・軟骨低形成症 など

腸疾患・栄養障害
・吸収不全症候群
・栄養素の喪失（嘔吐）
・摂取不足：生活リズムの乱れ

低身長

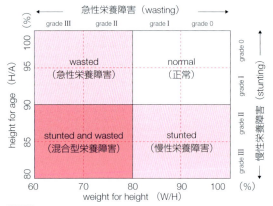

図2 小児の低身長は慢性栄養障害の指標：Waterlowの小児の栄養障害分類

[Waterlow JC：Classification and definition of protein-calorie malnutrition. Br Med J 1972；3：566-569.]

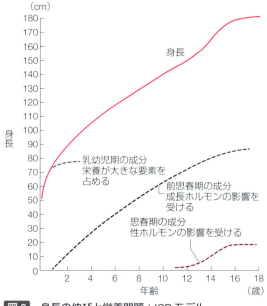

図3 身長の伸びと栄養問題：ICPモデル
・成長スピードが最も大きい時期の乳児期を支えている大きな要素は「栄養」である．毎日の食事からきちんと取り入れることがとても大切である
・1歳ごろから「成長ホルモン」，思春期には「性ホルモン」が加わり，身長がのびて体も大きくなっていく
・このうちどれが欠けても順調な成長はできない

[Karlberg J, et al.：Linear growth retardation in relation to the three phase of growth. Eur J Clin Nutr 1994；48：S25-44.]

来の時期（体質性思春期遅発症の可能性），⑤筋緊張の低下（PWS），⑥栄養摂取量，嘔吐や下痢による栄養素の喪失，栄養摂取状況，⑦親子関係，⑧生活リズム：睡眠時刻，運動状況など，である．初診時検査は甲状腺機能，IGF-1，LH，FSH，検尿，血算，血液生化学，栄養評価としてAlb，亜鉛の測定，左手手根骨X線撮影などを行う．

d 低身長と栄養の関係

WHOは特に発展途上国における低体重を急性栄養障害，低身長を慢性栄養障害の指標として用いている〔Waterlow分類（図2）[5]〕．わが国のような先進国においても同様の指標となる．また身長の成長について分析したICPモデル（図3）[6]では，乳児期・小児期・思春期がある．乳児期は胎児成長を引き継ぎ出生後2〜3歳ごろまで続き，この時期の成長は特に

栄養に大きく依存する．小児期は，生後10か月頃に始まって思春期を通して成長が止まるまで続き，成長ホルモンに依存する．そして最後に思春期は，性ホルモンの作用により身長の急速な増加（スパート）がみられ，その一方で骨の成熟も進むため，やがて骨端線が閉鎖し，成長が止まり，成人身長に達する．栄養や成長ホルモンや性ホルモンのどの要素が欠けたり過剰に働いたりすると成長障害が生じる．

e 栄養性低身長と対策

　低身長があり特に低体重がある場合は管理栄養士による栄養指導が望ましい．筆者が所属する大阪母子医療センターで低身長の児の栄養調査[7]をしたところ，わが国のような先進国においても低身長の小児は慢性栄養障害であり，炭水化物やビタミンB_1，亜鉛などが不足していた．栄養素の過不足をなくし，三大栄養素（炭水化物・脂肪・たんぱく質）のバランスのよい食事をすると，身長の伸びがみられた．低身長の子どもは朝食の量が少なく，就寝時刻がかなり遅い．これらの対策として文部科学省が推奨している[8]「早寝」「早起き」「朝ごはん」といった生活リズムを考えることも重要である．

❖ 文　献

1) 位田　忍：内分泌疾患の原因・種類と診察法 B 診察法．日本小児内分泌学会（編集）：小児内分泌学．第2版，診断と治療社，2016：15-19．
2) 日本小児内分泌学会：日本人小児の体格の評価に関する基本的な考え方．http://jspe.umin.jp/jspe_test/medical/taikaku.html（アクセス日：2018年7月31日）
3) 文部科学省：学校保健安全法施行規則の一部改正等について．文部科学省通知 2014.4.30．
4) 文部科学省スポーツ・青少年局学校健康教育課（監修）：児童生徒等の健康診断マニュアル．平成27年度改訂，日本学校保健協会．2015．
5) Waterlow JC：Classification and definition of protein-calorie malnutrition. Br Med J 1972；3：566-569.
6) Karlberg J, et al.：Linear growth retardation in relation to the three phase of growth. Eur J Clin Nutr 1994；48：S25-44.
7) 西本裕紀子ほか：低身長児の栄養等摂取量についての検討：食事摂取基準および国民健康・栄養調査結果との比較．日本小児栄養消化器肝臓学会雑誌 2012；26：28-36.
8) 「早寝早起き朝ごはん」全国協議会 HP http://www.hayanehayaoki.jp/index.html（アクセス日：2018年7月31日）

　　　　　　　　　　　　　　　　　　　　　　　［位田　忍］

第5章 症候と鑑別診断

J 嚥下困難
dysphagia

ポイント
- 嚥下困難とは，うまく食べられない，飲み込むことができない状態のことをいう．
- 嚥下困難は，心理的要因と器質的要因に分けられる．
- 嚥下造影では，誤嚥のリスクはあるものの，嚥下についての詳細を確認できる．

a 鑑別診断のための問診・診察・検査

1 嚥下の定義

嚥下とは，食物を見たときから始まる「摂食・咀嚼・嚥下」の流れのなかの1つである．摂食の過程には下記に示すように全部で5段階あり，そのうち後半の3段階が嚥下と分類される[1,2]．

①先行期：食物を見ることで唾液が分泌され，消化器官の活動の準備が始まる．

②準備期：口腔内に入った食物を噛んで咀嚼し食塊を形成，嚥下するため準備を行う．

③口腔期：嚥下第1相といわれ，食塊を舌の上に乗せ，口蓋と舌の間に保持している状態であり準備期との境目はなく，あわせて広義の口腔期という．

④咽頭期：嚥下第2相とよばれ，舌の動きにより口腔内にある食塊を後方へ押し，軟口蓋は後上方へ移動することで鼻腔との交通を遮断し，食塊を中咽頭・食道入口部へと運ぶ協調運動である．この運動は不随意運動であり，咽頭期の嚥下反射は延髄の嚥下中枢により精密に制御されている．

⑤食道期：嚥下第3相であり，食道入口部まで運ばれた食塊が蠕動運動と重力により食道内を移送され噴門まで達する期間である．

嚥下困難とは，摂食・咀嚼・嚥下の流れがどこかで滞ることによって，うまく食べられない，飲み込むことができない状態のことをいう．

2 嚥下困難の分類

嚥下困難の原因は，心理的要因と器質的要因の2つに分けられる．摂食・嚥下困難の分類を**表1**[1,2]に示す．

1）心理的要因

神経性食欲不振症などの摂食障害，うつ症状，認知症などを呈する場合には，食欲を調節できない状態になる．食欲を調節できないときには，嚥下困難も併発することが多いことが知られている．器質的疾患や嚥下機能に問題がないにもかかわらず，心理的な影響によって嚥下の協調運動が阻害されて嚥下困難を呈する．

2）器質的要因

器質的要因のなかでは形態異常，神経筋系障害，その他の大きく3つに分類される．小児では，先天奇形による形態異常，脳性麻痺や神経筋疾患などの

表1 摂食・嚥下困難の分類

心理的要因		摂食障害，うつ症状，認知症など
器質的要因	形態異常 先天性疾患	唇顎口蓋裂，その他顎形態異常など
	形態異常 後天的	歯列咬合不正，咽頭・食道障害，口腔・咽頭の手術（腫瘍摘出など）による解剖学的欠陥
	神経・筋系障害 発達障害	脳性麻痺，精神発達遅滞，各種症候群など
	神経・筋系障害 中途障害	脳血管障害，認知症，神経筋疾患，脳外傷など
	その他	老化現象，個人差，投薬など

［工藤孝広：嚥下障害．日本小児栄養消化器肝臓病学会（編集）：小児栄養消化器肝臓病学．診断と治療社，2014：9-11．／柴田貞雄ほか：摂食・嚥下のメカニズム．才藤栄一（編集）：摂食・嚥下リハビリテーション．医歯薬出版，1998：19-36．より引用，一部改変］

神経筋系障害が多い．嚥下困難を認める場合は誤嚥性肺炎の原因となりうるため，栄養を摂取するために経鼻胃管や胃瘻を必要とすることがある．

摂食機能の多くは出生後に発達していく機能であるため，脳性麻痺や運動発達遅滞を基礎疾患にもつ児には摂食・嚥下困難がみられることが多い．

摂食・嚥下機能を獲得するには，ほかの機能と同様に発達段階がある．摂食機能の獲得の段階は機能特徴をもとに8段階に分けられる．また，食行動は粗大運動や微細運動の発達と関連が深く，摂食・嚥下発達には口腔内の歯の萌出と関連が深いとされる．摂食・嚥下機能獲得段階とその機能困難による症状を表2[2)]に示す．各段階での発達障害や機能減退による摂食嚥下障害を評価し理解することで，発達を促す対処方法（リハビリテーション）につなげることができる[2)]．

3 検 査

摂食・嚥下困難は誤嚥をきたす可能性があるが，誤嚥（嚥下）の起こる咽頭期は体外から確認できない．したがって，嚥下の評価を正確に行うために嚥下の検査が重要となる．嚥下機能を評価する検査のなかで，最も重要な検査は嚥下造影検査（video fluorography：VF）である．嚥下造影は，形態異常や動きの異常を確認するだけでなく，模擬食品を用いて実際の摂食している状況を透視下で確認することができる．また，ビデオ録画することでより詳細な嚥下機能評価，病状説明や指導などにも利用できる．ほかの検査として，咽頭超音波検査，内視鏡検査，筋電図，嚥下圧測定，シンチグラフィーなどがある[3)]．

・嚥下造影（VF）

目的：誤嚥の有無，程度，随伴症状，誤嚥の条件（姿勢や食物の性状など）を確認できる．

方法：最も安全と考えられる条件（姿勢や食物性状）で開始する．姿勢はクッションチェアや椅子・車椅子などに患児を乗せ，半座位（30〜50°ほど）とし，頸部は軽い前屈位〜中間位を保持する．造影剤は，誤嚥の可能性を考えバリウムより低浸透圧性非イオン系ヨード造影剤を使用する．摂取するものは，経口摂取開始時の検査ではシリンジを用いて少量（1〜3 mL）の造影剤を舌の前上部に投与し観察する．経口摂取している例ではスプーンなど使用している食器を用いて少量から投与する．性状は，誤嚥しにくい粘性の高い液体やペースト状，ゼリー状のものから開始する．

評価：小児では一般的に側面から透視の動画を記録していく．観察項目は，口腔期から咽頭期の連携，梨状窩・喉頭部の動きや造影剤の残存・程度，むせ・喘鳴などの誤嚥症状などについて記録する．

4 治 療

摂食・嚥下機能のうち，どこが障害されているかによって治療は異なるが，訓練法として大きく直接訓練，間接訓練，呼吸訓練の3つに分けられる．直接訓練とは，食物を摂取して行う訓練のことで，体位や食物形態などの代償的手段を併用して行うことが多い．間接訓練とは，食物を利用せず，機能障害にアプローチする訓練である．呼吸訓練は，嚥下障害に対する訓練だけでなく，誤嚥による呼吸器合併症の対策として重要である[4,5)]．

直接訓練は誤嚥の可能性があるため，誤嚥が疑われる場合には事前に嚥下造影を行うなどで安全性を確認したほうがよい．訓練前にはまず，覚醒度や意欲，姿勢などの環境を整える．障害部位や程度に応じて，乳首の工夫や頸部前屈・回旋などの代償手段を組み合わせて嚥下しやすい食形態（ペースト，ゼリー状）から進めていく．

間接訓練は，口唇や頬の緊張や過敏性に対し口

表2 摂食・嚥下機能の獲得段階とその機能障害による症状

摂食・嚥下機能	機能障害による症状
①経口摂取準備期	拒否，過敏，接触拒否，誤嚥，原始反射の残存など
②嚥下機能獲得期	むせ，乳児嚥下，逆嚥下，流涎など
③捕食機能獲得期	こぼし，過開口，舌突出，食器噛みなど
④押しつぶし機能獲得期	丸飲み，舌突出，食塊形成不全など
⑤すりつぶし機能獲得期	丸飲み，口角からの漏れ，処理時の口唇閉鎖不全など
⑥自食準備期	犬喰い，押し込み，流し込みなど
⑦手づかみ食べ機能獲得期	手指での押し込み，引きちぎり，こぼし，咀嚼不全など
⑧食器食べ機能獲得期（スプーン，フォーク，箸）	食器での押し込み・流し込み，こぼし，咀嚼不全など

［柴田貞雄ほか：摂食・嚥下のメカニズム．才藤栄一（編集）：摂食・嚥下リハビリテーション．医歯薬出版，1998：19-36．より引用，一部改変］

唇・頬・顎のマッサージやブラッシング，ストローによる訓練，咳嗽訓練，構音・発声訓練，呼吸訓練などを通じて口腔・喉頭・咽頭の機能向上を促す．

呼吸訓練は，呼吸のコントロール能力の向上，咳嗽機能の獲得，誤嚥による肺炎予防などの効果が期待できる．

❖ 文 献

1) 工藤孝広：嚥下障害．日本小児栄養消化器肝臓学会（編集）：小児栄養消化器肝臓病学．診断と治療社，2014：9-11.
2) 柴田貞雄ほか：摂食・嚥下のメカニズム．才藤栄一（編集）：摂食・嚥下リハビリテーション．医歯薬出版，1998：19-36.
3) 北住映二：摂食・嚥下機能の評価診断検査法 嚥下造影検査．北住映二（編集）：子どもの摂食・嚥下障害－その理解と援助の実際－．永井書店，2007：51-58.
4) 平井孝明：摂食・嚥下障害・2 小児症例の摂食・嚥下障害．理学療法ジャーナル 2008；42：147-154.
5) 田角 勝：食べる機能と障害．小児科診療 2011；74：1139-1142.

[工藤孝広]

K 眼の異常
eye disorders

ポイント
- 栄養障害・代謝障害が疑われる場合，眼科的スクリーニングを実施し，十分な鑑別診断を行う．
- 小児における眼症状の予後の観点からも，早期診断，早期治療が重要である．

a 鑑別診断

栄養障害によるもの(表1)と，先天代謝障害によるもの(表2)[1]に大別される(第6章F-1 先天代謝異常症の項参照)．栄養障害は，おもにビタミンの欠乏が原因である．栄養障害・代謝障害が疑われる場合，眼科医へコンサルトし，眼科的スクリーニングを実施することも重要である．

1) 角膜・結膜の異常，緑内障
- 結膜の充血：結膜炎，角膜炎(アトピー性含む)，眼内炎，ぶどう膜炎，緑内障．
- 角膜混濁：分娩外傷，牛眼(先天性緑内障)，先天遺伝性角膜変性，ムコリピドーシス，ムコ多糖症．
- その他：後部胎生環(Alagille症候群)，Kayser-Fleischer角膜輪(Wilson病)．

2) 瞳孔・虹彩の異常
- 虹彩の色の異常：白子症，Waardenburg症候群(先天性感音性難聴など)．
- 虹彩の形成異常：Peters異常，Axenfeld-Rieger症候群，無虹彩症，虹彩欠損，瞳孔膜遺残．
- 白色瞳孔：先天性白内障，網膜芽細胞腫．

3) 網膜の異常
- 眼底にcherry red spot：スフィンゴリピドーシス，ムコリピドーシス．
- 網膜色素変性症：ムコリピドーシス，ムコ多糖症．

4) 眼瞼の異常
- 眼瞼下垂：先天性眼瞼下垂，重症筋無力症，Horner症候群．
- 眼瞼腫瘍：霰粒腫，皮様嚢腫，いちご状血管腫，母斑．

5) その他全身疾患を伴う眼症状
- アトピー性皮膚炎：アトピー性眼瞼炎，アトピー性角膜炎，円錐角膜，アトピー性白内障，アトピー性網膜剥離．

表1 ビタミン欠乏と眼症状

ビタミン	症状
ビタミンB_1 (チアミン)	眼底所見で栄養失調性弱視，視神経萎縮
ビタミンB_2 (リボフラビン)	羞明，流涙，角膜内血管侵入
ビタミンB_6	眼瞼結膜炎
ビタミンB_{12} (コバラミン)	視神経症，視神経萎縮
ビタミンC	眼瞼・結膜・眼科・網膜の出血
ビタミンA	眼球乾燥症．結膜が角質化しBitot斑を形成．夜盲症，羞明
ビタミンD	白内障
ビタミンK	新生児網膜出血

- Down症候群：視力不良，屈折異常，斜視，眼振，睫毛内反症，鼻涙管閉塞症，その他20%未満で白内障，角膜異常(円錐角膜など)，眼底異常，発達緑内障，視神経萎縮，網膜剥離，豹紋状眼底，網脈絡膜欠損，など多岐にわたる(第6章F-7 染色体異常症の項参照)．
- 眼皮膚白皮症：出生時より皮膚，毛髪，眼のメラニン合成が低下ないし消失することにより，全身の皮膚は白色調で，虹彩，頭髪の色素欠乏を呈する．眼科的所見では，眼底は明るく脈絡膜血管が透見され，黄斑低形成を伴う．虹彩は白く，または青，緑，茶色などに見えることがある．視力不良，屈折異常，眼振，斜視，羞明がみられる．

b ビタミン欠乏と眼症状 (第2章F Ca, P, Mgおよび微量元素/Gビタミンの項参照)

ビタミン欠乏症を表2[1]にまとめた．治療は，それぞれの栄養素補充により症状が改善する．

表2 先天代謝障害

脂質代謝障害	所見	
高リポ蛋白血症	眼瞼：発疹性黄色腫，黄色板症 角膜：老人環 網膜脂血症	
低リポ蛋白血症 無リポ蛋白血症 無βリポ蛋白血症	無色素性網膜色素変性，併発白内障，眼瞼下垂	
低βリポ蛋白血症	非典型的網膜色素変性	
dislipoproteinemia（Refsum 病）	無色素性網膜色素変性，併発白内障	
脂質蓄積疾患	スフィンゴリピドーシス	GM2-ガングリオシドーシス：眼底に cherry red spot 出現 Niemann-Pick 病：眼底に cherry red spot 出現 Gaucher 病：眼底に cherry red spot 出現，眼瞼斑 Fabry 病：渦巻き角膜症，後嚢下白内障
	ムコリピドーシス	GM1-ガングリオシドーシス：Type 1（眼底に cherry red spot 出現，角膜混濁） Type 2（視神経萎縮，網膜色素変性） Ceroid-lipiofuscinosis（Batten 病）：網膜色素変性，網膜色素上皮変化 Spielmeyer-Vogt-Stock 病：網膜色素変性

糖質代謝障害	所見
糖尿病*	眼窩ムコール菌症，眼瞼炎，第 III，VI 脳神経障害，前房内におけるメラニン色素散分布，緑内障，網膜症
高ガラクトース血症	白内障
シュウ酸症	外眼筋炎，涙腺・毛様体・網膜色素上皮へのシュウ酸カルシウムの沈着
ムコ多糖沈着症（MPS）	角膜混濁（Hurler 症候群，Scheie 症候群，Morquio 症候群），網膜色素変性（Hurler 症候群，Sanfilippo 症候群）

蛋白代謝障害	所見
白子症	白子眼底，黄斑部形成不全，眼振
アミノ酸代謝障害	アルカプトン尿症：強膜，結膜の黒色化 ホモシスチン尿症：水晶体脱臼 チロシン尿症：角膜表層への障害 フェニルケトン尿症：白内障 高オルニチン血症：脳回状脈絡膜萎縮 Lowe 症候群：先天白内障，先天緑内障 シスチン尿症：角膜・結膜への結晶沈着 高尿酸血症：角膜結膜炎，虹彩炎 家族性自律神経障害（Riley-Day 症候群）：角膜障害，涙液分泌減少

その他の代謝障害	所見
銅代謝障害（Wilson 病）	Kayser-Fleischer 角膜輪，ひまわり状白内障
血色素症	結膜，眼瞼への色素沈着
カルシウム代謝障害 副甲状腺機能低下	白内障
リン代謝障害 低リン酸血症	青色強膜，結膜石灰化，うっ血乳頭
亜鉛代謝異常 腸性先端皮膚炎	眼瞼炎，網膜変性，視神経萎縮

*多数の所見があるので，代表的なものにとどめる

[高　静花：眼の異常．児玉浩子ほか（編集）：小児臨床栄養学．診断と治療社，2011：153-154．より一部改変]

❖ 文　献

1) 高　静花：眼の異常．児玉浩子ほか（編集）：小児臨床栄養学．診断と治療社，2011：153-154.

❖ 参考文献

- 丸尾敏夫ほか（編集）：全身疾患と眼．眼科学(II)．文光堂，2002：1510-1566.
- Kliegman RM, et al.(eds)：Nelson Textbook of Pediatrics. 20th, Elsevier, 2016：268-345.
- 菱田　明ほか（監修）：ビタミン，微量ミネラル．日本人の食事摂取基準2015年版．第一出版，2014.
- 森　隆中：眼瞼と前眼部の異常，緑内障－小児科医が外見からみてわかる症状－．小児科臨床 2010；63：935-941.

［近藤宏樹］

L 皮膚・毛髪・爪の異常
disorders of skin・hair・nail

ポイント

- 栄養障害の皮膚では種々の皮膚炎を呈し，栄養状態の改善とともに皮膚症状も改善する．
- 慢性難治性湿疹では，亜鉛や銅などの微量元素，特定のビタミン欠乏に伴う症状を考慮する．
- 栄養障害の毛髪では，色素の異常，乏毛・脱毛などの特徴がある．
- 栄養障害の爪では，匙状爪，薄くやわらかい爪，割れやすい爪などの特徴がある．

I 皮膚の異常

a 栄養障害の皮膚

皮膚の弾力が失われ，緩み，たるみ，しわ，乾燥，毛孔性角化，ただれ，創傷治癒の不良などがみられる．皮膚ツルゴールの低下は，急性期には脱水徴候を示唆する所見として扱われるが，慢性的な低栄養状態でも皮下組織量が減少して生じる．クワシオルコルでは皮膚炎がよくみられ，炎症のある皮膚部位に黒ずみを伴うが，ペラグラとは異なり日光に曝露した部位にはみられない．炎症部位の落屑後に，脱色素が生じることがあり，全身に広がることもある．

b 鑑別診断

1 皮膚の乾燥

- 表皮の乾燥を伴う疾患：アトピー性皮膚炎，皮脂欠乏性皮膚炎があげられる．ただし，重症のアトピー性皮膚炎では，栄養障害を合併していることがある．
- 神経性食欲不振症（第7章 B 過食・拒食の項参照）：栄養障害の特徴に加え，手の甲に吐きだこを認める場合や，カロチン排泄遅延のため顔や手掌，足底が黄色くなることがある．

2 皮膚の湿疹（紅斑，丘疹，水疱，びらん，痂皮）

- 湿疹を伴う疾患：ビタミン・微量ミネラル欠乏症のほか，アトピー性皮膚炎，接触性皮膚炎，脂漏性皮膚炎．

3 紫斑，皮下出血

- 紫斑・皮下出血を伴う疾患：ビタミンC欠乏症，ビタミンK欠乏症，IgA血管炎，血小板減少性紫斑病．

4 色素沈着，その他

皮膚の色は，おもにメラニン，カロテン，ヘモグロビンで決まる．人種差による皮膚の色はメラニンの種類と量である．βカロテンを多量に摂取すると皮膚が黄色になる（柑皮症）．

- 白皮症では，眼皮膚白皮症を鑑別する．
- 中心性肥満では，皮膚線条，黒色表皮症を，高コレステロール血症を伴えば黄色腫を伴う（第5章 H 肥満の項参照）．
- 黄疸を呈すれば，新生児黄疸，胆道閉鎖症，Alagille症候群，進行性家族性肝内胆汁うっ滞症などの小児胆汁うっ滞症を鑑別する．
- 蕁麻疹では，食物ほかアレルギーを鑑別する（第6章 G 食物アレルギーの項参照）．

II 毛髪の異常

a 栄養障害の毛髪

毛髪の所見としては，太さ，色素量・密生度などが毛髪の所見として重要である．栄養障害の特徴として，光沢のない，まばらな，脆弱な毛，色素脱失，ほうき状のまつげ，脱毛症などがある．毛髪の清潔度で児の生活環境を推測することができる．

b 鑑別診断

1 色素の異常

Menkes病，甲状腺機能低下症・亢進症，蛋白質エネルギー栄養失調（protein energy malnutrition；PEM）では，髪は細く，色素脱失がみられる．

2 乏毛・脱毛

消耗性疾患やクワシオルコル，鉄欠乏症，亜鉛欠乏症（腸性肢端皮膚炎），必須脂肪酸欠乏症のほか，下垂体機能低下症，甲状腺機能低下症・亢進症，副甲状腺機能低下症などの全身疾患でも脱毛をきたす（第2章 F Ca，P，Mgおよび微量元素/G ビタミンの項参照）．

神経性食欲不振症では，やせが強くなると，乾燥してつやのない頭髪になったり，重症の低栄養状態や栄養状態の回復期には脱毛したりする．背部にうぶ毛の密生も認められる．性毛は保たれる（第7章 Bの項参照）．

鑑別疾患には，円形脱毛症，先天性脱毛症，抜毛症（トリコチロマニア）がある．

III 爪の異常

a 栄養障害の爪

栄養障害の特徴として，匙状爪，薄くやわらかい爪，割れやすい爪がある．毛細血管再充満時間（capillary refilling time；CRT）の延長は，末梢循環不全の存在を示唆する．爪だけなのか，毛髪や皮膚，歯牙，皮膚にも異常があるのか．先天的な異常では，ほかにも異常がある場合が多い．

b 鑑別診断

1 色の変化

・白い爪：セレン欠乏症（図1）[1]，鉄欠乏性貧血，亜鉛欠乏症，ペラグラ，低カルシウム血症，横走する2本の白線では低アルブミン血症（→第2章 F/Gの項参照）．
・黒い爪：爪母メラノサイトの増加によるもの（母斑細胞母斑，炎症，圧迫など），悪性黒色腫，Addison病，薬剤性．
・緑色の爪：爪白癬，爪カンジダ症．

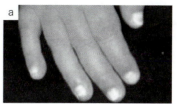
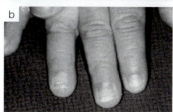

図1 セレン欠乏症［口絵2 p.ii］
a：セレン投与前，b：セレン投与後
［増本幸二ほか：在宅成分栄養管理中にセレン欠乏症を生じた1小児例．静脈経腸栄養 2007；22：195-199．図1 爪の変化 引用］

2 形の変化

・匙状爪：原因は指の先端の掌側（指腹）に，爪甲が支えられる以上の力が毎日加わることにある．幼児では裸足で遊ぶために，足の親指（第1趾）の爪がスプーン状になることがある．履物を履いて遊ぶようになると，自然に正常な爪に戻る．鉄欠乏性貧血や甲状腺疾患で生じるほか，扁平苔癬，感染，真菌感染，外傷，化学物質でみられる．
・ばち指：すべての指先が丸く膨らんで，爪甲が指先を包むように大きくなってくる．足の趾爪も同じように変化する．全身的な病気，おもに心臓や肺の病気で起こる．

IV 栄養素欠乏症・過剰症

ビタミン欠乏症（表1）と微量ミネラル欠乏症・過剰症（表2）について表にまとめた（第2章 F/Gの項参照）．治療は，それぞれの栄養素補充により症状が改善する．

❖ 文 献

1) 増本幸二ほか：在宅成分栄養管理中にセレン欠乏症を生じた1小児例．静脈経腸栄養 2007；22：195-199．
2) 小松寿里ほか：アレルギー用ミルクの長期使用によりビオチンおよびカルニチン欠乏症を来した1例．仙台市立病院医誌 2012；32：43-48．

❖ 参考文献

・Kliegman RM, et al.（eds）：Nelson Textbook of Pediatrics, 20th. Elsevier,

表1 ビタミン欠乏症と皮膚・毛髪・爪の異常

ビタミン	症状
ビタミン B$_2$（リボフラビン）	口内炎，口角炎，舌炎，脂漏性皮膚炎
ビタミン B$_3$（ナイアシン）	ペラグラが発症する．ペラグラの主症状は，皮膚炎，下痢，認知症である．皮膚炎では，掻痒感を伴う光線過敏症で，露出部分に左右対称の日焼け様の皮疹が出現し，赤褐色斑や水疱，びらんを形成し境界明瞭な色素沈着と皮膚萎縮をきたす．手足の病変は，手袋や靴下のような外観を呈し，首の周りにも同様の境界が首周囲に生じることがある（Casalの首飾り）
ビタミン B$_6$	ペラグラ様症候群，脂漏性皮膚炎，舌炎，口角症
ビオチン（図2）[2]	ビオチン非含有ミルク・静脈栄養に依存する児に発症．亜鉛欠乏症に類似した，頭頸部，口周囲の脂漏性皮膚炎様紅斑，眼瞼結膜炎，難治性のおむつ皮膚炎，まばらな毛髪，脱毛症
ビタミン B$_{12}$（コバラミン）	指関節および掌の色素沈着過剰
ビタミン C	壊血病となる．コラーゲン合成ができないので血管がもろくなり出血傾向となる．壊血病の症状は，顔色が悪い，皮下や歯茎からの出血（易出血性の症状として，圧点の点状出血，紫斑，斑状出血のほか，鼻出血，歯肉出血，独特の毛包周囲の点状出血がみられる）
ビタミン A	皮膚の乾燥，肥厚，角質化
ビタミン K	易出血性がみられ，出血部位は頭蓋内出血，消化管出血，粘膜および皮下組織，臍帯断端，皮膚粘膜下，包皮切除後部位など

表2 微量ミネラルの欠乏・過剰と皮膚・毛髪・爪の異常

微量ミネラル	症状
鉄	鉄欠乏性貧血で顔色不良，爪のびまん性白斑．ヘモクロマトーシスでは鉄過剰により，ヘモジデリンやフェリチン，メラニンの著明な沈着により皮膚に褐青灰色のびまん性色素沈着をきたす
銅	メラニンやケラチンの合成過程では銅依存性酵素が存在するため，Menkes病では銅欠乏により，湿疹，皮膚の色素減少，白っぽく折れやすい節状の捻転毛（kinky hair）がみられる
亜鉛（第2章 F）	肢端/開口部（口，眼瞼縁，鼻孔，外陰部，肛門）周囲の皮膚炎が特徴的で，小水疱，膿疱，カンジダ感染，脱毛を伴うことがある．通常の皮膚炎の治療に抵抗性である．亜鉛欠乏の原因として，①先天性腸性肢端皮膚炎，②獲得性腸性肢端皮膚炎（ZnT2遺伝子異常による乳中への分泌障害），③低出生体重児，④肝硬変・慢性肝炎，⑤炎症性腸疾患，⑥静脈栄養・経腸栄養，⑦吸収阻害物質（フィチン酸，カルシウム，食物繊維），⑧キレート剤（排泄過剰），⑨腎疾患・透析，⑩溶血性貧血，⑪Down症候群，⑫スポーツ選手などがあげられる
セレン	爪の白色化，皮膚炎がみられる（図1）[1]

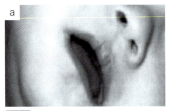 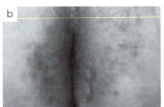 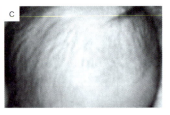

図2 ビオチン欠乏症［口絵3 p.iii］
入院時皮膚粘膜所見
a：入院第3日目における口唇の紅潮・びらんおよび口角周囲炎を示す，b：入院第3日目における肛門周囲炎を示す，c：入院第3日目における脱毛および毛髪の褐色変化を示す
［小松寿里ほか：アレルギー用ミルクの長期使用によりビオチンおよびカルニチン欠乏症を来した1例．仙台市立病院医誌 2012；32：43-48．］

2016：268-345．
・菱田 明ほか（監修）：ビタミン，微量ミネラル．日本人の食事摂取基準2015年版．第一出版，2014．
・瀧谷公隆：特殊ミルク・経腸栄養剤のピットホール．小児内科 2012：44：855-858．
・清水 宏：あたらしい皮膚科学．第3版．中山書店，2018．
・稲毛康司：まれでない亜鉛欠乏－皮膚炎との鑑別．小児内科 2012：44：131-134．

［近藤宏樹］

M 浮腫・低蛋白
edema・hypoproteinemia

ポイント

- 浮腫とは間質に過剰な水分が貯留した状態である.
- 浮腫は静水圧と膠質浸透圧とのバランス異常, 毛細血管透過性亢進によって起こる.
- 浮腫のおもな原因は心性浮腫, 腎性浮腫, 肝性浮腫の3つである.
- 蛋白喪失による低アルブミン血症は低栄養, 成長障害, 易感染性を引き起こす.
- 浮腫に伴う低栄養には, アルブミン補充, 塩分制限・蛋白質摂取を心がけ, 成長も考慮した十分なエネルギー摂取を行う.

a 鑑別診断のための問診・診察・検査

1 定 義

浮腫とは,「組織間隙(間質:細胞膜と血管壁の間の部分)に生理的な代償能力を超えて過剰な水分(細胞外液)が貯留した状態」と定義され, 局所または全身の皮膚や組織が腫脹した状態をいう.

2 病態生理

浮腫は組織間液と毛細血管内の圧力バランス(静水圧と膠質浸透圧:Starlingの法則)に異常をきたす場合と毛細血管の透過性が亢進する場合で起こる.

静水圧のバランスの異常は, 静水圧の増大による毛細血管内圧の上昇で起こり, 間質へ水分が移動し浮腫になる. 膠質浸透圧のバランスの異常は, 低アルブミン血症による血管内の膠質浸透圧の低下が起こり, 血管内に水分を保てず, 間質へ水が貯留し全身性の浮腫がみられる. 炎症やアレルギーでは, 毛細血管の血管透過性亢進により間質に水分が漏れ出る血管性浮腫が起こる. リンパ管閉塞では, 間質からのリンパ還流を妨げ, 局所的なリンパ浮腫をきたす.

浮腫の防御因子であるリンパ系には, 四肢と腸で機能と構造のうえで著しい部位差が認められることが最近の研究でわかってきている. 水分回収代償機構を有する下肢のリンパ系は静脈系と同じように, 筋ポンプ作用が駆動力となっているために, その機能は重力の影響を受けやすい. 一方, 腸のリンパ系は組織液の回収路であると同時に, 長鎖脂肪酸を中心とした栄養物の吸収路という二面性の機能を有する点が四肢のリンパ系と異なった生理機能である.

3 原 因

浮腫をきたす原因を**表1**[1)]に示す. 浮腫は間質液が貯留する変化, すなわち①毛細血管静水圧の上昇, ②血漿膠質浸透圧の低下, ③間質膠質浸透圧の低下, ④毛細血管透過性の亢進, ⑤リンパ系の閉塞のいずれかで起こる.

4 分 類

臨床的には, 浮腫の分布により全身性と局所性, 浮腫の性状により圧痕性と非圧痕性に分類される. 全身性浮腫の機序より心性, 腎性, 肝性, 内分泌性, 栄養障害性, 薬剤性, 特発性に分類される. おもな原因は前3者が多い.

5 症 候

浮腫では, 各々の原因により発熱, 疼痛, 発赤, 起坐呼吸, 息切れ, 呼吸困難, 腹痛・下痢, 短期間の体重増加, 腹囲増加, 尿量減少, 眼瞼浮腫, 脱力などの身体症状を認める.

1) 圧痕性浮腫

間質に蛋白質が少なくナトリウムを含む移動性の漏出液貯留が存在することを示す. 低アルブミン血症やうっ血性心不全などでよくみられる. 圧痕浮腫が元に戻る時間が40秒未満を fast-recovering edema とよび, 発症3か月以内の低アルブミン血症(2.5〜3.0 g/dL以下)の浮腫でみられる.

2) 非圧痕性浮腫

リンパ管閉塞や線維化が生じている状態を示す.

表1 浮腫の鑑別疾患

病態	全身性	局所性
毛細血管静脈圧上昇	＜腎ナトリウム貯留による血漿量増大＞ ・うっ血性心不全，肺性心 ・急性糸球体腎炎，腎不全 ・薬剤性浮腫（NSAIDs，ステロイド，ピオグリタゾンなど） ・摂食再開性浮腫（refeeding edema） ・妊娠性浮腫，月経前浮腫 ・特発性浮腫	＜静脈系閉塞＞ ・肝硬変，門脈圧亢進症 ・深部静脈血栓症 ・Budd-Chiari症候群 ・上大静脈症候群
血漿膠質浸透圧低下	＜蛋白喪失＞ ・ネフローゼ症候群 ・消化管疾患による蛋白漏出（蛋白漏出性胃腸症） ＜アルブミン合成減少＞ ・肝疾患（肝硬変など） ・低栄養 ・吸収不全症候群 ＜代謝性心不全＞ ・脚気心：ビタミンB_1欠乏 ・克山病：セレン欠乏による心筋症	
間質膠質浸透圧上昇	・甲状腺機能低下症	
毛細血管透過性亢進	・アレルギー反応（アナフィラキシーなど） ・敗血症，炎症 ・糖尿病 ・薬剤性浮腫（Ca拮抗薬など） ・POEMS症候群 ・TAFRO症候群	・IgA血管炎（Quincke浮腫） ・好酸球増多性血管浮腫，好酸球性消化管疾患など ・局所の炎症〔熱傷，外傷，非特異性多発性小腸潰瘍症（CEAS）など〕 ・薬剤性浮腫（ACE阻害薬など）
リンパ系閉塞	・甲状腺機能低下症	・悪性腫瘍やその転移，手術後 ・リンパ管炎 ・寄生虫（フィラリア）

［仲里信彦：浮腫．レジデントノート2017；19：184．より改変］

甲状腺機能低下症，リンパ浮腫などでよくみられる．リンパ浮腫では間質液の蛋白濃度が増えてゲル基質が相対的に脱水に傾き，間質液の移動性が低下する（non-pitting edema）．甲状腺機能低下症（粘液水腫）では，組織中に吸水性の高いヒアルロン酸やコンドロイチン硫酸が増加するため皮膚含水量が増加し，指圧で粉をこねるような独特な弾力性を感じる（brawny edema）．Basedow病でも下腿前面に粘液水腫に伴う非圧痕性浮腫をきたすことがある．

6 診 察

1）問 診

①最初に浮腫が生じた時期，②発症形式（急速か緩徐か？），③浮腫の分布（局所性か全身性か？），④浮腫に日内変動はあるか（朝と夕どちらが顕著か？），⑤増悪因子や寛解因子，⑥体重増加の有無，⑦内服薬の確認（NSAID，ステロイド，グリチルリチン製剤，甘草，Ca拮抗薬，利尿薬など），⑧随伴症状（前述の **5 症候** を参照），⑨基礎疾患の有無（心・腎・肝・内分泌疾患，悪性腫瘍，重症感染症など），⑩既往歴（アレルギー，手術歴，放射線照射歴）．

2）視 診

浮腫の分布をみる．全身性の浮腫では眼瞼・下腿・腰背部のどの部分にあるか．局所性の浮腫では同部位の炎症所見（発赤，熱感），術創，外傷の有無，静脈のうっ滞所見（皮膚の光沢や色素沈着，びらん，潰瘍，静脈瘤），紫斑の有無を観察する．リンパ閉塞に伴うリンパ浮腫では，皮膚の硬化や指間の皮膚がつまめない状態（Stemmer徴候）がみられる．

3）触 診

前脛骨部，足背，足外踝部の皮膚を拇指掌側でゆっくり圧迫後，指を離して皮膚の圧痕の有無をみる．上眼瞼を拇指と示指で縦につまみ，指を離して縦しわが残れば浮腫ありと判定する．

7 検査

1）最初に行う検査
①血液検査：血算，一般生化学〔電解質（Na，K，Cl，Ca，P），腎機能（BUN，Cr，シスタチンC，尿酸），肝機能（AST，ALT，LDH，ALP，T-Bil，γ-GTP），蛋白・脂質（TP，Alb，TC，TG），栄養（トランスサイレチン，RBP）〕，血漿浸透圧，血液ガス分析，凝固系，IgG，IgA，IgM，C3，C4，CH50，ASO，ASK，抗核抗体，BNP，hANP，レニン活性，アルドステロン，甲状腺ホルモン（TSH，FT3，FT4）．

②尿検査：比重，定性，沈査，蛋白定量，Cr，Na，β2-MG，浸透圧．

③便検査：便Hb，脂肪便，便中好酸球，便中α1-アンチトリプシン定量．

④画像生理検査：胸腹部X線（心胸郭比，胸水，腸管拡張，腸管ガス分布の評価），心電図，心臓超音波検査（心機能，下大静脈径を評価），腹部超音波検査（肝臓，腎臓，消化管，腹水の評価）．

2）発展的検査
必要に応じて，心臓カテーテル検査，腹部造影CT，肝胆道排泄シンチグラフィー，蛋白漏出シンチグラフィー，消化管内視鏡検査（上部内視鏡，大腸内視鏡，小腸カプセル内視鏡またはダブルバルーン内視鏡），肝生検，腎生検，甲状腺自己抗体検査などを行う．

b 栄養上の問題である場合の対応法

浮腫において栄養上の問題となるのは，蛋白喪失による低蛋白血症やアルブミン合成減少の原因となる肝硬変などの低栄養の管理があげられる．

1 低蛋白血症

1）栄養上の問題
低蛋白血症は腸管浮腫を引き起こし，腸蠕動減弱による嘔吐・腹痛・食欲不振などの消化器症状，胸腹水貯留，カルシウムの喪失によるテタニー，免疫グロブリンの喪失による易感染性，経過が長くなると低栄養や成長障害が問題となる．

2）対応法
アルブミンが3.0 g/dL未満となる場合は経静脈的にアルブミンやガンマグロブリン補充などの対症療法を行う．原因が消化管疾患に由来する場合は低脂肪，低残渣食を，腎疾患に由来する場合は「日本人の食事摂取基準（2015年版）」に準じた塩分制限，適度なたんぱく質摂取を心がける．腸管安静が必要な場合や低栄養が著明な場合は，成分栄養剤（エレンタール®など）や高カロリー輸液を使用するが，必須脂肪酸やセレンなどの微量元素欠乏を予防するため脂肪製剤や微量ミネラル製剤の経静脈的投与が適宜必要である．原疾患の治療にてステロイド投与中は空腹感が強く，肥満傾向となることが多い．過剰なエネルギー摂取とならないように注意が必要である（第6章 B-7 蛋白漏出性胃腸症の項を参照）．

2 肝硬変

1）栄養上の問題
小児では胆道閉鎖症やWilson病などに起因する肝硬変が認められる．肝臓は栄養素の代謝および貯蔵に中心的な役割をはたしているため，慢性肝疾患の終末像の肝硬変では，蛋白質・エネルギー低栄養（protein-energy malnutrition；PEM）が出現する．成人の肝硬変患者のたんぱく質低栄養は約67％，エネルギー低栄養は約48％，両者のPEMを認める患者は約30％と報告されている．

2）対応法
肝硬変患者の栄養アセスメントには，たんぱく質低栄養はAlb値（3.5 g/dL未満），エネルギー低栄養は間接熱量計での呼吸商（0.85未満）の測定が推奨されている．たんぱく質低栄養の栄養療法として分岐鎖アミノ酸製剤（リーバクト®）の投与が推奨されており，低アルブミン血症の改善，合併症の発現阻止，生存率やQOLを改善させる．エネルギー低栄養の栄養療法として分割食や夜食が推奨される．肝不全用経腸栄養剤（アミノレバン®）を用いた就寝前軽食（late evening snack；LES）によるエネルギー代謝パターンやQOLの改善が報告されている．ほか，経静脈的な必須脂肪酸の投与と脂溶性ビタミンの経口投与を行う（第6章 B-11 肝炎・肝硬変の項を参照）．

❖ 文 献
1) 仲里信彦：浮腫．レジデントノート 2017；19：180-191．

❖ 参考文献
- 大橋俊夫ほか：浮腫の生理学．診断と治療，2016；104：979-985．
- 磯崎泰介ほか：浮腫とは．臨床栄養 2011；118：250-257．
- 亀井宏一ほか：浮腫．松井 陽ほか（編集）：国立成育医療研究センター病院小児臨床検査マニュアル．診断と治療社，2014：17-19．
- 橋本 浩：医療従事者のための臨床小児栄養学入門．中外医学社，2017．

［宮崎敬士］

N 呼吸・循環（多呼吸，頻脈，心不全を踏まえて）
respiration・circulation（tachypnea, tachycardia heart failure）

ポイント
- 呼吸数と心拍数の正常範囲は年齢により異なる．
- 心不全では，消費エネルギーの増大とエネルギー摂取量の減少により，栄養障害をきたしやすい．

I 呼吸

a 鑑別診断のための問診・診察・検査

1 問診・診察

呼吸器疾患の鑑別には，既往歴，家族歴，家族の喫煙状況，動物への曝露，周囲の感染症の流行状況，渡航歴など詳細な問診の聴取を行う．呼吸数の正常範囲は年齢で異なり（表1）[1]，正常範囲を超える場合を多呼吸と定義する．呼吸数は心拍数と密接な相互関係をもって刻々と変化する．多呼吸を呈する病態としては，発熱，肺炎，気管支喘息，心不全，過換気症候群，低酸素などの吸気ガス異常，アシドーシス，呼吸筋障害などがある．多呼吸に陥没呼吸，鼻翼呼吸を伴う場合は，呼吸不全を示唆するため，診察，治療に緊急を要する．呼吸器疾患の症状は，咳嗽，痰，鼻閉，咽頭痛，喘鳴，呼吸困難，胸痛などである．そのなかでも喘鳴（wheezing）は気道閉塞の徴候である．喘鳴は喘息で最もありふれた徴候であるが，呼吸器感染，うっ血性心不全による気道周囲の浮腫でも起こりうるし，末梢気道に閉塞をきたすほかの病変の徴候でもある[2]．

小児の急性呼吸器感染は3週間以上続くことはまれである．「咳嗽に関するガイドライン第2版」では，8週間以上続くものを慢性咳嗽と定義している[3]．小児の慢性咳嗽は，年齢により考慮すべき原因疾患が異なる（表2）[3,4]．全年齢を通じて多いのは，後鼻漏症候群，気管支喘息，アレルギー性鼻炎，受動喫煙などである．新生児・乳児では，呼吸器の先天性形態異常，呼吸機能の未熟性に基づく疾患などに注意する．幼児期には，特に1～2歳において気道異物に注意する．ほとんどは突然の喘鳴や頑迷な咳嗽によって発症し，異物吸引のエピソードがある

表1　年齢別による正常呼吸数

年齢	毎分の呼吸数
乳児（＜1歳）	30～60
幼児（1～3歳）	24～40
就学前小児（4～5歳）	22～34
学童（6～12歳）	18～30
思春期（13～18歳）	12～16

［American Heart Association：重病または重傷の小児に対する体系的なアプローチ．PALS プロバイダーマニュアル AHA ガイドライン 2010 準拠．シナジー，2013：13-18．］

ため問診が重要である．胃食道逆流症（gastroesophageal reflux disease；GERD）では食道外症状として慢性咳嗽がみられることがある．

2 検査

病歴と身体所見に基づく診断を確定するために一連の検査を行う．胸部単純X線写真は，肺実質と胸膜の評価や気道異物の診断に不可欠な検査の1つである．CTでは，単純写真では重なって描出される陰影を区別するため，肺実質や気管の病変をより明確に認識することができる．喀痰培養は重要であるが，小児では喀痰採取がむずかしいことが多い．GERDの診断には，上部消化管造影，食道pHモニタリングなど複数の検査法を組み合わせて診断する（第6章 B-1 胃食道逆流症を参照）．

b 栄養上の問題である場合の対応法

原疾患の治療が基本である．咳嗽や喘鳴が嚥下に支障をきたしている場合には，食事を飲み込みやすい形態にする．GERDは，原因となる因子が肥満，体位（食後すぐに臥位になる），大食，高脂肪食などであるため，これらを改善したり避けたりすることが重要である．

表2 小児慢性咳嗽の代表的な原因疾患

幅広い年齢層	後鼻漏症候群
	気管支喘息
	アレルギー性鼻炎
	受動喫煙
	結核
乳児期	誤嚥（胃食道逆流，咽喉頭逆流など）
	先天異常（咽頭・気管軟化症，気管狭窄，血管輪など）
幼児期	遷延性細菌性気管支炎
	気道異物
	胃食道逆流
学童期以降	心因性咳嗽
	咳喘息
	気管支拡張症

[日本呼吸器学会：小児の遷延性および慢性咳嗽．咳嗽に関するガイドライン第2版．メディカルレビュー社，2012：72-73．／Marchant JM, et al.：Evaluation and outcome of young children with chronic cough. Chest 2006；129：1132-1141.]

表3 年齢別の正常心拍数（毎分）

年齢	覚醒時	平均	睡眠時
＜生後3か月	85〜205	140	80〜160
3か月〜2歳	100〜190	130	75〜160
2〜10歳	60〜140	80	60〜90
＞10歳	60〜100	75	50〜90

[American Heart Association：重病または重傷の小児に対する体系的なアプローチ．PALS プロバイダーマニュアル AHA ガイドライン 2010 準拠．シナジー，2013：13-18.]

表4 先天性心疾患における体重・身長増加不良の原因

1．エネルギー代謝	2．胃腸機能障害
①エネルギー消費量増大	①吸収障害
・心筋肥大	・腸管浮腫または慢性低酸素
・交感神経活性増大	・薬剤
・造血組織増殖	②消化器系の発育遅延
・基礎体温上昇	③肝腫大による圧迫
・繰り返す感染	・胃容量減少
・薬剤	・胃食道逆流増大
②エネルギー摂取減少	**3．先天性**
・食欲不振	①染色体異常
・薬剤	②子宮内要因
・肝腫大に起因する胃容量減少	③出生体重

[Nydegger A, et al.：Energy metabolism in infants with congenital heart disease. Nutrition 2006；22：697-704.]

II 循環

a 鑑別診断のための問診・診察・検査

1 問診・診察

　心疾患の問診ではほかの疾患と同様，どのような症状がいつ頃から認められたかが重要である．頻脈や多呼吸，体重増加不良などのほか，嘔吐，下痢，腹痛など非特異的な症状についても確認する．出生歴，家族歴も聴取する．小児の脈拍は，橈骨動脈または上腕動脈，大腿動脈を触知する．心拍数の正常範囲は年齢で異なる（表3）[1]．正常範囲を超える場合を頻脈と定義する．心拍数が上昇すると，心臓の仕事量が増加し，消費エネルギーも増大する．頻脈を呈する病態としては，発熱，貧血，心不全，甲状腺機能亢進症，リウマチ熱，心筋炎，発作性上室頻拍などの頻拍性不整脈などがある．

　頻脈と多呼吸の両方の症状を呈する典型的疾患は，左-右短絡性先天性心疾患によるうっ血性心不全である．心不全は，心臓が体の代謝需要に見合う心拍出量を供給する能力を失ったときに起こる．小児の心不全の特徴として，基礎疾患に先天性心疾患が多いこと，成人と比較して虚血性心疾患が非常に少ないことがあげられる．心不全の早期には，正常な代謝機能を維持するために種々の代償機構が働き始める．これらの代償機構では補いきれなくなったとき，次第に重症度の高い臨床症状が現れる[5]．乳幼児の急性心不全の症状では，呼吸困難，蒼白，四肢末端の冷感，多汗などが特有である．慢性心不全の症状は，過呼吸，体重増加不良，発汗過多（特に頭部）などがある〔第6章 H 循環器疾患（先天性心疾患）を参照〕．

2 検査

　血液生化学検査では，低栄養，貧血，電解質異常，脳性ナトリウム利尿ペプチド（brain natriuretic peptide；BNP）などの評価を行う．心電図では，心房負荷や心肥大などをみる．胸部単純X線写真では，心臓の位置，形，大きさを判断し，気管，肺野の評価も行う．心臓超音波検査は先天性心疾患の診断が，ほぼ可能であるため，有用性が高い．

b 栄養上の問題である場合の対応法

　心不全では，心臓が正常よりも拡大して心臓の仕事量，エネルギー消費量は増加していることが多い．左-右短絡により肺への血流が増加している場

合には，呼吸に要するエネルギーも増加している．一方，全身倦怠感や呼吸困難，悪心などで食欲は低下傾向にある．エネルギー消費量が増加するにもかかわらずエネルギー摂取が低いため，栄養障害をきたしやすい(**表4**)[6]．心不全管理では，水分負荷を避けながら摂取カロリーを増やすことが重要となる．胃管を挿入してミルクを注入する，1回の哺乳量を少なく回数を多くして総哺乳量を保つ，早めに離乳食を勧めるなど指導する．手術適応のある例では，持続的な栄養失調状態は早期に外科的治療を実施するか否かの決定において，重要な要因となりうる．心不全の治療には貧血防止も重要なので，たんぱく質，糖質，脂質，鉄分などのバランスに配慮する[7]．
〔第6章 H を参照〕

❖ 文 献

1) American Heart Association：重病または重傷の小児に対する体系的なアプローチ．PALS プロバイダーマニュアル AHA ガイドライン 2010 準拠．シナジー，2013：13-18.
2) Kritek PA, et al.：Approach to the Patient with Disease of the Respiratory System. Kasper DL, et al.(eds)：Harrison's Principles of Internal Medicine. 19th ed, McGraw-Hill Education/Medical, 2015：1661-1662.
3) 日本呼吸器学会：小児の遷延性および慢性咳嗽，咳嗽に関するガイドライン第2版．メディカルレビュー社，2012：72-73.
4) Marchant JM, et al.：Evaluation and outcame of young children with chronic cough. Chest 2006；129：1132-1141.
5) Bernstein D：Heart Failure. Kliegman RM, et al.(eds)：Nelson Textbook of Pediatrics. 20th ed, Elsevier, 2015：2282-2288.
6) Nydegger A, et al.：Energy metabolism in infants with congenital heart disease. Nutrition 2006；22：697-704.
7) 日本循環器学会：胎児，乳幼児，小児の慢性心不全の治療．慢性心不全治療ガイドライン(2010年改訂版)．日本循環器学会，2010：45-50.

[阿部百合子]

第5章 症候と鑑別診断

筋力低下・筋痛
muscle weakness・muscle pain

- 筋力低下など固定した筋症状と，運動などで発作性に出現する筋症状（運動不耐，筋痛）とに分類され，それぞれで鑑別すべき疾患が異なる．
- 筋力低下や筋痛をきたす疾患として最も栄養と関連するのは代謝性ミオパチーである．

I 筋力低下とは

1 筋力低下と筋緊張低下

　はじめに，筋力低下と筋緊張低下の違いについて述べる．筋力とは随意的に最大の力を出したときの張力のことで，筋緊張とは，安静状態での持続的な筋の張力のことを指す．通常は徒手筋力テストなどで筋力を評価するが，小児科医がよく遭遇するフロッピーインファントとは，筋緊張が低下している乳児のことで，筋力低下を伴う場合と伴わない場合とがある．

2 筋緊張低下をきたすが通常筋力は保たれている疾患

　脳性麻痺や染色体異常症，一部の代謝性疾患（アミノ酸代謝異常，有機酸代謝異常，ライソゾーム病）などの中枢神経系疾患，結合織病，内分泌疾患，先天性心疾患などが含まれる．

3 筋力低下と筋痛

　筋力低下は神経・筋疾患の主要な徴候であるが，それ以外にもエネルギー産生の障害や代謝されない基質の蓄積によって骨格筋症状を呈する代謝性ミオパチーや，骨格筋以外にも発現する酵素欠損症の一部では，代謝されない基質が神経細胞に蓄積することで神経原性の筋力低下を引き起こすこともある．
　筋痛を起こす疾患としては代謝性ミオパチーが考えられる．これは運動時の筋収縮に必要なエネルギーの産生が障害されることで筋痛や運動不耐が生じる．筋収縮はATPの加水分解によって得られるエネルギーを用いて行われ，その基質として，安静時にはおもに脂肪酸，運動時には嫌気性解糖，血中ブ

ドウ糖とグリコーゲン，遊離脂肪酸が使われる．軽い運動では時間の経過とともにブドウ糖より脂肪酸が利用されるようになり，4時間以上の軽い運動では脂肪酸がおもな基質となる．
　筋力低下や筋痛をきたす疾患としては，代謝性ミオパチーが栄養と密接に関連するためこの鑑別を中心に述べていく．また，微量元素のセレンが欠乏するとCKが上昇することや筋症状を認めることがあり注意が必要である．

II 鑑別診断と対応法

a 鑑別診断のための問診・診察・検査

　代謝性ミオパチーには，①筋型糖原病，②脂肪酸代謝異常症，③ミトコンドリア病がおもに含まれる．ほかに，クレアチン代謝異常症の一部でも小児期に筋力低下をきたす疾患もあるが，その場合は精神運動発達遅滞などほかの症状が先行する．症状の現れ方が持続性か間欠性かで鑑別すべき疾患がある程度分けられる．

1 持続的な筋症状を呈する場合

　固定性や進行性の筋力低下をきたす代表的な疾患としては，糖原病II型（Pompe病）やIII型（Cori病），ミトコンドリア病などがあげられる．Pompe病は酸性α-グルコシダーゼの欠損で，酵素補充療法が開発され早期の診断が望まれる重要な疾患である．進行性の筋力低下を認め，典型的な乳児型は心筋症も呈する．遅発型は1歳以降から成人期に発症するタイプで骨格筋，呼吸筋の筋力低下が著しい．疑わしい場合は新生児マススクリーニングに使用するろ紙血でスクリーニング検査が可能である．Cori病の特徴

151

は，乳幼児期は空腹時低血糖や肝腫大，成長障害を認め，学童期になると筋症状を呈するようになる．ミトコンドリア病では，生下時からの筋力低下や発育途中から進行性の筋力低下を認めるなどその発症時期は一様ではなく，多臓器に症状を認めることも多い．

2 間欠的な筋症状を呈する場合

間欠的な筋症状としては，筋痛や運動不耐とともに筋拘縮や可逆的な筋力低下を認め，強い横紋筋融解によってミオグロビン尿を伴うことがある．代表的な疾患としてV型糖原病（McArdle病）と脂肪酸代謝異常症のカルニチンパルミトイルトランスフェラーゼ（CPT）-2欠損症，極長鎖アシルCoA脱水素酵素欠損症（very long chain acyl-CoA dehydrogenase deficiency；VLCAD），ミトコンドリア三頭酵素（trifunctional protein；TFP）欠損症，そのほかにミトコンドリア病などがあげられる．筋症状を反復するが間欠期は症状が消失することが特徴である．McArdle病では嫌気性の運動を続けるうちに，突然筋痛や筋拘縮が軽快し再び運動を続けることが可能となるsecond wind現象が半数でみられる．脂肪酸代謝異常症ではみられない現象である．筋型糖原病では，重量挙げなどの短い等尺性の運動や，水泳，ジョギングなどのそれほど強くない持続性の運動で運動不耐などの筋症状が現れるのに対して，脂肪酸代謝異常症では，長時間の運動や飢餓，感染などのストレス負荷時に筋症状が現れることが多い．また，VII型糖原病（垂井病）では症状はV型とほぼ同じだが頻度は低く，多くは幼少期に運動不耐が著明で症候が重く，悪心・嘔吐や溶血性貧血を伴うことが多い．second wing現象はみられず，炭水化物の多い食事の直後に起こることが特徴である．ミトコンドリア病では持続的な筋症状を認めることが多いが，長時間の運動負荷や飢餓，感染によって筋症状が現れることもある．

3 検査項目

上記疾患をふまえ，血液検査では，血清CK値，電解質，BUN，Cr，AST，ALT，UA，血糖，アンモニア，血液ガス分析，乳酸，ピルビン酸，ケトン体分画，カルニチンを測定する．症状出現時の血中カルニチン分画，血清・ろ紙血でのアシルカルニチン分析，尿中ケトン体，ミオグロビン，有機酸分析も重要である．血清や尿検体を凍結保存しておき必要に応じて検査を追加してもよい．脂肪酸代謝異常症では，ろ紙血では正常でも血清でのアシルカルニチン分析では異常を検出できることがあるため注意が必要である．肝腫大や心筋症の有無などの全身検索も行う．早朝空腹時の低血糖の有無も参考となる．

筋型糖原病が疑われる場合には阻血下運動負荷試験などを行い，アンモニアの上昇に対して乳酸値の変動でおおまかに鑑別される．溶血性貧血や精神遅滞の有無も確認する．

ミトコンドリア病では，高乳酸血症を認めることが1つの傍証となるが，駆血などによる二次性の高値も多いため，必要に応じて繰り返し評価する．またピルビン酸も同時に測定し乳酸が高値のときに乳酸/ピルビン酸比が20以上あればさらに有意な所見となる．一方，高乳酸血症を認めない症例も一部存在するため，疑わしい場合は皮膚線維芽細胞や筋組織を用いて，酸素消費量や呼吸鎖複合体酵素活性の測定を考慮する．

筋疾患での診断に結びつく有効な検査は筋生検である．グリコーゲンの蓄積は糖原病が強く疑われ，脂質の蓄積はミトコンドリア病をはじめとしたオルガネラ病を疑うきっかけとなる．赤色ぼろ線維（ragged-red fiber）の存在はミトコンドリア病に特徴的である．また組織を用いて酵素活性の測定も可能である．しかし侵襲的な検査であるため適応についてはきちんと検討し，血液を用いた遺伝子検査を先行させることもある．

b 栄養上の問題である場合の対応法

代謝性ミオパチーの場合は，カルニチンを始めとした補酵素の補充や頻回な食事，sick dayの早めの対応などそれぞれの疾患に応じた治療を行う（詳細は第6章 F-1 先天代謝異常症の項を参照のこと）．糖原病では低血糖の予防のための頻回な食事，コーンスターチ療法，脂質代謝異常症では飢餓を避ける管理，炭水化物優位な食事内容，ミトコンドリア病ではケトン食，中鎖脂肪酸（MCT）ミルクなど脂質優位な食事内容などがある．

❖ 参考文献

- 木村重美：神経学的所見のポイント－筋緊張のみかた，筋力測定法を中心に．小児内科 2016；48：1870-1874．
- 小林博司：筋型糖原病．小児内科 2016；48：1972-1977．
- 日本先天代謝異常学会（編集）：新生児マススクリーニング対象疾患等診療ガイドライン 2015．診断と治療社，2015．
- 日本ミトコンドリア学会（編集）：ミトコンドリア病診療マニュアル 2017．診断と治療社，2016．

［市本景子・村山 圭］

第 5 章　症候と鑑別診断

P 意識障害
disturbance of consciousness

ポイント

- 栄養障害に基づく意識障害の頻度は高くない．
- 各種ビタミンの欠乏症は意識障害をはじめとする，多彩な神経症状を示すものが知られている．小児科医はビタミン欠乏症に対する知識をもって診療にあたる必要がある．
- 基礎に代謝・内分泌疾患がある場合，栄養障害に伴って意識障害などの症状が出現しうる．

a 鑑別診断のための問診・診察・検査

意識障害の鑑別疾患は，中枢神経系疾患，循環器疾患，代謝・内分泌疾患，呼吸障害，肝不全，腎不全，感染症，薬物中毒，体温異常，精神疾患など多岐にわたる．

小児の意識障害の鑑別のなかで栄養状態に関係するものは，ビタミン欠乏および代謝・内分泌疾患の一部に含まれているが，いずれの疾患も頻度は高くない．

この項目では，小児期の意識障害の発生に栄養状態が関係している病態を念頭において，その鑑別，および対応法について解説する．

1 問　診

発症様式，前駆症状・前徴，誘因の有無，随伴症状の有無，頭部外傷の有無，初回か再発か，既往歴，内服歴，薬物誤飲の可能性，家族歴を確認する．

2 診　察

1) 意識レベルの評価

わが国では Japan Coma Scale（JCS）とその乳幼児用改変版が普及している（表1）[1]．

2) バイタルサイン

多呼吸は代謝疾患で代謝性アシドーシスに陥った際，代償的に起こる場合がある．

低体温は低血糖により生じる場合がある．

高血圧に伴う意識障害患児は神経系の異常である

表1 意識障害の評価（Japan Coma Scale，および坂本による乳幼児の意識レベル評価法）

	表記方法	Japan Coma Scale	乳幼児意識レベル評価法（坂本）
Ⅰ：刺激しないでも覚醒している状態	1（Ⅰ-1）	だいたい意識清明だが，今ひとつはっきりしない	あやすと笑う．ただし不十分で，声を出して笑わない
	2（Ⅰ-2）	見当識障害がある（時・人・場所がわからない）	あやしても笑わないが，視線は合う
	3（Ⅰ-3）	自分の名前，生年月日が言えない	母親と視線が合わない
Ⅱ：刺激すると覚醒する状態（刺激をやめると眠り込む）	10（Ⅱ-1）	普通の呼びかけで容易に開眼する〔合目的な運動（たとえば右手を握れ，離せ）が可能で発語できるが，間違いが多い〕	飲み物を見せると飲もうとする，あるいは乳首を見せれば欲しがって吸う
	20（Ⅱ-2）	大きな声，または体をゆさぶることにより開眼する（簡単な命令に応じる．たとえば離握手）	呼びかけると開眼して目を向ける
	30（Ⅱ-3）	痛み刺激を加えつつ，呼びかけを繰り返すと，かろうじて開眼する	
Ⅲ：刺激しても覚醒しない状態	100（Ⅲ-1）	刺激に対し払いのけるような動作をする	
	200（Ⅲ-2）	痛み刺激に少し手足を動かしたり，顔をしかめたりする	
	300（Ⅲ-3）	痛み刺激に反応しない	

次の症状があれば略字を付記する．R：restlessness，I：incontinence，A：akinetic mutism，apallic state
［坂本吉正：小児の意識障害．小児神経診断学．金原出版，1978：33-54.］

3) 一般身体所見

皮膚炎はビタミンや微量元素欠乏により生じうる.

4) 神経学的所見

おもに中枢神経系疾患の鑑別のために行われる.

3 検体検査

血液検査では血算, 血糖, CRP, BUN, Cr, Na, K, Cl, Ca, AST, ALT, 血液ガス分析は必須である. 必要に応じて凝固検査, CK, 乳酸, ピルビン酸, アンモニア, 浸透圧を追加する. 尿ではケトン体, 電解質, 浸透圧の検査を行う. 後に, 代謝異常症の鑑別が必要になることがあるので保存検体も残す. 凝固障害はビタミンK欠乏の可能性を疑う.

また低血糖や高アンモニア血症は, 基礎に代謝・内分泌疾患のある患児が栄養障害を伴うことで起こる可能性がある.

4 画像検査

緊急性, 鎮静の容易さ, 施設の体制, 可能性の高い病態を総合的に判断し, CTかMRIか決定する. MRIのほうが情報量が多いため, 可能ならばMRIを行うことが望ましい.

ビタミンK欠乏の場合, 凝固障害によって頭蓋内出血が起こりうるため, 疑えば頭部CTの撮影を行う.

5 神経生理学的検査

おもに中枢性神経系疾患の鑑別のため行われる.

1) ビタミンK欠乏症

意識障害にさらに出血傾向を伴う場合, ビタミンK欠乏を疑う必要がある. ビタミンK欠乏性出血症の頻度は不明であるが, 日本小児科学会新生児委員会の1999年から2004年までの6年間を対象とした全国調査では98例の報告があった[2]. ただし, 現在ビタミンKの予防投与が当時より普及していると考えると, 症例数は減少傾向にあると予測される. 合併症をもたない新生児と乳幼児がビタミンK欠乏に陥りやすい理由は, ①ビタミンKは胎盤移行性が悪く, 出生時の備蓄が少ない, ②腸内細菌叢が形成されていない, ③母乳中のビタミンK含有量は少なく, また哺乳量自体少ない児がいる, ④ビタミンKエポキシド還元酵素活性が低い, などの要因の関与が考えられる. 乳児肝炎や胆道閉鎖など, 胆汁分泌を低下させる疾患や, 遷延性下痢などの病態がこれに加わると, さらにビタミンKの欠乏が助長される. 本症は8割以上に頭蓋内出血がみられて予後不良なため, 特に予防が重要な疾患である.

2) ビタミンB_1欠乏症

ビタミンB_1欠乏症は成人ではアルコール多飲, つわりによる摂食障害などが原因として多い. 一方小児におけるビタミンB_1欠乏症は, ①完全静脈栄養 (total parenteral nutrition；TPN), ②過度の食事制限, ③スポーツ飲料, 乳児用飲料の過飲などにより生じるため, 問診から可能性を疑う. Wernicke脳症の頻度は, 臨床研究では0.04〜0.13％と推察されたが, 剖検例で0.8〜2.8％とより多く, 見逃されている例が多いことが指摘されている[3]. また画像所見ではLeigh脳症のような基底核病変を呈することがあり, 鑑別に注意を要する.

3) カルニチン欠乏症

先天代謝異常症患児, バルプロ酸投与患児, 慢性腎疾患患児, 経管栄養, TPN, あるいは牛乳アレルゲン除去調製粉乳などによる栄養管理患児, ピボキシル基含有抗菌薬投与患児, 低栄養患児などがカルニチン欠乏を発症する可能性が高いと考えられる患児である[4]. 原因が多岐にわたるため, 頻度は不明だが, まれである. 欠乏症が疑われる臨床症状としては, 意識障害, けいれん, 筋緊張低下・筋力低下, 嘔吐などである. 疑われる臨床検査所見としては低ケトン性低血糖症, 代謝性アシドーシス, 高アンモニア血症, 肝機能異常, 血液ガス分析異常, 電解質異常, 貧血などである. 臨床症状, または検査所見でカルニチン欠乏症が疑われる場合, 遊離カルニチン濃度が＜20 μmol/Lの場合は「カルニチン欠乏症」, あるいは「カルニチン欠乏症が発症する可能性が高い状態」と診断する. 20≦遊離カルニチン＜36 μmol/Lまたはアシルカルニチン/遊離カルニチン＞0.4の場合, 臨床症状などから総合的に判断する.

4) ビオチン欠乏症

特殊ミルクのビオチン含有量は低く, このため特殊ミルクを長期に使用するとビオチンの欠乏をきたす. 頻度はまれである. 臨床症状として皮疹, 脱毛, 頭髪の褐色変化, 精神症状（傾眠, 不活発）などがビオチン欠乏を示唆する所見である. 検査所見では, ビオチン欠乏により二次性複合カルボキシラーゼ欠損症を呈するため, アシルカルニチン分析でC5-OHの上昇や, 尿中有機酸異常（3-ハイドロキシイソ吉草酸, 3-メチルクロトニルグリシン, メチルクエン酸排泄増加）や血清乳酸値が上昇することが参考所見となる.

5）そのほかのビタミン欠乏症

このほかにも，各種ビタミン欠乏により意識障害が生じる．ビタミンB_{12}欠乏症（認知症様症状，錯乱状態），ニコチン酸欠乏症（下痢，食欲不振，意識混濁）などがある．

6）代謝・内分泌疾患

シトリン欠損症や糖尿病など，基礎に代謝・内分泌疾患がある場合，栄養障害を伴うと，低血糖や高アンモニア血症になることで意識障害を生じうる．疾患の詳細は**第6章 F 代謝・内分泌疾患・染色体異常**参照．

ⓑ 栄養上の問題である場合の対応法

1）ビタミンK欠乏症

ビタミンK欠乏性出血症はビタミンK製剤の投与により出血傾向は改善する．ビタミンK欠乏性出血症が疑われたときには（診断が確定していなくても）ビタミンK製剤1 mgを静注する．重症例には新鮮凍結血漿の輸注を併用する．

2）ビタミンB_1欠乏症

ビタミンB_1欠乏が疑われる例では，急性期においてブドウ糖投与と同時もしくはブドウ糖投与前にチアミン投与（100〜200 mg/日）が推奨される．

3）カルニチン欠乏症

臨床症状・検査所見から「カルニチン欠乏症」，あるいは「カルニチン欠乏症が発症する可能性が高い状態」と診断された場合，レボカルニチン製剤を投与する．意識障害がある場合は初期投与量として100 mg/kg（最大6 gまで）を静脈内投与し，その後4時間ごとに15 mg/kgを追加投与する．

4）ビオチン欠乏症

栄養性ビオチン欠乏の場合，ビオチン1 mg/日で改善することが示唆されている．特殊ミルクによる欠乏の場合は，ビオチン含有のものに切り替える．

5）その他のビタミン欠乏症

欠乏している各種ビタミンの補充を行う．

6）代謝・内分泌疾患

疾患に応じた治療を行う．それぞれの疾患の詳細は**第6章 F**を参照．

❖ 文 献

1) 坂本吉正：小児の意識障害．小児神経診断学．金原出版，1978：33-54．
2) 白幡 聡ほか：乳児ビタミンK欠乏性出血症全国調査成績（1999〜2004年）．日産婦新生児血会誌 2006；16：S55-56．
3) Sechi G, et al.：Wernicke's encephalopathy：new clinical settings and recent advances in diagnosis and management. Lancet Neurol 2007；6：442-455．
4) 位田 忍ほか：カルニチン欠乏症の診断・治療指針（要旨）．カルニチン欠乏症の診断・治療指針．日本小児科学会，2016：1-9．

❖ 参考文献

・浜野晋一郎：意識障害・失神．小児科診療 2014；77 Suppl：39-43．

［倉信奈緒美・村山 圭］

Q 異食症
pica

ポイント

- DSM-5 に基づいて診断する.
- 診断は 2 歳以降に対して行われ, 自閉症スペクトラムや強迫性障害などの精神疾患を伴う場合がある.
- 消化器症状(腹痛・便秘・嘔吐など)を契機に発見されることがあり, 腸閉塞や栄養障害を呈しうる.

a 鑑別診断のための問診・診察・検査

1 疾患の概念と診断基準

異食症は, 栄養にならない物質を繰り返し摂食する行為であり, アメリカ精神医学会による「精神疾患の診断・統計マニュアル第 5 版(DSM-5)」において「食行動障害と摂食障害(feeding and eating disorders)」に分類され, 2 歳以降に診断される(表1, 2)[1]. 異食の対象は泥や陶器, 粘土, 洗濯のり, 紙, プラスチック, 木, 石鹸, 布, カーペット, 髪, 毛, 塗料, 金属など多岐にわたる. 発症頻度は十分に分かっていないが, 精神遅滞や自閉症スペクトラム, 統合失調症, 強迫性障害などの精神疾患を伴う場合には異食の頻度が高まると報告され[1], 妊娠や鉄欠乏も異食のリスクを高めるとされる. 抜毛症や皮膚むしり症とともに生じることもある.

2 鑑別診断

神経性やせ症などの摂食障害(表1)[1]との鑑別が必要になる. また, 消化器症状(腹痛・便秘・嘔吐など)を契機に発見されることがあり, それらの症状に対する器質的疾患の鑑別が必要となる. 異食を診断する際には, 異食行為の有無・頻度・期間に関する問診が重要だが, 自閉症スペクトラムや精神遅滞を呈する児ではコミュニケーションをとることがむずかしいため, 摂食行動について的確に情報を得られないこともあり, 家族からの情報収集が重要な鍵を握る. あるいは, 便の中の物を確認することが異食の手がかりとなる場合もある. さらに, 消化器症状に対する精査として腹部超音波検査や CT 検査が行われ, 異食が診断されることもある[2].

表1 DSM-5 における摂食障害と食行動異常の分類

異食症
反芻性障害
回避・制限性食物摂取障害
神経性やせ症
神経性過食症
過食性障害
その他の特定される食行動障害または摂食障害
特定不能の食行動障害または摂食障害

文献1)より著者訳

表2 異食症の診断基準

1. 非栄養物質の摂食が少なくとも 1 か月以上継続する
2. 非栄養物質の摂食が, その者の発達水準からみて不適切である
3. その摂食行動は文化的に許容されず, 社会的な基準にも見合わない
4. 他の精神疾患(自閉症スペクトラムなど)や医学的状況(妊娠など)に伴って発症する場合, 特別な臨床的関与が必要になるほど重症である

文献1)より著者訳

b 栄養上の問題である場合の対応法

異食症に偏食を伴うことによって栄養障害を呈する場合があり, その際には適切な栄養サポートが必要となる. 重金属(水銀, 銅など)の異食がある場合は, それらの中毒への対応が必要となる.

❖ 文 献

1) American Psychiatric Association: Diagnostic and Statistical Manual of Mental Disorders, 5th ed. American Psychiatric Publishing, 2013.
2) 草開祥平ほか: ビニール手袋の異食により腸閉塞を発症した自閉症の 1 例. 小児科臨床 2016; 69: 1243-1247.

[徳原大介]

第6章
疾患別の栄養療法

第6章 疾患別の栄養療法

A 口腔内疾患
disorders of the oral cavity

1 口唇口蓋裂・舌小帯短縮症
cleft lip and palate・tongue-tie(ankyloglossia)

ポイント

- 口唇口蓋裂をもつ児が母乳で育てられる・母乳を与えられることのメリットは，健康に生まれた児と同様，あきらかである．
- 母乳分泌の確立・維持については明確なエビデンスに基づいて，母親に情報提供をする．
- 口唇口蓋裂をもつ児に有効とされる哺乳方法について情報提供し，母親自身が自分の子どもにとってベストな方法で授乳できるよう支援する．
- 舌小帯短縮症をもつ児の授乳の様子を評価し，適切に対応する．

I 口唇口蓋裂

a 疾患の概念

1 定義と概要

口唇口蓋裂は生まれつき上唇・上顎が裂けている状態を指し，わが国では約400～500人に1人の割合で出生するといわれている．口唇裂・口蓋裂をもつ児の半分は両方を合併，全体の1/4がそれぞれ口唇裂だけ，口蓋裂だけをもつ．口蓋裂のうち，上顎の骨の部分は正常でその奥の軟部組織だけの裂を軟口蓋裂という．また，口唇口蓋裂をもつ児の20～50％は合併奇形を伴う．

2 原因と病態

妊娠約8週目までに口唇が，12週目までに口蓋ができあがるが，その間に何らかの異常が生じると口唇裂や口蓋裂が発生する．そのほか，遺伝によって生じることもある．

3 症状・所見

最近は口唇裂は胎児診断で見つかるが，口蓋裂は確定しにくい．出生後も，口蓋裂のみの場合や，軟口蓋裂の場合，見落とすことがあるので注意する．口唇口蓋裂が生じると，哺乳時に口腔内陰圧を形成しづらくなり，哺乳不良をきたす．口蓋裂では口腔と鼻腔を分けるしきりがないため，むせや構音障害をきたしやすい．

4 治療

形成外科的に治療可能である．手術時期および術式は施設間で差がある．

5 予後

基礎疾患がなければ予後はよい．ただし，中耳炎になりやすかったり，歯列異常，構音障害をきたしたりすることがあるので，形成外科のみならず，集学的な医療を必要とする．

b 栄養のあり方

1 口唇口蓋裂をもつ児の栄養法の選択

母乳育児はすべての児にとってスタンダードであり，ヒトの母乳は最も特異的な個別化された「くすり」であるが，特に，口唇口蓋裂の児にとっては，中耳炎をはじめとした感染防御，母親と児のきずな形成，顔面および顎部の発育，手術前後を含めた精神的安定という面で利点が大きい（**表1**）[1]．

口唇口蓋裂をもつ児は中耳炎に罹患しやすいことが知られているが，母乳育児が中耳炎のリスクを下げるという複数の報告がある．

口唇口蓋裂をもつ児に対する効果的な哺乳方法に関する十分なエビデンスはない[2]．ここでは，現時点でベストと思われる哺乳方法について母乳育児を中心に紹介する．

A 口腔内疾患／1 口唇口蓋裂・舌小帯短縮症

表1 唇顎口蓋裂をもつ児にとっての母乳育児・栄養の利点

1．母乳栄養の利点(搾乳した母乳を哺乳瓶で与えても効果があきらかなもの)
①滲出性・急性中耳炎の予防，その他の感染防御効果がある
②鼻腔粘膜に逆流しても刺激が少ない．母乳は生理的な体液なので，披裂部から鼻腔に乳汁が逆流しても，粘膜損傷が少ない
③術後創部治癒促進：リゾチーム，上皮成長因子などが関与

2．直接授乳による利点
①母児の親密さを高める．母親は唇裂をもつ児を直視したがらないことがある．直接授乳することで，より多くの抱きしめと肌と肌との接触時間を作ることができる
②顎顔面の筋肉の発達を促し，成長後の言葉の発達に役立つ
③手術前後を含めた児の精神的安定に役立つ
④哺乳上のメリット
・乳房のほうが哺乳瓶よりやわらかく変形しやすいので唇顎の異常に対応しやすい
・児が乳汁の流れを調節しやすく，乳頭の位置を口腔内で変えやすい
・児の位置と乳房の位置を変えることで，乳汁の流れを調節できる
・児が哺乳と同時に快適さを感じることができ，授乳のたびに安らかな気持ちになる．人工乳首は児に安らぎを与えない（唇顎裂の児はおしゃぶりを嫌うことが多い）

[Australian breastfeeding Association：Breastfeeding babies with clefts of lip/palate. Australian breastfeeding Association booklet series, 2003. より引用改変]

表2 搾乳量を十分に保つポイント

産後時期	効果があると証明されたこと
初乳分泌の頃	・産後1時間以内に搾乳開始(Parker 2010) ・痛みを伴わない頻回搾乳，(手による搾乳±電動搾乳機で24時間に8～11回，Morton 2009) ・産後48時間は手による搾乳の方が電動搾乳機より搾乳量が多い(Ohyama 2010)
日齢4～2週	・快適な搾乳方法で7回以上(Morton 2009) ・電動搾乳器を使うときは手による搾乳を追加(Morton 2009)
2週～	・搾乳回数は5回以上 ・搾乳方法はお母さんが快適なものを(Becker 2011) ・時間毎ではなく，生活のリズムで ・搾乳前にリラックスできる工夫を(20分の音楽，場所，飲み物など) ・睡眠時間は十分に(7時間前後，Morton 2009 より類推) ・搾乳機使用時はハンズオンポンプ*
すべての時期	痛みがないこと・リラックスしていること 搾乳記録を(搾乳ダイアリー)

*ハンズオンポンプ：電動搾乳機で搾乳しながら同時に空いた手で乳房を押して乳汁の流れが最大になるところで圧迫を続ける．流れがゆるやかになったら，別の場所を探す．この方法で搾乳量平均1.5倍に
[大山牧子：産後時期別の搾乳のポイント．https://vimeo.com/188397976]

2 口唇口蓋裂をもつ児と母親に起こりうる哺乳の問題

1) 児に起こりうる哺乳の問題

口唇口蓋裂をもつ児に起こりうる哺乳の問題には，吸啜不良，哺乳量が少ない，哺乳に時間がかかる，鼻から漏れる，むせる，空気嚥下が多いなどがある．これらの問題は，直接授乳でも哺乳瓶による授乳でも起こりうる．

2) 母乳育児をする母親に起こりうる問題

児が効果的に吸啜できないと，乳房から児の口腔内に十分な乳汁移行がないため，母親に乳汁分泌低下が起こる．産後すぐから効果的な搾乳することで予防できる(表2)[3]．

3 口唇口蓋裂をもつ児の母乳育児に必要な技術[1,4]

健康に生まれた児の場合は，児の抱き方，乳房の含ませ方の工夫をすることで，児が飲み取れるようになることが多いが，口唇裂(ほとんどの場合は顎裂を伴う)・口蓋裂をもつ児に直接授乳する場合は工夫が必要となる．その際のポイントは，口腔内陰

表3　口唇口蓋裂をもつ児の母乳育児に必要な技術

- 乳汁分泌を確立し維持すること：直接授乳だけでは有効な乳汁移行が得られにくいので，産後早期から搾乳し，十分な乳汁量を確保する
- 児に合った空腹のサインを読み取ること：普通は，空腹の早期のサインで授乳する．児によっては，しっかり空腹になってからであったり，少量の搾母乳・人工乳を与えられて空腹が落ちついてから授乳するほうがよい場合がある
- 授乳前に射乳反射が出るくらいまで搾乳し，**乳汁がたやすく流れるようにしておく**．児は吸啜を始めてからすぐに飲むことができ，エネルギー消費が少なくてすむ
- 乳頭を口蓋の裂のない方向に向ける
- 授乳中，常に乳汁が流れ続けるように，**乳房圧迫***をする
- 頻回に左右の乳房を交代しながら飲ませる：**射乳反射****が終わったら早めに反対側に移ることを繰り返す
- **短時間の授乳を頻回に行う**：疲れやすいのと，空気嚥下が多いので早めに切り上げ，排気させる．回数を多くして哺乳量を保つ
- 赤ちゃんの体重増加をチェックする（生後6か月以内は18 g/日以上）

太字は健康に生まれた児の母乳育児に必要な技術とは異なる特別な支援内容を示す
* 児が吸啜しているときに，乳房を保持する指の位置のまま，しばらく乳房を圧迫すると，乳汁の流れが速くなるので，児はしっかり覚醒して飲めるし，母親は乳汁を効率よく出すことができる．指の位置を変えて同じ側の乳房で何回か圧迫する
** 下垂体後葉から分泌されるオキシトシンというホルモンが，乳腺細胞をメッシュのゴムネットのように取り巻く筋上皮細胞という一種の筋細胞に働きかけて，乳腺の乳汁をぎゅっと乳管に搾り出すこと

[Australian breastfeeding Association：Breastfeeding babies with clefts of lip/palate. Australian breastfeeding Association booklet series, 2003. より引用改変]

圧を十分作れなくても乳汁の流れを確保することである（表3）[1]．何よりも大事なのは，母乳分泌を「多め」に維持することである．

4　補足の方法

直接授乳で児の体重増加が得られない場合，補足するものは搾母乳が一番望ましく，なければ人工乳である．母乳は人工乳よりも，鼻腔に逆流した場合や誤嚥したときの臓器損傷が少なくてすむ．また，中耳炎の予防効果は搾母乳でも得られる．補足手段は哺乳瓶だけではなく，さまざまなデバイスがあるので，母親と相談して，母親が継続しやすいものを選ぶ[4]．

1）哺乳瓶で哺乳する方法

- 哺乳瓶による哺乳の姿勢に注意する．頭部を40～60°に傾け，適切に頭頸部を支持することが重要である（図1）．60°以上，時には垂直に近く座らせたほうが鼻からの逆流が少ない．
- 小顎症の場合や，疲れやすく筋緊張を維持できない場合は，下顎の支えが必要なこともある．
- 空気嚥下が多くなりがちなので，排気を頻回にする必要がある場合もある．
- 児の吸啜にあわせて哺乳瓶を圧迫する．児が呼吸をうまくできない場合は3～5回の吸啜ごとに哺乳瓶を圧迫する．
- 人工乳首を舌の上におくことが大事である．さもないと舌が後方に押され気味になり気道閉塞を起こし適切に哺乳できないからである．

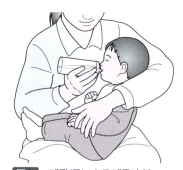

図1　哺乳瓶による哺乳方法
頭頸部を肘でしっかり支え，児を立位に近いくらいに立て抱っこに支える
哺乳瓶は傾けすぎない

- 乳首の出口を広げることで弱い圧でも圧迫できるが，乳汁量の調節がむずかしく，むせ，咳，チアノーゼが出やすい．
- 圧搾できるタイプの哺乳瓶を使うと乳汁の流れを調節しやすい．児の吸啜にあわせて哺乳瓶を圧迫する．児がうまく呼吸できない場合は3～5回の吸啜ごとに哺乳瓶を圧迫する．
- 哺乳瓶での哺乳がうまくいかない口唇口蓋裂児に対しては，まずカップからはじめるのもよい．カップでも哺乳瓶でも最初は時間がかかる．
- 大事なことは，乳汁の逆流によって，児がむせたり咳き込んだりしないで，ストレスなく飲めることである．児が乳汁の流れを調節できるようになると，吸啜・嚥下呼吸の調節ができる．
- はじめのうちは哺乳に時間がかかる．咳き込みや

むせが起こらないような工夫をして哺乳時間の黄金律である．1時間以内に哺乳を終えることを目指す[1]．

5 栄養評価

生後6か月までは，18 g/日以上の体重増加が得られていれば，十分量を摂取できていると考える．

II 舌小帯短縮症

ⓐ 疾患の概念

1 定義と概要

舌小帯は舌を口腔底に固定する紐状の膜様物である．舌小帯は短縮，弾性の低下，付着部位が前方過ぎたり，後方過ぎたりすることで，形態と機能に異常をきたす．

2 診断と病態

舌小帯短縮症（tongue-tie, ankyloglossia）の診断基準と手術適応については，国内・外を問わず，専門家間での統一見解がないのが現状である．その理由は，定義が研究者によって異なること，手術適応の判断となる世界的な重症度分類がないからである．

3 症状・所見

舌の動きの制限により舌の蠕動運動を障害し，その結果，授乳中の乳頭損傷，乳汁移行不良，児の体重増加不良をきたすと考えられている．

舌小帯短縮症には，程度と重症度にかなりの幅がある．直接授乳の場合は，舌小帯の機能のみならず，乳汁分泌量，乳房の形態とやわらかさなどの母親側の要因によっても，母親が感じる痛みが異なるといわれている．

4 治療

舌小帯が哺乳に困難をきたしている場合は，舌小帯の外観だけではなく，実際の授乳の場面を見て，児の吸着や吸啜および授乳姿勢を評価し，必要なら修正する．それでも適切な吸着や吸啜ができないなら舌小帯切開を考慮する．授乳における抱き方・飲ませ方の改善をせずに手術のみをしても，母乳育児の問題は解決しない．

ⓑ 栄養のあり方

小児の栄養に影響を与えるのは，おもに母乳育児の場合である．

1 母乳育児中の母子への影響[5]

舌小帯短縮症の児は，開口不十分，舌の前方挙上ができない，舌の後方を下げることができないなどのため，なめらかな舌運動を行うことができない．短縮の程度が強い場合，吸着し続けることができなかったり，逆に口輪筋を過度に使って口をすぼめて吸いついたりしようとする．

2 吸着・吸啜への介入効果

適切な抱き方と吸着[注]に気をつけて授乳することで，時間の経過とともに，児の舌運動が改善していく場合がある．直接授乳だけでは，乳汁摂取量が不足する場合は，搾母乳を先に述べたようなデバイスを使って与えることで，摂取量を確保する．

[注]吸着：大きく口をあけて口唇で乳房をとらえ支えること．

3 栄養評価

生後6か月までは児の体重増加が18 g/日以上であれば，適切な栄養摂取ができていると考える．さらに母乳育児の場合は，母親が授乳に苦痛を覚えていないか，楽しんで授乳できているかが大事である．

❖ 文 献

1) Australian breastfeeding Association：Breastfeeding babies with clefts of lip/palate. Australian breastfeeding Association booklet series, 2003.
2) Bessell A, et al.：Feeding interventions for growth and development in infants with cleft lip, cleft palate or cleft lip and palate. Cochrane Database Syst Rev 2011：CD003315.
3) 大山牧子：産後時期別の搾乳のポイント．https://vimeo.com/188397976（アクセス日：2018年7月28日）
4) 大山牧子：口唇・口蓋裂を持つ児の母乳育児．小林眞司（編集）：胎児診断から始まる口唇・口蓋裂-集学的治療のアプローチ．メジカルビュー社，2010：82-95.
5) Genna CW：The influence of anatomic and structural issnes on sucking skills. In：Genna CW（eds）：Supporting sucking skills for breastfeeding infants, 2nd edition. Jones & Bartlett Learning, 2013：197-242.

［大山牧子］

第6章 疾患別の栄養療法

A 口腔内疾患
disorders of the oral cavity

2 口内炎
stomatitis

ポイント

- 小児の口内炎の原因は，アフタ性口内炎，ウイルス感染の頻度が多い．
- 乳幼児は摂食不良によって，脱水や低栄養を合併しやすい．
- 難治性の経過を示す口内炎は，Crohn病，Behçet病など全身性の基礎疾患の精査を考慮する．
- 口内痛の増悪因子となる食品は控える．
- 再発性アフタ性口内炎の発症にビタミンB群，ビタミンC，鉄，亜鉛などの不足の関連が示唆される．

a 疾患の概念

1 定義と概要

口内炎とは，口腔内の炎症の総称であり，多くは痛みを伴う小潰瘍を形成する．

2 原因と病態

口内炎の原因には，アフタ性口内炎，ウイルス感染（ヘルペス性歯肉口内炎，ヘルパンギーナ，手足口病など），カンジダ性口内炎，歯科用金属や咬傷などの外傷，Stevens-Johnson症候群，全身性エリテマトーデス（systemic lupus erythematosus；SLE），Behçet病，Crohn病，免疫不全症候群，自己炎症性症候群のPFAPA（periodic fevers, aphthous stomatitis, pharyngitis and cervical adenitis），抗腫瘍薬や放射線治療の副作用があげられる[1]．

3 症状・所見

1）アフタ性口内炎

アフタ性口内炎は，周囲を紅暈に囲まれた直径数mmの有痛性小潰瘍である．再発を繰り返す病態を再発性アフタ性口内炎（recurrent aphthous stomatitis；RAS）と総称する．ストレス，栄養状態，遺伝的要因などの関与が考えられている．通常は1～2週間で自然治癒する．

2）ウイルス感染

ヘルペス性口内炎は単純ヘルペス1型の初感染によって生じ，生後6か月～3歳の乳幼児に好発する．口腔粘膜全体に小水疱が多発した後に自壊，融合する．歯肉炎による歯肉の発赤や出血を伴う．通常7～10日の経過で自然治癒する．

ヘルパンギーナはおもにA群コクサッキーウイルスの感染によって発症し，夏期に流行する．好発年齢は4歳以下の小児である．軟口蓋や口蓋弓に発赤，小水疱，潰瘍を形成し，通常1週間程度で寛解する．

手足口病はコクサッキーA16を代表とする複数のエンテロウイルス感染による．5歳以下の乳幼児・小児を中心に夏から秋に流行する．口腔粘膜全体に1～5mmの水疱形成を認め，自壊して潰瘍形成を伴う．手掌，足底に1～5mmの水疱を伴い，ときに肘や膝，臀部にも皮膚症状がみられる．

4 診断

難治性の経過を示す口内炎では，基礎疾患の鑑別を考慮する．Behçet病は口腔内アフタ，外陰部潰瘍，ブドウ膜炎を3主徴とする．Crohn病は肛門部病変，消化管病変，成長障害を有することが多い．

周期性発熱に口内炎を繰り返す症例ではPFAPAを考慮する．幼児期の発症が多く，39℃以上の発熱が3～8週間周期で規則的に繰り返す．アフタ性口内炎のほか咽頭炎，扁桃炎，頸部リンパ節腫脹，頭痛，腹痛，嘔吐を伴う．検査所見として白血球，ESR，CRP，TNF-α，IFN-γ，IL-6が上昇する[2]．

5 治療

1）アフタ性口内炎

軽症では必ずしも治療を必要としない．二次感染予防のために口腔内を清潔に保つ．疼痛が強い場合は副腎皮質ホルモン含有口腔用軟膏や貼付剤を使用する．これらの治療で疼痛が改善しない場合には食事前のキシロカイン®ゼリー塗布が有用とされてい

る．キシロカイン®の副作用として，けいれんやアナフィラキシーを伴うことがあり，薬剤過敏症と過量投与に十分注意する必要がある．

2）ウイルス感染に伴う口内炎

ヘルペス性口内炎はアシクロビルの内服もしくは点滴静注を行う．経口摂取が不可能な場合は入院とし，補液を併用する．そのほかのウイルス感染症では特異的な治療法はなく，疼痛が強い場合はアセトアミノフェンなどの消炎鎮痛薬を考慮する．

3）抗腫瘍薬・放射線治療に伴う口内炎

予防が重要であり，口腔内清浄化による感染予防を目標とする．前述のアフタ性口内炎の一般的な治療や口腔内冷却法が初期対策として知られている．これらの初期対策にもかかわらず口内炎を発症した場合には，アズレン含嗽用散0.4%トーワ®1.5 g包3包+4%キシロカイン® 1 mL（～10 mL適宜増減）+注射用水 500 mLの混合液による含嗽で疼痛対策をしている．

b 栄養のあり方・食事療法

1 栄養のあり方

口内炎の有症状期は，酸味が強い，熱い，味が濃い，硬い食物などの痛みの誘因となる食品を避ける．これらの摂取は，症状を増悪させるばかりでなく，脱水や低栄養を増悪させ，口内炎の治癒を送らせる原因となりうる．

RASの症例では，血中のビタミンB_{12}，葉酸，鉄が低く[3]，食事摂取において，ビタミンB_1，鉄，カルシウム，ビタミンCがコントロールに比較して少ないと報告されている[4]．アフタ性口内炎の原因は多因子とされるが，日常の栄養のあり方がRASの発症や重症度に一定の関与がある．

2 食事療法

口内炎の原因は多様であるが，粘膜傷害の治癒促進や予防として，食事バランスの偏りを減らし，ビタミンB群（ビタミン$B_{1, 2, 6, 12}$），ビタミンC，葉酸，鉄，亜鉛，カルシウムが豊富に含まれる食事摂取を心がける．ビタミンBを多く含む代表的な食品として，ビタミンB_{12}はあさりやしじみなどの貝類，レバー，海苔など．ビタミンB_1は豚肉，うなぎ，玄米，大豆など．ビタミンB_2はレバー，うなぎ，納豆，卵など．ビタミンB_6はまぐろ，かつお，バナナなどがある．ビタミンCは緑黄色野菜，果物に多く含まれる．葉酸はレバー，うなぎ，緑黄色野菜など．鉄は赤身の魚や肉，緑黄色野菜，大豆，ひじき，レバーなど．亜鉛は牡蠣，レバー，牛肉など．カルシウムは小魚，牛乳・乳製品に多く含まれる．

ビタミンBが補酵素として体内で作用するためには，単体ではなく複合体として摂取される必要がある．また，葉酸の吸収や代謝サイクルを効率よく回すためには，亜鉛，ビタミンC，ビタミンB_2，B_6，B_{12}を必要とする．このように単一のビタミンや微量元素の補充ではなく，食事中からの複数の摂取が理想的である．ビタミンBは，ブドウ糖がTCA回路に入りエネルギーとして利用されたるための補酵素として必須となる．甘い食品の過剰な摂取は，相対的なビタミンBの欠乏状態を招き口内炎の増悪因子となりうる．

一方，特定の食品や薬剤の全身投与が，RASの発症予防や症状の軽減に有効とする医学的エビデンスは不足している．ビタミンC，ビタミンB_{12}，マルチビタミンの経口摂取の効果が検討されているが，メタ解析で有効性が証明された治療法はない[5]．現時点では，日常的に偏りの少ない食事を勧める．

3 栄養療法の評価

疼痛の緩和，口内炎の早期治癒，再発の予防が得られれば，食事療法の効果があったと判断できる．

❖ 文 献

1) Tinanoff N：Common lesions of the Oral Soft Tissues. In：Kliegman RM, et al.(eds)：Nelson Text Book of Pediatrics. 20th ed, Elsevier 2016：1778-1779.
2) 原 寿郎ほか：自己炎症性症候群．小児科臨床 2007；60：1505-1516.
3) Chen H, et al.：Impact of hematologic deficiencies on recurrent apthous ulceration：a meta-analysis. Br Dent J 2015；218：E8.
4) Ogura M, et al.：A case-control study on food intake of patients with recurrent apthous stomatitis. Oral Surg Oral Med Oral Pathol Oral Radial Endod 2001；91：45-49.
5) Brocklehurst P, et al.：Systematic interventions for recurrent aphthous stomatitis (mouse ulcers). Cochrane Database Syst Rev 2012；12：CD005411.

[中山佳子]

第6章 疾患別の栄養療法

A 口腔内疾患
disorders of the oral cavity

3 唾液腺疾患
salivary gland disorders

ポイント

- 小児の唾液腺疾患はおおむね耳下腺炎である．
- 耳下腺炎を病因別に分類すると，急性ではウイルス性と細菌性，慢性では細菌性耳下腺炎がある．
- 唾液塗抹検鏡検査は第一選択的検査として有用である．
- 小児期の唾液腺疾患で長期的な栄養障害を起こすことはない．
- 急性期に開口障害や嚥下困難があれば，経静脈的輸液を併用しながら，咀嚼不要で口あたりがよく，消化しやすい食物を与える．

a 疾患の概念

1 定義と概要

　小児の唾液腺疾患として耳下腺炎，顎下腺炎，粘液囊胞，唾石症，がま腫，唾液腺腫瘍，Sjögren症候群が知られている．しかしながら，日常の小児科診療で診察する機会があるのは前にあげた3疾患であり，そのうちのほとんどが耳下腺炎である．現在のところ，ムンプス以外に顎下腺を標的にした感染性疾患は認知されていない．これらの理由により，本項では耳下腺炎について記述する．

　耳下腺炎には急性と慢性がある．急性耳下腺炎にはウイルス性（70%）と細菌性（20%）感染があり，慢性耳下腺炎では細菌性感染（10%）だけである．耳下腺炎が反復することで反復性耳下腺炎と呼称されている疾患名があるが，無症状期でも検査結果が異常を示す．化膿性耳下腺炎と呼称されている疾患は急性細菌性耳下腺炎および耳下腺膿瘍と症状が反復しない慢性耳下腺炎を含んでいる．このように耳下腺炎領域では病因論と症候論的な診断名が混在している．

2 原因と病態

　ウイルス性耳下腺炎の内訳は95%がムンプスで，残りのほとんどはパラインフルエンザウイルス感染である．咽頭粘膜に一次感染して増殖した後，血行性に親和組織へ二次感染して増殖発症する．

　急性細菌性耳下腺炎の原因菌はおおむね口腔内常在菌である．慢性のそれはほとんど肺炎球菌であり，インフルエンザ菌が少数例に，肺炎桿菌がまれにみられる．両方とも耳下腺管を通って上行感染する．

3 症状・所見

　ウイルス性耳下腺炎の症状は耳下腺炎に起因する耳下腺腫脹と圧痛あるいは自発痛である．ムンプスではそのほかに発熱・頭痛・悪心と嘔吐・腹痛・睾丸腫脹と疼痛・難聴がみられる．年長児ほど重症化しやすい．10%に顎下腺炎を合併することがあり，顎下腺炎起因性症状だけで発症する患児もいる．細菌性耳下腺炎では耳下腺炎起因性症状がみられるだけである．

4 診 断

　問診と身体所見だけで病因別に診断することはできない．ムンプス初感染では，血清抗ムンプスIgM抗体価が耳下腺腫脹1日前からカットオフ値以上を示すので，初診で同抗体を測定して診断する[1]．再感染では同IgG抗体価の有意な上昇で診断する．そのほかのウイルス性耳下腺炎ではウイルス分離陽性か当該ウイルス抗体価の有意な上昇で診断する．

　細菌性耳下腺炎では耳下腺管から排出される唾液の塗抹検鏡検査にて好中球性唾液であることと貪食の有無を確認する．急性耳下腺炎では塗抹像の細胞がすべて好中球であるが，慢性のそれでは一部単球やリンパ球が混在している．さらに細菌分離検査を行って起炎菌を同定する．ウイルス性耳下腺炎の唾液塗抹検査ではリンパ球優位で好中球が混在している．このリンパ球には変形と凝集がみられる．これ

らの所見はウイルス性と細菌性耳下腺炎の鑑別に有用である．耳下腺超音波検査にてみられる所見は耳下腺腫脹・リンパ節腫脹・耳下腺管の拡張と壁のエコー輝度増強・多発性低エコー域と域内高エコー斑である[2]．多発性低エコー域は反復する耳下腺炎の特徴であって耳下腺管終末部の囊胞と報告されているが，その根拠は推測だけである．これまでの報告を網羅的に検討し，さらに耳下腺超音波所見と病状経過を参考にすると，多発性低エコー域はリンパ濾胞であり，同域内高エコー斑が終末部囊胞であると筆者は考えている．この低エコー域は肺炎球菌に感染した慢性耳下腺炎患児だけにみられる所見であった．

5 治療

ウイルス性耳下腺炎では対症療法である．ムンプスでは無菌性髄膜炎・睾丸炎あるいは卵巣炎・難聴・急性膵炎を合併することがあるが，同様に対症療法である．細菌性耳下腺炎では，急性で5日間，慢性で7日間の抗菌薬を内服させている．無投薬群との比較検討をしていないが，投薬するとどちらも3日以内に症状が消失している．

6 予後

ムンプスでは1週間前後症状が続き，圧痛はさらに残存する．合併する難聴は現在のところ不治である．睾丸炎あるいは卵巣炎では不妊の可能性が指摘されているが，因果関係は証明されていない．そのほかの合併症では後遺症を残すことなく治癒する．ほかのウイルス性耳下腺では3日以内に症状が消失して完治する．

急性細菌性耳下腺炎は予後良好で再発しない．繰り返す患児はまれにみられる．慢性耳下腺炎では症状が繰り返されるが，1回だけ腫脹する患児もいる．同疾患だった15歳以上の無症状患児らに行った唾液塗抹検査でも異常所見がみられたことを複数例経験した．後遺症がみられた患児はいないが，耳下腺機能の低下があるかもしれないので，経過観察は必要と考えている．

ⓑ 栄養のあり方・食事療法

1 栄養のあり方

唾液腺疾患で小児期に栄養障害を起こすことはな
い．したがって，急性期に良好な栄養状態を維持することを目的に食事内容を考えればよい．唾液腺腫脹のみの患児では食欲が保たれているので，外来経過観察が可能であり，摂取可能な食物を与える．唾液腺腫脹が強くて開口障害や咀嚼困難がある場合には，咀嚼不要な食物を与えながら補助的な維持輸液を併用する．ムンプスに合併する髄膜炎や睾丸炎では食欲不振・悪心や嘔吐・発熱による消耗がみられるので，維持輸液を主にした状況で，やわらかく冷やした食物や消化のよいものを与える．急性膵炎を合併した場合の急性期では原則的に絶食にして末梢静脈栄養輸液を行う．病状が改善するに従って上記した内容の栄養療法を適用していく．

2 食事療法

それぞれの病状にあわせて与える食品例を以下に記述する．咀嚼不要な食品は果物ジュース，味噌汁，アイスクリーム，ヨーグルトなどである．やわらかく冷やせる食品としては，シャーベット，ゼリー，プリン，豆腐，茶わん蒸し，雑炊，お粥などがある．消化によい食品として，麺類やパン類およびよく加熱された魚や鶏肉料理などが勧められる．

3 薬との関係・相互作用

ウイルス性急性耳下腺炎では対症的に薬を投与するだけであり，細菌性のそれでは短期間の抗菌薬投与なので，食事との関連に注意することはない．慢性耳下腺炎では，抗菌薬を1週間内服したり，これを反復したりするので，抗菌薬起因性の下痢を起こす場合がある．このようなときには抗菌薬耐性乳酸菌製剤併用や消化のよいものを与える．

4 栄養療法の評価

急性期の脱水症と体重減少に注意する．前者では排尿回数の聴取や口腔内乾燥度で評価をする．後者では経口摂取量や排出便の量と性状で評価する．

❖ 文献

1) Sakata R, et al.：Virus genotypes of serum-specific antibodies in children with primary mumps and mumps reinfection. Pediatr Res 2015；78：580-584.
2) 名木田 章ほか：炎症性耳下腺腫脹患児における耳下腺超音波検査の有用性．日児誌 2006；110：1092-1098.

[名木田 章・村上佳弘]

第6章 疾患別の栄養療法

B 消化器疾患
digestive disorder

1 胃食道逆流症
gastroesophageal reflux disease；GERD

ポイント

- 健常乳児においては溢乳・嘔吐を主症状とする GER または GERD を高率に認めるが，成長とともに改善していくことが知られている．一方で，GERD ハイリスク疾患が存在し，内科的治療のみでは奏効せず，外科治療が必要となることも少なくない．
- 栄養管理上問題となるのは，必要な栄養量が十分摂取できず，成長発達に問題が生じることである．したがって，経口可能な健常乳児には授乳法，ミルクの形態の見直しを行い，年長児においては成人同様 GERD を誘発する食習慣の改善を試みる．重症心身障がい児などの経口摂取が不可能な場合は，経腸栄養剤の投与法の工夫とその栄養投与ルートについて検討する．

a 疾患の概念

1 定義と概要

　胃内容の胃から食道への逆流を胃食道逆流(gastroesophageal reflux；GER)という．これは生理的に起こりうる現象で，多くは無症状かつ短時間で下部食道に限局する．一方，この GER が何らかの症状や合併症を伴う場合に胃食道逆流症(gastroesophageal reflux disease；GERD)と定義される．健常乳児においては溢乳・嘔吐を主症状とする GER または GERD を高率に認めるが，成長とともに改善していくことが知られている．一方で，重症 GERD を高率で発症する疾患，いわゆる GERD ハイリスク疾患が存在し，先天性食道閉鎖症，先天性横隔膜ヘルニア，重症心身障がい児などでは内科的治療のみでは奏効せず，外科治療が必要となることも少なくない[1]．また，臨床現場では小児，特に乳幼児は GERD に関連する症状は多彩かつ非特異的で，GER との鑑別は必ずしも容易ではなく，GERD と考えられる場合は症状，検査，治療の効果とを組み合わせて的確な診断を進める必要がある．

　1993 年にヨーロッパ小児栄養消化器肝臓学会(ESPGHAN)が，2001 年に北アメリカ小児栄養消化器肝臓学会(NASPGHAN)が小児 GERD の診断治療指針を提唱した．その後，両学会合同での診断治療指針の改訂が 2009 年[2]，2018 年[3]に行われている．また，2015 年にはイギリスの国立医療技術評価機構(NICE)からもガイドラインが発表された[4]．わが国の成人領域においては 2015 年に胃食道逆流症診療ガイドライン改訂第 2 版が発表された[5]．一方，小児領域においては日本小児消化管機能研究会および日本小児栄養消化器肝臓病学会からワーキンググループが発足し，2006 年に小児胃食道逆流症診断治療指針[6]が作成されたが，すでに 10 年経過しており改訂が待たれるところである．

2 原因と病態

　頻回に嘔吐する新生児や乳児では，下部食道括約筋(lower esophageal sphincter；LES)の発達が悪く，児の発達とともに LES の収縮力が高まり嘔吐が消失すると考えられてきた．しかし，現在では，おくび(げっぷ)の際に起こる下部食道括約筋の一過性弛緩(transient LES relaxation；TLESR)が GER の重要なメカニズムと考えられている．通常の LES 弛緩とは嚥下により惹起され，同時に誘発される一次蠕動波が上部食道から下降して LES に到達し弛緩が終了する．この間の所要時間は数秒であり，逆流があっても一時蠕動波により逆流物は胃に排出される．一方，TLESR とは近位の胃の伸展が生じた際に，その伸展を感受した機械的受容体が迷走神経を介して，嚥下に関係なく LES の弛緩が起きるとされる．このように TLESR は嚥下運動と無関係に発生するものであり，一次蠕動波を欠くため病的 GER が生じやすい．

3 症状・所見

　小児の GERD の症状は多彩である．消化器症状と

表1 小児GERDと関連すると考えられる症状および徴候

症状	徴候
<全身> 不快感/イライラ感,発育障害,摂食拒否,Sandifer症候群 <消化器> 年長児の反復する吐き戻し(嘔吐の有無問わず),胸やけ/胸痛,心窩部痛,吐血,嚥下障害/嚥下痛 <呼吸器> 呼気性喘鳴,吸気性喘鳴,咳,嗄声	<全身> 歯牙酸蝕症,貧血 <消化器> 食道炎,食道狭窄,Barrett食道 <呼吸器> 無呼吸発作,喘息,誤嚥に関連する反復性肺炎,反復性中耳炎

[Rosen R, et al.: Pediatric Gastroesophageal Reflux Clinical Practice Guidelines: Joint Recommendations of the North American Society for Pediatric Gastroenterology, Hepatology, and Nutrition and the European Society for Pediatric Gastroenterology, Hepatology, and Nutrition. J Pediatr Gastroenterol Nutr 2018;66:516-554.]

表2 食道インピーダンスモニタリングによる小児GER評価試案

異常なGER:下記のいずれかが陽性
1. reflux index　　　　≧10%(1歳未満)
　　　　　　　　　　　≧5%(1歳以上)
2. 逆流回数　　　　　>100回(1歳未満)
　　　　　　　　　　　>70回(1歳以上)

GERと症状の関連性:下記のいずれかが陽性
1. symptom index(SI)≧50%
2. symptom association probability(SAP)≧95%

[日本小児食道インピーダンスpHモニタリングワーキンググループ:小児24時間食道インピーダンスpHモニタリングプロトコール.日小外会誌 2017;53:1215-1219.]

して嘔吐,吐血,下血,哺乳不良,反芻運動,腹痛,体重増加不良,胸やけなど,呼吸器症状として慢性咳嗽,喘鳴,反復性呼吸器感染,無呼吸などを認める.このほかに非典型的な症状として,不機嫌,姿勢異常(Sandifer症候群)などのような症状を認めることもある.

4 診 断

まず,症状から本症を疑うことが肝要であるが,成人における胸やけのようなGERDを疑える明確な症状とは異なり,小児におけるGERDの症状は前述したように多彩な症状を呈するため必ずしも容易ではない.また,上記のGERDの諸症状はいずれもすべての患児に認められるものではなく,GERDの患児に特異的なものでもない.最新のESPGHAN,NASPGAN合同の診療治療指針(ESPGHAN/NASPGHAN 2018)では,GERDを示唆する警告サインとして,表1[3)]の症状を認める場合は診断のための検査を行うことを推奨する一方,警告サインを認めない場合は検査および治療は行う必要はないことを強調している[3)].

GERDの診断に用いられる検査としては上部消化管造影,食道内圧測定法,食道pHモニタリング,食道シンチグラフィー,食道内視鏡・生検,超音波検査などがある.一般的に施行されることが多い上部消化管造影は,腸回転異常や肥厚性幽門狭窄症な

どの他疾患を除外するためには有用であるが,GERDの診断に用いるには感度・特異度ともに低く適していない.このほかに,食道内圧測定法,食道シンチグラフィー,食道内視鏡・生検,超音波検査なども同様とされる.食道pHモニタリングが従来,最も信頼性の高い診断法とされ,その最も重要な指標は下部食道におけるpH 4.0未満の時間率(pH index)であり,24時間食道pHモニタリングのガイドラインで4.0%未満が正常域とされた[7)].しかし,非酸性逆流が評価できないことは長年同検査法の欠点とされてきた.近年,食道インピーダンスpHモニタリングが24時間食道pHモニタリングに代わるGERDの新しい検査機器としてわが国にも導入された.電極を介して食道内容物の電気抵抗値を測定し,その成分が液体なのかガスなのか,また内容物が嚥下されているのが逆流しているのかを正確にみることができる.さらにpH値から逆流内容物が酸性か非酸性かを区別することができる.まだ解析の煩雑性などの課題があるものの,ESPGHAN/NASPGHAN 2018でもGERDが疑われる症状を認める際の施行が強く推奨されている[2)].2015年に日本小児消化管機能研究会において日本小児食道インピーダンスpHモニタリングワーキンググループが結成され,検査プロトコールとともに異常GERの判定基準の試案を,最近の海外の論文を参考に作成した(表2)[8)].しかし,小児におけるGERDの診断は単独の検査の結果で行うのではなく,その関連症状の重症度とあわせて行う必要がある.ESPGHAN/NASPGHAN 2018で示された,比較的典型的なGERD症状を認める乳児(図1)[3)]および年長児(図2)[3)]における診断治療のアルゴリズムを示す[3)].

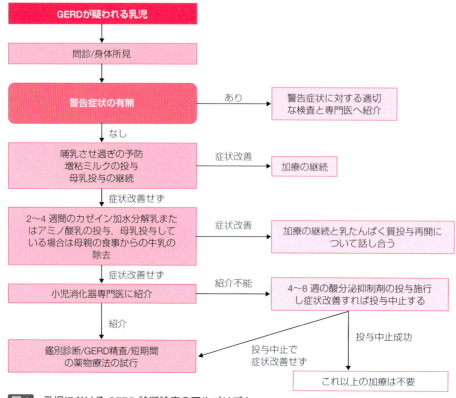

図1 乳児における GERD 診断診療のアルゴリズム

[Rosen R, et al.：Pediatric Gastroesophageal Reflux Clinical Practice Guidelines：Joint Recommendations of the North American Society for Pediatric Gastroenterology, Hepatology, and Nutrition and the European Society for Pediatric Gastroenterology, Hepatology, and Nutrition. J Pediatr Gastroenterol Nutr 2018；66：516-554.]

5 治療

前述したように，健常小児においては4か月以下の乳児で約50％，1歳以下では5～10％に溢乳・嘔吐を主症状とするGERまたはGERDがみられるが[9]，成長とともに改善していくため，保存的加療で対応する．体重増加不良や吐血などの合併症がなく，溢乳のみの場合はまず成長とともに1歳頃までに症状が軽快する可能性が高いことを説明し，家族の不安を取り除くことが重要である．日常生活指導として，授乳後のおくびの励行，食直後の臥床禁止，排便管理の徹底などについて説明を行う．授乳法は頻回授乳，特殊ミルク（増粘ミルクやアレルギー疾患用ミルク）の使用を検討する．年長児においては肥満児の場合は減量の指導，またカフェイン，チョコレート，香辛料などの刺激物を避けることが有効とされている．これらの加療が奏効しない場合の薬物療法として，酸分泌抑制薬（H_2ブロッカー，プロトンポンプ阻害薬：PPI, proton pump inhibitor）が最もよく用いられる．

ESPGHAN/NASPGHAN 2018ではまず4～8週の投与を行い，漫然と投与しないことを推奨している[2]．そのほかにわが国ではモサプリド，六君子湯などが消化管運動改善薬として用いられることが多く，近年小児においてもその有用性についての報告が増えてきている[10～12]．わが国の成人における胃食道逆流症診療ガイドライン2015では六君子湯のPPIとの併用での投与，あるいは常用量PPIで効果が不十分な場合のモサプリド，六君子湯の追加投与を推奨している[5]．しかし，これらの加療が奏効しない場合は外科治療を検討する．近年は低侵襲な腹腔鏡下噴門形成術が施行されることが一般的で，術式はNissen法を採用する施設が多い．

6 予後

健常小児においては乳児期に認めていたGERまたはGERDに関連する症状もほとんどの症例で1歳頃までに改善する．一方で，5歳未満でGERD症状

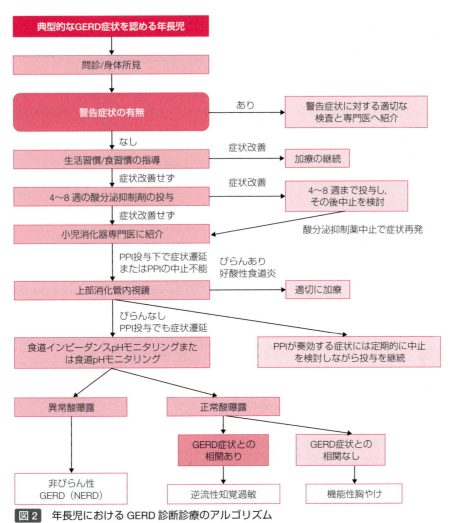

図2 年長児におけるGERD診断診療のアルゴリズム
[Rosen R, et al.: Pediatric Gastroesophageal Reflux Clinical Practice Guidelines: Joint Recommendations of the North American Society for Pediatric Gastroenterology, Hepatology, and Nutrition and the European Society for Pediatric Gastroenterology, Hepatology, and Nutrition. J Pediatr Gastroenterol Nutr 2018；66：516-554.]

を認め，酸分泌抑制薬で加療を受けている症例は症状が遷延する可能性がある[3]．また重症GERDを高率で発症する疾患，いわゆるGERDハイリスク疾患とされる先天性食道閉鎖症，先天性横隔膜ヘルニア，重症心身障がい児などでは長期的な薬物療法を要する．また外科治療として逆流防止術を施行されても症状が遷延する症例が一定数存在する．

b 栄養のあり方・食事療法

1 栄養のあり方

栄養管理上問題となるのは，患児がGERDの諸症状により必要な栄養量が十分摂取できず，成長発達に問題が生じることである．したがって，経口摂取が可能な健常乳児には授乳法，ミルクの形態の見直しを行い，年長児においては成人同様GERDを誘発する食習慣の改善を試みる．重症心身障がい児などの経口摂取が不可能な場合は，経腸栄養剤の投与法の工夫とその栄養投与ルートについての検討を行う．

2 食事療法

授乳中の乳児の場合は，授乳の仕方と授乳中および授乳後の児の扱い方が不十分な場合が多いので，まず，授乳後におくびをしっかりさせ，すぐに仰臥位をとらせないこと，仰臥位にする際は頭部挙上体位の励行（腹臥位は突然死の発症率を高めるため禁忌），排ガス・排便管理を行うことなどを指導する．

これらの指導で効果がみられない場合はミルクの少量頻回投与，増粘ミルク，アレルギー用ミルクの投与を試みる．増粘ミルクの投与が本症の嘔吐症状の改善に有効であるとされてきたが[13]，わが国では長らく市販されていないため，コーンスターチや増粘物質の添加で代用されてきた．2014年についにわが国初の増粘ミルク（ARミルク®）が市販され，投与可能となった．また，ミルクアレルギーが本症と診断された児に高率で関連しているとされ，ミルクアレルギーが疑われる場合はアレルギー用ミルク（ニューMA-1® など）への変更を検討する．これらの特殊ミルクは2～4週の試行が推奨されている．年長児の場合はカフェイン，チョコレート，アルコール，香辛料などの刺激物を避ける食習慣の改善が推奨されている．また食後にシュガーレスガムを噛むことがGERを減少させると近年複数報告されている[14]．

重症心身障がい児などの経口摂取が困難で，経鼻胃管または胃瘻から経腸栄養が行われている児に本症を認める場合は，経腸栄養剤の注入速度を遅くしたり，ポンプを使用した持続投与を試みる．また，近年，おもに成人に対してGERや下痢などの経腸栄養による合併症対策として用いられることの多い半固形状流動食の投与が有効な場合がある[15]．半固形状流動食は高粘度であるため，比較的径の太い胃瘻チューブからの投与を要するが，マーメッド®，ハイネイーゲル®などのpHにより液状から半固形状に変化する粘度可変型流動食であるため，経鼻胃管からの投与も可能である．これらの対策を試みても効果が得られない場合は経鼻空腸栄養，経胃瘻空腸栄養（ガストロエンテリックチューブ留置），空腸瘻造設などの投与経路変更を検討する．

3 栄養評価

基本的には栄養評価のおもな指標である主観的包括的評価〔体重変化，食物摂取の変化など，身体計測（身長，体重），栄養摂取量などについての聴取と，必要に応じて血液検査（Alb値・トランスフェリン・TTR・ChEなど）〕を追加して栄養評価を行う．上記指標に異常を認めれば，GERDにより必要栄養摂取量の不足が生じている可能性を疑い，治療前であれば必要な検査，治療を進める．また，治療中であれば治療が不十分な可能性があるため治療法の変更を検討する．特に，重症心身障がい児は側彎による体の変形と長期の経腸栄養などにより正確な栄養評価が困難な場合が多いので慎重な対応を必要とする．

❖ 文　献

1) Hassall E, et al.：Characteristics of children receiving proton pump inhibitors continuously for up to 11 years duration. J Pediatr 2007；150：262-267.
2) Vandenplas Y, et al.：Pediatric Gastroesophageal Reflux Clinical Practice Guidelines：Joint Recommendations of the North American Society for Pediatric Gastroenterology, Hepatology, and Nutrition（NASPGHAN）and the European Society for Pediatric Gastroenterology, Hepatology, and Nutrition（ESPGHAN）. J Pediatr Gastroenterol Nutr 2009；49：498-547.
3) Rosen R, et al.：Pediatric Gastroesophageal Reflux Clinical Practice Guidelines：Joint Recommendations of the North American Society for Pediatric Gastroenterology, Hepatology, and Nutrition and the European Society for Pediatric Gastroenterology, Hepatology, and Nutrition. J Pediatr Gastroenterol Nutr 2018；66：516-554.
4) Davies I, et al.：Gastro-oesophageal reflux disease in children：NICE guidance. BMJ 2014；350：g7703.
5) 日本消化器病学会（編集）：胃食道逆流症（GERD）診療ガイドライン2015改訂第2版．南江堂，2015.
6) 小児胃食道逆流症診断治療指針作成ワーキンググループ：日本小児消化管機能研究会小児胃食道逆流症診断治療指針．日小外誌 2006；42：299-306.
7) 日本小児消化管機能研究会：24時間食道pHモニタリングのガイドライン-検査法とその評価の標準化-．小児外科 1997；29：1260-1263.
8) 日本小児食道インピーダンスpHモニタリングワーキンググループ：小児24時間食道インピーダンスpHモニタリングプロトコール．日小外会誌 2017；53：1215-1219.
9) Martin AJ, et al.：Natural history and familial relationships of infant spilling to 9 years of age. Pediatrics 2002；109：1061-1067.
10) Kawahara H, et al.：Physiological analysis of the effects of rikkunshito on acid and non-acid gastroesophageal reflux using pH-multichannel intraluminal impedance monitoring. Pediatr Surg Int 2014；30：927-931.
11) Otake K, et al.：Efficacy of the Japanese herbal medicine rikkunshito in infants with gastroesophageal reflux disease. Pediatr Int 2015；57：673-676.
12) Komura M, et al.：Mosapride for gastroesophageal reflux disease in neurologically impaired patients. Pediatr Int 2017；59：347-351.
13) Avidan B, et al.：Walking and chewing reduce post-prandial acid reflux. Aliment Pharmacol Ther 2001；15：151-155.
14) Vandenplas Y, et al.：A clinical trial with an "anti-regurgitation" formula. Eur J Pediatr 1994；153：419-423.
15) Nishiwaki S, et al.：Inhibition of gastroesophageal reflux by semi-solid nutrients in patients with percutaneous endoscopic gastrostomy. JPEN 2009；33：513-519.

［深堀　優］

第6章 疾患別の栄養療法

B 消化器疾患
digestive disorder

2 急性胃腸炎
acute gastroenteritis

ポイント
- 急性胃腸炎は2週間以内に自然治癒する疾患であり，この期間に脱水を防ぐことが治療の原則である．
- 急性胃腸炎では，嘔吐や下痢が出現した時点で，速やかに自宅で経口補水療法を開始する．
- 脱水が改善されたら，食事は年齢に応じた通常の食事を開始する．
- 危険信号(red flag)が出現したら，治療や診断を再考する．

小児の急性胃腸炎は日常診療において，最も患児数が多い疾患といっても過言ではない．アメリカにおいてもいまだ年間の外来患者は150万例以上，入院患者も20万例ともいわれており，統一した治療方針・対策が講じられている．21世紀に入り，アメリカ疾病管理予防センター(CDC)，ヨーロッパ小児栄養消化器肝臓学会(ESPGHAN)/ヨーロッパ小児感染症学会(ESPID)，イギリス国立医療技術評価機構(NICE)が小児の急性胃腸炎に関するガイドラインを続けて公表した．

わが国においては2017年になり，ようやく日本小児救急医学会が「小児急性胃腸炎診療ガイドライン」を発表した．いずれのガイドラインも原因病原体にかかわらず治療の主体は経口補水療法である．本項では「小児胃腸炎診療ガイドライン」を踏まえて栄養療法について述べる．

ⓐ 疾患の概念

1 定義と概要

「急性胃腸炎」は細菌，ウイルス，寄生虫などの感染による消化器症状の総称として用いられる．ESPGHAN/ESPIDの合同ガイドラインでは，臨床症状に基づいた疾患の定義として，「急性胃腸炎は，発熱または嘔吐の有無にかかわらず，便(軟便または水様)の硬度の低下および/または排便回数の増加(通常は24時間で3回以上)と定義される[1]．」と述べられている．また同時に，「以前の便の硬さと比べた便の硬さの変化が特に生後1か月未満の児においては排便回数よりも下痢のよい指標である．」ということが述べられている．

2 原因と病態

急性胃腸炎の多くはウイルス性胃腸炎が占め，なかでもロタウイルスは急性胃腸炎の最も多い原因病原体である．しかし，ロタウイルスワクチンの接種率の高い国では，ノロウイルスが急性胃腸炎のおもな原因となっている．そのほか，アデノウイルス，サポウイルス，アストロウイルスなどがおもな原因病原体である．ロタウイルスは感染すると，小腸上皮の絨毛刷子縁を傷害し，浸透圧性下痢を誘発すると同時にカルシウム依存性の分泌性下痢を引き起こす[2]．ノロウイルスも小腸上皮を傷害し，吸収不全により浸透圧性下痢を引き起こす．ロタウイルスとノロウイルスの感染経路は，ヒトあるいは環境表面などを介した経口(糞口)感染であり，そのおもな伝播は接触感染である．特にノロウイルスは感染力が強く，感染に必要なウイルス量は10～100個とされ，乾燥にも強く，乾燥したウイルスは舞い上がり吸入した人が感染する．ノロウイルスは食中毒の原因にもなり，感染した牡蠣などの二枚貝を摂取，感染者が手洗い不十分なまま調理した食品を摂取することにより感染する．

細菌性ではカンピロバクターまたはサルモネラが多いとされているが，国によって異なる．おもに汚染された食品や水などを摂取することで症状を呈する．サルモネラ菌，病原性大腸菌，カンピロバクター，エルシニア菌などはおもに大腸粘膜を傷害し，下痢，血便などの症状を呈する．また，ブドウ球菌やセレウス菌などは細菌が産生した毒素が原因で消化器症状を引き起こす．

表1　臨床症状による脱水の重症度評価

症状	最小限の脱水または脱水なし（体重の3％未満の喪失）	軽度から中等度の脱水（体重の3％以上9％以下の喪失）	重度の脱水（体重の9％を超える喪失）
精神状態	良好，覚醒	正常，疲れている，または落ち着きがない，刺激に過敏感	傾眠麻，嗜眠，意識不明
口渇	飲水正常，水を拒否することもある	口渇あり，水を欲しがる	ほとんど水を飲まない，飲むことができない
心拍数	正常	正常より増加	頻脈，ほとんどの重症例では徐脈
脈の状態	正常	正常より減少	弱い，または脈がふれない
呼吸	正常	正常または早い	深い
眼	正常	わずかに落ちくぼむ	深く落ちくぼむ
涙	あり	減少	なし
口・舌	湿っている	乾燥している	乾ききっている
皮膚のひだ	すぐに戻る	2秒未満でもとに戻る	戻るのに2秒以上かかる
毛細血管再充満	正常	延長	延長，またはもとに戻らない
四肢	暖かい	冷たい	冷たい，斑状，チアノーゼあり
尿量	正常から減少	減少	ほとんどなし

[King CK, et al.：Managing acute gastroenteritis among children：oral rehydration, maintenance, and nutritional therapy. MMWR Recomm Rep 2003；52(RR-16)：1-16./小児急性胃腸炎診療ガイドラインワーキンググループ：小児急性胃腸炎診療ガイドライン. 日本小児救急医学会診療ガイドライン作成委員会（編集）：エビデンスに基づいた子どもの腹部救急診療ガイドライン2017. 日本小児救急医学会，2017：2-40. より作成]

3 症状・所見

　下痢，嘔吐，腹痛がおもな症状であり，発熱がみられることもある．便や吐物から水分および電解質が喪失すると脱水による症状がみられる．脱水の重症度は体重からではなく，臨床症状と身体所見から判断する．表1[2,3)]に脱水の重症度別の症状・身体所見を表にまとめた．脱水の重症度判定は，その後の治療法を決定するために重要である．40℃以上の高熱，あきらかな血便，強い腹痛，意識障害などの症状は細菌性胃腸炎を示唆し，一方，呼吸器症状はウイルス性胃腸炎を示唆する[3)]．血液検査で明確に細菌性とウイルス性を鑑別することはむずかしい．

4 診断（鑑別，検査含む）

　病原体の感染により，突如として下痢（嘔吐を伴うこともある）などの消化器症状を発症した場合に急性胃腸炎と診断する．病原体の特定は診断に必須ではないが，周囲の流行状況，家族内の発症，海外渡航歴，食物摂取歴などを聴取することが重要である．病歴や症状から細菌性を疑う場合には便培養を提出する．エルシニア菌など特殊培養が必要な菌を疑う場合には検査室にその旨を必ず連絡する．急性胃腸炎以外の外科的疾患，感染症以外の消化器疾患，心筋炎などの循環器疾患，代謝疾患など，消化器症状を呈する他の疾患を鑑別することが重要である．

　急性胃腸炎の診断がなされた後は脱水の重症度診断を行う．脱水の重症度は表1[2,3)]を参考に「最小限の脱水または脱水なし（体重の3％未満の喪失）」，「軽度から中等度の脱水（体重の3％以上9％以下の喪失）」「重度の脱水（体重の9％を超える喪失）」の3段階で判定する．

1）食中毒について

　食品や水に起因する急性胃腸炎あるいは神経障害などの中毒症を総称して食中毒という．食中毒の原因として細菌またはその産物（毒素），ウイルス，寄生虫，動植物の自然毒，化学物質など多様であり，食べてから症状が出るまでの期間やその症状，また予防方法も異なる．細菌による食中毒は感染型と毒素型に分類される．感染型は細菌に感染した食品を摂取し，体内で増殖した細菌が病原性をもつことで起こる食中毒であり，代表的な病因菌としてサルモネラ・腸炎ビブリオ・病原性大腸菌などがあげられる．毒素型は食品内で細菌が産生した毒素を摂取することで起こる食中毒で，代表的な原因菌として黄色ブドウ球菌・セレウス菌などがある．毒素型は感染型に比べて，食物摂取から発症までの期間が短いことが特徴である．ウイルス性食中毒は，牡蠣や蛤などの二枚貝など，ウイルスが蓄積している食品の摂取や，消毒不十分な調理器具の使用や人の手を介

して感染が起こる．代表的なウイルスとしてはノロウイルスがあげられる．自然毒としてはキノコ，山菜，貝などがあげられる．いずれにしても，嘔吐・下痢に対する初期対応は急性胃腸炎と同様であるが，特に自然毒では致死的な症状を呈することもあり，原因診断のためには詳細な問診が重要である．

5 治療（薬物療法含む）

基本的に自然治癒する疾患であり，基礎疾患や合併症がない限り，薬物療法は不要である．サルモネラによる菌血症，ベロ毒素産生腸管出血性大腸菌などを除けば，細菌性腸炎であっても，通常，抗菌薬治療は不要である．初期治療はウイルス性，細菌性ともに原則は共通である．治療の中心は脱水の予防および改善であり，中等度以下の脱水のある症例および脱水予防に対しては経口補水療法（oral rehydration therapy；ORT）を行う．体重の9％を超える水分を喪失しているような重度の脱水があきらかである場合は，ショックの前兆と考え，ORTよりも経静脈輸液療法を優先する．その後，患児の意識や全身状態が経口摂取可能な状態になれば，速やかにORTに移行する．また，重篤な電解質異常（おもにナトリウム）を伴う高張性，あるいは低張性の脱水の場合は，経静脈輸液が優先される．

6 予後

合併症や基礎疾患を有しない限り，自然治癒する疾患である．ESPGHAN/ESPIDのガイドラインでは「急性下痢は，典型的には7日未満であり，14日は超えない．」と述べられている[1]．NICEのガイドラインでは「下痢は通常5～7日間持続し，ほとんどの場合，2週間以内に止まる．嘔吐は通常1～2日間続き，ほとんどの場合，3日以内に止まる[4]．」と述べられている．

b 栄養のあり方・食事療法

1 栄養のあり方

乳児に対しては母乳栄養を継続してよい．経口補水液による脱水補正中であっても，母乳を併用したほうが重症の脱水が少ないというエビデンスがあり，むしろ積極的に母乳栄養を継続すべきである[3]．また，ミルクは希釈しない．ミルクを希釈しても治癒までの経過において利点はない．ORTによって脱水が補正されれば哺乳や食事は早期に開始してよく，長期間の食事制限は推奨されない．食事の内容も年齢に応じた通常の食事でよい．食事制限をしても治癒までの期間に変わりはなく，むしろ，体重の回復を遅らせる可能性がある[3]．

1）経口補水療法（ORT）

ORTは急性胃腸炎の初期治療としては世界標準の治療である．ORTとは，急性胃腸炎による脱水を予防もしくは補正するために，経口補水液（oral rehydration solution/oral rehydration salts；ORS）を用いて，水分と電解質を経口もしくは経鼻胃管により投与する治療法である．

ORTには以下の2相が含まれる．
①補水相：下痢や嘔吐により喪失し，現在，不足している水分と電解質を補充する．
②維持相：下痢や嘔吐が持続することにより喪失していく水分と電解質を補充する．

ORTは嘔吐や下痢がみられたら速やかに自宅で開始する．軽度から中等度の脱水がすでに存在する場合には，補水相より開始し，4時間程度をかけて脱水を補正することを目標とする．ORTもしくは経静脈輸液療法（intravenous infusion therapy；IVT）により脱水が補正された後は，速やかに維持相の治療に移行し，嘔吐や下痢で失われていく水分と電解質を適宜補充する．ORTを行う際には，**表1**[2,3]により脱水の重症度判定を行い，補水相から開始するのか，維持相から開始するのかを最初に判断する．

ORSとは，ある特定の組成の電解質および糖質で構成された溶液で，急性胃腸炎により喪失した水分および電解質を補充するためのものである．ORSは，Na-ブドウ糖共輸送機構により腸管から血管内への電解質および水分吸収を促進する．この機序を最大限に活用するため，ORSの組成はナトリウムとブドウ糖がモル比で1：1～2であることが重要とされ，アメリカ小児科学会もモル比が2を超えないように勧告している．わが国で発売されているORSの組成に関してはナトリウム濃度が40 mmol/Lを下回るものも発売されているが，十分なエビデンスがあるのはナトリウム濃度が40 mmol/L以上のORSのみである．さらに病者用食品もしくは薬品として承認されたものに限れば，国内ではオーエスワン®（OS-1）とソリタ-T配合顆粒2号®のみである．

①補水相

軽度～中等度の脱水のある場合には，初期治療として，4時間以内に不足分の水分をORSで経口摂取する．軽度～中等度の脱水は体重の5～10％程度の水分喪失であるため，ORSの具体的な投与量として

表2　各ガイドラインの経口補水療法プロトコール

世界保健機構（WHO）

初期補液	4時間で体重(kg)×75 mL もしくは以下の通り						
	年齢	4か月未満	4〜11か月	12〜23か月	2〜4歳	5〜14歳	15歳以上
	体重	5 kg未満	5〜7.9 kg	8〜10.9 kg	11〜15.9 kg	16〜29.9 kg	30 kg以上
	投与量(mL)	200〜400	400〜600	600〜800	800〜1,200	1,200〜2,200	2,200〜4,000
	初期補液中に脱水が改善しなければ，必要に応じ，成人では750 mL/時，小児では20 mL/kg/時まで追加してよい						

維持療法もしくは脱水予防	排便の度に，2歳未満：50〜100 mL，2〜10歳：100〜200 mL，年長児および成人：飲みたいだけ
投与方法	乳児と幼少児はスプーンやコップで与える．哺乳瓶は使うべきではない．乳児では，スポイトや針なしの注射器は口の中に少量ずつを与えることができる．2歳以下の小児では，1〜2分毎にティースプーンで与える．年長児ではコップから直接，頻回にすすってもよい．嘔吐をする児では，5〜10分待って，それから再度，経口補水液を与えるが，もっとゆっくりと（例：ティースプーンで2〜3分ごと）

イギリス国立医療技術評価機構（NICE）

初期補液	50 mL/kgを4時間かけて経口補水液を，少量頻回に投与する		
維持療法	体重(kg)	1日あたりの経口補水液投与量	1時間あたりの経口補水液投与量
	0〜10	100 mL/kg	4 mL/kg
	10〜20	1000 mL+50 mL×[体重(kg)−10]	40 mL+2 mL×[体重(kg)−10]
	>20	1,500 mL+50 mL×[体重(kg)−10]	60 mL+1 mL×[体重(kg)−10]

ヨーロッパ小児栄養消化器肝臓学会（ESPGHAN）

下痢が始まったら，できるだけ速やかに自宅で経口補水液を与え始める

アメリカ疾病管理予防センター（CDC）

初期補液	50〜100 mL×体重(kg)の経口補水液を3〜4時間かけて投与する
喪失分の補充	原則は1gの下痢もしくは嘔吐で1 mLの経口補水液を与える．もしも，下痢，嘔吐からの喪失量の測定が難しい場合には，水様便がある度に10 mL×[体重(kg)]，嘔吐の度に2 mL×[体重(kg)]の経口補水液を与える．別の方法としては，嘔吐や下痢の度に体重10 kg未満：60〜120 mL，体重10 kg以上：120〜240 mLの経口補水液を与える
投与方法	ティースプーン，注射器，スポイトを用いて，ティースプーン1杯もしくは5 mLなど，少量ずつを最初は投与し，徐々に増やしていく

世界消化器病学会（WGO）

初期補液	50〜100 mL×体重(kg)の経口補水液を3〜4時間かけて投与する
喪失分の補充	下痢により持続する喪失分を補充するために，さらに経口補水液の投与する 体重10 kg未満：嘔吐や下痢の度に50〜100 mLの経口補水液を与える

［小児急性胃腸炎診療ガイドラインワーキンググループ：小児急性胃腸炎診療ガイドライン．日本小児救急医学会診療ガイドライン作成委員会（編集）：エビデンスに基づいた子どもの腹部救急診療ガイドライン2017．日本小児救急医学会，2017：2-40．］

は50〜100 mL/kgを投与することになる．

②維持相

　最小限の脱水または脱水なしと判断された場合には，維持相から開始する．また，補水相のORTもしくは経静脈輸液で脱水が補正されたならば，その後は速やかに維持相のORTへ移行する．維持相のORS投与量は，吐物や便の重さを測定し，同量を投与するのが理想であるが，現実的にはむずかしいため，表2[3]の各ガイドラインの投与量を参考にしながら，ORSを経口投与する．

　嘔吐症状がある感染性胃腸炎に対してもORTを行ってよい[3]．ただし，40 mmol/L以上のORSを用いて，少量を頻回に与える．具体的には，1回に5 mLのORSを5分ごとに与える．5 mLの目安として，ティースプーン1杯といわれているが，ペットボトルの蓋1杯弱がおよそ5 mLとなる．医療機関受診適応のある嘔吐症例としては，「持続する嘔吐」[1,2]，「胆汁性（緑色の）嘔吐」[4]があげられる．保護者（ときに医療従事者さえも）は，黄色や緑色の吐物を「胃液」と表現することが多い．したがって，「胃液を吐いている」「胃液様の嘔吐」などと保護者らがいっているときには，吐物の色を確認するべきであ

る．胆汁性嘔吐がみられた際には外科的疾患を必ず鑑別する必要がある．

ORSの味を嫌がって飲まない児への対応としては，冷やしたゼリータイプのORSを与えてみるとよい．また，製氷トレイでORSを凍らせ1口サイズの氷にしたものを与えてもよい[1]．電子レンジで40℃程度に加温したものは，冷たいものと比べて味も変わり，胃の中に入ったときに腹痛を感じにくい．

ORSを自宅に常備していない場合には，食卓塩3g，砂糖18gを水1Lに溶解したもので，代用できる．この際，柑橘系の果汁を少量加えると，味が調整されて飲みやすくなり，カリウムも補給できる．しかし，手作りORSは濃度が必ずしも正確ではないため，十分な量の電解質補給ができない可能性がある．したがって，あくまでも市販のORSがすぐに手に入らない場合の緊急避難的措置として用いるべきである．

前述のような工夫をしても，どうしてもORSを嫌がって十分な量が摂取できない場合には，あきらかな脱水所見がなければ，経口補水液以外の水分を摂取してもよい．ただし，脱水徴候や意識レベルの変調が認められた場合には速やかに医療機関を受診するべきである．脱水がない場合には，脱水予防がORTの目的となる．したがって，ORSが摂取できない場合には，塩分を含んだ重湯・お粥，野菜スープ，チキンスープなどで代替してもよい[3]．哺乳中の児であれば，哺乳を継続する．

重湯，お粥は下痢の回数を減少させる効果があることが報告されている．わが国では，胃腸炎罹患時には味噌汁の上澄みや塩で味つけした重湯を与える習慣があるが，重湯は5％程度の糖濃度であるため，半分程度に希釈し，100mLあたり0.3〜0.4gの塩で味つけをすると，ナトリウム濃度が51.3〜68.4 mEq/LとなりORSに近い組成となる．また，味噌には100gあたり，182.6〜221.7 mEqのナトリウムが含まれている．各家庭で味つけは異なるものの，味噌汁には出汁1Lに対し，味噌100g程度が入っている．したがって，味噌汁の上澄みを1/2〜1/3程度に希釈することで，ナトリウム濃度は経口補水液に近くなる．味噌自体にはカリウム8.7〜23.8 mEqが含まれ，希釈するとカリウムも希釈されてしまうが，出汁や具材から出たカリウムが加わる．ORSはNa-ブドウ糖共輸送を利用して，効率的に吸収されるが，ブドウ糖の代わりにアミノ酸が作用して，ナトリウムを吸収することも可能である．味噌汁では味噌のアミノ酸のほか，具材や出汁から出たアミノ酸も含まれ

表3 急性胃腸炎の危険信号（red flag）

1. 見た目に調子が悪そう，もしくはだんだん調子が悪くなる
2. ちょっとした刺激に過敏に反応する，反応性に乏しいなどの反応性の変化
3. 目が落ちくぼんでくる
4. 頻脈
5. 多呼吸
6. 皮膚緊張（ツルゴール）の低下
7. 手足が冷たい，もしくは網状チアノーゼ
8. 持続する嘔吐
9. 大量の排便
10. 糖尿病，腎不全，代謝性疾患などの基礎疾患がある
11. 生後2か月未満
12. 生後3か月未満の乳児の38℃以上の発熱
13. 黄色や緑色の胆汁性嘔吐，もしくは血性嘔吐
14. 反復する嘔吐の既往
15. 間欠的腹痛
16. くの字に体を折り曲げる，痛みで泣き叫ぶ，もしくは歩くと響くなどの強い腹痛
17. 右下腹部痛，特に心窩部・上腹部から右下腹部に移動する痛み
18. 血便もしくは黒色便

1〜7は重症脱水を示唆する徴候であるが，重症脱水以外でも認められることがある．8および9は今後，脱水が進行する可能性がある徴候である．10および11は通常とは異なる配慮が必要である場合であり，急性胃腸炎以外の病態を合併している可能性を考慮する必要がある．12〜18は胃腸炎以外の疾患を示唆する徴候であり，外科的疾患や敗血症などを念頭におき鑑別を行う必要がある

[小児急性胃腸炎診療ガイドラインワーキンググループ：小児急性胃腸炎診療ガイドライン．日本小児救急医学会診療ガイドライン作成委員会（編集）：エビデンスに基づいた子どもの腹部救急診療ガイドライン2017．日本小児救急医学会，2017：2-40．]

るため，希釈した味噌汁の上澄みも理論的にはORSと同様のメカニズムでナトリウムと水が吸収される効果が期待できる．じゃがいも，たまねぎ，にんじんなどの野菜1kgを煮崩れしないように煮て1Lの野菜スープを作ると，野菜から抽出アミノ酸とカリウムが抽出され，カリウム濃度が30〜40mq/Lとなり，このスープに塩を3〜4g加えると理論的には希釈した味噌汁の上澄み同様の効果が期待できる[3]．

避けるべき飲料は，炭酸飲料，市販の果物ジュース，甘いお茶，コーヒーなどである．表3[3]に示す危険信号（red flag）の症状が認められた場合には，医療機関を受診する．

2 食事療法

早期の食事開始は，高浸透圧により下痢症状や脱

水悪化を促し，消化管の粘膜障害を生じさせて局所での免疫賦活や抗原感作を促すかもしれないという推察のもと，治療開始後24時間以上の絶食時間をおくという指導が慣習的に行われてきた．しかし，10歳未満の急性下痢症の小児に対して，脱水補正後から母乳や食事を開始したearly refeeding（ER）群と，脱水補正後12時間以降に開始したlate refeeding（LR）群を比較したメタアナリシスでは予定外の点滴頻度，嘔吐頻度，慢性下痢への移行，在院日数，いずれも2群間に有意差はなく，早期に栄養を開始することによる有害事象はなかった[3]．2014年のESPGHAN/ESPIDによる小児急性下痢症治療のガイドライン[1]においても，早期の食事開始を推奨している．したがって，急性胃腸炎の小児は，ORTによって脱水が補正されれば，絶食時間をおくことなく年齢に応じたミルクや食事を開始することが妥当である．ただし，不適切な食事としては，エビデンスは十分ではないが，高脂肪の食事や糖分が多い飲料，炭酸飲料などは避けることが各ガイドラインでは推奨されている[1~4]．

乳糖除去乳の有効性はメタアナリシスでも示されており，下痢の期間を約18時間短縮する[3]．しかし，コストと効果のバランスを考慮すると，日本のような先進国ではすべての急性胃腸炎罹患児に最初から使用する必要はない[1,3]．一方で発展途上国を対象として含む世界保健機構（WHO）では，乳糖除去食として外来，入院ともにヨーグルトを推奨している[5]．

3 薬との関係・相互作用

1）プロバイオティクス

プロバイオティクスは下痢の期間を短縮する．ただし，エビデンスのある薬剤は，わが国で販売されているものと菌種や菌量が異なっている．プロバイオティクスの効果を検討したメタアナリシスでは，下痢期間を平均で24.76時間短縮し，4日以上続く下痢のリスクを6割低下させ，2日目の排便回数は0.80回減少させた[3]．しかし，プロバイオティクスが有効かどうかを考える場合，菌種と菌量を検討する必要があるが，有効菌種は*Lactobacillus rhamnosus GG*（*L rhamnosus GG*），および*Saccharomyces boulardii*（*S boulardii*）と報告されており[3]，わが国の製剤にはこれらの菌種は含まれていない．また，効果を発揮する菌量は10^{10}CFU/日以上といわれているが，わが国で処方可能なプロバイオティクス製剤の菌量は10^6~10^{10}と少ない．

2）制吐薬

メタアナリシスで唯一，効果が証明されているのはオンダンセトロンのみであるが，日本では急性胃腸炎における嘔吐には適応がない．わが国でよく使われるドンペリドンやメトクロプラミドは効果を証明する十分なエビデンスはない．これらの薬剤には錐体外路系や心電図異常の有害事象が報告されており，ただ，急性胃腸炎の嘔吐は自然治癒するものであるため，一律に使用するべきではない．

3）止痢薬

得られる益より害のほうが大きいため，使用するべきではない[1~4]．特に塩酸ロペラミドは麻痺性イレウスなどの副作用もみられ，使用するべきではない．

4）漢方薬

五苓散注腸が急性胃腸炎の嘔吐に対し，臨床現場では使用されているが，その効果に関しては十分なエビデンスがまだない．

4 栄養療法の評価

日本において，急性胃腸炎は2週間以内に自然治癒することがほとんどである．栄養療法の評価は，**表1**[2,3]を参考に脱水所見の有無を評価する．**表3**[3]の危険信号（red flag）がみられた場合には，診断の再考，治療の再評価を行う．また，合併症がみられた場合には，発症した症状に応じた対応を行う．

2週間以上，嘔吐や下痢が持続する場合には二次性乳糖不耐症や食物抗原への感作，そのほかの慢性消化器疾患，先天性消化器疾患の有無などを評価する．

❖ 文 献

1) Guarino A, et al.：European Society for Pediatric Gastroenterology, Hepatology, and Nutrition/European Society for Pediatric Infectious Diseases evidence-based guidelines for the management of acute gastroenteritis in children in Europe：update 2014. J Pediatr Gastroenterol Nutr 2014；59：132-152.
2) King CK, et al.：Managing acute gastroenteritis among children：oral rehydration, maintenance, and nutritional therapy. MMWR Recomm Rep 2003；52（RR-16）：1-16.
3) 小児急性胃腸炎診療ガイドラインワーキンググループ：小児急性胃腸炎診療ガイドライン．日本小児救急医学会診療ガイドライン作成委員会（編集）：エビデンスに基づいた子どもの腹部救急診療ガイドライン2017．日本小児救急医学会，2017：2-40．
4) National Collaborating Centre for Women's and Children's Health：Diarrhoea and vomiting caused by gastroenteritis：diagnosis, assessment and management in children younger than 5 years. NICE Clinical Guidelines, No. 84. 2009, RCOG Press, 2009.
5) World Health Organization：The Treatment of Diarrhoea：a Manual for Physicians and Other Senior Health Workers. 4th ed, WHO, 2005.
http://www.who.int/maternal_child_adolescent/documents/9241593180/en/（アクセス日：2018年7月30日）

［十河　剛］

第6章 疾患別の栄養療法

B 消化器疾患
digestive disorder

3 好酸球性消化管疾患
eosinophilic gastrointestinal disorders

ポイント
- 好酸球は自然免疫をつかさどる免疫担当細胞で，消化管に多数存在する．
- 寄生虫感染に対しては，生体防御のうえで好酸球は重要な役割を有している．
- その一方で，好酸球による消化器疾患が存在する．
- アレルギー患児に伴う消化器症状は，好酸球に起因することが多い．
- 好酸球は，機能的消化器疾患においても重要な役割を有している．

a 疾患の概念

1 定義と概要

消化管の粘膜，筋層，漿膜への好酸球浸潤の結果，下痢，腹痛，嘔吐，腹水などの消化器症状を呈する疾患のうち，薬物アレルギー，悪性疾患，寄生虫感染症などを除外できるものをいう[1]．好酸球性消化管疾患（eosinophilic gastrointestinal disorders）の分類を表1に示す．好酸球性消化管疾患は「指定難病98」に指定されている[2]．また，厚生労働省好酸球性消化管疾患研究班を主体とし，日本小児アレルギー学会，日本小児栄養消化器肝臓学会，日本消化器病学会の協力で，本症のガイドラインが作成されており，新生児・乳児に関しては平成30年（2018年）5月に改訂された[3]．

2 原因と病態

好酸球は自然免疫をつかさどる免疫担当細胞で消化管に多数存在する．寄生虫感染に対しては，生体防御のうえで重要な役割を有しているが，その一方で，組織に浸潤した好酸球が原因で発症する消化器疾患が好酸球性消化管疾患である．好酸球が脱顆粒するとECP（eosinophil cationic protein），MBP（major basic protein），PAF（platelet activating factor），EPO（eosinophil peroxidase），EDN（eosinophil derived neurotoxin），LT（leukotriene）などの組織傷害作用の強い化学物質が放出され，症状を誘発する．

好酸球浸潤の原因は不明であるが，本疾患の15%以上に家族性を認める一方，おおよそ80%にアトピー素因を認め，アレルギーの関与が示唆される[4]．

表1 好酸球性消化管疾患の分類

原発性	続発性
好酸球性食道炎	食物アレルギー
好酸球性胃炎	消化管感染症
好酸球性胃腸炎	炎症性腸疾患
好酸球性腸炎	膠原病
好酸球性大腸炎	喘息およびアレルギー性鼻炎
新生児一過性好酸球性腸炎	機能的消化器疾患
好酸球増加症に伴う腸症	胃食道逆流症

消化管アレルギーとの関連では，IgE依存性，混合性，非IgE依存性のいずれのタイプにおいても，好酸球の関与が示唆される．

新生児・乳児において哺乳後に下血や嘔吐をきたし，血液検査で好酸球の増加を認めるがミルク特異的IgEの上昇を認めない疾患として，新生児・乳児消化管アレルギーがある[3]．内視鏡検査ではリンパ濾胞の増殖を伴い，組織上も好酸球性大腸炎を呈する．好酸球血症の誘因として胎内感作の結果生じたアレルギーの関与が示唆される一方，骨髄の未熟性に伴う生理的な変化の可能性もある．鑑別として，抗原摂取前に同様の症状を呈する新生児一過性好酸球性腸炎（neonatal transient eosinophilic colitis；NTEC）がある[5]（図1）．胎児の腸管は無菌状態であるが，出生と同時に腸内に細菌叢が形成される．好酸球は，出生直後にグラム陰性菌に遭遇することで脱顆粒することが報告されており[6]，NTECとの関連が示唆される．

3 症状・所見

好酸球の解剖学的浸潤部位により症状が決定され

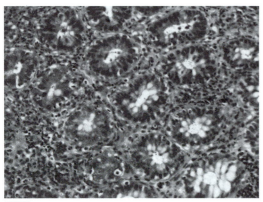

図1 新生児一過性好酸球性腸炎(NTEC)の組織像
[口絵4 p.iii]
好酸球を含む炎症細胞浸潤が粘膜上皮内および固有層に認められる．粘膜上皮破壊像，杯細胞過形成，陰窩炎を認める．好酸球性大腸炎，新生児・乳児消化管アレルギーなどの組織所見もこれに類似する

る．粘膜への浸潤により下痢・下血を，筋層への浸潤では閉塞症状や便秘などの機能的症状を，漿膜への浸潤により腹水を呈する．また，経口摂取困難，悪心，嘔吐，嚥下困難などの症状では好酸球性食道炎を，腹痛，下痢，下血などの症状からは好酸球性胃腸炎を，また，下痢，下血，下腹部痛などの症状からは好酸球性大腸炎を考慮する．大腸内視鏡検査では表在性びまん性の炎症所見からリンパ濾胞過形成を呈するものもある．

4 診 断

ガイドラインに沿って進め，最終的には基礎疾患が除外され，組織に好酸球浸潤が証明されれば診断に至る[2]．好酸球性食道炎は，胃食道逆流症が否定された食道炎のうち，局所の好酸球浸潤が15細胞/HPF以上のものをいう[7]．好酸球性胃腸炎および好酸球性大腸炎では，人種差，地域差の有無などが十分に把握されておらず，世界的に統一された見解はない．回盲部の好酸球数が30細胞/HPF程度と報告されており，著者らは，おおよそ40細胞/HPF以上を目安としている．

5 治 療

1) 食事療法

食物アレルギー，喘息，アトピー性皮膚炎などのアレルギー体質を有する者には，栄養療法として，除去食の指導と成分栄養剤の使用が効果的である．

2) 薬物療法

腸管の狭窄や腹水貯留などを伴う重症例，食事療法の無効な好酸球性胃腸炎および大腸炎では，ステロイド薬による治療を行う．好酸球性食道炎では，吸入薬のフルチカゾンを水に溶かして飲み込み食道壁に付着させる局所療法が有効である[8]．また，LT受容体拮抗薬の有効性も好酸球性食道炎を中心に報告されている[9,10]．好酸球から放出されるLT，特にLTB$_4$，LTC$_4$，LTD$_4$，LTE$_4$は好酸球遊走因子でもあり，LTC$_4$，LTD$_4$，LTE$_4$をブロックするモンテルカストやプランルカストを用いた好酸球浸潤の抑制効果が期待される．

6 予 後

治療をしないで放置された場合，栄養障害，体重増加不良，消化管狭窄，消化管穿孔などの重篤な合併症をきたすことがある．一方，新生児期に認められる好酸球性大腸炎(新生児・乳児消化管アレルギー)に関しては，栄養指導を中心に適切な治療を行うことで経過とともに好酸球血症が改善し完治する症例も少なくない．

b 栄養のあり方・食事療法

1 栄養のあり方

下痢，腹痛，嘔吐，腹水などの消化器症状が続いていると粘膜障害や低栄養状態を呈している可能性が高い．そのような状態では，消化・バリア機能が低下し，十分に消化されていないたんぱく質がペプチドの状態で消化管に到達し，アレルゲンとして感作され，二次的にアレルギー症状を呈する腸炎後症候群(post-enteritis syndrome)をきたす可能性も高い．まずは，全身の栄養状態の改善に努める．たんぱく質，鉄分，必須脂肪酸，微量元素などの補給が大切で，必要であれば経管栄養や中心静脈栄養なども考慮する．

2 食事療法

本疾患群はアレルギー素因の関与も示唆されており，その栄養管理は，食物アレルギー患児のものに準じて行う．アレルゲン食物の連続投与はさらなる反応が誘導される．したがって，急性期の治療の基本はアレルゲンとなる食物を摂取しないことで，低アレルギー化処理食品を与える．ミルクアレルギーに対しては母親の食事(ミルク)制限を指導しながらの母乳投与，加水分解ミルク，成分栄養剤などを用い，下痢をきたさない栄養法を探す一方，栄養状態

の改善ならびに体重増加に努める．

　微絨毛が傷害されると乳糖の吸収障害なども加わるため，乳児用調製粉乳栄養であれば乳糖分解酵素薬も有用である．障害された粘膜上皮細胞が再生する3〜5日間程度はアレルゲンのないものを中心に摂取し，粘膜が再構築する3週間程度は，抗原性の強いたんぱく質の摂取は避けるべきである．

3 栄養評価

　蛋白漏出性胃腸症を含め低蛋白血症を合併している場合は，低蛋白血症による循環不全はもとより，低栄養状態に伴う成長障害や鉄や亜鉛などの欠乏状態に注意する．加水分解ミルクや成分栄養剤を長期間使用した場合は，セレンを含む微量元素の欠乏にも留意する．便性が改善し体重増加を認められるようになると消化管粘膜の状態も改善していると考えられる．

❖ 文　献

1) Powell N, et al.：Gastrointestinal eosinophils in health, disease and functional disorders. Nat Rev Gastroenterol Hepatol 2010；7：146-156.
2) 難病情報センター：好酸球性消化管疾患. http://www.nanbyou.or.jp/entry/3935（アクセス日：2018年7月30日）
3) 厚生労働省好酸球性消化管疾患研究班ほか：新生児・乳児食物蛋白誘発胃腸症（炎）Minds準拠診療ガイドライン．2018. https://www.egid.jp/index/guideline（アクセス日：2018年7月30日）
4) Guajardo JR, et al.：Eosinophil-associated gastrointestinal disorders：a world-wide-web based registry. J Pediatr 2002；141：576-581.
5) Ohtsuka Y, et al.：Neonatal transient eosinophilic colitis causes lower gastrointestinal bleeding in early infancy. J Pediatr Gastroenterol Nutr 2007；44：501-505.
6) Yousefi S, et al.：Catapult-like release of mitochondrial DNA by eosinophils contributes to antibacterial defense. Nat Med 2008；14：949-953.
7) Furuta GT, et al.：Eosinophilic esophagitis in children and adults：a systematic review and consensus recommendations for diagnosis and treatment. Gastroenterology 2007；133：1342-1363.
8) Teitelbaum JE, et al.：Eosinophilic esophagitis in children：immunopathological analysis and response to fluticasone propionate. Gastroenterology 2002；122：1216-1225.
9) Attwood SE, et al.：Eosinophilic oesophagitis：a novel treatment using Montelukast. Gut 2003；52：181-185.
10) Friesen CA, et al.：Clinical efficacy and pharmacokinetics of montelukast in dyspeptic children with duodenal eosinophilia. J Pediatr Gastroenterol Nutr 2004；38：343-351.

［大塚宜一］

第6章 疾患別の栄養療法

B 消化器疾患
digestive disorder

4 吸収不良症候群
malabsorption syndrome

ポイント
- 吸収不良症候群とは，消化吸収の障害により，体重増加不良や便通異常などの症状を認める症候群である．
- 原因が多岐にわたるため，まれな疾患を含めて鑑別診断を行う必要がある．
- 栄養障害がみられるため，栄養状態や成長発達について適宜評価していくことが重要である．

a 疾患の概念

1 定義と概要

消化と吸収にかかわる機構が障害され，欠乏した栄養素による臨床症状，体重増加不良，便通異常などの症状を認める症候群である．小児ではまれな先天性疾患を含め原因は多岐にわたるが，類似の症候は摂食障害，尿中・便中への喪失などでも生じることから鑑別が必要である．

2 疫学

あきらかな発生頻度は不明である．小児においては，腸粘膜の一次的な吸収障害であるセリアック病，刷子縁酵素欠損（乳糖分解酵素を含む二糖類分解酵素欠損症やエンテロキナーゼ欠損症など）などの一次性の本態性吸収不全の頻度は少ない．一方で，感染性腸炎後などに認める乳糖分解酵素欠乏による二次性乳糖不耐症の頻度が最も多い．近年，Crohn病や短腸症候群による吸収障害の症例数も増加傾向を認めている．

3 病因と病態

病因別に分類すると，消化酵素の異常，小腸吸収面積の狭小，栄養素の吸収・輸送経路障害，その他，の4つに分けることができる（表1）[1,2]．

1）消化酵素の異常
・小腸消化酵素の欠乏

前述したように，腸炎罹患後の二次性の乳糖不耐症の頻度が最多である．刷子縁における乳糖を含めた二糖類の分解が不完全な場合，糖が大腸に吸収されないまま到達するため，糖および腸内細菌によって分解・産生された有機酸により管腔内の浸透圧が上昇し，浸透圧性下痢を生じる．先天性のものはわが国では少ないが，ショ糖イソ麦芽糖分解酵素欠損症はまれに認められる．先天性トリプシノーゲン欠損症や先天性エンテロキナーゼ欠損症では蛋白質，先天性アミラーゼ欠損症では糖質の消化不良を認める．

・膵外分泌機能不全

欧米では囊胞性線維症（cystic fibrosis）の頻度が高いという報告があるが，わが国ではまれな疾患である．先天性疾患としてはPearson症候群やShwachman-Diamond症候群が知られている．

2）小腸吸収面積の狭小
・腸管感染症

ロタウイルス，カンピロバクター，赤痢菌，サルモネラ菌に感染すると腸管粘膜萎縮により吸収不良症を起こすことが知られている．ロタウイルス感染などが遷延すると，小腸の再生上皮細胞は分泌能に比べて吸収能に劣るため，水分，電解質や栄養素の吸収不良に陥ることが機序と考えられている．

・消化管の切除

全体の50％にあたる小腸切除が行われた場合に短腸症候群に陥る．まれではあるが，先天性短腸症を呈する疾患として腸回転異常，腹壁破裂などがある．短腸症候群では激しい下痢症状とそれに伴う電解質喪失を認める．また，糖および脂質吸収不良も認めるため成長障害をきたすことが多い．

・Crohn病

炎症性腸疾患の1つであるCrohn病は全消化管に病変を認める可能性がある．そのため，小腸に病変を有する場合は小腸の正常な吸収上皮が失われ，吸収障害や慢性下痢，体重増加不良，成長障害を認めることがある．

表1 吸収不良症候群の原因別疾患

消化酵素の異常	1. 小腸消化酵素の欠乏 ・原発性・二次性乳糖不耐症 ・ショ糖イソ麦芽糖分解酵素欠損症 ・エンテロキナーゼ欠損症 2. 膵外分泌機能不全 ・嚢胞性繊維症 ・Shwachman-Diamond 症候群 ・慢性膵炎 ・Pearson 症候群
小腸吸収面積の狭小	1. 腸管感染症 ・ロタウイルス，カンピロバクター，赤痢，サルモネラ，ランブル鞭毛虫 2. 消化管切除 ・短腸症候群 ・Crohn 病 ・消化管アレルギー
栄養素の吸収・輸送経路障害	1. 肝・胆道疾患 ・胆道閉鎖症 ・そのほかの胆汁うっ滞 2. 先天性微絨毛萎縮症 3. その他の先天性吸収・輸送不全 ・先天性グルコース・ガラクトース吸収不全症 ・クロール漏出性下痢症 ・ナトリウム性下痢症 ・無βリポ蛋白血症 ・アミノ酸輸送異常 ・腸性肢端皮膚炎(亜鉛吸収不全) ・Menkes 症候群(銅吸収不全)
その他	1. 盲係蹄症候群 2. 免疫不全症 3. 栄養失調症 4. 薬剤性 メトトレキサート，ネオマイシン，スルファサラジン，コレスチラミン，フェニトイン

[永田 智：吸収不全症候群．矢田純一ほか(監修)：今日の小児治療指針(第12版)．医学書院，2000：296-297．/
永田 智：吸収不全症候群．日本小児栄養消化器肝臓学会(編集)，小児栄養消化器肝臓病学．診断と治療社，2014：301-306．より引用・改変]

・消化管アレルギー

　小腸粘膜の絨毛萎縮を伴って吸収不良を呈し，体重増加不良，遷延する下痢の原因となりうる．欧米ではグルテン過敏によるセリアック病が主体であるが，わが国では牛乳アレルギーが原因となることが多い．

3) 栄養素の吸収・輸送経路障害

・肝・胆道疾患

　胆汁うっ滞型肝疾患や胆管系疾患では胆汁酸濃度の低下により，脂肪吸収障害を生じる．症状としては，脂肪性下痢を認める．また，脂溶性ビタミン(ビタミン A, D, E, K)の欠乏をきたしやすい．

・先天性微絨毛萎縮症

　出生時より遷延する難治性水様便と重度の吸収不全を呈する疾患である．新生児における持続性下痢症の原因として最多とされる．

・その他の先天性吸収・輸送不全

　先天性グルコース・ガラクトース吸収不全症，クロール漏出性下痢症，ナトリウム性下痢症，シスチン尿症やメチオニン吸収不全などのアミノ酸輸送異常，銅吸収不全による成長障害をきたす Menkes 症候群などが知られている．

4) その他

・盲係蹄症候群

　先天的な原因(腸回転異常症，重複腸管症，憩室

表2　各種ビタミンの欠乏症状

		欠乏症状
水溶性ビタミン	ビタミン B₁	脚気（多発ニューロパチー，心不全），Wernicke 脳症
	ビタミン B₂	口角炎，口唇炎，舌乳頭萎縮，視力低下
	ナイアシン	ペラグラ
	ビタミン B₆	多発ニューロパチー，口内炎，口角炎，うつ病
	ビタミン B₁₂	巨赤芽球性貧血
	葉酸	巨赤芽球性貧血，母親の妊娠中の欠乏で胎児に二分脊椎，無脳症，脳瘤
	ビタミン C	壊血病
脂溶性ビタミン	ビタミン A	夜盲症，皮膚炎，成長障害
	ビタミン D	くる病，骨軟化症，骨粗鬆症
	ビタミン E	溶血性貧血，脂肪吸収障害，多発ニューロパチー
	ビタミン K	血液凝固障害，新生児メレナ

表3　微量元素の欠乏症状

ミネラル	欠乏症
鉄	貧血（小球性低色素性），動悸，息切れ，めまい，爪変形，口内炎，食欲不振，便秘，易感染症，発育遅滞
亜鉛	口，肛門，眼および四肢の皮膚炎，体重増加不良，低身長，味覚異常，性腺機能低下，骨粗鬆症，脱毛，下痢，爪の白線
銅	貧血，白血球減少，骨粗鬆症，神経障害
セレン	爪の白色変化，不整脈，下肢の筋肉痛，心肥大，心筋症，白筋症，易感染症
ヨウ素	甲状腺機能低下（便秘，倦怠感），甲状腺腫
マンガン	耐糖能低下，成長障害，性腺機能低下，運動失調
クロム	耐糖能低下，糖尿病，成長障害，末梢神経障害，運動失調
コバルト	ビタミン B₁₂ 欠乏
モリブデン	息切れ，頻脈，悪心，嘔吐，視野暗点，夜盲症，神経過敏

症）や，後天的な原因（Crohn 病，術後の癒着）により小腸内容物が腸管内に停滞し，小腸内の細菌が増殖することで二糖類吸収障害，ビタミン B₁₂ 吸収障害，脂肪吸収障害を認める．

・免疫不全

重症複合型免疫不全症，無ガンマグロブリン血症，Wiskott-Aldrich 症候群，分類不能型免疫不全症，慢性肉芽腫症，後天性免疫不全症候群などの免疫不全症の消化器合併症例で吸収不良状態になることが散見される．原因としては，日和見感染による腸炎に伴う吸収障害と考えられている．

4　症　状

摂取エネルギーの吸収不良による体重増加不良または体重減少，貧血や低蛋白に伴う浮腫などを認める．それに加えて，各種ビタミン，微量元素の欠乏により特異的な欠乏症状を認めることがある．また，消化管の切除によって生じる特異的な症候もあ

表4　消化管切除部位と欠乏する栄養素の関係

切除部位	欠乏する栄養素
小腸上部	鉄，葉酸
回腸末端	ビタミン B₁₂，胆汁酸

る．各種ビタミン欠乏による症状を**表2**，微量元素の欠乏による症状を**表3**，消化管切除による症状を**表4**にまとめる．

5　診　断

1）検　査

・栄養状態の評価

まずは栄養状態の把握が重要となる．小児の栄養評価法には身体測定による Waterlow の分類を用いることが多い．「年齢に対する身長」は慢性の栄養状態を反映し，95％ 未満で慢性栄養不良状態と判断する．「年齢に対する体重」は急性期と慢性期を含めた

総合的な栄養状態を反映し,「身長に対する体重」は急性期の栄養状態を反映するといわれている.「身長に対する体重」は 90% 未満で急性栄養不良状態と判断する.

血液生化学検査では,脱水,貧血,低蛋白血症,低血糖の有無を確認し,次に電解質,脂質異常,炎症反応も評価していく.トランスサイレチン(プレアルブミン),ラクトフェリン,レチノール結合蛋白(RBP)などの rapid turnover protein(RTP)が蛋白代謝の早期把握に有用であるとされている.

2) 脂肪吸収不良に対する検査

・便ズダン III 染色

便中脂肪の顕微鏡検査で,吸収不良の有用なスクリーニング検査である.しかし,新生児では膵酵素が生理的に低いため偽陽性となる可能性がある.

・便中脂肪定量検査

便ズダン III 染色で陽性となった場合,72 時間の蓄便を行い摂取脂肪量と便中脂肪量を測定する.摂取脂肪量の 7% を超える便中脂肪排泄があった場合に脂肪吸収不良と判定する.

3) 糖質吸収不良に対する検査

・便還元糖試験

還元糖の欠乏症に対して行われる定性的なスクリーニング検査である.2+ 以上で還元糖吸収不良が疑われる.

・便中 pH 測定

小腸で吸収されなかった糖は,大腸の腸内細菌によって有機酸に分解されるため,便の酸性化を認める.便の pH が 5.6 以下である場合に糖質吸収不良が疑われる.

・呼気中水素測定検査

糖質 1〜2 g/kg(最大 50 g)を経口摂取し,2 時間後までの呼気を経時的に収集し,呼気中の水素ガス濃度を測定する.しかし,抗菌薬の使用や腸内細菌叢の影響を受けやすいという難点もある.呼吸中水素ガスが 20 ppm を超えると糖質吸収不良と判定する.

4) 膵外分泌機能不全に対する検査

・便中エラスターゼ 1 の測定

PFD 試験(pancreatic function diagnostic test, BT-PABA 試験)での尿中 PABA 排泄率で膵外分泌能の評価をすることが多かったが,現在は簡便に行えて特異度も高い便中エラスターゼ 1 の測定が頻用されるようになってきている.エラスターゼ 1 は膵臓の特異的酵素であり,腸内輸送障害や膵酵素補充の影響を受けにくいのが特徴である.

・血清トリプシノーゲンの測定

膵外分泌機能を測定する有用なスクリーニング検査である.

5) たんぱく吸収不良に対する検査

・血清 Alb の測定

栄養評価に用いられる検査項目ではあるが,血清 Alb 値の低値が直接的に食事たんぱくの同化障害を示す訳ではないことに留意する必要がある.血清 Alb 値の低値を認めた場合は蛋白漏出性胃腸症,肝・胆道疾患,腎疾患,炎症などの影響を考慮する必要がある.

・便中 α1-アンチトリプシンの測定

α1-アンチトリプシンは分子量が大きいことから腸管で再吸収されないため蛋白漏出性胃腸症の指標となる.正確な評価をするためには数日間の蓄便が必要である.小児では蓄便が困難であるため 1 回便中濃度がよく用いられる.1 回便中濃度(正常:1.31 ± 0.72 mg/g 便重量)[3] が蛋白漏出性胃腸症では大きく上回る.しかしこの試験も一定以上の量の便量が必要であり,乳児や特に下痢をしている場合は採取が困難な場合がある.

6) 小腸の吸収面積の評価(D-キシロース吸収試験)

D-キシロースを 0.5 g/kg(最大 25 g)を経口摂取し,1 時間後の血中濃度を測定する.D-キシロースは担体との親和性が弱く,管腔内で消化されずに吸収後も代謝の影響を受けないため吸収面積を反映する.1 時間後の血中濃度の上昇が 25 mg/dL 未満であれば空腸粘膜面積の低下が疑われる.

7) 各種栄養素の血中濃度測定

吸収不良のスクリーニングが可能な栄養素として,鉄,葉酸,カルシウム,亜鉛,マグネシウム,ビタミンなどがある.

8) 鑑別診断

栄養の摂取障害,体内利用の亢進,尿や便中への喪失や漏出の鑑別をしていくことが重要になる.

6 治療

栄養状態を評価し重症度(表 5)[4] にあわせて中心静脈栄養,食事療法,経腸栄養などを選択していく.しかし,原則として可能な限り経腸栄養を主体とし,中心静脈栄養は補助療法とすることが重要である.

薬物療法としては補充療法が主であり,消化酵素薬,ビタミン剤,鉄剤などが使用される.

表5　栄養状態の重症度

	消化吸収障害	低栄養状態（血液マーカー）
軽度	便中脂肪量 4～10 g/日	Hb, Alb, RTP, コレステロール, 鉄, 血糖 正常あるいは軽度低下
中等度	軽度と高度の中間	
高度	便中脂肪量 30 g/日以上	Hb, Alb, RTP, コレステロール, 鉄, 血糖 異常低下

［細田四郎ほか：栄養素の消化吸収とその異常．笹川　力ほか（編集）：消化吸収不良の臨床．永井書店，1988：5-13.］

7　予　後

　各疾患によって予後は大きく異なる．各種栄養療法と製剤の多様化で長期管理が可能になっている．また，早期の治療介入によって正常な成長・発達が見込まれる．しかし，誤った栄養導入をしてしまうと合併症のリスクが上昇することもあり注意が必要である．特に中心静脈栄養管理中のカテーテル感染や血栓症，肝障害，胆石などの合併症の有無が予後を左右する[5]．

b　栄養のあり方・食事療法

　小児の健全な成長・発達には各種栄養素をバランスよく摂取すること必要である．吸収不良症候群では各疾患によって欠乏する栄養素が異なり，疾患によっては全栄養素の吸収不良を認める場合もある．栄養状態のアセスメントをしっかりと行い，栄養療法の方針を決定していくことが非常に重要である．栄養療法は大きく食事療法，経腸栄養，静脈栄養に分類される．疾患や栄養状態の重症度から栄養療法を選択していく．注意すべき点としては，慢性の栄養障害を認めている児に対して不適切な栄養導入をすることでrefeeding症候群を認めることがある．飢餓状態が長期に継続している際に急激な栄養の補給でインスリンの分泌が急激に亢進し，蛋白異化から蛋白合成へと代謝がシフトする．細胞内へのブドウ糖，カリウム，マグネシウム，リン酸の取り込みが促進され低リン血症，低カリウム血症を引き起こし不整脈など時には致死的となることがある．

1　全栄養素吸収不良

　脱水や電解質異常は栄養療法開始前に補正しておく．食事療法の導入としては，少量の食事もしくは半消化態栄養剤や消化態栄養剤，消化吸収障害の重症度が高い場合は成分栄養剤などから開始していく．しかし，小腸の消化吸収機能の低下などで経腸栄養が適さない場合は中心静脈栄養を考慮する．必要なエネルギーは年齢によって異なるが，新生児で60～80 kcal/kg/日，乳児で70～90 kcal/kg/日，幼児で60～80 kcal/kg/日の投与が望ましいとされている．肝障害予防のために導入初期の投与エネルギーは少なめにし，2～4 kcal/kg/日のペースでエネルギーを漸増していき維持期のエネルギーとすることが一般的である．栄養療法導入後の約1週間は体重，水分摂取量，尿量，血糖，電解質は連日モニターしていく必要がある．

　また，必ずビタミンや微量元素を添加する必要がある．特にビタミンでは脂溶性ビタミンであるA，D，E，Kの補充が重要である．微量元素では，亜鉛（0.25～0.5 mg/kg/日），銅（40 μg/kg/日），セレン（2 μg/kg/日），鉄（200 μg/kg/日）などの投与を行う．さらに，生体内では合成できない必須脂肪酸（リノール酸，α-リノレン酸）も投与する．

2　選択的栄養素吸収不良

　欠乏栄養素を経口あるいは経静脈的に補充する．先天性ナトリウム下痢症や先天性クロール下痢症では水分と電解質を補充しながら食事療法を行う．食事療法は欠乏栄養素を経口で補っていくことが大きな目的であるが，疾患によっては異なる．たとえば，消化管アレルギーでは原因となる食物の除去が必要となる．また，Crohn病では症状の再燃を避けるために脂質制限食を行うことが多い．乳糖分解酵素欠損症では乳糖除去ミルクを選択し，グルコース-ガラクトース吸収不全症では果糖を使用して，たんぱく加水分解ミルクを選択する．肝胆道系疾患では脂肪吸収障害を認めるため中鎖脂肪酸（MCT）ミルクを使用する．腸炎後腸症では下痢が遷延し小腸粘膜の萎縮を伴っているため，成分栄養剤を使用することで消化吸収の負担が減り，早期の機能回復が期待できる．

3 薬物療法との関係

薬物療法はあくまでも補助的であり，根本的な治療となることは少ない．栄養学的な代謝機能が改善すれば薬物療法は不要になることが多い．しかし，先天的な疾患では長期的な補充療法が必要となる．慢性胆汁うっ滞疾患では脂溶性ビタミン，胆汁酸吸収障害では胆汁酸塩を投与する．疾患に応じて，補充する栄養素を選択していく．

4 栄養評価

急性期の病的状態の回復をはかるだけでなく，長期的な成長と発達を考慮し，慎重な観察が必要である．具体的には医師，管理栄養士，看護師，薬剤師など多職種で構成されたNST(nutrition support team)による総括的な栄養管理が必要である．栄養アセスメントとして身体計測，身体組成，身体所見，血液生化学検査などによって栄養障害の程度を評価する．そのうえで，栄養所要量，消費エネルギーを算出して栄養成分の補給量と投与方法を検討する．栄養アセスメントは定期的に行い，必要に応じて栄養管理計画の見直しを行っていく．小児の栄養アセスメントとして簡便であり，かつ重要であるのは成長曲線の作成である．成長曲線を作成することで成長障害の度合いや程度を簡易に評価することができる．そのほかには乳児ではKaup指数にて肥満度を評価する．身体診察では前述したように各種栄養素の欠乏で特異的な身体所見を認めることがあるため，栄養状態の評価をするうえで身体診察は非常に重要である．

❖ 文献

1) 永田 智：吸収不全症候群．矢田純一ほか(監修)：今日の小児治療指針(第12版)．医学書院，2000：296-297.
2) 永田 智：吸収不良症候群．日本小児栄養消化器肝臓学会(編集)，小児栄養消化器肝臓病学．診断と治療社，2014：301-306.
3) Kulesza E, et al.：Alpha 1-antitrypsin as an endogenous marker of protein-losing enteropathies. Pol Tyg Lek 1992；47：98-101.
4) 細田四郎ほか：栄養素の消化吸収とその異常．笹川 力ほか(編集)：消化吸収不良の臨床．永井書店，1988：5-13.
5) Leonberg BL, et al.：Long-term growth and development in children after home parental nutrition. J Pediatr 1998；132：461-466.

[佐藤真教・工藤孝広]

第6章 疾患別の栄養療法

B 消化器疾患
digestive disorder

5 短腸症
short bowel syndrome

ポイント
- 短腸症は，小腸大量切除に伴う消化吸収障害の状態である．
- 早期は下痢による水分や電解質喪失に対する中心静脈栄養管理，その後は長期にわたり，経腸栄養と静脈栄養管理が必要となる．
- 治療の目標は静脈栄養からの離脱であり，症例によっては腸管延長術などの外科的治療介入も有効な場合がある．

a 疾患の概念

1 定義と概要

　短腸症は，先天性に小腸が短いか後天性に小腸の大量切除を余儀なくされた結果生じる腸管不全であり長期的な医療ケアを必要とする病態である．一般に小腸の70〜80%が切除されると重度の消化吸収障害をきたす．短腸症の定義として残存小腸の長さが75 cm未満，乳幼児期では30 cm未満であることが用いられている．短腸症は現在，小児慢性特定疾病の1つであるが，その診断基準もこれに準じている．さらにこの基準は，現行の身体障害認定基準に照らしあわせると小腸機能障害の等級1級に該当することになる（表1）．

表1 短腸症の各診断基準

小児慢性特定疾病　診断基準
1. 腸回転異常，小腸閉鎖，壊死性腸炎，Hirschsprung病，腹壁異常などの先天性の腸疾患や外傷の結果小腸大量切除となったもの
2. 小腸の残存腸管が75 cm未満であること
3. 乳幼児期は小腸の残存腸管が30 cm未満であること
4. Crohn病，潰瘍性大腸炎を除外する

身体障害認定基準（抜粋）
※「小腸機能障害」であり「短腸症」に限定しない

等級表1級	「残存小腸75 cm未満，乳幼児は30 cm未満」かつ「必要エネルギーの60%以上を中心静脈栄養」
等級表3級	「残存小腸75 cm〜150 cm未満，乳幼児は30 cm〜75 cm未満」かつ「必要エネルギーの30%以上を中心静脈栄養」
等級表4級	「永続的な小腸機能の著しい低下」など

2 原因と病態

　短腸症の原因疾患として，成人では上腸間膜動脈血栓症，Crohn病，外傷などが，小児では先天性小腸閉鎖症や腸回転異常症に起因する中腸軸捻転などの頻度が高い．臨床症状として，下痢，体重減少，脱水，栄養障害などが特徴的であり，これらは残存小腸の長さや部位，回盲弁の有無，腸切除術からの経過時間や残存小腸の適応（adaptation）の程度に影響を受ける．

3 症状・所見

　症状は，腸管大量切除術後の経過により一般的に3期に分類されている．第1期は，水様性下痢とそれに伴う電解質異常，第2期は，腸管からの吸収障害とそれに伴う栄養障害，第3期は，長期の静脈栄養（parenteral nutrition；PN）による合併症（肝機能障害，胆石症など）である．また，消化管における栄養素の吸収部位はある程度決まっているため（図1）[1]，切除腸管の部位に応じた栄養素欠乏症状が出現しうることを念頭におかなければならない[1]．

4 診　断

　手術所見と術後の臨床経過により診断は容易である．残存小腸の長さによる診断基準は，前述のとおり75 cm未満（乳幼児期で30 cm未満）とされている．

5 治　療

　治療は，内科的治療（栄養管理）と外科的治療を個々の症例の状況に応じて考慮する．
　短腸症における栄養管理の目標は，いかにして経

静脈栄養から離脱するかにある．腸管大量切除術後の臨床経過は前述のとおり大きく3期に分類されるため，病期に応じた対応が必要となる．第1期には，大量の下痢に伴う水分と電解質の喪失が起こるため，中心静脈カテーテル（central venous catheter；CVC）を用いた中心静脈栄養（total parenteral nutrition；TPN）管理は必須のものとなる．術後2～3か月を経過すると残存腸管のadaptationが進み，その結果下痢がコントロールされ，経口摂取を増加させても腸管が十分適応可能となる．したがって，この時期に，経腸栄養を促進させることで残存腸管のadaptationをより促し，TPNからの離脱をはかることが可能である（図2）．また，近年，残存小腸のadaptationを促進させるホルモン療法としてGLP-2（glucagon-like peptide-2）の効果について注目されている[2]．

外科的治療としては，腸管延長術があげられる．残存腸管の腸管通過時間を有効に保つことを目的として，Bianchiの考案した縦軸方向の腸管延長術（longitudinal intestinal lengthening procedure；LILP）と，Kimらが考案したserial transverse enteroplasty（STEP）が代表的なものである（図3）[3]．STEPは自動吻合器を用いるなどして拡張腸管に複数箇所の切れ込みをジグザグに入れる術式で，LILPより手術手技が簡便であるという利点がある[4]．

また，上記のような管理では困難な症例に対しては，最終的に小腸移植の適応となる症例も存在するが，それについては他項に譲る．

6 予後

本症の予後を左右する因子として，残存小腸の長さ，回盲弁の有無，残存腸管のadaptationの程度が重要である．PN離脱可能な残存小腸の長さについては諸説の報告があるが，一般的には回盲弁切除例では40cm，回盲弁残存例では10～20cmが境界域と考えられる．

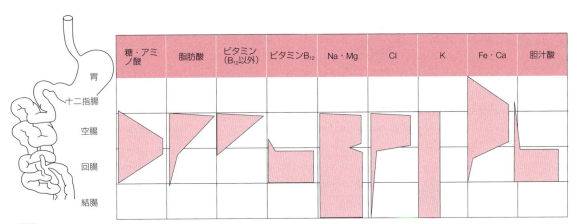

図1 消化管における各種栄養素の吸収部位
［千葉正博ほか：短腸症候群の栄養ケア．臨床栄養 2010；117：645-651．］

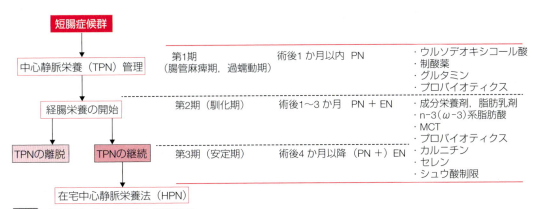

図2 短腸症における病期と栄養管理

a LILP手術

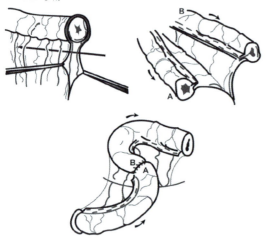

b STEP手術

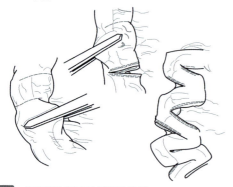

図3 短腸症に対する外科的治療
[Iyer KR：Surgical management of short bowel syndrome. JPEN 2014；38(suppl)：53S-59S.]

ⓑ 栄養のあり方・食事療法

1 栄養のあり方

短腸症における栄養管理の最終目標は，残存腸管のadaptationによりPNから完全離脱することにある．そのためには，①過剰な消化管刺激や消化管分泌を抑えた経腸栄養・経口摂取をはかることと，②bacterial translocationを惹起するbacterial overgrowthおよびうっ滞性腸炎の回避が重要である．

2 食事療法

経腸栄養剤としては，成分栄養剤(エレンタール®P，エレンタール®)，あるいは半消化態栄養剤(エネーボ®，ラコール®，ハーモニック®，エンシュアリキッ

ド®)を用いる．エレンタール®Pは母乳の組成を基本とし，脂肪量が多いのが特徴である．成分栄養剤では浸透圧性の下痢があることを念頭においておく必要がある．また，残存小腸の長さが短く下痢のコントロールが困難な症例では，経鼻胃管などからの24時間持続注入が有用であることがある．

経腸栄養のみではPNからの離脱が困難な症例では，離乳食や幼児食の開始と経腸栄養剤を経口摂取するとともに，在宅中心静脈栄養(home parenteral nutrition；HPN)の適応を考慮する．

3 薬との関係・相互作用

短腸症においては，術後早期からプロバイオティクスを投与することでメチシリン耐性黄色ブドウ球菌(methicillin-resistant *stuphylococcus aureus*；MRSA)などの病原性菌を抑制し，短腸症においても常在嫌気性菌優位の正常新生児の腸内細菌叢へ誘導することが必要である．また，PN関連性肝機能障害に対して有効性が注目されているn-3(ω-3)系脂肪酸製剤をはじめとして，カルニチン製剤，セレン製剤，成長ホルモンやグルタミン，制酸薬など[5]短腸症の病期に応じた薬物療法導入の有用性が報告されている(図2)．

4 栄養療法の評価

経腸栄養とPNとの栄養バランスの管理を綿密に行いつつ，身長，体重の推移，血液栄養指標である血清TP，血清Alb，TC，rapid turnover protein(RTP)，Hb，電解質，ビタミン，微量元素(鉄，亜鉛，銅，セレンなど)を定期的に評価する．栄養サポートチーム(nutrition support team；NST)が存在する施設において効率的に評価することが望ましい．

❖ 文 献

1) 千葉正博ほか：短腸症候群の栄養ケア．臨床栄養 2010；117：645-651.
2) Jeppesen PB, et al.：Teduglutide(ALX-0600), a dipeptidyl peptidase IV resistant glucagon-like peptide 2 analogue, improves intestinal function in short bowel syndrome patients. Gut 2005；54：1224-1231.
3) Iyer KR：Surgical management of short bowel syndrome. JPEN 2014；38(suppl)：53S-59S.
4) 増本幸二：腸管延長術(STEP法)．スタンダード小児外科手術．第1版，メジカルビュー社，2013：181-183.
5) 田附裕子ほか：短腸症候群の栄養療法．臨床栄養 2012；120：820-825.

[松浦俊治・田口智章]

第6章 疾患別の栄養療法

B 消化器疾患
digestive disorder

6 難治性下痢症
intractable diarrhea

ポイント

- 難治性下痢症とは，乳幼児において2週間以上にわたって頻回の下痢を呈し，しばしば経腸あるいは経静脈的補助栄養管理を必要とする病態を示す疾患の総称である．
- わが国では，牛乳蛋白アレルギーや腸炎後の刷子縁酵素活性低下や粘膜防御機構の障害を背景とする症例が多い．
- 治療の基本は栄養療法であり，蛋白加水分解乳や成分栄養剤による経腸栄養を第一選択とする．
- 栄養障害の強い症例や経腸的に栄養を維持できない症例では経静脈栄養を施行する．
- 重湯・粥や野菜の裏ごし食は下痢を悪化させにくく，腸管機能の保持改善に有効である．

a 疾患の概念

1 定義と概要

1968年にAveryら[1]は①生後3か月未満の乳児において，②便培養陰性，③病因不明で，医療的介入を行っても2週間以上の下痢が遷延し，栄養障害・成長障害を伴う病態を「乳児難治性下痢症（intractable diarrhea of infancy）」と定義し，この用語が広く用いられてきたが，診断技術や栄養療法の進歩とともに病因不明例，難治例は激減した．現在では，2週間以上にわたって頻回の下痢を呈し，しばしば経腸あるいは経静脈的補助栄養管理を必要とする病態を示す疾患の総称として，難治性下痢症，あるいは遷延性下痢症（protracted diarrhea）の名称が用いられる．

2 原因と病態

難治性下痢症として乳幼児期（おおむね6歳まで）に発症する疾患を広く対象として，病因・病態に基づいた鑑別診断を進めるためのアルゴリズムを図1に示す．鑑別を進めるためのポイントは，①便病原体検査での病原体があるか，②病原体あり（感染性下痢）の場合，反復や難治化があるか，③病原体なしの場合，便性はどうか，④血便，粘血便か〔食物（アレルゲン）除去で改善するか〕，⑤水様下痢か（絶食で止まるか，止まらないか），および⑥脂肪便か，である．このアルゴリズムに入らない疾患を「その他の鑑別疾患」の欄にあげた．

乳児期発症の難治性下痢症では，ロタウイルスなどの感染性急性腸炎を契機に発症して難治化する腸炎後症候群（post-enteritis syndrome）の病態をとるものが多い．腸炎後症候群では，二次性乳糖不耐症や食物蛋白アレルギーが関与していることがある．感染による小腸粘膜損傷のために粘膜防御機構が破綻して食物抗原に対するアレルギー反応によって小腸粘膜絨毛の萎縮をきたし，刷子縁酵素の活性が低下した状態が続くことで食事摂取によって浸透圧性下痢が惹起される．さらに，消化管の蠕動亢進，低栄養，免疫能の低下などの因子が複雑に絡みあって悪循環に陥り，下痢はさらに難治化する[2]．乳児早期では，2週間以上下痢が遷延すると腸管の粘膜防御機構の破綻からこうした悪循環へと移行しやすい．

3 症状・所見

乳児期発症の難治性下痢症は，生後数か月以内に発症し，体重減少，体重増加不良を伴う．発症時期と栄養障害の程度によっては発達の遅れにつながる場合もある（failure to thrive）．下痢の回数や量，性状（水様便，泥状便，脂肪便，あるいは粘血便）およびにおい（酸臭，腐敗臭，チーズ様発酵臭）などについて客観的に把握する必要がある．

4 診断

水様下痢の場合は，まず分泌性下痢か浸透圧性下痢かを判別する．浸透圧性下痢の場合は絶食により下痢が止まることが多いが，止まらない場合には分泌性下痢を疑う．判別には便浸透圧，便電解質を測

第6章 疾患別の栄養療法

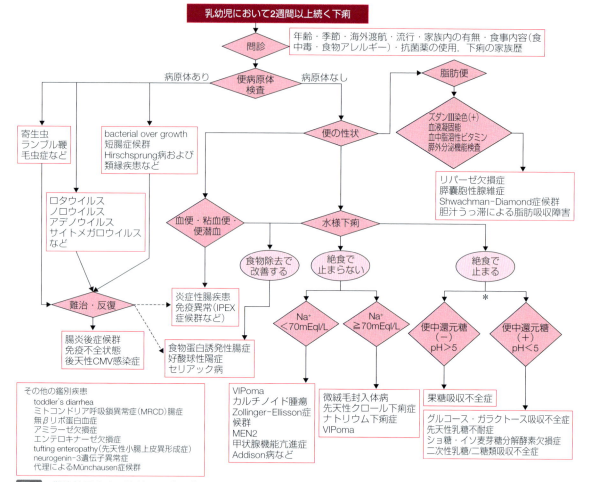

図1 難治性下痢症の診断アルゴリズム
*糖質吸収不全が疑われる場合は，各種糖質（ブドウ糖，果糖，ショ糖，麦芽糖，乳糖）の経口負荷試験，あるいは水素呼気試験を施行して鑑別する
MEN2：多発性内分泌腫瘍症

定して便浸透圧ギャップ（ΔOsm＝実測便浸透圧（mOsm/L）－［便中Na（mEq/L）＋便中K（mEq/L）］×2）を計算する．このギャップが大きければ（ΔOsm≧100），便中に電解質以外の溶質（小腸での吸収を免れた糖やアミノ酸）が多量に含まれていること（消化吸収不全に伴う浸透圧性下痢）を意味する．一方，ギャップが小さければ（ΔOsm≦50 mOsm/L），便中に多量に電解質が分泌されていること（腸上皮細胞からの分泌性下痢）を意味する．先天性クロル下痢症では便中 Cl が 110 mEq/L 以上となる．また，酸臭や便 pH（＜5.5）は糖質吸収不良が示唆される．糖質吸収不良が疑われる場合には経口糖負荷試験（腹部症状，血糖上昇，および水素呼気試験による評価）を行う．便中還元糖の検出法である便クリニテストは試薬が製造中止となったため現在は施行でき

ない．分泌性下痢では消化管ホルモン（ガストリン，VIPなど）の測定，脂肪便の判別には便ズダンⅢ染色，膵外分泌機能（PFD）試験を行う．

そのほか，消化管アレルギーの鑑別には IgE，RAST，便中好酸球，乳蛋白特異的リンパ球刺激試験などを行うが，乳蛋白（ミルク）除去による改善，再投与による症状の再現など臨床症状をみることが重要である．

原因の特定が困難な場合には小腸粘膜生検が必要である．絨毛の形態や炎症の評価のほか，目的とする疾患により電子顕微鏡での観察や免疫染色，酵素活性の測定などを行う．

5 治療（薬物療法）

下痢の治療薬としては，吸着剤（ケイ酸アルミニ

表1	乳児用成分栄養剤(ED-P)の特徴・留意点

- エレンタール®Pは原則として2歳までの乳幼児を対象とした組成である
- 糖質はデキストリンを原料とし、乳糖、ショ糖を含まない
- 原料由来の関連成分としてゼラチン、大豆油、大豆レシチンが含まれるが、アレルゲンとして問題となることはまれである
- 脂肪含量は0.9g/100kcalであるが、エレンタール®より必須脂肪酸配合量は多い
- 0.4kcal/mL(10.3W/V%)調整時の浸透圧は260mOsm/Lで、1.0kcal/mL調整では630mOsm/Lである（エレンタールは1.0kcal/mL調整で761mOsm/L）
- 低流量であれば浸透圧負荷となるリスクは低減される
- セレン、カルニチンが配合されていない
- 完全消化態栄養であるため、腸管機能のリハビリの観点ではEDのみによる長期管理は望ましくない

ウム、コレスチラミン）、収斂剤（タンニン酸アルブミン）、止瀉薬（ロペラミド）、および腸内細菌製剤（プロバイオティクス）などが用いられるが、いずれも対症療法であり、便性や便回数をみながら基本となる栄養療法と併用する。乳糖不耐がある場合には哺乳に際して乳糖分解酵素薬（β-ガラクトシダーゼ）を用いる。ロペラミドは6か月未満の乳児には禁忌である。

6 予後

近年では治療用特殊ミルクや成分栄養剤の進歩により、乳児難治性下痢症の予後は改善し、長期の経静脈栄養（parenteral nutrition；PN）管理を必要とする症例は激減した。しかし、免疫機能の異常を伴う症例や、微絨毛萎縮症などPNへの依存度が高い疾患ではPNに伴う合併症（ルート感染、敗血症、脂肪性肝炎、肝不全など）をきたしやすく、予後良好とはいえないため原因疾患の鑑別が重要である。

b 栄養のあり方・食事療法

1 栄養のあり方

難治性下痢症の治療の基本は、栄養状態を改善して悪循環を断ち、段階的に経腸・経口栄養を進めて腸管の機能回復をはかることにある。一定の絶食期間をとることによって腸管安静をはかるとともに、下痢の改善の有無をみることは必要であるが、短期的に経口・経腸栄養の開始が見込めない場合は4〜7日以内にPNの導入を考慮すべきである[3]。不適切な経腸栄養は腸粘膜の障害を助長するが、逆に長期間の腸管廃用は腸粘膜の萎縮や刷子縁酵素活性の低下による消化吸収機能の悪化、さらに粘膜免疫・防御機能の低下を招く。1週間以上の絶食は小腸機能を弱らせ、3週間以上の絶食は病態の回復自体を遅らせる要因となる。そのため、難治性下痢症では病態に応じた治療用ミルクや経腸栄養剤を用いて少量頻回、または持続的経腸栄養を施行し、可能であれば段階的に経口食の摂取も進めるべきである。PNはこれを補完する位置づけと考える。経腸的に十分な栄養を補えない場合には積極的に利用し、段階的にこれを離脱できるよう経口・経腸栄養の増量をはかる[4]。

2 食事療法

1）経腸栄養剤

難治性下痢症では、栄養障害が軽度の場合は輸液を併用しながら蛋白加水分解乳を1/2の濃度で少量から経口摂取を開始して、便性や回数をみながら量と濃度を維持量まで上げていく。これによって体重増加が得られれば、輸液を減量していく。栄養障害が中等度以上、あるいは蛋白加水分解乳の開始、増量で便性が再び悪化する場合は成分栄養剤（elemental diet；ED）を選択する。

EDは低アレルギー性、乳糖除去、および低脂肪という利点があるが、高浸透圧であるため投与速度や濃度に注意が必要である（表1）。当初は経鼻胃管、あるいは経鼻十二指腸チューブを用いて持続投与を行うことが望ましい。新生児・乳児用EDであるエレンタール®P（ED-P）では、血清浸透圧より低めとなる0.4kcal/mL（約10%濃度、浸透圧260mOsm/L）、30〜60mL/kg/日程度から開始する。重症例ではさらにそれぞれ1/2程度の濃度と流量で開始する。便性と便回数をみながら、2〜3日ごとに濃度と流量を漸増していく。濃度は0.8kcal/mL（約20%濃度）、体重増加が得られる総エネルギー（月齢に応じて90〜130kcal/kg/日）を目標とする。漸増過程で下痢の悪化がみられる場合はすぐに減量、あるいは一

時中止して便性の改善を待ち，安全な濃度と流量で維持する．この過程ではPNを併用して栄養の必要量を確保する．この場合，必須脂肪酸欠乏を予防するために経静脈的に脂肪乳剤の補充を週1～2回行う．また，ED-Pにはセレンやカルニチンが配合されていないため，これらに依存した栄養が長期にわたる場合はカルニチンや微量元素を補充する必要がある．

2) 食　事

血便を呈する病態でなく，生後6～7か月を過ぎてEDによる経腸栄養が進められる病状まで回復している乳幼児では，初期離乳食(重湯やお粥，にんじんやかぼちゃの裏ごしなど)は開始してよい．これらは患児の消化吸収能に応じて吸収され，未消化であっても浸透圧負荷を助長しない．また，ほとんどの病態において分泌性下痢を悪化させることもない．薄めの塩味(ナトリウム)はブドウ糖やアミノ酸とともに水の吸収を促進するため，食物アレルギーなどの関与がなければ，だしや味噌汁の上澄みなどを与えてよい．食物繊維を含む離乳食の経口摂取は口腔機能や腸管のリハビリとなり，便性や腸内環境の改善に寄与するため，経腸・経静脈的に栄養が補助されていれば積極的に導入すべきである．状態が安定すれば，味噌，豆腐や白身魚などを一品目ずつ与えて補助栄養からの離脱をはかる．

3 栄養療法の評価

最も重要な栄養状態，栄養療法の評価は成長曲線に体重と身長をプロットすることである．末梢血，電解質，TP，Alb，ChE，TC，血液凝固能などの一般検査に加えて，rapid turnover protein(RTP：トランスサイレチン，レチノール結合蛋白，トランスフェリン)，甲状腺機能，鉄，亜鉛などを定期的にチェックする．PNを行っている症例では肝障害(Bil，肝トランスアミナーゼ上昇)に注意する．このほか，ED，PNへの依存度が高い症例ではセレン，葉酸，ビタミンDなどを測定して欠乏症を未然に防ぐようにする(第4章参照)．

❖ 文　献

1) Avery GB, et al.：Intractable diarrhea in early infancy. Pediatrics 1968；41：712-722.
2) 虻川大樹：乳児難治性下痢症．小児内科 2009；41：1751-1754.
3) 日本静脈経腸栄養学会(編集)：静脈経腸栄養ガイドライン．第3版，照林社，2013.
4) 虫明聡太郎：経静脈・経腸栄養療法．五十嵐　隆ほか(編集)：小児科臨床ピクシス18 下痢・便秘．中山書店，2010：51-55.

[虫明聡太郎]

第6章 疾患別の栄養療法

B 消化器疾患
digestive disorder

7 蛋白漏出性胃腸症
protein losing enteropathy；PLE

ポイント
- 原因となる疾患が多様であるため，原疾患に応じた治療および栄養療法を行う．
- 予後は原疾患により異なるため，原疾患の診断・病態の把握が重要である．

a 疾患の概念

1 定義と概要

蛋白漏出性胃腸症（protein losing enteropathy；PLE）はさまざまな原因により消化管から血漿蛋白が漏出し，喪失量が肝臓の蛋白合成能を上回り，血中蛋白濃度低下をきたす症候群である．ビタミン，ミネラル，リンパ球，組織液なども漏出しさまざまな症状を呈する．

2 原因と病態

感染症，先天性心疾患の外科治療後，炎症性腸疾患（inflammatory bowel disease；IBD），膠原病など原因疾患は多彩である．蛋白漏出の病態は，リンパ系の異常，血管透過性亢進，粘膜上皮障害に分類されるが，複数の病態が関連する場合や原因不明の場合もある．

1）リンパ系の異常

腸管壁から静脈までのリンパ管経路の低形成・閉塞からリンパ管圧の上昇が起こる．その結果，リンパ管拡張，破綻をきたし，腸管腔内へリンパ液が漏出する．

代表的な疾患：原発性リンパ管拡張症，腸回転異常症，小腸軸捻転，後腹膜線維症，リンパ管腫，血管腫，Hirschsprung 病，悪性リンパ腫，Fontan 術後，収縮性心内膜炎，うっ血性心不全，心筋症，肝硬変，Budd-Chiari 症候群，Noonan 症候群，Klippel-Trenaunay-Weber 症候群，Hennekam 症候群，神経線維腫症 I 型．

2）毛細血管透過性亢進

血管炎や血管壁異常により，腸管の毛細血管の透過性が亢進し血漿蛋白の漏出をきたす．

代表的な疾患：感染性胃腸炎，IgA 血管炎，アレルギー性腸症，Sjögren 症候群，全身性エリテマトーデス（systemic lupus erythematosus；SLE），全身性硬化症，若年性特発性関節炎，混合性結合組織病，アミロイドーシス．

3）消化管粘膜上皮細胞の異常

消化管壁の炎症，びらん，潰瘍や腫瘍により血管やリンパ管の破綻し蛋白の漏出が起こる．

代表的な疾患：感染性胃腸炎，IBD（潰瘍性大腸炎，Crohn 病），好酸球性胃腸炎，Ménétrier 病，セリアック病，アレルギー性腸症，小腸潰瘍，小腸内細菌異常増殖，偽膜性腸炎，Hirschsprung 病，ポリポーシス，慢性移植片対宿主病（慢性 GVHD，graft versus host disease），腫瘍．

3 症状・所見

おもに低蛋白血症による臨床症状をきたすが，原因疾患の影響を受ける．浮腫，腹痛，下痢，腹部膨満などを認める．リンパ系の異常による乳び胸水・腹水，カルシウムの喪失によるテタニー，免疫グロブリンの喪失による易感染性，長期間の栄養障害から成長障害を認める．

4 診断

まず蛋白摂取不足や吸収障害，肝臓での蛋白合成能の低下や，蛋白尿など消化管以外の原因を検討する．次に消化管腔への蛋白漏出の証明と漏出部位や基礎疾患の診断を行う[1]．α1-アンチトリプシン（α1-AT）はアルブミンと同等の分子量をもち，腸管内に出たあとは消化吸収されず糞便に排出されるため，そのクリアランスは蛋白漏出の指標となる．3日間の蓄便を行い測定する（正常値 20 mL/日以下）．1 回便での α1-AT 濃度測定も有用である（正常値 0.92 mg/g 以下）[2]．また，^{99m}Tc-ヒトアルブミンシンチグラフィーは腸管内への蛋白の漏出を証明でき，感度，特異度は高いが，漏出後の便の移動により，

漏出部位の特定が困難な場合がある．そのほか，消化管造影，腹部超音波，採血検査，便培養，検鏡，ウイルス迅速検査，CT，MRIなどを行う．特にMénétrier病や原発性リンパ管拡張症などの鑑別には上部消化管内視鏡と組織検査が有用である．

5 治療

原疾患の治療と並行して栄養療法を行う．慢性経過の場合，小児領域では成長障害の防止も目標となる[1]．

原発性リンパ管拡張症ではステロイド，抗プラスミン薬，クロモグリク酸ナトリウムの治療報告がある．また，オクトレオチドが有用との報告があるが，保険適応外であり，高価な薬価，成長障害の副作用から適応には十分な検討を行う必要がある．Fontan術後ではBaffle開窓術やステロイド，ヘパリンの投与が有効な場合がある．H. pyloriやサイトメガロウイルスによるMénétrier病では抗菌薬，抗ウイルス薬の投与などを検討する．小腸の細菌異常増殖やWhipple病などには抗菌薬投与を行う．また，IBD，GVHD，SLE由来のPLEがステロイドで改善した報告がある．IBDやGVHD，SLEによるPLEには免疫調節薬が有効かもしれない．薬剤が奏効しない場合，Ménétrier病やIBD，悪性腫瘍では外科的治療を検討する．他の疾患では病変範囲が広く外科治療できない症例が多い[1,3,4]．アルブミン製剤の経静脈投与は，低アルブミン血症による循環動態の増悪などの場合に行うが，効果は短期にとどまる[3,4]．

6 予後

原疾患により異なる．経過も一過性で治癒する例，慢性の経過となる例までさまざまである．

ⓑ 栄養のあり方・食事療法

1 栄養のあり方

高たんぱく食，高エネルギー食を中心とした栄養療法が勧められる．治療期間は原疾患により異なるが，生涯にわたり治療が必要な場合もある．

2 食事療法

成人のたんぱく1日必要摂取量は0.6〜0.8 g/kgだが，新生児は1.5 g/kg，18歳では0.66 g/kgであり，1日のたんぱく量は年齢ごとの必要量を検討し決定する．PLE患者では2.0〜3.0 g/kg/日が必要である[1,3]．また，リンパ管疾患では，リンパ管圧の低下を目的として長鎖脂肪酸を制限した低脂肪食を基本とし，リンパ管を経由せず門脈循環経由で肝臓に至る中鎖脂肪酸（MCT）を摂取することが勧められる．MCTは必須脂肪酸を含まないため，すべてをMCTに代替しないか，必須脂肪酸を経静脈的に投与する[5]．Crohn病では成分栄養剤，セリアック病ではグルテン除去食，アレルギーではアレルゲンの除去など原疾患に対する栄養療法を考慮する．脂溶性ビタミン，鉄剤，カルシウム製剤などの補充が必要な場合もある．経口摂取が不十分である場合は経腸栄養剤や中心静脈栄養を検討する[3,4]．

3 栄養療法の評価

血漿蛋白濃度，免疫グロブリンなどの評価を行う．体液量増加の評価において，体重測定は有用な指標となる．

❖ 文献

1) Umar SB, et al.：Protein-Losing Enteropathy：Case Illustrations and Clinical Review. Am J Gastroenterol 2010；105：43-49.
2) 藤武義人：蛋白漏出性胃腸症，Ménétrier病．日本小児栄養消化器肝臓学会（編集）：小児栄養消化器肝臓学．診断と治療社，2014：81-83.
3) Braamskamp MJ, et al.：Clinical practice Protein-losing enteropathy in children. Eur J Pediatr 2010；169：1179-1185.
4) Copland AP, et al.：Protein Losing Enteropathy：Diagnosis and Management. Practical Gastroenterol 2017；162：22-35.
5) Bach AC, et al.：Medium-chain triglycerides：an update. Am J Clin Nutr 1982；36：950-962.

［井上敬介・青松友槻］

第6章 疾患別の栄養療法

B 消化器疾患
digestive disorder

8 Crohn病
Crohn's disease

ポイント

- Crohn病の診断時には病勢や病変範囲の把握のほかに，栄養状態を評価することが重要である．
- 小児Crohn病診療において寛解導入の第一選択は完全経腸栄養療法であり，その後の寛解維持においても部分経腸栄養療法を主体とした栄養療法が重要である．
- 患児が主体的に栄養療法を継続できるように，多職種で構成されたチームによるサポート体制が望ましい．

a 疾患の概念

1 定義と概要

主として若年者に発症する肉芽腫性の炎症性腸疾患（inflammatory bowel disease；IBD）で，全層性の炎症により各種消化器症状のほかに狭窄や瘻孔などの特徴的な病態が生じる．口から肛門まで全消化管に不連続に病変が生じる可能性があり，腸管以外の関節や皮膚，眼などさまざまな臓器も障害されうる全身性疾患である．

2 原因と病態

小児も含めて患者数は増加傾向を示しているが，原因は未解明である．一般的に遺伝素因と環境素因を背景に生じた粘膜免疫異常と認識されており，腸内細菌の病態への関与も注目されている．脂質が多く野菜が少ない欧米化した食事が発症の危険因子としてあげられているほか，乳化剤であるカルボキシメチルセルロースやポリソルベート80（P80）が腸炎発症に関与するという報告もある．遺伝素因についても，近年の遺伝子研究の進歩に伴い，単一遺伝子異常により発症する「monogenic IBD」の存在が次々とあきらかになっており，「Crohn病」と診断されている患者のなかにもさまざまな病態が混在していることが示唆される．

3 症状・所見

症状は病変範囲によって多岐にわたり，腹痛・下痢・血便が一般的であるが，肛門病変を初発症状とする場合や，不明熱や成長障害が唯一の症状であることもまれではない．消化管外病変として，虹彩炎，結節性紅斑，末梢関節炎などを合併することがある．

4 診断

小腸を含めた全消化管を評価するため内視鏡検査が必須であり，縦走潰瘍や敷石像などの内視鏡所見と，陰窩炎・陰窩膿瘍，非乾酪性肉芽腫などの病理所見をあわせて診断する．そのほか，超音波検査やCT・MR enterography，カルプロテクチン測定などを組み合わせて，病勢や病態の評価，合併症の有無を検索する．鑑別すべき疾患は腸管感染症のほか，自己免疫疾患や原発性免疫不全症など多岐にわたるため，リンパ球解析や遺伝子検査などが必要になることがある．

5 治療

治療の目標は症状の改善のみでなく，患児の心身の健全な成長を守ることである．病勢にあわせて寛解導入したあとに，栄養療法と薬物療法を組み合わせて寛解維持することが治療の基本であるが，小児Crohn病治療の特徴は，寛解導入の第一選択として完全経腸栄養療法（exclusive enteral nutrition；EEN）が強調されている点である（図1）[1]．ステロイドと同等の寛解導入効果があるEENを用いることで，成長障害をはじめとする副作用を回避することができる．薬物療法の詳細は2017年度の潰瘍性大腸炎・Crohn病診断基準・治療指針改訂版を参照されたい．

6 予後

適切に炎症がコントロールされなければ病変範囲は拡大し，全層性の腸管炎症の結果として狭窄・穿孔・瘻孔などの重篤な病状に陥ることがある．また慢性的な消化器症状・栄養不良・成長障害によって，

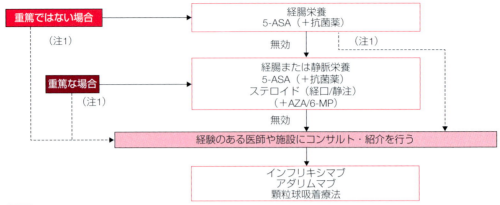

図1 小児 Crohn 病活動期の治療
(注1) どの段階でも経験のある医師や施設に治療方針を相談することが望ましい
(注2) どの段階でも外科治療の適応を十分に検討した上で内科治療を行う．なお肛門病変・狭窄の治療，術後の再発予防の詳細については本文参照
(注3) 治療を開始する前に予防接種歴・感染羅患歴を確認し，定期・任意接種とも，積極的に行うことが望ましいが，詳細については本文参照
[｢難治性炎症性腸管障害に関する調査研究｣(鈴木班)：潰瘍性大腸炎・クローン病　診断基準・治療指針　平成28年度改訂版．2017．]

日常生活における精神的・社会的負担も大きくなることが予測される．過去の報告では小児 Crohn 病患者の5年の累積腸管手術率は約14%という報告[2]がある一方で，生物学的製剤の登場によって予後や患児のQOLは大きく向上している．

b 栄養のあり方・食事療法

1 栄養のあり方(一般論)

1) 栄養状態・成長障害の評価

活動期には食事摂取量が低下することに加えて，吸収障害が生じるため栄養不良に陥りやすい．成長期の栄養不良と慢性炎症は成長障害の原因となり，近年の研究では，小児 Crohn 病患者の17～32%で診断時のBMIが極度に低下しており，約10%がすでに成長障害に陥っていることが示されている[3]．身長・体重の測定，アルブミンなどの一般的な栄養状態の評価に加えて，下記のビタミンや微量元素を含めた栄養素欠乏についても評価し，必要に応じて中心静脈栄養の導入などの積極的な介入が求められる．過去のデータを取り寄せて成長曲線を作成することで，体重減少の有無や成長障害の程度を把握することが可能となり，治療開始後も適切に成長が守られているか評価するための重要な指標となる．

・ミネラル・微量元素

血便による鉄の消費のほかに，粘膜障害や慢性炎症に伴うヘプシジン産生によって吸収効率が低下するため，IBD患児の半数以上に鉄欠乏性貧血が合併する．健全な発育・発達に影響を及ぼす危険性があるため，ヘモグロビン濃度が10 g/dL未満の重症例では経静脈的な鉄補充を検討する．長期の下痢症状を呈する症例では亜鉛とマグネシウムを評価することが推奨されているが[3]，亜鉛の血中濃度はアルブミン値によっても変動するため，そのほかの栄養状態を考慮しながら繰り返し評価する．

・ビタミン

ビタミンのなかでも，特にビタミンDは最も欠乏が生じやすく，定期的なモニタリングが推奨されている．また葉酸とビタミンB_{12}はCrohn病の好発部位である回腸末端が吸収の主体であるため，活動性の回腸病変や20 cm以上の切除例，大球性貧血を呈する症例では評価を要する．そのほかの脂溶性ビタミンや水溶性ビタミンは必ずしも全例に定期的なモニタリングをする必要はないが，Crohn病患者では欠乏しやすい傾向にあることに留意する[3]．

2 栄養のあり方(各種病態に応じて)

1) 狭窄・狭小化病変

腸管に狭窄・狭小化病変を伴う患児では，食物繊維の多い生野菜や海藻，ナッツ類，こんにゃくを控えることが腸閉塞の予防につながる．ただし，線維化による狭窄ではなく，炎症に伴う浮腫による狭小化であった場合には，治療開始後に改善することが

ある.

2）乳糖不耐症

腸管粘膜に乳糖の分解・吸収を担うラクターゼが存在するため，Crohn病による粘膜障害に伴って一過性の乳糖不耐症を生じうる．下痢症状が持続する場合には一時的な乳糖除去を要することがある．

3）短腸症

広範囲の小腸切除術後症例は，経腸栄養のみでは適切な栄養状態が維持できず，在宅中心静脈栄養を余儀なくされることがある．中心静脈栄養については第9章A-2 中心静脈栄養を参照されたい．

4）超早期発症型炎症性腸疾患（VEO-IBD）

6歳未満で診断されるVEO-IBD（very early onset inflammatory bowel disease）は，成分栄養剤や中心静脈栄養に依存する症例など，管理に難渋する重症例が多い傾向にある．特に乳幼児期の長期に及ぶ絶食や経管栄養によって，咀嚼嚥下機能や味覚の発達が阻害され，将来的に重度の摂食障害が残る危険性がある．適正な診断・治療が予後に大きく影響することがあり，VEO-IBDが疑われた場合は専門施設に相談しながら診療することが望ましい．

3 食事療法

1）寛解導入療法

有効性と安全性の観点からEENが小児Crohn病に対する寛解導入の基本であり，さまざまな研究結果を総合すると寛解導入率は73％で，ステロイドや生物学的製剤と同等の寛解導入効果も示されている[3]．使用する栄養剤は成分栄養剤（エレンタール®）が一般的であるが，ほかに消化態栄養剤（ツインライン®）や半消化態栄養剤（ラコール®）でも効果が示されている．自宅でEENを完遂することはむずかしく，筆者らの施設では入院での導入を原則として，コンプライアンスや治療効果を確認している．EEN導入後2〜3日で症状が改善し，8週以降で粘膜治癒が得られるという報告があるが，EENの期間について明確な規定はなく，わが国では2〜4週が一般的である．規定の濃度（1 kcal/mL）では浸透圧が760 mOs/Lと高く導入後に浸透圧性下痢が生じる可能性や，重度の栄養障害を呈している患児でrefeeding症候群を発症した報告があるため，導入時は50％濃度（0.5 kcal/mL）で1日必要エネルギーの半量から開始し，下痢などの症状を確認しながら濃度・量を漸増する．成分栄養剤は脂質含有量が少ないため，特に栄養障害が重度である症例では経静脈的に脂肪製剤を補充している．EEN期間中に下痢や血便，発熱

表1 エレンタール®の組成と欠乏の危険性がある栄養素

三大栄養素	糖質	アミノ酸	脂質
ビタミン	Vit A	Vit B$_1$	Vit C	カルニチン
	Vit D	Vit B$_2$	ビオチン	
	Vit E	Vit B$_6$	パントテン酸	
	Vit K	Vit B$_{12}$	葉酸	
微量元素	Na	Mg	I	Se
	K	Fe	Zn	Cr
	Ca	Mn		Mo

　　…エレンタール®に含まれない・少量

といった症状が改善し，患児自身が成分栄養剤の重要性を理解することで，その後の部分経腸栄養療法（partial enteral nutrition；PEN）のコンプライアンス向上が期待できる．EENは小腸病変のみならず大腸病変への有効性も示されているが，狭窄病変や肛門病変に対しては効果が乏しいため，ほかの薬物療法や外科治療を組み合わせる必要がある．

2）成分栄養剤について

成分栄養剤（エレンタール®）は糖質がデキストリン，窒素源がアミノ酸，脂質はわずかに含まれるのみで，ほとんど消化を要さないため腸管の安静を実現できる．寛解導入における効果発現機序は，含有する脂質の組成割合やL-グルタミンやヒスチジンなどのアミノ酸，腸内細菌叢を介した抗炎症作用が報告されているが完全には解明されていない．成分栄養剤は特有の風味があるためそのままでは飲みづらいことが多く，専用フレーバーの使用のほか，ゼリーやシャーベットにするなどの工夫も有効であり，QOL維持のために経鼻胃管を用いた夜間注入が選択されることもある．成分栄養剤は栄養学的に完全ではなく，必須脂肪酸以外にもセレンやカルニチンなどが不足しているため，依存度が高い症例では各種栄養素について評価する必要がある（**表1**）．小児用に開発された成分栄養剤であるエレンタール®Pは，エレンタール®と比較して脂質が多く，非たんぱくカロリー/窒素比（NPC/N）やアミノ酸組成が小児に特化した組成であるため保険適応となる2歳未満では積極的に使用するが，それでも脂質量は乳幼児にとって十分でないため脂肪製剤の補充を要する．

3）寛解維持療法

寛解導入後も1日必要エネルギーの35〜50％の経腸栄養剤を継続するPENが，再燃予防に有効である（**図2**）[4]．また，1日の脂質摂取量の増加に伴い再燃

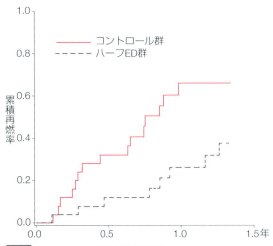

図2 ハーフEDの寛解維持効果
[Takagi S, et al.: Effectiveness of an 'half elemental diet' as maintenance therapy for Crohn's disease: A randomized-controlled trial. Aliment Pharmacol Ther. 2006；24：1333-1340.]

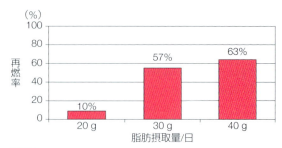

図3 1日の脂質摂取量とCrohn病累積再燃率
対象：小腸大腸型Chron病患者90例，観察期間：12か月
[福田能啓ほか：クローン病の維持療法時の脂質摂取と累積再燃率．厚生省特定疾患難治性炎症性腸管障害調査研究班 平成10年度研究報告書．1999：69-70.]

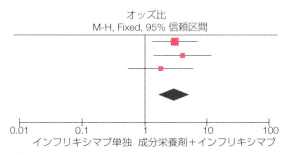

図4 成分栄養剤とインフリキシマブの併用が有効であることを示したメタアナリシス
[Nguyen DL, et al.: Specialized enteral nutrition therapy in Crohn's disease patients on maintenance infliximab therapy: a meta-analysis. Therap Adv Gastroenterol 2015；8：168-175.]

率が増加することが示されており（図3）[5]，脂質制限（20～30 g/日）について指導することが多い．寛解期の炭水化物やたんぱく摂取量の増減，ω-3系（n-3系）脂肪酸の有効性については推奨に足るほどの根拠はなく，厳格な除去食・制限食は基本的に推奨されない．栄養療法のみでは良好な寛解維持に限界があるため，再燃時は適切に病勢・病態評価をしたうえで薬物療法の強化を含めた治療方針の再検討が必要である．

4）栄養指導について

患児が主体的に治療に取り組めるように，年齢に応じた分かりやすい内容で病気と栄養療法の必要性について説明している．発症前の食生活の聴取や給食の献立表を参照しながら，実際の生活に戻ることを想定した指導を行う．食料購入時の脂質量の見方を指導するために院内の売店に連れて行ったり，楽しみながら脂質量の低いものを選べるようにクイズ形式にしたりするなどの工夫も有効である．利便性が高いペットボトルタイプのエレンタール®の処方や，朝食を成分栄養剤にして残りの2食で1日の脂質量を摂取することが，患児の満足度を高める場合がある．家族にも入院中から，脂質制限を主眼とした食材選びや調理法の工夫，ノンフライ食品の紹介を行っている．原則として特定の食材を制限することはしていないが，生活のなかで患児自身が何を食べると調子が悪くなるか把握するようになることが多い．QOLの維持において食事は重要な要素であり，生活背景や考え方を把握して，円滑なコミュニケーションをとりながら多職種で構成されたチーム体制でサポートすることが理想的である．

4 薬との関係・相互作用

寛解導入・維持に使用する生物学的製剤であるインフリキシマブは，血清アルブミン値に効果が依存することや，成分栄養剤の併用によって1年後の寛解維持率が有意に改善することが示されている[6]（図4）[6]．5-ASA（5-アミノサリチル酸）製剤のスルファサラジンや海外で汎用されるメトトレキサートは，ジヒドロ葉酸レダクダーゼや細胞内取り込みを阻害することで葉酸の吸収を低下させるため，葉酸値を年単位でモニタリングすることが推奨されている[3]．Crohn病の肛門病変などに対して使用されるメトロニダゾールは副作用に味覚障害があり，亜鉛欠乏症による症状との鑑別を要することがある．ステロイドを使用している症例では骨代謝に影響が出るため，骨密度を含めて評価する．

❖ 文　献

1) 「難治性炎症性腸管障害に関する調査研究」(鈴木班)：潰瘍性大腸炎・クローン病　診断基準・治療指針　平成28年度改訂版. 2017.
2) Schaeter ME, et al.：Factors that determine risk for Surgery in pediatric patients with Crohn's disease. Clin Gastroenterol Hepatol 2010；8：789-794.
3) Miele E, et al.：Nutrition in Pediatric Inflammatory Bowel Disease：A Position Paper on Behalf of the Porto Inflammatory Bowel Disease Group of the European Society of Pediatric Gastroenterology, Hepatology and Nutrition. J Pediatr Gastroenterol Nutr 2018；66：687-708.
4) Takagi S, et al.：Effectiveness of an 'half elemental diet' as maintenance therapy for Crohn's disease：A randomized-controlled trial. Aliment Pharmacol Ther 2006；24：1333-1340.
5) 福田能啓ほか：クローン病の維持療法時の脂肪摂取と累積再燃率. 厚生省特定疾患難治性炎症性腸管障害調査研究班　平成10年度研究報告書. 1999：69-70.
6) Nguyen DL, et al.：Specialized enteral nutrition therapy in Crohn's disease patients on maintenance infliximab therapy；a meta-analysis. Therap Adv Gastroenterol 2015；8：168-175.

［竹内一朗・新井勝大］

第6章 疾患別の栄養療法

B 消化器疾患
digestive disorder

9 潰瘍性大腸炎
ulcerative colitis；UC

ポイント

- 小児潰瘍性大腸炎は成人に比して病変の広範囲化，重症化がみられやすいため，成人よりも積極的な治療を必要とする場合が多い．
- 成長に必要なエネルギーや栄養素の確保に留意し，身長・体重・二次性徴・骨年齢などの成長速度を定期的に確認する．
- 寛解期における食事制限は基本的には不要だが，活動期には腸管の安静や低栄養状態の改善をはかるために必要に応じて栄養療法を選択する．
- 食事療法は腸管の負担にならないように低残渣・低脂肪食を基本とし，易消化で刺激物を控えた献立とする．

a 疾患の概念

1 定義と概要

潰瘍性大腸炎（ulcerative colitis；UC）は主として粘膜を侵し，しばしば潰瘍やびらんを形成する大腸の原因不明のびまん性非特異性炎症である．わが国の患者数は近年急激に増加しており，2014年には約17万人が罹患している．欧米では，炎症性腸疾患（inflammatory bowel disease；IBD）患者の25％以上が小児期もしくは思春期に発症しており，わが国でも小児期での発症頻度の増加が指摘されている．

2 原因と病態

UCの原因はいまだ不明である．遺伝的素因を背景に，生活環境因子，免疫因子が複雑に関与し，免疫機構に破綻をきたし発症する多因子疾患と考えられている．生活環境因子としては，特に腸内細菌の関与が重視され，腸内細菌に対する免疫応答の異常が示唆されている．

UCでは大腸の持続的な慢性炎症により，大腸粘膜の広範な潰瘍形成と機能異常を呈する．Crohn病が全層性の炎症であるのに対して，UCの炎症は粘膜に限定されている．

わが国では病変の範囲から，全大腸炎型（炎症が脾彎曲部より近位側に進展），左側大腸炎型（炎症が脾彎曲部より肛門側に限局），直腸炎型（炎症が直腸に限局），右側あるいは区域性大腸炎型（炎症が非連続性に右側に限定）に分類されている．一般に病変が広範囲であるほど，病状もより重症のことが多い．小児では成人に比べ全大腸炎型が多く，直腸炎型が少ない．

3 症状・所見

血便・粘血便（持続性または反復性），下痢，軽度の腹痛を主訴に来院することが多い．重症例では下痢が頻回となり，腹痛，血便の程度も強く，発熱，頻脈，貧血などの全身症状も出現する．

検査では，微生物学的検査を行って感染性腸炎を除外し，血液生化学検査により炎症反応（白血球数，血沈，CRP，血清アミロイドA），貧血の程度，栄養状態の評価を行う．便中カルプロテクチン濃度は炎症腸管の白血球浸潤および透過性亢進を反映し，疾患活動性を評価する指標となる．

4 診断

厚生労働省研究班による潰瘍性大腸炎診断基準改訂案に基づき，全大腸内視鏡検査（total colonoscopy；TCS）と生検組織の病理学的検査により診断する．TCSは病変の拡がり，内視鏡的重症度，鑑別診断，粘膜生検を行うことができ，UCの診断に不可欠である．

UCでは通常炎症が直腸から口側にびまん性，連続性に進展する．病変範囲の検索は重要で，病変範囲によって局所療法の選択など治療法が異なってくる．

活動期の内視鏡所見として，血管透見の消失，粗

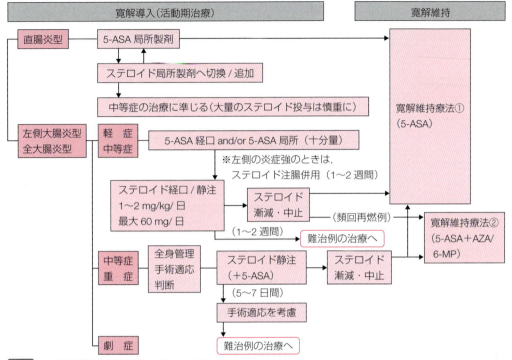

図1 小児潰瘍性大腸炎フローチャート案
[厚生労働科学研究費補助金難治性疾患克服研究事業：潰瘍性大腸炎・クローン病診断基準・治療指針「難治性炎症性腸管障害に関する調査研究」(研究代表者 渡辺 守). 平成25年度分担研究報告書別冊. 2014：1-15. をもとに作成]

造または細顆粒状の粘膜，易出血性(接触出血)，自然出血，発赤，膿性粘液の付着などがみられる．炎症が高度になると，多発性のびらん，潰瘍が認められる．慢性化すると，膿苔の付着した潰瘍の間の残存粘膜がポリープ様となって偽ポリポーシスを呈する．病理組織学的検査では，活動期には粘膜全層にびまん性炎症細胞浸潤，陰窩膿瘍，高度な杯細胞減少が認められる．

UCと鑑別すべき疾患として，小児ではCrohn病，腸管Behçet病，先天性免疫不全症や免疫異常に伴う腸炎，感染性腸炎などが重要である．

5 治 療

1) 治療原則

小児UCの治療に際しては，次のことを配慮する必要がある．
①発症後，直腸炎型が全大腸炎型に進展しやすいなど，成人に比して病変の広範囲化，重症化がみられやすい．そのため成人よりも積極的な治療を必要とする場合が多い．
②身長・体重・二次性徴・骨年齢などの成長速度を定期的に確認する必要がある．身長・体重の評価には成長曲線が有用である．成長障害の原因となるステロイドは，寛解維持の目的には使用しない．
③薬用量は原則として体重換算で決める．
④思春期に特徴的な心理的，社会的問題が存在し，専門的カウンセリングを含めた心理的サポートを考慮する必要がある．

2) 寛解導入療法(活動期の治療)(図1)[1]

直腸炎型では5-アミノサリチル酸(5-ASA)製剤の局所療法を行い，奏効しない場合はステロイドの局所製剤(坐薬，注腸)が選択される．5-ASA製剤の経口投与と局所療法の併用が有効なこともある．これらの治療が無効な例では，次の中等症の治療に準じる．

軽症〜中等症(炎症反応なし)では，5-ASA製剤の十分量の経口投与単独，もしくは5-ASA製剤の局所療法の併用を行う．奏効しない場合はステロイドを投与するが，漫然と長期には投与せず，漸減して2〜3か月以内に中止する．無効例では難治例の治療に移行する．

中等症(炎症反応あり)〜重症では，全身管理をしつつステロイドの静注療法を開始する．重症例では絶食のうえ完全静脈栄養(total parenteral nutrition；TPN)を行う．投与後5〜7日間でステロイド治療の反応性を評価し，無効例では手術を考慮しながら難

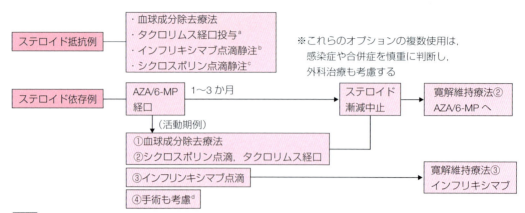

図2 小児潰瘍性大腸炎難治例の治療案（難治例の治療は経験豊富な施設が推奨される）
[a,b] わが国の小児では使用経験はまだ少ない
[c] 潰瘍性大腸炎の保険適応は認可されていない
[d] 手術適応の原則は成人と同様であるが，ステロイド合併症，成長障害，小児特有のQOLの低下例も手術を考慮し，成長障害例では，前思春期または骨端線閉鎖前が推奨される
［厚生労働科学研究費補助金難治性疾患克服研究事業：潰瘍性大腸炎・クローン病診断基準・治療指針「難治性炎症性腸管障害に関する調査研究」（研究代表者 渡辺 守）．平成25年度分担研究報告書別冊．2014：1-15．をもとに作成］

治例の治療へ進む．

3）難治例の治療（図2）[1]

ステロイド抵抗例では中毒性巨大結腸症など劇症化の可能性があり，急速に悪化して生命予後に影響する危険があるため，外科治療も念頭において治療にあたる．治療としては，血球成分除去療法，タクロリムス経口投与，生物学的製剤（インフリキシマブ，アダリムマブなど）の投与，シクロスポリン点滴静注などがある．

ステロイド依存例では，免疫調節薬であるチオプリン製剤（アザチオプリン，6-メルカプトプリン）経口を併用して，ステロイドの漸減中止を目指す．寛解導入困難な場合はステロイド抵抗例に準じた治療選択となるが，手術も考慮する．

重症型，劇症型で前述の強力な内科治療が無効な例，中毒性巨大結腸症や大量出血は絶対的手術適応であり，（準）緊急手術を行う．一方，再燃・寛解を繰り返す例や，著しい成長障害などでQOLが低下している例も手術療法の相対的な適応となる．小児UCの外科治療は，本人や保護者にとって受容困難なことが多いが，手術のタイミングが遅れることのないよう注意が必要である．

4）寛解期の治療（図1）[1]

5-ASA製剤の経口投与が基本となるが，単剤で寛解維持が困難な例では免疫調節薬が有用である．生物学的製剤は計画投与によりそのまま寛解維持療法を行う．

6 予 後

小児期発症例は成人発症例との比較で高率・早期に大腸全摘術が行われていたが，今後は新たな内科的治療の登場により予後の改善が期待される．同時に長期経過例が増加することが予想され，大腸がんの発生に注意が必要となる．

b 栄養のあり方・食事療法

1 栄養のあり方

UCは病変部位が大腸に限られることが多く，小腸の消化吸収能は保たれていることから，寛解期における食事制限は基本的には不要とされている．しかし，活動期には腸管の安静や低栄養状態の改善をはかるために必要に応じて栄養療法を選択する．症状の緩和と腸管安静を保つために，重症の場合は絶食のうえTPNを行うこともある．

なお，必要栄養量を算出する際には，炎症によるエネルギー消費量の増加や血液，蛋白漏出，腹痛や下痢による食事量減少，食欲不振や体重減少などを考慮し，病態に応じてストレス係数を乗じて設定する．

2 食事療法

UCの食事療法は腸管の負担にならないように低残渣（低繊維），低脂肪食を基本とし，易消化で刺激

物を控えた献立とする．しかし，食事制限により成長に必要なエネルギーや栄養素の確保が不十分にならないよう留意が必要である．以下に栄養素別の特徴を記載する．

・脂　質

　脂肪の多い食品や油を多く使用する料理を控える．低脂肪食が基本ではあるが，厳しい制限は不要である．1日の脂肪摂取量は総エネルギー比率20～30%程度とし，過剰摂取とならないようする．また，飽和脂肪酸やn-6系脂肪酸は控えて，魚類を中心としたn-3系多価不飽和脂肪酸の摂取を勧め，脂肪酸バランスを整えることが望ましい．再燃予防のため，脂質摂取量は30 g/日（幼児15 g/日以下）を目安とする．調理方法は茹でる，煮る，蒸す，焼くを主とし，揚げ物は控える．食品選択時も脂質含有量の低いものを選択する．

・食物繊維

　不溶性食物繊維は腸粘膜を刺激したり狭窄部に詰まったりする恐れがあるため，腸粘膜の炎症や腸管狭窄がある場合は摂取を控える．水溶性食物繊維は腸内細菌によって分解され，腸管免疫を維持するために重要な役割をはたすため，制限せず十分に摂取する．

・炭水化物

　脂質制限を行う場合，炭水化物は消化管への負担が少なくエネルギー源として優れていることから，必要エネルギー量の50～60%程度をここから摂取する．

・たんぱく質

　たんぱく質を多く含む食品は通常脂肪を多く含むため過剰摂取を避け，脂肪酸バランスのよい魚や大豆製品を用いる．活動期の場合，肉類は低脂肪部位の鶏肉を用いるとよい．

1）寛解導入時の段階食

　絶食期間後は流動食から開始し，腹部症状を確認しながら5分粥食，全粥食，常食と段階を踏まえて食事内容を上げていく．筆者の施設ではCrohn病と共通する低残渣食を設定し，使用食品もCrohn病の基準に準じている．また，食種は年齢に応じて幼児・学童・青年の3食種を設けている．

2）食品選択

　食品選択の基本は前述したとおり低脂肪，低残渣，低刺激を原則とする．**表1**を参考に，体調と相談しつつ症状を誘発しない食品の幅を拡げていく．入院中，寛解導入目的で段階的に食事内容を上げていく場合は，**表1**における適する食品を使用しつつ献立作成を行う．

　なお，肉類は使用部位を考慮する，茹でてから使用する，皮を除く，脂身を切り落とすなどの脂質を減らす工夫を行う．また，不溶性食物繊維の含有量が多い根菜（ごぼう，れんこん，さつまいも），きのこ類は避け，豆類，野菜類の皮などは取り除き，繊維の方向に逆らって包丁を入れて繊維を切る，すりおろす，刻むなどといった調理の工夫を行う．

3）間　食

　幼児期はエネルギーやたんぱく質などの補給を目的にした補食が必要であるが，学童期以降では楽しみの要素が大きいため，市販の菓子の脂質含有量を確認するなど，安心して利用できるよう指導が必要である．果物，果物の缶詰，ゼリー，飴，ガム，グミ，卵ボーロ，ラムネ菓子，こしあんの和菓子，焼きせんべいなどが適した食品となるが，揚げずに電子レンジで調理する野菜チップ，豆乳や豆乳ホイップを活用したデザート作りなども活用できる．

4）外　食

　外食は脂質の量や質を考慮する．適する選択方法としては，洋食店より和食店，肉より魚介料理や大豆製品，ドレッシングはノンオイルとするなどの工夫が必要である．友人とともに外食をする機会がある中高生の場合は，患児本人に対する指導も重要となる．

5）学校給食・弁当

　寛解期に入ったばかりの退院直後などでは，場合によっては弁当を持参する．集団給食にて治療食の対応が可能な施設はあまり多くはない．なお，寛解期が続いている場合は学校給食も制限しなくてもよい場合もある．しかし，学校給食は給食1食あたりの脂質含有量を考慮し，制限を行わない場合でも標準量で食べる（おかわりは控える）ことが望ましい．

6）宿泊学習における対応

　修学旅行などの宿泊学習での食事対応は事前に宿泊予定や利用予定の施設に提供予定の食事内容を確認する．旅館やホテルなどでは事前に相談することで食材や調理方法を調整してもらえる施設もある．バイキングの場合は事前に献立を取り寄せ，選択方法を検討することで，ほかの児童・生徒とともに食事を楽しむことができる．

3 栄養療法の評価

　IBDでは，腹痛・下痢・悪心などのため食事摂取量が低下しやすい一方で，腸管炎症や発熱などによるエネルギー消費量は増加するため，栄養不良に陥

表1 使用食品の適否

		適する食品	適さない食品
主食	穀類	ごはん，もち，食パン，そうめん，うどん，パスタ	玄米，雑穀，揚げパン，クロワッサン，菓子パン，レーズンパン，ライ麦パン，そば，中華麺，カップラーメン
主菜	肉類	鶏肉（皮と脂身を除く）	鶏肉の皮と脂身，牛肉，豚肉（脂質含有量の少ない部位は可），ベーコン，ハム，ソーセージ
	魚介類	魚類ほぼ全般，魚肉ソーセージ（缶詰は油漬のものは避け水煮に）	ししゃもなど骨ごと食べる魚，甲殻類は少量，貝（だし汁はOK），するめいか，たこ，くらげ
	卵類	卵	
	大豆製品	豆腐，豆乳，湯葉，味噌，納豆，高野豆腐	おから，厚揚げ，油揚げ
乳製品	乳製品	ヨーグルト スキムミルク	牛乳，チーズ（使用する場合は低脂肪タイプを選択する）
副菜	野菜	淡色野菜，緑黄色野菜 ※葉物は葉先を中心に使用	皮や種（なすやトマトなど），ごぼう，たけのこ，れんこん，山菜類など食物繊維の多いもの，とうもろこし（でんぷんは可）
	いも類	じゃがいも，里いも，長いも	芋類の皮，さつまいも，こんにゃく
	果物	りんご，もも，バナナ，すいか，缶詰の果物（パイン缶はのぞく）	パインアップル，いちご（つぶつぶ），オレンジ，キウイなどすっぱい果物
	きのこ類	きのこのだし汁は使用可	
	海藻類	昆布などのだし汁は使用可	
	豆類	一度に少量，緑豆春雨	
	種実類	ごまはすりごま，ねりごま	ピーナッツ，アーモンドなど
油脂類	油脂	えごま油，しそ油，亜麻仁油	バター，マーガリン，ラード，油で揚げてある食品
調味料	調味料	塩，醤油，味噌（粒や麹は漉す），ソース，コンソメ，ケチャップ，ドレッシングはノンオイルのもの	マヨネーズ，酢（少量なら可），香辛料（こしょう，とうがらし，わさび，からし，カレー粉など）
嗜好品	嗜好品	あめ，ゼリー，かき氷，豆やごまの入っていない焼せんべい，卵ボーロ，わらびもち，みたらしだんご，こしあんの和菓子	ケーキ，ドーナッツ，生クリーム，パイ，チョコレート，揚げせんべいなど油脂の多い菓子

りやすい．栄養療法を行ううえでは，アセスメントを行ったうえで必要栄養量の算出を行い，栄養療法を実施し，モニタリング，評価を行うことが重要である．TPN施行中など場合によっては栄養サポートチーム介入も考慮し，栄養状態の評価を行うとよい．

小児における栄養評価として一般に成長曲線を用いた体格評価が行われるが，UCの場合も同様に肥満度により栄養不良がないか確認する．あわせて体重減少率を確認し，栄養障害が考えられる場合にはWaterlow分類も併用する．客観的評価（objective date assessment；ODA）としてTP，血清Alb，トランスフェリン，トランスサイレチン，レチノール結合蛋白，BUN，Hb，TC，総リンパ球数，血清鉄，微量元素などの血液検査所見を確認する．

文献

1) 厚生労働科学研究費補助金難治性疾患克服研究事業：潰瘍性大腸炎・クローン病診断基準・治療指針「難治性炎症性腸管障害に関する調査研究」（研究代表者 渡辺 守）．平成25年度分担研究報告書別冊．2014：1-15．

参考文献

・厚生労働科学研究費補助金難治性疾患等政策研究事業「難治性炎症性腸管障害に関する調査研究」（鈴木班）：潰瘍性大腸炎・クローン病診断基準・治療指針 平成28年度改訂版．平成28年度分担研究報告書別冊．2017．
・牛島高介：潰瘍性大腸炎．日本小児栄養消化器肝臓学会（編集）：小児栄養消化器肝臓病学．診断と治療社，2014：268-272．
・今野武津子ほか：潰瘍性大腸炎．児玉浩子ほか（編集）：小児臨床栄養学．診断と治療社，2011：217-222．
・日比紀文（監修）：IBD診療ビジュアルテキスト．羊土社，2016．
・田尻 仁（編著）：こどもの潰瘍性大腸炎・クローン病と治療．メディカ出版，2017．

[虻川大樹・四竈美帆]

第6章 疾患別の栄養療法

B 消化器疾患
digestive disorder

10 過敏性腸症候群
irritable bowel syndrome；IBS

ポイント
- 排便や便通の変化に伴って反復性の腹痛が生じる機能性消化管疾患の1つである．
- 予後良好の疾患であるが，不適切な対応により生活の質の低下を招く危険性がある．
- すべての患児に有効な食事療法は存在しないが，患児1人ひとり個別に対応することが重要である．

ⓐ 疾患の概念

1 定義と概要

過敏性腸症候群（irritable bowel syndrome；IBS）とは，排便や便通の変化に伴って反復性の腹痛が生じる機能性消化管疾患の1つで，便形状の占める割合から便秘型，下痢型，混合型，分類不能型に分類される．機能性消化管疾患とは，慢性的あるいは反復性の消化管由来と考えられる症状があり，その症状の原因となる器質的疾患が適切な医療評価によってもあきらかでない病態の総称である．

2 原因と病態

遺伝，環境，炎症，アレルギー，不安・抑うつ，ストレスなど多因子が関連し引き起こされる内臓知覚過敏と消化管運動障害が基本病態と考えられている．自律神経を介した脳と腸の関連（脳腸相関）が病態の首座であるとされている．

3 症状・所見

腹痛，下痢，便秘がおもな症状である．思春期以降は腹部膨満，放屁や腹鳴などのガス症状を伴うことが増える．

4 診断（鑑別，検査）

小児のIBSの診断基準としてRome基準が用いられているが，改訂版の第4版が2016年に発表された（表1）[1]．問診と身体所見で表2[1]に示す警告徴候を認めた場合，内視鏡検査を含めた精査を行う．

5 治 療

患児および家族と良好な関係を構築することが重要である．症状の原因となる重篤な疾患がないことを保証し，病態を平易な言葉で説明する．症状を直ちに消失させる治療はむずかしいため，年齢相応の生活を続けられることを治療目標に設定する．日常生活に支障をきたす症状があり，患児本人が治療を希望する場合，薬物療法の適応となる．ポリカルボフィルカルシウムは下痢型，便秘型の両者に効果が期待できるが，効果発現まで2か月ほどかかる．下痢型にはロペラミドの頓用またはラモセトロンが有効である．便秘型には塩類下剤を用いる．また *Lactobacillus* や *Bifidobacterium* を使用したプロバイオティクスの有効性も報告されている．

これらの薬物療法が無効な場合，または心理・精神的背景の存在が疑われる場合は子どものこころ専門医への紹介を検討する．抗不安薬，抗うつ薬などの薬物療法，認知行動療法，催眠療法など心理療法の有効性が報告されている．

6 予 後

大部分の症例は数年以内に症状の改善を認める予後良好な疾患である．しかし，不適切な治療や対応により不登校など社会生活へ支障が発生し，成人期への症状の遷延や生活の質の低下を招くことがあるため注意が必要である．

ⓑ 栄養のあり方・食事療法

1 栄養のあり方

すべての患児に有効な食事療法は確立していない．しかし約6割の患児で食事によって腹痛やガス症状が増悪するといわれている．また患児によっては炭水化物や脂質の多い食事，コーヒー，香辛料（ト

表1　過敏性腸症候群のRome IV診断基準

- 以下のすべての項目を満たす
  1. 少なくとも月に4日，以下の症状のうち1つ以上と関連する腹痛がある
     a．排便と関連する
     b．排便頻度の変化と関連する
     c．便形状（外観）の変化と関連する
  2. 便秘のある小児においては便秘が改善しても腹痛が改善しない
  3. 適切な評価の後に症状が他の疾患で説明できない
- 少なくとも最近2か月間上記の基準を満たしていること

[Hyams JS, et al.：Childhood Functional Gastrointestinal Disorders：Child/Adolescent. Gastroenterology 2016；150：1456-1468.]

表2　器質的疾患を示唆する警告徴候

持続性の右上腹部痛または右下腹部痛
睡眠を妨げる腹痛
原因不明の発熱
関節痛
嚥下困難
持続性嘔吐
肛門周囲の疾患（痔瘻孔，肛門周囲膿瘍など）
消化管出血
夜間の下痢
体重減少・成長障害
思春期遅発
炎症性腸疾患・消化性潰瘍・ポリポーシスの家族歴
免疫不全症・小児がんの既往

[Hyams JS, et al.：Childhood Functional Gastrointestinal Disorders：Child/Adolescent. Gastroenterology 2016；150：1456-1468.]

表3　低FODMAPダイエット

1. 高フルクタン含有食品（小麦，玉ねぎなど）の制限．小麦除去食ならびにそのほかの低フルクタン食品への代替
2. 高ガラクタン含有食品（ひよこ豆，レンズ豆など）の制限
3. 高ポリオール含有食品（梅・桃・さくらんぼのような種を果肉が包む果物やカリフラワー・マッシュルームなどの野菜）の制限．ポリオール甘味料（ソルビトール，キシリトール）の回避．適切な果物や野菜への代替
4. 乳糖不耐症の場合：高乳糖含有食品（牛乳，ヨーグルトなど）を一度に大量に摂取しない．または低乳糖含有食品への代替
5. 果糖不耐症の場合：果糖含有食品（はちみつなど）の過剰摂取の制限

[Staudacher HM, et al.：Comparison of symptom response following advice for a diet low in fermentable carbohydrates (FODMAPs) versus standard dietary advice in patients with irritable bowel syndrome. J Hum Nutr Diet 2011；24：487-495．/日本消化器病学会（編集）：機能性消化管疾患診療ガイドライン2014－過敏性腸症候群（IBS）．南江堂，2014.]

ウガラシなど）によって症状が増悪することがある．高繊維食はプラセボと比較して腹痛に対しては無効であるが，便秘に対する有効性がメタアナリシスであきらかにされた．水溶性繊維食は便秘だけでなくIBS症状全体に対して有効性が示されている一方で，不溶性繊維食（とうもろこし，小麦など）は一部の患児では腹部膨満が生じやすくなるなど症状の増悪を招く場合もある．

基本的には患児ごとに食事の内容とIBS症状の関連を細かく確認し，特定の食品で症状の増悪を認める場合，その食品を回避することや不規則な食習慣の是正など個別に対応することが重要である．

2 食事療法

欧米から有効性が報告されている低FODMAPダイエット（表3）[2,3]について紹介する．FODMAPとは，fermentable（発酵性），oligosaccharides（オリゴ糖），disaccharides（二糖類），monosaccharides（単糖類），polyols（ポリオール）の略称である．すなわち乳糖，果糖，フルクタン，ガラクタンを含めたオリゴ糖類，ポリオール類などを含む食品群である．これらは小腸で消化・吸収されにくいため，大腸内で発酵される．結果的に小腸内の水分量が増加することで小腸運動が亢進し，加えて大腸内のガス産生量も増えIBSの症状を悪化させると考えられている．低FODMAPダイエットは複数のメタアナリシスで有効性と安全性が証明されており，少数ではあるが小児における有効性も報告されている[4]．前述の薬物療法が無効な症例で考慮するが，実施にあたっては栄養士の協力が不可欠である．

3 栄養療法の評価

患児の申告する自覚症状の改善が栄養療法を含む治療効果判定の指標となる．

❖ 文　献

1) Hyams JS, et al.：Childhood Functional Gastrointestinal Disorders：Child/Adolescent. Gastroenterology 2016；150：1456-1468.
2) Staudacher HM, et al.：Comparison of symptom response following advice for a diet low in fermentable carbohydrates (FODMAPs) versus standard dietary advice in patients with irritable bowel syndrome. J Hum Nutr Diet 2011；24：487-495.
3) 日本消化器病学会（編集）：機能性消化管疾患診療ガイドライン2014－過敏性腸症候群（IBS）．南江堂，2014.
4) Chumpitazi BP, et al.：Randomised clinical trial：gut microbiome biomarkers are associated with clinical response to a low FODMAP diet in children with the irritable bowel syndrome. Aliment Pharmacol Ther 2015；42：418-427.

［岩間　達］

第6章 疾患別の栄養療法

B 消化器疾患
digestive disorder

11 肝炎・肝硬変
hepatitis・liver cirrhosis

ポイント

- 肝臓はエネルギー代謝の中心的役割を担う臓器であり，薬物療法，外科的治療とともに栄養療法を常に三位一体で考慮しなければならない．
- 肝疾患患児に対する栄養療法は，個々の病態を把握し，栄養状態を身体所見および血液生化学的指標を用いて繰り返し評価しながら立案することが重要である．

a 疾患の概念

1 定義と概要

急性肝炎とは何らかの原因で肝臓に炎症が起こり黄疸，全身倦怠感，発熱などの症状をきたす疾患の総称である．多くは原因に曝露してから数週間～数か月のうちに発症した後に自然軽快し一過性の経過を辿るが，一部のものでは肝臓におけるたんぱく合成能の指標であるプロトロンビン時間の延長で定義(40％以下もしくはINR 1.5以上)される急性肝不全に進行し，さらに一部でⅡ度以上の肝性脳症を伴うと昏睡型と分類される．一方，炎症が持続もしくは再燃を繰り返し6か月以上持続した状態は慢性肝炎と定義され，さらに一部は慢性の肝細胞障害により肝細胞の再生と結合組織の増生が生じ，線維性隔壁に囲まれた再生結節がびまん性に形成されるようになると肝硬変と称される．肝硬変は急性肝炎のみならず肝障害の多くの病態の終末像であるが，残存肝細胞により予備能が保たれ重篤な肝機能不全徴候を認めない代償性肝硬変と，黄疸，腹水，肝性脳症など種々の症状を伴う非代償性肝硬変に分類される．また肝硬変は成人のみならず小児期においても肝細胞がんの母地となる．

2 原因と病態

小児急性肝炎のおもな原因として感染症(ウイルス性，細菌性，寄生虫など)，薬剤性があげられるが，原因不明の特発性のものが半数を占める．急性肝炎を引き起こすウイルスは大きく肝炎ウイルスと非肝炎ウイルスに分類され，前者として従来知られていたA, B, C型肝炎ウイルスに加え，D, E型肝炎ウイルスも小児で肝炎を引き起こすことが分かってきた．また非肝炎ウイルスとしては，サイトメガロウイルス，Epstein-Barrウイルス(EBV)，単純ヘルペスウイルスのほかにコクサッキーウイルス，エンテロウイルス，パルボウイルス，風疹ウイルス，麻疹ウイルスなどさまざまなウイルスが急性肝炎の原因となりうる．細菌性としては，淋菌，結核菌などの肝臓への直接の感染のほかに，尿路感染症や敗血症に際しグラム陰性菌より放出されるエンドトキシンも肝炎を引き起こす．また肝臓は薬物代謝を担う主要臓器であるため，抗菌薬，抗けいれん薬，化学療法薬，ホルモン製剤などによる直接および代謝物による肝毒性により急性肝炎が生じる．

上記の病因による急性肝炎の遷延とともに自己免疫性肝炎，原発性硬化性胆管，膠原病・免疫不全症に伴う肝炎，中心静脈栄養に伴う肝炎，またWilson病をはじめとする先天代謝異常疾患も新生児～小児期における慢性肝炎の原因となりうる．また近年増加傾向にある肥満関連肝障害(非アルコール性脂肪性肝疾患，nonalcoholic fatty liver disease；NAFLD)は小児期に非アルコール性脂肪肝炎(nonalcoholic steatohepatitis；NASH)まで進行することは少ないと考えられているが，今後予防介入の重要な対象になると考えられる．

前述のように肝硬変は種々の慢性肝障害の終末像であり，慢性肝炎からの移行のほかに，胆道閉鎖症，Alagille症候群，進行性家族性肝内胆汁うっ滞症などの胆汁うっ滞性疾患により小児期に肝硬変をきたす．

3 症状・所見

急性および慢性肝炎の症状は無症状で血液検査に

よるトランスアミナーゼの上昇を契機に発見されるものから，黄疸，全身倦怠感，発熱をきたすものまでさまざまである．また多くは診察上肝腫大を認める一方で，急性肝不全の経過中にさまざまな程度の意識障害とともに腫大していた肝臓が急激に縮小し触知できなくなることがあり，肝細胞の大量壊死を示唆するため迅速な対応が必要となる．

肝硬変も初期では無症状で経過することがあるが，進行すると黄疸，脾腫，くも状血管腫，腹壁静脈の怒張を認め，さらに進行すると胸腹水，消化管静脈瘤からの吐下血，肝性脳症を呈する．また肝肺症候群を合併すると息切れをはじめとした運動不耐が出現する．

4 診断（鑑別，検査を含む）

ウイルス性肝炎に対しては各種血清学的マーカー，ウイルスゲノムのPCRによりウイルスを検出する．自己免疫性肝炎ではIgG高値，抗核抗体をはじめとした自己抗体が陽性となることが診断の一助となる．一般にWilson病では血清セルロプラスミンが低値を示すが，感度・特異度ともに低く，尿中銅排泄量増加（100μg/日以上）の診断的価値が高い．またアセトアミノフェン，種々の鎮咳去痰薬を含むあらゆる薬剤が肝障害を起こしうる．原因不明の肝障害を認めたときには薬剤を中止もしくは変更し肝障害の回復を評価する．薬理学的な肝障害の機序があきらかでない薬剤に関しても，薬剤リンパ球刺激試験が陽性となれば，原因薬剤であった可能性が示唆される．

また慢性肝炎・肝硬変では炎症・線維化・脂肪化の程度とその経時的変化の評価，肝組織を用いた生化学的検査を目的として経皮的，腹腔鏡的もしくは経頸静脈的に肝生検が行われる．

5 治療（薬物療法を含む）

肝臓はそもそも非常に再生力に富む臓器であり，障害の原因を取り除き再生を促すことが治療の原則となる．原因の除去に関しては，細菌感染症に対し抗菌薬を投与する．またB型慢性肝炎に対しペグインターフェロン，C型慢性肝炎に対するペグインターフェロンとリバビリンの併用療法が認められている．B型肝炎ウイルスに関しては，従来からHBs抗原陽性の母親から出生した児に対してHBグロブリンとB型肝炎ワクチンを用いた感染予防処置が行われてきたが，2016年にわが国でもようやくワクチンが定期接種化された．またC型肝炎の治療に関し，近年直接作用型抗ウイルス薬（direct acting autiviral；DAA）の小児での有効性が示されており，今後インターフェロン・フリーの治療が小児でも行えるようになることが期待される．自己免疫性肝炎に対する免疫抑制療法，Wilson病に対する銅キレート薬や亜鉛製剤など疾患特異的な治療法が存在する場合は，治療が長期にわたるためアドヒアランスに注意しながら治療を継続していく．一方であらゆる薬剤が肝障害の原因となりうるため，肝障害を認めた際には摂取薬の中止もしくは変更を含めた検討が必要である．

肝障害が持続し肝硬変に進展すると胆汁うっ滞，腹水，高アンモニア血症，消化管静脈瘤などさまざまな合併症が出現するため，利胆薬，利尿薬，高アンモニア血症治療薬，門脈圧降下薬などの薬物療法に必要に応じて内視鏡的・外科的治療を追加して管理を行う．

肝再生が期待されない急性肝不全，非代償性肝硬変に対しては生体もしくは脳死下臓器提供による肝移植の施行を検討する．

6 予　後

肝障害の原因が除去できれば肝炎の予後は良好である．さらに近年の移植医療の進歩により，有効な内科的治療のない，もしくは抵抗性の肝疾患に対しても生命予後の著明な改善が期待されるようになってきた．

ｂ 栄養のあり方・食事療法

1 栄養のあり方

肝疾患の治療の原則は原因の除去と再生の促進であり，このうち再生の促進における栄養療法のはたす役割は大きい．肝臓はエネルギー代謝の中心的役割を担う臓器であり，糖質，たんぱく質，脂質の三大栄養素のみならずビタミン，ミネラル，微量元素などすべての栄養素のホメオスタシスの維持に重要な役割をはたす．したがって肝細胞機能が障害されるとこれらのエネルギー代謝に異常をきたし，逆に栄養の異常は肝臓に過剰なストレスをかけることになり肝機能異常を引き起こす．肝機能異常に対する治療は薬物療法や外科的治療が主体であると考えられているが，栄養状態の改善なしでは治療効果は限定的であり，肝疾患をもつすべての小児は適切な栄養評価を受け，薬物療法，外科的治療とともに栄養

表1　急性肝不全における栄養療法の原則

	推奨
栄養法	患児が5～7日以内に通常の経口栄養摂取まで回復出来ないと見込まれるときには，人工栄養療法を開始する 肝性昏睡Ⅲ度以上，嘔吐・下痢を認めるときなど経腸栄養が行えない場合は経静脈栄養を行う
エネルギー	安静時エネルギー消費量の1.3倍を超えるカロリーを投与する 低血糖の予防・治療のためにブドウ糖を十分量（10～15 mg/kg/分）投与する 高血糖が生じる際にはインスリンを経静脈的に投与し，血糖を150 mg/dL前後に保つ インスリン抵抗性を認めるときには，カロリーを補充するためにブドウ糖に加えて脂肪の投与（0.8～1.2 g/kg/日）を考慮する 高カロリー投与と水分制限を両立させるために，栄養剤の濃度は0.8～1.0 kcal/mLのものを用いる
アミノ酸	肝性脳症を認めない限りアミノ酸/たんぱく質を1 g/kg/日投与する 肝性脳症を認めた場合はアミノ酸/たんぱく質の投与量を0.5～1 g/kg/日に減量する
電解質	電解質，血液pHをモニターし必要に応じて補正する．脳浮腫を防ぐために血清ナトリウム濃度は144～155 mEq/Lに調整する

[Plauth M, et al.：ESPEN Guidelines on Enteral Nutrition：Liver disease. Clin Nutr 2006；25：285-294./Plauth M, et al.：ESPEN Guidelines on Parenteral Nutrition：hepatology. Clin Nutr 2009；28：436-444./別所一彦：急性肝炎・肝不全．小児科診療2015；78：785-791. より改変]

表2　慢性肝疾患・肝硬変時の栄養評価指標と治療の原則

栄養素	評価指標	治療の原則
エネルギー量	上腕三頭筋，肩甲骨下部皮下脂肪厚，体重，身長，間接エネルギー測定，DXA法	推奨栄養摂取量の125% 炭水化物：脂質：たんぱく質比＝60：30（MCT 15）：10
必須脂肪酸	リノール酸濃度，トリエン/トリエン酸比＞0.3，	とうもろこし油，紅花油および静注脂肪製剤を用いる
たんぱく質	上腕筋周囲径，血清アルブミン，プレアルブミン，トランスフェリン，コリンエステラーゼ，Fisher比	2～3 g/kg/日 肝性脳症出現時 0.5～1 g/kg/日に減量 分岐鎖アミノ酸製剤の積極投与
ビタミンA	乾皮症，角膜Bitot斑，レチノール/レチノール結合たんぱく質モル比＜0.8	3,000～10,000 IU/日・経口 胆汁うっ滞下では 2.5～50,000 IU/2か月・筋注 5,000～20,000 IU/日・経口
ビタミンD	くる病，骨軟化症，25-OHビタミンD濃度＜14 ng/mL	400～4,000 IU/日・経口 3～60,000 IU/2か月・筋注
ビタミンE	ビタミンE/総脂質比＜0.6 mg/g（1歳未満） ＞0.8 mg/g（1歳以上）	50～400 IU/日・経口 胆汁うっ滞下では 5～200 IU/kg/日・経口（酢酸トコフェロール）
ビタミンK	プロトロンビン時間の延長，PIVKA	5 mg/1～2週・筋注 胆汁うっ滞時 10 mg/kg/1～2週・筋注
カルシウム	血清カルシウム濃度，24時間尿中カルシウム排泄量	50～100 mg/kg/日・経口
リン	血清リン濃度	25～50 mg/kg/日・経口
マグネシウム	血清マグネシウム濃度	必要に応じて
亜鉛	血清亜鉛濃度＜1.4 mEq/L	1 mg/kg/日・経口
鉄	血清亜鉛濃度，総鉄結合能	3～5 mg/kg/日
セレン	血清セレン濃度	1～2 μg/kg/日

DXA：dual energy X-ray absorptiometry
PIVKA：protein induced by vitamin K absence or antagonist
[Bavdekar A, et al.：Nutrition management in chronic liver disease. Indian J Pediatr 2002；69：427-431. より改変]

表3 代謝性肝疾患における栄養療法の原則

代謝性肝疾患	推奨食事内容	期待できる効果
ガラクトース血症	ガラクトース除去食(無乳糖ミルク) 母乳・動物乳禁 大豆乳(無乳糖) カルシウム補充	食事療法を行っても，精神発達遅滞，言語障害，神経学的症候を呈することが多い
フルクトース血症	無果糖乳，無しょ糖乳，無ソルビトール乳，ビタミンC補充	肝腎機能の改善を含め食事療法への反応は良好
チロシン血症	フェニルアラニン，チロシン，メチオニン摂取制限，アスパラテームを避ける	NTBC(ニチシノン)の副次的治療 肝疾患は進行性
糖原病Ⅰ型	高澱粉食(カロリーの50〜60%)，低ガラクトース・低ショ糖・低果糖食 低脂肪/コレステロール(総カロリーの15〜30%) たんぱく質は制限不要(5〜10%) 頻回食，夜食 コーンスターチ	低血糖の予防 血糖モニタリングが重要 年長になるほど治療は容易になるが，長期的合併症に注意が必要 糖原病Ⅲ型には高たんぱく食
脂肪酸酸化異常症	急性期：高濃度グルコースカルニチン補充 予防：飢餓状態を防ぐ(経鼻栄養，コーンスターチ，早期のグルコース輸液)，高炭水化物低脂肪食，MCT強化低脂肪食±カルニチン	新生児期発症型は予後不良 急性発作を回避できれば発達は正常
尿路サイクル異常症	たんぱく制限食，必須脂肪酸の補充，アルギニン・シトルリンの補充	新生児期に高アンモニア性昏睡は予後不良
Wilson病	銅制限食(ドライフルーツ，ナッツ，チョコレート，動物内臓，過料の米の摂取制限)	キレート薬内服との併用 亜鉛製剤内服により緩和可
シトリン欠損症	乳児期にMCTミルク，脂溶性ビタミンの補充 寛解期には糖質を嫌いたんぱく質や脂肪に富む食品を好む食癖あり，強制是正しない 炭水化物：脂質：たんぱく質比=20:45:35 アルコール摂取，高糖濃度輸液を避ける	多くは1歳頃までに肝機能・胆汁うっ滞は正常化 寛解期を経て，糖負荷により精神神経症状，高アンモニア血症で再発

[Bavdekar A, et al.：Nutrition management in chronic liver disease. Indian J Pediatr 2002；69：427-431.より改変]

療法を常に三位一体で考慮しなければならない．

2 食事療法

　急性肝炎の発症時には通常特別な栄養法は行わず，安静のうえ年齢相応の栄養を摂取するように指導する．食欲がなく悪心などの消化器症状が強いときには少量頻回の経口摂取を促し，必要に応じて輸液を行う．また肝機能異常を示す患児を診た際には原因としてウイルス性・薬剤性のほかに，肥満関連肝障害(非アルコール性脂肪肝)を鑑別に含める必要がある．身体所見・血液・画像検査結果から脂肪肝の存在が疑われた場合は過食・ジュース類の摂取を避け，炭水化物・たんぱく質・脂肪のバランスのとれた食事を指導するとともに適度の運動を促す．この際特に思春期前の患児に対しては，成長障害をきたすことになるので極端な食事制限は避け，成長曲線をもとに身長の伸びを期待しながら，身長に対する標準体重を目指す．

　急性肝不全の際には，一般に体内の異化が亢進した状態にあると考えられており，成人では安静時エネルギー消費量は健常人と比べて30%増加していると報告されている．しかしエネルギー代謝が亢進している一方で肝細胞の障害によりエネルギー利用効率は著明に低下しているため，投与したエネルギーがそのまま活用されることは期待できず，過剰のエネルギー投与は逆に肝へ負担となり肝機能をさらに悪化させる可能性もある．急性肝不全時の栄養の基本事項を表1[1〜3]に示した．急性肝不全の際にも原則は経口・経腸栄養を行うが，意識障害のため誤嚥の危険がある．下痢・嘔吐により摂取した栄養の吸収が安定せず厳密な栄養管理が困難な場合は速やかに経静脈栄養法を導入する．また低血糖を防ぎ，筋肉の異化による高アンモニア血症の増悪を防ぐために，必要に応じてインスリンを追加することも考慮に入れ十分量のブドウ糖投与を行う．

　肝硬変下でも蛋白/エネルギー栄養障害が認めら

れる．重度の栄養障害は肝移植待機中の死亡率を増加させる一方で，適切な栄養療法，特に窒素バランスの改善が肝移植後の合併症の減少と入院期間の短縮に重要であることが示されている．肝硬変における蛋白／エネルギー栄養障害の要因としては，栄養摂取量の低下，腸管からの栄養吸収障害，肝臓での合成障害，体内での異化亢進など複数のものがあげられ，このため乳児が成長するには推定1日必要量の120〜150％のエネルギー摂取が必要であるとされる（**表2**）[4]．この際に胆汁うっ滞を合併していれば，中鎖脂肪酸（MCT）を強化した栄養により腸管からの吸収効率が上がる．同時に脂溶性ビタミンの補充も行われねばならない．また夜食（late evening snack）により早朝飢餓を防ぎ，アミノ酸源として分枝鎖アミノ酸を強化することで窒素バランスの改善が期待される．小児では成長を阻害しないために肝硬変下においてもたんぱく摂取量を制限する必要はないが，肝性脳症が出現した際にはたんぱく摂取量を0.5〜1.0 g/kg/日に減量し，その後症状をみながら投与量を調整する．必要栄養量を経口摂取できない場合には経鼻胃管を挿入し栄養を投与する．食道静脈瘤の存在は経鼻胃管挿入の禁忌とはならない．さらに門脈圧亢進による腸管浮腫，嘔吐などにより腸管からの栄養吸収が障害されれば中心静脈栄養を開始する．腹水も少量のうちは介入を必要としないが，多量となった場合は利尿薬の使用のほかに，ナトリウム制限（年長児で2〜3 g/日，年少児で1 g/日）を行う．血清ナトリウム値が120 mEq/L以下となった場合は水分摂取制限もしくは水利尿作用を期待してトルバプタンを少量より投与する．トルバプタン投与開始後は腎機能とともに高ナトリウム血症の発生に留意し，水分制限とは併用しない．

そのほか，代謝性肝疾患に対する栄養法の原則と期待される効果を**表3**[4]に示した．

3 栄養療法の評価

栄養状態は身体所見および血液生化学的指標を用いて評価する．ただし体重による評価は肝脾腫，腹水，全身浮腫の影響で栄養障害を過小評価する危険がある．上腕三頭筋背側部，肩甲骨下部の皮下脂肪厚，また上腕筋周囲径がそれぞれ体脂肪および体たんぱくのより正確な評価指標となることが知られている．また年長児では間接エネルギー測定，二重エネルギーX線吸収法（DXA法）などにより安静時エネルギー代謝量，呼吸商，体組成を評価し，栄養計画を立案することが可能となる．慢性肝疾患，肝硬変下での栄養評価の指標を**表2**[4]に示す．

❖ 文　献

1) Plauth M, et al.：ESPEN Guidelines on Enteral Nutrition：Liver disease. Clin Nutr 2006；25：285-294.
2) Plauth M, et al.：ESPEN Guidelines on Parenteral Nutrition：hepatology. Clin Nutr 2009；28：436-444.
3) 別所一彦：急性肝炎・肝不全．小児科診療 2015；78：785-791.
4) Bavdekar A, et al.：Nutrition management in chronic liver disease. Indian J Pediatr 2002；69：427-431.

［別所一彦］

第6章 疾患別の栄養療法

B 消化器疾患
digestive disorder

12 急性膵炎・慢性膵炎
acute pancreatitis・chronic pancreatitis

ポイント

<急性膵炎>
- 軽症～中等症では，栄養療法を必要とせず2～3日の補液のみで軽快することが多い．
- 重症例では感染症対策の観点から早期の経腸栄養が推奨されている．

<慢性膵炎>
- 栄養療法の基本は，疼痛および急性増悪の予防のための食事管理である．
- 体重増加不良や脂肪便を認める例では，消化酵素薬および酸分泌抑制薬を併用し，脂溶性ビタミンの補充を行う．

I 急性膵炎

a 疾患の概念

1 定義と概要

急性膵炎とは膵臓の内部，およびその周辺に急性病変を生じた病態である．一般的には可逆的であり，臨床的回復後約6か月で膵臓は機能的・形態的にほぼ旧に復する．

2 原因と病態

小児期急性膵炎の原因は，胆道拡張症や膵・胆管合流異常などの膵胆道系異常が最も多く，感染，薬剤性，および腹部外傷などがそれに続く（表1)[1]．過剰な膵外分泌刺激，エンテロキナーゼを含む膵液の逆流，膵管閉塞，および炎症などが誘因となり，防御能以上のトリプシン活性化や攻撃因子の増加が起こると急性膵炎が発症する．トリプシン活性化効率はエンテロキナーゼが最も高いが，トリプシン自身，膵腺房細胞内ライソゾーム酵素（カテプシンB），および好中球酵素などでも活性化される．

3 症状・所見

上腹部を中心とした腹痛と圧痛は急性膵炎に特徴的な所見である．1歳以上の小児においても85～90%の症例が腹痛を主訴としている．また，乳幼児では不機嫌および不活発などで発症に気づくことも少なくない[1]．

4 診断

①上腹部に急性腹痛発作と圧痛がある．②血中（膵アミラーゼ，リパーゼなど）または尿中に膵酵素の上昇がある．③超音波，CTまたはMRIで膵に急性膵炎に伴う異常所見がある．以上の3項目中2項目以上を満たし，他の膵疾患および急性腹症を除外したものを急性膵炎と診断する．ただし，慢性膵炎の急性増悪は急性膵炎に含める（厚生労働省難治性膵疾患に関する調査研究班，2008年）．

5 治療

初期治療の基本は，絶食をはじめとした膵の安静（膵外分泌刺激の回避）であり，それと同時に体液・電解質の補正，疼痛の軽減，感染の予防と治療を行っていく．また，適切な時期に飲水や食事を開始することも治療を継続していくうえで重要なポイントとなる．

6 予後

原疾患が予後を左右する．薬剤性や外傷による急性膵炎では重症例が多い．海外からの報告では入院症例の約25%が重症例で，うち致死率はおよそ4%である[2]．一方，わが国では膵・胆管合流異常症などの解剖学的異常による膵炎が多く，相対的に重症例は少ない．

表1	小児期膵炎の成因

1 膵胆道疾患
　総胆管拡張症，膵・胆管合流異常症，胆石，胆嚢炎，膵癒合不全，腫瘍，回虫迷入
2 感染
　ムンプス，麻疹，コクサッキー，エコー，ロタ，インフルエンザ，EB，肝炎ウイルス，マイコプラズマ，サルモネラ，グラム陰性菌
3 薬剤等
　L-アスパラギナーゼ，ステロイド，バルプロ酸，アザチオプリン，6-MP，5-ASA，Ara-C，メサラジン，サリチル酸，インドメタシン，テトラサイクリン，クロロサイアザイド，イソニアジド，抗凝固薬，ホウ酸塩，アルコール
4 腹部外傷
　交通外傷，被虐待児症候群，外科手術後
5 全身疾患
　Reye症候群，SLE，結節性多発動脈炎，JIA，敗血症，多臓器不全，臓器移植後，溶血性尿毒症症候群，IgA血管炎，川崎病，炎症性腸疾患，特発性偽性腸閉塞，消化性潰瘍，神経性食欲不振症，食物アレルギー，嚢胞性線維症
6 代謝性疾患
　高リポ蛋白血症（I，IV，V），高カルシウム血症，糖尿病
7 栄養
　低栄養，ビタミン欠乏（A，D），高カロリー輸液
8 自己免疫性
9 その他
　遺伝性（*PRSS1*，*SPINK1*遺伝子異常），特発性

SLE：systemic lupus erythematosus，全身性エリテマトーデス

JIA：juvenile idiopathic arthritis，若年性特発性関節炎
[Suzuki M, et al.：Acute pancreatitis in children and adolescents. World J Gastrointest Pathophysiol 2014；5：416-426.]

表2	急性膵炎における経口開始のタイミングとチェックポイント
自覚症状の消失	腹痛の消失，空腹感の出現
他覚所見の消失	圧痛の消失，腸蠕動音の確認
血液検査	血中アミラーゼ値，リパーゼ値が正常上限の2倍以下 白血球数，CRP値の正常化
画像所見 　X線 　CT，超音波	 麻痺性イレウス像なし 膵および膵周囲の炎症沈静化を確認

b 栄養のあり方・食事療法

1 栄養のあり方

　急性膵炎では，その症例ごとの病態によっても異なるが，回復期の食事開始時期を誤ると膵炎発作を再燃する場合があり，注意を要する．
　急性膵炎重症例における早期からの経腸栄養は，感染合併症の発生頻度を低下させ，入院期間の短縮に結びつくことが報告されている．

2 食事療法

1）経口摂取開始の目安

　軽症や中等症の急性膵炎であれば，数日間の補液のみで，特別な栄養療法は必要なく，経口摂取が可能となる．臨床的に問題となるのは，そのタイミングであり，疼痛のコントロールと血中膵酵素値を指標にするとよい（表2）．血中膵酵素値が低下傾向にあり，全身状態良好でかつ腹痛が消失していれば飲水を開始する．血中アミラーゼ値やリパーゼ値が正常上限のおおよそ2倍以下となり，また炎症反応が鎮静化すれば，糖質主体の流動食（重湯）から開始し，5分粥，全粥へとアップしていく．飲水開始から食事開始までの中間時点で，脂肪含有量が少なく膵外分泌刺激が少ない成分栄養剤（ED：エレンタール®など）を開始してもよい．ただし，その特有の味のため抵抗感を示す児童もおり，各種フレーバーを用いて風味を工夫する．食開始後も腹痛の再燃がなければ，徐々に脂肪量を増量する（図1）[3]．
　重症膵炎などで炎症が長期間持続した例や，遺伝子異常による反復性膵炎例などでは，表2に従い経口摂取量を増加させると膵炎発作が再燃することがある．これは炎症が長期化した結果，膵管形態の変化や微小膵石などで膵液の流出路障害が生じることによる．これらの変化は炎症の鎮静化とともに軽快するため，EDを併用し必要エネルギー量を確保しながら，3～6か月程度かけてゆっくり食事摂取量を増量していくことが膵炎発作から脱するコツである．

2）重症急性膵炎での感染予防の観点からみた栄養管理

　重症例では，腸管における常在細菌叢の破綻とそれに伴うbacterial translocation（BT）が膵壊死巣感染や全身感染症の発症に関与していることが示唆されている．急性膵炎診療のガイドライン第4版では，BTの阻止の観点から積極的な経腸栄養（enteral nutrition；EN）の導入が提唱されている[4]．ENは完全静脈栄養法（total parenteral nutrition；TPN）に比して，感染性膵合併症や多臓器不全の発生を低下させ，死亡率の減少に寄与することが報告されている[3]．

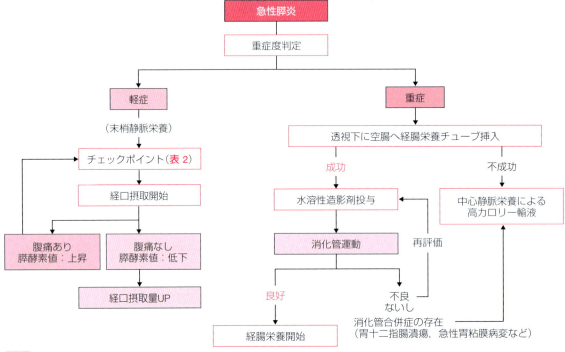

図1 急性膵炎診療における栄養療法のフローチャート
[竹山宜典：経腸栄養はなぜ普及しないか．肝胆膵 2012；64：799-805．より一部改変]

実際には，循環動態が安定した時点で，EDを用いてENを開始する．胃内容物が停留し，著しいイレウス像を示す場合は待機とする．炎症の波及による十二指腸の蠕動減弱と膵外分泌刺激の軽減を考慮し，経腸栄養チューブは十二指腸あるいはTreitz靱帯を越えた空腸に留置する（図1）[3]．小児においては体格や技術的な問題を考慮して留置の有無を決める．

II 慢性膵炎

a 疾患の概念

1 定義と概要

慢性膵炎とは非可逆性，進行性に生じる膵実質細胞壊死と線維化により，膵内外分泌機能不全をきたす疾患である．小児での発症はまれである．

2 原因と病態

小児における慢性膵炎の原因として，遺伝性膵炎，自己免疫性膵炎，先天性膵管形成異常，膵・胆管合流異常症，Vater乳頭部異常，高脂血症（I，IV，V型），副甲状腺機能亢進症，回虫症，炎症性腸疾患，囊胞線維症などが知られている．

慢性膵炎の基本病態は，膵臓の持続的な炎症とそれによる組織傷害であり，病理所見では，膵実質の破壊，間質の線維化，腺房の消失および炎症細胞浸潤が認められる．主膵管や分枝膵管は不整に拡張・狭窄し，膵管内には石灰化やprotein plugを認めることがある．

3 症状・所見

反復性の心窩部痛，季肋部痛などが主症状で，悪心・嘔吐を伴うこともある．強い腹痛発作を呈する急性増悪期と，腹痛発作を認めない間欠期に分けられる．脂肪の多量摂取により増悪を認めることが多い．膵外分泌機能が障害されると，消化吸収障害による下痢や体重増加不良などの症状が現れる．

4 診 断

臨床症候，生化学検査および画像所見から診断を行っていく．腹部単純X線やCT検査では，膵に一致する石灰化像が，また超音波検査では音響陰影を伴う膵内の高エコー像が描出される．また，ERCP（endoscopic retrograde cholangiopancreatography，内視

表3 安定期の食品の選び方

	使用できる食品	避けたい食品
穀類	粥，ごはん，麺，もち，うどん，きしめん，食パン，スパゲッティ，マカロニ	赤飯，焼飯，炊き込みご飯，おはぎ，ピラフ，ラーメン，焼きそば，揚げパン，クロワッサン，洋菓子
魚介類	あじ，あんこう，あまだい，きす，かわはぎ，かます，かれい，さけ，たら，すずき，たい，ひらめ，ます，めばる，かに，えび，かまぼこ，ちくわ	あなご，いか，うなぎ，さば，さんま，ししゃも，にしん，ぶり，はも，まぐろ脂身，さわら脂身，魚の内臓
肉類	脂の少ない部分　牛(もも肉，レバー)，豚(もも肉，ヒレ肉，レバー)，鶏(ささみ，もも皮なし)	脂の多い肉　ばら肉，ロース，サーロイン，タン，内臓(レバー以外)，ハム，ソーセージ
卵	半熟卵，卵豆腐	固ゆで卵
大豆製品	豆腐，豆乳，湯葉，きな粉	大豆，油で加工した食品，(油揚げ，薄揚げ)
乳製品	スキムミルク，低脂肪乳，ヨーグルト	生クリーム，アイスクリーム，チーズ
野菜類	菜類，大根，人参，トマト，かぼちゃ，きゅうり，キャベツ，カリフラワー	繊維が多くて固いもの　れんこん，ごぼう，たけのこ，きのこ類，海藻
いも類	じゃがいも，長いも，里いも	さつまいも，こんにゃく，ポテトチップ
果物類	りんご，バナナ，いちご，メロン	柿，梨，ぶどう，夏みかん，もも，みかん
調味料/嗜好品	塩，醤油，味噌，ソース，ケチャップ	コーヒー，紅茶，酒類，炭酸飲料，ナッツ類，香辛料，油脂類，マヨネーズ，ドレッシング
調理法	煮る，蒸す，ゆでる	油やバターを使った料理　天ぷら，フライ，シチュー

[安藤　朗ほか：慢性膵炎代償期の栄養評価からみた栄養法．栄養－評価と治療 2005；22：531-535．]

鏡的逆行性胆管膵管造影)やMRCP(magnetic retrograde cholangiopancreatography，MR胆管膵管撮影)において主膵管の蛇行や数珠状変を認めることもある．膵外分泌機能不全の評価には，スクリーニング検査として便中脂肪染色法，確定診断としてPFD(BT-PABA)試験を行う．小児において膵外分泌機能不全が認められる場合には，慢性膵炎以外にShwachman症候群，Peason症候群，嚢胞線維症などを鑑別する必要もある．

5 治　療

慢性膵炎が急性増悪した場合は，急性期の治療に準じる．繰り返す腹痛や背部痛を認めたり，急性増悪のコントロールがつかない場合には，除痛および再発予防のために内視鏡治療や外科手術の適応になることもある．薬物療法については，栄養療法とのかかわりが深いため後述する．

b 栄養のあり方・食事療法

1 栄養のあり方

慢性膵炎における栄養療法の目標は，急性増悪の予防，膵機能の修復，および栄養状態の改善である．

2 食事療法

1) 安定期の栄養管理と薬物療法

・栄養管理

急性増悪予防の基本は，膵外分泌機能を刺激しないような食品，調理法，摂取法を実践することである．表3[5)]に安定期の食品の選び方について示す．胃酸分泌を抑制するために，香辛料，炭酸飲料，味つけの濃い食事は避ける．また，咀嚼回数が多くなる固いものを制限し，摂食回数を4～5回/日にすることで，1回あたりの食事量が少なくなるように指導する．

小児の場合は保護者が栄養管理をすることになるが，膵炎発作を恐れるがあまり，家庭での脂質摂取

を過剰に控えさせることがある.低栄養状態にしないために,成長曲線や迅速検査でわかる血中総コレステロールや中性脂肪値を提示し,客観的な栄養評価を示すことで保護者の理解を求める.逆に思春期を迎えると隠れ食いなどで膵炎発作を反復することがあるので,この時期に主治医から患児に対して改めて病気の説明を行うことも必要である.

・薬物療法

膵外分泌機能不全による消化吸収障害(脂肪便,下痢,体重減少)に対しては,消化酵素薬の投与を行う.脂肪便は膵外分泌機能の予備能が10%以下になると出現する.脂肪便を認める患児では,たんぱく質や炭水化物の消化吸収障害も認める.消化酵素薬にはリパーゼ力価の高い腸溶性パンクレアチン製剤(パンクレリパーゼ)が推奨される.消化酵素補充の目安は,脂肪便の消失である.消化酵素薬単独で脂肪便が消失しない場合,H_2ヒスタミン受容体拮抗薬やプロトンポンプ阻害薬を併用するとよい.

3 栄養療法の評価

慢性膵炎患児においては,十分な消化酵素薬投与下に,脂肪便および下痢の消失,体重増加をチェック項目として診療を行う.血液検査としては,Hb,TC,FFA,Alb,rapid turnover protein(トランスサイレチン,RBP,トランスフェリン),脂溶性ビタミン(A,D,E,K),微量元素(Cu,Zn,Mn,Seなど)などを指標にし,栄養状態のモニタリングを行う.

❖ 文　献

1) Suzuki M, et al.：Acute pancreatitis in children and adolescents. World J Gastrointest Pathophysiol 2014；5：416-426.
2) Lautz TB, et al.：Acute pancreatitis in children：spectrum of disease and predictors of severity. J Pediatr Surg 2011；46：1144-1149.
3) 竹山宜典：経腸栄養はなぜ普及しないか.肝胆膵 2012；64：799-805.
4) 急性膵炎診療ガイドライン2015改訂出版委員会ほか(編集)：急性膵炎診療ガイドライン2015.第4版,金原出版,2015.
5) 安藤　朗ほか：慢性膵炎代償期の栄養評価からみた栄養法.栄養-評価と治療 2005；22：531-535.

［鈴木光幸］

第6章 疾患別の栄養療法

B 消化器疾患
digestive disorder

13 慢性機能性便秘症
chronic functional constipation

ポイント

- 便秘には器質性(疾患に伴う)と機能性があり,器質性疾患を見逃さないことが重要である.
- 便秘を放置すると「便秘の悪循環」により,重症便秘となるので,早期の生活指導や治療が必要である.
- 食事療法について十分なエビデンスはないが,食物繊維摂取に心がけること,高脂肪食にならないことが重要であると考えられる.
- ミルクアレルギーが便秘の原因となることがあり,疑わしい場合は一定期間乳製品を中止して便秘が改善するかを評価する.

a 疾患の概念

1 定義(診断基準:表1[1], 2[2])と概要

便秘とはなんらかの原因によって便が長時間体内に停滞するか,または排便困難となる状態である.便秘は便が排出されると腹部症状が消失,排出までの期間も短い一過性便秘(急性便秘)と長期間にわたり持続的にみられる慢性便秘に分類される.器質性便秘と機能性便秘があり,器質性便秘を疑う徴候(表3)[2]があれば,器質性疾患の検索を行う.本項では慢性機能性便秘(以下慢性便秘)について述べる.慢性便秘は排便回数だけでは定義されないが,Rome IV(表1, 2)[1,2]では1週間に2回以下の排便を診断基準の1つにあげている.重症な便秘では直腸に便塊が貯留し(fecal impaction,便塞栓)上流の便性が悪くなり(緩くなり)便塊の周囲を便汁が漏れ出る(soiling)ようになる.頻回に便汁が出るため,下痢と間違われ,止痢薬などが投与されている場合がある.

2 原因と病態

慢性便秘の原因はあきらかでないが,家族内集積の傾向があり,遺伝的背景があると考えられている.重症の慢性便秘が成立する要因として「便秘の悪循環」があげられる.乳幼児では便秘のために硬くなった便を排出する際に排便時の痛みを経験するため,排便を我慢する.便の停滞時間が長くなり,ますます硬便となり,便塊が貯留することで直腸の拡張が起こり,腸管壁の伸展が持続することにより便意が消失し,さらに大便塊の貯留という悪循環により,重症の慢性便秘ができあがるというものであ

表1 乳幼児の機能性便秘の診断

乳児から4歳までの年齢では少なくとも以下の2項目を1か月以上満たす
1. 1週間に2回以下の排便
2. 過度の便貯留の既往
3. 痛みを伴う,あるいは硬い便通の既往
4. 大口径便の既往
5. 直腸に大きな便塊の存在

トイレでの排便を習得した小児では以下の項目も用いられる
6. 少なくとも週に1回の便失禁
7. トイレが詰まるくらいの大きな便の既往

[Benninga MA, et al.: Childhood functional gastrointestinal disorders: neonate/toddler. Gastroenterology 2016; 150: 1443-1455.]

表2 小児・青年の機能性便秘の診断基準

以下の2項目以上が少なくとも1か月にわたり週に1回は満たし,過敏性腸症候群の基準を満たさない
1. 発達年齢が4歳以上の小児で週に2回以下のトイレでの排便
2. 少なくとも週に1回の便失禁
3. 便を我慢する姿勢や過度に便を保持しようとする
4. 痛みを伴うまたは硬い排便の既往
5. 直腸に大きな便塊の存在
6. トイレが詰まるくらいの大きな便排泄の既往

適切な評価で他の疾患(病状)に合致しない

[Hyams JS, et al.: Childhood functional gastrointestinal disorders: child/adolescent. Gastroenterology 2016; 150: 1456-1468.]

表3 器質性便秘を疑う徴候

胎便排泄遅延　48時間以上
生後1か月までに始まる便秘
Hirschsprung病の家族歴
リボン便
肛門裂傷のない血便
成長障害
胆汁性嘔吐
肛門の形態・位置異常
重度の腹部膨満
甲状腺の異常
肛門あるいは挙睾筋反射の異常
下肢強度，トーヌス，反射の減弱
仙部皮膚陥凹
背骨の毛束
臀裂偏位
肛門傷跡

[Hyams JS, et al.：Childhood functional gastrointestinal disorders：child/adolescent. Gastroenterology 2016；150：1456-1468.]

る．排便を我慢する姿勢は両足をクロスさせたり，何かにしがみついたりして，肛門括約筋を閉めているのだが，保護者は力んでいると思っていることも少なくない．

3 症状・所見

排便困難，腹部膨満や腹痛，腹部不快感を生じる．排便時に痛みや出血を伴うこともある．便秘の程度が強くなると食欲低下となる．

4 診断（鑑別，検査を含む）

器質性疾患の除外が重要であり，器質性便秘を疑う徴候（表3）があれば血液検査，腹部超音波，CT，内視鏡検査，脊髄MRI検査などを実施する．器質性便秘を疑わせる症状・徴候がなければ治療を開始し，治療に対する反応や経過から検査の適応を判断する．

5 治療

慢性便秘の治療目標は便秘でない状態を維持することである．便秘を重症化させないため，排便困難の相談があれば，積極的に生活習慣[注1]，食事療法の指導を行う．便秘の程度が強ければ最初から薬物療法を行う．遺糞がある場合はグリセリン浣腸や坐薬などを用いて貯留した便を十分に取り除く．多量の硬便のある場合には下剤のみを使用することにより強い腹痛を起こすことがまれではなく，貯留便除去後に薬物療法を開始する．治療経過や効果判定には排便日誌が有用であり，排便回数だけでなくブリストルスケールを用いて便性も記録する．浣腸や便秘の薬が便秘を増悪させると誤解されていることがある．定期的に排便しないことが便秘の増悪因子であることを説明し，定期的にフォローを行う．

[注1]生活習慣改善（排便習慣確立）として次のことに注意が必要である．①トイレットトレーニングに注意：排便自立を焦る，失敗を叱責されるなどで便意を我慢し，便秘を生じることがある．②便意を我慢しない：特に学童や中学生では学校で排便を嫌がることが多いが，便意を我慢することにより直腸型便秘が増悪する．学校や外出先でも排便するように指導する．③早寝早起き：朝は排便機会として大切である．胃結腸反射（摂食に伴い大腸運動が活発になる）を利用し，登校前にトイレ時間を10〜15分確保する．④病態の説明：便秘は放置すると悪循環でさらに悪化するため，早期に治療を始める必要性を理解させる．

b 栄養のあり方・食事療法

1 慢性便秘の食事療法

ヒポクラテス（紀元前460年頃〜紀元前377年頃）の時代から小麦ふすま（小麦粒の表皮）が便秘予防となり下剤として使われており，古くから食物繊維の便秘改善効果が期待されてきた．また高脂肪食が便秘に関連することも報告され[3]，「和食」が排便にもよい影響を及ぼすものと推察する．

1) 食物繊維

・食物繊維とは

水溶性[注2]と不溶性食物繊維[注3]に大別される．アメリカ穀物学会では食物繊維は以下のように定義される[4]．「ヒトの小腸で消化・吸収されにくく，大腸で完全または部分的に発酵する植物の可食部またはその類似の炭水化物である．食物繊維は多糖類，オリゴ糖類，リグニンおよび関連する植物由来物質を含む．食物繊維は便通の改善および/または血中コレステロール低減，および/または血糖値低減を含む生理的に有益な作用を促進する」．

[注2]水溶性食物繊維：ゲルを作りやすいものは胆汁酸の排泄を促進するので，血中コレステロールの上昇抑制作用がある．胃および小腸内でほかの栄養素を包み込み，炭水化物や脂質の消化吸収を緩やかにし，大腸で発酵を受け乳酸菌やビフィズス菌増殖効果もある．

[注3]不溶性食物繊維：胃や腸で水分を吸収して膨張し，便の量を増やし，腸の蠕動運動を活発にして便通を促進する．

・食物繊維の排便改善効果[5]

便量と消化管通過時間は逆相関があり，便量が多ければ消化管内容物が速やかに排出され，便通改善が期待できる．成人では1日あたりの便量が150〜250gであるとき，消化管通過時間が急速に短縮する．便量と食物繊維摂取量は正の相関があり，排便を円滑にするためには便量増加作用の強い食物繊維が重要となる．最適なのは保水性と膨潤性の高い食物繊維のうち，大腸内で腸内細菌の分解を受けにくい非発酵性成分で代表的なものは穀類の表層を形成する「ふすま」であり，小麦ふすまと同様玄米や玄米フレーク，大麦，ライ麦などの雑穀である．

・食物繊維摂取量

「日本人の食事摂取基準（2015年版）」では6歳以上の摂取基準が設定された（表4）[6]．健康な成人の日常的な食事で通常の食品から摂取する場合には過剰摂取による健康障害はないと考えられている．

・給源食品と含量（表5）

サラダに使う食材では食物繊維が少ないうえに生では摂取量も限られるため，煮野菜にする．かぼちゃやほうれん草，モロヘイヤのおひたし，切干し大根やごぼう，きのこ類などの食材を用いる．穀類ではうどんよりそば，スパゲッティのほうが食物繊維を多くとることができる．おやつにも工夫をする．あずきを使った「あん」は食物繊維が多く和菓子は食物繊維の給源となる．果物，スイートコーン，ポップコーン，焼き芋やポテトチップなども食物繊

表4 食物繊維の食事摂取基準（g/日）

性別	男性	女性
年齢（歳）	目標量	目標量
6〜7	11以上	10以上
8〜9	12以上	12以上
10〜11	13以上	13以上
12〜14	17以上	16以上
15〜17	19以上	17以上
18〜29	20以上	18以上

［厚生労働省：日本人の食事摂取基準（2015年版）．2014.］

表5 各食品（おおよそ1食分）における食物繊維（水溶性，不溶性）の含有量（g）

分類	品名	常用量・目安量（可食部）	水溶性	不溶性	総量
穀類	そば	ゆで1玉 210g	1.2	3.6	4.8
穀類	スパゲッティ	乾燥 100g	0.7	2.0	2.7
穀類	うどん	ゆで1玉 210g	0.4	1.3	1.7
豆類	おから	50g	0.2	5.5	5.7
豆類	大豆（ゆで）	50g	0.5	3.0	3.5
野菜	スイートコーン	中1本 200g	0.6	5.6	6.2
野菜	西洋かぼちゃ	1/8個 100g	0.9	2.6	3.5
野菜	ほうれんそう（ゆで）	50g	0.3	1.5	1.8
野菜	そらまめ	5さや 50g	0.1	1.2	1.3
藻類	味付けのり	5枚（10g）	—	—	2.5
芋類	さつまいも	1個 200g	1.0	3.6	4.6
果実類	りんご	1玉 190g	0.6	2.3	2.9
果実類	バナナ	中1本 100g	0.2	2.5	2.7
果実類	キウイフルーツ	1個 100g	0.7	1.8	2.5
果実類	もも	1玉 160g	1.0	1.1	2.1
果実類	梨	1玉 200g	0.4	1.4	1.8
果実類	パインアップル	1/8個 100g	0.1	1.4	1.5
果実類	いちご	20個 100g	0.5	0.9	1.4
果実類	温州みかん	2個（薄皮なし）140g	0.7	0.7	1.4
菓子類	ポップコーン	60g	0.1	5.5	5.6
菓子類	きんつば	1個 50g	0.3	3.0	3.3
菓子類	甘納豆（あずき）	50g	0.2	2.2	2.4
菓子類	ポテトチップ	50g	0.5	1.6	2.1
菓子類	カステラ	2切 100g	0.4	0.2	0.6

藻類では水溶性，不溶性の分別定量が困難なため総量のみ提示

維摂取に貢献できる．親の共働きや塾通いの子ども事情により，ファーストフードやコンビニ弁当の食事では食物繊維摂取量は相当低下する．バランスのとれた食事を手作りする環境を整える指導も重要である．

2) オリゴ糖・糖アルコール

難消化性糖質であり，小腸内で消化・吸収されにくく，下部消化管において腸内細菌の発酵を受けて代謝され，ヒトの健康にとって有用な生理作用（腸内細菌叢の改善，便性状改善，摂取エネルギー軽減など）を発現する．小腸粘膜では消化されにくいため，大腸内の浸透圧が高くなり緩下作用を発揮する．単糖アルコールのソルビトールは吸収されにくく特に緩下作用が強い．梨，りんご，もも，プラムなどバラ科植物の果実に多く含まれており，これらの果物を摂取することで便性改善が期待できる．

3) 牛乳アレルギーと便秘

牛乳アレルギーが便秘の原因となる[7]報告も多い．器質的疾患を否定した慢性便秘の小児で一定期間牛乳を豆乳に変更し排便状況を検討したところ，豆乳に変更後有意な症状の改善があったとするものなどである．通常の治療に反応しない特に乳幼児の便秘に対して，一定期間乳製品を中止して便秘が改善するかを評価することは治療につながる可能性がある．

❖ 文　献

1) Benninga MA, et al.：Childhood functional gastrointestinal disorders：neonate/toddler. Gastroenterology 2016；150：1443-1455.
2) Hyams JS, et al.：Childhood functional gastrointestinal disorders：child/adolescent. Gastroenterology 2016；150：1456-1468.
3) Fujitani A, et al.：Prevalence of functional constipation and relationship with dietary habits in 3- to 8-year-old children in Japan. Gastroenterol Res Pract 2018：doi：10.1155/2018/3108021.
4) 池上幸江ほか：アメリカにおける食物繊維の定義と考え方．日本食物繊維学会編集委員会（編集）：食物繊維基礎と応用．第一出版，2008：15-16.
5) 印南　敏：排便・便性改善効果．日本食物繊維学会編集委員会（編集）：食物繊維基礎と応用．第一出版，2008：142-150.
6) 厚生労働省：日本人の食事摂取基準（2015年版）．2014.
7) Iacono G, et al.：Intolerance of cow's milk and chronic constipation in children. N Engl J Med 1998；339：1100-1104.

［奥田真珠美］

第6章 疾患別の栄養療法

B 消化器疾患
digestive disorder

14 周期性嘔吐症候群
cyclic vomiting syndrome

ポイント

- 週あるいは月単位で定型的な嘔吐発作を繰り返す機能性消化管障害である.
- mtDNAの一塩基変異多型や自律神経障害が病因と考えられている.
- 急性期には体重減少や体力消耗を防ぐために早期の制吐および支持療法を行う.
- 発作予防のために生活習慣を規則正しくして,誘因となる食品を避ける.
- 重症例の無症状相には予防的な内服薬や補助食品が推奨されている.

a 疾患の概念

1 定義と概要

周期性嘔吐症候群(cyclic vomiting syndrome;CVS)は週あるいは月単位の無症状期を伴った定型的な嘔吐発作を繰り返すことで特徴づけられる[1,2]. CVSは脳腸相関障害に起因する腸管運動異常の1つとして確立された臨床疾患単位である[1,2]. イギリスの小児科医であるSamuel Jones Geeによって1882年に初めて報告された[2]. どの年齢でもみられるが,好発年齢は3~7歳である. 性差はない.

アセトン血性嘔吐症はさまざまな病因を含んだ症候論的疾患名であり,CVSはそのなかの1つである. そのほかの病因もあきらかになってきた現在ではアセトン血性嘔吐症の病名は使われなくなっている. Sato Tら[3]が最初に報告した周期性ACTH-ADH放出症候群はCVSの亜型と考えられている.

2 原因と病態

CVSの正確な病因と病態は不明である. 多くの患児とその母親が重度の片頭痛を合併することから,片頭痛の1つとされ,エネルギー代謝を低下させるミトコンドリア障害が疑われた. mtDNAに2つの一塩基変異多型(C16519T・G3010A)があると報告され,12歳未満のCVS患児の70%以上にこの多型が示された[2]. 成人のCVSで副交感神経機能が正常にもかかわらず血管運動や発汗機能を制御する交感神経系に異常を認めることが多いことから,自律神経障害も病因として示唆されている[2]. 血中CRF・ACTH・ADH・コルチゾール・カテコラミン濃度の高値がみられるのも内分泌学的自律神経異常を示している. 不安障害がCVS患児だけでなくその家族にもみられることから,精神的ストレスあるいは不安が発作の誘因になると考えられている. 発作を誘発するそのほかの因子として,感染・高冷温環境・アレルゲン曝露・チョコレートやチーズの摂取,空腹,疲労,月経,乗り物酔いなどである.

3 症状・所見

病状経過として前駆相・嘔吐相・回復相・無症状相の4つに分けられる. 前駆相では,大量の発汗・強い悪心・顔面蒼白がみられ,これらが数分から数時間続く. 嘔吐相では,悪心あるいはむかつきと頻回の嘔吐がみられ,腹痛・発熱・下痢・抑うつ・頭痛・羞明・音や光に対する過敏・眩暈を伴うことが多い. 重症例では脱水や胃粘膜障害あるいは胃食道移行部裂傷による吐血もみられる. この相は数時間から数日続く. 回復相では,悪心が短時間に消失して,食欲と生気が回復する. 無症状相は発作間の症状がない期間である.

4 診断

北アメリカ小児栄養消化器肝臓学会CVS検討委員会の診断基準では以下の5項目を必須とした[1].
①嘔吐発作が6か月以内に3回以上みられること.
②嘔吐発作が1時間から10日間続くこと.
③無症状期間は健常であること.
④それぞれの患児に定型的な発作がみられること.
⑤最悪期には15分ごとに1回以上の嘔吐があること.

以上の所見が認められたら,CVSと診断して急性期のみの対応をする. このときに病状と病態評価の

221

ために，血液で電解質・血糖・BUN・Cr・ALT・γ-GTP・乳酸・アンモニア・アミラーゼ・リパーゼ・ACTH・ADH を測定する．上記5項目以外の症状や所見がみられたり，重症例であった場合には，他疾患との鑑別が必要である．そのためには，以下の検査を適時実施する．血中のアミノ酸とカルニチンおよびアシルカルニチン濃度や尿中の D-アミノレブリン酸・有機酸・ケトン体・ポルフィリノーゲン濃度を測定する．画像診断検査では，上部消化管造影検査や超音波検査あるいは CT スキャンで消化管の形態異常や炎症病巣について検索する．必要によって，脳あるいは機能性脳 MRI・脳波検査・上部消化管内視鏡検査・尿中毒物検査も行う．

5 治 療

悪心がみられたら，静かで遮光した部屋に速やかに収容して睡眠と安静をとらせる．脱水と体力の消耗を予防するために，ブドウ糖を10％に調整した電解質輸液を行う．胃液や胆汁嘔吐による食道口腔粘膜障害を予防するために，胃酸分泌抑制作用のあるヒスタミン H_2 受容体拮抗薬やプロトンポンプ阻害薬を投与するとともに水分摂取させて胃液を希釈する．前駆相であれば，制吐薬としてスマトリプタンを鼻腔（20 mg/回：10歳以上で効果なければ2時間以上あけて2回まで）あるいは皮下注（0.1 mg/kg/回で≦3 mg/回：効果なければ1時間以上あけて2回まで）投与するか，オンダンセトロンを静注（0.1 mg/kg/回，効果あれば6時間以上あける）投与する．これを24時間治療しても改善がない場合には，ミダゾラムの静注（0.1 mg/kg/回，6時間ごと）あるいはジアゼパムの経直腸（0.4 mg/kg/回，1日2回）投与を併用する．回復相になったと判断すれば，経口摂取の回復に伴って輸液量を調節する．

無症状相では予防治療を行う．規則正しい生活習慣を行うと70％の患児に病状が改善したとの報告がある[2]．その内容は次のとおりである．十分な睡眠時間を確保し，軽い運動をとり入れ，水分と栄養の定期的摂取を心がける．課外活動が負担であれば，これを半分以下に減らす．アレルギー性疾患・副鼻腔炎・低血圧症・反復性腹痛などの治療を行う．不安障害を軽減するために，患児は保護者や相談者との意思疎通をはかり，将来像や人生設計について話しあう．改善がみられなければ認知行動療法を試みる．これらの効果が少ない場合には薬物治療を勧める．薬物療法は最少投与量から始めて病状を観察しながら徐々に増量していく．5歳以下の内服治療ではシプロヘプタジン（0.2〜0.5 mg/kg/日，分2か3）を内服させる[2]．本薬は抗ヒスタミン作用だけでなく抗セロトニンと抗アセチルコリン作用も有することが特徴である．その効果は投与量に比例するので，眠気と肥満に注意する．6歳以上の小児ではアミトリプチリン（0.3 mg/kg/日から始めて1.0〜1.5 mg/kg/日まで2週ごとに漸増，眠前）を内服させる．1年を目途に治療しても効果が認められない場合には，全年齢層でプロプラノロール（0.5〜1.0 mg/kg/日，分2か3）内服に変更する．一方，バルプロ酸（10〜20 mg/kg/日，分2）やフェノバルビタール（3〜6 mg/kg/日，分2）の併用内服効果が報告されており，ほかにトピラマート・ガバペンチン・レベチラセタム・ゾニサミドの併用も試みられている[2]．

6 予 後

死亡例はなく，多くの小児は成長に伴って健常化する．年長になって IBS のような消化管の機能障害や片頭痛を続発することが少なくない．

b 栄養のあり方・食事療法

1 栄養のあり方

急性期には経口的栄養摂取が全くできないので，体力の消耗や体重減少予防のために補液開始時から末梢静脈栄養輸液を行う．嘔吐相が数日以上続くような重症患児では中心静脈栄養を想定した輸液計画を立てる．小児では末梢静脈挿入式中心静脈用カテーテルを使う方法や脂肪乳剤の投与も考慮する．

無症状相では，朝昼夕食だけでなく午後の間食や就寝前の食物摂取を励行させ，空腹状態にさせないことである．発作の誘因になる食物や嗜好品摂取を避けることも大切である．CVS に効果が認められた栄養素はコエンザイム Q-10 と L-カルニチンである．そのほかに，成人の片頭痛に対して効果があるリボフラビンも推奨されている．これらの栄養素はミトコンドリアのエネルギー代謝を改善させると考えられている．コエンザイム Q-10 はアミトリプチリンとの併用で7割近くの患児に効果がある．

2 食事療法

発作中の経口摂取は困難であるが，前記したような理由で可能な限り水分摂取させる．

無症状相では食事内容に穀物類を多く加えるように指導する．穀物類を原型に近い状態で調理した場

合には消化しづらいので，製粉加工した麺類やパン類を与えたほうがよい．間食時や運動前と就寝前に炭水化物の含有量が多い菓子を軽く摂取する習慣をつけさせる．発作誘発食品として知られているチーズやチョコレート摂取を避ける．片頭痛の誘因とされているカフェインの過剰摂取も控える．すべての調味料や香辛料も調理で過剰に使用しない．L-カルニチン（50～100 mg/日で≦1 g/日，分 3）・コエンザイム Q-10（10 mg/kg/日で≦200 mg/日，分 3）・リボフラビン（≦400 mg/日）の推奨摂取量は栄養所要量よりかなり多いので補助食品を利用する．摂取量が多い理由は，これらの栄養素のミトコンドリア内での利用率が CVS 患児で低いと考えられていることと，大量摂取により効果があったことである．

3 薬との関係・相互作用

シプロヘプタジンは食欲亢進と催眠作用があるので，肥満と学習障害に注意する．無症状相に使用するそのほかの薬と摂取する食物や補助食品との関係は相補効果である．

4 栄養療法の評価

補助食品摂取では，通常栄養所要量から始めて，可能な限り最高摂取量まで漸増し，これを1年ぐらい維持して効果を評価する．治療効果の評価は嘔吐発作の程度と頻度で行う．

頻回の発作により患児はやせている．急性期では投与エネルギー調節のために毎日体重測定する．無症状相では食事摂取量の観察と定期的な体重測定で栄養状態を評価する．栄養評価の簡易な指標としてBMI がよい．

❖ 文　献

1) Li BU, et al.：North American society for pediatric gastroenterology, hepatology, and nutrition consensus statement on the diagnosis and management of cyclic vomiting syndrome. J Pediatr Gastroenterol Nutr 2008；47：379-393.
2) Kaul A, et al.：Cyclic vomiting syndrome：a functional disorder. Pediatr Gastroenterol Hepatol Nutr 2015；18：224-229.
3) Sato T, et al.：A syndrome of periodic Adrenocorticotropin and Vasopressin discharge. J Clin Endocrinol Metab 1982；54：517-522.

［名木田　章・BU K Li］

第6章 疾患別の栄養療法

C 消化管異常
congenital digestive disorder

ポイント

- 先天性消化管異常の術前・術後の病態の理解が必須である．
- 栄養投与は可能な限り術後早期に生理的な経腸栄養で行うべきである．
- 経腸・経静脈栄養のカテーテル留置や管理，代謝性・感染性合併症の理解が必須である．

I 先天性食道閉鎖症[1]

a 疾患の概念

食道と気管は前腸由来の器官であり，胎生5～7週に前腸の両側壁に隆起が生じ，内腔に折り込まれて癒合し tracheo-esophageal septum（気管食道中隔）が形成され，食道と気管が分離するが，この過程の形成不全によって生じる代表的形態異常が食道閉鎖症である．上部食道は盲端で気管食道瘻を伴うグロスC型が85～90%，上部下部ともに盲端となり気管食道瘻を伴わないグロスA型が5～8%を占める．

外科的治療は，気管食道瘻を切離閉鎖し，口側と肛門側食道の端々吻合である．食道間距離が長いlong-gap症例では，一時的に胃瘻を造設し，根治術は食道食道吻合，または，腸管間置を行うことがある．

予後は，合併症，特に先天性心疾患と染色体異常の影響が強い．

b 栄養のあり方・食事療法

グロスA型では胃がきわめて小さく，胃瘻栄養を微量から開始し，根治術が可能となるまで胃の容量と下部食道の成長を待つ必要がある．食道食道吻合が可能であった場合は，吻合に伴う食道のつり上げや胃からの排泄遅延により胃食道逆流を合併しやすいため，栄養開始後は嘔吐や無呼吸発作，肺炎に注意しながら栄養を進める．離乳食開始後に下部食道に先天性食道狭窄症の合併があきらかになる場合がある．また，食道の運動機能異常が長期間にわたり残存する場合があり，吻合部狭窄などがなくても肉塊などが食道で詰まることがあるので，食事指導が重要である．

II 先天性十二指腸閉鎖症・狭窄症[2]

a 疾患の概念

胎生30日頃の消化管には内腔がみられるが，その後上皮が増殖して，内腔はいったん閉鎖される．そして，胎生60日頃，消化管の中心部に空胞ができ，次第に融合して再び内腔が形成される．この再疎通が障害されると十二指腸の閉鎖を生じると考えられている．しばしば，輪状膵の合併がみられる．

外科治療は，膜様閉鎖型では腸管を縦切開し，膜様部を切除後に横縫合する．離断型では口側腸管は横切開，肛門側腸管は縦切開し，十二指腸十二指腸吻合を行う．

b 栄養のあり方・食事療法

吻合部の口側と肛門側の口径差が大きい場合，しばらく吻合部の通過障害が遷延する場合がある．

III 先天性小腸閉鎖症・狭窄症[2]

a 疾患の概念

膜様型の場合は，十二指腸閉鎖症と同じく再疎通の障害が原因と説明できるが，離断型や索状型の小腸閉鎖症は胎生中期以降に起きた，腸重積，腸軸捻転，内ヘルニアなどによる腸管の血流障害が原因と考えられる．

外科治療は，膜様閉鎖型では腸管を縦切開し，膜様部を切除後に縫合する．離断型や索状型に対して

は，口側腸管の拡張部分を切除し，肛門側腸管の背面に切開を加え口径を大きくし，吻合を行う（end-to-back 吻合）．上部空腸閉鎖症では，口側腸管が短く太いため，口側腸管を次第に細く形成して吻合する．残存腸管が短く，短腸症になる場合がある．

b 栄養のあり方・食事療法

術後の吻合部通過の状況により経腸栄養を進める．残存腸管長により経腸栄養だけでなく，経静脈栄養を併用しなくてはいけない場合がある．

上部空腸閉鎖症の場合，口側空腸は壁が肥厚し蠕動運動障害が存在するために，吻合部の通過障害が遷延することがあり，術中に吻合部を通して肛門側へ栄養チューブ（transanastomotic tube）を留置して，肛門側へ術後早期から経腸栄養を行う場合もある．apple peel 型では，残存腸管が短くなり，栄養管理に難渋する場合がある（第6章B-5 短腸症の項を参照のこと）．

IV 鎖肛，直腸肛門奇形[3]

a 疾患の概念

直腸肛門の形成異常であり，会陰や肛門部に肛門が開口していないものから，小さな瘻孔や肛門の位置異常があるものを総称していう．総排泄腔は胎生5～8週に尿直腸中隔の尾側への発育により，腹側の尿生殖洞と背側の肛門直腸管に分けられる．総排泄膜は，同様に尿生殖膜と肛門膜に分けられ，尿生殖膜は胎生7週頃に，肛門膜は胎生8週頃に穴が開き，それぞれが連続したものになるが，直腸肛門奇形はこの発生過程の異常である．

外科治療は，病型により一時的人工肛門作成の有無やアプローチなどが異なる．

病型により，内外肛門括約筋や恥骨直腸筋との位置関係や発達が異なり，直腸肛門の機能的予後，排便状況に影響する．

b 栄養のあり方・食事療法

根治術前に人工肛門造設を行わない症例では，術前に外瘻のブジーや浣腸により排便を促しながら栄養を行う．術後も形成した肛門は伸縮力がないため，ブジーを開始しても十分な排便がみられるまでは栄養投与は慎重に行うべきである．長期的には，低位型は便秘になりやすく，高位型では便失禁をきたす例がみられるため，肛門ブジー，浣腸，坐薬などで排便管理を行うとともに，食事・生活指導が必要である．

V Hirschsprung 病[4]

a 疾患の概念

胎生期に食道に始まり下降性に肛門まで分布していく腸管壁内神経節細胞が途中で停止し，停止部以降の腸管が無神経節腸管となる．その結果，胎便排泄遅延，機能性の腸閉塞や便秘となり，大腸炎から敗血症に移行する症例もみられる．

外科治療は，蠕動運動機能の障害された肛門側の無神経節腸管を切除し，口側の正常腸管を肛門にpull-through する術式が根治術である．

b 栄養のあり方・食事療法

根治術前に人工肛門を造設しなかった症例では，腸管内容の停滞により細菌性腸炎を発症し，bacterial translocation から敗血症に至るため，術前に浣腸や洗腸を施行しながら栄養を行う必要がある．術後早期も腸炎発症の危険性が残っているため，栄養の増量は排便状況を確認しながら慎重に行う．

VI Hirschsprung 病類縁疾患[5]

a 疾患の概念

臨床症状は Hirschsprung 病に類似するが，腸管壁内神経節細胞は存在する一群の疾患で多様な疾患が含まれる．腸管壁内神経系の形態異常群（著しく神経節細胞の未熟性，または，数の減少がみられるもの，および両者がみられるもの）と，形態異常がみられない群（慢性特発性偽性腸閉塞症と，巨大膀胱短小結腸腸管蠕動不全症）に分けられる．

外科治療では，神経節細胞の未熟性のみられる症例は，新生児期の回腸瘻造設手術は必要であるが，神経節細胞はやがて成熟し予後は良好である．それ以外の疾患は，腸瘻を造設することが多いが，腸管蠕動運動の改善はみられず，細菌性腸炎を発症しbacterial translocation から敗血症に至るため，良性疾患としては予後不良である．

b 栄養のあり方・食事療法

　腸蠕動運動の改善がない場合は，腸炎や腸閉塞が発症しやすく，腸瘻，洗腸，減圧処置，数々の腸管運動促進薬が試みられるが経口摂取は進まない場合が多い．長期にわたり，経腸栄養や経静脈栄養が施行される例が多く，カテーテル留置や管理，代謝性・感染性合併症に注意が必要である．

文　献

1) 福澤正洋：食道閉鎖症．高松英夫ほか(編集)：標準小児外科学．第6版，医学書院，2012：140-143．
2) 黒田達夫：消化管閉鎖症・狭窄症．高松英夫ほか(編集)：標準小児外科学．第6版，医学書院，2012：201-207．
3) 上野　滋：鎖肛，直腸肛門奇形．高松英夫ほか(編集)：標準小児外科学．第6版，医学書院，2012：214-223．
4) 窪田正幸：Hirschsprung 病．高松英夫ほか(編集)：標準小児外科学．第6版，医学書院，2012：190-197．
5) 窪田正幸：Hirschsprung 病類縁疾患．高松英夫ほか(編集)：標準小児外科学．第6版，医学書院，2012：197-200．

［内田恵一］

D 肝移植
liver transplantation

ポイント
- 肝疾患末期状態の患児では骨代謝異常（低骨塩状態）を呈している症例が多くみられる．移植後には肝機能の改善とともに改善する．
- 免疫抑制薬との相互作用に留意しながら食事の指導を行う．
- 生ものは新鮮なものを心がけ生卵・ユッケなどはできるだけ避けるほうがよい．

a 疾患の概念

1 定義と概要

　肝移植は肝臓の働きである合成能ならびに代謝能が十分でない，もしくはコントロール困難と判断された場合に肝臓を取り替えることにより生命の危機から脱することができる，ないしは生活の質（QOL）の改善が期待できると考えられる場合に行われる．肝臓全体の機能が低下する肝疾患末期状態である患児に行われる場合と生命にかかわる合成・代謝能の一部が低下している患児に行われる場合に大別される．合成・代謝能の一部が低下している症例に対する栄養管理は個々の代謝疾患の項に譲るとして，ここでは主として慢性肝疾患末期状態の患児における栄養管理をおもに述べる．

2 原因と病態

　肝移植を必要とする慢性肝疾患末期状態の患児の代表的原因は，胆道閉鎖症に起因する肝硬変である．小児では肝細胞性の末期肝硬変となる基礎疾患は少なく，胆道閉鎖症をはじめとして原発性硬化性胆管炎やAlagille症候群など，おもに胆汁うっ滞性肝障害を原因とする病態が主となる．このため病態としては胆汁うっ滞に起因する脂肪吸収障害，脂溶性ビタミン吸収障害によるものと肝細胞機能低下に起因する合成・代謝機能低下によるものとがある．

3 症状・所見

　症状としては乳児期には黄疸，腹水による腹部膨満，成長障害（体重増加不良，低骨塩状態）が，幼児期・学童期には門脈圧亢進症に起因する食道静脈瘤や脾腫・脾機能亢進症，胆管炎，黄疸，低蛋白血症，成長障害（低骨塩状態）がみられる．それ以上の年齢では肝機能低下に加えて肺血管病変の合併がみられる症例がある．肺内シャントのために発症し低酸素血症を主訴とする肝肺症候群と，自覚症状そのものは病態が進行するまでみられない肺高血圧症（門脈肺高血圧症）がそれに相当する．

4 診 断

　肝機能の評価はおもに血液検査で行い，凝固能評価で用いるプロトロンビン時間やAlb値を合成能の評価として，アンモニア値やT-Bil値，D-Bil値，胆汁酸値から代謝能や門脈圧亢進症に伴う側副血行の血流評価を行う．門脈圧亢進の程度の評価としてはPlt数が有用な指標である．栄養状態の指標としてはChEやTC値が有用で，TC値が100 mg/dLを下回るようであれば高度の栄養障害である．食道静脈瘤の診断は上部消化管内視鏡検査で行われる．成長障害は身長，体重の状態でも評価できるが，腹水貯留により正確な体重評価が困難であったりすることもあり，より正確に評価する目的で骨密度測定が有用な手段である．小児専用のモードを用いて行うとよい．肺血管病変の肝肺症候群では肺内シャント血流を直接評価するバブル注入下心臓超音波検査（定性的）や肺血流シンチグラフィー（定量的）で評価する．肺血流シンチグラフィーでは正常であればすべて肺の網内系でトラップされるはずのアルブミン-^{99m}Tcが肺を素通りして脳でトラップされることから脳/（脳＋肺）で評価する．門脈肺高血圧症は心臓超音波検査でスクリーニングし，肺高血圧症が示唆される場合には右心カテーテル検査にて診断する．

5 治 療

　治療は利胆薬や肝庇護薬，分枝鎖アミノ酸製剤，胆管炎に対する抗菌療法といった薬物療法や肺高血圧症に対しては在宅酸素療法や血管拡張作用のある内服ならびに静脈内投与を行うが，内科的治療が困難と判断されれば肝移植が考慮される．肝性くる病からの低骨塩状態に対するビスホスホネート製剤の使用は避けるべきである．移植後にステロイドを使用する場合に懸念されるステロイド性骨粗鬆症にもいえるが，小児においては骨代謝の特徴から高回転性の骨粗鬆症であり，高齢者にみられる低回転性の骨粗鬆症と異なる．そのため，骨吸収を抑制すると結果的に骨新生を抑制することとなり，かえって骨の縦方向の成長を抑制する結果となることや骨のリモデリングが抑制され，骨強度はむしろ低下することが報告されている[1,2]．

6 予 後

　日本肝移植研究会の2015年までの症例の報告で，肝移植を受けた小児症例（18歳未満）の生存率は1年89.4％で，10年20年で各々84.4％，80.9％と報告されている．

ⓑ 栄養のあり方・食事療法

1 栄養のあり方

　肝機能が正常化するため，代謝能も正常化し，栄養学的にバランスのとれた食事をすることが肝要である．期限切れの食品や調理後長時間経過したものなどは避け，新鮮なものを心がけて選択するほうがよいことは論をまたない．

2 食事療法

　食事療法として特別なものはないが，免疫抑制薬を内服していることに伴う免疫能低下状態であるため，低下状態が強いと考えられる術後3～6か月は生ものを避け，新鮮なものを摂取するよう心がけ，封を切ってから長時間経過したものは避けるようにすることが勧められている．生卵や生肉（ユッケ）といったものは小児では移植患児に限らず避けることが望ましいと考えている．馬刺しについては，馬は体温が高く，寄生虫・病原菌はほとんど生息しないと考えられているので，新鮮なものであればその限りでない．

3 薬との関係・相互作用

1) カルシニューリン阻害薬

　最もよく使用される免疫抑制薬で，タクロリムス（プログラフ®，グラセプター®），シクロスポリン（ネオーラル®）がある．代謝酵素はCYP 3A4で，小腸の上皮細胞にも多く発現しており代謝される．この代謝酵素に影響のある食品については注意が必要である．具体的な成分としてはフラノクマリン類のベルガモチン，ジヒドロベルガモチンがあり，これを含むおもに柑橘類において注意を要する．グレープフルーツにはこの含量が多いことが知られており，代謝を抑制し，血中濃度が高くなることが懸念される．ただ実際には内服時100％グレープフルーツジュースで内服すると3割から5割の血中濃度の上昇がみられるともいわれているが，内服と関係ないときに食したり，ジュースに数％含まれていることが吸収力に影響を及ぼすほどの効果をきたすことは少なく，過度に避ける必要はない．フラノクマリン誘導体はグレープフルーツ以外に晩白柚（ばんぺいゆ），ザボン（ぶんたん），スイーティー（オロブランコ），メロゴールド，ダイダイ，ポンカンにも含有している．一方，セイヨウオトギリソウ（セント・ジョーンズ・ワート：ハーブティーに含まれることがある）やザクロでは代謝が亢進し，血中濃度が低下する可能性があることが知られている．

2) ミコフェノール酸・モフィチル（MMF，セルセプト®）

　製造販売後調査において13.5％で下痢の副作用が報告されている．副作用発現までの期間は比較的早期に発現し，投与量に関係なく発現している．機序としてMMF（mycophenolate mofetil）が腸管内のβ-グルクロニダーゼにより脱抱合された結果生じるミコフェノール酸（MPA）が腸管粘膜を傷害するために下痢が発生すると考えられえている．

　下痢のおもな治療薬は，耐性乳酸菌，ロペラミド，半夏瀉心湯が有効である．半夏瀉心湯は腸内細菌のグルクロニダーゼを阻害するバイカリンが多量に含有されているため消化管内のMPAへの変換が低下することによって下痢が抑制される．

3) ステロイド

　ステロイド骨粗鬆症が懸念されるが，多くの症例でごく少量の内服ないしは中止されており問題となることは少ない．ステロイドは腸管血流低下によりカルシウムの吸収が低下，腎尿細管では尿中のカルシウムの排泄亢進が認められ，血中カルシウムの恒

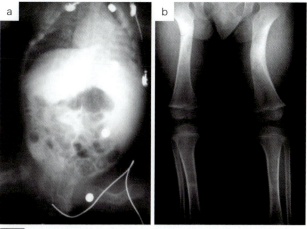

図1 肝移植術前術後単純X線写真
a：肝移植前全身X線写真：全身骨の菲薄化，両側大腿骨骨折，肋骨連珠を認める
b：移植後1年大腿骨X線写真：大腿骨は骨折時の変形を認めるものの骨の菲薄化は改善されている

常性を維持するため骨からカルシウムの動員が起こり，骨では脱灰を呈し低骨塩状態となる．ステロイドパルス療法を行った際には大量のカルシウムが尿より排泄されることが観察される．尿中カルシウム排泄量はステロイドの内服量が0.3 mg/kg以上では有意に多くなるが，0.3 mg/kg未満の内服量であれば，内服していない場合と比較して有意差がみられなかった．可能であれば0.2 mg/kg以下での管理が望ましいと考える．

4 栄養療法の評価

1）血液検査

栄養状態の評価は血液検査で評価可能である．血中Alb値やTC値がよい指標である．

2）身長・体重測定，骨密度検査

小児慢性肝疾患で末期状態に陥り，肝移植を必要とする患児において，栄養状態の評価はすなわち成長障害の有無・程度の評価となる．移植前には肝機能低下のため骨新生に作用するIGF-1（insulin like growth factor-1）が低値であることから高度の低骨塩状態にあり，ビタミンD製剤の投与やカルシウム製剤の補充などを行っても改善・効果がみられないが，移植後には肝機能の回復からIGF-1の値が改善し，約2年で骨密度を含めた成長障害がcatch-upすることが報告されている[3]．肝性くる病のため多発骨折がみられた乳児が移植後1年でX線写真でもあきらかな立派な骨格に改善することも経験する（図1）．骨密度検査は栄養状態の総合評価として有用な方法であるが，通常は身長・体重といった一般的な指標で十分である．

❖ 文　献

1) Bachrach LK, et al.：Clinical review 1：Bisphosphonate use in childhood osteoporosis. J Clin Endocrinol Metab 2009；94：400-409.
2) van Staa TP, et al.：Children and the risk of fractures caused by oral corticosteroids. J Bone Miner Res 2003；18：913-918.
3) Okajima H, et al.：Long-term effects of liver transplantation on bone mineral density in children with end-stage liver disease：a 2-year prospective study. Liver Transpl 2003；9：360-364.

［岡島英明］

小腸移植
small bowel transplantation

ポイント

- 小腸移植は短腸症や機能的腸管不全患児に対する移植医療である.
- 小腸移植後の成績, 特に短期成績については向上してきている.
- わが国では, 現時点で重度の肝機能障害や多臓器不全を伴う腸管不全患児に対する肝−小腸移植や多臓器移植は体制上困難である.
- 小腸グラフトの適応 (adaptation) を促進させる栄養アセスメントや新たな薬物療法の検討が必要である.

a 疾患の概念

1 小腸移植の歴史

前臨床では, 1902 年に Alexis Carrel がイヌの頸部に小腸の一部を移植したのが最初の報告である. その後 1959 年に Lillehei が小腸単独移植のイヌモデルを, 1960 年に Starzl と Kaupp が小腸機能を目的とした多臓器移植のイヌモデルを確立した. さらに, 1971 年には Monchik がラット小腸移植モデルを確立したことによって小腸移植の基礎的研究が大きく発展した.

臨床における小腸移植は 1964 年にアメリカの Deterling が初めて実施したとされているが, 当初の成績の悪さから 1970 年以降, 10 年以上にわたって小腸は「移植してはならない臓器」として扱われた. Cohen が 1986 年にシクロスポリンを用いたはじめての小腸移植を施行して以降, 1987 年にはピッツバーグ大学のチームが多臓器移植によってはじめて小腸移植としての長期生存を報告している. さらにその後, タクロリムスの出現によって小腸移植の短期成績におけるブレイクスルーが得られるようになり症例数が飛躍的に増加した. わが国における最初の臨床小腸移植は 1996 年のことであり, 2018 年 4 月からようやくわが国においても小腸移植が保険診療として承認された.

2 小腸移植の適応

小腸移植の適応疾患は, 中腸軸捻転や小腸閉鎖症などが原因となる短腸症と慢性特発性偽性小腸閉鎖症をはじめとした腸管機能不全 (運動機能障害) に大別される (表1). 適応基準は, 中心静脈栄養 (parenteral nutrition: PN) に伴う合併症の程度により判断される. すなわち, ①肝機能障害 (血清ビリルビン値が 2.0 mg/dL 以上の持続, または, 門脈圧亢進症, 肝線維化, 肝硬変など肝障害がある状態), ②中心静脈ルートの閉塞 (左右それぞれの内頸静脈, 鎖骨下静脈の計 4 本のうち 3 か所以上の閉塞), ③頻回のカテーテル感染 (入院を要するカテーテル敗血症が年 2 回以上), ④輸液管理によっても頻回の重篤な脱水や腎障害を繰り返す, といった状態で小腸移植は考慮されるべきである. なかでも, ①の PN 関連性肝機能障害については, 近年, 魚油由来静注用脂肪製剤 (Omegaven® や SMOF lipid®) などの有用性が示されていることから, 「6 週間の (前述の) 脂肪製剤の使用においても直接ビリルビン値の改善が得られないもの」という新たな適応基準が推奨されている[1].

小腸移植手術の分類として単独小腸移植, 肝−小腸移植, 多臓器移植があり (図1)[2], 肝不全合併の有無はもとよりレシピエントの体格や基礎疾患などに応じて, それぞれの適応を検討する必要がある.

表1 小腸移植の適応疾患

①短腸症	②機能的腸管不全
中腸軸捻転	慢性特発性偽性腸閉塞症
先天性小腸閉鎖症	広汎腸無神経節症
壊死性腸炎	巨大膀胱短小結腸腸管蠕動不全症
腹壁破裂・臍帯ヘルニア	
上腸間膜動静脈血栓症	腸管神経節細胞僅少症
Crohn 病	microvillus inclusion 病 (微絨毛封入体病)
外傷	その他
デスモイド腫瘍	
その他	

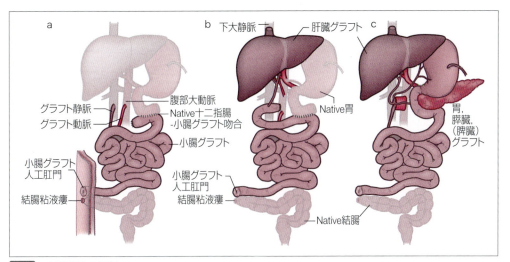

図1 小腸移植の分類
a：単独小腸移植，b：肝-小腸移植，c：多臓器移植
[和田 基：小腸移植．日本小児栄養消化器肝臓学会（編集）：小児栄養消化器肝臓病学．診断と治療社，2014：158-164.]

3 国内外における小腸移植の現状

国際小腸移植レジストリーによると，2013年2月までに2,699名の患者に対して計2,887回〔うち18歳未満の小児は1,611回（55.8%）〕の小腸移植が世界82施設で施行されている．2008年の年間約250例をピークに世界における年間症例数は減少傾向にある．特に小児症例数の減少幅が大きく，その要因として小腸リハビリテーションプログラムの充実が背景にあるものと推察される．移植小腸の生着率は経年代的に向上し，2000年以降の症例では，患者1年生存率が77%，5年生存率58%，10年生存率47%であり，グラフト生着率については1年71%，5年50%，10年41%であった（図2）[3]．グラフト生着率を向上させている因子についての多変量解析の結果では，在宅での移植待機例，6歳以下の小児例，肝を含めたグラフト移植例，mTOR阻害薬使用例があげられた[3]．

一方，わが国では2016年12月末までに24名の患者に対して計27回の小腸移植が5施設で施行されている．ドナー別では脳死小腸移植が14例，生体小腸移植が13例である．2人の生体ドナーからの肝-小腸同時移植が1例，生体肝移植を先行させた後に脳死単独小腸移植を施行した異時性肝-小腸移植が2例，そのほかは単独小腸移植である．累積患者生存率は1年88%，5年70%，10年62%であり，グラフト生着率は1年81%，5年57%，10年40%となっている．これは，前述の海外のデータと比較して，同

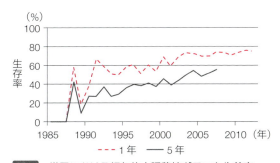

図2 世界における経年的小腸移植グラフト生着率
[Grant D, et al.: Intestinal transplant registry report: Global activity and trends. Am J Transplant 2015；15：210-219.]

等もしくはそれ以上の結果となっている[4]．前述したとおり，2018年4月よりようやく小腸移植がわが国においても保険収載されるに至った．導入療法として必要なサイモグロブリン®，シムレクト®，また維持免疫抑制療法として有用とされるエベロリムス（サーティカン®）などの薬剤があわせて保険適用となることが今後必要となってくる（表2）．

b 栄養のあり方・食事療法

1 小腸移植後の栄養管理とQOL

小腸移植の最終的ゴールは，腸管不全患児のPNからの完全離脱である．わが国における小腸移植後患児のQOLについて，移植後1年以上経過したグラフト生着患児のうち，PN継続の有無，ストーマか

表2　小腸移植で用いるおもな免疫抑制薬と保険適応* 一覧

導入免疫抑制薬		
ATG（抗胸腺細胞グロブリン）	サイモグロブリン®	適応あり**
リツキシマブ（抗CD20抗体）	リツキサン®	未承認
バシリキシマブ（抗CD25抗体）	シムレクト®	未承認
アレムツズマブ（抗CD52抗体）	カンパス1H®	未承認
維持免疫抑制薬		
タクロリムス（カルシニューリン阻害薬）	プログラフ®　グラセプター®	適応あり　適応あり
シクロスポリン（カルシニューリン阻害薬）	ネオーラル®　サンディミュン®	適応あり　適応あり
MMF（代謝拮抗薬）	セルセプト®	未承認
エベロリムス（mTOR阻害薬）	サーティカン®	未承認
拒絶反応治療薬***		
ボルテゾミブ（プロテアソーム阻害薬）	ベルケイド®	未承認
インフリキシマブ（TNF-α阻害薬）	レミケード®	未承認
アダリムマブ（TNF-α阻害薬）	ヒュミラ®	未承認
エクリズマブ（補体活性阻害薬）	ソリリス®	未承認

*2018年4月現在
**「急性拒絶反応時の治療」として適応あり
***ステロイド，ATG，リツキシマブなども拒絶反応治療薬として用いられる
MMF：ミコフェノール酸モフェチル

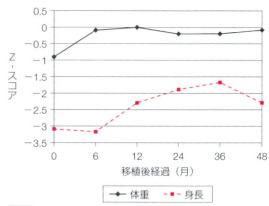

図3　小児小腸移植後の身長・体重 Z-スコア変化
[Venick RS, et al.：Long-term nutrition and predictors of growth and weight gain following pediatric intestinal transplantation. Transplantation 2011；92：1058-1062.]

らの離脱，パフォーマンスステータス（performance status；PS）で評価すると，全員が少なくとも部分的にPNから離脱し，約9割が完全離脱可能となっている．また約7割の患児がストーマからの離脱を達成し，約9割の患児のPSが「0：まったく問題なく活動できる」であることなどから，小腸移植後患児の栄養管理，QOLが良好に保たれていることがわかる[4]．小腸移植後の経腸栄養管理については，いまだ定まったガイドラインはないのが現状である．小児小腸移植後の成長発育については，おおむね身長・体重ともにcatch upが，特に最初の6〜12か月の間に急速に認められる（図3）[5]が，その後の変化についてはグラフトの状態に大きく左右されることはいうまでもない．

小腸移植の栄養管理法について，多くの経験豊富な小腸移植施設への調査によると移植後3〜7日以内にグラフト腸管への経腸栄養を開始している．早期経腸栄養の開始は消化管ホルモンの産生刺激にきわめて重要であり，徐々に脂肪や浸透圧を増やしていくが，術中操作によるリンパ管損傷やリンパ管の炎症性，浮腫性拡張などのリスクを考慮して術後4〜6週間，長鎖脂肪酸を含む栄養剤は避けたほうがよい．また，移植時に造設したストーマを有している間は，ストーマからの排液量が多いため腸液喪失量を考慮した水分管理が必要である．また，小腸移植患児に特有の傾向として，多くの患児が経口摂取に対する抵抗感（トラウマ）を有しているため，移植腸管に問題がなくても約45％の症例では，最初の2年間は経管栄養のサポートに依存的であるとの報告もある．したがって，精神的ケアを含めた多職種による長期的な栄養サポートプランを立てていくことが必要となる．経口に対する嫌悪感がなければ，多くのレシピエントは通常の炭水化物やたんぱくを移植後3か月以内にグラフト腸管から十分吸収できるようになると考えられている．おもな栄養評価項目における小腸移植後の変化によると，大多数の症例で改善が得られる項目が多いが，銅，亜鉛，鉄などをはじめとした微量元素の吸収の正常化には，時間を要すため適宜補給することが必要であると考えられる（表3）[5,6]．マグネシウム低値持続の要因としては免疫抑制薬の副作用があげられる．

2　今後の課題と展望

わが国は，いまだ多臓器移植を実施できる体制が整っていないため，単独小腸移植として適応評価をしなければならないという固有の事情を抱えてい

表3 小腸移植後の栄養評価項目値の変化

	移植後変化	基準値範囲内の症例数(%) (移植後5年時)
アルブミン	↑	ほぼ100%
トランスサイレチン	↑	90%以上
RBP*	→	50%程度
コレステロール	→	30%程度
Cu	↑	70%程度
Zn	→	60%程度
Fe	→	70%程度
Se	↑	ほぼ100%
Mg	→ or ↓	多くの症例で基準値以下
ビタミンA	→	50%程度
ビタミンE	→	ほぼ100%
ビタミンD	↑	ほぼ100%
ビタミンB_{12}	→	ほぼ100%

*RBP：retinol binding protein（レチノール結合蛋白）
[Venick RS, et al.：Long-term nutrition and predictors of growth and weight gain following pediatric intestinal transplantation. Transplantation 2011；92：1058-1062./Lacaille F, et al.：Long-term outcome, growth and digestive function in children 2 to 18 years after intestinal transplantation. Gut 2008；57：455-461. より改変]

る．機能的腸管不全患児を対象とした場合，単独小腸グラフトのみでは移植後も胃や十二指腸の蠕動不良により期待したほど経口摂取が進まない可能性が残ることが懸念される．こうした場合に，いかにグラフト腸管との消化管再建を行うべきか，また栄養注入ルートをいかに確保してQOLを上げていくかは今後の課題である．

ようやく保険診療となった小腸移植が腸管不全患児の治療として安定的に行えるようになるためには，まだまだ克服しなければならない課題が山積している．最適な免疫抑制プロトコールを確立することは勿論のこと，移植腸管をいかに早期に栄養学的見地からadaptationさせていくかのレジメンの作成も重要な課題である．腸管リハビリテーションでの有効性が証明されている成長ホルモンや現在，治験段階にあるGLP-2アナログであるteduglutide[7]，あるいはhepatocyte growth factor[8]など今後のトランスレーショナル・リサーチにも期待したい．

文献

1) Burghardt KM, et al.：Pediatric intestinal transplant listing criteria—A call for a change in the new era of intestinal failure outcomes. Am J Transplant 2015；15：1674-1681.
2) 和田 基：小腸移植. 日本小児栄養消化器肝臓学会（編集）：小児栄養消化器肝臓病学. 診断と治療社，2014：158-164.
3) Grant D, et al.：Intestinal transplant registry report：Global activity and trends. Am J Transplant 2015；15：210-219.
4) 日本小腸移植研究会：本邦小腸移植症例登録報告. 移植 2017；52：178-183.
5) Venick RS, et al.：Long-term nutrition and predictors of growth and weight gain following pediatric intestinal transplantation. Transplantation 2011；92：1058-1062.
6) Lacaille F, et al.：Long-term outcome, growth and digestive function in children 2 to 18 years after intestinal transplantation. Gut 2008；57：455-461.
7) Jeppesen PB, et al. Factors associated with response to Teduglutide in patients with short-bowel syndrome and intestinal failure. Gastroenterology 2018；154：874-885.
8) Katz MS, et al.：Chronology of the effect of massive small bowel resection and hepatocyte growth factor（HGF）on intestinal adaptation. J Surg Res 2011；171：399-403.

［松浦俊治・田口智章］

第6章　疾患別の栄養療法

F 代謝・内分泌疾患・染色体異常
metabolism・endocrinological・chromosomal disorders

1 先天代謝異常症
inherited metabolic disease

1 アミノ酸・有機酸・脂肪酸代謝異常症

ポイント

- アミノ酸・有機酸代謝異常症・脂肪酸代謝異常症では障害されている酵素に対する基質の負荷を食事療法により軽減する．
- アミノ酸・有機酸代謝異常症は自然たんぱくの摂取を制限し，特殊ミルクなどを併用してエネルギーやほかの栄養素を適切に補給する．
- 脂肪酸代謝異常症における脂肪制限は日本食を摂取することにより達成される．
- 脂肪酸代謝異常症では長時間の絶食を避けること，また乳児，幼児は特に許される絶食の時間が年齢により設定されているので注意が必要である．
- すべての代謝異常症においては摂取エネルギーの不足がカタボリズムを亢進して，病態の悪化をもたらすことが知られている．
- sick dayにおいては早めに医療機関を受診して，糖分の入った補液療法などを受けることが肝要である．

　先天代謝異常症の治療法を大きく分類すると以下のようになる．
①食事療法により障害されている酵素に対する基質の負荷を軽減する．
②これら基質の合成を阻害する．
③これら基質を除去する．
④薬理量の補酵素を投与する．
⑤障害されている酵素が重要な代謝産物を産生するときにはこれを補充する．

　このなかで最も大切なのは①食事療法であり，先天代謝異常症はわれわれ小児科医が取り扱ういろいろな疾患のなかで，食事療法が治療において最も大きな役割を占めるものの1つであると思われる．

　1954年Bickelがフェニルケトン尿症（phenylketonuria；PKU）患者の精神遅滞が低フェニルアラニン食によって防げることを発見したことはよく知られている．今の時代においても先天代謝異常症の治療は食事療法が基本であることは変わらない．YouTube（Discovery of the Diet for PKU by Dr. Horst Bickel）にて，このBickel博士の最初の治療を映像で見ることができるので，ぜひご覧いただきたい．

　1970年代後半には先天代謝異常症の食事療法に使用される特殊調合されたミルクが「特殊ミルク」と名づけられ，特殊ミルク共同安全開発事業が開始され特殊ミルクの供給が行われてきている．現在特殊ミルクは，
①医療用薬品：健康保険適応（フェニルアラニン除去ミルク配合散「雪印」など計2品目）．
②登録品目：特殊ミルク共同安全開発委員会により検討されているミルクで，20歳まで公費と乳業メーカー負担で無料供給されている（メチオニン除去粉乳など計21品目）．
③登録外品目：一定の基準で品質が検討されている品目で，乳業メーカーの負担で無料供給されている（アルギニン血症用フォーミュラなど計11品目）．
④市販品：乳業メーカーにより販売されているミルク（明治エレメンタルフォーミュラ®など計10品目）．

と大きく4種類に分かれて供給・管理されている．
　その後特殊ミルクは先天代謝異常症以外の疾患の治療においても重要な役割をするようになり，またその財政的基盤の脆弱性などからも今後の運営に関しては大きな問題を抱えている．

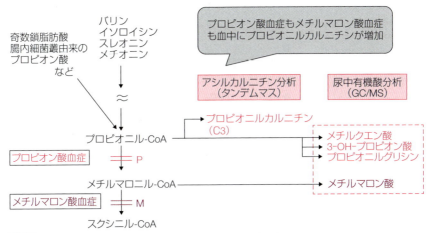

図1 プロピオン酸血症，メチルマロン酸血症の代謝経路
[長谷川有紀：JaSMIn 通信特別記事 No.11. 2017：2.]

先天代謝異常症は非常にその種類が多く，そのすべてについての食事療法を述べることは不可能である．そこで有機酸代謝異常症ではメチルマロン酸血症，脂肪酸代謝異常症ではカルニチンパルミトイルトランスフェラーゼ-2（CPT-2），アミノ酸代謝異常症では高フェニルアラニン血症の食事療法について解説することにする．

I 先天性有機酸代謝異常症：メチルマロン酸血症

a 疾患の概念

1 定義と概要

L-メチルマロニル CoA をスクシニル CoA に変換するメチルマロニル CoA ムターゼをコードしている遺伝子の異常，またはビタミン B_{12} の代謝にかかわるいくつかの遺伝子の異常によるものが知られている．

2 原因と病態

障害によりブロックされている経路の上流の蓄積した有機酸が生体の機能に対し二次的，三次的に障害を及ぼし特徴的な臨床症状を形成する．図1[1]）にメチルマロン酸血症の代謝経路について簡単に示した．

3 症状・所見

患児の多くは新生児期に急激な症状，たとえばアシドーシス，ケトーシス，嘔吐，けいれん，意識障害などを呈する．これらの多くは致死的であり，助かったとしても多くの患児が身体的ならびに知的に大きなハンディキャップを負うことが多い．年長児に発症する症例は発育発達障害が主訴となること，感染，外傷などに伴い突然に重篤な発作を呈することも多い．

4 診断（鑑別，検査を含む）

有機酸代謝異常症の臨床症状は非特異的であり，臨床症状のみで診断することは困難であり，ガスクロマトグラフィー質量分析機（GC/MS）などによる有機酸分析をはじめとする順序だった検査により初めて診断が可能となる．

5 治療（薬物療法を含む）

1）急性発作時の治療

診断のための各種検査および検体保存（血清 0.5 mL，尿 2～5 mL）をしながら，以下のような治療を積極的に行うことが必要となる．
①絶食：たんぱく質の供給を抑えるため．
②輸液：体たんぱくの崩壊を防ぐために十分なカロリー補給が必要．
③カルニチン：カルニチンの補充は重要である．
④血液浄化法：半日治療を行い反応が乏しいときには積極的にこれを行う．血液透析，持続濾過透析などが行える施設は時期を失せずにこれを行う．
⑤薬物治療：ビタミン B_{12} の投与．
⑥肝移植：いかなる急性期の治療にも反応しないときには，生体肝移植の適応を考えるべきである．

表1　先天代謝異常症の栄養管理・ケアのためのチェックリスト

チェック項目	内容
患者栄養摂取量の評価	●ミルクを飲んだ量，下痢，嘔吐の有無などを確認して，患者の実際の栄養摂取量のチェックを行う
各種治療パラメータ	●身体測定：体重，身長 ●一般検査：末梢血，血液化学，検尿 ●特殊検査：アミノ酸分析，乳酸，血糖，血液ガス，アンモニア，カルニチン，有機酸分析
副作用チェック 　必須アミノ酸，必須脂肪酸欠乏 　ビオチン，カルニチン欠乏 　微量元素（亜鉛，ヨウ素など）欠乏	●きちんとした治療計画とモニタリング，さらに臨床症状の観察を行い，副作用の予防，治療に努めることが必要である ●特殊ミルク使用例はビオチン，カルニチンの補充が必要である ●症状：肛門部などの発赤・びらん，全身の皮膚の発赤と剥離といった粘膜皮膚症状，さらには体重増加不良，貧血，血小板減少，低蛋白血症，激しい水様下痢など
患者家族サポート	●いつも患者，家族のQOLに配慮し，食事療法が正しく続けられるようにサポートすることが必要である

［高柳正樹：先天代謝異常症の栄養管理．板橋家頭夫（編集）：新生児栄養管理ステップアップブック（ネオタイトルケア2008年秋季増刊）．メディカ出版，2008：236-240．］

2）慢性長期管理時の治療法（維持療法）

①薬物療法：疾患によりビタミンB_{12}，ビオチン，ビタミンB_1などを投与する．
②食事療法：すべての治療法のなかで1番大切であるが1番むずかしい．
③肝移植．

6　予　後

肝移植が行われるようになってから予後の改善がみられているが，障害されている酵素は肝臓以外にも存在しており，たとえば腎臓障害は肝移植を行っても進行する．したがって肝移植を行っても食事療法などの治療のすべてを中断するようなことはできない．

ⓑ 栄養のあり方・食事療法

1　栄養のあり方

有機酸血症の維持期における治療法のなかで最も重要なものは，たんぱく制限（1～1.5 g/kg/日）さらに前駆体以外のアミノ酸の補充を含めた食事療法である．これにより患児の正常な発育成長に必要なアミノ酸とたんぱく質を投与する．体組織のカタボリズムを防ぐために必要なカロリーを摂取することは急性期のみならず維持療法時にも重要である．

2　食事療法

1）自然たんぱくの許容量を決定する

摂取総エネルギーを100 kcal/kg/日に保ったままたんぱく質の投与を再開する．普通ミルク，離乳食などから自然たんぱくとして投与する．投与量は0.5（0.3）g/kg/日より開始し，血液ガス，血中乳酸，血中ケトン体など表1[2]に示したような種々の病態のパラメータをみながら漸増していく．

2）前駆体を除いたアミノ酸製剤をどのように投与するか

各年齢で必要とされるたんぱく量を，特殊ミルク（雪印のS-22）などにより補充する．たんぱく質の投与量は自然たんぱくとあわせて，乳児期には2 g/kg/日，幼児期には1.5～1.8 g/kg/日，学童期以後に1～1.2 g/kg/日以下にならないようにする．この特殊ミルクに頼りすぎると必須アミノ酸不足をきたし肛門部などの発赤びらん，全身の皮膚の発赤と剥離などが出現することも多い．

3）摂取カロリーの必要量と具体的な方法

上記の食事療法では体たんぱくの異化を防ぐとされる80～100 kcal/kg/日の摂取は困難であることが多い．このため不足するエネルギーを無たんぱく乳（S-23）や粉飴などにより投与することが多い．

4）食事療法がうまくいかない原因

食事療法が失敗する原因としては，患児がたくさん食べて摂取たんぱく量が守られずに病態が悪くなるよりも，逆に食欲不振のため決められた摂取量が

とれないことによる，低エネルギー，低たんぱく状態によりアシドーシス発作が誘発されることのほうが多いとされている．消化吸収機能に問題がないのにもかかわらず経口摂取が進まないときには，低栄養を防止するためにも積極的に経管栄養を行うべきである．種々の方法を使い，十分なカロリー補給と適切なたんぱく質投与をはかることが最重要課題である．

5）食事療法を行っていくのに一番重要なこと

医師，栄養士さらには生化学者を含めたチームが母親をいかにして支えていくかが最も大切なことである．

① 薬との関係・食事療法と薬物療法との相互作用は基本的にはない．両方がうまくいかなければ治療は効果を表さない．

② 栄養療法の評価：治療上のパラメータは何か．

維持治療期に必要な検査項目を**表1**[2)]にまとめて示した．このなかで1番簡単に測定でき，信頼できるものは体重である．体重が順調に増加しているときには体たんぱくの崩壊は起きておらず，ほかの治療上のパラメータも良好なことが多い．

Ⅱ 先天性脂肪酸代謝異常症：CPT-2 欠損症

a 疾患の概念

1 定義と概要

脂肪酸はミトコンドリアに細胞質から輸送され，β酸化を受けアセチルCoAとなりTCAサイクルに供される．TCAサイクルで産生されるNADH2やFADH2は呼吸鎖に運ばれATPを産生する．脂肪酸代謝異常症はエネルギー産生障害をきたしさまざまな臓器不全を引き起こす．

2 原因と病態

脂肪酸をミトコンドリア内に輸送する仕組みのなかで，ミトコンドリア内に取り込まれたアシルカルニチンからカルニチンを切り離す酵素カルニチンパルミトイルトランスフェラーゼ-2（以下CPT-2）の異常が原因である．

3 症状・所見

CPT-2欠損症は重症例においては新生児期から乳幼児期にかけて，空腹時，あるいは感染症罹患時などに低ケトン性低血糖症や高アンモニア血症により嘔吐，意識障害やけいれんなどを繰り返し，脳障害や突然死をきたす．筋症状が主体の軽症型では，幼児期から思春期にかけて，筋力低下や筋痛といった筋症状がみられるようになり，発作的に筋組織が崩壊する横紋筋融解症を反復する．長期管理例において1番重要な合併症は心筋症である．CPT-2欠損症の重要な臨床症状として突然死があることは忘れてはならない．

4 診断（鑑別，検査を含む）

① 生化学的診断：タンデムマスを用いたアシルカルニチンプロフィール分析が必須である．

② 酵素学的検査：HPLCを用いた活性測定を国立成育医療研究センターマススクリーニング研究室室長の但馬剛先生が開発しているので問い合わせが可能である．

③ 遺伝子診断：現在岐阜大学小児科の深尾敏幸教授が主催する研究班においてCPT-2欠損症の遺伝子解析が行われている．この研究班のホームページより依頼方法が確認できる（http://www.jsiem.com/dna.html）．

5 治療（薬物療法を含む）

最重症型を除き，飢餓に伴う低血糖の防止と運動負荷による筋障害進行の防止が治療の原則である．

1) 薬物療法

① カルニチン：長鎖の脂肪酸代謝異常症へのカルニチン投与は多くの議論を引き起こしている．急性発作時のカルニチンの静注製剤の投与は危険であると考えられる．血中フリーカルニチン値を10〜20 μmol/L程度にすることが現在の日本の指針である．しかしRoeらは奇数鎖の脂肪製剤トリヘプタノインとカルニチンとの併用療法で良好な治療成績を上げている[3)]．今後の検討が必要と考える．

② ベサフィブラート：治療効果については各種意見があるが，試みてもよい治療法である．

③ 各種ビタミン：抗酸化作用を期待しての投与も考慮してよいと考える．

2) 食事療法

わが国の食習慣から脂肪制限食の治療効果は大きくはない．

3) sick dayへの対応

発熱や下痢，嘔吐などの感染症などにより異化亢進が予想されるとき，特に飢餓時間の目安を超えて経口摂取ができないときには医療機関を速やかに受

診し，検査を行うと同時にグルコースを含む輸液を十分量行うことが重要である．

6 予後

CPT-2欠損症による突然死の報告を全国から収集したところ16例の報告があった．死亡に至らないまでも重度の心身障害を残している症例も多い．このことから2018年4月から全国的に新生児マススクリーニングの対象疾患として追加されている．長期にわたる心筋症への治療効果の判定はこれからである〔論文は，高柳正樹：平成27年度厚生労働科学研究費補助金（成育疾患克服等次世代育成基盤研究事業）分担研究報告書「CPT-2酵素欠損症と突然死の関連について」を参照されたい〕．

a 栄養のあり方・食事療法

1 栄養のあり方

日本食は従来，脂肪の摂取量は少なく，アメリカでこれら脂肪酸代謝異常症に勧奨されている脂肪摂取量は，日本における一般的な脂肪摂取量とほぼ同じである．さらに研究者によっては頻回の摂食，夜間遅くの食事摂取などで十分に管理でき，低脂肪食は必要ないとされている．

2 食事療法

治療の実際（「タンデムマス導入にともなう新しいスクリーニング対象疾患の治療指針」[4]より引用）

①MCTミルク：「必須脂肪酸強化MCTフォーミュラ」（明治721）の使用．マススクリーニングで発見された患児は，母乳（調製粉乳）とMCTミルクを1：1に混合して哺乳する．血糖測定（特に哺乳間隔が延びる夜間に）を行い，低血糖がみられる場合にはMCTミルクのみにする．生後5か月以降はMCTミルクの割合を20％程度にするが，症状にあわせて加減する．低血糖発作を防ぐためには，頻回の食事などによって食事間隔に注意する必要がある．目安として新生児期は3時間以内，6か月まで4時間以内，1歳まで6時間以内，3歳まで8時間以内，4歳以上で10時間が推奨されている．

②夜間の低血糖への対応：糖原病での治療に準じて生コーンスターチの使用も考慮する．

③長鎖脂肪酸制限：離乳食開始時以降は，長鎖脂肪酸摂取量が総エネルギーの5〜10％以下になるように食品を選択する．定期的に「血中脂肪酸4分画」を測定し，必須脂肪酸欠乏でないか確認する．

3 栄養療法の評価

血漿アシルカルニチンのプロフィール分析を定期的に行い，異常な長鎖のアシルカルニチンの蓄積がないことを確認する．血中CKも定期的なチェックが必要である．糖質摂取過多になりやすいため肥満傾向になりやすい．身長体重の計測を行い適切な摂取エネルギーを設定する．

Ⅲ アミノ酸代謝異常症：高フェニルアラニン（Phe）血症

「新生児マススクリーニング対象疾患等診療ガイドライン2015」[5]に記載されている要件を以下に記する．詳しくは原本を参照されたい．

a 疾患の概念

1 定義と概要

高フェニルアラニン血症は，2 mg/dL（120 μmol/L）以上と定義される．高フェニルアラニン血症は，フェニルアラニン水酸化酵素（phenylalanine hydroxylase；PAH）遺伝子異常に起因するPAH欠損症と，PAHの補酵素であるテトラヒドロビオプテリン（tetrahydrobiopterin；BH_4）の合成系あるいは再生系の酵素遺伝子の異常に起因するBH_4欠損症とに大別できる．

2 原因と病態，および症状・所見

Phe水酸化反応が障害された場合，過剰のPheとともにその代謝産物のフェニルピルビン酸などは正常の代謝を阻害し，新生児・乳児期では脳構築障害による精神発達遅滞を代表とする臨床症状を引き起こす．成人においてもさまざまな精神症状を引き起こし，酸化ストレスの成因となることが示唆されている．

BH_4はPAHの補酵素として利用される以外に，脳内のチロシン水酸化酵素にも利用されるため，BH_4の低下は，ドパの産生低下を生じ，ドパミン，ノルアドレナリン，アドレナリンの低下を引き起こす．さらにトリプトファン水酸化酵素の異常によるセロトニンの低下が起こるため，高フェニルアラニン血症による中枢神経障害だけでなく，神経伝達物質の低下による重篤な中枢神経症状が出現する．Pheお

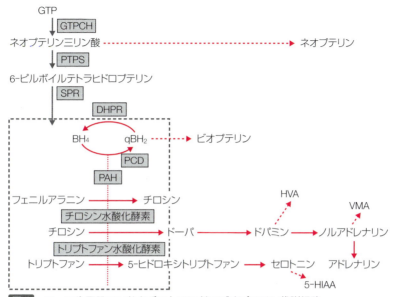

図2　フェニルアラニンおよびテトラヒドロビオプテリン代謝経路
GTP；グアノシン三リン酸，GTPCH；GTP シクロヒドロラーゼI，PTPS；6-ピルボイルテトラヒドロプテリン合成酵素，SPR；セピアプテリン還元酵素，DHPR；ジヒドロプテリジン還元酵素，PCD；プテリン-4α-カルビノルアミン脱水素酵素，PAH；フェニルアラニン水酸化酵素，HVA；ホモバニリン酸，VMA；バニリルマンデル酸，5-HIAA；5-ヒドロキシインドール酢酸，BH_4；テトラヒドロビオプテリン，qBH_2；キノノイドジヒドロビオプテリン，□；酵素
[日本先天代謝異常学会（編集）：フェニルケトン尿症および類縁疾患．新生児マススクリーニング対象疾患等診療ガイドライン2015．診断と治療社，2015：8-16．]

および BH_4 代謝経路の代謝マップを図2[5]に示す．

3 診断（鑑別，検査を含む）

現在わが国においての新生児スクリーニング受診率はほぼ100％であり，未診断の高フェニルアラニン血症患者はいない．したがって古典的な臨床症状，臨床症状である重度の精神発達遅滞，赤毛，色白，湿疹などは，治療のコンプライアンスがきわめて悪いときにしかみられない．

PAH欠損症と BH_4 欠乏症の鑑別として BH_4 1回負荷試験が行われる．

遺伝子解析によりPAH遺伝子などの責任遺伝子において2アレルに病因となる変異が同定される．

4 治療（薬物療法を含む）

①食事療法：Pheの摂取を食事療法により制限し，体内のPheとその代謝産物の蓄積を改善させる．
②薬物療法：BH_4 反応性高フェニルアラニン血症に対する天然型 BH_4 製剤塩酸サプロプテリン療法が知られる．サプロプテリン塩酸塩単独で血中Phe濃度を基準値以下に下げることが困難な場合には，食事療法と併用することを原則とする．

BH_4 欠乏症は BH_4，L-ドパ，5-ヒドロキシトリプトファン（5-HTP）の3剤投与が必要である．
③母性PKU：PKU患者が女性の場合，妊娠中の高フェニルアラニン血症は，胎児に小頭症や心奇形など重篤な影響を与える．これを予防するには，PKU患者が妊娠を希望する場合，受胎前よりPhe制限食を開始し，全妊娠期間を通じて血中Phe値を厳格にコントロールすることが必要である．

5 予　後

きちんとした治療を受ければ知的予後を含めて良好である．

b 栄養のあり方・食事療法

1 栄養のあり方

1日の摂取エネルギー量は同年齢の健康小児と等しくする．たんぱく質の配分が健康小児より多少低いため，糖質を十分に与えてエネルギー不足とならないようにする．

表2　年齢別 Phe 摂取量のおよその目安

年齢	摂取 Phe 量（mg/kg/日）
0〜3 か月	70〜50
3〜6 か月	60〜40
6〜12 か月	50〜30
1〜2 歳	40〜20
2〜3 歳	35〜20
3 歳以上	35〜15

［北川照男ほか：フェニルケトン尿症（高フェニルアラニン血症の一部を含む）治療指針の第2次改定の経緯と改定勧告治療指針（平成24年度）について．特殊ミルク情報 2012；48：82-84．］

表3　血中 Phe 値の維持範囲

年齢	（mg/dL）	（μmol/L）
乳児期〜幼児期前半	2〜4	120〜240
幼児期後半〜小学生前半	2〜6	120〜360
小学生後半	2〜8	120〜480
中学生以後	2〜10	120〜600
妊娠前〜分娩まで	2〜6	120〜360

Phe値は，ろ紙血では，血漿に比し低値となるので注意が必要

［北川照男ほか：フェニルケトン尿症（高フェニルアラニン血症の一部を含む）治療指針の第2次改定の経緯と改定勧告治療指針（平成24年度）について．特殊ミルク情報 2012；48：82-84．］

2 食事療法

　Phe の忍容能は症例により異なるが，各年齢における Phe 摂取量の目安は**表2**[6]のようである．血中 Phe 値の維持範囲は**表3**[6]とする．たんぱく質（窒素源）の摂取量は乳児期には 2 g/kg/日，幼児期は 1.5〜1.8 g/kg/日，学童期以後は 1.0〜1.2 g/kg/日以下にならないようにする．このたんぱく量を維持するために Phe を除去した治療用特殊ミルクをきちんと摂取しなければならない．その目安量は乳児期：60〜150 g/日（400〜1,000 mL/日），幼児期：150〜200 g/日（1,000〜1,500 mL/日），学童期以後：200〜300 g/日（1,500〜2,000 mL/日）である．このミルクがきちんと飲めないと Phe 摂取量が守られていても血中 Phe 値が上昇していくことが知られている．

　食事療法は各種の低たんぱく食品を利用して行うことが多い．具体的な方法は「改訂 2008 食事療法ガイドブック　アミノ酸代謝異常症・有機酸代謝異常症のために」などを参照されたい．

3 栄養療法の評価

　小学校入学までは原則として 4 週ごとに来院させ，血中 Phe 値を測定するとともに身体計測を行う．3 か月ごとに血液一般検査，血液生化学検査を行う．定期的に知能発達検査（3 歳までは津守・稲毛式などの発達指数の検査，3 歳以後は知能指数の検査）を行う．また適宜脳波検査と脳の画像検査を行うことが望ましい．

　BH$_4$欠損症の場合は適時髄液中の HVA（ホモバニリン酸），5-HIAA（5-ヒドロキシインドール酢酸）の値をチェックする必要がある．

❖ 文　献

1) 長谷川有紀：JaSMIn 通信特別記事 No. 11．2017：2．
2) 高柳正樹：先天代謝異常症の栄養管理．板橋家頭夫（編集）：新生児栄養管理ステップアップブック（ネオネイトケア 2008 年秋季増刊）．メディカ出版，2008：236-240．
3) Roe CR, et al.：Anaplerotic treatment of long-chain fat oxidation disorders with triheptanoin：Review of 15 years Experience. Mol Genet Metab 2015；116：260-268．
4) 特殊ミルク共同安全開発委員会（編集）：カルニチンパルミトイルトランスフェラーゼ-2（CPT-2）欠損症．タンデムマス導入にともなう新しいスクリーニング対象疾患の治療指針．恩賜財団母子愛育会，2007：22．
5) 日本先天代謝異常学会（編集）：フェニルケトン尿症および類縁疾患．新生児マススクリーニング対象疾患等診療ガイドライン 2015．診断と治療社，2015：8-16．
6) 北川照男ほか：フェニルケトン尿症（高フェニルアラニン血症の一部を含む）治療指針の第2次改定の経緯と改定勧告治療指針（平成24年度）について．特殊ミルク情報 2012；48：82-84．

❖ 参考文献

・日本先天代謝異常学会（編集）：新生児マススクリーニング対象疾患等診療ガイドライン 2015．診断と治療社，2015．
・特殊ミルク共同安全開発委員会：改訂 2008 食事療法ガイドブック　アミノ酸代謝異常症・有機酸代謝異常症のために．恩賜財団母子愛育会，2008．
・高柳正樹：食事療法の進歩．低タンパク食療法（有機酸代謝異常症と尿素サイクル異常症を中心に）．小児内科 2001；33：939-943．
・高柳正樹：先天代謝異常症の栄養管理．板橋家頭夫（編集）：新生児栄養管理ステップアップブック（ネオネイトケア 2008 年秋季増刊）．メディカ出版，2008：236-240．

［高柳正樹］

2 糖質代謝異常症

ポイント

- 肝型糖原病では糖原病用治療ミルク，未調理コーンスターチを利用した高糖質頻回食や夜間胃内持続注入で低血糖を予防する．
- ガラクトース血症では新生児マススクリーニングで発見後，直ちに乳糖除去ミルクや大豆乳で治療を開始し，ガラクトース除去食，乳糖除去食を継続する．
- フルクトース不耐症では長期の飢餓および低炭水化物食は避け，果糖，ショ糖，ソルビトールの入った食物を避ける．

I 糖原病

a 疾患の概念

1 定義と概要

グリコーゲン代謝に関与する酵素の先天的異常・欠損により組織内に異常なタイプまたは多量のグリコーゲンが蓄積する疾患である．臓器障害の部位と臨床症状によっておもに肝型と筋型に分けられる．

2 原因と病態

1）肝型糖原病（図1）

① 糖原病I型：グルコース-6-リン酸（G-6-P）はG-6-Pトランスロカーゼによって細胞質から小胞体に輸送され，小胞体酵素のグルコース-6-ホスファターゼ（G-6-Pase）によってG-6-Pからグルコース（ブドウ糖）となる．G-6-Pase欠損症のIa型（von Gierke病）とG-6-Pトランスロカーゼ欠損症のIb型がある．肝臓，腎臓，腸管に多量のグリコーゲンが蓄積し，低血糖と肝腫大が出現する．

② 糖原病III型（Cori病）：4-α-グルカントランスフェラーゼ活性とアミロ-α-1,6-グルコシダーゼ活性を有するグリコーゲン脱分枝酵素が欠損するため，グリコーゲンが分解できず，グリコーゲン限界デキストリンが蓄積する．欠損酵素の種類と臓器によりIIIa（肝筋型），IIIb（肝型），IIId型（肝筋型）に分類される．

③ 糖原病IV型（Anderson病）：α1,6部位のグルコースにグルコースポリマーを転移する酵素であるグリコーゲン分枝酵素が欠損するため，組織に分枝鎖の少ないアミロペクチン様グリコーゲンが蓄積し，組織障害性に作用する．肝脾腫，筋力低下な

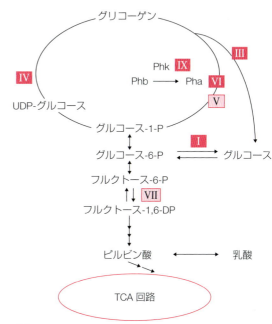

図1 糖原病と糖質代謝経路
■は肝型糖原病，□は筋型糖原病の病型を示す
Ph：phosphorylase, Phk：phosphorylase kinase

どが出現する．

④ 糖原病VI型：肝グリコーゲンホスホリラーゼの欠損により，肝のグリコーゲン分解が障害され，肝腫大や低血糖を発症する．

⑤ 糖原病IX型：グリコーゲンホスホリラーゼを非活性型（b）から活性型（a）に変換するホスホリラーゼキナーゼの欠損症である．ホスホリラーゼキナーゼは4種類のサブユニットの4量体（$\alpha\beta\gamma\delta$）を形成し，組織特異的なアイソザイムが存在するため，糖原病IX型にはIXa〜IXdの4病型が存在する．

2）筋型糖原病

① 糖原病 II 型（Pompe 病）：リソソームでのグリコーゲン分解を担う酵素である酸性 α-グルコシダーゼの欠損症である．リソソームにグリコーゲンが蓄積する．

② 糖原病 V 型（McArdle 病）：筋グリコーゲンホスホリラーゼの欠損により，骨格筋のグリコーゲン分解が障害され，ATP の供給が不足する．運動不耐，運動時有痛性筋けいれん，横紋筋融解症（ミオグロビン尿症）を発症する．

③ 糖原病 VII 型（垂井病）：ホスホフルクトキナーゼはフルクトース-6-リン酸（Flu-6-P）をフルクトース-1,6-ビスリン酸にリン酸化する解糖系の律速酵素である．肝型，筋型，血小板型の 3 つのアイソザイムのなか，筋型アイソザイムの欠損により筋症状と溶血症状を発症する．

3 症状と所見

1）肝型糖原病

肝腫大，低血糖，低身長が肝型糖原病の 3 主徴である．

① I 型：空腹時の低血糖の程度はさまざまでけいれん発作を繰り返す症例から無症状例まである．腎腫大，人形様顔貌，血小板機能障害による鼻出血，脂質異常症が認められる．Ib 型では顆粒球減少と易感染性がみられる．

② III 型，VI 型，IX 型：I 型に比べて症状は軽度である．III 型の肝筋型では筋力低下や心筋症などをきたす．VI 型は肝機能異常のみから肝硬変，筋力低下，神経症状，致死性の経過をとるなど多彩な臨床像を示す．IX 型のなかで b 型と d 型では筋症状を示す．

2）筋型糖原病

① II 型：最も重症である乳児型では生後 2 か月頃には哺乳力低下，筋力低下が出現し，顕著な心肥大，筋緊張低下を伴い 2 歳頃に死亡する．小児型は生後 6 か月〜幼児期に発症し，筋力が徐々に低下し，呼吸不全などで 20〜30 歳代で死亡する．成人型は骨格筋の障害が主である．

② V 型，VII 型：運動不耐，運動時有痛性筋けいれん，横紋筋融解症，ミオグロビン尿症を示す．強い短時間の等尺性運動でそれらの筋症状が誘発される．V 型では「セカンドウィンド現象」が高率に認められる．

4 診 断

1）肝型糖原病

肝腫大，低血糖，低身長の臨床症状と臨床検査，画像検査，ブドウ糖，ガラクトースの負荷試験，肝生検，酵素活性の測定，遺伝子診断を行う．わが国では Ia 型に c.648G＞T，Ib 型に p.W118R の好発変異が認められている．

2）筋型糖原病

筋症状などの臨床症状，CK の上昇，軽度肝障害，ミオグロビン尿，溶血所見，筋生検，酵素活性の測定，遺伝子診断にて確定診断する．

5 治 療

1）肝型糖原病

食事療法が中心となる．低血糖やケトーシスを発症する緊急時には，直ちにブドウ糖静脈内投与を行う．アシドーシスには重曹，ウラリット®経口投与，高尿酸血症にはアロプリノールを投与する．高脂血症に対しては抗高脂血症薬が用いられる．肝腫瘍合併例やコントロール不良例には肝移植も考慮される．Ib 型患者の好中球減少に対しては G-CSF が用いられる．

2）筋型糖原病

II 型は根治療法として酵素補充療法が開発されている．V 型，VII 型では横紋筋融解症，腎機能障害の急性期には，大量輸液，高カリウム血症対策と尿アルカリ化，急性腎不全に対しては血液透析などを行う．日常的には強い運動負荷を避ける．V 型では運動前のショ糖摂取，ビタミン B_6 投与が試みられる．

6 予 後

1）肝型糖原病

良好な食事療法で低血糖，肝腫大と成長発育の改善がみられ，成人では症状が軽くなる．生涯にわたる管理が重要で，腎障害や肝腫瘍の有無が予後を決定する．III 型では筋症状の進行，心筋症，心不全，まれに肝癌を発症することがある．VI 型の臨床像は多様で，典型例では進行性の肝硬変から肝不全へと進行する．IX 型では年齢とともに軽快し，多くの成人では無症状である．

2）筋型糖原病

II 型は従来予後不良であったが，現在，酵素補充療法が行われており，その効果が期待されている．V 型，VII 型では生命予後は良好である．筋力低下，筋萎縮が進行することがある．

表1 肝型糖原病の食事計画

	I型	III, VI, IX型
エネルギー	同年齢の健常児と等しくする	同左
たんぱく質，脂質，糖質の摂取量	1日のエネルギー摂取量のたんぱく質：10〜13% 脂質：15〜17% 炭水化物：70〜75%	同年齢の健常児と変わらない
使用する糖質	でんぷん，麦芽糖，ブドウ糖	同左
制限する糖質	ショ糖，果糖，乳糖摂取を炭水化物のエネルギー量全体の5%以内にする	左記の糖を1回に大量に与えない（たとえば1 g/kg以上にしない）
使用する脂質	不飽和多価脂肪酸を含む油脂（植物油）	同左
食事回数（治療乳，コーンスターチも含む）	頻回食（糖質投与は毎回等分にするよう心がける）．7〜8回/日に分割する	症状，検査所見の異常が強い場合はI型と同様にする
糖原病治療乳	乳幼児は治療乳を中心に，学童はコーンスターチを中心にする	同左
その他の注意	・ビタミン類，ミネラル類の投与 ・アルカリ化剤投与 ・アロプリノール投与	・ビタミン類，ミネラル類の投与

[特殊ミルク共同安全開発委員会（編集）：2013年度改訂わかりやすい肝型糖尿病食事療法．http://www.boshiaiikukai.jp/img/milk/kangata-togenbyo.pdf．]

b 栄養のあり方・食事療法

1 栄養のあり方

肝型糖原病では食事療法が中心となる．低血糖を防止するために頻回に糖質を摂取し，血糖を正常範囲に維持する．ミネラルやビタミンを含めた栄養管理が必要である．食事療法については「2013年度改訂わかりやすい肝型糖原病食事療法 http://www.boshiaiikukai.jp/img/milk/kangata-togenbyo.pdf（特殊ミルク共同安全開発委員会編集）」に詳しく記載されている．

2 食事療法

肝型糖原病の食事計画を表1[1]に示す．血糖を維持するために，頻回食，夜間胃内持続注入（nocturnal intragastric feeding；NIGF），中心静脈栄養，未調理コーンスターチ（uncooked cornstarch；UCS）療法など，さまざまな治療法が考案されている．

1) 乳児期

一般調製粉乳を中止し，乳糖を含まない糖原病用ミルクに変更する．通常3時間程度の絶食で低血糖になるので，必要量を8分割して与える．夜間の哺乳が困難であればNIGFを行う．その場合，1日の総エネルギーの約1/3を糖原病用ミルク（夜間用）でNIGFで与え，昼間は総エネルギーの約2/3を糖原病用ミルク（昼間用）で3時間ごとに投与する．

2) 幼児期

食事が主体になるので特殊ミルクはその分減量させ，UCS療法を併用する．UCSは腸管内で徐々に分解・吸収されるため血糖維持に有用である．消化酵素の未熟な乳児ではUCSによる血糖維持効果は少ないとされている．UCSとミルクの同時投与で血糖が維持される場合もある．一般的にはより低年齢ではNIGFが，高年齢ではUCS療法が用いられている．

3) 学童期以降

年長になるにつれ，低血糖の症状は出にくくなる．1回1.5〜2 g/kgのUCS摂取により日中では5〜6時間，夜間では8時間近く低血糖が予防できる．通常1日3回の食事と6時間ごとのUCS投与が行われる．

3 薬との関係

筋型糖原病（II，V，VII型）ではスタチン系薬剤を避け，麻酔導入時の悪性高熱に対する予防策をとる．

4 栄養評価

コントロール良好であれば，空腹時の血糖，肝機能，乳酸・ピルビン酸，尿酸値の改善，肝腫大の縮小，低身長の改善が認められる．筋型では徒手筋力テスト，呼吸機能など定期的に実施する．

II ガラクトース血症

a 疾患の概念

1 定義と概要

ガラクトース代謝において先天的な酵素欠損または活性低下があるために，ガラクトースとガラクトース-1-リン酸(Gal-1-P)が蓄積される疾患である．
① I 型：ガラクトース-1-リン酸ウリジルトランスフェラーゼ(GALT)欠損症
② II 型：ガラクトキナーゼ(GALK)欠損症
③ III 型：ウリジン2リン酸ガラクトース-4'-エピメラーゼ(GALE)欠損症
の3種類の酵素欠損症が知られている．わが国では新生児マススクリーニングが行われ，早期発見，早期治療がなされている．

2 原因と病態(図2)

乳糖は小腸粘膜上皮の刷子縁にある乳糖分解酵素によってガラクトースとブドウ糖に分解，吸収される．GALK，GALT，GALE のいずれの酵素も，赤血球をはじめ多くの組織に存在している．ガラクトースの蓄積は水晶体内でアルドースレダクターゼによりガラクチトールに転換され，浸透圧の上昇により水晶体が混濁し，白内障を生じる．Gal-1-P の蓄積は肝細胞などに強い臓器障害をもたらす．ウリジン2リン酸ガラクトース(UDP-Gal)の蓄積による臓器障害はこれまで報告されていない．

3 症状・所見

1) GALT 欠損症
哺乳開始後，食欲不振，不機嫌などの一般症状とともに嘔吐，下痢などの消化器症状を訴え，体重増加不良となる．低血糖，筋緊張低下，腎尿細管障害，白内障，肝障害(黄疸，肝脾腫，肝機能異常など)をきたし，敗血症，髄膜炎などの感染症を併発する．

2) GALK 欠損症
白内障がおもな症状である．軽度の肝障害や神経症状を合併する症例もまれに報告されている．

3) GALE 欠損症
GALE 活性の低下が赤血球に限られ，無症状である末梢型と全身の組織での酵素欠損があり，GALTと同様の症状を示す全身型が知られている．

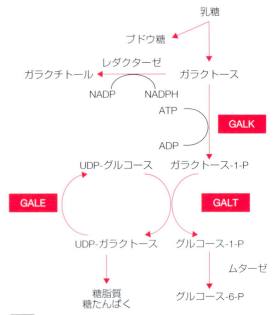

図2 ガラクトース代謝経路
GALK：galactokinase
GALT：galactose-1-phosphate uridyltransferase
GALE：uridine diphosphate-galactose-4-epimerase
UDP：uridine diphosphate

4 診 断

新生児マススクリーニングでガラクトース高値とBeutler 法で発見される．GALK，GALT 欠損症では通常総ガラクトース値は 20 mg/dL 以上となる．門脈大循環シャント，Fanconi-Bickel 症候群，シトリン欠損症，新生児肝炎などとの鑑別診断のため，肝機能検査，総胆汁酸，アミノ酸分析，尿検査，血糖，画像診断，遺伝子検査などが必要である．確定診断には赤血球内 GALK，GALT，GALE 活性を測定する．

5 治 療

急性期を除き，GALT 欠損症，GALK 欠損症では乳糖除去食，ガラクトース除去食による食事療法を行う．

6 予 後

GALT 欠損症では早期治療にもかかわらず，経年的に軽度の発達遅滞，言語障害，運動異常，認知障害をきたすことが多い．女性患者では 80％以上に原発性卵巣機能不全，高ゴナドトロピン性腺機能低下症をきたす．

ⓑ 栄養のあり方・食事療法

1 栄養のあり方

新生児，乳児期はもとより生涯にわたる乳製品と乳糖を含む食品の摂取の制限を基本とする．乳製品の強い制限のためにカルシウム不足，骨塩の低下をきたすことがあり，カルシウム，必要であればビタミンDの補充を行う．食品中の乳糖，ガラクトース含量については特殊ミルク共同安全開発委員会から発行されている特殊ミルク情報11号，13号，35号に詳細に記載されている．

2 食事療法

1) GALT欠損症

古典型の場合，新生児早期から症状が認められることが多く，直ちに母乳・粉ミルクを禁止し，大豆乳や乳糖除去乳を使用する．離乳期以降では乳製品と乳糖を含む食品を制限する．乳糖，牛乳，脱脂粉乳は食品中に広く使用されており，市販食品についてはその組成を確認する．

古典型GALT欠損症患者でのガラクトースの耐容量はあきらかではない．しかしながら，1日あたり50 mg～600 mgのガラクトースの負荷では赤血球Gal-1-P，尿ガラクチトールなどや臨床症状の変化がないことが報告されている．また，内因性のガラクトースの産生量の多さ（0.48～1.71 mg/kg/時）から，果物や野菜，そしてガラクトースが25 mg/100 g以下の固形チーズの摂食が許されるようになってきた．しかし，発酵食品のガラクトース含有量は高く，味噌は230～315 mg/100 g，醬油は350～430 mg/100 g，また，えんどう豆は127 mg/100 g，いんげん豆は130 mg/100 gで，注意を要する．

2) GALK欠損症

大豆乳や乳糖除去乳で直ちに治療を開始する．ガラクトース値の低下とともに白内障なども軽快傾向を示す．離乳期以降は乳糖の少量摂取ではガラクトースの上昇が認められないこともある．しかし，尿中ガラクチトールは上昇しており，長期にわたる白内障への影響はあきらかではない．

3) GALE欠損症

原則的には無治療で食事療法は必要でない．新生児から乳児期ガラクトース値が著明に高い場合には乳糖除去ミルクを使用してもよい．

3 薬との関係・相互作用

ガラクトースおよび乳糖を含む薬剤（ラクツロースなど）を回避する．なお，錠剤の多くは賦形剤として乳糖が含まれている．

4 栄養評価

新生児から乳児期の乳糖除去により，血中ガラクトース値，Gal-1-P値，肝機能，一般検尿，身体発育，白内障の改善が認められる．

Ⅲ フルクトース不耐症

ⓐ 疾患の概念

1 定義と概要

遺伝性フルクトース不耐症（フルクトース1,6-2リン酸アルドラーゼB；肝型アイソザイムの欠損症）とフルクトース-1,6-ビスフォスファターゼ（FBPase）欠損症が知られている．

2 原因と病態（図3）

1) アルドラーゼB（ALDO-B）欠損症

果糖の摂取により，フルクトース-1-リン酸（Flu-1-P）が蓄積し重度の中毒症状を呈する．

2) FBPase欠損症

FBPaseはフルクトース-1,6-2リン酸からFlu-6-Pへの変換を行う酵素で，アミノ酸からの糖新生が障害される．飢餓時に低血糖，代謝性アシドーシス，高乳酸血症，ケトン体産生増加をきたす．

3 症状・所見

1) ALDO-B欠損症

母乳哺育中の乳児は症状を示さない．果糖を摂取することにより急速に症候性低血糖を生じる．持続的な摂取は成長不全と肝疾患を引き起こし，肝不全と腎不全へ進展する．

2) FBPase欠損症

約半数の患児は，新生児期早期に多呼吸，易刺激性，意識障害，無呼吸，頻脈，肝腫大などを呈する．そのほかの症例の多くは，乳幼児期に感染症の罹患などによる飢餓状態に伴って急激に低血糖，嘔吐，意識障害，けいれんなどをきたす．

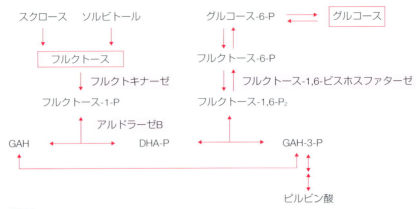

図3 果糖代謝経路
DHA：dihydroxyaceton, GAH：glyceraldehyde

4 診 断

1) ALDO-B 欠損症

果糖の曝露に伴い発症し，中止によって症状が改善する．症状発現中では低血糖，低リン血症，高マグネシウム血症，高尿酸血症，高乳酸・ピルビン酸血症，アラニン増加，汎アミノ酸尿をきたす．肝組織での ALDO-B 活性低下，遺伝子診断にて確定される．

2) FBPase 欠損症

発作間欠期には，通常は異常所見を認めない．急性増悪時には，著しい低血糖と代謝性アシドーシス，血中乳酸・ピルビン酸上昇，血中・尿中ケトン体上昇，血中アラニン上昇，尿グリセロール-3-リン酸の増加またはグリセロール-3-リン酸/グリセロールの比の上昇がある．酵素活性は，生検肝，培養末梢血単核球を用いて測定可能である．遺伝子診断も行われる．

5 治 療

食事療法を行う．

6 予 後

1) ALDO-B 欠損症

重症例の場合，制限すべき糖質の摂取が続けば，急速に肝不全へと進行して致死的となる．治療開始によって各種症状は速やかに改善する．乳幼児期に重篤な症状のない患児の予後は良好である．

2) FBPase 欠損症

急性増悪時に適切な治療が行われなければ死亡したり重篤な神経障害を残したりすることがあるが，通常は生命予後良好である．急性増悪発作は年齢とともに減少する．ただし，女性患者の妊娠やアルコール過剰摂取の際，低血糖発作が知られている．

b 栄養のあり方・食事療法

1 栄養のあり方

ALDO-B 欠損症では Flu-1-P の毒性による障害が発端となるので，ショ糖，果糖，ソルビトールの供給源となる食物を完全に除去することがアルドラーゼ欠損症では必要である．一方，FBPase 欠損症は糖新生の障害である．そのため，それほど強い制限は必要ないとされているが，飢餓時間が長くならないようにし，高たんぱく高脂肪食を避ける．

2 食事療法（表2）[2]

1) ALDO-B 欠損症

果糖摂取制限が唯一の治療法である．摂取許容量は果糖として 20～40 mg/kg/日，1,500 mg/日とされているが，確立された基準はない．少なくとも小児期には厳格な制限が必要である．各種ビタミン類，特にビタミン C と葉酸が欠乏しないよう，適宜補充する．

2) FBPase 欠損症

発作間欠期では長時間の飢餓を避け，感染症などで経口摂取困難なときや嘔吐のあるときには，積極的にブドウ糖の輸液を行う．果糖の摂取は，同時にブドウ糖やガラクトースを摂取する時以外は避ける．

3 薬との関係・相互作用

輸液製剤は乳酸を含まないものを選択する．グリセリン製剤の投与を避ける．

表2 フルクトース不耐症の食事療法：果糖・ショ糖・ソルビトールの多く含まれる食品と少ない食品

<避けるべき食品>
　果物：すべて
　野菜：ブロッコリー，にんじん，カリフラワー，ピーマン，さつまいも，トマト，とうもろこし
　豆類：ひよこ豆，えんどう豆，レンズ豆，大豆
　乳製品：ショ糖で甘くしたもの
　肉類：ショ糖を使用した加工品
　お菓子・デザート：市販のクッキー，ケーキ，アイスクリーム，砂糖，マーマレード，キャンディー，
　　　　　　　　　　ゼリー，チョコレート，甘草，
　調味料：バーベキューソース，ケチャップ，サワーソース，パンケーキシロップ，プラムソース，
　　　　　チャツネ
<食べてよい食品>
　野菜：アスパラガス，セロリ，きゅうり，ケール，レタス，パセップ，かぼちゃ，大根，ほうれん草，
　　　　白いじゃがいも，エシャロット，ズッキーニ
　すべての穀物
　すべての肉，魚，卵
　すべての乳製品
　すべての脂肪

[Berni Canani R, et al.：Diagnosing and Treating Intolerance to Carbohydrates in Children. Nutrients 2016；8：157.]

4 栄養評価

　成長発育，低血糖症状などの改善，臨床検査の改善などを定期的に観察する．

❖ 文　献

1) 特殊ミルク共同安全開発委員会（編集）：2013年度改訂わかりやすい肝型糖尿病食事療法．http://www.boshiaiikukai.jp/img/milk/kangata-togenbyo.pdf.
2) Berni Canani R, et al.：Diagnosing and Treating Intolerance to Carbohydrates in Children. Nutrients 2016；8：157.

❖ 参考文献

・大浦敏博（編集）：特殊ミルクの適応症と食事療法ガイドライン～先天性代謝異常症から内分泌，腎，消化器，神経疾患まで～．2013. http://www.boshiaiikukai.jp/img/milk/guideline201306.pdf
・Welling L, et al.：International clinical guideline for the management of classical galactosemia：diagnosis, treatment, and follow-up. J Inherited Metab Dis 2017；40：171-176.
・Coelho A, et al.：Sweet and sour：an update on classic galactosemia. J Inherit Metab Dis 2017；40：325-342.
・Berni Canani R, et al.：Diagnosing and Treating Intolerance to Carbohydrates in Children. Nutrients 2016；8：157.

[岡野善行]

3 金属代謝異常症

> **ポイント**
> - 金属代謝異常症のなかで，食事療法が重要な疾患は，先天性銅代謝異常症の Wilson 病である．
> - Wilson 病の薬物療法は，銅キレート薬あるいは亜鉛製剤により行われる．
> - Wilson 病の食事療法は，銅の摂取を制限する「低銅食療法」である．
> - 銅の摂取量を制限しながらも，成長あるいは健康の維持に必要な栄養所要量をきちんと確保する必要がある．

先天性の金属代謝異常症としては，銅代謝異常症の Wilson 病と Menkes 病，鉄代謝異常症であるヘモクロマトーシスと無セルロプラスミン血症，そして亜鉛代謝異常症である腸性肢端皮膚炎があげられる．これらの疾患のなかで，食事療法が重要な意味をもつのは Wilson 病である．

I Wilson 病

a 疾患の概念

1 定義と概要

Wilson 病は，染色体 13 番長腕，13q14.3 に位置する *ATP7B* 遺伝子を原因遺伝子とする常染色体劣性遺伝性疾患である．肝臓をはじめ，大脳基底部，角膜および腎臓などに過剰な銅の沈着を認め，種々の臓器障害を呈する．わが国における発症頻度は出生 35,000〜45,000 人に 1 人と推定されている[1]．発症年齢は 3〜50 歳代と幅広いが，ピークは 10〜11 歳頃である[1]．本症は治療可能であり，早期から適切な治療が行われれば，十分な社会復帰や発症の予防が可能である．

2 原因と病態

Wilson 病の病態の中心は，肝臓から胆汁中への銅の排泄障害である．肝細胞内の銅が胆汁中へ排泄されずに蓄積し，細胞障害を生じる．さらに肝臓から血中に放出された非セルロプラスミン銅は，大脳基底部，角膜および腎臓などに蓄積して臓器障害を引き起こす．

3 症状・所見

Wilson 病の症状は，おもに肝障害と神経障害である．また，Kayser-Fleischer 角膜輪は本症に特徴的な所見である．そのほかに，精神症状や腎障害などもみられる．肝障害は，急性あるいは慢性肝炎の症状を呈し，最終的には肝硬変へと進行していく．また，意識障害と溶血を伴い急速に肝不全が進行する症例も全体の 4〜7% 程度に認められる．神経症状は，錐体外路症状が中心である．構音障害，歩行障害，羽ばたき振戦などが高い頻度にて認められる．ほかに知能障害やジストニアなども呈する．

4 診 断

幼児期以降の急性・慢性の肝障害，および学童期以降の神経あるいは精神症状をみたときは，本症の可能性を考える．診断のために，血清セルロプラスミン，血清銅および尿中銅の測定を行う．Kayser-Fleischer 角膜輪検索のため，眼科的検索も重要である．血清セルロプラスミン値低下と尿中銅排泄量増加を認めれば本症と診断してよいと考える[2,3]．これらの検査で診断がつかない場合は，*ATP7B* 遺伝子解析や肝銅含有量測定を行う[2,3]．

5 治 療

Wilson 病の薬物療法は，銅キレート薬（D-ペニシラミンと塩酸トリエンチン）あるいは亜鉛製剤（酢酸亜鉛）により行われる．銅キレート薬は，血液中の銅と結合して尿中に排泄させる．亜鉛製剤は，腸管からの銅吸収を阻害する．また，銅の摂取制限（低銅食）も同時に行う（後述）．肝不全に陥った症例に対しては肝移植が適応となる．

6 予 後

本症の予後は，①診断，治療開始の時期と状態，②服薬コンプライアンスの良否，による．発症から診断・治療開始まで時間がかかると，肝臓や中枢神

経に不可逆的変化が生じ，治療を行っても各臓器の機能が十分に回復しない場合がある．また，治療は生涯継続しなければならないため，良好な服薬コンプライアンスの維持がきわめて重要である．

b 栄養のあり方・食事療法

1 栄養のあり方

Wilson病の治療では，薬物療法とともに銅の摂取を制限する「低銅食療法」を行う．しかし，銅の摂取量を制限しながらも，成長あるいは健康の維持に必要な栄養所要量をきちんと確保しなければいけない．Wilson病の発症年齢は幅広いが，多くの症例は幼児期から思春期頃までに診断され，治療が開始される．いわゆる「育ち盛り」の時期に初期治療が行われることが多く，この点は十分に注意する必要がある．

2 食事療法

1）低銅食の基準

銅の摂取量は，治療開始時には1.0 mg/日（乳幼児は0.5 mg/日）以下に制限する．治療により症状や検査値が改善し安定すれば，1.5 mg/日まで摂取可能とする．

2）低銅食療法の実際

低銅食療法を行うときに必要なのが，料理あるいは素材に銅がどれくらい含まれるか（銅含量）を知ることである．一般的には，文部科学省が公表している「日本食品標準成分表」からその情報を得て，銅の多く含まれる食材を避ける，というのが基本的なやり方といえる．表1[4]に，銅含有量が多い食材をあげる．注意すべき点は，この表は食品100 g中の銅含有量を表示していることである．当然のことであるが，摂取する銅の量は，食材の単位重量中の銅含量と各々の食事を作るときに使われる食材の量により決定される．たとえば，精白米と乾燥させたそうめんは，100 g中の銅含量はそれぞれ0.10 mg，0.12 mgとさほど差はないが，常用量では白米（茶碗1杯200 g）が銅量0.20 mg，そうめん（1人前70 g）が0.084 mgと2倍以上の差がでてしまう[4,5]．銅含量が比較的多い食材でも料理に使う量が少なければあまり影響しないし，逆に単位あたりの銅の量が少なくても，多量に摂取する食材では1日の銅摂取量に大きな影響を与える．食材，レシピを考えるときは，こ

表1　銅含量が多い食品

肝臓（レバー，フォアグラ，きもなど），いか，甲殻類（えび，かになど），魚卵（いくら，すじこなど），貝類（かき，さざえなど），豆類（納豆，みそなど），たこ，もつ，ココア，チョコレート類，緑色の強い野菜，大量の穀類，干しぶどう　など

［山崎大治：低銅食について．Will 2003；15：7-11.より改変引用］

の点を十分考慮する必要がある．

実際に低銅食レシピを作成するときは，Wilson病症例を治療・管理している病院の栄養部の協力を得て行うことが望ましい．西本らは，食品中の銅含量を把握しやすくすることを目的として，「銅制限のための食品交換表」を開発した[6]．本表を用いることも有効な方法と考えられる．この「銅制限のための食品交換表」は，大阪母子医療センターのURL（http://www.opho.jp/）に掲載されている[6]．

3 薬との関係・相互作用

銅キレート薬療法を行ううえで重要なことは，必ず食間空腹時（食前1時間もしくは食後2時間以上空けて）に内服することである．食事の直前や直後では，食事中の金属と結合してしまい，血液中に吸収されなくなってしまう．また，亜鉛製剤も，食材によってその吸収を阻害するものがあるため，食前1時間もしくは食後2時間に内服する．

亜鉛製剤を内服しているときは，銅キレート薬のみにて治療を行っているときほど厳密な銅の摂取制限は必要ないと考えられている．しかし，1日の銅摂取量を何mgまで緩和できるかの明確な基準は存在しない．

❖ 文　献

1) Aoki T, et al.：Nationwide survey of clinical feature of Wilson's disease in Japan. In：Lam STS, et al.（eds）：Neonatal and Perinatal Screening, the Asian pacific perspective. The Chinese University Press, 1996：25-28.
2) 清水教一ほか：Wilson病．日本先天謝異常学会（編集）：新生児マススクリーニング対象疾患等診療ガイドライン．診断と治療社，2015：202-210.
3) 児玉浩子ほか：Wilson病診療ガイドライン2015．日本小児栄養消化器肝臓学会（編集）：小児の栄養消化器肝臓病診療ガイドライン・指針．診断と治療社，2015：122-180.
4) 山崎大治：低銅食について．Will 2003；15：7-11.
5) 清水教一：Wilson病患者に対する治療食の実際．治療 2006；88：2017-2020.
6) 西本裕紀子ほか：「銅制限のための食品交換表」を用いて在宅で銅制限を実践・継続できたWilson病児の2症例．日小児栄消肝会誌 2005；19：119-125.

［清水教一］

第6章 疾患別の栄養療法

F 代謝・内分泌疾患・染色体異常
metabolism・endocrinological・chromosomal disorders

2 1型糖尿病
type 1 diabetes mellitus

ポイント

- 1型糖尿病のおもな成因は膵島特異的な自己免疫による膵β細胞の破壊であり，最終的には絶対的なインスリン欠乏に至る．
- 治療は強化インスリン療法が基本であるが，このようなインスリン治療と並行して適切な食事摂取と運動を行い，健常児と同等の成長・発達を遂げることが最終的な治療の目標となる．
- 食事療法の基本は，三大栄養素を適切な配分とした同性，同年齢の健常児と同等の必要エネルギーを摂取することにある．
- 近年，追加インスリン量の決定に，食事中の炭水化物に注目して投与量を決定するカーボカウント法が用いられるようになった．

a 疾患の概念

1 定義と概要

糖尿病とは，インスリンの分泌あるいは作用不足による慢性の高血糖状態を主徴とする代謝疾患群である．1型糖尿病の定義は，「膵β細胞の破壊によるインスリン欠乏状態」であり，膵β細胞破壊の機序により自己免疫性と特発性（非自己免疫性）に分類される．

2 病因と病態

1型糖尿病のおもな成因は，症例の80～90%が該当する「膵島特異的な自己免疫による膵β細胞の破壊」であり（自己免疫性），最終的には絶対的なインスリン欠乏に至る．病理学的には膵島炎（insulitis）として観察されるが，自己免疫の機序としては，膵β細胞の抗原が抗原提示細胞であるマクロファージに取り込まれた後にヘルパーTリンパ球に提示され，膵β細胞抗原に対するクローンが特異的に活性化され，それに次いで細胞傷害性Tリンパ球が活性化されて，膵β細胞を傷害するという過程が考えられている．

3 症状・所見

口渇，多飲，多尿，全身倦怠，体重減少がおもな症状であるが，何となく元気がなく疲れやすかったり，夜尿が目立ったりすることも糖尿病の症状であ

ることを忘れてはいけない．また幼少児では発症前にエンテロウイルスなどの先行感染を伴うことが多いのも特徴の1つである．病状が進行して，糖の利用障害からケトン体の産生が亢進すると，意識障害から昏睡をまねく（ケトアシドーシス）．

4 診 断

1型糖尿病の診断は，高血糖に加え内因性インスリン分泌の低下～欠乏と膵島関連自己抗体の検出および疾患感受性 *HLA* 遺伝子の保有がポイントになる．1型糖尿病診断の指標を**表1**に示す．

5 治 療

小児1型糖尿病では，頻回注射法あるいは持続皮下インスリン注入療法（CSII）による強化インスリン療法の適応になることが多い[1]．そしてこのようなインスリン治療と並行して適切な食事摂取と運動を行い，健常児と同等の成長・発達を遂げることが最終的な治療の目標になる．

強化インスリン療法では，血糖上昇を抑制するために各食前に速効型インスリンあるいは超速効型インスリンアナログ製剤を皮下注射し（追加インスリン注射），就寝前あるいは朝に中間型インスリンもしくは持続効果型溶解インスリンアナログとして皮下注射する（基礎インスリン注射）頻回注射法が最も利用される．携帯ポンプにより追加インスリン注入と基礎インスリン注入を行うCSIIは，日ごとのスケジュールにあわせて基礎注入量を調節でき，注射に

表1　1型糖尿病診断の指標

内因性インスリン分泌能の低下～欠乏	食前C-ペプチド頂値＜0.6 ng/mL，グルカゴン負荷試験におけるC-ペプチド頂値＜1.0 ng/mL，24時間尿中C-ペプチド排泄＜20 μg
膵島関連自己抗体の検出	血中GAD抗体，IA-2抗体，インスリン自己抗体，ZnT8抗体のいずれかが陽性
疾患感受性HLA遺伝子の同定	DNAタイピング：DRB1*0405，*0901　DQB1*0303，*0401

よる痛みを伴わずに頻回の追加注入を実施できることからその利用が拡大している．そしていずれの注射法も，血糖自己管理の目的で在宅血糖自己測定を行い，投与インスリン量を調節する．さらに近年では，継続して皮下のブドウ糖濃度を測定するCGM（continuous glucose monitoring，持続血糖測定）も利用されるようになった．

運動に関しては制限はないが，運動中あるいは運動後に低血糖を起こす危険性があるため，ブドウ糖錠剤などの補食を常備携帯する必要がある．

6 血糖コントロール基準と予後

diabetes control and complications trial（DCCT）の報告[2]以来，慢性血管合併症の予防のため，小児1型糖尿病においても厳格な血糖コントロールの重要性が強調されている．しかし生活様式が一様でない小児1型糖尿病では，良好な血糖コントロールを長期間維持することはきわめてむずかしい．国際小児・思春期糖尿病学会（International Society for Pediatric and Adolescent Diabetes：ISPAD）による血糖管理目標値[3]は，食前血糖値：90～145 mg/dL，食後血糖値：90～180 mg/dL，就寝前の血糖値：120～180 mg/dL，HbA1c：7.5％以下であり，成人で用いられている糖尿病診療ガイドラインの値より高値であるが，小児，特に年少児では重症低血糖の発生を避けることが優先されるためこのような目標値が設けられている．

ⓑ 栄養のあり方・食事療法

1 疾患に対する栄養のあり方

小児1型糖尿病の栄養の基本は，「同性，同年齢の健常児と同等の必要エネルギーを適切な三大栄養素の配分で摂取する」ことにある．過度な食事エネルギーの制限は，発育途上にある小児の成長を阻害する．

2 食事療法[4,5]

摂取エネルギーに制限はないが，インスリン注射

表2　エネルギー摂取量に関する推奨基準

1日のエネルギー摂取は以下のように配分する
①炭水化物：50～55％
　ショ糖の摂取は全体エネルギーの10％
②脂質：20～25％
　飽和脂肪酸とトランス脂肪酸＜10％
　多価不飽和脂肪酸＜10％
　1価不飽和脂肪酸＞10％（最高全体エネルギーの20％）
　n-3脂肪酸（シス配列）：0.15 g/日
③たんぱく質：10～20％
　摂取量は乳児期早期では約2 g/kg/日，10歳以上では1 g/kg/日，思春期後半では0.8～0.9 g/kg/日
④食物繊維摂取の増加が目標．ビタミン，ミネラルに関しては健常児の摂取量と同等

の影響で1型糖尿病児は非糖尿病児に比べ過体重になる傾向があり，また日々の血糖コントロールのストレスから拒食ややけ食い（binge eating）などの食行動異常を合併する頻度も高いため，その体重管理と栄養管理は慎重に扱う必要がある．

摂取エネルギーは，年齢，性別，運動強度により「日本人の食事摂取基準（2015年版）」〔**資料D 日本人の食事摂取基準（2015年版）データ**参照〕に示すエネルギーを基本とするが，栄養素の配分は，糖質50～55％（ショ糖は総エネルギーの10％まで），たんぱく質10～20％（摂取量では乳児期早期では約2 g/kg/日，10歳以上では1 g/kg/日，思春期後半では0.8～0.9 g/kg/日），脂質20～25％（飽和脂肪酸とトランス脂肪酸は総エネルギーの10％まで，1価不飽和脂肪酸，特にシス配列で10～20％のエネルギーを摂取する）に調節する（表2）．なお，腎機能の負担にならないようにたんぱく質の過剰摂取は避け，糖尿病性腎症の徴候（微量アルブミン尿）が出現すればたんぱく質の摂取は控えめにする．

学校給食のエネルギーは多めであることが多いが，三大栄養素の配分はほぼ理想的であり，通常はおかわりしない限りは全量食べるよう指導している．またおやつ（間食）は小児，特に年少児にとって食事のなかでも一番の楽しみであり，1日の必要エネルギーを充実させるためにも必要であるため，決

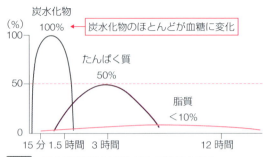

図1 三大栄養素が血糖に変わる速度と割合
[池田義雄(監訳):Life with Diabetes 糖尿病教室パーフェクトガイド. 医歯薬出版, 2001. より改変]

められた1日のエネルギーのなかで摂取するよう指導する. おやつの後の血糖上昇は追加インスリン注射を行うことによって対応する. 夜食に関しても同様の扱いをする.

3 カーボカウント法[6]

近年, 追加インスリン量の決定にカーボカウント法が広く用いられるようになった. カーボカウントとは, 食後の血糖上昇の大部分が炭水化物摂取に影響されるため, 食事中の炭水化物に注目して追加インスリン投与量を決定するという考え方である(図1)[7]. カーボカウント法は, 超速効型インスリンを使用した頻回注射法やCSIIに適応される.

一定の炭水化物と必要インスリン量の比率をインスリン/カーボ比といい, 500ルール(500÷1日の総インスリン量=超速効型インスリン1単位に対応する炭水化物のグラム数)により算出する. また超速効型インスリン1単位で血糖値がどの程度低下するかの目安をインスリン効果値といい, 1,800ルール(1,800÷1日の総インスリン量=超速効型インスリン1単位で低下する血糖値)により算出する. 食前の血糖値が高い場合, インスリン効果値を用いて目標血糖値まで下げるためのインスリン量を計算し, これにインスリン/カーボ比から算出したインスリン量(食事中の炭水化物に必要なインスリン量)を合計した超速効型インスリン量を食前に注射することで, 食後の血糖上昇を抑制する.

4 栄養療法の評価

健常児と同様の身体発育を認め, やせ, あるいは肥満を認めないことが治療判定効果の目安になる.

❖ 文 献

1) Danne T, et al.:ISPAD Clinical Practice Consensus Guidelines 2014. Insulin treatment in children and adolescents with diabetes. Pediatr Diabetes 2014;15:115-134.
2) The Diabetes Control and Complications Trial Research Group:Effect of intensive diabetes treatment on the development and progression of long-term complications in adolescents with insulin-dependent diabetes mellitus:Diabetes Control and Complications Trial. Diabetes Control and Complications Trial Research Group. J Pediatr 1994;125:177-188.
3) Rewers MJ, et al.:ISPAD Clinical Practice Consensus Guidelines 2014. Assessment and monitoring of glycemic control in children and adolescents with diabetes. Pediatr Diabetes 2014;15:102-114.
4) Smart CE, et al.:ISPAD Clinical Practice Consensus Guidelines 2014. Nutritional management in children and adolescents with diabetes. Pediatric Diabetes 2014;15:135-153.
5) 日本糖尿病学会ほか(編集):総論 小児のメタボリックシンドローム. 小児・思春期糖尿病管理の手びき-コンセンサス・ガイドライン, 改訂第3版. 南江堂, 2011.
6) 大阪市立大学大学院医学研究科発達小児医学教室ほか(編集):糖尿病のあなたへ-かんたんカーボカウント-豊かな食生活のために. 医薬ジャーナル社, 2006.
7) 池田義雄(監訳):Life with Diabetes 糖尿病教室パーフェクトガイド. 医歯薬出版, 2001.

[浦上達彦]

第6章 疾患別の栄養療法

F 代謝・内分泌疾患・染色体異常
metabolism・endocrinological・chromosomal disorders

3 2型糖尿病
type 2 diabetes mellitus

ポイント

- 成長期における2型糖尿病の食事療法において，過剰なエネルギー制限は行わない．
- 食事療法は厚生労働省の「日本人の食事摂取基準（2015年版）」を参考に実施する．
- 軽度～中等度の肥満の場合，エネルギー摂取量を同年齢の健常児の95%程度に制限する．
- 中等度以上の肥満を認める場合はエネルギー摂取量を同年齢の健常児の90%程度に制限する．
- 三大栄養素の配分は，炭水化物：53～57%，たんぱく質：15～17%，脂質：30%を目安とする．

a 疾患の概念

1 定義と概要

小児の2型糖尿病の頻度は増加傾向にあるとされるが，過去20年間において増加傾向にはない．これの傾向は小児肥満の動向とパラレルである．

2型糖尿病発症以前の耐糖能異常状態ではインスリン抵抗性に対する代償性高インスリン血症により血糖の上昇はわずかである．しかし，酸化ストレス，小胞体ストレスなどの影響でβ細胞数の減少やβ細胞機能低下から内因性インスリン量の低下をきたすと糖尿病が顕性化する．また，多くの場合に肥満を伴っているが，内臓脂肪から分泌されるアディポネクチンの低下や tumor necrosis factor-α（腫瘍壊死因子，TNF-α），レジスチン，free fatty acid（遊離脂肪酸，FFA）の増加が糖代謝の悪化因子となる．

2 原因と病態

高度肥満，不動性（不登校，引きこもり），糖尿病家族歴，思春期年齢がリスク因子である[1]．

3 症状・所見

多尿，多飲，口渇がみられ，インスリン作用が著しく低下すると体重減少，倦怠感がみられる．糖尿病ケトアシドーシスでは重度の脱水，意識障害がみられる．

高インスリン血症では，過剰なインスリンが皮膚のケラチノサイトを刺激し，頸部，腋窩，陰部に黒色表皮症がみられる．

4 診断（鑑別診断，検査）

診断は表1[2]に準拠する．

経口ブドウ糖負荷試験でのインスリンは遅延型過分泌パターンを示し，初期分泌は低下していることが多い．HOMA-IR（homeostasis model assessment of insulin resistance，インスリン抵抗性指数）：2.5以上とインスリン抵抗性を示し，HOMA-β（homeostasis model assessment of β-cell function，膵β細胞機能指数）：20以上でインスリン分泌能は保たれていることが多い．膵島特異的抗体は陰性である．

表1 糖代謝異常の判定区分と判定基準

①空腹時血糖≧126 mg/dL，②OGTT 1.75/kg体重（最大75 g）2時間値≧200 mg/dL，③随時血糖値≧200 mg/dL，④HbA1c≧6.5%
・初診で①～④のいずれか認めた場合「糖尿病型」と診断する
・別の日に再検査を行い，再び「糖尿病型」が確認されれば糖尿病と診断する
・①～③のいずれかと④が確認されれば，初回検査だけでも糖尿病と診断する
・耐糖能異常（impaired glucose tolerance；IGT）とは，空腹時血糖<126，140≦OGTT 2時間値<200の場合である
・100≦空腹時血糖<110の者は「正常高値」とされる

［日本糖尿病学会（編集）：糖尿病治療ガイド 2016-2017．2016．］

5 治　療

食事療法と運動療法が基本である．これらの治療が奏効せず HbA1c：6.5〜7.0% を上回る場合は薬物療法を併用する．食事療法の詳細は後述する．

運動療法はエネルギー消費量の増大および除脂肪体重の増大から基礎代謝量・安静時エネルギー消費量を増加させ，肥満を改善させる．また，運動によりインスリン感受性が改善し，少量の内因性インスリンで糖代謝を正常に維持することに役立つ．運動療法は摂取エネルギーの 5〜10% 程度を消費する運動が望ましい．

インスリン治療は糖毒性のためインスリン分泌が著しく低下した際に実施する．いったん血糖が改善し，一定の体重減少を認めれば 1 か月程度でインスリン治療は中止可能となる．

心理面のアプローチが必要なケースも多く存在し，カウンセリング，認知行動療法や動機づけ面接を考慮する[3]．

また，背景に不登校がある場合には学校教諭・スクールカウンセラーとの連携をはかる．

6 予　後

成人同様，血糖コントロールが不良であれば糖尿病合併症が進展する．予後不良の要因として，「通院の中断」がいわれている[4]．

ⓑ 栄養のあり方・食事療法

1 栄養のあり方

小児の 2 型糖尿病の大部分に肥満があり，高度肥満であることが多い．まず，日頃の食事・間食・牛乳・清涼飲料水の摂取状況などの詳細な聞き取りを行い，是正すべき点を理解させる（表2）．さらに，食品交換表に準じた栄養指導を実施する．家族内に肥満が集積するケースが多いため，本人だけではなく家族全員の理解を促し，家族全員が実践することが理想である．

体重のコントロールによりいったん薬剤は必要なくなることが多いが，必ず通院は継続させ，定期的な検査が必要であることを十分に理解させる必要がある．特に，食事療法は継続させるように十分に説明することが大事である．

成長期にあるため過度な栄養制限は避ける．

表2　肥満・2 型糖尿病における栄養指導の要点

1. 朝昼夕の食事量と時間
2. 朝の欠食はないか
3. 間食の摂取状況
4. 夜食はしていないか
5. 早食いはないか
6. 偏食はないか
7. 野菜などの好き嫌いはないか
8. 外食，中食の頻度
9. 牛乳・清涼飲料水の摂取状況

2 食事療法

食事療法は糖尿病治療の根幹であり，糖代謝を正常化し将来の心血管イベントを予防することがその目的である．

厚生労働省の「日本人の食事摂取基準（2015年版）」を参考に実施する〔**資料 D 日本人の食事摂取基準（2015年度版）データ**の表2〜4参照〕．軽度〜中等度の肥満の場合，エネルギー摂取量を同年齢の健常児の 95% 程度に制限する．中等度以上の肥満を認める場合はエネルギー摂取量を同年齢の健常児の 90% 程度に制限する．三大栄養素の配分は，炭水化物：53〜57%，たんぱく質：15〜17%，脂質：30% を目安とする[5]．

3 薬剤との関連・相互作用

1）薬物治療の実際

① メトホルミンは小児の 2 型糖尿病の第一選択薬である．おもに肝臓における糖新生を抑制し，筋・脂肪組織でのインスリン感受性改善作用を有する．初期量 1 日 500 mg で開始し，維持量 750〜1,500 mg で最大量は 2,250 mg である．乳酸アシドーシスに留意する必要がある．また，増量時には悪心，食欲低下が出現することがある．

② α-グルコシダーゼ阻害薬は消化管の二糖類分解酵素を阻害し，血糖の上昇を抑える．腹部膨満，放屁増加の副作用がみられることが多いが，ほかの経口糖尿病薬に比し重大な副作用はない．

国際小児・思春期糖尿病学会では，肥満を伴う糖尿病に対し，自覚症状なく HbA1c が 9% 未満の場合には生活習慣の見直しとメトホルミンの投与を行い，自覚症状があり HbA1c が 9% を超えるものでは生活習慣の見直しとメトホルミンに加えて基礎インスリンの補填を行うこととなっている．HbA1c 6.5% を達成目標として，これを達成できない場合は基礎インスリン 1.2 単位/kg/日まで増量し，さらに目標

達成できない場合は強化インスリン療法を考慮することが推奨されている[6]．

4 栄養療法の評価

多くの場合，HbA1c 6.5％以下に保つことにより糖尿病合併症の発症は回避できる．また，標準体重を目標とした体重管理が理想的であり，血圧，血清脂質にも注意を払う必要がある．しかし，思春期は身体・精神の成人への過渡期であり，不安定であることから，栄養療法をはじめとする糖尿病治療全般が順調に行われることが困難な場合が多い．糖尿病治療にゴールはなく，患児の自立を含めた全人的医療を継続させることが大事であり，ライフステージに応じた支援が必要となる．

❖ 文　献

1) 神野和彦ほか：広島県における小児2型糖尿病の実態2003-2006．小児科 2007；48：937-941．
2) 日本糖尿病学会（編集）：糖尿病治療ガイド2016-2017．2016：19-23．
3) 内田則彦ほか：生活自己管理チェックリストによる小児肥満の治療．日児誌 2000；104：425-425．
4) 岡田泰助ほか：学校検尿と治療中断が18歳未満発見の2型糖尿病の合併症にあたえる影響．糖尿病 2000；43：131-137．
5) 浦上達彦：2型糖尿病．横谷　進ほか（編集）：専門医による新小児内分泌疾患の治療．第2版，診断と治療社，2017：226-239．
6) Zeitler P, et al．：Type 2 diabetes in the child and adolescent. ISPAD Clinical Practice Consensus Guidelines 2014 Compendium. Pediatr Diabetes 20214；15（suppl 20）：26-46．

❖ 参考文献

・原井宏明：方法としての動機づけ面接－面接によって人と関わるすべての人のために．岩崎学術出版社，2012．

［高谷竜三・勢川智美］

第6章　疾患別の栄養療法

　代謝・内分泌疾患・染色体異常
metabolism・endocrinological・chromosomal disorders

　肥満症・メタボリックシンドローム
obesity・metabolic syndrome

ポイント

- 肥満症や，メタボリックシンドロームは，医学的管理が必要な肥満である．
- 小児原発性肥満治療の3本柱は，食事療法，運動療法，行動療法である．
- 治療原則は，正常な成長発育を妨げず肥満度や肥満に伴う合併症を改善させることである．
- 食事療法の際の指示エネルギー量や栄養素配分は日本人の「食事摂取基準（2015年版）」を参考にする．
- 治療効果判定には，身長体重の成長曲線を用いる．

ⓐ 疾患の概念

1 定義と概要

肥満とは，体脂肪が過剰に蓄積された状態であり，肥満症とは肥満に起因ないし関連する健康障害（医学的異常）を合併するか，その合併が予測される場合で，肥満を軽減する必要がある状態である．メタボリックシンドローム（metabolic syndrome；MetS）は，腹部肥満に加え，脂質異常症（高中性脂肪血症，低HDLコレステロール血症），血圧高値，空腹時高血糖の3つの動脈硬化危険因子のうち，2つ以上が特定の個人に集積している状態をいい，将来心血管病や2型糖尿病（type 2 diabetes mellitus；T2DM）が発症するリスクが高い状態である[1]．

肥満に伴う健康障害の合併がない肥満は，健常小児と同様に健康教育の対象であるが，肥満症やMetSは介入・治療の対象である．

2 原因と病態

肥満には，基礎疾患をもたない原発性肥満（単純性肥満）と，肥満を引き起こす特定の疾患や病態を有する二次性肥満（症候性肥満）に大別され，原発性肥満が多い．原発性肥満には，食事・運動・行動療法を行うが二次性肥満は原疾患に対する治療を優先する．二次性肥満の原因には脳腫瘍や内分泌疾患，薬剤の影響などがある．

原発性肥満は，肥満しやすい遺伝的因子に不適切な生活習慣が加わって生じ，生活習慣の影響がより大きいと考えられている．肥満しやすい生活習慣とは，過食，高エネルギー食，高脂肪食，食物繊維不足，夜間の摂食，腸内細菌叢の乱れ，運動不足，長すぎるスクリーンタイム，睡眠不足，ストレス過多，胎児期から乳児期までの栄養状態などがあげられ，大災害などによる環境の変化や貧困なども肥満発生に関連がある．

肥満に伴う健康障害が生じる機序として，脂肪細胞から分泌されるアディポサイトカインバランスの乱れや全身性の慢性炎症が注目されている．過剰な内臓脂肪蓄積は，血中レプチンや糖代謝異常を引き起こす腫瘍壊死因子-α（tumor necrosis factor-α；TNF-α）を上昇させ，抗動脈硬化作用やインスリン抵抗性改善作用があるアディポネクチンを低下させる．肥満に慢性炎症が生じる機序として，過剰に摂取された飽和脂肪酸が自然免疫系を活性化させることや，腸内細菌叢の乱れの関与が報告されている．

3 症状・所見

小児肥満では，正常範囲を逸脱した体重増加が認められる．ウエスト周囲長の増大は，過剰な内臓脂肪蓄積を示唆する．肥満小児に求められる皮膚所見として，黒色表皮症と皮膚線条がある．黒色表皮症は頸部や腋窩，陰部などに対称性に認められる色素沈着と角質増殖を伴う皮膚病変で，過剰な内臓脂肪蓄積や糖代謝異常，非アルコール性脂肪性肝疾患（non-alcoholic fatty liver disease；NAFLD）合併例に認められやすい．赤色の皮膚線条は，その部位が最近急激に成長したことを反映している．

肥満による運動器機能障害の結果，運動器の痛みによって体育の授業に参加できない例がある．また，睡眠時のいびきや呼吸停止は，睡眠時無呼吸症候群が疑われる所見である．しかし，肥満に伴う高

血圧や脂質異常症，早期動脈硬化で症状を呈する例はきわめてまれである．T2DMや耐糖能障害合併例も無症状の例が多いが，ソフトドリンクケトーシスを呈すると多飲多尿が生じる．NAFLD合併例では，時に上腹部痛や倦怠感を訴える場合がある．そのほか，女児では月経異常が生じる場合もある．このような身体症状以外にも，自尊心の低下や，いじめの標的となり不登校に陥る者もいる．

4 診断（鑑別・検査）

児童・生徒の身体計測データが充実しているわが国では，幼児から児童・生徒の肥満判定には，肥満度法が用いられている[2]．肥満度は，〔（実測体重－標準体重）/標準体重〕×100で算出され，標準体重の推定式の策定には2000年度に厚生労働省および文部科学省が発表した身体計測データを用いるように定められている．児童・生徒では，肥満度が＋20以上を肥満傾向ありと判定し，肥満度が＋20%以上かつ体脂肪率が有意に増加した状態を肥満と診断する．体脂肪率は測定方法を問わず，男児は25%以上，6～11歳未満の女児は30%以上，11歳以上の女児は35%以上なら体脂肪率が有意に増加していると判定する．

肥満診療では，二次性肥満の除外が重要である．極端な低身長，精神運動発達遅滞，わずかな形態異常，網膜疾患，性腺機能低下を伴う肥満は二次性肥満の可能性が高い．

最新の小児肥満症診断基準と小児期MetS診断基準を**表1，2**[3,4]に示す．診断のためには，血液検査を行う．従来の診断基準では空腹時採血で施行された検査結果で判定していたが，小児に対する空腹時採血は現実には困難な場合が多いので，最新版では非空腹時採血（随時採血）でも判定できるように工夫されている．

なお，肥満症やMetSの中核となる内臓脂肪型肥満判定のゴールドスタンダードは腹部CTにおける臍高の内臓脂肪面積であり，小児では60 cm^{2}以上なら内臓脂肪型肥満と診断する．

5 治 療

小児肥満症やMetSは治療が必要な肥満である．成長期にある小児肥満の治療目標は，成人肥満と異なり減量ではなく，正常な発育を妨げず肥満度や肥満に伴う健康障害を改善させることである．小児肥満症やMetSに対する治療の3本柱は，食事療法，運動療法，行動療法である．一部の例で薬物療法が行われるが，わが国では肥満に適用がある薬剤は限られており，中枢性食欲抑制薬であるマジンドールと漢方薬の防風通聖散のみである．すでにT2DMを発症した例や，食事療法で改善しない脂質異常症に対して薬物療法を行う場合がある．減量を目的とした外科療法（bariatric surgery）は内科療法で改善しないBMI 35以上の成人の高度肥満症に適用される場合があるが，わが国では小児には施行されていない．

6 予 後

肥満や肥満に合併しやすい高血圧，脂質異常症はトラッキングすることが知られている．疫学調査によれば，幼児期の肥満は学童期以降の肥満につながりやすいことがあきらかになっている．また，18歳時のBMI（body mass index）は壮年期死亡率に影響を及ぼすことが報告されており，小児肥満を放置すれば，高率に心血管病やT2DMを発症し，生活の質を低下させるばかりでなく，医療経済上の大きな問題になることが懸念されている．

ⓑ 栄養のあり方・食事療法

1 栄養のあり方

小児に対する栄養のあり方は，性・年齢・体活動量に見合った適切なエネルギーを設定することである．小児は成長過程にあるため，原則として極端なエネルギー制限は行わない．エネルギー量が決定したら，栄養素を適切に配分する．小児の成長発達に必要な，良質のたんぱく質やミネラルは十分摂取させる．さらに，早食い，偏食，夜食など食べ方に問題があるために肥満を生じていると思われる例も少なくないので，肥満を引き起こしやすい食べ方の是正も行う．

2 食事療法

1）栄養アセスメント

身体計測（身長，体重，ウエスト周囲長），体脂肪率測定，血圧測定を行い，肥満度，ウエスト身長比（ウエスト周囲長cm/身長cm）を計算する．児童・生徒なら，肥満度が＋20以上＋30%未満を軽度肥満，＋30%以上＋50%未満なら中等度肥満，＋50%以上なら高度肥満と判定する．ウエスト周囲長は小学生では75 cm以上，中高生では80 cm以上，ウエスト身長比が0.5以上なら内臓脂肪型肥満とする．

詳細な問診によって肥満や生活習慣病の家族歴，

表1　小児肥満症診断基準（2017年版）

肥満小児の定義	肥満度が＋20％以上，かつ有意に体脂肪率が増加した状態 ＊有意な体脂肪率の増加とは 　　男児：年齢を問わず25％以上　女児：11歳未満は30％以上，11歳以上は35％以上
肥満症の定義	肥満に起因ないし関連する健康障害（医学的異常）を合併するか，その合併が予測される場合で，医学的に肥満を軽減する治療を必要がある状態をいい，疾患単位として取り扱う
適用年齢	6歳0か月から18歳未満
肥満症診断	1）1A項目を1つ以上有するもの 2）肥満度が＋50％以上でB項目の1つ以上を満たすもの 3）肥満度が＋50％未満でB項目の2つ以上を満たすもの 　　（参考項目は2つ以上で，B項目1つと同等とする）
診断基準に含まれる肥満に伴う健康障害	A項目： 1）高血圧 2）睡眠時無呼吸症候群など換気障害 3）2型糖尿病・耐糖能障害 4）内臓脂肪型肥満 5）早期動脈硬化 B項目： 1）非アルコール性脂肪性肝疾患（NAFLD） 2）高インスリン血症 かつ/または 黒色表皮症 3）高TC血症 かつ/または 高non HDL-C血症 4）高TG血症 かつ/または 低HDL-C血症 5）高尿酸血症	参考項目 1）皮膚線条などの皮膚所見 2）**肥満に起因する運動器機能障害** 3）月経異常 4）**肥満に起因する不登校，いじめ等** 5）**低出生体重児または高出生体重児**

太字は旧診断基準から改変を行った項目を示す
［日本肥満学会（編集）：巻頭図表．小児肥満症診療ガイドライン2017．ライフサイエンス出版，2017：5-7．］

表2　小児メタボリックシンドローム診断基準

①ウエスト周囲長	≧80cm（男女とも） 注）ウエスト身長比が0.5以上 小学生では75cm以上あれば基準を満たす
②血清脂質	中性脂肪≧120mg/dL＊ かつ/または HDLコレステロール＜40mg/dL
③血圧	収縮期血圧≧125mmHg かつ/または 拡張期血圧≧70mmHg
④空腹時血糖	≧100mg/dL＊＊

①があり，②～④のうち2項目以上を満たす場合にメタボリックシンドロームと診断する
＊採血が食後2時間以降の場合　中性脂肪≧150mg/dL
＊＊採血が食後2時間以降の場合　血糖≧100mg/dL
［大関武彦ほか：厚生労働科学研究費補助金循環器疾患等生活習慣病対策総合研究事業　小児期メタボリックシンドロームに対する効果的な介入方法に関する研究．総括・分担研究報告書．2011．］

日常の生活習慣，現在までの身長体重の記録を把握する．さらに，過去の身体計測値をもとにして身長・体重の成長曲線を作成し，肥満が生じた時期や二次性肥満の可能性の有無を評価する．必要な例では，血液検査や腹部CT検査，超音波検査などの検査を行い，肥満に伴う健康障害の有無や程度を評価する．

2）摂取エネルギー量の決定

食事療法は，指示エネルギー量によって，低エネルギー食療法と，1日600kcal以下の超低エネルギー食療法（very low calorie diet；VLCD）に分けられる．VLCD療法は，睡眠時無呼吸症候群を合併した高度肥満小児に対してアデノイド切除/口蓋扁桃摘出術の術前に行われるなど適応は限定的である．VLCD療法を行う場合にはフォーミュラ食を用いて入院のうえ慎重に行う．

一般には，「日本人の食事摂取基準（2015年版）[5]」に掲載されている，対象の身体活動レベルを考慮した性別年齢群別推定エネルギー必要量を参考にして，推定エネルギー必要量相当かその90％程度のエネルギー量を指示する．性別年齢群別推定エネルギー必要量は，**資料D　日本人の食事摂取基準（2015年版）データの表2**を参照されたい．日本人の食事摂取基準はその年齢群の平均的な体格の小児を想定して決められた基準であるため，日本人の食事摂取基準に掲載されている性別年齢群別推定エネルギー必要量を指示しても，体格が大きく体脂肪量ばかりでなく除脂肪体重も大きい肥満小児にとって，実際

上は軽度のエネルギー制限を行っていることになる．

3）各栄養素の配分

主要な栄養素の配分に関しては，健常小児の望ましい，たんぱく質（protein），脂質（fat），炭水化物（carbohydrate）の比率（PFC比率）はP：12〜20%，F：20〜30%，C：50〜70%とされている．炭水化物や脂質の過剰摂取は肥満につながりやすいため，肥満小児にはP：20%，F：25〜30%，C：50〜55%程度の高たんぱく質，低炭水化物の食品構成とする．

たんぱく質は筋肉や結合組織などのおもな構成成分で，生命活動に重要な役割を演じており，すこやかな成長に欠かせないため，不足しないように特に注意する．おもなたんぱく源は主菜であり，卵類，肉類，魚介類，豆類などをバランスよく用いる．

脂質は，過剰摂取にならないように注意する．高コレステロール血症があれば，獣肉や鶏皮の脂身は取り除いて調理する．また，市販マーガリン，ショートニング，焼き菓子，揚げ物などに含まれるトランス脂肪酸の過剰摂取を控える．

NAFLDや早期動脈硬化など，慢性炎症が関係した肥満合併症を認める例では，多価不飽和脂肪酸（polyunsaturated fatty acid；PUFA）のとり方にも注意が必要である．炎症を惹起しやすいn-6系PUFAの過剰摂取に注意し，抗炎症作用を有する，ドコサヘキサエン酸やエイコサペンタエン酸などのn-3系PUFAを積極的に摂取する．n-3系PUFAは，青魚やシソ油などに多く含まれている．

ビタミンやミネラルは，おもに副菜から摂取され，体の調子を整える作用があるが，肥満小児では副菜が不足している児が多い．副菜は毎食摂取するように指示し，緑黄色野菜と淡色野菜は1：2とする．野菜を，野菜ジュースで代用している児があるが，野菜ジュースの常用は糖質の過剰摂取につながりやすく，ジュースは咀嚼の必要がないことから推奨できない．

食物繊維の摂取は，咀嚼回数が増えることによって満腹感を与えエネルギーの過剰摂取を防ぎ，宿主にとって有益な腸内細菌の増殖を促し，余分なコレステロールや胆汁酸を吸着し，便秘を改善するなど，肥満を予防改善させるさまざまな利点がある．「日本人の食事摂取基準」には6〜17歳の食物繊維の目標量が記載されているので，これらの値を参考にして積極的に摂取させるようにする．

母乳にはさまざまな生理活性物質が含まれており，母乳栄養児は人工栄養児と比較して，将来肥満が生じにくいことが知られている．また，大豆などに含まれるイソフラボンや乳酸菌飲料による抗肥満作用が注目されている．

4）食べ方の是正

肥満小児に特徴的な食べ方として，早食いや，偏食，朝食の欠食や夜間の大食などが知られている．早食いは，咀嚼回数の減少から過食を招きやすい．肥満小児は，やわらかく口あたりのよい食べ物を好み，そのような食べ物を清涼飲料水などで流し込んで食べる傾向がある．さらに，学習塾通いのために，下校後に間食を食べて塾へ出かけ，塾から帰宅して遅い時刻に夕食を食べ，睡眠時間が短いため，朝起きることができず，朝食をとらずに登校するといった，喫食時刻の乱れが生じている例も見受けられる．生物には概日リズムが存在し，不適切な時刻の喫食は概日リズムを乱し，肥満や体調不良を引き起こすことが知られている．また，睡眠不足も肥満の原因の1つであるため，食習慣の乱れを改善させることは食事療法の重要な要素である．

3 そのほかの治療法との併用

肥満は，エネルギー出納が正のバランスになるために生じるので，食事療法は肥満治療の中核である．しかし，成長期の小児に強いエネルギー制限を行うことはできず，エネルギー制限自体が，対象児にストレスを与えるため，食事療法に運動療法や行動療法を併用することが勧められている．運動は，心肺機能を高めるばかりでなく，ストレス解消効果や社会性の発達にも好影響を与える．運動療法は，スクリーンタイムを2時間/日以内に制限することから始め，脂肪燃焼を促進させるためには，低強度の有酸素運動を毎日60分以上行うことが理想である．食事療法と運動療法の併用は，内臓脂肪を減少させ，肥満に伴う合併症を改善させる．治療効果を上げるためには治療の継続が必要であり，そのために，認知行動療法的手法が応用されている．具体的には，体重の記録用紙や日常生活で守るべき約束事項が記載された，「生活習慣自己管理チェックリスト」が利用されている．

4 栄養療法の評価

肥満小児に対して，栄養療法を行った場合には，PDCAサイクルによって治療効果の評価を行い，より効果が上がるように治療計画や実施内容を変更していく．

食事摂取状況評価にはさまざまな方法があるが，佐々木式簡易型自記式食事歴法質問票（brief-type

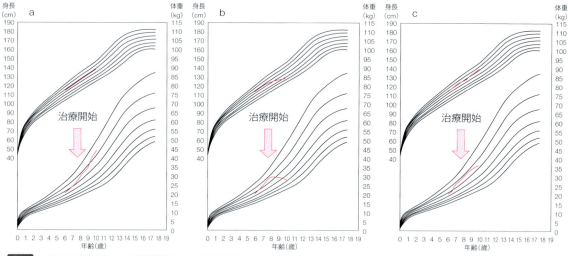

図1 成長曲線を用いた小児肥満治療の効果判定
肥満治療前後の典型的なパターンを示す
a：治療が不十分で肥満が増悪している例．治療開始後も体重の成長曲線がチャンネルを横切って上向きであり治療効果は出ていない
b：治療が不適切で正常な成長を妨げている例．治療開始後体重は横ばいから下向きであるが，身長の伸びが抑制されており，不適切な治療である
c：適切に治療されている例．治療開始後は体重の成長曲線の傾きは小さくなっており，身長の伸びも順調なので，適切に治療されている
[日本肥満学会（編集）：資料．小児肥満症診療ガイドライン2017．ライフサイエンス出版，2017：81．]

self-administered diet history questionnaire；BDHQ）は比較的簡便で，栄養士が配置されていない診療所などでも使用しやすい．食事評価に基づき，上述した方法で食事療法の計画を立て（plan：計画），それを実行し（do：実行），エネルギーや栄養素摂取量が計画どおりに進んでいるか検証し（check：検証），問題点があれば計画を改善する（action：改善）．エネルギー摂取量の過不足の検証には，成人ではBMIの絶対値か体重変化量が用いられているが，身長が変化する小児期には，BMIの絶対値では評価できないため，身長・体重の成長曲線を描いて評価する．計測値を結んだ曲線が，標準曲線に対してどのような関係にあるかを視覚的に捉えて判定する．肥満治療が順調なら，身長の成長曲線は基準線に沿って伸びてゆき，体重の成長曲線の傾きがゆるやかになるパターンを示す．

肥満治療開始前後の治療が適切な場合や不適切な場合の成長曲線パターンを図1[6]に示す．

文 献

1) 原 光彦：小児生活習慣病の診断と治療．小児保健研究 2013；72：633-637．
2) 文部科学省スポーツ・青少年局学校健康教育課（監修）：方法及び技術的基準．児童生徒等の健康診断マニュアル 平成27年度改訂．日本学校保健会，2015：22-25．
3) 日本肥満学会（編集）：巻頭図表．小児肥満症診療ガイドライン2017．ライフサイエンス出版，2017：5-7．
4) 大関武彦ほか：厚生労働科学研究補助金循環器疾患等生活習慣病対策総合研究事業 小児期メタボリックシンドロームに対する効果的な介入方法に関する研究．総括・分担研究報告書．2011．
5) 厚生労働省：日本人の食事摂取基準（2015年版）．2014．
6) 日本肥満学会（編集）：資料．小児肥満症診療ガイドライン2017．ライフサイエンス出版，2017：81．

［原 光彦］

F 代謝・内分泌疾患・染色体異常
metabolism・endocrinological・chromosomal disorders

5 脂質異常症
dyslipidemia

ポイント
- 早期に発見すること，そして正しく診断することが重要である．
- 治療の原則は食事を含めた生活指導だが，過度な制限は行わない．
- 続発性脂質異常症に対しては，原疾患の治療を十分に行う．
- 家族性高コレステロール血症では薬物療法の適応を考慮しながら生活指導を進める．

a 疾患の概念

1 定義と概要

血清脂質はおもに，コレステロール（cholesterol），トリグリセライド（triglyceride；TG），リン脂質，遊離脂肪酸（free fatty acid；FFA）からなる．FFA 以外はアポリポ蛋白（アポ蛋白）と複合体を形成し，リポ蛋白として血中に存在する．リポ蛋白は比重の違いにより，カイロミクロン（chylomicron；CM），超低比重リポ蛋白（very low density lipoprotein；VLDL），低比重リポ蛋白（low density lipoprotein；LDL），中間比重リポ蛋白，高比重リポ蛋白（high density lipoprotein；HDL）に分けられる．また，これらのリポ蛋白を構成する脂質とアポ蛋白の組成はそれぞれで異なる．リポ蛋白の一部または複数の分画が正常範囲を持続して逸脱している場合，脂質異常症となる．

脂質の異常は，動脈硬化および動脈硬化性疾患の危険因子となるために重要となる．動脈硬化に関する病理学的変化はすでに小児期から開始していることが報告されている．すなわち，早期から適切な対応が求められる疾患（病態）といえる[1,2]．

2 原因と病態

血清脂質値の高低から，高リポ蛋白血症（高脂血症）と低リポ蛋白血症（低脂血症）に大別される．また脂質異常症は，その原因により，原発性脂質異常症と続発性脂質異常症に分類される．Fredrickson らの表現型分類（WHO 分類）を**表1**[3]に示す．

原発性脂質異常症は，遺伝的な要因に基づく脂質異常症である．分類を**表2**[2]に示す．一般に常染色体優性遺伝の場合，両親から遺伝子異常を受け継ぐホモ接合体は非常に重症となるが，片親から受け継ぐヘテロ接合体は，ホモ接合体より軽症で，正脂血症の場合もある．劣性遺伝性の脂質異常症では両親から異常を受け継いだ場合に発症する．

続発性脂質異常症は，ほかの要因（疾患）に続発して生じる脂質異常症で，肥満，糖尿病，甲状腺機能

表1 脂質異常症の表現型分類

表現型	I	IIa	IIb	III	IV	V
増加するリポ蛋白分画	CM	LDL	LDL VLDL	レムナント	VLDL	CM VLDL
コレステロール	→	↑〜↑↑↑	↑〜↑↑	↑↑	→または↑	↑
TG	↑↑↑	→	↑↑	↑↑	↑↑	↑↑↑

略語は本文参照
［日本動脈硬化学会（編集）：動脈硬化性疾患予防のための脂質異常症診療ガイド 2018 年版．日本動脈硬化学会，2018．］

表2 原発性脂質異常症の分類

＜原発性高脂血症＞
・原発性高カイロミクロン血症
・原発性高コレステロール血症
・家族性 III 型高脂血症
・原発性高トリグリセライド血症
・原発性高 HDL コレステロール血症
＜原発性低脂血症＞
・無βリポ蛋白血症，家族制低βリポ蛋白血症
・家族性低 HDL 血症
＜その他の脂質異常症＞
・シトステロール血症，脳腱黄色腫症

［日本動脈硬化学会（編集）：動脈硬化性疾患予防ガイドライン 2017 年版．日本動脈硬化学会，2017．より改変］

異常，ネフローゼ症候群，Cushing 症候群，薬剤性などがある[2]．

3 症状・所見

　一部の原発性脂質異常症で，特に非常に高度な高脂血症の場合，黄色腫やアキレス腱肥厚を生じる可能性がある[4]．また，膵炎により腹痛を起こすこともある[2]．

　しかし通常の例では，自覚症状はなく，血液検査なしに脂質異常症は発見できない．一部の地域を除いて，小児期には血液検査を含めた健康診断的なものはなく，病院を受診しても採血する機会は少ない．また，採血の機会があっても総コレステロール（total cholesterol；TC）や TG まで調べられない場合も多い．すなわち，小児期は脂質異常症が発見されにくい状況にある．特に家族歴がある場合，非空腹時でも一度はチェックされるべきであり，早期発見が重要である．

4 診　断

　小児（小中学生）の脂質異常の基準を**表3**に示す[2]．出生時の血清脂質は非常に低値で，臍帯血中のLDL-コレステロール（LDL-C）値は数10 mg/dL である．その後，乳汁が入ることにより急激に上昇し，生後 6 か月の時点ではすでにほぼ学童のレベル（LDL-C 90 台 mg/dL）にまで至る[5]．すなわち乳幼児期でも血清脂質がこの基準を超えるようなら注意が必要といえる．ただし，乳児は母乳の影響を受け高値となりやすいので[5]，異常が認められた場合，母乳終了後に精査する．

　コレステロール値は食事の影響を受けにくいが，TG は大きく変動するので空腹時に採血する必要がある．空腹で採血されていれば，また 400 mg/dL 以上の高 TG でなければ，LDL-C は Friedewald 式〔（TC）-〔HDL-コレステロール（HDL-C）〕-（TG/5）〕での算出法が推奨されている．また，非空腹時採血の場合も使える non-HDL-C 値〔（TC）-（HDL-C）〕も有用な指標である．成人の基準値は LDL-C 値＋30 で 170 mg/dL となっている．小児では 150 mg/dL 以上は高値と考えられる．

　早期から介入しなければならない疾患に家族性高コレステロール血症（familial hypercholesterolemia；FH）がある．FH については，2017 年に日本小児科学会と日本動脈硬化学会が合同で小児 FH の診療ガイドが策定されたので，その診断基準を**表4**[4]に示す．

表3　小児の脂質異常の基準（空腹時採血）

総コレステロール（TC）	220 mg/dL 以上
LDL コレステロール（LDL-C）	140 mg/dL 以上
トリグリセライド（TG）	140 mg/dL 以上
HDL コレステロール（HDL-C）	40 mg/dL 未満
non-HDL コレステロール（non-HDL-C）	150 mg/dL 以上

HDL-C は 5 パーセンタイル値，そのほかは 95 パーセンタイル値を用いている

5 おもな疾患と治療方針

1）原発性高コレステロール（高 LDL-C）血症

　FH は，LDL 受容体系の遺伝子異常に基づき LDL-C が非常に高値となるため，小児期から適切な対応が求められる疾患である．頻度も従来いわれていたものより高いと考えられる（FH ヘテロ接合体で 200～500 人に 1 人）．FH を疑う児がみつかった場合，詳細な家族歴の聴取と家族内調査（脂質検査）を行い，新たな患児（者）の発見に努める．FH ホモ接合体の場合はきわめて重症なので，LDL アフェレシスを行うことになる．FH ヘテロ接合体の場合も，生活習慣の指導を行っても LDL-C 180 mg/dL 以上が持続する例では，10 歳を目安にスタチンの使用を考慮する．治療のチャートを示す（**図1**）[4]．

　家族性複合型高脂血症（familial combined hyperlipidemia；FCHL）[2]は，LDL-C と TG の両者が高値となる疾患である．65 歳以下の心筋梗塞患者の基礎疾患として 30％ を占めるとされ，頻度は人口の約 1％ とされる．FH 同様，家族歴を詳細に調べることが重要である．複数の遺伝子異常が関連しているとされる．臨床的には，経過中 TG 値が変動するため表現型が変化することが多い（IIa 型，IIb 型，IV 型）．アポ蛋白 B や small dense LDL の増加が特徴的である．治療については，小児期に積極的に薬物療法の必要性を示すエビデンスはない．肥満に注意することが重要である．

2）原発性高 TG 血症

　小児では，膵炎を生じうる原発性高 CM 血症，特にリポ蛋白リパーゼ（lipoprotein lipase；LPL）欠損症が重要である[2]．LPL の遺伝子変異は多くの報告がある．LPL を活性化するアポ蛋白 C-II やアポ蛋白 A-V の異常も原因となる．ホモ接合体は，きわめて高度の高 TG 血症（1,000 mg/dL 以上）を呈する．治療は食事療法（脂肪摂取制限，乳児では中鎖脂肪酸ミルクを用いる）が基本となる．ヘテロ接合体では，早朝空腹時の採血では TG 値はそれほど高値でないこ

表4 小児FHの診断基準

1. 高LDL-C血症：未治療時のLDL-C≧140 mg/dL
   （総コレステロール値≧220 mg/dLの場合はLDL-Cを測定する）
2. FHあるいは早発性冠動脈疾患の家族歴（2親等以内の血族）

- 続発性（二次性）高脂血症を除外し，2項目が当てはまる場合，FHと診断する
- 成長期にはLDL-Cの変動があるため，注意深い経過観察が必要である
- 小児の場合，腱黄色腫などの臨床症状に乏しいため，診断には家族FHについて診断することが重要である．必要に応じて2親等を超えた家族調査の結果も参考にする
- 早発性冠動脈疾患は男性55歳未満，女性65歳未満で発症した冠動脈疾患と定義する
- 黄色腫がある場合，LDL-Cは非常に高値であること（ホモ接合体）が疑われる

[日本小児科学会 日本動脈硬化学会（編集）：小児家族性高コレステロール血症診療ガイド2017．日本動脈硬化学会，2017．]

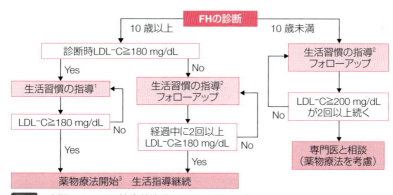

図1 小児FHヘテロ接合体治療のフローチャート

1. 1か月程度の指導後にLDL-C値を評価する．180 mg/dL未満であれば，定期的にフォローアップする
2. 生活習慣の指導を継続し，年に3回程度，LDL-C値を評価する
3. 第一選択薬はスタチンとする．最小用量から開始する．早発性冠動脈疾患の家族歴または糖尿病を合併している場合は，確実に管理目標値である140 mg/dL未満を維持する

[日本小児科学会 日本動脈硬化学会（編集）：小児家族性高コレステロール血症診療ガイド2017．日本動脈硬化学会，2017．]

ともある．まず，食事指導（内容やとり方，肥満予防）を行う．

3) 続発性脂質異常症

続発性脂質異常症の原因はさまざまである[2]．原発性脂質異常症の有無を十分に鑑別する必要がある．

治療は，原疾患を改善することで脂質異常も改善されることが多いので，原疾患を治療することが基本となる．スタチンの多面的作用が原疾患に有益に作用する可能性はあるが，個々の疾患でのエビデンスに基づいて判断されるべきである．

肥満の場合は，肥満度を軽減させる治療が必要となる．特に小児でも問題となるのは糖尿病で高LDL-C血症を伴う場合である．糖尿病は，それ自体が動脈硬化の主要な危険因子であり，血糖コントロールのみでは動脈硬化性疾患の予防効果は少ないとされる．国際小児・思春期糖尿病学会（ISPAD）のガイドラインでは，LDL-C 130 mg/dL以上が改善しない場合にはスタチン開始となっている．わが国においては，現在，小児期の薬物療法に関して明確な基準はない．食事療法と厳格な血糖管理を継続することが重要である[2]．

4) 予 後

FHでは生涯にわたって高LDL-Cに曝露されるので動脈硬化の進展も早い．そのため早期に冠動脈疾患を発症する．FHヘテロの場合は小児期からスタチンを用いれば，総累積LDL-C量を通常レベルに低減可能とされている[4]．FHホモ接合体はきわめて重症であり，治療・管理は容易ではない．

LPL欠損症などの高TG血症では，複数回，膵炎を発症する例もある．

ⓑ 栄養のあり方・食事療法

1 栄養のあり方

脂質異常症は原発性であれ続発性であれ，その程度は食習慣に大きく影響される．脂質の過剰摂取はLDL-Cの上昇をまねき，炭水化物の過剰摂取はTGの増加を招く．しかし小児期における厳格な食事制限は成長や発達の障害を引き起こす可能性があるので，細心の注意を払う必要がある．

2 食事療法

1) 高コレステロール血症

FH以外の高LDL-C血症では，その多くに乳製品の過剰摂取が認められ，乳幼児期でも食事内容が大きく脂質レベルに影響している[6]．治療としては牛乳を低脂肪乳や無脂肪乳に代えることで良好な効果が得られる．

母乳栄養乳児と人工栄養乳児では，母乳栄養のほうがLDL-Cが有意に高い[5]．母乳により，あたかもFHのようにLDL-Cが200 mg/dL以上にもなる例が少なからずいる．高値となる要因としては，母乳は人工乳に比して約3倍のコレステロール含有量があり，その影響と考えられている．しかし，母乳栄養乳児でも人工栄養乳児と全く変わらない例も多数存在する[5]．すなわち，吸収や代謝調節能力には個人差があると考えられ，高値となりやすい体質もあるものと考えられる．FHとの鑑別が必要であるが，この場合，家族歴が重要になる．母乳終了後に精査する．

一般に肥満によりTC, TG, LDL-Cは高値となりやすく，HDL-Cは低値となりやすい．特に内臓脂肪過剰蓄積は小児においても高血圧や高血糖などの合併症を生じやすく，レプチンやアディポネクチンなどのアディポサイトカイン分泌異常も惹起する．肥満ではこれらの相乗作用で，動脈硬化促進の方向に作用しやすいと考えられる．幼児でも肥満児は過食であり[6]，そのための脂質異常が生じやすいと考えられる．過食を避け，バランスのよい食習慣，同時に運動の習慣もつける（**第5章 H 肥満**の項を参照）．また，小児期の肥満は脂肪細胞数の増加の可能性もあるので将来のために肥満しないように普段から食事の注意は必要である．

FHにおいては，まず，食事および生活習慣の指導を行う．これは，FHホモ接合体もヘテロ接合体も同様である．

1日の摂取エネルギーは，肥満でなければ各年齢，体格に応じた通常量とする．身長，体重の増加などをみながら食事量，運動量を評価，調整していく[4]．栄養バランスについては，動脈硬化性疾患予防ガイドライン[2]では，成人の脂質異常症に対して，脂肪エネルギー比20〜25%，炭水化物エネルギー比50〜60%を推奨している．「日本人の食事摂取基準（2015年版）」での脂肪エネルギー比の目標量は20〜30%，炭水化物のそれは50〜65%であり，これは1歳から70歳以上まで同じである．すなわち，小児においても成人に準じるかたちでよいと考えられる．コレステロール吸収には個人差がある．食事摂取基準では，コレステロールの摂取制限については科学的根拠が十分でないとしている．しかし，これは高LDL-C血症者にはあてはまらないと考えられる．日本動脈硬化学会では，高LDL-C血症に対する食事指導として，飽和脂肪酸はエネルギー比で7%未満とし，トランス脂肪酸の摂取を減らし，コレステロールは200 mg/日に制限することを推奨している[2]．小児では厳格な食事療法がむずかしいのも現実である．近年，食の欧米化により脂肪摂取量が多い傾向にあるので，脂質と炭水化物を少し控えめにする．すなわち，伝統的な日本食パターンの食事を中心として，好き嫌いなく，野菜，大豆（製品），果物などをバランスよく摂取することを指導する．食塩摂取過剰にも注意する[4]．

2) 高TG血症

原発性高CM血症（Ⅰ型，Ⅴ型）では，脂肪摂取エネルギー比で10〜20%に制限する．乳児の場合は中鎖脂肪酸（MCT）ミルクを用いCM産生を抑える．離乳後は低脂肪食を続ける必要がある（中鎖脂肪酸を多く含むオイルを用いる）[2]．

FCHLでは高TC血症とともに高TG血症があるので，メタボリックシンドロームに移行しないよう，食事および生活習慣の適正化を指導する．また，FH児と同様，定期的な医学的管理が必要である[2]．

そのほかの高TG血症として，肥満に合併する場合が多いため肥満度を減ずるよう努める（**第5章 H 肥満**の項を参照）．

3) 低HDL-C血症

低HDL-C血症に関しては，直接HDL-Cを上昇させる薬剤は開発されておらず，食事療法も確立されていない．さらなるHDL-Cの低下を引き起こす肥

満や合併する高TG血症を防ぐことが大切である．肥満がある場合には体重の適正化を，肥満を伴わない場合は，標準体重を維持し，肥満を予防する食事・運動指導を行う．

3 薬との関係

小児の脂質異常症で，薬物療法を行うのは原則としてFHのみであるが，薬物療法開始後も食事を含めた生活習慣の指導は継続する．薬剤による食事の制限などはない．また，続発性脂質異常症で原疾患に対しての薬剤が必要な場合は当然継続する．原疾患によっては食事の制限，注意があるかもしれない．

4 栄養療法の評価

食事療法の効果判定は，脂質値の改善で行う．原発性でも続発性でも生活習慣の乱れは動脈硬化の進展を促進させるため，小児期早期からの適切な食習慣の確立が望まれる．

❖ 文　献

1) 有阪　治ほか：小児の脂質代謝とその異常．肥満研究 2005；11：255-266．
2) 日本動脈硬化学会（編集）：動脈硬化性疾患予防ガイドライン 2017年版．日本動脈硬化学会，2017．
3) 日本動脈硬化学会（編集）：動脈硬化性疾患予防のための脂質異常症診療ガイド 2018年版．日本動脈硬化学会，2018．
4) 日本小児科学会　日本動脈硬化学会（編集）：小児家族性高コレステロール血症診療ガイド 2017．日本動脈硬化学会，2017．
5) 佐藤祐子ほか：生後6ヵ月までの栄養とアディポサイトカイン，血清コレステロール，身体発育に関する検討．肥満研究 2007；13：238-243．
6) 杉浦令子ほか：幼児期の生活習慣病リスクに関する研究．栄養学雑誌 2007；65：67-73．

［土橋一重］

第6章 疾患別の栄養療法

F 代謝・内分泌疾患・染色体異常
metabolism・endocrinological・chromosomal disorders

6 くる病
rickets

ポイント

- 近年，ビタミンD欠乏性くる病の頻度が増加している．
- ビタミンD欠乏性くる病の治療は，適切な栄養指導と生活指導が重要である．
- ビタミンD欠乏は予防可能であり，教育・啓発が重要である．

a 疾患の概念

1 定義と概要

　くる病・骨軟化症は，骨石灰化障害を特徴とする疾患で，成長軟骨帯閉鎖以前に発症するものをくる病とよぶ[1]．くる病の原因は，ビタミンD代謝物作用障害（ビタミンD欠乏症，ビタミンD依存性くる病I型，ビタミンD依存性くる病II型），FGF23関連性低リン血症くる病，腎尿細管異常，薬剤性など多岐にわたるが，本項ではビタミンD欠乏性くる病を中心に解説する．

　くる病は，歴史的には大気汚染が深刻であった産業革命時のイギリスで多発した．その後，ビタミンDがタラの肝油に含まれる抗くる病作用を有する栄養因子として発見され，治療に応用されることで，くる病の発症頻度は激減した．しかし，生活環境・生活習慣の変化・多様化に伴い，近年再びビタミンD欠乏性くる病の頻度が増加してきている．

　適切なビタミンDのシグナルを担保することは，骨・ミネラル代謝を正常に維持し，小児の成長を支えるうえで重要である．ビタミンDはその構造から植物性食品由来のビタミンD_2（エルゴカルシフェロール）と動物性食品由来のビタミンD_3（コレカルシフェロール）に分けられるが，ビタミンDは食品から摂取されるだけでなく，皮膚においても生合成される．図1に示すように，皮膚において，プロビタミンD_3（7-デヒドロコレステロール）が紫外線B波（UVB）の作用によりプレビタミンD_3へと変換され，その後体温による熱異性化により速やかにビタミンD_3になる．食品に由来するビタミンDと皮膚で生合成されたビタミンDは，肝臓において25位が水酸化され25位水酸化ビタミンD〔25(OH)D〕と

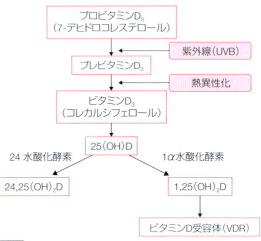

図1 ビタミンDの合成経路

なり，その後腎臓において1α位が水酸化され活性型ビタミンD〔$1\alpha,25(OH)_2D$〕となる．活性型ビタミンDは，ビタミンD受容体（vitamin D receptor；VDR）の強力なリガンドとして作用し，腸管と腎臓でカルシウムの吸収および再吸収を促進し，骨の形成と成長を促す．

2 原因と病態

　上述のようにビタミンDの生合成には紫外線の作用が必要であるため，①高緯度地域，②冬季，③濃い皮膚色，④屋外で過ごす時間が短い，⑤全身を覆う衣服の着用，⑥過度のUVケアなどの紫外線を遮るような生活習慣・生活環境はビタミンD欠乏のリスクとなる．胎児のビタミンDは母体から供給されるため，母体のビタミンD欠乏もリスクである．母乳におけるビタミンDの含有量は低いことが知られており，完全母乳栄養児における離乳食（補完食）開始時期の遅れは，ビタミンD欠乏のリスクとなる．

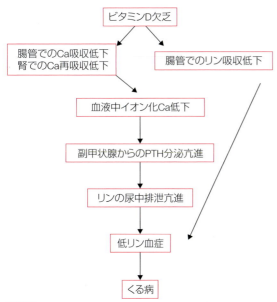

図2 ビタミンD欠乏性くる病の発症病態

「日本食品標準成分表2010」では、母乳のビタミンD濃度は0.3 μg/100 gとされているが、より精度の高い方法で測定すると0.6 μg/Lであったという報告もある。また、ビタミンDは脂溶性ビタミンであるため、胆道閉鎖症などの胆汁うっ滞性疾患も注意が必要である。アレルギー疾患による過度の食事制限に起因するビタミンD欠乏性くる病の報告も多い。

ビタミンDの重要な役割は腸管におけるカルシウム吸収の促進であるため、ビタミンDの作用が低下すると、腸管からのカルシウム吸収が低下する。その結果、血中カルシウム濃度を維持するために、副甲状腺から代償性にPTH（parathyroid hormone、副甲状腺ホルモン）の分泌が亢進する。PTHは骨吸収を刺激し骨からのカルシウムの動員を増やすとともに、腎臓でのカルシウム再吸収を亢進する。また、PTHはリンの尿中排泄を亢進させるため、低リン血症を引き起こす。ビタミンD作用の低下による腸管からのリン吸収の低下も、低リン血症の一因である（図2）。また、PTHは$1\alpha,25(OH)_2D$の産生を促進するため、ビタミンD欠乏症では必ずしも$1\alpha,25(OH)_2D$濃度は低値とはならない。つまり、$1\alpha,25(OH)_2D$濃度はビタミンDの充足度の指標とはならない。

3 症状・所見

ビタミンD欠乏性くる病の臨床症状・所見を、「ビタミンD欠乏性くる病・低カルシウム血症の診断の手引き（jspe.umin.jp/medical/files/_vitaminD.pdf）」（表1）[2]をもとに記載する。臨床症状・身体徴候としては、内反膝（O脚）、外反膝（X脚）などの下肢変形、跛行、脊柱の彎曲、頭蓋癆、大泉門の開離、肋骨念珠、横隔膜付着部肋骨の陥凹、関節腫脹、病的骨折、成長障害がある。画像検査所見では、単純X線像で、くる病変化〔骨幹端の杯状陥凹（cupping）、骨端線の拡大（splaying, flaring）、不整、毛ばだち（fraying）〕などを認める。

4 診断（鑑別・検査）

ビタミンDの充足度の判定は、ビタミンD不足・欠乏の判定指針（表2）[3]が参考となる。25(OH)Dは半減期が約30日と長いため、体内のビタミンDの貯蔵量（皮膚で産生されたビタミンDと食物から摂取されたビタミンDの合計量）を反映するため栄養学的な指標として有用であり、ビタミンDの充足度の判定に用いられる。なお、血清25(OH)Dの化学発光免疫法による測定が、2016年に保険収載されている。血清25(OH)D濃度が30 ng/mL以上をビタミンD充足状態と判定し、30 ng/mL未満を非充足状態と判定する。非充足状態はさらに20 ng/mL以上30 ng/mL未満のビタミンD不足と20 ng/mL未満のビタミンD欠乏に分類される。

ビタミンD欠乏性くる病の診断は、「ビタミンD欠乏性くる病・低カルシウム血症の診断の手引き」を参考に行う。血液検査所見では、低カルシウム血症、低リン血症を認めるが、必ずしも両者が同時に存在しないこともある。また、カルシウムのマイナスバランスを反映して、血中PTH濃度が上昇する。PTHは活性型ビタミンDの産生を促進するため、活性型ビタミンD濃度は必ずしも低値とはならない。そのほかには、アルカリホスファターゼ（alkaline phosphatase；ALP）値の上昇を認める。血清リン値、ALP値の正常値は年齢により異なることに注意が必要である。また、ビタミンD欠乏性くる病では血中FGF23濃度が低下する。

鑑別診断としては、先に記したようにくる病を呈する疾患があげられる〔くる病・骨軟化症の診断マニュアル参照（jsbmr.umin.jp/guide/pdf/diagnostic-manual2015.pdf）〕[1]。X連鎖性低リン血症性くる病とビタミンD欠乏性くる病の鑑別には血清FGF23値が有用であるが、FGF23の測定は現時点で保険収載されていない。

表1 ビタミンD欠乏性くる病の診療指針

a) 血清25水酸化ビタミンD（25OHD）低値
b) 単純X線像：くる病変化（骨幹端の杯状陥凹，骨端線の拡大，不整，毛ばだちなどのうち少なくとも1つ）撮影部位としては手関節および膝関節が推奨される
c) 臨床症状，身体徴候：内反膝（O脚）・外反膝（X脚）などの下肢変形，跛行，脊柱の彎曲，頭蓋癆，大泉門の開離，肋骨念珠，横隔膜付着部肋骨の陥凹，関節腫脹，病的骨折，成長障害のうち少なくとも1つ
d) 低リン血症，または低カルシウム血症
e) 高アルカリホスファターゼ（ALP）血症
f) 血中副甲状腺ホルモン（PTH）高値

上記のすべての項目を満たすときは，診断確定例とする

a)に加えて，b），e），f)のすべてがあればビタミンD欠乏性くる病が最も疑わしいが，低リン血症性くる病，骨幹端異形成症などにビタミンD欠乏が偶然合併した場合もありえる．したがって，これら疾患を除外することにより，ビタミンD欠乏性くる病と確定診断してよい．a)があってもb)があきらかでない場合，ほかの項目をすべて満たしても，ビタミンD欠乏性くる病疑いとして，治療を行うかどうか慎重に判断する

＜低リン血症＞

血清リン値	1歳未満	4.5 mg/dL 未満
	1歳以上小児期まで	4.0 mg/dL 未満
	思春期以降成人まで	3.5 mg/dL 未満

＜高アルカリホスファターゼ血症＞

血清ALP値	1歳未満	1,200 IU/L 以上
	1歳以上小児期まで	1,000 IU/L 以上
	思春期の成長加速期	1,200 IU/L 以上

＜血清25OHD低値＞

20 ng/mL（50 nmol/L）以下である
15 ng/mL（37.5 nmol/L）以下であればより確実

[日本小児内分泌学会：ビタミンD欠乏性くる病・低カルシウム血症診断の手引き．2013．より改変]

表2 ビタミンD不足・欠乏の判定指針

1) 血清25(OH)D濃度が30 ng/mL以上をビタミンD充足状態と判定する
2) 血清25(OH)D濃度が30 ng/mL未満をビタミンD非充足状態と判定する
    a．血清25(OH)D濃度が20 ng/mL以上30 ng/mL未満をビタミンD不足と判定する
    b．血清25(OH)D濃度が20 ng/mL未満をビタミンD欠乏と判定する

1 血清25(OH)D濃度は測定法による差異がある．将来的には標準化が求められる
2 小児，周産期に関しては異なる基準が必要になる可能性がある．また，小児の栄養性くる病に関しては国際コンセンサス指針がある
3 本指針は，骨・ミネラル代謝関連事象の観点から作成されたものである
4 ビタミンD非充足と悪性腫瘍，代謝疾患，心血管疾患，さらに免疫機能との関連が数多く報告されているが，本指針では非骨・ミネラル代謝関連事象については考慮していない

[日本内分泌学会ほか：ビタミンD不足・欠乏の判定指針．日本内分泌学会雑誌2017；93：1-10．]

5 治療（薬物療法）

ビタミンD欠乏性くる病の治療は，天然型ビタミンDの投与が安全かつ理論的である．栄養性くる病のグローバルコンセンサスガイドライン[4]には，治療として，天然型ビタミンDの1日2,000 IU，6週間投与が記されている．しかし，わが国においては処方できる天然型ビタミンD製剤がないため，活性型ビタミンD製剤の投与が行われている．1α(OH)D製剤（アルファロール®，ワンアルファ®）が頻用され，0.1 μg/kg/日程度の投与量である．重要な点は，活性型ビタミンDの投与では，ビタミンDは充足しないため，生活指導・栄養指導をあわせて行い，ビタミンDを充足させる必要があることである．また，活性型ビタミンDの主たる作用は，腸管におけるカルシウム吸収の促進であるため，栄養評価によ

表3 2015年版 食事摂取基準 ビタミンD（μg/日）

性別	男性		女性	
年齢等	目安量	耐容上限量	目安量	耐容上限量
0～5（月）	5.0	25	5.0	25
6～11（月）	5.0	25	5.0	25
1～2（歳）	2.0	20	2.0	20
3～5（歳）	2.5	30	2.5	30
6～7（歳）	3.0	40	3.0	40
8～9（歳）	3.5	40	3.5	40
10～11（歳）	4.5	60	4.5	60
12～14（歳）	5.5	80	5.5	80
15～17（歳）	6.0	90	6.0	90
18～29（歳）	5.5	100	5.5	100
30～49（歳）	5.5	100	5.5	100
50～69（歳）	5.5	100	5.5	100
70以上（歳）	5.5	100	5.5	100
妊婦			7.0	―
授乳婦			8.0	―

[厚生労働省：日本人の食事摂取基準（2015年版）．2014.]

りカルシウム摂取量を把握し，十分量のカルシウム摂取を担保することが重要である．必要であれば，経口カルシウム製剤を併用する．なお，市販されている天然型ビタミンDのサプリメントは，ビタミンD欠乏性くる病の治療を想定したものではない．

6 予後

血液検査所見は治療により改善し，引き続きくる病病変も徐々に改善する．栄養療法・生活習慣の改善を行い，ビタミンDを充足させることが，再発予防に重要である．

b 栄養のあり方・食事療法

1 栄養のあり方

ビタミンD欠乏性くる病は，啓蒙・教育活動により予防可能である．日本人青年期女性のビタミンD充足度を調べた論文では，約半数の女性がビタミンD欠乏であった[5]．胎児のビタミンD充足度は，母体のビタミンD充足度の影響を受けるため，ビタミンD欠乏状態で妊娠すると子どものビタミンD欠乏のリスクも高くなる．そのため，妊娠前，妊娠中から十分量のビタミンDを摂取することが重要である．

「日本人の食事摂取基準（2015年版）」（表3）[6]では，乳児における目安量は5.0 μg（200 IU）とある．2010年度版では，適度の日光照射を受ける環境にある乳児と機会が少ない乳児別に目安量が定められていたが，2015年度版ではそのような区別がなくなった．母乳中のビタミンD濃度は授乳婦のビタミンDの状態，季節などによって影響を受けるため，母乳のビタミンD濃度をもとに目安量を算出することは困難である．そのため，乳児期の目安量はくる病防止の観点から定められている．アメリカ小児科学会から2003年に発表されたガイドラインには[7]，くる病防止に必要なビタミンD量は5 μg/日と記載されている．2008年のガイドラインでは10 μg/日と記載されているが，この量はサプリメントが必要な量であるため，目安量として5 μg/日を採用している．先に述べたように母乳に含まれるビタミンDの含有量は低く，母乳のみでこの目安量を超えることは困難であるため，適度の日光照射が必要である．また，離乳食開始後は，ビタミンDおよびカルシウムを十分に含む食品の摂取を心がけることが重要である．離乳食開始の遅れは，完全母乳栄養児ではビタミンD欠乏症のリスクを高める．食物アレルギー児における不適切な食事制限もくる病発症の原因となるため，アレルギー児の栄養指導の際にも注意が必要である．小児期におけるビタミンD摂取の目安量は，目安量の算定を行うだけの十分なエビデンスの集積がないため，成人で得られた目安量をもとに算出されている．最近では，天然型ビタミンDのサプリメントも利用可能となっている．

2 食事療法・生活指導

ビタミンD欠乏症の治療の際，天然型ビタミンD製剤を処方できないこともあり，ビタミンDを充足させる栄養指導・生活指導が重要である．母乳はビタミンDの含有量が少ないため，離乳食の摂取を適切に進めていく指導が重要である．ビタミンDは，野菜や穀物，豆，いも類にはあまり含まれておらず，魚類やきのこに多く含まれている（表4）[8,9]．しいたけは紫外線にあたるとビタミンDが増えるため，干ししいたけでも，利用前に，もう一度日光にあてるなどの工夫をしてもよい．また，ビタミンDの主たる作用はカルシウムの吸収促進であるため，十分量のカルシウム摂取も重要である．魚類にはカルシウムも多く含まれているため，ビタミンDとカルシウムを同時に効率よく摂取できる．栄養性くる病に対するグローバルコンセンサスガイドライン[4]では，1歳までは栄養方法によらずビタミンDのサプリメントを投与することが推奨されているが，日本ではこ

表4 ビタミンDを多く含む食品

魚類	含有量(μg)
いわし丸干し 1尾/30 g	15
さんま 1尾/100 g	14.9
かれい 小1尾/100 g	13
さけ 1切れ/80 g	25.6
ぶり 1切れ/80 g	6.4
しらす干し 大さじ2/10 g	6.1

きのこ	含有量(μg)
干ししいたけ 2個/6 g	0.8
きくらげ 2枚/2 g	1.7

[文部科学省：日本食品標準成分表2015年版（七訂）．2015．/骨粗鬆症財団（企画）：保健指導シート．骨粗鬆症検診・保健指導マニュアル．第2版，ライフサイエンス出版，2014．より改変作成]

のような栄養療法は画一的にはまだ行われていない．食事療法だけでは十分量のビタミンDを摂取することが困難なことも多いため，適度な日光浴の重要性を啓蒙することも大切である．居住地域（緯度），季節，天気などによりビタミンD産生に必要な日光曝露時間は異なる点に注意が必要である．国立環境研究所 地球環境研究センターのホームページには，ビタミンD生成・紅斑紫外線量情報のサイト（http://db.cger.nies.go.jp/dataset/uv_vitaminD/ja/）があり，地域別，天気別，季節別にビタミンD生合成に必要な日光照射時間の目安が示されている．なお，ビタミンDの生合成に必要な紫外線はUVBであり，UVBは窓ガラスを通過しないので生活指導の際は，注意が必要である．日焼け，皮膚がんを心配するあまり，過剰なUVケアを行っている場合もあり，問診による確認，生活指導が必要である．ただ，必要なビタミンDの生合成量を担保しつつ，皮膚がんのリスクを増加させないような紫外線量の閾値は定められていない．

3 栄養療法の評価と今後の課題

ビタミンDの充足度は25(OH)Dの測定で評価可能である．カルシウムの充足度は血液検査では困難であるため，定期的に栄養指導を行い，ビタミンDおよびカルシウムの摂取量を評価することが大切である．わが国では，活性型ビタミンD製剤を治療に使用するので，高カルシウム尿症に対する注意が必要である．定期的に尿中カルシウム値をモニターし，カルシウムが過剰になっていないか確認を行う．ビタミンDは骨代謝のみならず，肥満，自己免疫性疾患，がんなどとの関連性が指摘され，その作用は多岐にわたる．ビタミンD欠乏は乳幼児期のみの問題ではなく，青年期・成人期にも多く認めるため，ビタミンDを充足させるための生涯にわたる教育・啓蒙活動は重要である．

❖ 文献

1) Fukumoto S, et al.：Pathogenesis and diagnostic criteria for rickets and osteomalacia- proposal by an expert panel supported by Ministry of Health, Labour and Welfare, Japan, The Japanese Society for Bone and Mineral Research and The Japan Endocrine Society. Endocr J 2015；62：665-671.
2) 日本小児内分泌学会：ビタミンD欠乏性くる病・低カルシウム血症診断の手引き．2013．
3) 日本内分泌学会ほか：ビタミンD不足・欠乏の判定指針．日本内分泌学会雑誌 2017；93：1-10．
4) Munns CF, et al.：Global Consensus Recommendations on Prevention and Management of Nutritional Rickets. J Clin Endocrinol Metab 2016；101：394-415.
5) Tsugawa N, et al.：Association between vitamin D status and serum parathyroid hormone concentration and calcaneal stiffness in Japanese adolescents：sex differences in susceptibility to vitamin D deficiency. J Bone Miner Metab 2016；34：464-474.
6) 厚生労働省：日本人の食事摂取基準（2015年版）．2014．
7) Gartner LM, et al.：Section on Breastfeeding and Committee on Nutrition. American Academy of Pediatrics. Prevention of rickets and vitamin D deficiency：new guidelines for vitamin D intake. Pediatrics 2003；111：908-910.
8) 文部科学省：日本食品標準成分表2015年版（七訂）．2015．
9) 骨粗鬆症財団（企画）：保健指導シート．骨粗鬆症検診・保健指導マニュアル．第2版，ライフサイエンス出版，2014．

［川井正信］

第6章 疾患別の栄養療法

F 代謝・内分泌疾患・染色体異常
metabolism・endocrinological・chromosomal disorders

7 染色体異常症
chromosomal disorders

ポイント

- 染色体異常症はしばしば医療的問題を抱えているが，定期的な医療介入や療育によってその予後が左右される病態がある．その代表が肥満であり，放置すればメタボリックシンドロームに代表される肥満症となるが予防も可能である．
- いずれの疾患も多職種の専門医療関係者の包括的な取り組みに加えて，患児自身の特性を加味し，家族会などのサポート組織との連携のもと長期の管理が必要である．

I Turner症候群

a 疾患の概念

1 定義と概要

Turner症候群（以下TS）は45,Xを代表とする女性の性染色体異常症であり，XXのうち1つのX染色体の全部もしくは一部分が先天的に欠けている．主症状は低身長と卵巣機能不全による二次性徴発来遅延あるいは欠如で，ほかにリンパ管浮腫や外反肘などがある．出現頻度は出生女性の1,000人に1人の割合といわれている．女児低身長の代表的な疾患の1つである．

2 原因と病態

低身長の程度は自然歴での成人身長の平均は138 cmである．低身長の原因は不明だが，成長ホルモン治療により，大部分の例で最終身長も改善できる．XおよびY染色体短腕擬常染色体領域（pseudoautosomal region；PAR）にある*SHOX*遺伝子は男女ともに2コピーの活性型として存在する．この遺伝子の半量不全は低身長，外反肘，第4中手骨短縮などの骨格異常，Madelung変形を特徴とするLéri-Weill軟骨骨異形成症（Léri-Weill dyschondrosteosis；LWD）を招く．同様にリンパ管形成遺伝子の半量不全で内臓形態異常やリンパ浮腫が，生殖細胞における相同染色体不対合により性腺異形成が引き起こされる．

3 症状・所見

重要なものは低身長と二次性徴の欠如である．低身長は90%以上の患者で発現する．約80%の患者で思春期を過ぎても二次性徴が発現しない．その他盾状胸，外反肘，翼状頸が50〜80%に起こり，色素性母斑（ほくろ）の多発は約25%に認められる．心臓・腎の形態異常・中耳炎・甲状腺障害などは比較的多く発現する．モザイク型ではこれらの身体的特徴は発現しにくい．心疾患罹患率は健常児の3倍あり，先天性では大動脈二尖弁と大動脈狭窄症が多く，後天性では高血圧が10〜50%，大動脈拡張が10〜40%，まれに大動脈解離を起こすことがある．

4 診断

診断は染色体Gバンド分染法により確定される．核型はX染色体の片方の完全欠損である45,X（約60%）が最も多く，その他45,X/46,XX，45,X/46,XY，45,X/46,X,r(X)，45,X/46,X＋marなどY染色体を含む場合やモザイクもありさまざまであるが少なくとも片方のX染色体短腕の一部欠損がみられる．

5 治療

TSの低身長に対する治療はヒト成長ホルモン（growth hormone；GH），また，GHと蛋白同化ステロイド（anabolic steroids；AS）との併用効果も認められている．GH治療により身長だけでなく脂質代謝によい影響がある可能性もある．

TSの卵巣機能不全に対してエストロゲン，プロゲステロンの2種類の女性ホルモンを補充するKaufmann療法〔ホルモン補充療法（hormone replace therapy；HRT）ともいう〕がある．これにより，二次性徴を発現させ，性器出血を起こし，低身長の改善，骨密度の上昇，脂質代謝の改善（コレステロールを

下げる)をはかる．また女性ホルモン不足からの肝機能障害を軽減する．GH 治療を行いながら 12 歳以降 15 歳までに身長が 140 cm 時点で少量エストロゲン療法を開始して段階的に増量し，約 2 年で HRT に移行すると 150 cm 前後の成人身長と月経の確立が期待できる．

ⓑ 栄養のあり方・食事療法

1 栄養のあり方

TS 患者では，脂肪量と体格指数が高く，除脂肪体重は非常に低い．2 型糖尿病が高頻度で認められる．小児ではインスリン抵抗性が報告されているが，成人患者では，β 細胞傷害が指摘されている．また，心血管疾患，高血圧，脳卒中のリスクが高く，低年齢で大動脈解離が頻繁に認められる．骨粗鬆症と骨折，肝機能異常も多く認められその一部は脂肪肝であり，肝硬変のリスクも高い．筆者らは NASH (non alcoholic steatohepatitis，非アルコール性脂肪性肝炎)例を経験した．NASH は超音波上では診断できないため，脂肪肝と診断された症例のなかに NASH が紛れ込んでいる可能性もある．ALT，γGTP，ALP などの肝酵素の上昇が高頻度で発生する．肝機能異常例では，肝機能が正常の症例と比較し，有意に体重過多が多く，肝機能異常の病因として肥満が関連している可能性がある．内臓脂肪/皮下脂肪比も高く，肝および内臓に脂肪が蓄積しやすい傾向がある．しかし，HRT を行うと，肝酵素レベルが正常化すること，肝内の脂肪量は，エストロゲン欠乏年数に関連しているとも報告されている．

2 食事療法

TS に特異的なものはない．TS の特徴上健常児に比べて肥満からの糖尿病の発症，高血圧，脂質異常症といった，いわゆるメタボリックシンドロームになりやすい．また脂肪肝から肝硬変への進展などが危惧されることから，肥満対策は忘れない．日本小児内分泌学会から成人 TS 女性の健康管理のための「ターナー女性の健康管理手帳 Health Care Book」が刊行されており，血圧，BMI (体重/身長×身長)，コレステロール，血糖，甲状腺機能，抗甲状腺抗体，肝機能，尿検査 (6 か月〜1 年に 1 度) の定期チェックにより予防することが望ましい．

3 薬との関係・相互作用

GH は体脂肪(特に内臓脂肪)を減らす可能性があり，女性ホルモンはコレステロールの低下，骨密度の上昇，脂肪肝の軽減などの効果が期待される．

4 栄養療法の評価

疾患特異的なものはないが BMI の測定を行う．

II Down 症候群

ⓐ 疾患の概念

1 定義と概要

Down 症候群 (以下 DS) は，21 番目の染色体に数的異常や構造的異常が認められる染色体異常症である．90〜96% が標準型 21 トリソミーで，精子や卵子の形成過程で染色体の不分離が生じ，21 番目の染色体が 1 本過剰な状態になっている．DS の診断は染色体の検査によってなされる．標準型に加えて，転座型 (3〜5%)，モザイク型 (1〜2%) がある．

2 原因と病態

DS の出生頻度は，約 1,000 人に 1 人であり，母親の加齢とともに発生頻度が増加する．母親の年齢が 20〜24 歳では 1,600 人に 1 人の発生頻度が，45 歳以上では 46 人に 1 人の発生頻度になる．父親の年齢と DS の発生頻度には，あきらかな関連はない．

3 症状・所見

DS においてはライフステージごとにさまざまな医学的管理が必要になる．たとえば，甲状腺機能異常症，肥満，高尿酸血症，腎機能低下をきたしやすく，さらに，青年期以降成人期では，うつ病，アルツハイマー型認知症，退行現象，てんかん，後天性心疾患など，新たな医療的ケアの必要性になる．最も多くみられる身体症状は，筋緊張の低下である．これにより各関節の可動域が大きく，眼球の動きや摂食行動，消化器の働きなどにも影響を及ぼす．そのほかの身体症状としては，眼の両端がつり上がり気味で，内眼角贅皮，鼻の鼻根部は平たく小さい，耳の上部が内側に折れ曲がり耳たぶも小さく丸い，後頭部が平らで頭囲が小さい，手の指が短い，足の親指に弓状紋を認める，腹直筋離開による腹部膨満，停留精巣や短小陰茎などがある．合併症として

最も多いのが，心室中隔欠損，心内膜床欠損などの先天性心疾患(40%)で，続いて多いのが，鎖肛や十二指腸狭窄や閉鎖といった消化器系の疾患である．眼科的異常として，屈折異常が多く，斜視や白内障，眼振などがある．耳鼻科的異常では，滲出性中耳炎が多く，難聴の原因ともなり，言語発達上支障となることがある．そのほか，急性白血病，甲状腺疾患，環軸頸椎形成不全，点頭てんかん，歯の先天性欠如などがある．

4 治療

合併症に対して対症的に医療を行うことに加えて，運動面や言語面，生活面などの発達を促すため早期療育を行う．甲状腺機能低下症・亢進症を起こす確率は高く，それに応じた治療を行う．肥満とそれに伴う合併症は起こりやすく，早期からの栄養管理が肥満予防に有用である．

ｂ 栄養のあり方・食事療法

1 栄養のあり方

DSは，小学校の低学年から肥満傾向を示す子どもが多く，メタボリックシンドローム(MetS)にもなりやすい．脂肪肝が多く，筆者らの経験で脂肪肝からNASHを呈している症例があり要注意である（図1）．一方で，成人のDS患者の肥満についての調査研究において，DS患者は肥満であってもMetSになりにくいという結果もあることから，肥満とMetSとの関連が一般成人とは異なる機序がありDS患者の適正体格の基準を検討していく必要があるともいわれている．歯茎や骨が弱いため虫歯になりやすく，歯並び，咬合の問題もあり，定期的な歯科受診も必要である．DSでは咀嚼機能の発達が悪く，その結果として固形食の開始が始まるのが遅い傾向がある．肥満になったDS児は運動量が少なく食物をよく噛まない傾向があり，基礎代謝量が少ない．一般的な体格指標であるBMI(Kaup指数)が幼児期に低下しそして5～6歳から増加に転ずる(adiposity rebound；AR)現象があり，このARが早く来ると将来のMetSが起こりやすいといわれている．自験例肥満のDS 44例のARは3歳で早期に起こり90%にMetSを合併していた．また一部のDS児では強いこだわりから特定のものしか食べない，特定の飲料しか飲まない・食べないという行動上の問題をもつ．

高尿酸血症は半数近くにみられる．高尿酸血症が

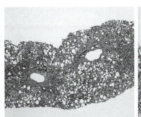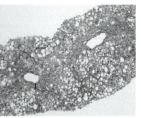

図1 11歳，132.7 cm(−1.9 SD)，体重43 kg(＋0.3 SD)，肥満度43%［口絵5 p.iii］
Down症候群(非アルコール性脂肪性肝炎：NASHの1例)
AST/ALT 100前後でフォローされていたが，10歳6か月よりさらにALT優位の上昇あり．腹部超音波で脂肪肝を認める．黒色表皮症あり．尿酸値9.0，CRPの軽度上昇が持続．強い脂肪変性，中心静脈周囲の線維化，架橋線維化(bridging fibrosis)

必ずしも肥満傾向のあるDS児に多いわけではなく，腎機能の障害が原因である可能性がある．無治療者に痛風発作や腎不全の合併があり常に留意すべきである．尿酸治療ガイドラインでは標準体重の成人で1日に2,000 mLの水分摂取が推奨されている．DS児では水分摂取が少なく，また口からの蒸発量も多いと思われるので留意して水分摂取に努める．また，脂質異常症が多い．中性脂肪の高値は乳幼児期からみられるがDS児に心筋梗塞などの血管性疾患が一般成人に比べて多いとの報告はなく，その治療についての十分なエビデンスはない．現状は一般成人と同様の基準で検査，治療を進めていく．

2 DS児の離乳の開始と進め方

離乳食は成長発達の過程で乳汁以外の半固形食を生後5～6か月から始めて，硬さ，量，種類をゆっくり変えながら12～18か月までに普通食まで完了させるのが一般的である．進め方の目安には厚労省「授乳・離乳の支援ガイド」が策定されている(10年ごとに改正され2018年度改正中)．DS児では，この一般的な離乳食の完了にかなり時間がかかる．咀嚼の発達が遅いためと推測され，そのために「苦手なもの」を丸飲みするなどの食べ方の問題が2～6歳頃まで続く．この発達を踏まえて食事の形態や量を考慮し，苦手なものも(噛みにくいものの可能性がある)を根気よく与え，食事リズムを整え，食事のルールを教えること，一口量の適量や形状をゆっくりすすめることなど早期からの栄養指導がDS児の肥満予防にも有効である．適正な摂取量は，実際の摂取量と成長曲線・肥満度曲線の推移を評価しながら，設定する．実際にこのような対応で苦手な食材は3歳頃までは，肉や野菜など咀嚼力の必要なものも，4～5歳頃には対象児全例で偏食はみられず，野菜も

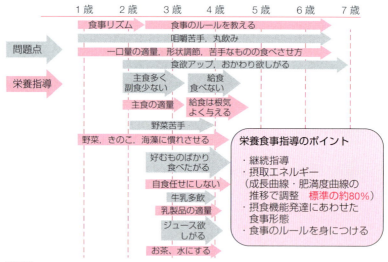

図2　Down症児の問題点と栄養指導（早期介入）の実際（西本ら，2016）

好きでよく食べるようになってくる．

MetSになりにくいといわれているDS児においても適切な体格コントロールは必要でARを早めないように，そしてDS児の咀嚼機能にあわせた「食事」を考えながら早期から体格を見守ることがDS児の肥満予防や偏食予防に効果的である（図2）．

3 薬との関係・相互作用

特にないが高尿酸血症に対してはアロプリノール（ザイロリック®）を併用する．甲状腺機能異常を起こしやすいため定期的なチェックと治療を行う．

4 栄養療法の評価

特異的なものはない．

Ⅲ　Prader-Willi症候群

a 疾患の概念

1 定義と概要

Prader-Willi症候群（以下PWS）は，乳児期の筋緊張低下，幼児期以降に食欲亢進，肥満，発達遅滞，性腺機能不全を呈する先天異常症候群である．原因は15番染色体の一部の遺伝子の機能不足である．FISH（fluorescence in situ hybridization）法で部分的な欠失が認められる例が多い．出生10,000〜15,000人に1人にみられ，性差，人種差はない．

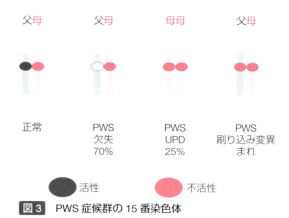

図3　PWS症候群の15番染色体

2 原因と病態

染色体15q11-13上にある父親由来遺伝子の欠失（70%）あるいは母親由来遺伝子のダイソミー（uniparental disomy；UPD）（25%）に起因する．高精度分染法とFISH法およびメチル化特異的PCR法で診断される（図3）．PWS患者の内科管理の中心は肥満に起因する合併症であり，乳児期後半からあきらかになる．PWSでは視床下部下垂体系の異常があり，視床下部性肥満を起こす疾患の代表である．視床下部は食行動調節などエネルギー代謝調節機能を有する満腹中枢として知られる視床下部腹内側核（ventromedial hypothalamic nucleus；VMH）があるだけでなく，視床下部内に食行動調節に関する神経ネットワークが形成されている．レプチン受容体を有し，各種神経ペプチドを産生している弓状核（arcuate nucleus；ARC）はその中心的役割を担っている．視床下部性

表1 PWSの発達段階を考慮した栄養指導法（大阪府立母子保健総合医療センター）

年齢期	PWS特徴	栄養指導法のポイント
新生児期	重度低緊張のため，啼泣が弱く，哺乳力低下，呼吸障害などを生じ，診断・鑑別診断を要する	経管栄養の必要性を判断するが体重増加をみながら，家族をサポートし経口摂取のみで管理も可能
乳児期	筋緊張低下による哺乳障害から，しばしば経管栄養を要する	経管栄養から離乳食への移行をサポート
幼児期	食欲亢進，肥満の出現，症例によってはGH投与をはじめる	目標エネルギーを身長cm×10 kcal/日，たんぱく・ミネラル・ビタミンは十分補う，食事のルールを教え，次期の食物への執着期開始前で，そのコントロールの準備のサポートをする
学童期	盗食・かんしゃく・パニックなど問題行動出現，症例によって精神安定薬の投与をはじめる，GH続行	学校との連携をはかる，担任や学校栄養士と連絡をとる，問題行動に対する家族の悩みに傾聴し，対策を協議する
中学・高校生期	行動範囲が広がり，問題行動が増悪，継続する，精神安定薬・GH続行	食事量について児も交えて説明し，運動習慣を身につけるようにアドバイスする

肥満では食行動調節以外の視床下部機能にも障害をきたし，肥満以外の種々の症状を示す．おもなものは，①不眠症を含めた睡眠覚醒リズム障害，②変体温調節異常，③内分泌異常，がある．GH（成長ホルモン）の分泌不良を伴うことが多く，GH治療が有効である．小児のPWSでは，GHの保険診療が認められている．

3 症状・所見

乳児期早期の緊張低下，特有な顔貌（アーモンド形の眼，狭い前額部，下向きの口角），性機能不全（停留精巣，陰茎低形成，陰核低形成，外性器形成不全；男児で陰嚢形成不全，女児で小陰唇低形成），小さな手足，色素低下，精神発達遅滞，異常な食欲増進に伴う肥満，低身長などがある．

過食，隠れ食い，盗食，異食といった食行動異常や強迫行為，頑固で怒りやすい性格，攻撃的性格，自傷行為などの情動面の異常をしばしば出現し，思春期以降の管理を困難にさせる要因となる．

4 診断

低緊張，哺乳障害，身体所見，色素減少などから疑いをもつ．鑑別診断として筋疾患，脊髄性筋萎縮症，そのほかまれな先天異常症候群があげられるが，診断は染色体検査で確定される．染色体検査をG分染法，FISH法で行い，欠失があれば確定される．欠失がない場合はメチル化PCR法を行い確定する．

5 治療

年齢で問題が異なり，それぞれ包括的なアプローチを要する．①低緊張，精神運動発達遅滞，②哺乳障害・体重増加不良，③肥満，④停留精巣およびIGF-1分泌低下などの内分泌的異常，に対して医療的ケアを要するが同時にファミリーケア・心理的ケアも必須である．なかでも，哺乳不良に引き続き2～3歳頃から生じる肥満は，PWS患者管理上一番厄介な問題である．これに対しては食事療法とGH治療が有効である．GH治療の効果は低身長の改善だけでなく，体脂肪，特に内臓脂肪の減少および筋肉量を増加させる効果がある．自験例でもGHを投与していない例は著しい内臓脂肪蓄積を認め，糖尿病，脂質異常症，脂肪肝などを合併しているのに対して，GH投与の例は内臓脂肪蓄積が少なく，肥満合併症がなかった．GHより脂肪減少・筋力増加などの体組成の改善，それによる運動能力の向上などによるQOLの向上などが重要である．

b 栄養のあり方・食事療法

1 栄養のあり方

PWSの食事療法は疾患の特性を理解し包括的なアプローチを長期にわたり施行しないとうまくいかない．表1に筆者らの施設における方法を示した．身長（cm）×10 kcalの中等度の制限食を行うことが基本だが，疾患の特性からパニックになりやすいので，留意して制限の程度を決めていく．制限が厳し

すぎると問題行動が悪化する．また基本的に視床下部性肥満のために「異常な食欲がある病気」であることを理解し，盗食などの失敗がないように，食べ物を目につくところには置かない，冷蔵庫には鍵をかけるなどをして，気をつけることが必要である．きょうだいや保護者のPWSの病態に対する理解がないと肥満のコントロールはうまくいかないので家族のサポートは必須であるし，学校の理解も必要である．

2 食事療法

定期的に通院し内分泌，遺伝科などの医師とともに管理栄養士によるライフステージにあわせた継続的栄養管理が重要であり，GH治療と同等に肥満度の維持と肥満合併症の予防に有効である．

- 乳児期（筋緊張の低下）：筋緊張の低下のため，摂食量の確保にしばしば経管栄養が必要になる時期である．経管栄養から離乳食への移行をサポートする．
- 幼児期（過食が始まる）：目標エネルギー＝身長（cm）×10 kcalとし，たんぱく，ビタミン，ミネラルは十分補う．食事のルールを教え，やがて表出してくる食物への潜在的な執着心をコントロールしていく準備をサポートする．
- 学齢期：学校に疾患を正しく理解してもらい，給食やイベント対策をサポートする．問題行動に対する対応策について協議する．
- 中・高生期：食事量について児も交えて説明し，成長期終了までに運動習慣をつけるようアドバイスする．

成人期には，PWS患者自身へ食事のとり方や体重管理法を説明することで病的な肥満を予防できる可能性がある

3 薬との関係・相互作用

GH治療と併用することにより，肥満合併症を起こさず良好な治療効果が期待できる．PWSの糖尿病治療はPWSでない一般の症例と変わらず，食事療法，運動療法，薬物療法であるが，PWSにおける糖尿病は肥満と関係し，肥満はいったん成立すると悪循環で進行してしまい，糖尿病をはじめ死因にもなる疾患を起こしうることから肥満の予防が最も大切である．そのためには乳児期早期から管理プログラムが設け，年齢ごとの対応を行う必要がある．

4 栄養療法の評価

中等度の食事制限を続けることから，栄養障害をきたさないかのモニターが必要である．身長が伸びていることの確認と血清アルブミンや半減期の短いトランスサイレチン値が正常に保たれるように管理する．

❖ 参考文献

<Turner症候群>
- 藤田敬之助：Turner症候群における成長障害．日本小児内分泌学会（編集）：小児内分泌学．診断と治療社，2009：189-191．
- 緒方 勤：ターナー症候群の遺伝学．メディカルレビュー社，2003．
- 日本小児内分泌学会：Health Care Book．2009．

<Down症候群>
- 岡本伸彦ほか（編集）：ダウン症候群・者のヘルスケアマネジメント支援者のためのガイドブック．かもがわ出版，2010．
- 西本裕紀子：先天異常症候群児の栄養管理－ダウン症候群児を中心に－．臨床栄養 2016；129：676-680．
- 植田紀美子ほか：ダウン症候群を持つ成人の健康管理に関する調査－肥満とメタボリックシンドロームに着目して－．日本遺伝カウンセリング学会誌 2011；32：101-107．
- 厚生労働省：日本人の食事摂取基準（2015年版）．2014．http://www.mhlw.go.jp/stf/shingi/0000041824.html．
- 厚生労働省：授乳・離乳の支援ガイド（改訂予定）．2007．http://www.mhlw.go.jp/shingi/2007/03/s0314-17.html

<Prader-Willi症候群>
- 西本裕紀子ほか：Prader-Willi症候群における継続的栄養指導の有効性についての検討．日本臨床栄養学会：日本臨床栄養協会第7回大連合大会，2009．
- Lindgren AC, et al.：Growth hormone treatment of children with Prader-Willi syndorome affects linear growth and body composition favourably. Acta Paediatr 1998；87：28-31.
- Nagai T, et al.：Standard growth curves for Japanese patients with Prader-Willi syndrome. Am J Med Genet 2000；95：130-134.
- Carrle AL, et al.：Growth hormone improves body composition, fat utilization, physical strength and agility, and growth in Prader-Willi syndrome：a controlled study. J Pediatr 1999；134：215-221.
- 位田 忍：プラダーウイリー症候群のGH治療．CLINICAL CALCIUM 2003；12：1596-1600．

［位田　忍］

G 食物アレルギー
food allergy

ポイント

- 食物アレルギー患者の食生活は必要最小限の除去を行って，QOLの向上に努める．
- 必要最小限の除去の実現には，医師とコメディカルとの連携が必須である．
- 食物アレルギーの臨床は今現在も日進月歩の変化があり，最新の知識の取得を常に意識する必要がある．

a 疾患の概念

1 定義と病型

1）定　義

食物アレルギーとは，「食物によって引き起こされる抗原特異的な免疫学的機序を介して生体にとって不利益な症状が惹起される現象」と定義される．原因食物の侵入経路は経口（食べる）だけではなく，経皮（接触）や経気道（吸入）などすべてが含まれる．

食物によって生体に不利益な症状が惹起される反応には，食中毒や食物不耐症（乳糖不耐症，ヒスタミン中毒など）があるが，これらは発症に免疫学的機序を介していないので，食物アレルギーとは分けて考える．なお食物アレルギーは乳幼児で約5〜10％，学童期以降は2〜5％程度が罹患していると考えられている．

2）病型分類（表1）[1]

・即時型

即時型は最も一般的な食物アレルギー病型であり，通常断りなく食物アレルギーといったら，この即時型を指すといってよい．また本項でも即時型に関する記述を中心に行う．

発症のピークは0歳児であり全体の1/3を占める（図1）[2]．その後漸減し，18歳以上の成人例は約5％を占める．このため食物アレルギーは乳幼児期に大きな問題となる疾患といえる．

原因は鶏卵だけで1/3を占め，牛乳，小麦の3食物で2/3を占める（図2）[2]．さらに上位10原因食物で約90％を占める．すなわち，ほとんどの食物アレ

表1　食物アレルギーの臨床型分類

臨床型		発症年齢	頻度の高い食物	耐性獲得（寛解）	アナフィラキシーショックの可能性	食物アレルギーの機序
新生児・乳児消化管アレルギー		新生児期 乳児期	牛乳（乳児用調製粉乳）	多くは寛解	（±）	おもに非IgE依存性
食物アレルギーの関与する乳児アトピー性皮膚炎		乳児期	鶏卵，牛乳，小麦，大豆など	多くは寛解	（+）	おもにIgE依存性
即時型症状（蕁麻疹，アナフィラキシーなど）		乳児期〜成人期	乳児〜幼児：鶏卵，牛乳，小麦，そば，魚類，ピーナッツなど 学童〜成人：甲殻類，魚類，小麦，果物類，そば，ピーナッツなど	鶏卵，牛乳，小麦，大豆などは寛解しやすい その他は寛解しにくい	（++）	IgE依存性
特殊型	食物依存性運動誘発アナフィラキシー（FDEIA）	学童期〜成人期	小麦，えび，果物など	寛解しにくい	（+++）	IgE依存性
	口腔アレルギー症候群（OAS）	幼児期〜成人期	果物・野菜など	寛解しにくい	（±）	IgE依存性

［「食物アレルギーの診療の手引き2017」検討委員会：総論．食物アレルギーの診療の手引き2017．2017：1．］

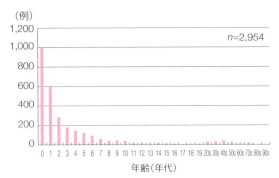

図1 食物アレルギーの年齢分布
20歳以上は10歳区切りで表示
[今井孝成ほか：消費者庁「食物アレルギーに関する食品表示に関する調査研究事業」平成23年　即時型食物アレルギー全国モニタリング調査結果報告．アレルギー2016；65：942-946．]

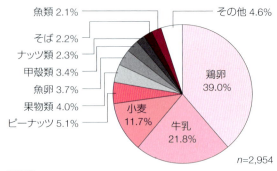

図2 食物アレルギーの原因食物
[今井孝成ほか：消費者庁「食物アレルギーに関連する食品表示に関する調査研究事業」平成23年　即時型食物アレルギー全国モニタリング調査結果報告．アレルギー2016；65：942-946．]

表2 新規発症の原因食物　　　　　　　　　　　　　　　n=1,706

	0歳 (884)	1歳 (317)	2, 3歳 (173)	4～6歳 (109)	7～19歳 (123)	≧20歳 (100)
1	鶏卵 57.6%	鶏卵 39.1%	魚卵 20.2%	果物 16.5%	甲殻類 17.1%	小麦 38.0%
2	牛乳 24.3%	魚卵 12.9%	鶏卵 13.9%	鶏卵 15.6%	果物 13.0%	魚類 13.0%
3	小麦 12.7%	牛乳 10.1%	ピーナッツ 11.6%	ピーナッツ 11.0%	鶏卵 小麦 9.8%	甲殻類 10.0%
4		ピーナッツ 7.9%	ナッツ類 11.0%	そば 魚卵 9.2%		果物 7.0%
5		果物 6.0%	果物 8.7%		そば 8.9%	

年齢群ごとに5%以上を占めるものを上位第5位まで記載
[今井孝成ほか：消費者庁「食物アレルギーに関連する食品表示に関する調査研究事業」平成23年　即時型食物アレルギー全国モニタリング調査結果報告．アレルギー2016；65：942-946．]

ルギー患児は特定の上位原因食物で診断することができることを意味する．

しかし年齢別に分析すると，新規に発症する原因食物の頻度は異なる．乳幼児期に圧倒的に多かった鶏卵，牛乳は年齢を経るに従い新規の発症は減り，代わって魚卵，落花生，木の実類，果物類，甲殻類などの頻度が増加してくる（表2）[2]．

・食物依存性運動誘発アナフィラキシー（food dependent exercise induced anaphylaxis；FDEIA）

原因食物を食べただけでは症状が誘発されず，食べてから2～4時間の間に運動を行うことで症状が現れる．即時型の特殊型といえる．原因は小麦と甲殻類で約90%を占め，疾患名にあるように，アナフィラキシー症状の誘発リスクが高い．診断は食物経口負荷試験に運動負荷を組み合わせて，症状誘発の有無を確認する．診断されても，運動する前に原因食物を食べないか，食べたらしばらく運動をしなければ，日常的に原因食物を除去する必要はないことは指導上重要である．

・口腔アレルギー症候群（oral allergy syndrome；OAS）

口腔アレルギー症候群は「アレルギー症状が口腔咽頭から始まり，その後全身に波及し，まれにアナフィラキシーまで進展する現象」と当初提唱された．しかしその後「花粉症患者が果物や野菜の摂取直後に口腔内に限局した痒みなどの症状をきたし，まれに全身症状に至る現象」の報告が続いたため，OASは花粉と関連する果物アレルギーと誤解されることが多い．最近は，花粉症患者にみられるOASを花粉－食物アレルギー症候群（pollen-food allergy syndrome；PFAS）とよび分ける．PFASでは原因食物を

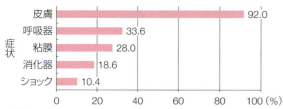

図3 臓器別の症状出現頻度
［今井孝成ほか：消費者庁「食物アレルギーに関連する食品表示に関する調査研究事業」平成23年　即時型食物アレルギー全国モニタリング調査結果報告．アレルギー 2016；65：942-946．］

食べた直後から，口腔内違和感（舌が腫れた感じ，口蓋のひりひり感など），口唇周囲の症状（膨疹，瘙痒感など），時に喉頭症状を呈することもある．アナフィラキシー症状を呈することは少ないが，これは原因抗原が消化酵素や加熱に不安定であることに起因する．このため加熱加工した原因食物は食べられることが多い．

・新生児・乳児消化管アレルギー

おもに新生児期に消化器症状（血便，嘔吐，下痢など）を中心に発症し，原因は牛乳（調製粉乳）であることが多い．ほかに大豆，コメなどさまざまな食物が原因となる．本症の発症には細胞性免疫が主体と考えられており，遅延型反応（抗原に曝露されて2時間以上，時に1日以上経って発症する）である．診断の確定には，除去試験と負荷試験を組み合わせて行う．

本症は好酸球性胃腸症の疾患群として重複しており，関連して2018年には新生児・乳児食物蛋白誘発胃腸症ガイドラインが発刊されている．

・食物アレルギーの関与する乳児アトピー性皮膚炎

乳児期にアトピー性皮膚炎を主症状として発症する食物アレルギーである．乳児早期に顔面から始まる湿疹が，外用療法などの加療によって改善せず全身に拡がっていく．原因食物を除去することで症状は改善し，診断に至る．原因食物は即時型と類似しており，ほかに大豆やイモ類などが原因となる傾向がある．多くは1歳頃までに耐性を獲得している．発症にはIgEが関与していると考えられ，少なくない割合で経過中に誤食などで即時型を合併し，移行していく．

2 症　状（図3）[2]

食物アレルギー症状はきわめて多彩であり，あらゆる症状を呈しうる．臓器別に発症頻度は異なり，皮膚症状（蕁麻疹や紅斑，掻痒など）が最も誘発されやすく，以下呼吸器症状（咳嗽，喘鳴，呼吸困難など），粘膜症状（口咽頭瘙痒感・違和感，眼瞼結膜充血・腫脹，口唇腫脹など）の順で多い．症状は急速進行性であり，食べてから発症するまでは30分，発症すれば進行は分単位で悪化することが多い．なかでもアナフィラキシー症状は命取りになる可能性がある．

アナフィラキシーとは即時型症状のうち「アレルゲンなどの侵入により，複数臓器に全身性にアレルギー症状が惹起され，生命に危機を与えうる過敏反応」をいう．特に「アナフィラキシーに血圧低下や意識障害を伴う場合」をアナフィラキシーショックという．言い換えれば，アレルギーが原因で，全身性に，急速に進行し，まれに命を奪うのがアナフィラキシーである．

3 診　断

1）問　診

食物アレルギーの診療の基本は「正しい診断に基づいた，必要最小限の原因食物の除去」であり，そのためにはまず詳細な問診をとる．

問診では，何を，どのような形状で，どれくらいの量を食べたのか，症状発症までの時間，発症症状の詳細，時間経過，それまでその食物を食べたことがあるかなどを聞く．また背景因子として，年齢・栄養方法・家族歴・環境因子・既往歴・服薬歴なども聞く．問診情報だけである程度は診断できるし，また問診を十分に行わずに検査に頼ると不適切な診断となり，不要な除去食物の拡大を助長し患児や保護者のQOLを大きく低下させることになる．

2）抗原特異的IgE抗体検査

食物アレルギーはIgE（immunoglobulin E，免疫グロブリンE）を介して発症するので，血液検査で抗原特異的IgE抗体が陽性だったり皮膚プリックテストで陽性反応であったりすれば，原因抗原を同定する大きなヒントとなる．

しかし非常に重要なことは，抗原特異的IgE抗体陽性が診断と直接的には結びつかないということである．言い換えれば，検査陽性は診断の可能性を示すまでであり，診断の根拠とはならない．

一方で，いまだに検査陽性のみで食物アレルギーを診断する医師や，保育所や学校入学前に血液検査などを強要する施設も少なくない．

またIgG（immunoglobulin G，免疫グロブリンG）に関しても注意が必要である．IgE同様，IgGも抗原特異的検査（保険外診療）を実施できる．しかしIgGはアレルギー症状発症のメカニズムには関与せず，抗

原特異的IgG抗体陽性は食物アレルギーの診断とは全く関連がない．遅延型食物アレルギーはIgGで診断できるという誤った考え方が流布されているが，明確にこれを否定しなければならない．

3）食物経口負荷試験

食物アレルギーの診断は食物経口負荷試験（以下負荷試験）が基本であり，もっとも確実な方法である．前出の特異的IgE抗体検査で診断の可能性を踏まえ，負荷試験における症状誘発リスクを考慮したうえで，負荷試験の実施を計画する．負荷試験に関しては文献にあげた資料を用いて，さらに学習を深めることが必要である．

負荷試験での負荷食物量は大きく3段階に分けられる．すなわち少量，中等量，日常摂取量である．重症度を評価しながら，少量から負荷試験を実施することで，早期に患児のQOLを改善させることができる．詳細は **ⓑ-2 食事療法** で詳述する．

4 治療（薬物療法含む）

1）除去食

食物アレルギー診療には治療方法がなく，患児は自然に治る（耐性獲得という）か治らないかのどちらかである．除去食をしたからといって耐性獲得しやすくなるわけではない．

かつての除去食は完全除去一辺倒であった．これは原因食物を食べさせるとアナフィラキシーを誘発する可能性があり，かつ少量でも食べていくことはかえってアレルギー反応を強くすると考えられていたからである．さらに関連を想起させる食物，たとえば鶏卵と鶏肉や牛乳と牛肉，小麦とほかの麦類などは軒並み除去指導された．また油脂や糖もアレルギーには悪いとされ，摂れる油脂はエゴマ油やグレープシードオイル，糖分はてんさい糖だけなどとする厳格除去食が日常的に指導されてきた．こうした考え方の亜型は今もヴィーガンなどとして生き残っている．

2006年に負荷試験が保険収載されると事態は一変し，さまざまな誤った考え方があきらかになった．そして現在は食物除去をするにしても，必要最小限の除去が標準となっている．

2）薬物療法

食物アレルギーを治癒に導く薬物はない．食物アレルギーで保険収載されている薬剤にインタール®細粒があるが，これは食物アレルギーに基づくアトピー性皮膚炎に対して効能効果があるものである．そもそもアトピー性皮膚炎は原因抗原の除去と外用療法で管理は十分可能である．医師のなかには，インタール®細粒を内服することで治りやすくなるとか，原因食物が少し食べられるなどと指導されることがあるが，そのような効果はまったくない．

抗ヒスタミン薬が食物アレルギー児に処方されることがあるが，食物アレルギーにそもそも適応はない．もちろん抗ヒスタミン薬が耐性獲得を誘導することもない．食物アレルギーは原因食物が特定されて適切に除去すれば，薬剤の内服は必要ない．

5 予　後

即時型食物アレルギーのうち，頻度の多い鶏卵，牛乳，小麦と大豆は3歳までに約半数，就学までに70％程度が耐性を獲得すると考えられている．これ以外の原因食物は一般的に治りにくいと考えられており，落花生で10〜20％の耐性獲得率といわれる．また主要原因食物も裏を返せば，就学までに30％は治っていないともいえる．

耐性獲得者の特徴は，鶏卵・牛乳・小麦アレルギー，症状誘発閾値が高い，特異的IgE値低値，誤食が少ない，皮疹の管理がよいなどがあげられる．

ⓑ 栄養のあり方・食事療法

1 栄養のあり方

栄養を「生物が外界から物質を摂取し，それで体を構成したり，維持したり，生活活動を行ったりするのに役立たせる現象」とするならば，食物アレルギー診療における栄養のあり方とは，原因食物を摂取することで症状が誘発されないように原因食物の除去を行いつつ，十分に生活活動を行うことができるよう不足する栄養素を補うことが重要といえ，食物アレルギーにおける栄養指導の根幹にある課題といえる．しかし患児らができるだけQOLを損なわずに食行動を実践するためには，それ以外のさまざまな食物アレルギーに関する知識（食品表示に関すること，誤食防止，誤食時対応，学校・保育所などでの対応など）を積む必要があり，これらを広義の栄養指導において指導されるべき課題といえる．

2 食事療法

一般的に食事療法とは，食事の量やバランスなどを調整することで病気の療養，健康管理をはかることを指す．糖尿病，腎臓病や高血圧症といった慢性疾患に対して行われることが多く，特定の食物に対

する取り組みではなく食生活全般に対する指導となる．継続的に食事療法に取り組み，病気の軽快や悪化の防止が目指され，また指示を外れても，原疾患が急速に悪化することはまずない．一方で食物アレルギーにおける食事療法の骨格である除去食は，特定の原因食物に対する取り組みであり，病気の軽快や悪化防止を目指すものではなく，指示を外れる，すなわち誤食をすると急速な症状悪化リスクを有する．

1）必要最小限の除去

食物アレルギーは患児によって原因食物が異なるだけでなく，重症度も異なる．従来の除去食は重症度を加味せず，一様に完全除去指導が行われてきた．しかしその弊害（栄養問題，QOL低下など）の大きさと負荷試験などを通じて軽症者は少量摂取が可能であることが分かってきたことから，できるだけ完全除去は避け，除去を必要最小限に行うことが標準的な考え方となってきた．

なお必要最小限の除去には本来2つの意図がある．すなわち，除去食品数を最小限にする考え方と除去食物の量を最小限にする考え方である．

・除去食物の数を最小限にする考え方

❹-4 治療で記述したように，かつての誤った除去食の考え方（たとえば鶏卵アレルギーは鶏肉も除去など）は，本来除去が不必要な食物まで患児に除去させてきた．このため真に関係のある食物除去のみを実践できるように，除去に関する食物間の関係を正しく理解し診断，指導する必要がある．

・除去食物の量を最小限にする考え方

軽症患児は必ずしも原因食物を完全除去する必要がなく，少量なら摂取できることが多い．このため食物負荷試験は少量，中等量，日常摂取量の段階をもたせて実施することが多い．たとえば牛乳なら3 mL（少量），24 mL（中等量），200 mL（日常摂取量）といった具合である．牛乳アレルギーであっても，患児が3 mLを摂取できるならバター15 g程度を使用でき，微量混入を怖がらなくてよい．24 mLを摂取できるなら乳製品が入っている加工食品の多くが摂取できる．こうして患児らの食のQOLは劇的に改善させることができる．

2）主要原因食物などにおける必要最小限の除去の実践

上記の考え方に基づいた主要食品の必要最小限の除去に関して解説する．

・鶏 卵

①除去食物の数を最小限にする

鶏卵アレルギーは卵白のアレルゲンが主原因であり，鶏卵の除去が必要だが，卵黄から除去解除されることが多い．鶏肉や魚卵は鶏卵とはアレルゲンが異なり，基本的に除去する必要はない．うずらの卵は，食品表示法において，特定原材料「卵」の範囲に含まれている．

②除去食物の量を最小限にする

鶏卵は加熱により，アレルゲン性が低下するが，アレルゲン性は調理の加熱温度や，加熱時間，調理方法によって異なる．加熱鶏卵の摂取が可能になっても，同じ量の生卵や半熟卵の摂取が可能であるわけではない．「食べられる範囲」を家庭で進める際には，医師の指示に基づいた調理方法で，加熱温度，加熱時間を十分にした状態から，問題がなければ同じ量を，徐々に加熱温度，加熱時間を通常の調理時間に近づけていくと安全に食べ進めやすい．加工食品は，含まれる鶏卵の量や調理方法が製品によって差があるため，一概に「食べられる範囲」を判断することはむずかしい．

加工食品の原材料である卵殻カルシウム（焼成・未焼成製品）は，基本的に摂取することができる．

・牛 乳

①除去食物の数を最小限にする

牛乳アレルギーのアレルゲンは，加熱による変化を受けにくい．このため，牛乳・乳製品の除去が必要だが，たんぱく質量を参考に，「食べられる範囲」の摂取指導がしやすい．牛肉は牛乳とはアレルゲンが異なり，基本的に除去する必要はない．牛乳以外のやぎ乳やめん羊乳などは，牛乳と交差抗原性があり使用できない．ただしアレルギー表示においては，乳の表記は牛乳のみを意図しており，やぎ乳やめん羊乳は含まれないので注意が必要である．

②除去食物の量を最小限にする

牛乳アレルギー児が利用できるミルクには，牛乳アレルゲンを加水分解した「加水分解乳」およびアミノ酸など，栄養素をミルクの組成に近づけて作られている「アミノ酸乳」がある．また，大豆を主原料とした乳成分を含まない大豆乳も育児用粉乳の代わりとして大豆アレルギーがなければ利用できる（表3）[3]．加水分解乳は製品によって牛乳たんぱく質の分解度が異なるため，医師の指示に従って使用する．加水分解乳およびアミノ酸乳は，独特のアミノ酸臭があるため，選択する際には，患児の飲みやすさも配慮する．ペプチドミルクは牛乳アレルギー児用のミルクではない．

加工食品の原材料には，「乳」の文字が含まれる表

表3 牛乳アレルギー児が利用できるミルク

		加水分解乳				アミノ酸乳	大豆乳
		明治ミルフィー®HP(明治)	MA-mi®(森永乳業)	ビーンスタークペプディエット®(雪印ビーンスターク)	ニューMA-1®(森永乳業)	明治エレメンタルフォーミュラ®(明治)	ボンラクト®i(アサヒグループ食品)
最大分子量		3,500以下	2,000以下	1,500以下	1,000以下	−	−
乳たんぱく	カゼイン分解物	−	+	+	+	−	−
	乳清分解物	+	+	+	+	−	−
その他のおもな組成	乳糖	−	+	−	−	−	−
	大豆成分	−	−	大豆レシチン	−	−	+
	ビタミンK	+	+	+	+	+	+
	銅・亜鉛	+	+	+	+	+	+
	ビオチン	+	+	+	+	+	+
	カルニチン	+	+	±(添加はないが微量含む)	+	+	+
	セレン	−	−	−	−	−	+
カルシウム(mg) 調製100mLあたり		54 (14.5%調乳)	56 (14%調乳)	56 (14%調乳)	60 (15%調乳)	65 (17%調乳)	53 (14%調乳)

[「食物アレルギーの栄養食事指導の手引き2017」検討委員会:牛乳アレルギー.食物アレルギーの栄養食事指導の手引き2017. 2017:18.]

表4 乳製品に関するまぎらわしい表示

＜除去の必要がない原材料表示＞
乳化剤(原材料に乳を含む表示がない場合)
乳酸カルシウム／乳酸ナトリウム
乳酸菌
マーガリン
カカオバター

示が多く，表示として除去すべきものとそうではないものを明確に区別する(表4)．乳糖には，極微量(数μg/g)のたんぱく質が含まれる場合があるが，それが使用されている加工食品中の濃度として除去が必要な場合はまれである．摂取の可否については医師に確認する．

・小麦
①除去食物の数を最小限にする
　小麦アレルギーのアレルゲンは加熱による変化を受けにくい．このため，小麦・小麦製品の除去が必要だが，たんぱく質量を参考に，「食べられる範囲」の摂取指導がしやすい．大麦やライ麦などの麦類とは，交差抗原性が知られているが，個人差があり，

摂取については主治医に確認する．麦茶は大麦が原材料であり，また，たんぱく質量も微量であるため，除去が必要なことはまれである．
②除去食物の量を最小限にする
　小麦は，原料に使用される小麦の種類(薄力粉，中力粉，強力粉，デュラムセモリナ小麦など)によってたんぱく質の含有量が異なるため，主食になる小麦製品でも，食品としての通常1人前として売られている量と，「食べられる範囲」はそれぞれに異なる．このため食べる量には注意が必要である(表5)．
　加工食品であるしょうゆの原材料に使用される小麦は，醸造過程で小麦アレルゲンが消失する．このため，しょうゆの原材料欄に小麦の表示があっても基本的にしょうゆは除去する必要はない．

・その他
①除去食物の数を最小限にする
　食品ごとに，除去すべきもの，必要ないものを整理することは生活の質にとって影響が大きい．大豆アレルギーの場合に，大豆もやしは除去する必要があるが，より一般的に販売されている緑豆もやしを大豆アレルギー患児が除去する必要はない．ナッツ

表5　ゆでうどん200g相当量の小麦製品の量

小麦製品	(参考)一般的な1人前の量(大人)	ゆでうどん200g相当量	表示重量中のたんぱく質量
ゆでうどん	200g	―	5.2g
ゆでそうめん	270g	150g(1/2人前強)	5.3g
蒸し中華麺	150g	100g(2/3人前)	5.3g
ゆでスパゲティ	240g	100g(1/2人前弱)	5.4g
食パン	6枚切2枚	6枚切1枚(60g)	5.6g

たんぱく量は日本食品標準成分表2015年版(七訂)に基づく

アレルギーの場合に，一概に「ナッツ類」として除去を指示される傾向があるが，本来は，クルミ，カシューナッツなど，それぞれのナッツごとにアレルギーの有無を評価する必要がある．

特に成長に伴い，保護者の管理から離れ，患児自身が食品を選択して食べる機会が増えてくると，除去すべきものが明確でない場合に，保護者が考えている以上に患児の制限の負担は大きくなる．

②除去食物の量を最小限にする

原因食物を除去する場合に，大豆アレルギーにおけるしょうゆ，みそ，大豆油，魚アレルギーや肉アレルギーにおけるエキス(だし)，ごまアレルギーにおけるごま油など，アレルゲンになるたんぱく量の含有がきわめて少なく，生活のなかで利用頻度が高い調味料類に関しては，利用できる患児が多い．このため，それらの摂取の可否については患児ごとに早い段階で主治医に確認し，必要以上に生活の質を低下させないことが重要である．

3) 経口免疫療法

食物アレルギーを積極的に治す確実な方法は現時点ではみつかっていないが，経口免疫療法が食物アレルギーを治す可能性があるとして，現在積極的に臨床研究が行われている．

経口免疫療法とは，早期に自然に治ることができないと考えられる患児に対して，事前に食物負荷試験で閾値(症状が出る量)を確認したうえで，原因食物を医師の指示のもとで食べさせ，治すことを目的とした治療法である．一定の効果はあり患児にとっては朗報であるが，問題点も多い．

まずアナフィラキシーショックを含めた症状誘発リスクがある点が大きな問題である．このため経口免疫療法を実施するとき，患児らは十分にリスクを承知のうえ，実施するべきであり，緊急時の対応を十分に整える必要がある．また治療経過は年余にわたるため，患児や家族への日常的な負担が非常に大きく長くなる．さらにしばらく原因食物を食べない期間を設けたうえで再度食べると，それまで症状が誘発されなくなっていたとしても症状が誘発されやすくなる傾向がある．

こうした課題を抱える経口免疫療法はまだ治療法としては未完成であり，ガイドラインでは一般診療として推奨していない．しかし患児らの除去食生活によるQOL低下は著しいため，経口免疫療法に対する期待感は非常に大きい．医療従事者は経口免疫療法に関しては陰の部分も十分に承知し，安易に患児らに経口免疫療法を勧めるべきではない．また実施するにしても地域の食物アレルギー診療に非常に長けた医師のもとで行うことは必須であり，患児らに情報提供することが望まれる．

4) 食事療法に関する考え方の変化と注意点

経口免疫療法研究の進歩の途上で，医師は通常の食物アレルギー患児を耐性獲得に導くためにも，従来よりも積極的に原因食物を食べさせたほうがよいと考えるようになっていった．そして現在臨床では医師が食物アレルギー患児に対して「自宅で少しずつ食べさせるように」と指示することが多くなってきた．

しかしこの「少しずつ食べさせる」という考え方にも，問題がある．食物アレルギー児が食べられるかどうかわからない原因食物量を食べることは，すなわち食物経口負荷試験である．家庭で食物負荷試験のリスクを盲目的にとらせることは危険であり，許容することはできない．

もし「少しずつ食べさせる」方法を実践するのであれば，食物負荷試験を実施して，安心して食べられる量を確認しながら食べ進めていくことが基本である．

安易に「少しずつ食べさせる」ことを助言したり指導したりすることはあってはならず，「少しずつ食べさせる」指導を受けている児の保護者には，正しい情報を提供することが必要である．

3 栄養療法の評価

　特定の原因食物の除去によって栄養素摂取の不足が問題になりやすいのは，牛乳アレルギーの場合のカルシウム，魚全般のアレルギーの場合のビタミンDである．そのほかのアレルギーで特定の栄養素が著しく摂取困難になることはまれであり，むしろ，患児の偏食や利用食品の不必要な偏りがあることで栄養素の摂取不足を助長させていないか，食事全体のバランスを評価する．指導に際し，単にそれぞれの栄養素が多く含まれる食材を示すのではなく，患児と保護者に負担の少ない方法で不足した栄養素を是正する具体的な食材，量を伝えることが重要である．

　食物アレルギーの栄養食事指導では，必要最小限の除去の方針のもと，患児と家族の食のQOLが維持されているかを評価することが重要である．除去を解除していく過程で「食べられる範囲」の指導を受けても，患児がそれまで除去していたものを食べることに，味だけでなく，精神的にも抵抗感が強い場合が多い．また，解除の過程で，これまで除去していた食物をどのように食生活に取り入れたらよいか悩む保護者も少なくない．こうした課題を的確に捉え，個々の置かれた状況や患児の嗜好や発達段階，保護者の調理技術，利用できる食材などを評価し，より具体的な方法を個別に伝え，ステップバイステップで前に進めるように指導することが求められる．患児と家族の目的，見通しを確認しながら，食物除去という制限があるなかでも食生活のコントロールができているという，治療に対する自己効力感を高めていくことが重要である．

おわりに

　本項において食物アレルギーのすべてを詳述することはむずかしいため，別にガイドライン（日本小児アレルギー学会刊行）や食物アレルギー研究会のウェブサイト（https://www.foodallergy.jp/）において無償で手に入る診療の手引きや栄養食事指導の手引き，独立行政法人環境再生保全機構（https://www.erca.go.jp/yobou/pamphlet/form/index.html）のパンフレットを利用して，より専門性の高い知識の習熟に努めてもらいたい．

❖ 文　献

1) 「食物アレルギーの診療の手引き2017」検討委員会：総論．食物アレルギーの診療の手引き2017．2017：1．
2) 今井孝成ほか：消費者庁「食物アレルギーに関連する食品表示に関する調査研究事業」平成23年　即時型食物アレルギー全国モニタリング調査結果報告．アレルギー2016；65：942-946．
3) 「食物アレルギーの栄養食事指導の手引き2017」検討委員会：牛乳アレルギー．食物アレルギーの栄養食事指導の手引き2017．2017：18．

［今井孝成・長谷川実穂］

第6章　疾患別の栄養療法

H 循環器疾患（先天性心疾患）
cardiovascular disease（congenital heart disease；CHD）

ポイント

- 心不全状態にある CHD 児では，総エネルギー消費量が増大しエネルギー摂取量が不足するため発育障害を引き起こす．
- 新生児・乳児の CHD 児では，母乳栄養を基本とするが，厳しい水分制限・哺乳不良の児では母乳添加用粉末，高濃度調乳，低出生体重児用ミルク，MCT オイルの使用も考慮する．
- 周術期の合併症予防と予後改善のために，術前の栄養状態，術後早期の栄養開始，経静脈栄養の併用，電解質・微量栄養素の過不足に留意する．

a 疾患の概念

1 定義と概要

先天性心疾患（congenital heart disease；CHD）は，出生前から心臓や大血管に構造異常が存在する循環器疾患の総称で，治療を要さない軽症例から，複数回の心臓手術を要する重症例まで多岐にわたる．発生頻度は生産児の約 1％ といわれている．

2 原因と病態

心臓や大血管が形成される発生過程で何らかの異常が起こると CHD が生じる．遺伝子異常や環境要因など原因があきらかな疾患もあるが，多くはいくつかの原因があわさって疾患が引き起こされる（多因子疾患）と考えられている．

おもな診断名だけでも 40～50 種類あり，同じ診断名であっても個々人で病態に差があり，成長発育への影響もさまざまである．ヒトには体循環と肺循環があり，CHD ではこの 2 つの循環が何によって（二心室・単心室・動脈管），どのようなバランス（肺血流増加・減少）で維持されるかにより病態が異なり，チアノーゼの有無と心不全（低心拍出量）の有無が重要な病態である．CHD でみられるチアノーゼは，右左シャントのために酸素化された血液が効率よく体に運ばれない中心性チアノーゼである．心不全は，肺血流増加（体血流減少）に伴うものが重要である．新生児期・乳児期発症の CHD の代表的な病態と疾患の種類を表1[1])に示す．

3 症状と所見

CHD の病態による年齢別の症状を表2[1])に示す．心臓術後は，遺残病変や合併症による症状（不整脈，心不全，発育不全，喀血など）に留意する．

4 診断

視診，聴診，触診などの診察所見から CHD を疑い，X 線，心電図，心臓超音波，CT，MRI，心臓カテーテル検査などの検査所見から総合的に診断する．心臓および血管の構造と機能を，非侵襲的に簡便に反復して評価できる心臓超音波検査は重要である．

5 治療

病態に応じて，経過観察，内科的薬物治療，カテーテルインターベンション，非薬物療法（ペースメーカー治療など），心臓外科手術を適切に組み合わせて治療する．複雑 CHD の重症例では段階的に複数回の手術を要する場合がある．一心室修復をめざす CHD では単心室循環となる Fontan 手術をめざす．

6 予後

治療管理の進歩により，CHD 児の 95％ 以上は成人になる．軽症 CHD 例の生存率は一般人口と差を認めないが，中等症以上の CHD では一般人口に比し生存率が低いと報告されている．

表1 新生児期・乳児期発症の先天性心疾患の病態

病態	疾患
肺循環が確立できない	三尖弁閉鎖不全(Ebstein 奇形, 三尖弁異形成) 右室低形成 肺動脈閉鎖＋動脈管開存 胎児循環遺残
体循環が確立できない	左心低形成症候群 重症大動脈弁狭窄, 大動脈縮窄, 大動脈離断
酸素化血液の体循環への移行障害	完全大血管転位 総肺静脈還流異常
必須の心房間交通に障害がある	左心低形成症候群 僧帽弁閉鎖＋両大血管右室起始 三尖弁閉鎖, 右室低形成
肺血管抵抗低下に伴う肺血流量の増加	心室, 大血管レベルでの大欠損(心室中隔欠損, 動脈管開存など) 肺静脈閉塞(僧帽弁狭窄, 三心房心など)
発育に伴う進行ないし心拍出量の増加	僧帽弁閉鎖不全 僧帽弁狭窄, 三心房心
漏斗部心筋肥厚増悪	Fallot 四徴症 三尖弁閉鎖(または両大血管右室起始)＋肺動脈狭窄
冠動脈疾患	冠動脈奇形 BWG 症候群
心筋疾患	心筋炎 心筋症
不整脈	先天性完全房室ブロック 頻拍誘発性心筋症　など

BWG 症候群：Bland White Garland 症候群
[日本循環器学会：先天性心疾患の診断，病態把握，治療選択のための検査法の選択ガイドライン. Circ J 2009；73(Suppl III)：1115-1186. より改変]

表2 先天性心疾患の年齢別症状

	肺血流増加	肺血流減少	低心拍出量
新生児期・乳児期	多呼吸, 陥没呼吸 努力呼吸, 喘鳴 多汗 哺乳障害	チアノーゼ	蒼白, 末梢冷感 冷汗, 網状チアノーゼ 体重増加不良 弱い泣き声
乳幼児期	多呼吸 易感染性, 反復肺炎	チアノーゼ 低酸素発作	体重増加不良 運動発達遅延 易疲労, 顔色不良
小児期	運動能力低下 息切れ	ばち指	運動能力低下 動悸

[日本循環器学会：先天性心疾患の診断，病態把握，治療選択のための検査法の選択ガイドライン. Circ J 2009；73(Suppl III)：1115-1186. より改変]

ⓑ 栄養のあり方・食事療法

1 栄養のあり方

CHD 児の栄養状態は，心疾患の病態そのもの(心疾患のタイプ・心不全やチアノーゼの重症度・治療段階)により影響を受ける場合と，それ以外の要因(心臓外合併症)により影響を受ける場合とがある[2]．

1) エネルギー消費の増大

健常児と比較して，心臓および全身でのエネルギー消費が亢進しており，チアノーゼ性心疾患では約30％増，心不全では最大5倍の基礎代謝ともいわれている．健常児の1日必要エネルギーが，110～120 kcal/kg(生後5か月まで)，100 kcal/kg(生後6～

12か月)であるが，CHD患児では140〜160 kcal/kgが必要という報告もある[3]．治療介入により病態が改善すれば，総エネルギー消費量は正常化するが，術後合併症や遺残病変の程度によってエネルギー消費の増大が残存する場合もある．

2) エネルギー摂取量の減少

心不全(うっ血と低心拍出)による経口摂取不良，水分制限に伴う摂取エネルギーの制限，心不全による胃腸機能の低下と吸収障害，などにより総エネルギー摂取量が，増大するエネルギー消費に追いつかず体重増加不良や発育障害をきたす．心疾患とは別に，合併する消化器疾患や中枢神経系疾患，また染色体異常や先天異常症候群の影響を受け，経口摂取困難やエネルギー摂取量減少を余儀なくされる場合もある．

3) 心臓外科手術と栄養状態

栄養状態が，CHDに対する心臓外科手術の短期的および長期的予後に影響することが知られている[4]．低栄養状態は，呼吸筋の機能低下，免疫機能低下，創部の治癒遅延を起こし，術後の回復を遅らせ合併症のリスクを高くする．開心術後の心機能低下，体肺シャント術後など，腸管の血流減少が考えられる場合には壊死性腸炎の合併に注意する．可能な範囲で早期に経腸栄養を再開するが，困難な場合は経静脈栄養(高カロリー輸液)を併用する．

4) 特殊な病態と栄養

乳び胸は，胸腔内に乳びが溜まる病態であり，CHD術後合併症のひとつである．難治性乳び胸を合併すると栄養状態回復に時間を要する．また蛋白漏出性胃腸症(protein loosing enteropathy；PLE)は，単心室循環となるFontan術後の10%前後に認められる予後不良の合併症で，腸管から血漿蛋白やリンパ球が漏出するため全身の栄養状態が悪くなる．治療に難渋することが多く，栄養を含めた集学的な介入が必要となる．時に消化管アレルギーの合併があるので注意する．

2 食事療法

1) 母乳栄養

新生児・乳児にとって，最も適切な栄養源が母乳であることはいうまでもない．免疫機能，腸管細菌叢の形成，母児の愛着形成にも重要である．先天性心疾患児でも可能な限り母乳栄養となるよう配慮する．経口摂取困難や水分制限のため摂取量が制限される場合でも，可能であれば直接授乳(数〜10分)の時間を設け，残りは搾乳したものを経管または哺乳

表3 母乳，人工乳，補助栄養のエネルギー比較

	エネルギー
母乳	60〜68 kcal/100 mL
強化母乳 (+HMS-1 30 mLに1包)	70〜78 kcal/100 mL
強化母乳 (+HMS-2 30 mLに1包)	80〜88 kcal/100 mL
人工乳	66.4〜68.3 kcal/100 mL
高濃度調整乳(15%〜20%)	71.1〜97.5 kcal/100 mL
低出生体重児用ミルク	76.0〜82.0 kcal/100 mL
MCTオイル	8.73 kcal/mL

瓶で与える．その際に後述の補助栄養を併用するなど工夫する．また時間授乳が困難な場合には，ポンプを用いた少量持続注入も考慮する．直接授乳が少ない場合，母乳の維持が困難となるため，母親への搾乳指導や精神的ケアも重要である．

2) 強化母乳

母乳添加用粉末(HMS-1およびHMS-2：森永乳業)は，低出生体重児のために，母乳の利点を活かしながら不足する栄養素を補う目的で開発された．たんぱく質，カルシウム，リンを中心に，炭水化物や脂質も強化される．表3に母乳，強化母乳，人工乳のエネルギーの比較表を示すが，強化母乳では同じ摂取量でエネルギーも増加する．通常full feedingに達してから開始するが，授乳量が60〜80 mL/kg/日に達した時点で開始してもよい．

ただし，HMS標準量添加後の母乳は浸透圧が上昇するため，はじめは標準添加量(母乳30 mLにつき1包を添加)の半量から開始し，下痢，胃内停滞などの消化器症状がないことを2日間程度確認して通常量とする．数日間みた後，母乳20 mLにつき1包に増量することもある．また，亜鉛，ビタミン，鉄は添加がなく，ナトリウム，カリウムが添加されていることに留意し，血液検査・尿検査を定期的に行いながら摂取量を調整する．経管投与の際には，チューブ内に付着するため終了後は白湯を流す．

3) 人工乳

母乳栄養を基本とするが，母乳が不足する場合，母乳投与が禁忌である場合などには，人工乳が用いられる．母乳と交互に使用するなどの工夫もする．

水分制限が必要な場合や哺乳量が少ない場合，普通ミルクの濃度を濃くすることが試みられる．標準濃度(13〜14%)から約1%ずつ数日ごとに下痢や嘔吐，胃内停滞がないことを確認しながら高濃度調整乳(15〜20%)にもっていく[5]．低出生体重児用ミル

クが用いられることもあるが，摂取エネルギーの増加とともにナトリウムの摂取量やたんぱく負荷が増えることに注意する．ナトリウムの過剰摂取で心不全の増悪をきたすことがある一方，水分制限＋利尿薬投与により低ナトリウム血症となっていることもあり，定期的な血液検査・尿検査による評価が必要である．

4) MCT オイル

MCT (medium chain triglyceride) は中鎖脂肪酸とグリセリンで構成されるトリグリセライドであり，脂質のみを含みナトリウムを含まない．通常の人工乳や母乳のおもな脂質である LCT (long chain triglyceride) より消化・吸収に優れている．水分制限が必要な CHD 児の摂取エネルギーを増やすために用いられるほか，PLE や乳び胸の治療としても用いられる．

一般的には，ミルク 100 mL に対し MCT オイル 2 mL の割合で用いることが多いが，はじめは 0.5 mL/kg (分 1 か分 2) から開始し，嘔吐や下痢など消化器症状がないことを確認し 1〜2 日ごとに増量する．最大量は 2 mL/kg/日，脂肪が総エネルギーの 60% を超えないようにする．誤嚥性肺炎の原因となるため，原則経管投与とし，吸着を防ぐためミルクの直前に注入する．胃食道逆流症を合併する児では使用に注意する．

5) 電解質，微量元素，ビタミン

水分制限・栄養摂取制限に加え利尿薬の投与などが加わり，ナトリウム，カリウム，カルシウムなどの電解質が変動しやすいため，定期的な検査と補正が必要である．カルシウムとともにリン，ビタミン D の変動にも注意し，低リン性くる病や骨密度減少にも留意する．

マグネシウムは，心筋収縮，刺激伝導，平滑筋トーヌスなどの調節因子であり，低マグネシウム血症は，摂取不足に加えて利尿薬による排泄増加や腸管での吸収障害に起因し，しばしば低カリウム血症や低カルシウム血症に随伴する．CHD 児の術前の 34% に低マグネシウム血症を認め，人工心肺中の低マグネシウム血症が術後の予後に影響するという報告があり，周術期には血清マグネシウム濃度を 2.0 mg/mL 以上に保つことが推奨されている．

微量元素である亜鉛は，免疫機能維持や創傷治癒，皮膚の恒常性維持に不可欠である．血清中の亜鉛を測定し，65 μg/dL 以下であれば医薬品の亜鉛含有製剤の投与を考慮する．過剰投与に注意する．亜鉛を測定する際には，吸収部位が亜鉛と近い，銅や鉄についても測定することが望ましい．

ビタミン B_1 欠乏では，重症の心不全をきたすが，確実に治療できるため見逃さないようにする．

3 薬との関係・相互作用

CHD 児に用いられる薬剤で，食物との相互作用が知られているおもなものを以下に示す．

1) ワルファリンカリウム

ビタミン K エポキシドレダクターゼに対してビタミン K と競合阻害することにより凝固因子の生合成を抑制し，抗凝固作用を呈する．したがって，ビタミン K を豊富に含む食品により抗凝固作用が減弱する．納豆，クロレラは禁止とし，ほうれん草，ブロッコリー，キャベツ，かぶら菜，レタス，パセリの大量摂取を避ける．また，クランベリージュースは作用を増強する可能性があり飲用を避ける．ビタミン A, E と併用すると効果が増強し，ビタミン C, 緑茶との併用で効果減弱を認めるため，どちらも大量摂取は控える．

2) 鉄剤，フレカイニド

牛乳で吸収率が低下するため，同時摂取を控える．鉄剤は，タンニン酸を有する濃いお茶やコーヒーでも吸収障害をきたすので注意する．

3) カルシウム拮抗薬，アミオダロン，ボセンタン，シルデナフィル，タダラフィル

グレープフルーツジュースの成分がチトクロム P450 3A4 (CYP3A4) による薬物代謝を阻害し作用が増強する．同時大量摂取を控える．

4) プロプラノロール

高たんぱく食で吸収率が増大し血中濃度が高まる．

4 栄養療法の評価

栄養状態を把握するため，栄養素およびエネルギーの摂取量評価，身長・体重計測，体組成計による脂肪・筋肉量測定に加えて，血液生化学検査を行う．短期の栄養状態評価には，半減期の短いトランスサイレチン，トランスフェリン，RBP を測定する．半減期は長いが Alb の測定も重要であり，血清 Alb 値が低い (< 3.0 g/dL) と術後の感染症合併率や死亡率が増加し，術後の低アルブミン血症は入院期間の延長と関係するとの報告がある．定期的に栄養療法の評価をすることで，CHD 児の予後改善につなげることが大切である (第 4 章参照)．

❖ 文 献

1) 日本循環器学会：先天性心疾患の診断，病態把握，治療選択のための検査法の選択ガイドライン．Circ J 2009；73 (Suppl III)：1115-1186．
2) Nydegger A, et al.：Energy metabolism in infants with congenital heart

disease. Nutrition 2006;22:697-704.
3) Garcia L:Cardiac Disease. In:Sonneville K, et al.(eds):Manual of Pediatric Nutrition. 5th ed, People's Medical Publishing House-USA, 2014:263-272.
4) Wong JJ, et al.:Nutrition support for children undergoing congenital heart surgeries.:A Narrative Review. World J Pediatr Congenit Heart Surg 2015;6:443-454.
5) 谷口章子ほか:高濃度調製乳とその有効性.臨床栄養 2009;114:720-724.

[小垣滋豊]

I 腎疾患
kidney disease

ポイント

- 小児 CKD 患者においては，健常児と遜色なく成長するために，健常児と同等の十分なエネルギーが必要である．
- 基本的にたんぱく質制限は行わない．
- ネフローゼ症候群の浮腫改善に，塩分制限は推奨されている．

I 慢性腎臓病

a 疾患の概念

1 定義と概要

2002 年に K/DOQI（Kidney Outcome Quality Initiative）から慢性腎臓病（chronic kidney disease ; CKD）の概念が発表された．CKDとは，蛋白尿などの腎障害を示唆する所見や腎機能低下が持続する状態を含み，下記2項目の片方または両方が3か月以上持続することと定義される．

①腎障害を示唆する所見（検尿異常，画像異常，血液異常，病理所見など）の存在
②糸球体濾過量（GFR）60 mL/分/1.73 m² 未満

さらに CKD は，GFR により5段階のステージに分類される．各ステージは GFR の15および30の倍数で区切られ，ステージ5（GFR＜15 mL/分/1.73 m²）を末期腎不全といい，腎代替療法である透析または腎移植を要する状態である．透析患児はDを，腎移植患児はTを付記する．表1 に小児の CKD ステージ分類を示す．成人では蛋白尿やアルブミン尿の程度を加えた CKD の重症度分類がされているが，小児 CKD では重症度と尿蛋白量との関係が十分に検討されていないため，従来のステージ分類を使用している．

2 原因と病態

小児 CKD の原因として最も多い疾患は，低形成・異形成腎を中心とした先天性腎尿路異常（congenital anomalies of the kidney and urinary tract ; CAKUT）である．低形成・異形成腎では尿細管障害

表1 慢性腎臓病（CKD）のステージ分類

病期ステージ	重症度による分類 GFR(mL/分/1.73 m²)	重症度の説明
1	≧90	腎障害（＋） GFR 正常または亢進
2	60〜89	腎障害（＋） GFR 軽度低下
3	30〜59	GFR 中等度低下
4	15〜29	GFR 高度低下
5	＜15	末期腎不全

ただし，透析患児は5Dとし，移植患児は5Tを付記する

が強く，低張多尿，塩分喪失を伴う特徴がある．そのため水分や塩分投与が不十分であると，慢性脱水症にともなう成長障害，腎機能障害進行などの悪影響を及ぼす．

CKDの原疾患によって，腎不全の進行とともに尿量の変化がみられる．一般的に低形成・異形成腎では末期まで尿量が保たれるが，巣状分節性糸球体硬化症やネフロン癆などでは無尿になる症例も多く，水分管理に難渋することがある．

3 症状・所見

CKDにはさまざまな合併症（図1）[1]があり，ステージの進行とともに合併頻度が上昇する．CKDの管理では腎性貧血，骨ミネラル代謝異常，電解質異常，酸塩基平衡異常，心血管系異常，成長障害などの合併症に対する適切な対応が求められる．

4 診 断

小児 CKD の診断と分類のためには，GFR を直接評価するか推算する必要がある．GFR 評価の gold

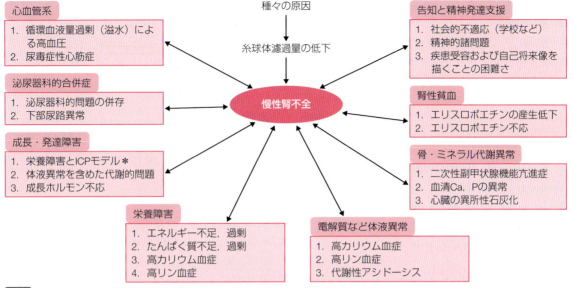

図1 小児 CKD の合併症

*Karlberg は，小児の縦断的成長を数学的にモデル化，infancy（乳幼児期）・childhood（小児期）・puberty（思春期）の 3 つの成分に分ける ICP モデルを提唱し，小児期は成長ホルモン，思春期には性ホルモンが重要であるが，乳幼児期の成長については栄養が重要であるとした

[日本腎臓学会（編集）：CKD のフォローアップ：小児．CKD 診療ガイド 2012．東京医学社，2012：48．]

standard はイヌリンクリアランスであるが，血清クレアチニン，シスタチン C および β2-ミクログロブリンを用いた日本人の推算 GFR（eGFR）計算式によって，1 か月～18 歳以下の児については GFR を推算することができる．

ここでは，2 歳～18 歳以下に使用できる血清クレアチニン値から求める eGFR 計算式を示す[2]．

男児の場合：
eGFR＝110.2×[－1.259（身長）^{5}＋7.815（身長）^{4} －18.57（身長）^{3}＋21.39（身長）^{2}－11.71（身長）＋2.628]/（血清クレアチニン）＋2.93

女児の場合：
eGFR＝110.2×[－4.536（身長）^{5}＋27.16（身長）^{4} －63.47（身長）^{3}＋72.43（身長）^{2}－40.06（身長）＋8.778]/（血清クレアチニン）＋2.93

5 治療（薬物療法を含む）

1）腎性貧血

鉄欠乏性貧血の有無を判断する．トランスフェリン飽和度（transferrin saturation；TSAT，血清鉄/総鉄結合能）20％以下および血清フェリチン 100 ng/mL 以下であれば鉄剤を投与する．鉄補充が十分な状態での貧血に対しては，遺伝子組換えヒトエリスロポエチン（rHuEPO）を投与する．小児 CKD 患者の維持すべき目標 Hb 値は 11 g/dL となっており，rHuEPO 開始基準は複数回の検査で Hb 値が 11 g/dL 未満となった時点である．

2）骨・ミネラル代謝異常

血清リンおよびカルシウム値が適正にコントロールされているにもかかわらずインタクト PTH（iPTH）値が目標値を超える場合には，活性型ビタミン D 製剤の投与を開始する．iPTH の目標値は，CKD ステージ 2～3 までは正常値範囲内，ステージ 4 は正常上限値の 1.5 倍（iPTH 100 pg/mL）以内，CKD5 および 5 D は正常上限値の 1.5～4.5 倍（iPTH 100～300 pg/mL）で管理することが望ましい[3]．

3）電解質・体液異常

食事療法でコントロールができない高カリウム血症，高リン血症に対しては，投薬を行う．高カリウム血症に対してはカリウム交換樹脂製剤，高リン血症に対してはリン吸着薬（炭酸カルシウム，セベラマー，炭酸ランタンなど）を投与する．代謝性アシドーシスに対しては，炭酸水素ナトリウムを使用する．

4）心血管系異常

循環血液量の評価が重要である．循環血液量増加による高血圧に対しては，塩分制限と利尿薬を投与する．適正な循環血液量で高血圧がみられる場合にはカルシウム拮抗薬やアンジオテンシン変換酵素阻

害薬，アンジオテンシン受容体拮抗薬の投与を行う．

5）成長障害

骨端線閉鎖のない前思春期小児の腎不全による成長障害（骨年齢：男子 17 歳未満，女子 15 歳未満，身長 −2.0 SD 以下または成長速度が 2 年以上にわたり −1.5 SD 以下，eGFR 75 mL/分/1.73 m² 以下）の児に対しては，遺伝子組換えヒト成長ホルモンが保険適応となっている．

6）栄養障害

乳幼児期の成長は栄養に依存しているため，嘔吐や摂食障害のために十分な栄養が摂取できないときには，経鼻胃管や胃瘻の使用によるミルクや成分栄養剤の注入を行う．

7）末期腎不全に対する治療

・腎移植

近年は，透析療法を経ないで腎移植を行う先行的腎移植が 25〜30％ となり，増加傾向を示している．患児における透析関連合併症の回避や生活の質の向上だけでなく，生存率や移植腎生着率も優れていることが報告されており，先行的腎移植が可能な患児においては，積極的に考慮して実践することが望まれる[4]．

・透析療法

透析療法を行う場合，小児期には腹膜透析を選択することが多い．腹膜透析は在宅治療が可能であり，バスキュラーアクセスが不要である．除水が緩徐にできるため，透析中の症状出現が少ない，などの利点がある一方，家族への負担が大きくなることや，透析カテーテルにまつわるトラブル，腹膜炎および長期透析でリスクが上昇する被嚢性腹膜硬化症など重篤な合併症も存在する．

6 予　後

小児 CKD においては，腎移植を念頭に管理されるのが一般的である．近年の小児腎移植は，免疫抑制薬の進歩と外科的治療技術の向上によって，生体腎移植では 10 年生着率が 90％ を超えており，大きく改善している．

ⓑ 栄養のあり方・食事療法

1 栄養のあり方

小児において適切な栄養の摂取は，正常な成長・発達を獲得するうえで不可欠である．小児の成長は，Karlberg らの ICP モデルにより infancy, childhood, puberty の 3 期に分けて考えられている．各時期の成長に影響を与える主要因子として，infancy（乳幼児期：特に 2 歳まで）は栄養，childhood（幼児期〜学童期）は成長ホルモン・甲状腺ホルモン，puberty（思春期）は成長ホルモン・性ホルモンがあげられる．また，CKD を含む小児慢性疾患では，乳児期の低栄養は中枢神経系の発達に大きな影響を与えることが報告されている[5]．低身長や発達の遅れは，小児 CKD の QOL（quality of life）や生命予後に関連する[6]．

2 食事療法

1）エネルギー

小児 CKD では，健常児と遜色なく成長するために，健常児と同等の十分なエネルギーが必要である．「日本人の食事摂取基準（2015 年版）」では，身体活動レベル II（ふつう）を採用している〔**資料 D 日本人の食事摂取基準（2015 年版）データ**の**表 2**を参照〕．一方，肥満傾向を認める児や腹膜透析患児（透析液からのエネルギー吸収あり）では過剰摂取に留意する．

2）たんぱく質

2007 年のコクランレビューでは，小児 CKD においてたんぱく質摂取制限は，CKD の進行を抑制するあきらかな効果はないと結論づけている．小児 CKD におけるたんぱく質摂取量は，「日本人の食事摂取基準（2015 年版）」（**資料 D の表 3**）の推奨量を目安とするのが妥当である．

3）塩分・水

低形成・異形成腎を中心とする先天性腎尿路異常では，ナトリウム再吸収障害や尿濃縮力障害のため，ナトリウム，水の喪失が生じ，成長障害や脱水の原因になるため，必要に応じて塩分負荷を行う．特に乳児期において，母乳や普通ミルクはナトリウム濃度が低い（5〜8 mEq/L）ことに注意が必要である．ナトリウム不足がみられるときには，腎不全ミルクである明治 8806H ミルク（標準濃度 15％ でナトリウム 27 mEq/L）が有用である．

一方，どのような疾患においても CKD ステージの進行とともに，ナトリウムや水分摂取の制限が必要になることがあるので留意する．

4）カリウム・リン

小児 CKD に対するカリウム摂取量の目安は存在しない．高カリウム血症を認めるときには，カリウム制限食の指導を行う．乳児では，明治 8806H ミルクが有効である（普通ミルクの半分の含有量）．それ

でも補正できない場合は，カリウム交換樹脂製剤を投与する．

リンはたんぱく質に多く含まれる．高窒素血症や高リン血症を認める際には，たんぱくおよびリンの過剰摂取を避ける．リン制限は「日本人の食事摂取基準(2015年版)」の目安量(**資料 D**の**表26**)を上限とし，エネルギーやたんぱく質摂取不足とならないよう工夫が必要である．食事でコントロールができない場合は，リン吸着薬を投与する．

5) カルニチン

CKDステージ5の小児に対するカルニチン補充は，一定の見解を得られていない．しかし心機能の改善を認めたなどの報告もあるため，カルニチン欠乏症を呈し，通常の内科的治療による改善がみられない場合，カルニチン欠乏の有無を評価したうえで補充を考慮してよい．

カルニチン欠乏は，血中遊離カルニチン $20\,\mu mol/L$ 以下か，アシルカルニチン/遊離カルニチン比が0.4以上と定義される．また2018年2月より，静脈栄養管理もしくは経腸栄養管理を長期に受けている小児の患者，人工乳もしくは特殊治療用ミルクを使用している小児の患者，バルプロ酸ナトリウム製剤投与中の患者，Fanconi症候群の患者または慢性維持透析の患者におけるカルニチン欠乏症の診断補助もしくは経過観察のためにカルニチン測定を実施する場合は，6月に1回を限度として保険適用となった．

3 薬との関係・相互作用

リン吸着薬は服薬のタイミングが影響するので注意を要する．セベラマーは食直前，炭酸カルシウムや炭酸ランタンは食直後に内服する．また，これらはほかの薬も吸着してしまう可能性があるので，併用薬内服のタイミングにも注意する．

4 栄養療法の評価

栄養状態は，成長，身体組成，食事摂取量・質のそれぞれから評価する必要があり，身体計測は簡便で重要な指標である．特に乳児期では，腎機能障害の程度に応じて健常児の倍以上の頻度で成長評価を行うことが望ましい(**表2**)[7]．

II ネフローゼ症候群

a 疾患の概念

定義は，高度蛋白尿(夜間蓄尿で $40\,mg/時/m^2$ 以上)または早朝尿で尿蛋白クレアチニン比 $2.0\,g/gCr$ 以上，かつ低アルブミン血症(血清アルブミン $2.5\,g/dL$ 以下)である．組織学的には，およそ85%が微小変化型(minimal change；MC)，15%程度が巣状分節性糸球体硬化症である．また，MCの約90%はステロイド感受性であり長期予後は良好であるが，再発が70%程度と高頻度にみられる．一方，治療抵抗性が続く場合，5年で約50%が末期腎不全に至る．

浮腫に気づかれ受診することが多い．合併症として，腹膜炎，急性腎不全，静脈血栓症，高血圧性脳症などがある．

治療の基本はステロイド薬であるが，頻回再発型・ステロイド依存性またはステロイド抵抗性の場合には，免疫抑制薬による治療を行う．

b 栄養のあり方・食事療法

「小児特発性ネフローゼ症候群 診療ガイドライン2013」が出版され，食事療法についても記載されて

表2 CKDステージならびに年齢別の栄養状態評価間隔

CKDステージ	評価間隔(月)									
	年齢<1歳			1～3歳			3歳<			
	2～3	4～5	5D	2～3	4～5	5D	2	3	4～5	5D
栄養摂取状況	0.5～3	0.5～3	0.5～2	1～3	1～3	1～3	6～12	6	3～4	3～4
身長	0.5～1.5	0.5～1.5	0.5～1	1～3	1～2	1	3～6	3～6	1～3	1～3
成長率	0.5～2	0.5～2	0.5～1	1～6	1～3	1～2	6	6	6	6
体重	0.5～1.5	0.5～1.5	0.25～1	1～3	1～2	0.5～1	3～6	3～6	1～3	1～3
BMI	0.5～1.5	0.5～1.5	0.5～1	1～3	1～2	1～3	3～6	3～6	1～3	1～3
頭囲	0.5～1.5	0.5～1.5	0.5～1	1～3	1～2	1～2	—	—	—	—

[KDOQI Work Group：KDOQI Clinical Practice Guideline for Nutrition in Children with CKD：2008 update. Executive summary. Am J Kidney Dis 2009；53：S11-S104. より改変]

いる．そのなかで，ネフローゼ症候群の浮腫改善に対して，塩分制限は推奨されている．**資料 D**の**表22**に日本人小児の塩分推奨量を示す．治療抵抗性で，蛋白尿や高度の浮腫が持続する症例では塩分制限を行う．一方，乏尿性腎不全や低ナトリウム血症がない限り，水分制限は不要である．

小児ネフローゼ症候群はステロイド感受性が多いため，治療開始後2週間以内に尿蛋白が減少し，血清アルブミンも正常化することが多い．腎不全に進行しないこと，小児は成長期にあることを考慮し，年齢に応じたたんぱく質摂取が適当と考えられている（**資料 D**の**表**2）．また，エネルギー摂取に関しても，年齢相当の摂取が妥当と考えられている（**資料 D**の**表**2）．

頻回再発型・ステロイド依存性またはステロイド抵抗性ネフローゼ症候群に対して広く使用されているシクロスポリンは，グレープフルーツジュースによって代謝が阻害され血中濃度が上昇してしまうので，注意する必要がある．

❖ 文　献

1) 日本腎臓学会（編集）：CKD のフォローアップ：小児．CKD 診療ガイド 2012．東京医学社，2012：48．
2) Uemura O, et al.：Creatinine-based equation to estimate the glomerular filtration rate in Japanese children and adolescents with chronic kidney disease. Clin Exp Nephrol. 2014；18：626-633．
3) 日本透析医学会：小児患者における CKD-MBD．慢性腎臓病に伴う骨・ミネラル代謝異常の診療ガイドライン．透析会誌 2012；45：335-338．
4) 服部元史：小児患者に対する透析．透析療法合同専門委員会（編集）：血液浄化療法ハンドブック 2017．協同医書出版社，2017：261-279．
5) Hooper SR, et al.：Neurocognitive functioning of children and adolescents with mild to moderate chronic kidney disease. Clin J Am Soc Nephrol 2011；6：1824-1830．
6) Furth SL, et al.：Growth failure, risk of hospitalization and death for children with end-stage renal disease. Pediatr Nephrol 2002；17：450-455．
7) KDOQI Work Group：KDOQI Clinical Practice Guideline for Nutrition in Children with CKD：2008 update. Executive summary. Am J Kidney Dis 2009；53：S11-S104．

［濱崎祐子］

J 血液疾患・悪性腫瘍
hematologic disorder・malignant disease

ポイント
- 鉄欠乏性貧血は小児の栄養性貧血として代表的疾患である．
- 小児がん患者の治療において消化器合併症対策は重要である．
- 小児がん患者の年齢・病状および栄養状態に応じた栄養管理が必要である．

I 鉄欠乏性貧血

a 疾患の概念

1 定義と概要

貧血は血液中のヘモグロビン（Hb）濃度が低下した状態である．Hbの基準値はWHOによるものがあるが，人種や国により異なると考えられる．わが国では統一されたものはないが，一般的な基準を表1[1]に示す．

貧血の原因のうち，鉄欠乏性貧血（iron deficiency anemia；IDA）が最も多く，ヘモグロビンのおもな材料である鉄の需要と供給のバランスが崩れて鉄が不足するために起こる．鉄欠乏性貧血は世界で最も頻度の高い疾患であり，小児では乳幼児期，思春期に多い．WHOやCDC（アメリカ疾病管理予防センター）が鉄欠乏予防のためのガイドラインを作成しており，わが国では日本鉄バイオサイエンス学会が中心となり，2004年に「鉄欠乏・鉄欠乏性貧血の予防と治療のための指針」が発行され，2015年に「鉄剤の適正使用による貧血治療指針改訂第3版」が発行された．

2 原因と病態

鉄欠乏の原因は大きく以下の3つに分けられる．
①鉄供給の低下：鉄の摂取不足，吸収不良による．偏食，減食，ダイエット，肝障害などが原因となりうる．また，食事の栄養バランスが悪い場合，造血に必要なたんぱくや鉄の吸収をよくするビタミンCが不足しても鉄欠乏性貧血となる．早産児や低出生体重児では出生時の鉄貯蔵量が少ないうえにエリスロポエチン産生が低いため，生後4～5か月で未熟児後期貧血となりうる．成熟児においても鉄分の少ない母乳栄養の期間が長かったり離乳食の進みがよくない場合も一因となる．「新生児に対する鉄剤投与のガイドライン2017」が日本新生児成育医学会から発表されている[2]．離乳完了後の牛乳多飲による鉄欠乏性貧血は牛乳貧血とよばれる．

②鉄需要の増加：乳幼児期，思春期では身体発育に伴い鉄の必要量が増加している．一般に体重増加1kgあたり35～45mgの鉄が必要とされる．思春期の女子での月経開始による鉄の需要増大も重要である．

③鉄の喪失：月経をはじめ，消化器・婦人科疾患による出血が要因となる．一般に1mLの出血で鉄0.5mgが失われるとされる．

ヘリコバクター・ピロリ（*H. Pylori*）感染症と鉄欠乏性貧血の関連が報告されている．メカニズムは完

表1 ヘモグロビンの基準値

	ヘモグロビン値
新生児	13.0 g/dL 以下[*1]
乳幼児（6～59か月）	11.0 g/dL 以下
5～11歳	11.5 g/dL 以下
12～14歳	12.0 g/dL 以下
15歳以上	男性 13.0 g/dL 以下 女性 12.0 g/dL 以下[*2]

[*1] 新生児では生後2か月頃にHb値は最低となる．生後2か月までは10.0 g/dL以下を貧血とみなす
[*2] 妊娠女性では11.0 g/dL以下

[World Health Organization：Haemoglobin concentrations for the diagnosis of anaemia and assessment of severity (WHO/NMH/NHD/MNM/11.1). Vitamin and Mineral Nutrition Information System. World Health Organization, 2011. http://www.who.int/vmnis/indicators/haemoglobin.pdf をもとに作成]

全にはあきらかになっていないが，*H. Pylori* 菌が成長する際の鉄の取り込み，胃酸の減少による鉄吸収の低下，胃・十二指腸潰瘍による出血などが要因といわれている．特に年長児の原因不明の鉄欠乏性貧血では *H. Pylori* の感染診断を検討する．

スポーツ貧血はスポーツが原因となる貧血である．思春期に多く，ほとんどは鉄欠乏性貧血である．原因として，①鉄需要の増加：身体の成長に伴う血液量の増大，筋肉量の増大に伴い鉄含有蛋白であるミオグロビン産生量の増大が起こる．②鉄摂取の不足：競技によっては減量を要したり摂食障害により肉を避ける食習慣となる．長距離走，バスケットボール，バレーボール，女子体操，フィギュアスケートではリスクが高い．③鉄排泄の増加：柔道，相撲など体がぶつかる競技やマラソンによる行軍血色素尿症では，血管内溶血，血尿，便潜血がみられる．汗からの鉄喪失は微量であるが大量発汗では無視できない．④鉄吸収の低下：運動により腸管血流量が低下する．運動による体内の炎症により肝臓で産生されるヘプシジンが増加し，鉄の吸収障害を起こすと報告されている．

鉄欠乏の病態は3つの段階で進行する．まず貯蔵鉄の低下をきたす前潜在性鉄欠乏症となり，続いて血清鉄の低下をきたす潜在性鉄欠乏症が起こり，最終的に鉄欠乏性貧血となる．

3 症状・所見

自覚症状として，易疲労感，頭痛，めまい，動悸，息切れがあるが，進行は緩徐であるため自覚症状に乏しいことが多い．他覚症状として，頻脈，皮膚・口唇・眼瞼結膜の蒼白がみられる．萎縮性舌炎，匙状爪，嚥下障害は小児では少ない．特徴的な症状である異食症では氷を好むことがある．鉄は脳エネルギー代謝，神経伝達，髄鞘化に関係するため，鉄欠乏は貧血に至らずとも乳幼児での精神運動発達の遅れや，その後の認知，運動，情緒の障害，思春期女子における記憶力や注意力の低下が生じうる．

4 診断（鑑別，検査含む）

鉄欠乏性貧血では小球性低色素性貧血（MCV＜80 fl，MCH＜27 pg，MCHC＜31%）となる．貯蔵鉄の指標である血清フェリチンは，12 ng/mL以下に減少する．総鉄結合能（total iron binding capacity；TIBC）が増加し，トランスフェリン飽和度（血清鉄/TIBC）は低下し0.16以下となる．TIBCが360 μg/dL以上の場合はほぼ鉄欠乏性貧血と考えられる．

表2 代表的な経口鉄剤

<徐放製剤>
・硫酸鉄水和物
　フェロ・グラデュメット® 錠剤
　テツクール® 錠剤
・フマル酸第一鉄
　フェルム® カプセル

<非徐放製剤>
・クエン酸第一鉄ナトリウム
　フェロミア® 錠，顆粒
・ピロリン酸第二鉄
　インクレミン® シロップ

5 治療

原因疾患に対する治療を行う．貧血に対し鉄剤による鉄補充を行う．鉄剤投与で貧血が改善することによって診断が確定する場合もある．鉄剤には経口薬と注射薬があるが，前者を第一選択とする．代表的な経口薬を表2に示す．年齢に応じ剤形を選択する．乳幼児の第一選択はインクレミン®シロップである．鉄として2～3 mg/kg/日で開始し，副作用をみながら6 mg/kg/日まで増量する．黒色便がみられうることを説明しておく．

経口鉄剤の副作用には，悪心，腹痛，下痢，便秘などの消化器症状がある．徐放剤では胃粘膜の刺激症状が少ない．副作用のため内服が困難な例では，投与量を減らす，服薬時間を夕食後や眠前にする，消化器症状が少ないとされるシロップに変更するなどして対応する．副作用や消化器疾患があり経口鉄剤が内服できない場合や出血量が多い場合には静注鉄剤を使用する．

6 予後

鉄剤の内服開始から数日で網状赤血球が増加し，その後Hb値が上昇して通常6～8週間で正常化する．貧血が改善してもフェリチン値の正常化まで3～6か月間鉄剤を継続する．食事指導も必要である．鉄剤中止後も貧血の再発がないかを確認する．鉄剤で効果がみられない場合は貧血の原因を再考する．

b 栄養のあり方・食事療法

1 栄養のあり方

国民健康・栄養調査報告によると成長期の小児や

月経のある女性の鉄摂取量は食事摂取基準を満たしておらず，食品への鉄添加が行われていないわが国では食事のみから必要量を充足させることは困難と考えられる．鉄欠乏予防のためのサプリメント，補助食品の利用は有効と考えられるが，わが国での利用者は諸外国と比較して少なく，特に鉄需要の多い年代では利用も必要であろう．

2 食事療法

鉄欠乏の予防には食事が重要である．**資料 D 日本人の食事摂取基準(2015年版)データ**の鉄の食事摂取基準を参考にされたい．食事からの鉄吸収率は10～15%程度とされる．鉄吸収率は食事の組成によって異なるが，吸収率が最もよいのはヘモグロビン鉄，続いてヘム鉄(吸収率10～30%)，非ヘム鉄(吸収率1～8%)の順である．ヘム鉄は魚，肉，レバー，赤身の魚に多く含まれ，非ヘム鉄は，卵，野菜，海藻類，豆製品に含まれる．ビタミン C，B_6，B_{12}，葉酸，銅を一緒に摂取することで鉄吸収は高まり，反対にタンニン酸，シュウ酸，カルシウムは鉄吸収を低下させる．具体的には，食事の際にオレンジジュースなどビタミン C を一緒にとり，お茶，コーヒーは食事と間隔をあけ，ミルク，チーズなどは間食としてとるなどの工夫をするとよい．

3 薬との関係・相互作用

鉄吸収を高めるビタミン C は鉄剤内服による消化器症状を増強させる可能性がある．反対に鉄吸収を阻害する薬剤には，炭酸マグネシウム，胃酸分泌抑制薬(H_2受容体阻害薬，プロトンポンプ阻害薬)，テトラサイクリンなどがあり，原則として同時服用は避ける．鉄剤の鉄含有量は多いため，緑茶，コーヒーと一緒に服用しても治療効果への影響は少ないとされる．

4 栄養療法の評価

鉄欠乏が改善すると易疲労感などの自覚症状の改善が得られる．貧血の改善後も貯蔵鉄が充足しているかを確認する．鉄不足に陥らない食生活を習慣化することが重要である．

[橘 真紀子]

II 小児悪性腫瘍

a 疾患の概念

1 定義と概要

小児がんは15歳未満に発生する悪性腫瘍で，年間発生頻度は2,000～2,500人の希少がんである．血液腫瘍，脳腫瘍，固形腫瘍に分類され，化学療法による全身療法と外科治療・放射線治療による局所療法を組み合わせた集学的治療が行われる．小児がんの初発症状は，不明熱，疼痛，倦怠感などの非特異的症状が多い．

がん細胞が分泌する腫瘍由来因子，宿主の反応としての炎症性サイトカイン，神経内分泌異常により栄養障害が出現する．腫瘍が増大してくると大量の窒素源を消費し，これを宿主固有のたんぱく質に求めるようになる．腫瘍細胞では嫌気性解糖が盛んで，その最終産物の乳酸が肝臓でグルコースに変換されて再びエネルギー源として利用される Cori 回路が回転している．腫瘍による直接的影響のみならず，治療の影響や心理的要因も相互に作用して栄養状態不良となる．食欲不振，体重減少，全身衰弱などを呈するがん悪液質(cancer cachexia)は，骨格筋量の減少が特徴の高度の栄養障害である．がん治療によるさまざまな合併症を抑えるための支持療法として栄養療法は重要な位置を占める．

がんの治療成績向上に伴い，小児がん経験者(childhood cancer survivor)が増加している．がんの治療後における治療に関連した合併症または疾患そのものによる後遺症などを，晩期合併症(late effects)とよぶ．特に成長期に治療を受けた場合，臓器障害や身体発育の問題など，成人とは異なる問題が生じる．やせ・肥満，耐糖能異常，脂質異常など，栄養代謝に関連した慢性疾患の合併が報告されており，長期フォローアップにおいても栄養管理は重要である．

b 小児がん治療関連の消化器合併症とその対策

化学療法・放射線治療・外科治療・造血幹細胞移植に伴い，悪心・嘔吐，下痢，便秘，口内炎などの消化器合併症が生じる．

1 悪心・嘔吐

1) 定義と概要
　悪心は嘔吐しそうな不快感で、延髄嘔吐中枢の求心性刺激の認識を表す。嘔吐は胃内容物を強制的に排出させる運動で、幽門部が閉ざされ胃底部や下部食道括約筋の弛緩と横隔膜や腹筋の収縮によって胃内容物が排出される。注射抗腫瘍薬と経口抗腫瘍薬の催吐性リスク分類は、日本癌治療学会のがん診療ガイドライン「制吐薬適正使用ガイドライン改訂第2版 2015」を参照する[3]。

2) 原因と病態
　上部消化管に優位に存在する5-HT$_3$受容体と第4脳室の chemoreceptor trigger zone に存在する NK$_1$ 受容体が複合的に刺激され、延髄外側網様体背部にある嘔吐中枢が興奮することで悪心を感じ、さらに遠心性に臓器の反応が起こることで嘔吐が起こる。神経伝達物質としてセロトニン、サブスタンスP、ドパミンなどが知られており、これらと拮抗する薬剤が制吐薬として用いられている。

3) 症状・所見
・発現の状態による分類
①投与後24時間以内に出現する急性嘔吐。
②24時間後から約1週間程度持続する遅延嘔吐。
③制吐薬の予防的投与にもかかわらず発現する突出性悪心・嘔吐。
④抗腫瘍薬のことを考えただけで誘発される予期性悪心・嘔吐。

4) 診　断
　サブイレウスあるいはイレウス、前庭機能障害、脳転移、電解質異常（高カルシウム血症、低ナトリウム血症、高血糖）、尿毒症、オピオイドを含む併用薬剤、腸管運動麻痺（原病腫瘍、ビンクリスチンなどの抗腫瘍薬など）、心因性要因（不安、予期性悪心・嘔吐）などを鑑別する。

5) 治　療
　悪心・嘔吐の発現予防を目標として、投与予定の抗腫瘍薬の催吐性リスクに応じて適切な制吐薬を使用する。制吐薬は経口薬、注射薬のいずれも有効性は同等である。小児では5-HT$_3$受容体拮抗薬、ステロイド、クロルプロマジン、メトクロプラミドが使用される。胸やけや消化不良症状の訴えや頻回の嘔吐に対しては、H$_2$受容体拮抗薬またはプロトンポンプ阻害薬を考慮する。自己管理に関する患児教育とあわせて、治療環境・生活環境における工夫や整備（服装、食生活、においなど）を行う。

6) 予　後
　悪心・嘔吐は抗腫瘍薬投与最終日より高度リスク抗腫瘍薬で4日間、中等度で3日間ほど発現する可能性があり、リスクのある期間は最善の予防を行う。

2 下　痢

1) 定義と概要
　下痢は、異常に水分の多い便や形のない便が頻度を増して排出される状態を指す。イリノテカンや大量メトトレキサートなどの抗腫瘍薬や、腹部・骨盤部への放射線治療による腸粘膜細胞の脱落により、びらん・潰瘍を生じ、下痢をきたす。抗菌薬使用による腸内細菌交代現象のため、クロストリジウム感染で下痢をきたすことがある。

2) 原因と病態
　急性の下痢は副交感神経系の刺激が、遅発性の下痢は抗腫瘍薬や放射線照射、抗菌薬、絶食などによる粘膜障害、好中球減少時の腸管感染症が原因となる。細胞増殖の盛んな消化管粘膜細胞は容易に障害されて潰瘍を生じ、絨毛が平坦化し、消化吸収障害や蛋白漏出の原因となる。消化管粘膜障害が長期化すると、不可逆性の線維化から消化管狭窄を生じる場合がある。

3) 症状・所見
　日中と夜間それぞれの排便回数、便の性状、血液や粘液混入、腹痛の有無、食事との関連を確認し、脱水症状の有無を調べる。

4) 診　断
　感染性腸炎の鑑別が最も重要である。便ヘモグロビン、便培養検査、必要に応じて血液学的検査、便のウイルス学的検査、便中CD（*Clostridium difficile*）トキシン、内視鏡検査を行う。

5) 治　療
　重症度に応じた輸液療法、電解質補正、腹部の保温を行い、高度の下痢では高カロリー輸液の適応を検討する。腸管運動抑制薬のロペラミドは慎重に使用する。タンニン酸アルブミンなどの止瀉薬や整腸薬が用いられる。頻回の下痢により臀部皮膚炎を呈する場合はスキンケアを行う。

6) 予　後
　多くの場合、回復までに2〜3週間を要する。腸管粘膜障害が強いと、腸内細菌や毒素の体内への侵入（translocation）により敗血症をきたす場合がある。

3 便秘

1）定義と概要
便が作られる過程や排便の仕組みに障害があって起こる機能性便秘と，腸そのものの病変によって起こる器質性便秘がある．機能性便秘は一過性の急性便秘と，便秘の状態が日常的に続いている慢性便秘，薬の副作用で起こる医原性便秘に分けられ，慢性便秘はさらに弛緩性便秘・けいれん性便秘・直腸性便秘に分類される[4]．

2）原因と病態
抗腫瘍薬の副作用により末梢神経障害と自律神経障害が生じ，腸管運動や物質の運搬が妨げられて，便秘が引き起こされる．オピオイド系鎮痛薬やビンクリスチンなどの植物アルカロイドは蠕動運動を低下させる代表的薬剤である．抗腫瘍薬による末梢神経障害から高度の便秘となり，腹部膨満，麻痺性イレウスをきたす場合がある．

3）症状・所見
何日も便が出ない，お腹が張る，お腹が痛い，便が硬く出すときに強くいきむなど，排便に苦痛や不快感が伴うことで，QOL低下につながる．

4）診断
薬剤による影響だけでなく，消化管の狭窄・屈曲・癒着などによる器質的通過障害，長期間の臥床による運動量低下や食事摂取低下・食習慣が原因となる機能性便秘にも注意する．

5）治療
食物繊維の多い食品と水分を摂取する．薬物療法としてグリセリン浣腸，浸透圧性下剤と刺激性下剤，消化管運動賦活薬，漢方薬がある．

6）予後
抗腫瘍薬の投与が終了すると回復することが多い．

4 口内炎・味覚障害

1）定義と概要
がんの治療開始後数日で口内炎を発症することが多い．治療や低栄養により口腔粘膜障害，味覚障害が起こりやすく，食欲低下をきたして低栄養を増悪させる．亜鉛欠乏症は粘膜障害，味覚障害の原因となる[5]．唾液分泌低下や嚥下痛・嚥下困難も食事摂取量を低下させる．第6章 A-2 口内炎の項目を参考にするとよい．

2）原因と病態
抗腫瘍薬や放射線治療により口腔粘膜上皮が障害されて炎症が生じる．放射線治療や慢性移植片対宿主病（graft versus host disease；GVHD）により唾液腺が障害されて唾液分泌が減少し，口腔乾燥症状を起こすと，口腔内が易感染性となり局所感染が生じる．味覚障害は薬剤性，亜鉛欠乏性，全身疾患に伴うもの，口腔唾液疾患に伴うものがある．がん治療での味覚障害は舌の味蕾の直接的障害と味覚神経の障害による場合がある．

3）症状・所見
口内炎は疼痛を伴い，食欲低下の原因となる．味覚障害は，味覚減退，味覚鈍化，味覚過敏，異味症に分類されるが，いずれも摂食量低下につながる．

4）診断
メトトレキサート，フルオロウラシル，エトポシド，シスプラチンなどの抗腫瘍薬や，頭頸部照射で口内炎が生じやすい．抵抗力が落ちるとカンジダ性口内炎になる場合がある．

5）治療
治療早期より口腔ケア指導が必要である[6]．アズノール®やイソジンガーグル®を用いたうがいにより口腔内感染症を予防する．重症の口内炎による痛みには積極的に疼痛管理を行う．亜鉛欠乏が味覚障害の原因と考えられる場合は，薬剤による亜鉛補充や亜鉛を多く含む食品を使用する．

6）予後
口内炎は一度出現すると治癒するのに数週間かかるため，予防が重要である．抗腫瘍薬による味覚障害は投与早期に出現し，投与終了すると早期に回復する．放射線照射に伴う味覚異常や唾液分泌低下は長期間にわたって持続することがある．

C 栄養のあり方・食事療法

1 栄養のあり方

1）栄養所要量
がんの治療中はエネルギー代謝が亢進し，栄養必要量は通常よりも増加している．移植後にGVHDをきたすと，異化が亢進してエネルギー必要量が増大する．一方で，消化管粘膜障害，悪心・嘔吐，口内炎，味覚障害などにより経口摂取量は減少する．栄養摂取量が減少して蛋白・エネルギー栄養障害（protein energy malnutrition；PEM）が進行すると，感染率が高くなり治療成績に悪影響を及ぼす．そのため，集学的治療の支持療法の1つとして栄養療法は重要である．

推定エネルギー必要量は，「基礎代謝量×身体活

表3 がん患児の食事の工夫

- 悪心・嘔吐がある場合，少量頻回食として，刺激の強いものや油分の多いものは控えて，冷たく口あたりのよいものにする．においで悪心が強くなる場合は，においが立ちにくい冷たい料理を選択したり冷ましてから摂取する．高度の悪心の際には，食事摂取は止めて水分のみとする
- 腹痛下痢の場合，粥やうどんなど消化のよい食事として，油もの，香辛料の多い刺激物，乳製品，生野菜，生の果物などは避ける．脂肪や食物繊維の多すぎるものを控える
- 便秘では，水分摂取を心がけ，腸内環境を整えるために，プロバイオティクスである乳酸菌入り食品や，プレバイオティクスである食物繊維を摂取する．低菌状態の患児の場合は加熱食品を選択する
- 口内炎では，食品が患部に触れても痛くないように，やわらかくて喉ごしのよいものにする．熱いもの，酸味の強いものは控える．スープ類はストローを利用する方法がある
- 味覚障害では，障害された味覚に応じて個別に対応する．味覚鈍化の場合には感じにくい味の調味料を追加するなど，味つけに工夫する．味覚と嗅覚は密接に関連するため，香辛料や柑橘類などを上手に取り入れる
- 口腔内乾燥では，パンやクッキーなど水分の少ない食物が食べにくくなるため，汁物や麺類を取り入れたり，パンはスープに浸したりなど，食べやすい食事の工夫を行う

動レベル×ストレス係数」から計算される．成長期の小児では成長に必要な組織増加分のエネルギー（エネルギー蓄積量）を加算する必要がある．年齢階級別に身体活動レベルは異なる．ストレス係数は小児がんでは成人と同様に，1.1〜1.3とされるが，がん悪液質に陥った場合にはエネルギー消費量が減少するため，ストレス係数を0.8〜1.0へと減ずる．実際には定期的なモニタリングを行いながら投与量・組成を調整することが大切である．

2）栄養評価

・栄養状態のスクリーニング（第4章参照）

　食習慣や嗜好品，偏食や食物アレルギーの有無を確認する．摂食状況の評価に際して本人・家族からの情報と医療記録を確認する．食事量だけでなく，原疾患の病状と治療内容，治療による臓器障害，消化吸収能などを総合的に評価する．身長，体重を定期的に計測して成長曲線にプロットすることで，年齢相当の増加が得られているか評価する．皮下脂肪厚，体脂肪率，乳幼児では頭囲や精神運動発達を評価する．皮膚，毛髪，爪なども栄養状態を反映する．

・栄養評価目的の検査

　血液検査では，血算（リンパ球数），電解質，血糖，Alb，コレステロール，ChE，半減期の短い急性期蛋白（トランスサイレチン，RBP），微量元素（鉄，亜鉛）などを評価する．

2 食事療法・栄養療法

1）食事療法

　がんの治療中は経口摂取が低下する．口内炎や味覚障害も起こり，通常の病院食を摂取できないことも多い．保護者と協力して給食メニューや料理本をみながら，好みや嗜好にあわせた食事を選択する．治療中もできる限り食べるという習慣の維持に努める．特に乳幼児期は摂食機能獲得の大切な時期でもあり，発達にあわせた適切な食形態の調整と訓練を行う．学童期以降では，自分の体に必要な食事量の把握や，治療において栄養が大切であることを本人に理解させるための食育も必要である．

　がん患児の食事における対応例を表3に示す．食欲低下時は少量ずつ頻回に食べる．可能であれば食べたいときに食べる．盛りつけを少なくして完食しやすくする．喉ごしのよいゼリーや麺類を試す．栄養補助食品を利用する．食品の温度，におい，風味（酸味，甘味，苦味など），硬さ，形状，味つけ，歯ごたえなどについて検討する．食事をとる環境や食器の種類などにも配慮する．

　がん治療中の低菌状態の患児の給食では，生もの禁止，低菌食を選択する．施設によって制限基準が異なるが，筆者の所属する施設での例を参考に示す．「生もの禁」とした場合は，加熱されていない生果物，生野菜，生クリーム，ヨーグルト，マヨネーズ，チーズ，漬物などが不可となる．「低菌」とした場合は上記に加えて，使い切りでないボトル入りドレッシング，大袋入りのプロセスチーズ，加熱調理後時間をおいて提供する手作りクッキーやゼリーなども不可としている．持ち込み食を利用する場合は，病棟の規則に準じた方針に従い，食事内容や賞味期限などについて事前に確認する．

2）経腸栄養（EN）

　がん治療中の栄養管理の基本は，経口摂取もしくは経腸栄養（enteral nutrition；EN）である．ただし，治療に際して消化器症状が出現し，経口・経腸栄養による管理が困難になった場合は速やかに中心静脈栄養を実施する[7]．短期的であれば経鼻胃管あるい

は経鼻的十二指腸チューブを用いる．治療による血球減少時には，粘膜障害による感染症や出血に注意する．チューブ留置に拒否感の強い小児では自己抜去に注意する．経静脈栄養を行う場合も，腸管粘膜の萎縮を防ぎ，腸管感染症の発症を予防するために，経腸栄養を可能な限り併用する．消化吸収能やアレルギーの有無により，半消化態栄養剤，成分栄養剤を選択する．

3) 非経腸栄養・静脈栄養(PN)

経口摂取が長期に困難あるいは消化管機能障害が遷延する場合，末梢静脈栄養(peripheral parenteral nutrition；PPN)あるいは中心静脈栄養(total parenteral nutrition；TPN)を選択する．がんの治療は長期に及ぶことから，一般にTPNが推奨される．感染予防，長期留置，多目的に使用可能の点から，カフ付きマルチルーメンカテーテルが有用である．免疫抑制状態の患児では，カテーテル感染症に注意する．高カロリー輸液の合併症は耐糖能異常，肝機能異常，感染症がある．免疫抑制薬による腎障害，VOD(hepatic veno-occulusive disease，肝中心静脈閉塞症)による肝障害にも注意する．

がんの治療後も摂食障害・栄養障害が遷延する場合がある．移植後に急性期を過ぎても，薬剤の副作用や慢性GVHDまたはTAM(thrombotic microangiopathy，血栓性微小血管障害)による消化管粘膜障害が遷延し，味覚障害や摂食習慣の障害により経口摂取量の回復に時間を要する場合がある．治療終了後も栄養管理を継続し，必要があれば在宅栄養療法を導入する．**第9章 A 静脈栄養**の項も参考にするとよい．

3 栄養療法の評価

がんの治療成績向上と小児の健全な成長発育を目的として，年齢と性別・栄養状態・病状に応じた栄養管理が不可欠である．医師・看護師・薬剤師・栄養士などから構成される栄養サポートチーム(nutritional support team；NST)が早期より介入し，定期的に栄養アセスメントを行い，適切な栄養管理が行われているか評価する．水分・電解質やエネルギーだけでなく，必須アミノ酸，必須脂肪酸，微量元素，ビタミンなども欠乏していないか検討する．小児がん患者の栄養サポートとして，多職種が協力して支援を行う体制が必要である．2016年度の診療報酬改定により「がん・摂食，嚥下機能低下・低栄養の患者」に対する治療食を，外来および入院，在宅患者訪問の栄養食事指導の対象に含めることで，栄養食事指導料の算定が可能となった．小児がん患者においても積極的に活用することが望まれる．

❖ 文　献

1) World Health Organization：Haemoglobin concentrations for the diagnosis of anaemia and assessment of severity(WHO/NMH/NHD/MNM/11.1). Vitamin and Mineral Nutrition Information System. World Health Organization, 2011. http://www.who.int/vmnis/indicators/haemoglobin.pdf(アクセス日：2018年3月28日)
2) 三ツ橋偉子：新生児に対する鉄剤投与のガイドライン2017(早産児・低出生体重児の重症貧血予防と神経発達と成長の向上を目的として)の総意形成．日本新生児成育医学会雑誌 2017；29：334-337.
3) 日本癌治療学会：がん診療ガイドライン「制吐薬適正使用ガイドライン 改訂第2版」．2015. http://www.jsco-cpg.jp/item/29/index.html(アクセス日：2018年3月28日)
4) 日本小児栄養消化器肝臓学会ほか(編集)：小児慢性機能性便秘症診療ガイドライン．診断と治療社, 2013.
5) 児玉浩子ほか：亜鉛欠乏症の診療指針．日本臨床栄養学会雑誌 2016；38：104-148.
6) 日本がんサポーティブケア学会：「JASCCがん支持医療ガイド翻訳シリーズ」口腔ケアガイダンス第1版日本語版．2018. http://jascc.jp/about/publications/(アクセス日：2018年3月28日)
7) 日本静脈経腸栄養学会(編集)：悪性腫瘍．静脈経腸栄養ガイドライン第3版．照林社, 2013：420-423.

❖ 参考文献

- 日本鉄バイオサイエンス学会治療指針作成委員会(編集)：鉄剤の適正使用による貧血治療指針 改訂第3版．響文社, 2015.
- 日本病態栄養学会(編集)：がん病態栄養専門管理栄養士のためのがん栄養療法ガイドブック．メディカルレビュー社, 2015.
- 比企直樹(監修)：がん研有明病院の抗がん剤・放射線治療に向きあう食事．女子栄養大学出版部, 2014.

［三善陽子］

K てんかん
epilepsy

ポイント
- てんかんは，てんかん発作とそれによる心理的・社会的な影響を考慮すべき疾患である．
- バランスのよい食事を心がけるほか，葉酸，ビタミンDなどの低下に注意する．
- 治療の中心は抗てんかん薬だが，難治な場合はケトン食療法も考慮する．

a 疾患の概念

1 定義と概要

てんかんは，大脳ニューロンの過剰な興奮に由来する発作を主徴とする慢性の脳疾患である．2005年の国際抗てんかん連盟の概念的定義で「てんかん発作を引き起こす持続的素因と，それによる神経生物学的，認知的，心理学的，社会的な帰結を特徴とする脳の障害」とされているように，てんかん発作だけでなく心理面や社会生活への影響を考慮すべき疾患である．以前は，24時間以上の間隔で生じた2回の非誘発性発作がある場合をてんかんとしていたが，2014年の実際的定義では，それに加えて「1回の非誘発（あるいは反射）発作と，以降10年間にわたって高い発作再発リスクが存在する」，つまり，発作が1回でも発作を反復するリスクが高い状態もてんかんに含めることとされた[1]．

2 原因と病態

原因はさまざまで，脳の構造的異常によるもの，イオンチャネルなど神経細胞の活動にかかわる因子の異常によるものなどがある．また，原因となる事象が起きる要因も，遺伝学的要因（親から遺伝する，という意味では必ずしもない），代謝性，免疫性，感染性，外傷や低酸素性虚血性脳症による神経損傷，などさまざまである．これらの原因による脳神経細胞の電気的な異常興奮により，てんかん発作が起こる．

3 症状・所見

てんかん発作のタイプ（発作型）は大きく分けて，脳の一部分の興奮によって起こる焦点発作と，脳全体が同期して興奮することによって起こる全般発作に分けられる．焦点発作では，興奮部位によって症状が違い，体の一部分のけいれん，意識障害，嘔吐・チアノーゼといった自律神経症状などを呈する．脳の興奮部位が広がって全身けいれんを起こすこともある．全般発作には，全身けいれんを生じる発作や，数秒間意識がなくなる発作，体を一瞬ビクッとさせる発作などが含まれる．また，焦点性か全般性か分類できない発作もある．その1つであるてんかん性スパズムは乳児期に出現することが多い．典型的な場合は数秒～十数秒おきに1秒程度力が入り，頭部前屈・四肢屈曲する症状を呈するが，眼球をキュッと上転させるだけの場合や四肢を伸展させる場合など，症状は多様である．

4 診断

発作型およびてんかん症候群ごとに治療選択や予後が異なるため，これらの分類診断が必須である．てんかん症候群には，発症年齢や経過，発作症状に特徴があるものが多いため，病歴と発作症状の聴取が最重要である．この時点で失神や心因性の症状など非てんかん性の病態が鑑別できることも多い．次いで，脳波・神経画像検査などを行う．脳波は，小児のてんかん症候群に特徴的な脳波所見を確認したり，ビデオ脳波同時記録で発作時の脳波変化を確認することで発作型や発作の始まる部位の確認をしたりすることや，偽発作の鑑別にも有用である．頭部MRIでは，てんかんの原因になりうる構造異常の有無や，基礎疾患の診断につながる所見がないかを確認する．

5 治 療

1）発作間欠時治療

治療の中心は抗てんかん薬内服である．短期間にてんかん発作を繰り返す場合に開始を考慮するが，転倒する発作などけがの危険や日常生活への影響が大きい場合は可及的速やかな治療開始が望ましい．古典的には，焦点発作に対してはカルバマゼピン（テグレトール®），全般発作に対してはバルプロ酸（デパケン®，セレニカ®）が第一選択であった．近年，日本において新規に使用できる抗てんかん薬が増えており，選択の幅が広がっている．そのうちレベチラセタム（イーケプラ®），ラモトリギン（ラミクタール®），ラコサミド（ビムパット®）は単剤療法として保険適用があり，第一選択としても使用可能である．抗てんかん薬でてんかん発作が抑制されない場合は，ケトン食や手術（焦点切除，脳梁離断，迷走神経刺激）も治療選択肢となる．

ビタミンB_6も抗けいれん作用をもつ．ビタミンB_6は体内の多くの重要な反応に補酵素としてかかわっている．中枢神経系では抑制性に働く神経伝達物質γアミノ酪酸（gamma-aminobutylic acid；GABA）などの生成に働くことで，抗けいれん作用をもつと考えられる．West症候群などの難治性てんかんに治療選択の1つとして用いられるほか，ビタミンB_6依存性てんかんの治療に特異的に用いられる．ビタミンB_6依存性てんかんは通常の抗てんかん薬に抵抗性で，高用量のビタミンB_6投与が有効である．近年，*ALDH7A1*，*PNPO*，*PROSC*などの責任遺伝子があきらかになっている．典型例では生後数時間からてんかん発作を呈するが，2歳近くになって発症する例や，経過の途中で通常の抗てんかん薬に抵抗性となる例などがあり，臨床症状から本疾患の疑いをもつことがむずかしい場合がある．そのため，ビタミンB_6による治療効果が期待でき，かつ生涯にわたる治療が必要な疾患でありながら，未診断であるため十分な治療を受けられていない症例が存在する可能性が高い．てんかんが難治に経過する場合は本疾患を疑い鑑別を行うことが必要である．

2）発作時治療

てんかん発作が起こった場合は，まず患児の安全を確保し症状をよく観察する．発作が5分以上続く場合は30分以上の遷延状態に移行しやすいため，早期に治療を開始する[2]．第一選択としてジアゼパム（セルシン®）やミダゾラム（ミダフレッサ®）の経静脈投与を行う．静脈ルートが確保できないときは，ミダゾラム頬粘膜ないし鼻粘膜投与，筋肉内注射を試みる（国内では適応外使用）．ジアゼパム坐薬直腸内投与はてんかん発作遷延に対する治療効果のエビデンスは乏しいため医療機関における治療としては推奨されない．止痙できない場合は，第二選択として，ホスフェニトイン（ホストイン®），フェノバルビタール（ノーベルバール®）などの経静脈投与を行う．それでも止まらない場合は，脳波モニター下で呼吸循環管理に留意しつつバルビツレートやミダゾラムの持続投与を行う．発作の群発に対しては，意識状態への影響が少ないホスフェニトインを用いる．

6 予 後

予後はてんかん症候群によって異なる．小児期発症のてんかん症候群のなかには，小児欠神てんかんや中心・側頭部棘波を示す小児てんかんなど，基本的にある年齢で自然に終息するものも多い．脳性麻痺や知的障害，自閉症スペクトラム障害などを呈している場合には，難治に経過したり，内服終了後に再発したりすることが多いとされている．

b 栄養のあり方・食事療法

1 栄養のあり方

小児のてんかんについて，普遍的に増量すべき栄養，また避けるべき食物などはあきらかになっていない．糖質，炭水化物，脂質をバランスよく摂取する，ビタミン，微量元素を摂取する，など一般的な栄養の注意点に留意して摂取する．重症心身障害など，ほかの病態が加わっている場合は，それに対する栄養法に沿って対応する．成人においては，アルコールの多量摂取を控える．ビタミンDは，後述するように抗てんかん薬内服中の低値に留意すべきだが，ビタミンD低下症例に対するビタミンDの補充で発作が減少したとの報告や，日照時間の長い夏季のほうがてんかんの症状が軽いとの報告もあり，ビタミンD自体がてんかんと関連している可能性もある[3]．

抗てんかん薬内服中の妊娠においては，形態異常誘発性リスクや認知機能障害発現リスクに留意する必要がある．バルプロ酸は高用量での児の形態異常発現率が高く，認知機能障害発現リスクが用量依存性に高まる．フェニトイン，フェノバルビタール，トピラマートも形態異常発現率がやや高い．また，一部の抗てんかん薬は血中葉酸濃度を低下させる．

特にバルプロ酸もしくはカルバマゼピンを投与されている場合は，神経管閉鎖障害の発生リスクを軽減させるために葉酸（0.4～0.6 mg/日程度）の摂取が望ましく，葉酸製剤や葉酸摂取を含むマルチビタミン製剤の摂取を考慮してもよいとされている[4]。

てんかん患児に限らないが，銀杏はけいれん発作を誘発する可能性があるため注意が必要である。小児では数粒の摂取でもけいれんを起こすことがある。銀杏は，ビタミンB_6の類縁体である4-O-メチルピリドキシンが含まれており，この物質がビタミンB_6に拮抗する。そのため，中枢神経系でのビタミンB_6の働きが減弱し，まれにけいれんなどを引き起こす。ビタミンB_6はほとんどの食物に含まれているため，食事によるビタミンB_6自体の欠乏症はまれである。

2 食事療法

難治性てんかんに対しては，ケトン食療法が行われる。炭水化物が少なく脂質が多い食事を摂取すると脂質がエネルギー源として代謝され体内でケトン体が生じる。ケトン体の抗けいれん作用の機序は，興奮性伝達物質であるグルタミン酸の放出を抑制する機序や，グルタミン酸からGABAへの変換を増やす機序など，さまざまなものが考えられている。導入の際には，医師・栄養士の指導・管理のもと，徐々に脂肪を多く，炭水化物を少なくしていく。開始時には脱水，嘔吐，下痢・便秘，眠気，発熱，低血糖，電解質異常などに注意が必要なため，入院での導入が望ましい。ケトン食の強さは脂肪と非脂肪（炭水化物＋たんぱく質）の重量比（ケトン比）で表され，実際のケトン食療法では，ケトン比を3:1～4:1にすることが多い。ケトン食療法継続中も，腎結石，成長障害，便秘，肝機能障害などに注意しての定期的な評価が必要である。ケトン食を導入しても発作が改善しない場合や，発作が増えたり大きな合併症が生じたりした場合はケトン食を終了する。また，発作が消失して2～3年経った場合も，ケトン食の終了を試みる。重篤な合併症が起きた場合は，入院のうえ，すぐに中止するが，それ以外は発作の有無や脳波の変化をみながら，2～3か月かけて終了する。

ケトン食療法に類似した効果をもつ食事療法として，修正アトキンス食，MCT（中鎖脂肪酸）ケトン食などがある。修正アトキンス食は炭水化物のみを制限して，たんぱく質やエネルギーは制限しない方法である。献立が立てやすく，比較的継続しやすいが，ケトーシスになる効果は古典的ケトン食やMCTケトン食ほど強くないと考えられる。MCTケトン食は，マクトンオイルなどのMCTを用いる方法で，古典的ケトン食より効率よくケトン産生ができるものの，下痢や嘔吐などの副作用が多いといわれている。

ケトン食療法はグルコーストランスポーター（GLUT1）欠損症の治療にも用いられる。GLUT1欠損症は血液脳関門を介した脳内へのグルコース輸送が障害されることに起因する疾患で，乳児期発症のてんかん，精神運動発達遅滞，などさまざまな不随意症状を呈する。診断は絶食時の髄液糖/血糖比の低下（<0.45）が有用だが，髄液糖低下が著明でなくても遺伝子解析で診断されることもある。原因遺伝子はGLUT1をコードする*SLC2A1*遺伝子である。抗てんかん薬に抵抗性のことが多い。脳のエネルギー不足が原因であるので，糖分を十分に摂取して少しでも脳へ届くようにするのも一法ではあるが，肥満や生活習慣病のリスクが高い。もう1つの方法として，脳へのエネルギー供給をグルコースでなくケトン体で行うケトン食療法が有効であることが多い。

3 薬との関係・相互作用

カルバマゼピン内服中は，グレープフルーツジュースを摂取すると血中濃度が上がるおそれがあるため，摂取を避けることとされている。グレープフルーツには，小腸上皮細胞に存在する薬物代謝酵素（チトクロムP450）CYP3A4の働きを抑える物質が含まれている。そのため腸管で代謝される割合が減り，体内に吸収される量が通常より増えると考えられている。

小児では摂取の機会は少ないと思われるが，ハーブにも注意する。セント・ジョーンズ・ワート（セイヨウオトギリソウ）は，チトクロムP450，特にCYP3A4およびCYP1A2を誘導するため，フェニトイン，カルバマゼピン，フェノバルビタールの代謝を促進し血中濃度を低下させるおそれがある。逆に，急に摂取を中止すると，分解促進作用がなくなることで薬剤血中濃度が高くなりすぎ，副作用が現れる可能性があるため注意が必要である。

ビタミンと抗てんかん薬も相互作用がある。ビタミンB_6は，フェニトインの代謝を促進して，作用を減弱させる可能性がある。葉酸とフェニトインは，相互に血中濃度を低下させる作用がある。葉酸の代謝に影響する薬剤は多く，フェニトイン以外でもカルバマゼピン・バルプロ酸・フェノバルビタール・

プリミドンなどの抗てんかん薬の服用により体内の葉酸量が低下する．

　抗てんかん薬はビタミンDの分解促進などを通じて骨代謝異常を起こすおそれがある．なかでもフェノバルビタール，カルバマゼピン，フェニトインは注意が必要である．抗てんかん薬内服にビタミンD製剤を併用したほうが骨塩量が高いと報告されている[5]．特に重症心身障がい児では，骨折の遠因となることがあり，注意を要する．

　バルプロ酸投与中はカルニチン欠乏のおそれがある．症状として，意識障害・けいれん・筋緊張低下・筋力低下・こむら返り・重度の倦怠感・脳症・嘔吐・心肥大・心筋症および突然死などがある．カルニチンを多く含んだ肉類や乳製品などの制限や，カルニチンを含まない経管栄養剤，ピボキシル基含有抗菌薬の使用は，カルニチン欠乏を生じやすくする．

4 栄養療法の評価

　1 栄養のあり方に記載のとおり，栄養バランスのよい食事を摂取することが基本であり，特殊な評価は不要である．バルプロ酸投与中のカルニチン測定や，重症心身障がい児など骨折のリスクの高いものに対する骨密度測定は有用であると思われる．

❖ 文　献

1) Fisher RS, et al.：ILAE official report：A practical clinical definition of epilepsy. Epilepsia 2014；55：475-482.
2) 日本小児神経学会(監修)：小児けいれん重積治療ガイドライン 2017．診断と治療社，2017．
3) Holló A, et al.：Correction of vitamin D deficiency improves seizure control in epilepsy：a pilot study. Epilepsy Behav 2012；24：131-133.
4) 日本神経学会(監修)：てんかん診療ガイドライン 2018．医学書院，2018．
5) Christiansen C, et al.：Incidence of anticonvulsant osteomalacia and effect of vitamin D：controlled therapeutic trial. Br Med J 1973；4：695-701.

[倉橋宏和・奥村彰久]

Column　ケトン食

　ケトン食(ketogenic diet；KD)は，医師・栄養士・患児家族がタッグを組んで取り組む，チーム医療である．家庭において目標ケトン比(ketone ratio；KR)で長期に継続できるかが，治療効果を左右する大きなポイントである．

　KDは脂質がメインの食事になるため，まず医師は，患児に脂質代謝異常症がないかをタンデムマスなどで確認してからKD導入を決定する．筆者が所属する大阪母子医療センターでの導入例を**表1**に示す．表のように医師と栄養士が常に患児情報をやりとりすることが重要である．大阪母子医療センターでは原則として最初の2～3週間は入院としている．難治性てんかんと，先天代謝異常症のうちグルコーストランスポーター1(GLUT-1)欠損症・PDHC(ピルビン酸脱水素酵素複合体)欠損症の2疾患は，入院中てんかん食として特別食加算が算定できる．医師は，入院までにKDの種類(古典法，修正アトキンス法，MCTケトン法，低GI食など)と目標KRを決定する．栄養士は医師からその情報を得て，また患児家族からは現在の食事内容と摂取状況(普通食，ミルク，経管栄養など)を確認して，その患児の状態にあったメニューを作成する．20歳までの先天代謝異常症2疾患では，登録ミルクとしてケトンミルク(明治817-B)が使用可能であり，メニューに組み込める．ケトンミルクのみだとKRが3程度となるが，ビタミンや微量元素が少なく補充は必須である．大阪母子医療センターではKD実施全例にカルニチンを処方している．

　入院後はKDを導入して1日ごとに段階的に比を上げ，尿ケトンの自己チェックも指導する．実施上の問題や大きな副作用がなければ，数日間の外泊後に2週間程度で退院する．家族がKDの内容を十分理解しているか，患児がKDを実際に摂取できているか，外泊でもKRが崩れていないか，短期的な副作用が起こっていないか，を十分に確認する．医師がたとえ高いKRを呈示しても，家族が食事を作れない，あるいは患児が摂取できない場合は，KDの種類やKRの修正が必要である．退院後は引き続き家庭でのKD実施へ移行する．外来では，医師は症状や脳波でてんかん発作への効果と，血液・尿検査で体内ケトン産生量を確認する．栄養士は，実際の食事記載から目標KRが家庭でも引き続き達成できているかを確認する．

　KDの継続期間は，てんかんの基礎疾患による．一般的には，先天代謝異常症の2疾患は長期に継続，一般の難治てんかんは開始3か月頃にてんかん発作への効果を判定後に継続するかどうかを決定

表1　KD導入のスケジュール例(大阪母子医療センター：KR3の場合)

	医師	栄養士	患児家族
外来	KD実施を決定 脂質代謝異常症の除外 基礎疾患，KDの種類，目標KR KDの原理の説明	現在の食事把握← KRの方法の説明→ →具体的なメニュー決定	←食事記載 →(説明) →(説明)
入院	前検査(血液，尿) 尿ケトン測定の指導 KD開始，1日ごとにKR増加 　通常食→1→1.5→2→2.5→3 フォロー検査，副作用のチェック 摂取できないときの修正←	食事内容指導→ 食事内容指導← →摂取できないときの修正	→(説明) →(説明) →摂取量記載
(外泊)	家庭のKDチェック (症状，血液尿検査から)	家庭のKDチェック (食事記載から)	
外来	計測 てんかん症状のチェック 家庭のKDチェック(血液，尿) 副作用のチェック(表2)	家庭のKDチェック←	→食事記載

表2 KD実施中のおもな合併症と導入後の定期検査例（大阪母子医療センター）

合併症	チェック項目例	頻度例
消化器症状	症状確認	来院ごと
低血糖	血糖・尿糖	数か月ごと
脂質異常症	血中脂質	数か月ごと
高尿酸血症	血中尿酸	数か月ごと
骨塩量減少	DEXAや四肢X線	毎年
腎結石	検尿	数か月ごと
	腹部画像	必要時適宜
成長障害	計測	来院ごと

することが多い．長期的には，血液・尿検査だけでなく，栄養の偏りや高脂血症が続くことに対する成長や合併症の十分な見守りも必要である．KD実施中の3〜4か月ごとの大阪母子医療センターの定期検査の例を表2にあげる．血液検査では最低限，血算，電解質，肝機能，腎機能，血糖，尿酸，脂質，血中ケトンなどをチェックする．経過中KRが安定しない場合には必要に応じて強化入院を実施することもある．園や学校，施設の給食はKDの対応が困難であることが多く，弁当を持参している患児が多い．学校の理解があれば，休み時間に高KR食品やケトンミルクを補食として摂取し1日全体のKRを上げることも可能である．

　KDにおける役割分担は，医師は効果判定と副作用のチェック，栄養士は患児の状態や生活に応じたメニューや工夫を家族に提案して長期に見守る「KD治療継続のキーパーソン」といえるだろう．

［柳原恵子］

第6章 疾患別の栄養療法

L 重症心身障がい児
children with severe motor and intellectual disabilities

ポイント

- 重症心身障がい児では，障がいの違いによる個人差が大きく，多職種の栄養サポートチームによる個別の栄養アセスメントが必要となる．
- 栄養アセスメントは，主観的栄養総括評価表に基づき定期的に反復して行う必要があり，最も重要な評価項目は体重の増減である．
- 重症心身障がい児では，医療ケアの依存性が高く，病態的に低栄養に陥りやすい．栄養管理はすべての治療の基盤であることを理解し，早期のNST介入に努める．

a 疾患の概念

1 定義と概要

　重症心身障害とは，「重度の知的障害及び重度の肢体不自由が重複している（児童福祉法第7条2項）」状態であり，その状態にある子どもを重症心身障がい児（以下，重症児）という．さらに成人した重症児を含めて重症心身障がい児（者）とよぶ．これは医学的診断名ではなく児童福祉での行政上の措置を行うための定義である．重症児・者の数は，日本ではおよそ43,000人いると推定されている．

2 原因と病態

　重症児のおもな原因を**表1**[1]に示す．また，障害の発生時期から，胎生期（受精〜周生期直前まで）の原因（遺伝子異常，染色体異常，脳血管障害，低酸素症，脳形成異常），周生期〜新生児期（生後4週まで）の原因（低酸素性虚血性脳症，脳循環障害，頭蓋内出血，低血糖症，髄膜炎，高ビリルビン血症），生後5週〜18歳までの原因（脳炎，髄膜炎，脳症，頭部外傷，脳血管障害，低酸素性虚血性脳症などの後遺症）に分類できる．病態は個々に異なり，加齢や退行性変化により二次的な障害が進行する．

3 症状・所見

　肢体不自由（運動障害）と精神遅滞（知的障害）以外にも，てんかん，筋緊張異常，呼吸障害，摂食障害・嚥下障害，言語障害・構音障害，視覚障害，聴覚障害，発育障害など，さまざまな障害を併せもつ．

表1 重症心身障がい児者のおもな原因と全体に占める割合

低酸素または仮死などの分娩異常	21.54%
特殊型，その他の出生前原因	13.66%
髄膜炎，脳炎後遺症	8.74%
てんかん後遺症	6.50%
低出生体重児	6.40%
染色体異常症	5.04%
原因，発生時期とも不明	3.78%
脳外傷後遺症	3.26%
その他の外因によるもの	2.91%
原発性小頭症	2.49%

［日本重症心身障害福祉協会：平成26年度全国重症心身障害児施設実態調査の主要病因分類調査．より作成］

4 診 断

　重症児の判定基準として，縦軸にIQ，横軸に運動機能を示した大島分類（**図1**）[2]が用いられることが多いが，近年，より実際的な分類として横地分類（**図2**）[3]が使われるようになってきている．また，従来の重症児と比較して，呼吸管理を中心とした継続的な濃厚医療，濃厚ケアを必要とする重症児の出現に伴い，超重症児スコア（**表2**）[4]が発表された．超重症児や準超重症児では，より細かな医療ケアと対応を要する．

5 治 療

　さまざまな障害を併せもつ重症児では，障害の原因に起因する症状に加え，二次的に生ずる合併症（**表3**）が複雑に絡みあい，呼吸管理や栄養管理，感

図1 大島分類

					(IQ)
21	22	23	24	25	80
20	13	14	15	16	70
19	12	7	8	9	50
18	11	6	3	4	35
17	10	5	2	1	20
走れる	歩ける	歩行障害	座れる	寝たきり	0

1, 2, 3, 4の範囲に入るものが重症心身障害児(者). 5, 6, 7, 8, 9は重症心身障害児の定義にはあてはまりにくいが, ①絶えず医学的管理下に置くべきもの, ②障害の状態が進行的と思われるもの, ③合併症のあるもの, が多く,「周辺児」とよばれる
[日本重症心身障害福祉協会: 重症心身障害療育学会. 大島分類. http://www.zyuusin1512.or.jp/gakkai/ooshimabunrui.htm]

図2 横地分類

<知的発達>
E6	E5	E4	E3	E2	E1	簡単な計算可
D6	D5	D4	D3	D2	D1	簡単な文字・数字の理解可
C6	C5	C4	C3	C2	C1	簡単な色・数の理解可
B6	B5	B4	B3	B2	B1	簡単な言語理解可
A6	A5	A4	A3	A2	A1	言語理解不可
戸外歩行可	室内歩行可	室内移動可	座位保持可	寝返り可	寝返り不可	

<移動機能>

<特記事項>
C: 有意な眼瞼運動なし
B: 盲
D: 難聴
U: 両上肢機能全廃
TLS: 完全閉じ込め状態

縦軸のA, B, C, 横軸の1～4が重症心身障害に相当する
[日本重症心身障害福祉協会: 重症心身障害療育学会. 横地分類. http://www.zyuusin1512.or.jp/gakkai/yokochibunrui.htm]

染症に対する対応など, 必要とされる医療ケアは多岐にわたる.

6 予後

障害の原因の如何によらず, 環境調節, 障壁の除去, 社会的支援などにより, 重症児の社会生活やQOLを大きく向上させることができる. そのためには, 呼吸器や消化管の合併症を十分に考慮した多職種による栄養管理が必須となる.

b 栄養のあり方・食事療法

1 栄養のあり方

重症児では, その障害の違いによる個人差が大きいため, 個別に栄養管理計画を立てることになる. 栄養評価については, 身体計測, 臨床検査, 身体所見, 生理検査, 食事状況の調査が必要になり, 多職種の栄養サポートチーム(nutrition support team; NST)による栄養アセスメントを行う.

1) 栄養アセスメント

具体的な項目として, 主観的栄養総括評価表(表4)[5]が参考になる. 重症児では, 健常児のような標準成長曲線はなく, Waterlow分類(図3)[6]のを指標にして, スクリーニングを行う. 成長期にある重症児では, エネルギー必要量の算出の際, 身長計測も重要となるが, 側彎, 股関節脱臼など, 体に変形を伴うことから, 測定誤差が大きい. 渡邉らは, 腓骨長(F)から身長, 下腿周囲長(CC)から体格指数(body mass index; BMI)を出す換算式を報告している[7].

身長(H) 男性 $H = 3.44 \times F + 37.5$ (cm)
女性 $H = 3.06 \times F + 47.2$ (cm)
BMI 男性 $BMI = 0.61 \times CC + 1.32$
女性 $BMI = 0.69 \times CC + 0.29$

体重については, やせすぎや太りすぎの場合, 目指すBMIを設定し,

目標体重(kg) = 身長(m)^2 × 目標BMI

により算出した目標体重を設定する. 一般に, BMIの標準値は22といわれているが, 重症児では筋緊張の変動が大きいアテトーゼ型ではおよそ14, 筋緊張の変動が小さい痙直型ではおよそ18になる[5].

2) 必要エネルギー

1日あたりのエネルギー消費量は, 基礎代謝量, 身体活動に伴うエネルギーおよび食事による産熱(食事誘発性体熱産生)で構成される. 基礎代謝量は,「日本人の食事摂取基準(2015年版)」の参照体重における基礎代謝量〔資料D 日本人の食事摂取基準(2015年版)データ参照〕を使用する. 成長期であ

表2 超重症児(者)・準超重症児(者)の判定基準

1. 運動機能：座位まで
2. 判定スコア （スコア）
   (1) レスピレーター管理[※2] ＝10
   (2) 気管内挿管，気管切開 ＝8
   (3) 鼻咽頭エアウェイ ＝5
   (4) O₂吸入またはSpO₂ 90%以下の状態
       が10%以上 ＝5
   (5) 1回/時間以上の頻回の吸引 ＝8
       6回/日以上の頻回の吸引 ＝3
   (6) ネブライザー6回/日以上または継続
       使用 ＝3
   (7) IVH ＝10
   (8) 経口摂取（全介助）[※3] ＝3
       経管（経鼻・胃瘻を含む）[※3] ＝5
   (9) 腸瘻・腸管栄養[※3] ＝8
       持続注入ポンプ使用（腸瘻・腸管栄養
       時） ＝3
   (10) 手術・服薬にても改善しない過緊張
        で，発汗による更衣と姿勢修正を3回
        以上/日 ＝3
   (11) 継続する透析（腹膜灌流を含む） ＝10
   (12) 定期導尿（3回/日以上）[※4] ＝5
   (13) 人工肛門 ＝5
   (14) 体位交換6回/日以上 ＝3

以下の各項目に規定する状態が6か月以上継続する場合[※1]そ
れぞれのスコアを合算する
＜判定＞1の運動機能が座位までであり，かつ，2の判定スコ
アの合計が25点以上の場合を超重症児(者)，10点以上25点
未満である場合を準超重症児(者)とする

[※1] 毎日行う機械的気道加圧を要するカフマシン・NIPPV・
CPAPなどは，レスピレーター管理に含む
[※2] (8)(9)は経口摂取，経管，腸ろう・腸管栄養のいずれかを
選択
[※3] 人工膀胱を含む
[※4] 新生児集中治療室を退室した児であって当該治療室での状
態が引き続き継続する児については，当該状態が1か月以
上継続する場合とする．ただし，新生児集中治療室を退室
した後の症状増悪，又は新たな疾患の発生についてはその
後の状態が6か月以上継続する場合とする．

[鈴木　康ほか：超重症児の判定について　スコア改訂の試
み．日本重症心身障害学会誌 2008；33：303-309．]

表3 重症児にみられるおもな合併症

呼吸器系：肺炎，喘鳴，無呼吸など
消化器系：嘔吐，吐血，イレウス，便秘，栄養障害など
泌尿器疾患：尿路結石，尿路感染症，水腎症など
骨・筋疾患：関節拘縮・変形，骨折，側彎など
精神疾患：常同行為，自傷，睡眠障害など
皮膚疾患：皮膚化膿症，褥瘡，接触性皮膚炎など
口腔衛生上の問題
心理的な問題

推定エネルギー必要量(kcal/日)
　＝基礎代謝量(kcal/日)×身体活動レベル＋エネル
　ギー蓄積量(kcal/日)

る小児では，身体活動に必要なエネルギーに加え
て，組織合成に要するエネルギーと組織増加分のエ
ネルギー（エネルギー蓄積量：**資料D**参照）を余分に
摂取する必要がある．そのうち，組織の合成に消費
されるエネルギーは総エネルギー消費量に含まれる
ため，

として算出できる．

　小児の身体活動レベルは，年齢とともに増加する
傾向を示すことが知られている．一方，重症児のエ
ネルギー消費量は，障害特性により異なる．すなわ
ち，同年児と比し低値でばらつきが多く，運動障害
レベルが強いほど低値となる．重要な要素は，筋緊
張の変動，不随意運動の有無，呼吸状態，除脂肪体
重である．安静時エネルギー必要量(resting energy
expenditure；REE)を測定している場合にはREEに
活動係数をかけて計算し，REEを測定していない場
合には基礎エネルギー消費量(basal energy expendi-
ture；BEE)に活動係数とストレス係数をかけて計算
し，毎月の体重の変化をみながら補正する．重症児
の活動係数として，大島分類の寝たきりの場合は
1.0，自力座位可能は1.1，歩行障害は1.2とし，スト
レス係数は気管切開の場合0.9，終日人工呼吸器装
着は0.6とし，さらに筋緊張が高い場合は1.0以上，
低い場合は1.0未満，経口摂取できる場合は1.1以上
をかける[8]．また，口分田らは，重症児の臨床的特
徴からエネルギー消費を群分けしている（**表5**）[5]．

3）たんぱく質

　小児のたんぱく質必要量は，年齢，体重によって
異なり（**資料D**参照），それぞれの病態にあわせて調
節する．アミノ酸投与量の目安として，非たんぱく
カロリー/窒素比(non-protein calorie/nitrogen；NPC/
N)が知られている．NPC/N比は，たんぱく質を効
率よく利用するために必要な投与アミノ酸1gあた
りの非たんぱくエネルギー量（糖質・脂肪によるエ
ネルギー量）であり，通常，成人では150〜200を目
安としている．小児では，アミノ酸量を減らし
200〜250とするのが一般的である．なお，母乳では
370，乳児用調整乳では250，また，小児用経管栄養

表4 主観的包括的評価と重症心身障害児(者)での追加項目

主観的包括的評価（SGA）	
一般的な項目	重症児(者)での追加評価項目
A 問診・病歴から得られる情報 　1 年齢，性別 　2 身長，体重，体重変化 　3 食物摂取状況の変化 　4 消化器症状 　5 日常生活動作(ADL)の状態 　6 疾患と栄養必要量との関係 B 身体所見から得られる情報 　1 皮下脂肪の損失状態 　2 筋肉の損失状態 　3 浮腫 　　（くるぶし，仙骨部） 　4 腹水の有無 　5 毛髪の状態	3か月以上連続する体重減少 10%を超える体重減少 易感染性 皮膚所見（褥瘡の遷延・湿疹） 口内炎・ヘルペスの反復 触診での脂肪・筋肉の減少 持続する咳 持続する下痢・便秘 出血傾向 生理がなくなる 運動機能の低下 いつもと違う症状（痛み・緊張）

SGA：subjective global assessment
ADL：activities of daily living
[口分田政夫ほか：重症心身障害児の栄養管理．静脈経腸栄養 2012；27：1175-1182.]

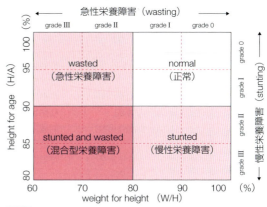

図3 小児の低身長は慢性栄養障害の指標：Waterlowの小児の栄養障害分類

[Waterlow JC：Classification and definition of protein-calorie malnutrition. Br Med J 1972；3：566-569.]

剤であるアイソカル®ジュニアシリーズでは200となっている．

4）脂　質

小児の脂肪投与量については，乳児期でエネルギー量の40〜50%，それ以降では20〜30%程度とする．必須脂肪酸の摂取だけではなく，飽和脂肪酸の摂取制限と多価不飽和脂肪酸の摂取量増加，中鎖脂肪酸などについても，疫学研究が不十分ではあるが有用性が報告されている．

5）炭水化物

小児では，乳児期以降，エネルギー量の40〜50%を炭水化物で投与する．難消化性炭水化物の一部である食物繊維は，その摂取不足が生活習慣病の発症に関連するという報告が多い．また，腸内細菌により発酵分解され，各種短鎖脂肪酸が作られるとともに，腸内細菌やpHに変化を及ぼす．重症児でも，消化管の合併症に考慮しながら，できるだけ摂取することが望ましい．

2 食事療法

重症児では，呼吸障害，消化管通過障害，筋緊張

やけいれん，体躯変形などの合併により，医療ケアの依存性が高く，病態的に低栄養に陥りやすい．また，多くは後述する摂食・嚥下障害を有するため，栄養法は介護者に委ねられ，経管栄養を必要とすることも少なくない．医療職の栄養に関する知識・認識不足や介護者の体重管理に関する誤認識などにより，十分な配慮がなされないまま，単一の形態食や経腸栄養剤が長期間にわたり使用され，たんぱく質や微量元素，電解質の過不足が生じやすい．低栄養に起因する弊害を防ぎ，QOLの向上につなげるため，重症児の栄養管理では個別の評価と対策が必要となる．

1）経腸栄養剤の分類と特徴

重症児では，前述した摂食障害・嚥下障害のため，経腸栄養を考慮することが少なくない．消化管を安全に使える例では経腸栄養を行い，栄養投与ルートとして経鼻胃管，胃瘻・腸瘻を用いる（図4）[9]．経腸栄養剤は，天然食品を原料とした天然濃厚流動食と，天然食品を人工的に処理もしくは人工的に合成したものからなる人工濃厚流動食に分けられる．さらに，人工濃厚流動食は，消化吸収の窒素源の形態により，半消化態栄養剤，消化態栄養剤，成分栄養剤に，また，取扱い形式から医薬品と食品に分けられる（表6）[10]．各種経腸栄養剤の詳細については他項を参照されたい．

2）食事療法の注意点

重症児に共通する問題として，ビタミン，微量元素，カルニチンなどの栄養欠乏症がある．近年，摂取エネルギーが800〜1,000 kcalであっても，各種栄養素が日本人の摂取基準を満たす経腸栄養剤が多く

表5　栄養所要量と臨床的特徴

	A：高エネルギー消費群(R≧2)	B：低エネルギー消費群(R≦1)	C：中間群(1<R<2)　多くがこの範囲に入る
臨床的特徴	・筋緊張の変動が激しい．不随意運動あり ・皮下脂肪が薄く筋肉量が多い ・刺激に対する反応性高い ・アテトーゼ混合型脳性麻痺 ・移動能力がある ・努力性の呼吸．咳き込み多い	・筋緊張の変動がない．動き少ない ・皮下脂肪が厚く，筋肉量が少ない ・痙直型脳性麻痺 ・移動しない ・刺激に対する反応少ない ・気管切開．人工呼吸器の装着 ・呼吸に努力を要しない	(1<R<1.5)まで ・経管栄養のケース 　(経口摂取よりエネルギー効率がよいと考えられる) ・B群の特徴のいくつかをもっている (1.5<R<2) ・経口摂取 ・A群の特徴のいくつかをもっている

R＝体重あたりの必要栄養摂取量／年齢別体重あたりの標準基礎代謝量
［口分田政夫ほか：重症心身障害児の栄養管理．静脈経腸栄養 2012；27：1175-1182．］

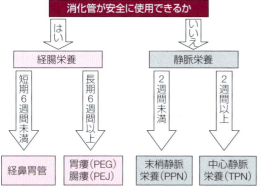

図4　栄養管理のルート選択
［ASPEN Board of Directors and the Clinical Guidelines Task Force：Guidelines for the use of parenteral and enteral nutrition in adult and pediatric patients. JPEN 2002；26：1SA-138SA．より引用・改変］

製造されるようになってきている．しかし，重症児では，障害の違いによる個人差が大きく必要エネルギー量にも幅があること，必要エネルギー量を投与しても，ビタミンや微量元素は通常あるいはそれ以上に消費されるため，栄養素欠乏症に注意が必要である（表7）[10]．

①ビタミンD：重症児では，寝たきり，抗けいれん薬の服用，日光照射不足などにより，骨密度が低下し骨がもろくなっている．ちょっとした外力により，容易に骨折するため，注意が必要である．軽度でも低カルシウム血症を認めた場合には，ビタミンD血欠乏を疑い，ALP値の上昇，尿中リン値上昇，尿中$β_2$ミクログロブリン値上昇，骨X線像，骨折歴などについて評価する．

②ビタミンK：セフェム系抗菌薬や抗てんかん薬投与により，ビタミンK欠乏になることが知られている．ビタミンKは血液凝固だけでなく，骨障害においても重要な役割を担っており，生体内のカルシウム代謝を調節し，骨や動脈の健康維持に役立っている．サプリメントや食品の栄養強化用として，ビタミンK_1，ビタミンK_2(メナキノン-4，メナキノン-7)が利用されている．骨粗鬆症治療薬としてメナキノン-4(45 mg/日)が用いられている．

③ビオチン：ビタミンB群の1つであり，ビタミンB_7ともよばれる．三大栄養素の代謝に関わる補酵素として働く．水溶性ビタミンであり，過剰に摂取しても尿として排出され，過剰摂取については報告がない．

④セレン：必須微量ミネラルの1つで，通常の食生活では欠乏症をきたすことはないが，セレンをほとんど含有していない経腸栄養剤の長期使用によりセレン欠乏になる．また，静脈栄養を行う際に使用する高カロリー輸液用微量元素製剤にもセレンは含有されていない．詳細については，日本臨床栄養学会の「セレン欠乏症の診療指針2016」(http://www.jscn.gr.jp/pdf/selen2016.pdf)を参照されたい．

⑤ヨウ素：人体に含まれるヨウ素の70～80%は甲状腺に存在しており，甲状腺ホルモンを構成している．摂取されたヨウ素は消化管でほぼ完全に吸収され，多くはヨウ化物イオンとして能動的に甲状腺に取り込まれる．一方，甲状腺ホルモンから遊離したヨウ素および血漿中ヨウ素は最終的にその90%以上が尿中に排泄されるため，尿中ヨウ素はヨウ素摂取量のよい指標となる．

⑥亜鉛：血清亜鉛値が，60 $μg$/dL 未満を亜鉛欠乏症，60～80 $μg$/dL 未満を潜在性亜鉛欠乏とする．早朝空腹時の測定が望ましい．2017年，酢酸亜鉛製剤(ノベルジン®)の適応拡大が承認され，「低亜

表6 栄養剤の種類と特徴

		天然濃厚流動食	人工濃厚流動食		
			半消化態栄養剤	消化態栄養剤	成分栄養剤
組成	窒素源	たんぱく質	たんぱく質	アミノ酸 ペプチド	アミノ酸
	糖質	でんぷん	デキストリンなど	デキストリン	デキストリン
	脂質	多い	多い	やや少ない	きわめて少ない
	繊維成分	食品に準ずる	水溶性・不溶性を添加したものも多い	無添加	無添加
消化		必要	必要	ほとんど不要	不要
残渣		あり	少ない	きわめて少ない	ほとんどなし
浸透圧		比較的低い	比較的低い	高い	高い
適応		広い	広い	制限あり	制限あり
取り扱い区分		食品	医薬品・食品	医薬品・食品	医薬品

[児玉浩子：各種経腸栄養剤の特徴と選択法．小児内科 2015；47：1927-1930．より改変]

表7 栄養素欠乏症と対応

栄養素	欠乏症状・所見	対処法	処方例	健常児の摂取目安量
ビタミンD	乳幼児，小児：くる病 成人：骨軟化症	カルシトリオール（1α,25-ジヒドロキシビタミンD3）投与	ロカルトロール® 1〜2.5μg/日	乳児：5μg/日 小児：10μg/日
ビタミンK	血液凝固障害 骨障害	メナテトレノン〔メナキノン-4（ビタミンK₂）〕投与	（骨粗鬆症治療薬として）グラケー® カプセル 45 mg/日	乳児：4〜7μg/日 小児：25〜80μg/日
ビオチン	眼瞼，口唇，肛門周囲の皮膚炎 脱毛	ビオチン投与	ビオチン 1〜2 mg/日	小児：10〜50μg/日
ヨウ素	甲状腺腫，甲状腺機能低下症状・所見	ヨウ化カリウム投与	ヨウ化カリウム 成人：0.3〜1.0 mg/日	乳児：100〜130μg/日 小児：50〜140μg/日 成人：130μg/日
亜鉛	味覚異常，皮膚炎，脱毛，貧血，口内炎，男性性機能異常，易感染性，骨粗鬆症 小児：発育障害	亜鉛製剤（酢酸亜鉛水和物）投与	ノベルジン® 乳幼児・小児：1〜3 mg/kg/日 幼児では 25〜50 mg/日 学童期以降〜成人：50〜150 mg/日	6か月未満：2 mg/日 6〜11か月：3 mg/日 1〜2歳：5 mg/日 成人男性：12 mg/日 成人女性：9 mg/日

[児玉浩子：各種経腸栄養剤の特徴と選択法．小児内科 2015；47：1927-1930．より改変]

鉛血症」の疾患名で処方可能になった．亜鉛の長期大量経口投与は銅や鉄の腸管での吸収を阻害し，銅欠乏や鉄欠乏をきたすことがある．日本臨床栄養学会の「亜鉛欠乏症の診療指針2016」（http://www.jscn.gr.jp/pdf/aen20170613.pdf）も参照されたい．

上記以外にも，感染症におけるビタミンA，ビタミンC，抗けいれん薬を含む薬剤投与におけるビタミンB₁₂，葉酸，低栄養におけるビタミンA，ビタミンC，ビタミンB群の補充を考慮する．なお，カルニチン欠乏症については，後述の **4 薬との関係・相互作用** にてふれる．

3 食事療法の実際

重症児にみられることの多い病態と，その栄養管理上の留意点を示す．

1）摂食障害・嚥下障害への対応

重症児では，その多くに中枢神経系の障害が，摂食嚥下機能の発達期あるいは発達期以前に生じており，正常な摂食嚥下機能の遅延あるいは停止の原因（表8）[11]になっている．また，重症児における摂食障害・嚥下障害への対応は，成人期を越えて病態が安定しない場合には対症療法にとどまることが多いが，若年者や病態が安定している成人期では，健常

表8 発達期の摂食・嚥下障害の原因

1. 未熟性(低出生体重児・早産児)
2. 解剖学的な構造異常(先天性,後天性)
   - A. 口腔:唇裂,口蓋裂,粘膜下口蓋裂など
   - B. 舌:巨舌(先天性リンパ管腫など),無舌・小舌症など
   - C. 鼻腔:先天性後鼻腔閉鎖症・狭窄,鼻炎,副鼻腔炎など
   - D. 下顎:小顎症(Robin シークエンス,Treacher-Collins 症候群など),顎関節強直症など
   - E. 咽頭:嚢腫膿瘍,腫瘍,喉頭軟化症など
   - F. 食道:食道閉鎖症狭窄症,血管輪縦隔腫瘍など
3. 中枢神経,末梢神経,筋障害
   - A. 大脳,小脳
     - i. 脳性麻痺(原因としては下記の疾患も含まれる)
     - ii. 出生前原因:脳形成不全,染色体異常症,奇形症候群,低酸素・虚血性障害,先天性感染など
     - iii. 周産期原因:低酸素性虚血性脳症,核黄疸,低血糖中枢神経系感染症,頭蓋内出血など
     - iv. その他:中枢神経感染症・感染症後代謝性疾患,ミトコンドリア脳筋症など
   - B. 脳幹
     Arnold-Chiari 奇形,脊髄空洞症,脳神経核欠損(Moebius 症候群など),骨形成不全症,腫瘍(脳幹,後頭蓋窩),外傷性,脳幹脳炎など
   - C. 脳神経(V, VII, IX, X, XII),脊髄,末梢神経
     先天性(Werdnig-Hoffmann 病),腫瘍(神経線維腫症など),外傷性(分娩麻痺),感染症・感染症後(Guillain-Barre 症候群,破傷風)など
   - D. 筋,神経・筋接合部
     進行性筋ジストロフィー症,フロッピーインファント(先天性筋ジストロフィー症,筋強直性ジストロフィー症,先天性ミオパチー,Prader-Willi 症候群など),内分泌・代謝性(甲状腺機能低下症,先天代謝異常症),薬物性・中毒症(ボツリヌス毒素)など
4. 咽頭・食道機能障害
   咽頭機能不全,輪状咽頭筋機能不全,食道弛緩症,食道無弛緩症(アカラシア),食道炎,薬物性など
5. 全身状態
   感染症,中枢神経疾患心疾患,呼吸器疾患など
6. 精神・行動・心理的問題
   乳幼児摂食障害(拒食,食事恐怖,幼児経管栄養依存症,栄養過剰),偏食,自閉スペクトラム症など
7. その他
   口内乾燥(Sjögren 症候群薬物性),歯肉口内炎など
   薬物性・中毒症(向精神薬,睡眠薬,抗けいれん薬,筋弛緩薬)など

[田角 勝:小児の摂食嚥下障. MEDICAL REHABILITATION 2017;212:205-210.]

児の機能獲得と同様の過程を基本とした発達療法的アプローチが必要とされる.従来,日本摂食嚥下リハビリテーション学会の「嚥下調整食分類2013」が活用されてきたが,これはおもに成人障害者のための分類であり,小児や発達期に摂食嚥下機能に障害をきたした患者を想定したものではなかった.2018年,「発達期摂食嚥下障害児(者)のための嚥下調整食分類 2018」(https://www.jsdr.or.jp/wp-content/uploads/file/doc/formuladiet_immaturestage 2018.pdf)が発表され,小児や発達期の摂食・嚥下障害の特殊性に配慮した内容になっている(表9)[12].病状,呼吸状態,唾液誤嚥の有無など複数のリスク因子を勘案し,口腔機能,嚥下機能を評価しながら食形態を選択していく.嚥下機能検査法のゴールドスタンダードである嚥下造影(videofluoroscopic examination of swallowing;VF)検査は,造影剤または造影剤を含む食物を嚥下させて造影剤の動きや嚥下関連器官の状態と運動をX線透視下に観察する嚥下機能検査である.詳細については,日本耳鼻咽喉科学会の「嚥下障害診療ガイドライン－耳鼻咽喉科外来における対応－2012年版」(https://minds.jcqhc.or.jp/n/med/4/med0099/G0000619/0001),日本摂食嚥下リハビリテーション学会の「嚥下造影の標準的検査法」(https://www.jsdr.or.jp/wp-content/uploads/file/doc/VF8-1-p71-86.pdf)などを参照されたい.重症児では検査の正確性や再現性に課題も多く,嚥下内視鏡(videoendoscopic examination of swallowing;VE)検査や多職種との連携により総合的に評価していく.

表9 発達期摂食嚥下障害児(者)のための嚥下調整食

主食		状態説明	口腔機能との関連
ペースト粥		<飯粒がなく均質なペースト状> ・すくうと盛り上がっている ・傾けるとゆっくりスプーンから落ちる ・スプーンで軽く引くとしばらく跡が残る	・若干の送り込み力があり舌の押しつぶしを促す場合
ゼリー粥		<飯粒がなく均質なゼリー状> ・すくうとそのままの形を保っている ・傾けると比較的容易にスプーンから落ちる ・スプーンで押すと小片に崩れる	・若干の食塊保持力があり舌の押しつぶしを促す場合
つぶし全粥		<離水していない粥を潰した状態> ・スプーンで押しても飯粒同士が容易に分離しない	・ある程度の送り込み力があり食塊形成や複雑な舌の動きを促す場合
つぶし軟飯		<やわらかく炊いたご飯を潰した状態> ・スプーンで押しても飯粒同士が容易に分離しない	・ある程度の押しつぶし力や送り込み力があり歯・歯ぐきでのすりつぶしを促す場合
副食			
まとまりペースト		<粒がなく均質な状態> ・すくって傾けても容易に落ちない ・スプーンで押した形に変形し混ぜるとなめらかなペーストになる	・若干の送り込み力があり舌の押しつぶしを促す場合
ムース		<粒がなく均質な状態> ・すくって傾けるとゆっくり落ちる ・スプーンで切り分けることができ切断面は角ができる	・若干の食塊保持力があり舌の押しつぶしを促す場合
まとまりマッシュ		<粒がある不均質な状態> ・すくって傾けても容易に落ちない ・スプーンで押すと粒同士が分離せずまとまっている	・ある程度の食塊形成力と送り込み力があり複雑な舌の動きを促す場合
軟菜		<食材の形を保った状態> ・食材をそのままスプーンで容易に切れる程度までやわらかくした状態	・ある程度の押しつぶし力があり歯・歯ぐきでのすりつぶしを促す場合

[日本摂食リハビリテーション学会：発達期摂食嚥下障害児(者)のための嚥下調整食分類2018. https://www.jsdr.or.jp/wp-content/uploads/file/doc/formuladiet_immaturestage2018.pdf より引用・改変]

2) 胃食道逆流症

　胃食道逆流(gastroesophageal reflux；GER)は胃内容物の食道への逆流であり，胃食道逆流症(gastroesophageal reflux disease；GERD)は，GERにより生ずる胸やけ，反芻運動，喘鳴，咳嗽などの不快な症状や，食道炎，反復性肺炎，貧血，摂食拒否，無呼吸発作などの合併症を伴う場合である．GERDは重症児の上部消化管障害のなかで頻度が高い．特に，重心児では，中枢神経や筋緊張の異常，高度の側弯，消化管運動の異常など，さまざまな因子により難治性のGERDを併発し，経腸栄養管理や胃瘻栄養管理が必要となることが多い．食事内容や摂取方法の工夫，体位や姿勢の保持，薬物療法の詳細については第6章 B-1 胃食道逆流症に譲り，本項では，GERDの経腸栄養管理や胃瘻栄養管理について概説する．

・少量頻回注入

　1日の摂取エネルギーは変更せずに，1回注入量を減量し，注入回数を1～2回増やすことで，GERに伴う嘔吐，逆流の軽減をはかる．栄養剤の変更はないので，在宅でも手軽に試行できるが，注入回数の増加に伴う介助者の負担にも配慮が必要である．なお，小児では成人に比べ，水分必要量が多く，経腸栄養剤からの水分摂取とは別に十分量の水分投与も必要とする．経腸栄養剤と水分の投与を同時に行うと1回注入量が増えてしまい，GERDの悪化にもつながる．水分を経腸栄養剤投与の前に行い，両者を分けて注入することで1回注入量を調節するとよい．

・栄養剤の半固形化・固形化

　半固形と固形について明確な言葉の定義はなく，一般に栄養剤をゲル化して容器から取り出しても形

が崩れないものを固形，それ以外の粘度をつけたものを半固形として使っていることが多い．以下，両者を区別せず，半固形化として扱う．栄養剤半固形化の利点として，胃食道逆流の軽減，肺炎発症の減少，注入時間の短縮，便性状の安定化，胃瘻栄養管理では瘻孔からの栄養剤リークの改善などが知られている．

半固形流動食には，半固形化剤として，寒天，ゼラチン，ペクチン，全卵などの食材を用いる方法(図5)，市販の半固形化剤を用いる方法，食事をブレンダーなどで半固形化したミキサー食(図6，図7，第9章 B 静脈栄養の図1)などがある．半固形化栄養剤はすでに半固形化された状態で市販されている栄養剤である．医薬品として処方できるラコール® NF配合経腸用半固形剤(大塚製薬)以外は，食品に分類される栄養剤である．半固形流動食の多くは，胃瘻から注入されるが，経鼻胃管からの注入が可能な栄養剤として，液状半固形化剤である REF-P1®(ジャネフ)，液体の濃厚流動食品であるハイネイーゲル®(大塚製薬)がある．近年，小児の胃瘻栄養においても，栄養剤に含まれない栄養素(セレン，ヨウ素，カルニチンなど)の補給や家族と同じ食事を食べられるという利点から，ミキサー食注入が行われるようになってきている[13]．胃瘻からミキサー食を投与する場合，胃瘻デバイスのつまりや逆流防止弁の破損を防ぐため，より太い胃瘻チューブを体格にあわせて用いる．重症児では，14〜16 Fr の胃瘻ボタンを使うことが多いが，実際の使用には問題がない．ミキサー食注入では，液状栄養剤注入に伴う著明な血糖変動(ダンピング様症状)の改善も期待される(図8)．

・十二指腸・空腸栄養

ED チューブを使用する場合，チューブを経鼻的に挿入し，先端を十二指腸または空腸に留置する．難治の GERD のために経鼻胃管を嘔吐する例では，その適応を検討する．持続注入を必要とするため，拘束時間が長くなること，使用できる経管栄養剤の選択肢が少ないことに留意し，可能な限り短期間の使用にとどめる．ジェジュナルボタン・チューブを使用する場合，胃瘻と同様の瘻孔からチューブを挿入し，先端を十二指腸または空腸に留置する．腸瘻造設時の瘻孔からの腸液の漏れに比べて，皮膚障害が少なく管理しやすい．

3) 難治性の下痢

経腸栄養剤で経管栄養管理を行っている際，慢性的な下痢になることがある．下痢の原因として，不適切な注入速度や栄養剤の組成，栄養剤の浸透圧の問題などがある．また，絶食が続いた後の腸管吸収能低下や抗菌薬投与による腸内細菌叢の乱れにより，下痢を生じることもある．近年，プレ・プロバイオティクスとして，便性改善に対するさまざまな食品栄養剤や機能性食品が開発されている．食物繊維，腸内細菌とプロバイオティクスについての詳細は他項を参照されたい．

・栄養剤半固形化

前述した栄養剤半固形化の利点の1つに便性状の安定化が知られている．胃内容物に異常がなく，注入速度や栄養剤の浸透圧が適正であっても下痢が遷延するような例では，半固形化栄養剤やミキサー食が著効する場合がある．また，重症児では，便秘の管理に難渋する例が多く，重症児の便秘では，泥状から水様便でも自力では排便できず，連日のグリセリン浣腸を必要とする場合もある．このような下痢に対しても，栄養剤半固形化が有効なことがあり，ミキサー食導入後，緩下剤を増減し，適度な硬さの便性に保つことができる．

---

①あらかじめ液体栄養剤3缶 750 mL を湯煎しておく
↓
②水 100 mL に粉末寒天 4 g を入れ，よく混ぜてから火にかける
↓
③寒天水を沸騰させ，寒天をよく混ぜ溶解する
↓
④火を止めた寒天水に，湯煎した栄養を混ぜる
↓
⑤投与容器に分けて冷蔵庫に保管，凝固させる

図5 液体栄養剤の寒天による固形化
寒天濃度は水分量に対し 0.4〜0.5％ が適当

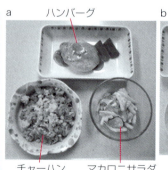

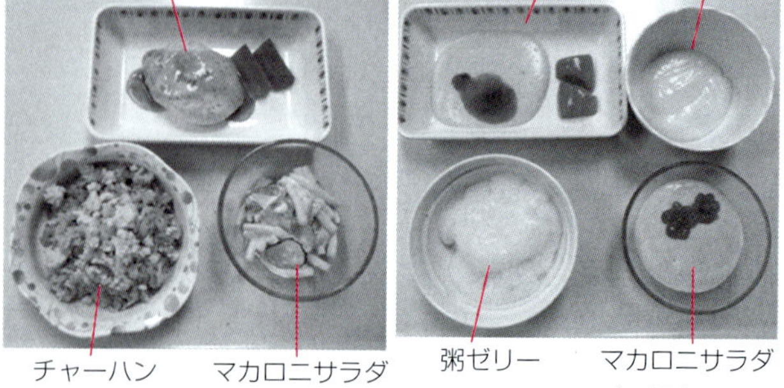

図6 常食(a)とミキサー食(b)

・消化態栄養剤，成分栄養剤

　消化態栄養剤，成分栄養剤は，消化吸収機能の障害がある場合に適応となり，短腸症候群，吸収不良症候群，慢性炎症性腸疾患，消化管術後などに使用される．重症児でも，腸管吸収能が低下している際には，その使用を考慮する場合がある．消化態栄養剤として，ペプチーノ®（テルモ）やペプタメン® スタンダード（ネスレ），ツインライン® NF配合経腸用液（大塚製薬）などがあり，浸透圧が調整された食品栄養剤もある．消化管への刺激が少ない一方，長期間の使用により腸管機能が低下する危険性についても留意する．また，原因不明の湿疹，下痢などに食物アレルギーが関与していることがあり，成分栄養剤（エレンタール®：EAファーマ）の投与を考慮する場合がある．成分栄養剤では，脂質をほとんど含有しないため，必須脂肪酸欠乏に注意する．食物アレルギーへの対応については他項を参照されたい．

4 薬との関係・相互作用

1）電解質異常

　重症児では，電解質異常をきたすことがまれではない．ナトリウム摂取量の不足や発熱性急性疾患，流涎や胃液の大量破棄によるナトリウム喪失により，容易に低ナトリウム血症をきたす．また，抗てんかん薬の副作用として，カルバマゼピン内服に伴う抗利尿ホルモン不適切分泌症候群（syndrome of inappropriate secretion of antidiuretic hormone；SIADH），バルプロ酸内服に伴うSIADH，低ナトリウム血症，低リン血症（Fanconi症候群）があり留意する必要がある．

2）カルニチン欠乏症

　カルニチン欠乏症は，意識障害，けいれん，横紋筋融解症，脳症，頻回嘔吐，精神・運動発達の遅滞，心肥大・心筋症・心機能低下および突然死（あるいはその家族歴）など重篤な症状を呈する．抗てんかん薬（バルプロ酸）やピボキシル基含有抗菌薬（メイアクト®，トミロン®，オラペネム® など）の服用やカルニチンを含有していない経腸栄養剤の使用，完全静脈栄養などにより，カルニチン欠乏をきたすことはまれではない．標準的なカルニチン補充療法の用法・用量[14]を次に示す．

---

①カルニチンを含まない中心静脈栄養（total parenteral nutrition；TPN），経腸栄養剤への補充
・TPNへの補充（新生児，手術後の栄養管理など）
　2〜5 mg/kg/日（必ず静注剤を使用）
・経腸栄養剤への補充（重症心身障害者，高齢者の経管栄養による栄養管理など）
　10〜30 mg/kg/日（基本的に内用液剤を使用）
②バルプロ酸の副作用の予防や治療
・予防的投与（リスクファクターのない小児など）
　10〜20 mg/kg/日 あるいは 100〜300 mg/日
　250 mg〜750 mg/日（成人）
③ピボキシル基含有抗菌薬投与による低血糖発作など
・経口投与可能な場合
　40〜60 mg/kg/日（臨床症状や血清遊離カルニチン値が正常値になるまで）

日本小児科学会：カルニチン欠乏症の診断・治療指針

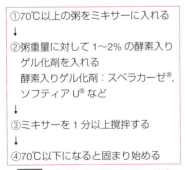

図7 粥ゼリー（ミキサー粥）（図6b）作成方法

①70℃以上の粥をミキサーに入れる
↓
②粥重量に対して1〜2％の酵素入りゲル化剤を入れる
　酵素入りゲル化剤：スベラカーゼ®，ソフティアU® など
↓
③ミキサーを1分以上撹拌する
↓
④70℃以下になると固まり始める

ベタツキの原因であるでんぷんをα-アミラーゼが分解することにより，ミキサー粥やでんぷん食品の付着性が改善され食べやすくなる

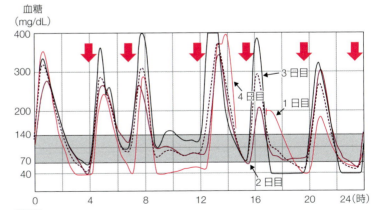

図8 持続血糖モニターによる血糖測定結果

12歳女児．先天異常症候群，気管軟化症，精神遅滞，発育不全，食道閉鎖C型根治術後，気管切開術後，胃瘻造設・噴門形成術後．著明な低血糖からダンピング様症状が疑われており，小児用経腸栄養剤（アイソカル®ジュニア）に寒天を添加した固形化栄養剤を投与していた（注入開始時を➡で示す）．栄養剤6回投与中すべてで著明な血糖変動を認めた．連続72時間の血糖測定を行い，実線がそれぞれ1日目，2日目，3日目の血糖値を，波線がそれらの平均値を示す

2016. 2016. https://www.jpeds.or.jp/modules/news/index.php?content_id＝245 より一部引用．

5 栄養療法の評価

　評価項目として最も重要なものは体重の増減である．栄養評価は定期的に反復して行う必要があり，摂取エネルギーが適しているかどうかを検討する．重症児では，NST介入が遅れがちであり，行政，保健所，学校などと地域連携し，可能な限り早期介入に努める．

❖ 文　献
1) 日本重症心身障害福祉協会：平成26年度全国重症心身障害児施設実態調査の主要病因分類調査．
2) 日本重症心身障害福祉協会：重症心身障害療育学会．大島分類．http://www.zyuusin1512.or.jp/gakkai/ooshimabunrui.htm（アクセス日：2018年3月28日）
3) 日本重症心身障害福祉協会：重症心身障害療育学会．横地分類．http://www.zyuusin1512.or.jp/gakkai/yokochibunrui.htm（アクセス日：2018年3月28日）
4) 鈴木　康ほか：超重症児の判定について　スコア改訂の試み．日本重症心身障害学会誌 2008；33：303-309．
5) 口分田政夫ほか：重症心身障害児の栄養管理．静脈経腸栄養 2012；27：1175-1182．
6) Waterlow JC：Classification and definition of protein-calorie malnutrition. Br Med J 1972；3：566-569.
7) 渡邉誠司：重症心身障がい児の栄養評価：身体計測－下腿計測による身長とBMI推測の妥当性．臨床栄養 2015；127：12-13．
8) 奥村啓子ほか：びわこ学園医療福祉センター野洲での安静時エネルギー消費量測定．日本重症心身障害学会誌 2011；36：449-456．
9) ASPEN Board of Directors and the Clinical Guidelines Task Force：Guidelines for the use of parenteral and enteral nutrition in adult and pediatric patients. JPEN 2002；26：1SA-138SA.
10) 児玉浩子：各種経腸栄養剤の特徴と選択法．小児内科 2015；47：1927-1930．
11) 田角　勝：小児の摂食嚥下障．MEDICAL REHABILITATION 2017；212：205-210．
12) 日本摂食リハビリテーション学会：発達期摂食嚥下障害児（者）のための嚥下調整食分類2018．https://www.jsdr.or.jp/wp-content/uploads/file/doc/formuladiet_immaturestage 2018.pdf（アクセス日：2018年3月28日）
13) 高見澤　滋ほか：ミキサー食を用いた半固形食短時間摂取法を行った胃瘻患者66例の検討．日本静脈経腸栄養学会誌 2015；30：1158-1163．
14) 日本小児科学会：カルニチン欠乏症の診断・治療指針2016．2016．https://www.jpeds.or.jp/modules/news/index.php?content_id＝245　アクセス日：2018年3月28日）

［羽鳥麗子・櫻井隆司］

M 異常妊娠が胎児・新生児に及ぼす影響
the effects of complicated pregnancies on the fetus and neonate

ポイント

- 近年，新たな概念としてのDOHaD（developmental origins of health and disease）説が注目されている．これは，胎内環境と遺伝子の相互作用によるエピジェネティクスの変化が児の予後に重要な影響を与えるとする学説である．
- 胎内環境に影響を及ぼす異常妊娠の代表として，妊娠高血圧症候群（hypertensive disorders of pregnancy；HDP），妊娠糖尿病（gestational diabetes mellitus；GDM）があげられるが，現代の日本の若年女性における「やせ」の増加によって，妊婦の低栄養が問題となっている．
- HDPからの子宮胎盤循環不全は胎児期に慢性的な低栄養をもたらし，出生した児の将来的な生活習慣病の発症リスクに関与する．
- GDMは周産期合併症を増加させ，妊娠初期（器官形成期）の高血糖は，胎児の形態異常を生じさせる可能性がある．また，出生した児の将来的な生活習慣病の発症リスクを増加させるため，短期〜長期にわたる合併症のフォローが必要である．

I 妊娠時の母体栄養のあり方

妊娠時・授乳時の母体の食生活は，児にとって初期段階の栄養形態となる．特に近年，胎児期の栄養が，成人後の健康状態に影響を及ぼすとする概念からも，妊娠前〜妊娠中の適正な栄養管理が必要である．厚生労働省による妊産婦の食生活指針として「妊産婦の食事バランスガイド」[1]も配布され，食事の望ましい量や組み合わせが提示されている．

a 妊娠中の体重増加

妊娠中の体重増加については，母体体脂肪の生理的増加（3〜4kg），胎児（2.5〜3.5kg），羊水（0.5kg），胎盤（0.5kg），子宮筋（1.0kg），母体循環血液量の増加分（1.5〜2L）を考慮すると，非妊時標準体格の妊婦では9〜12kgの体重増加が望ましいと考えられる．

b エネルギー摂取基準

妊娠中のエネルギー摂取基準は，非妊時の女性の身体活動レベルI（生活の大部分が座位）で1,650〜1,750 kcal，レベルII（座位中心だが，立位での作業，軽いスポーツなどを含む）で1,950〜2,000 kcal，レベルIII（移動や立位の多い仕事，活発な運動習慣）で2,200〜2,300 kcalに加え，妊婦では初期：非妊時＋50 kcal，中期：非妊時＋250 kcal，末期：非妊時＋500 kcal，授乳婦：非妊時＋450 kcalの付加を基準とする．

c 現代の問題

1980年代以降，わが国においては若年女性，特に20歳代女性の「やせ」（BMI 18.5以下）傾向が著しく進展しており，浜松市における妊婦の食事調査においてもエネルギー摂取不足があきらかとなった[2]．また，わが国では2,500 g以下の低出生体重児が増加しており，その原因の1つとして，妊婦のエネルギー摂取不足に伴う胎児期低栄養を引き起こす可能性も危惧される．一方で，「肥満」もGDMやHDPを発症するリスクを高める．近年，新たな概念としてDOHaD説が注目されている[3]．これは，母体環境（受精周辺期〜乳幼児期）を起源とし，その環境と遺伝子の相互作用によって生じるエピジェネティクスの変化が，メタボリックシンドロームや精神疾患を引き起こすとする学説であり，胎内環境が児の予後に影響を与える重要な要素であると位置づけている．母体を通した胎生期の栄養を見直すことは，児の将来的な疾患予防という点においても重要であることを念頭に母体栄養を考える必要がある．

II 妊娠高血圧症候群

ⓐ 疾患の概念[4]

1 定義と概要

　妊娠高血圧症候群（HDP）は，妊娠20週以降，分娩12週までの間に高血圧を認め，蛋白尿や母体の臓器障害（腎障害，肝障害，脳神経障害，血液凝固障害），子宮胎盤機能不全（胎児発育不全，臍帯動脈血流波形異常，死産）などの症状が単なる妊娠の偶発合併症によらないものをいう．高血圧が妊娠前あるいは妊娠20週までに存在する高血圧合併妊娠も含む．

2 原因と病態

　原因の1つとして，妊娠初期に何らかの機序により胎盤絨毛細胞の浸潤障害があり，子宮らせん動脈のリモデリング不全と胎盤形成不全が生じることで，妊娠中期以降に子宮胎盤血流量が適正に増加しないことが関与する．妊娠20週以降となり，増大した胎児や胎盤が相対的に酸素不足となると，胎盤絨毛細胞の虚血・再環流に伴い酸化ストレスなどにさらされた絨毛細胞からは各種の血管増殖因子やサイトカインなどが母体血中に放出され，全身の血管内皮細胞の障害を惹起し，各種臓器に特異的な症状〔高血圧，腎機能障害（蛋白尿），肝機能障害〕，胎児発育不全などを呈する．

3 病型分類

1) 妊娠高血圧腎症（preeclampsia；PE）

　妊娠20週以降に初めて高血圧を発症し，以下の症状を伴い，分娩12週までに正常に復する場合．
①蛋白尿を伴うもの．
②蛋白尿を認めなくても肝腎機能障害，脳卒中，神経障害（間代性けいれん・子癇・一次性頭痛を除く頭痛など），血液凝固障害〔血小板減少・播種性血管内凝固（disseminated intravascular coagulation；DIC）・溶血〕を伴う場合，もしくは子宮胎盤機能不全（胎児発育不全，臍帯動脈血流波形異常，死産）を伴う場合．

2) 妊娠高血圧（gestational hypertension；GH）

　妊娠20週以降に初めて高血圧を発症し，分娩12週までに正常に復する場合で，かつ PE の定義にあてはまらないもの．

3) 加重型妊娠高血圧腎症（superimposed preeclampsia；SPE）

①高血圧が妊娠前/妊娠20週までに存在し，妊娠20週以降に蛋白尿，もしくは基礎疾患のない肝腎機能障害，脳卒中，神経学的障害，血液凝固障害，または子宮胎盤機能不全を伴う場合．
②高血圧または蛋白尿が妊娠前あるいは妊娠20週までに存在し，妊娠20週以降に増悪する場合．

4) 高血圧合併妊娠（chronic hypertension；CH）

　高血圧が妊娠前/妊娠20週までに存在し，SPEを発症していない場合．

4 症状と診断

　高血圧と蛋白尿が診断基準に含まれる．しかし，蛋白尿の多寡による重症分類は行わない．
①高血圧の診断：収縮期血圧140 mmHg 以上，拡張期血圧 90 mmHg 以上．
②蛋白尿の診断：24時間尿 300 mg/日以上，随時尿で蛋白/クレアチニン（P/C）比が 0.3 mg/mg・CRE 以上．
③重症の基準：収縮期血圧 160 mmHg 以上，拡張期血圧 110 mgHg 以上の場合，または妊娠高血圧腎症に伴い母体の臓器障害または子宮胎盤機能不全を認める場合．

5 治療[5]

　HDPの治療の基本は妊娠の終了である．胎児が未熟で妊娠の終了ができない場合には第一選択として安静と食事療法を行う．安静と食事療法にもかかわらず症状の増悪を認める場合は，薬物療法が選択される．降圧薬としては，妊娠20週未満でメチルドパ（アルドメット®），ラベタロール（トランデート®），ヒドララジン（アプレゾリン®），妊娠20週以降では3剤に加え徐放性ニフェジピン（アダラート®）が推奨される．高血圧緊急症や，経口薬で降圧不良の場合など，緊急に降圧が必要と考えられる場合は静注薬〔ニカルジピン（ペルジピン®），ヒドララジン（アプレゾリン®），ニトログリセリン（ミリスロール®）〕を用いる．妊婦に対してアンジオテンシン変換酵素（angiotensin converting enzyme；ACE）阻害薬，アンジオテンシンⅡ受容体拮抗薬（angiotensin II receptor blocker；ARB）は使用しない．血圧の目標は160〜140/110〜90 mmHgとし，急激な血圧降下を避ける．

　これらの治療にもかかわらず，症状や検査値が警戒域を超えて持続的に増悪する場合には，本疾患の

唯一根本的な治療法として妊娠の終了(分娩)が選択されるべきであるが，その時期および方法の選択にあたっては，母体の症状と胎児の成熟度やwell-beingを総合的に勘案して判断する．

子癇発作時には，抗けいれん薬〔MgSO₄(マグネゾール®)，ジアゼパム(ホリゾン，セルシン®)，フェニトイン・フェノバルビタール(アレビアチン®)など〕を静注または点滴静注で投与し，気道確保，酸素投与を行う．症状により脳卒中との鑑別を必要とする．投与量，投与方法は症状に応じて選択する．なお，急激な血圧の上昇や視力異常などいわゆる子癇発作の前兆がみられる場合，硫酸マグネシウム投与により子癇発症が有意に予防できたとする報告がある．DICなど特殊な場合には，新鮮凍結血漿，アンチトロンビン製剤などの凝固因子補充のうえ，抗DIC療法を行う．

6 予　後

通常は妊娠の終了とともに母体の高血圧や蛋白尿は軽快し分娩後12週までに消失する．分娩後3か月を経過しても高血圧や蛋白尿が消失しない場合は基礎疾患の有無を検索する．

b 栄養のあり方・食事療法

1 栄養のあり方

肥満は高血圧の要因となるが，妊娠中の体重増加と子宮胎盤機能不全を有するHDP重症化との相関はない．過度の体重抑制はむしろ低栄養に起因する胎児発育不全(fetal growth restriction；FGR)の原因ともなる．

2 食事療法

エネルギー摂取基準としては非妊時のBMIが24以下の場合は(30 kcal×標準体重)＋200 kcal/日，BMI 24以上の場合は30 kcal×標準体重 kcal/日とする．塩分摂取に関しては7〜8 g/日と極端な塩分制限はしない．水分摂取は乏尿や肺水腫の場合には前日の尿量に500 mLを加えた量に制限するが，それ以外では制限せず，口渇を感じない程度に摂取する．たんぱく摂取量は身長から計算した標準体重(kg)あたり1.0 g/日を基準とする．動物性脂肪と糖質は制限し，高ビタミン食とする．

3 薬物との関係

安静と食事療法にもかかわらず症状の増悪を認める場合は，薬物療法が選択される．薬物療法は，そのほとんどの場合がHDPの病態そのものを改善しないため，胎児が胎外生活できないほど未熟であり，やむを得ず妊娠を継続する場合に，母体生命の危険を回避するためのものである．

4 胎児・新生児に及ぼす影響

子宮胎盤血流量が相対的に不足した胎児は，子宮内環境に適応して体格を小さくして頭部への血流を増加させる結果，頭部の発育は正常で駆幹の発育が抑制されたasymmetrical FGR(非対称性胎児発育不全)となる．FGRの状態が亢進すると胎児腎血流は減少し，羊水過少となり，最終的には発育停滞から胎内死亡へと進行する．したがって，羊水過少の悪化や発育停滞が2週間以上持続する場合には，ターミネーション(妊娠の終結)とし胎外治療に移行する．

近年の疫学研究から，胎児期あるいは新生児期に低栄養にさらされた児は成人後に肥満，高血圧，糖代謝異常，脂質代謝異常などいわゆる成人病を高頻度に発症することがあきらかにされた．一方では，FGRとして出生した新生児に過栄養を与えて過度に肥満させると，小児期の肥満や糖代謝異常が高率に発症するとの報告もある．このように，やむを得ず早期に娩出せざるを得ない胎児や新生児の栄養管理のあり方はいまだ確立されておらず，今後の研究が期待される．

III 妊婦の糖代謝異常

a 疾患の概念[6]

1 定義と概要

妊娠中に取り扱う糖代謝異常には，①妊娠糖尿病(gestational diabetes mellitus；GDM)，②妊娠中のあきらかな糖尿病(overt diabetes in pregnancy)，③糖尿病合併妊娠(pregestational diabetes mellitus)の3つがある．GDMは，「妊娠中にはじめて発見または発症した糖尿病に至っていない糖代謝異常である」と定義され，妊娠中のあきらかな糖尿病，糖尿病合併妊娠は含めない．

診断基準を次に示す[6].

<診断基準>
① 妊娠糖尿病(GDM)

75 g OGTT において次の基準の1点以上を満たした場合に診断する.
・空腹時血糖値≧92 mg/dL（5.1 mmol/L）
・1時間値≧180 mg/dL（10.0 mmol/L）
・2時間値≧153 mg/dL（8.5 mmol/L）

② 妊娠中のあきらかな糖尿病(overt diabetes in pregnancy)

以下のいずれかを満たした場合に診断する.
・空腹時血糖値≧126 mg/dL
・HbA1c 値≧6.5%

ただし，随時血糖値≧200 mg/dL あるいは 75 g OGTT で2時間値≧200 mg/dL の場合は，妊娠中のあきらかな糖尿病の存在を念頭におく.

③ 糖尿病合併妊娠(pregestational diabetes mellitus)
・妊娠前にすでに診断されている糖尿病
・確実な糖尿病網膜症があるもの

妊娠中，特に妊娠後期は妊娠による生理的なインスリン抵抗性の増大を反映して糖負荷後血糖値は非妊時よりも高値を示す．このため，分娩後は改めて非妊時の「糖尿病の診断基準」に基づき再評価することが必要である．

2 胎児・新生児に及ぼす影響

高血糖に起因するケトアシドーシスや血管障害や非妊時と同様である．妊娠に特有の症状としては母体の合併症として，流産・早産頻度の上昇，妊娠高血圧症候群合併率の上昇，羊水過多，巨大児による難産などがあり，胎児合併症として，胎児機能不全，胎児死亡，巨大児，FGR，肩甲難産による骨折などがある．特に，妊娠初期（器官形成期）の高血糖は胎児の形態異常の原因となるので妊娠前からの厳重な血糖管理が重要である．新生児合併症としては，新生児低血糖症，高ビリルビン血症，低カルシウム血症，多血症，新生児呼吸窮迫症候群(infant respiratory distress syndrome；IRDS)，肥大型心筋症などがある．

3 治 療

糖尿病合併妊娠も妊娠糖尿病も管理方針はほぼ同じである．
① 血糖コントロール目標：食前血糖値 95 mg/dL 以下，食後2時間値 120 mg/dL 以下，HbA1c 正常範囲（NGSP）4.7～6.2%.
② 妊娠前の管理：血糖コントロール不良の場合は避妊を指導し，コントロールが良好になってから妊娠を許可する．経口糖尿病薬はインスリンに変更する．
③ 自己血糖測定：原則として1日7回（毎食前食後2時間および就寝前）の血糖自己測定を妊娠全期間にわたって行う．HbA1c 値を併用して血糖コントロールの良否を評価する．
④ インスリン療法の適応：食事療法のみでは上記の血糖値の目標を達成できない場合は，インスリンを用いる．投与の目安は，食後の高血糖を抑えるために食前30分に速効型インスリンあるいは食直前に超速効型インスリンを皮下注射する．インスリン基礎分泌を補う必要がある場合は，中間型インスリンを就寝前1回あるいは朝食前と就寝前の2回以下注射する．

4 予 後

GDM 妊婦は2型糖尿病になりやすいので分娩後も定期的に耐糖能をフォローアップする．近年の研究で，母体の GDM により出生した児が将来的にメタボリックシンドロームや2型糖尿病のハイリスクになるということがあきらかになった[7]．GDM を適切に治療することで次世代の健康が改善することと，GDM 妊婦の将来の2型糖尿病の罹患率を低下させることは予防医学としても重要である．

ⓑ 栄養のあり方・食事療法

1 栄養のあり方

妊婦として必要にして十分な栄養を摂取させる．過度のエネルギー制限は行わない．

2 食事療法

摂取エネルギー算定法の基準は，標準体重×25～30 kcal を基本とし，非肥満妊婦では健常妊婦の必要エネルギー付加を，肥満妊婦にはエネルギー付加は行わない．

3 薬物との関係

経口糖尿病薬は胎児に対する安全性が確立されていないので妊婦には用いない．食事療法で血糖コントロールが達成できない場合はインスリン療法を行う．また，低血糖防止のために本人および家族への指導を徹底する．

4 栄養療法の評価

血糖自己測定値および HbA1c 値にて食事療法およびインスリン療法の適否を評価する．食後の血糖値が高い場合には分割食の実施も考慮する．

❖ 文　献

1) 厚生労働省：妊産婦のための食生活指針．2006．
2) 幸村友季子：妊娠時の母体低栄養と児の発達への影響－DOHaD の視点からみたわが国における妊婦のエネルギー摂取の実際とその影響および対策．産科と婦人科 2017；84：1167-1171．
3) Itoh H, et al.：Developmental Origins of Health and Diseases（DOHaD）：Perspective Toward Preemptive Medicine. In：Konishi I（eds）：Precision medicine in gynecology and obstetrics, Comprehensive Gynecology and Obstetrics. Springer Singapore, 2017：237-250.
4) 関　博ほか：妊娠高血圧症候群の up to date．日本産科婦人科学会雑誌 2018；70：1138-1163．
5) 日本妊娠高血圧学会（編集）：妊娠高血圧症候群の診療指針 2015，第 2 版．メジカルビュー社，2015．
6) 日本糖尿病学会（編集）：糖尿病診療ガイドライン 2016．南江堂，2016．
7) Clausen TD, et al.：Overweight and the metabolic syndrome in adult offspring of women with diet-treated gestational diabetes mellitus or type 1 diabetes. J Clin Endocrinol Metab 2009；94：2464-2470.

［松家まどか・伊東宏晃］

N 低出生体重児
low birth weight infant

ポイント

- 低出生体重児には早産児と子宮内発育不全児があり，それぞれの栄養代謝をふまえた栄養管理が必要である．
- 特に子宮内環境によるエピジェネティクス変化を生じた子宮内発育不全児は出生後の成人病発症のリスクとなる．

a 疾患の概念

1 定義と概要

低出生体重児(low birth weight infant；LBWI)は出生体重2,500 g未満の児と定義され，近年の周産期医療の進歩に伴い，出生体重1,500 g未満の極低出生体重児(very low birth weight infant；VLBWI)，1,000 g未満の超低出生体重児(extremely low birth weight infant；ELBWI)の生存率は著しく改善している．VLBWIやELBWIに対する栄養管理の目的は胎児期と同等の適切な成長と発達を得ることであるが，出生後に十分なたんぱく質もしくはエネルギーの供給を継続することはむずかしく，子宮外発育不全(extrauterine growth restriction；EUGR)となるリスクが高い．EUGRは一般的に，退院時か出産予定日の身体計測値が基準値の10パーセンタイル，あるいは−2 SD(standard deviation)を下回る場合と定義される．

2 原因と病態

多くの先進国において，早産に伴う未熟性がLBWIのおもな原因であるが，発展途上国では低栄養による子宮内発育不全(intrauterine growth restriction；IUGR)の結果としてのLBWIが多い．わが国では，若年女性のやせ願望による栄養摂取不足，出産年齢の高齢化に伴い，LBWIの割合が出生全体の10%近いという特殊な状況にある．IUGRを伴い出生したSGA(small for gestational age)児では，胎児期よりグリコーゲンや脂肪の蓄積が不足し，低血糖に陥りやすく，体重あたりのエネルギー必要量も多い．一方，胎児期にIUGRとなるような胎盤機能不全が存在していた場合，代償機構としてbrain sparing effectとよばれる血流再配分が生じる．つまり重要臓器である脳，心臓，副腎の血流を増加させる一方で，消化管の臓器血流が犠牲となる．IUGRを伴う早産児では，消化管の形成や機能に影響を受けた結果，蠕動不良，不耐症(feeding intolerance)，胎便関連腸閉塞や壊死性腸炎(necrotizing enterocolitis；NEC)のリスクが上がる．

3 症状・所見

胎児は分娩直前まで胎盤〜臍帯静脈を介して母体から一定の「静脈栄養」を受けているが，早産児では栄養の蓄積が十分でない時期に供給が遮断されてしまうため，出生直後はnutritional emergencyともいえる．また，早産児は代謝活性の高い臓器(脳，心臓，肝臓，腎臓)の体組成に占める割合が高いため必要エネルギー量が高く，さらに出生後におかれた医学的環境，循環不全，低酸素，感染，ストレスや使用薬剤により必要栄養量が増加する．臓器発達にとって重要なこの時期にたんぱく質やエネルギー供給不足があると，構造および機能に不可逆的な影響を残す可能性がある．

4 予後

成人病胎児起源説(fetal origins of adults disease)とはBarkerらにより提唱され，大規模な疫学研究結果から低出生体重となるような子宮環境にさらされることで規定された，胎児プログラミング(thrifty phenotype＝倹約型体質)が成人期のメタボリックシンドローム(metabolic syndrome；MetS)発症の起源とする学説である．今日では胎児期だけでなく出生後の発達期も含め，環境と遺伝子の相互作用により生

表1 胎児発育獲得のための低出生体重児におけるたんぱく，エネルギー必要量

体重（g）		500〜700	700〜900	900〜1,200	1,200〜1,500	1,500〜1,800	1,800〜2,000
胎児体重増加（g/日）		13.0	16.0	20.0	24.0	26.0	29.0
胎児体重増加（g/kg/日）		21.0	20.0	19.0	18.0	16.0	14.0
たんぱく質（g/kg/日）							
喪失量		1.0	1.0	1.0	1.0	1.0	1.0
成長（蓄積量）		2.5	2.5	2.5	2.4	2.2	2.0
必要量	経静脈栄養	3.5	3.5	3.5	3.4	3.2	3.0
	経腸栄養	4.0	4.0	4.0	3.9	3.6	3.4
エネルギー（kcal/kg/日）							
喪失量		60	60	65	70	70	70
安静時消費量		45	45	50	50	50	50
その他の消費量		15	15	15	20	20	20
成長（蓄積量）		29	32	36	38	39	41
必要量	経静脈投与	89	92	101	108	109	111
	経腸投与	105	105	119	127	128	131
たんぱく質/エネルギー（g/100 kcal）							
経静脈栄養		3.9	3.8	3.5	3.1	2.9	2.7
経腸栄養		3.8	3.7	3.4	3.1	2.8	2.6

[Ziegler EE：Meeting the nutritional needs of the low-birth-weight infant. Ann Nutr Metab 2011；58 Suppl 1：8-18. をもとに作成]

じたエピジェネティクス変化が影響を及ぼすという概念がDOHaD（developmental origins of health and disease）として広く知られるようになった．これまで早産出生に限定しない検討では，SGAでの出生に過度なcatch-up growthが加わることが成人期の肥満や2型糖尿病発症リスクを高めるとされてきた．早産児についての最近のレビューでは，出生〜予定日もしくは修正12〜18か月までの体重増加は，成人期の血圧やMetS発症に影響を及ぼさず，幼児期以降の体重増加が将来のMetS発症の決定因子となるとされている[1]．早産出生全体についての大規模なシステマティック・レビューでは，正期産出生との間で成人期のMetS発症に相違を認めないと結論づけられているが[2]，インスリン抵抗性については早産児やVLBWIにおいて，小児期から成人期に至るまで有意に高いとされている．在胎週数や出生体重，IUGRの原因や程度により，出生前後の栄養代謝環境が大きく異なるため，早産，SGA児の成人期MetS発症について，VLBWIやELBWIに限定した研究などのより層別化したデータの集積が望まれる．一方，長鎖多価不飽和脂肪酸（long chain polyunsaturated fatty acids；LCPUFA），鉄，亜鉛，銅，ヨウ素，セレン，ビタミンA，コリン，葉酸といった栄養素の不足は身体発育には影響しないが，精神運動発達遅滞に関与することが示唆されている．EUGRや頭囲増加不良と神経発達予後不良との間には関連があり[3]，小児期や成人期まで影響が持続するとの指摘もある．

b 栄養のあり方・食事療法

1 栄養のあり方

1）エネルギー必要量

子宮内外では，特にエネルギー消費量，代謝要求量，栄養供給経路が大きく異なる．妊娠第三期全体における胎児の平均体重増加量は約15 g/kg/日であるが，妊娠24〜28週の〜20 g/kg/日から妊娠39〜40週の〜10 g/kg/日へと減少するため，胎児の栄養必要量は在胎週数により異なる[4]．早産児のエネルギー必要量はおよそ90〜115 kcal/kg/日とされているが[4]，母乳のエネルギー吸収率は85％程度なので，早産児における経腸栄養のエネルギー必要量は105〜130 kcal/kg/日程度となる（表1）[4]．呼吸循環症状をきたす急性期疾患や感染症，慢性肺疾患などの慢性疾患に罹患しているとエネルギー消費量が増加するので，追加のエネルギー供給が必要となる．

2）たんぱく質・アミノ酸代謝の特徴

早産児ではたんぱく異化亢進に伴う窒素の喪失を防ぐために1〜1.5 g/kg/日を必要とし，胎児期と同等の蓄積のためにはさらに高いたんぱく質供給を必要とする（ELBWIで4.0 g/kg/日）（表1）[4]．早産児におけるアミノ酸代謝の特徴として，肝機能の未熟性によりメチオニンからシステインやタウリンへ代謝

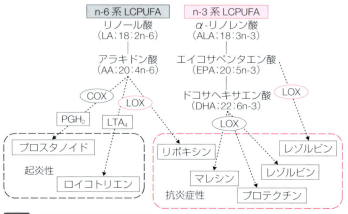

図1 長鎖多価不飽和脂肪酸（LCPUFA）と産生されるおもな脂質メディエーター

LOX：lipoxygenase，リポキシゲナーゼ
COX：cyclooxygenase，シクロオキシゲナーゼ
PGH$_2$：prostaglandin H$_2$，プロスタグランジン H$_2$
LTA$_4$：leukotriene A$_4$，ロイコトリエン A$_4$

する酵素，フェニルアラニンやチロシンを代謝する酵素の活性が低いため，フェニルアラニンやチロシンなど神経発達に悪影響を及ぼすアミノ酸濃度が高くなる可能性がある．また，必須アミノ酸以外にタウリン，システインを外部から摂取する必要もある．タウリンは胆汁酸の抱合や脂肪の吸収に作用しており，母乳にはこのタウリン，システインが多く含まれる．早産児の中心静脈栄養で使用されるプレアミン® Pは筋肉に直接取り込まれてたんぱく合成に使用される分枝鎖アミノ酸（イソロイシン，ロイシン，バリン）の配合比を高くしているのと同時に，上記の特徴に配慮したアミノ酸配合比となっている．

母乳のおもなたんぱく質はカゼインと乳清たんぱく質（ホエイ）からなり，ホエイはラクトアルブミン，ラクトフェリン，血清アルブミン，免疫グロブリン，リゾチームからなる．母乳中のおもなホエイはラクトアルブミンであり，カゼインの割合が少ないため胃酸の作用を受けるとやわらかい凝乳塊（milk curd）を形成し，胃内停滞時間が短い．人工乳ではラクトグロブリンがおもなたんぱく質で，硬いcurdを形成する．胃内でペプシンによる消化を受けた後は，十二指腸で膵蛋白分解酵素による分解を受け，小腸でこれらの酵素の活性化により，さらにアミノ酸まで分解され消化が進む．新生児期は膵蛋白分解酵素のトリプシン，キモトリプシンの活性が低いが，小腸絨毛膜刷子縁酵素の活性が高く，経口摂取されたたんぱく質の80％が吸収される．

3）脂質代謝の特徴

LCPUFAのうちリノール酸（linoleic acid；LA）とα-リノレン酸（α-linolenic acid；ALA）は，必須脂肪酸に分類されるため外部より摂取する必要がある．エイコサペンタエン酸（eicosapentaenoic acid；EPA）やドコサヘキサエン酸（docosahexaenoic acid；DHA）はALAから，アラキドン酸（arachidonic acid；AA）はLAから生合成される（図1）．胎児は経胎盤的にこれらの脂肪酸を受け取るが，約8割が妊娠最後の3か月間で行われる．この母児間脂肪酸輸送を受けることができずに出生する早産児は，DHAおよびAAの蓄積が不足している．中枢神経，特に網膜にはDHAが豊富であることからDHA不足は神経発達に影響し，AAは乳児期の成長と密接な関連があると考えられているが，母乳中にはこのDHAやEPA，AAが多く含まれている．

体重あたりのエネルギー必要量の多い早産児に対して，経腸的に脂質を供給することは重要であるが，早産児ではリパーゼ（舌由来 lingual リパーゼ，胃壁由来 gastric リパーゼ，胆汁酸依存性リパーゼ）活性や膵臓のホスホリパーゼA$_2$活性が低い，胆汁酸濃度が低いといった問題点がある．食餌として摂取した脂質のうち，成人は95％を吸収することができるが，新生児は85％，早産児は50％未満と低い．中鎖脂肪酸（medium chain triglycerides；MCT）の吸収は，胆汁酸やリパーゼがなくてもMCTの形で直接吸収されるか，細胞内リパーゼによって速やかに脂肪酸まで分解され，門脈を経て直接肝臓に入る．脂

質の代謝において，脂肪酸のβ酸化を行うためにはミトコンドリア内に輸送するためのカルニチンの作用が重要であるが，MCT はミトコンドリア内に移動する際もカルニチンを必要としない．そのため，低出生体重児用調製粉乳中の脂質は MCT 優位に作られている．

4）糖代謝の特徴

グルコースは新生児期の大脳にとって最も重要なエネルギー源であるが，早産児では体内に蓄積されるグリコーゲンが限られており，糖がエネルギー基質として重要な脳の占める割合が大きく，さらに糖新生に必要な脂肪の蓄積も少ないことからグルコースの必要量が高い．さらに組織でのインスリン利用効率が悪いため低血糖にも高血糖にも陥りやすいという特徴がある．特に ELBWI では生後数日間，カテコラミンなどのストレス反応性ホルモンの影響で内因性グルコース産生が増加することで，高血糖に陥ることもある．また，経静脈的なグルコースの過剰投与は肝機能障害を伴う脂肪変性を引き起こす可能性もある．グルコースから脂肪への変換はエネルギー非効率な過程で，エネルギー消費や酸素消費の増加，二酸化炭素産生の増加を伴う．

新生児が経腸的に利用するおもな糖類は乳糖であり，小腸粘膜上皮の乳糖分解酵素であるラクターゼ活性は在胎 26 週頃まで低値である．このため早産児は乳糖消化に不利であり，乳糖不耐症状をきたしやすく，低出生体重児用調製粉乳は正期産児用の一般調製粉乳より乳糖含有量が少ない．しかし，母乳栄養児は人工乳栄養児に比べて生後早期のラクターゼ活性が高く，早産児に対する母乳による早期経腸栄養開始は有意義であるといえる．ラクターゼ活性が低下していると，不消化の乳糖が下部消化管まで移行し，腸内細菌の作用で過剰な短鎖脂肪酸が産生され，腹部膨満や下痢の原因となる．

2 栄養療法

1）経腸栄養

早産児における full feeding 時の各栄養成分の経腸的推奨投与量の範囲を**表2**[5]に示す．吸啜，嚥下機能を獲得するのは妊娠 32〜34 週頃とされており，多くの早産児では経管栄養を必要とする．

・minimal enteral nutrition の重要性

ELBWI では腸管の未熟性や壊死性腸炎（necrotizing enterocolitis；NEC）のリスクを考慮し，慎重に進める必要がある．NEC の病因には腸管バリア機能の未熟性，腸内細菌叢の変化，過剰な腸管免疫反応が

表2 早産児における各栄養成分の経腸的推奨投与量

最小〜最大		kg/日	/100 kcal
水分量	mL	135〜200	
エネルギー	kcal	110〜135	
たんぱく質	g，体重1 kg 未満	4.0〜4.5	3.6〜4.1
たんぱく質	g，体重1〜1.8 kg	3.5〜4.0	3.2〜3.6
脂肪	g，MCT<40%	4.8〜6.6	4.4〜6.0
リノール酸	mg	358〜1,540	350〜1,400
αリノレン酸	mg	>55	>50
DHA	mg	12.0〜30	11.0〜27
AA	mg	18〜42	16〜39
炭水化物	g	11.6〜13.2	10.5〜12
ビタミンA	μgRE（1 μg＝3.33 IU）	400〜1,000	360〜740
ビタミンD	IU/日	800〜1,000	
ビタミンE（αトコフェロール等量）	mg	2.2〜11	2.0〜10
ビタミンK	mcg	4.4〜28	4.0〜25
L-アスコルビン酸	mg	11〜46	10〜42
ナイアシン	μg	380〜5,500	345〜5,000
葉酸	μg	35〜100	32〜90
パントテン酸	mg	0.33〜2.1	0.3〜1.9
コバラミン	μg	0.1〜0.77	0.08〜0.7
コリン	mg	8〜55	7〜55
ナトリウム	mg	69〜115	63〜105
カリウム	mg	66〜132	60〜120
クロール	mg	105〜177	95〜161
カルシウム	mg	120〜140	110〜130
リン	mg	60〜90	55〜8-
マグネシウム	mg	8.0〜15	7.5〜13.6
鉄	mg	2.0〜3.0	1.8〜2.7
亜鉛	mg	1.1〜2.0	1.0〜1.8
銅	μg	100〜132	90〜120
セレン	μg	5.0〜10	4.5〜9.0
マンガン	μg	<27.5	6.3〜25
フッ素	μg	1.5〜60	1.4〜59
ヨウ素	μg	11〜55	10〜50
クロミウム	ng	30〜1,230	27〜1,120
モリブデン	μg	0.3〜5	0.27〜4.5
サイアミン	μg	140〜300	125〜275
リボフラミン	μg	200〜400	180〜365
ピリドキシン	μg	45〜300	41〜273
ヌクレオチド	mg		<5
イノシトール	mg	4.4〜53	3〜48

[Agostoni C, et al.：Enteral nutrient supply for preterm infants：commentary from the European Society of Paediatric Gastroenterology, Hepatology and Nutrition Committee on Nutrition. J Pediatr Gastroenterol Nutr 2010；50：85-91. をもとに作成]

関与している．NEC 発症を恐れるあまり，経腸栄養の開始を遅らせ，増量を躊躇することによって経静脈栄養への依存度が増加する．一方，わが国では多くの施設で，早産児に対して生後 24 時間以内に 10〜20 mL/kg/日で経腸栄養を開始している（minimal enteral nutrition；MEN）．経腸栄養を進めることで消化管の成長や発達，局所の成長因子や消化管ホルモンの分泌を促進する．長期間の経腸栄養停止は消化管粘膜の萎縮，透過性の亢進などを引き起こし，消化管機能不全から二次性の消化管不耐症，bacterial translocation，NEC の原因となる．

・母乳栄養の利点

　早産児に対する母乳栄養の利点は数多く知られ，NEC，敗血症，慢性肺疾患，未熟網膜症など早産児特有の疾患に対する発症リスク低減効果がある．また，早産児では消化管の運動障害（dysmotility）や不耐症を呈する症例が散見され，母乳栄養が胃排泄を促進し full feeding までの期間を短縮するということも利点となる．これらの機序として，母乳中に含まれる分泌型 IgA，ラクトフェリン，オリゴ糖，サイトカイン，成長因子や細胞成分などのさまざまな生理活性物質が効果を発揮していると考えられている．さらに母乳栄養児では精神運動発達予後改善，視機能改善，全大脳あるいは大脳白質容量増加といった報告や，将来の肥満発症頻度の低下やインスリン抵抗性低減効果を有するとの報告もある．

・ドナーミルク

　自身の母親からの母乳入手が困難な場合，欧米ではドナーミルクが利用され，わが国でも一部の施設で運用が開始されている．提供者は感染症（HIV，CMV，肝炎ウイルス，梅毒）や毒物汚染（薬物，アルコール，たばこ）のスクリーニングを受ける．ドナーミルクは細菌やウイルス感染を防ぐため微生物学的なチェックを受け，62.5℃，30 分間で低温殺菌（pasteurization）される．pasteurization により微生物学的な安全性は担保されるが，酸化による不飽和脂肪酸およびビタミンの喪失，酵素や IgA，ラクトフェリンなどの免疫因子の不活化といった影響を受ける．近年では熱処理（heat treatment）によりこれらの欠点を補う方法も報告されている．システマティック・レビューにおいて，ドナーミルクを使用した早産児にでは低出生体重児用調製粉乳使用群と比べて NEC の発症率が低いなどの利点が報告されている[6]．わが国で従来行われてきた「もらい乳」（病棟で凍結保存した母乳を他児に使用すること）は，倫理面，CMV 感染リスクなどの微生物学的側面，保存・管理方法といった衛生面などに問題がある．

表3 母乳添加用粉末使用時の各栄養素の増加量（標準強化，母乳 100 mL あたり）

	HMS-1	HMS-2
エネルギー（kcal）	9	20
たんぱく質（g）	1.3	2.3
脂肪（g）	0	1（MCT オイル）
糖（g）	1.5	1.8
ナトリウム（mg）	9	18
カリウム（mg）	10	14
カルシウム（mg）	70	100
リン（mg）	40	60

［三浦文宏ほか：早産児の栄養　出生体重 1,250 g 未満の児に対する MCT 配合母乳添加用粉末の検討－入院中の成長について－．日本周産期・新生児医学会雑誌 2008；44：968-972.］

・母乳強化粉末，個別強化

　母乳には約 6.4 mmol/L のカルシウム（Ca）と 4.5 mmol/L のリン（P）が含まれている．つまり母乳を 160 mL/kg/日摂取すると 1 mmol/kg/日の Ca，0.72 mmol/kg/日の P を摂取できることになるが胎内蓄積量（それぞれ 2.3〜3.2 mmol/kg/日，1.9〜2.5 mmol/kg/日）には及ばない．早産児では母乳栄養のみではたんぱく質，Ca，P が必要栄養摂取量に達しないため，EUGR，未熟児骨減少症などのリスクとなる．不足する栄養素を補いつつ母乳栄養を継続するために使用されるのが母乳添加用粉末である．わが国では，HMS-1，HMS-2 が広く使用され（表3）[7]，母乳摂取量が 100〜120 mL/kg/日となった時点で標準の 1/2 添加量（60 mL に 1 包）より開始し，数日間腹部膨満や便秘などの消化管合併症がないことを確認して標準添加量（30 mL に 1 包）に移行する．HMS-2 は HMS-1 に比べて，たんぱく，ミネラルが強化され，脂質（MCT）も添加されている．一方，胆汁うっ滞や消化管術後の腸管蠕動低下時に強化母乳単独での経腸栄養を行うと脂肪酸カルシウム糞石が形成され，イレウスの原因となることがあるので注意する．

　母乳栄養では搾乳や貯蔵の方法，出産後期間，前乳か後乳かによって含まれる各栄養素の濃度が大きく変動する．たんぱく質やナトリウム，亜鉛は泌乳期の経過で有意に低下し，銅も初乳で高く，鉄は母親の食事に関係なく低値であり，Ca やマグネシウムは比較的濃度は一定とされている．脂質含量やエネルギーは前乳に比し後乳で高く，たんぱく質は前乳と後乳で一定であるため，水分制限しながら体重増加を得る必要がある早産児や SGA 児では搾母乳のうち後乳を使用するという方法もある．

また，一部の施設では母乳分析器(MIRIS社)を用いて，保存母乳の脂肪，たんぱく質，乳糖，エネルギーなどを測定する方法(targeted fortification)，血中BUNをたんぱく質供給の目安($9 \sim 14$ mg/dLを目標値とする)としてたんぱく質強化量を調節する方法(adjusted fortification)を用いて患者ごとの個別強化を行っている．母乳分泌が十分でない場合，母体にHIVやHTLV-1，CMVなどの感染症が疑われる場合，母体に投与された薬剤の母乳への移行が児に影響を及ぼす可能性がある場合などは低出生体重児用調製粉乳を使用する．一般調製粉乳に比べて早産児の未熟な代謝，吸収を考慮し，CaやPが強化され，浸透圧の低減についても配慮された組成となっている．

2) プロバイオティクス

プロバイオティクスが腸管に及ぼす有益な効果の機序として，腸管粘膜の成熟，小腸の透過性減少，粘膜におけるIgA反応の増加，病原体の付着阻害，有機酸や抗菌性ペプチドであるバクテリオシン産生などによる病原細菌の増殖抑制などがあげられる．

最近のコクランレビューでは，重度のNECを59%減少させること，全死亡率もしくはNEC関連死亡率を有意に改善することが示され，早産児に対するルーチン使用が推奨されている[8]．しかし別のシステマティック・レビューでは，プロバイオティクス投与群ではコントロール群の半数近くまで重度NEC発症が減少したが，ELBWIに限定したサブ解析では，有意な発症抑制効果は認めなかったとしている[8]．盛んに臨床研究が行われている菌種はおもに*Bifidobacterium*属や*Lactobacillus*属であるが，すべての菌種についてエビデンスが確立しているわけではない．国内では*B. breve*単独投与の施設が多いが，海外では多菌種を用いたほうがより効果的で整合性があるとする報告が多い．プロバイオティクスの安全性に関して，短腸症候群などのハイリスク児に投与された*Lactobacillus*による菌血症の報告が注目されていたが，最近では*Bifidobacterium*属の菌血症症例も報告されている．

3) 経静脈栄養

・early aggressive nutrition (EAN)

早産児の多くで経腸栄養の確立まで経静脈栄養を必要とする．早産児としての出生はnutritional emergencyとも考えられ，生後1時間以内には経静脈栄養が開始されるべきである．安静時エネルギー消費量を補い，負の窒素バランスを防止して同化を促進するため，出生当日から$40 \sim 55$ kcal/kg/日に少なくとも1.5 g/kg/日のアミノ酸を投与することが推奨されている．一方，早産児にブドウ糖のみの経静脈栄養を行うと1日あたり$1 \sim 1.5$ g/kg程度のたんぱくが失われる．一般的に，初回輸液から$2 \sim 3$ g/kg/日のアミノ酸投与を開始するとともに，生後24時間以内にMENを開始することをEANとしている．EANは体重減少率を少なくし，出生体重復帰までの日齢を早め，胎児発育に近似した成長と体組成を維持することで身体発育や精神運動発達予後の改善を目的として行われる．中心静脈栄養にはダブルルーメンの末梢穿刺中心静脈カテーテル使用が一般的である．海外では出生直後からの2.4 g/kg/日のアミノ酸，1 g/kg/日の脂質，6 g/kg/日($4 \sim 5$ mg/kg/日)のグルコースによる経静脈栄養がEUGRの発生を減少させたとの報告がある[9]．プレアミン®-Pは新生児の代謝特性を考慮したアミノ酸製剤であり，わが国では，$0.5 \sim 1.0$ g/kg/日で開始し，0.5 g/kg/日ずつ増量，$2 \sim 3$ g/kg/日を目標に投与している施設が多い．早産児では低いエネルギー下においても窒素バランスは正にできるとされ，非たんぱくカロリー/窒素比(NPC/N)〔(糖質の熱量(kcal)+脂肪の熱量(kcal))×6.25/アミノ酸(g)〕は低値でもよいが，通常200以上に保つ．グルコースの初期投与量は0.4 g/kg/時(6.6 mg/kg/分)程度を上限とし，血糖値$50 \sim 120$ mgを目標にモニタリングしながら13 mg/kg/分程度まで増量する．

・脂肪乳剤

現在わが国で唯一保険収載されている経静脈用脂肪乳剤(イントラリポス®)は大豆油由来であり，n-6系LCPUFAであるLAの含有が53%と多く，n-3系LCPUFAであるALAの含有は7%であり，DHAやEPA，AAは含まない．過剰なn-6系LCPUFAは産生される脂質メディエーターが起炎性効果を示すため肝障害の原因となることや(図1)，含有するフィトステロールが胆汁分泌能を低下させることより，静脈栄養関連肝障害の発症要因となる．海外ではオリーブオイルや魚油由来の製剤，それらを混合した経静脈用脂肪乳剤が市販されている．魚油主体の脂肪乳剤にはフィトステロールを含まず，肝臓でのトリグリセライド合成を抑制し，細胞外シグナル調節キナーゼやnuclear factor-κB活性を減弱することで抗炎症作用を示すことから，静脈栄養関連肝障害の治療薬として有効性が確立されつつあるが，国内での使用にあたっては倫理面や購入方法，費用負担など多くの問題が残されている．新生児にとってn-6系LCPUFA，特にAAの欠乏は成長発達不良や出血

傾向の原因となる可能性があり，少なくとも n-6 系 LCPUFA をほとんど含まないオメガベン® などの脂肪乳剤を完全静脈栄養の早産児に対して単独で長期に使用するべきではない．

・電解質，微量栄養素

生後早期における Ca の経静脈投与量は 25～75 mg/kg/日である．P は糸球体濾過量の低い生後数日の間，投与は必要ないとされるが，血中レベルをモニタリングしながら補充時期する．アミノ酸存在下で Ca 製剤と P 製剤を混注させると沈殿が生じることに注意が必要である．完全静脈栄養が長期化する場合は微量元素の補充を考慮する．エレメンミック® は Zn，Fe，Cu，Mn，I を含有し，0.2 mL/kg を週 2～3 回程度投与する．母体に Mg 製剤が投与されていた場合，生後早期の早産児に高マグネシウム血症を引き起こす可能性があるが，いったん血清 Mg 値の正常化がみられたら，それ以降は補充の必要がある．わが国では早産児用総合ビタミン製剤はない．成人用の総合ビタミン剤では早産児の必要量に比べビタミン A が不足気味となり，ビタミン C やリボフラビン（ビタミン B₂）が過量気味となる．

3 栄養療法の評価

1）合併症の早期発見

早産児の経腸栄養管理において一番の問題となるのが不耐症である．経腸栄養に対する耐性には消化酵素だけでなく，腸管運動，胃からの排出，便量，経腸栄養の種類や濃度，量，投与速度，さらに呼吸循環動態などさまざまな因子が影響するが，時に敗血症や NEC，ミルクアレルギーの初期症状と鑑別を要することがある．おもな観察のポイントとして，腹部所見（膨満，緊満の有無，腸音の変化）や嘔吐，胃残の量や性状（血性や胆汁性の有無），便回数や便性などがあげられ，無呼吸発作の増加や徐脈，酸素需要の増加，不活発などの所見ともあわせて評価することが重要である．経静脈栄養に伴う代謝合併症は高血糖，低血糖，高アンモニア血症，代謝性アシドーシス，脂質異常症など投与している栄養素の代謝に関連するものと静脈栄養関連肝障害とに大別される．脂肪乳剤投与中の代謝合併症として，脂質異常症だけでなく呼吸障害（拡散障害，胸部 X 線上の「hazy lung」），血小板数低下，細網内皮系（免疫能）の機能低下や遊離ビリルビン上昇があげられる．

2）身体計測による栄養評価

早産児の栄養評価では，定期的な身体計測が最も重要である．日々の体重測定，1 週間ごとの身長およ頭囲測定値の成長曲線へのプロットは早産児の成長モニタリング，栄養障害抽出の手助けとなる．成長曲線として一般的に在胎期間別出生時体格基準値[10]，あるいは児と同じ出生体重群の身体計測値の日齢推移を示した発育曲線（厚生省心身障害研究班：ハイリスク児の総合的ケアシステムに関する研究：極小未熟児の生後の発育曲線．1992）が用いられている．前者は早産児にとっていわば到達目標であるが，生理的体重減少に対応していないため通常生後 1 週では生下時よりパーセンタイルが低くプロットされる．後者は生理的体重減少にも対応しており実際の成長を反映するが，catch-up growth を評価することはできない．

3）体組成評価

BMI（体重 kg/身長 m²）は体脂肪量とよく相関し，新生児領域でも栄養状態の評価係数として用いられている．出生体重 kg/出生身長 m³ で表される ponderal index は胎内発育を示す 1 つの指標で，軟部組織の相対的な量を反映するものとされている．局所における体組成の評価法として成人領域では上腕三頭筋部皮下脂肪厚（体脂肪やエネルギー貯蔵量評価の指標）や上腕筋周囲径（たんぱく貯蔵量評価の指標），もしくはこれらの比や数値を用いた式による評価が確立しており，低出生体重児における有用性を示す研究も存在する．しかし手技に熟練を要し，病態や体位により測定誤差が大きく，NICU 入院中の児特有の皮膚の脆弱性を考慮すればルーチンの評価法としては推奨されない．一方，測定機器を用いた全身レベルの体組成評価法は早産児にも活用することができる．DXA 法（dual energy X-ray absorptiometry，二重エネルギー X 線吸収法）は最も広く活用され，1,800 g 以上の児で脂肪組織や除脂肪組織，骨塩含量の測定が可能である．放射線被ばく量も最低限で測定することが可能であるが，MRI などと同様に検査室まで移動できる児に対してしか行えないという欠点がある．海外ではベッドサイドで新生児の体組成評価が可能なデバイス（PEA POD system®）を用いた報告が散見される．

4）血液検査

BUN は純粋に児のたんぱく栄養状態は反映しないが，栄養摂取や脱水状態，異化の亢進を反映し，前述のようにたんぱく補充の 1 つの指標となる．静脈栄養を受けている児では定期的に血液データによる評価を行う必要がある．血糖測定は必須であり，胆汁うっ滞や肝障害の有無を評価するために直接ビリルビンや ALT を 1～2 週ごとに評価する．血液ガ

ス分析による酸塩基平衡(エネルギーの利用は酸塩基平衡に影響される)や電解質, Ca, Mg, P, トリグリセライドなどのモニタリングも重要である. 輸送蛋白である Alb や rapid turnover protein (トランスフェリン, トランスサイレチン, RBP)は栄養状態評価の指標として有用である. トランスサイレチンは早産児においても栄養療法中の窒素平衡と相関し, たんぱく質やエネルギー摂取状況を鋭敏に反映する. トランスフェリンや RBP は鉄, 亜鉛やビタミンA不足の影響を受ける. IGF-1 は胎児の成長を制御する機能を有し, 栄養指標の1つとされている.

❖ 文 献

1) Lapillonne A, et al.：Feeding preterm infants today for later metabolic and cardiovascular outcomes. J Pediatr 2013；162：S7-16.
2) Parkinson JR, et al.：Preterm birth and the metabolic syndrome in adult life：a systematic review and meta-analysis. Pediatrics 2013；131：e1240-e1263.
3) Ehrenkranz RA, et al.：Growth in the neonatal intensive care unit influences neurodevelopmental and growth outcomes of extremely low birth weight infants. Pediatrics 2006；117：1253-1261.
4) Ziegler EE：Meeting the nutritional needs of the low-birth-weight infant. Ann Nutr Metab 2011；58 Suppl 1：8-18.
5) Agostoni C, et al.：Enteral nutrient supply for preterm infants：commentary from the European Society of Paediatric Gastroenterology, Hepatology and Nutrition Committee on Nutrition. J Pediatr Gastroenterol Nutr 2010；50：85-91.
6) Section on Breastfeeding：Breastfeeding and the use of human milk. Pediatrics 2012；129：e827-e841.
7) 三浦文宏ほか：早産児の栄養 出生体重 1,250 g 未満の児に対する MCT 配合母乳添加用粉末の検討－入院中の成長について－. 日本周産期・新生児医学会雑誌 2008；44：968-972.
8) Alfaleh K, et al.：Probiotics for prevention of necrotizing enterocolitis in preterm infants. Cochrane Database Syst Rev 2011：CD005496.
9) Senterre T, et al.：Optimizing early nutritional support based on recent recommendations in VLBW infants and postnatal growth restriction. J Pediatr Gastroenterol Nutr 2011；53：536-542.
10) Itabashi K, et al.：New Japanese neonatal anthropometric charts for gestational age at birth. Pediatr Int 2014；56：702-708.

［大川夏紀・東海林宏道］

第 7 章
食行動異常への対応

第7章 食行動異常への対応

A 小 食
inadequate food intake

ポイント

- 保護者の訴えが正常発達過程範囲内のものであるか，病的背景を疑わなくてはいけないものか，小食が栄養状態や身体発育に影響しているかを確認する．
- むら食いや遊び食べも幼児期の正常な発達過程の1つであることを説明して，育児に自信をもてるように支援する．
- 詳細な聞き取りのなかから小食の原因を探し，改善に向けた具体的な対応を指導する．

a 概 念

「離乳食について困ったこと」の質問に対して，「食べる量が少ない」と回答した保護者は21.8%で[1]，「現在子どもの食事で困っていること」の質問に対して，「小食」と回答した保護者は，2歳児11.0%，3歳児16.3%，4歳児18.4%，5歳児17.2%であった（図1）[1]．小食であることに不安を訴える保護者は少なくないが，一般に幼児期に入ると子どもの食欲は乳児期に比べて低下し，食べる量にむらが生じる．子どもの行動は活発になり，食事よりも遊びに夢中になったり，周囲の影響を受けて食事に集中できず摂取量が減ってしまうといった現象がみられる．保護者の訴えが正常発達過程範囲内のものであるか，病的背景を疑わなくてはいけないものかを判断することが大切である．病的問題がない場合，子どもの小食で悩む保護者には，むら食いや遊び食べも幼児期の正常な発達過程の1つであることを説明して育児に自信をもてるように支援する必要がある．

1 小食が栄養状態や身体発育に影響しているかを確認する

出生から現在までの成長曲線の軌道を確認し，低身長や体重増加不良がないかを確認する．血液検査の栄養マーカーについてもチェックし，低栄養状態に陥っていないかを確認する．特に，栄養マーカーに異常がなく，本人のペースで順調に発育が進んでいて元気に過ごせていれば，体格が小柄であってもほとんど問題のないことが多い．

また，一般に体格が小柄であれば体重を用いて算出する必要栄養量は標準体格児より少なく，実際に

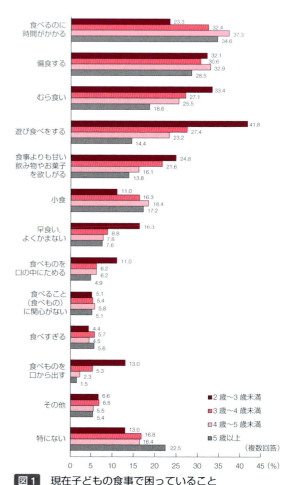

図1 現在子どもの食事で困っていること
［厚生労働省：平成27年度乳幼児栄養調査結果の概要．2016.］

食事量は少なくなるのが普通である．

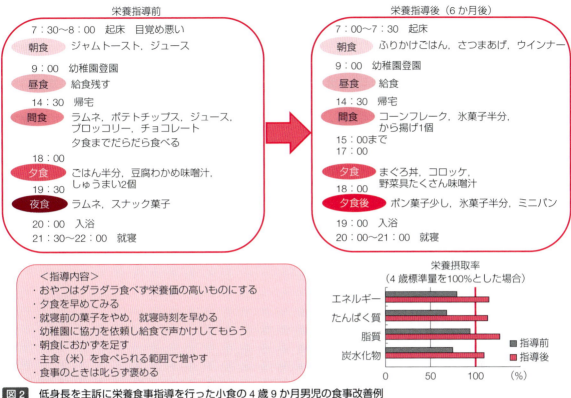

図2 低身長を主訴に栄養食事指導を行った小食の4歳9か月男児の食事改善例
[西本裕紀子ほか：第29回日本臨床栄養学会総会・第28回日本臨床栄養協会総会 第5回大連合大会．2007.]

b 対応法

1 聞き取りのなかから小食の原因を探し改善を支援

1) 生活リズムを整える

早寝早起きができ睡眠は十分にとれているか，昼寝の時間はだいたい決まっているか，3度の食事と間食は規則正しい時間に食べられているか，食間にだらだら食べず，しっかり活動しておなかをすかせることができているかを確認する．子どもが小食の場合，少しでも食べるときに食べさせようと，食間に欲しがるままに食べ物を与え，食事のタイミングに空腹でなくなってしまっているケースが多くみられる．また，夜遅くに食べて就寝が遅く朝の食欲に影響している場合もある．食事量が少なくても時間を守って食べさせることで，次の食事にはおなかがすいて食事量が増えたりする．

2) 間食は時間と量を決めて与える

間食の時間は決まっているか，食事の直前まで間食をしていることはないか，間食の量は多すぎないかを確認する．食事に興味はなくてもおやつは好きという子どもは少なくない．保護者が適切な時間に適量のおやつを与えるようにする．夕食の2～3時間前までに食べ終えるように調整する．規則正しい生活をしていれば夕方は最も空腹が強くなるタイミングであるため，午後の間食をスキップして早めの夕食をとるようにすると，食事量が増えるケースもある．その場合は，夕食後に適量のおやつを与えるとよい．

また，体格の小柄な子どもの場合，間食を利用して炭水化物とたんぱく質がとれるような軽食を食べることで，食事の回数を増やして食べる量を増やす方法もある．

3) 食間の飲料はお茶や水にする

牛乳，ジュース，イオン飲料，乳酸菌飲料などを多飲していないかを確認する．子どもが飲みたいときに飲みたいだけ飲み，常に空腹を感じにくくなっているケースがみられる．1日の適量を守って間食の時間などに決めて与え，それ以上に水分が必要な場合は，お茶や水を飲ませるようにする．

4) 食卓は楽しい雰囲気にする

清潔さや食事マナーに厳しすぎたり，しっかり食べて欲しいと願うあまりに，食べることを強制した

り，常に「早く食べなさい」と急がせたり，叱りすぎたりして，心因性の小食になっているケースもある．同じ子どもが家では食べないのに幼稚園や保育所の給食は食べるということも珍しくない．テレビやおもちゃなどに気が散らないようにして，家族が楽しい雰囲気で食卓を囲み，美味しそうに食べる姿をみせることで，子どもも食事に関心をもつようになる．食べないことを叱るのではなく，少しでも食べられていることを褒めるようにする．

5）自食を強要しない

幼児期は自立心が発達し，食事も介助されるのを嫌がったり，自分で食べたがるようになる．しかし，食べることに興味がなく，自食をしても食べ終えるまで続かない子どももいる．自分で食べられる年齢であっても自食を強要せず，子どもがペースダウンしてきたら，上手に声かけをして励まし，優しく褒めながら必要に応じて介助してやることで，食べることに対する苦手意識を軽減することができる．

6）盛りつけ量の配慮

たくさん食べて欲しいと願うあまりに盛りつけ量が多くなっていないか確認する．食べきり量を盛りつけて，食べたら褒めるを繰り返すことで，子どもの食べる意欲を引き出すことができる．

7）子どもの摂食嚥下発達レベルにあった食事

食事の形状や味つけが適切かを確認する．発達がゆっくりな子どもに，食事の形状を早く進めすぎていたり，その逆のケースや，またいつまでも味つけをしない料理を与え続けているケースもある．これらのケースでは，形状を子どもの摂食嚥下発達レベルにあわせ，普通に美味しく味つけするだけで食が進むようになることも少なくない．

8）排便を整える

便秘をしていないか確認する．便秘，腹部膨満により食事量が少なくなっているケースもある．便秘がある場合は排便コントロールを行う(**第6章B-13 慢性機能性便秘症**参照)．

9）感染症罹患後は回復を待つ

風邪や胃腸炎などに罹患した後は，一時的に食欲が落ちる．体調の回復を待って食欲が戻れば問題ない．

図2に，食生活リズムの改善を中心に支援し，小食が改善した例を示す．

❖ 文　献

1) 厚生労働省：平成27年度　乳幼児栄養調査結果の概要．http://www.mhlw.go.jp/stf/seisakunitsuite/bunya/0000134208.html（アクセス日：2018年2月21日）

❖ 参考文献

・西本裕紀子：幼児期のムラ食いと偏食．惠谷ゆり（編集）：こどもの心と体の成長・発達によい食事　こども病院の医師と栄養士による食育レシピ．第1版，金芳堂，2016：71-73．
・惠谷ゆり：体格の小さいお子さんを育てているお母さんへ．惠谷ゆり（編集）：こどもの心と体の成長・発達によい食事　こども病院の医師と栄養士による食育レシピ．第1版，金芳堂，2016：50-51．
・水野清子：幼児期の気になる食行動－偏食・小食児への対応－．小児科診療 2008；71：978-982．

［西本裕紀子］

第7章　食行動異常への対応

B 過食・拒食
hyperphagia・anorexia nervosa

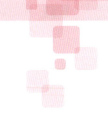

ポイント

- やせ礼賛の風潮のある社会において，思春期女子に広くやせ願望がみられる．
- 重症化を防ぐために早期発見・早期介入が必要である．
- 治療は身体面と精神心理面両方の対応が必須である．
- 拒食症と過食症は別の疾患ではなく，経過中に移行することがある．

a 概念

食行動異常において，過食や拒食は健常児にも起こりうるが，「神経性食欲不振症」や「神経性過食症」では，食行動異常によって心身両面に多彩な症状と行動異常を認め，日常生活に著しく困難を生じることから精神神経障害として位置づけられている．DSM-4による診断基準を表に示す（**表1，2**）[1]．両者は時に併存したり経過中に移行したりすることがある．神経性食欲不振症は一般的に著明なやせを呈する一方で，神経性過食症では肥満を認めるとは限らない．なぜなら，神経性過食症では過食が繰り返されるが，過食後に自己誘発性嘔吐や下剤，利尿薬，浣腸乱用などの代償行為を行うためであり，拒食から過食へ移行する症例は一般的に難治であることが多い．

近年小児期発症，特に前思春期発症例が増加しており，初発年齢の低年齢化が危惧されている．背景の1つは，わが国や欧米ではやせ礼賛の社会であることがあげられる．やせていること＝美の基準という認識が社会に広がっており，低年齢から体型を気にする子どもたちが特に女子で増えている．それに加えて，真面目で頑張り屋，頑固さや周囲の評価を過剰に気にしてしまうなどの患児の性格特性や発達の偏りなどの素因に加え家庭環境や学校，友人関係，スポーツなどの習い事や部活動による厳しい体重制限指導などの環境要因が複雑に絡み合って発症に至る．また小児では，DSMやICDの診断基準にあてはまらない状態像や，より多彩な症状を示すのを踏まえて，小児期発症の食行動異常の診断基準として，Great Ormond Street Criteria(GOSC)が提唱されている[2]．

症状としては体重減少，身長の伸び悩み，無月経，頑固な便秘，嘔吐，腹痛，無気力，浮腫などを認め，精神的には抑うつ的であることが多い．診断には，背景に器質的疾患がないかどうかについてスクリーニングを行うことが必須である．消化管症状や味覚，咀嚼，嚥下障害，口内痛による摂食障害の有無やそのほか，内分泌異常，全身性疾患あるいは薬剤による副作用も念頭において，ていねいな問診と器質的疾患の除外のための検査を行う[3]．

1 検査

栄養状態の評価および合併症や器質的疾患の検索のために，血液検査(血算，TP，Alb，RTP，TC，亜鉛，ソマトメジンC，甲状腺機能，性腺機能)，ヘリコバクター・ピロリ検査，骨密度，腹部検査(超音波，X線)，基礎疾患頭部画像検査(基礎疾患除外目的)を行う必要がある．

b 対応法

治療初期は，身体的治療と体重増加や摂食に対する患児の不安軽減の対応が積極的に必要である．疾病教育，栄養教育，治療の目的と方法の説明，行動運動制限を中心に行う．栄養状態の改善にあわせて心理面への対応を深めていくことが基本となる．また長期の栄養障害による骨粗鬆症，続発性無月経，大脳灰白質の萎縮などの身体変化が生じるが，これらは体重の回復後もしばらくは完全に回復しない．このことを本人と家族に十分説明し，長期的に治療に取り組む必要性について認識させる必要がある．

入院治療は，標準体重の70％前後以下を目安とし，1〜2か月の短期間で急激な体重減少を認める症

表1　神経性食欲不振症の診断基準

A	年齢と身長に対する正常体重の最低限，またはそれ以上を維持することの拒否（例：期待される体重の85％以下の体重が続くような体重減少，または成長期間中に期待される体重増加がなく，期待される体重の85％以下になる）
B	体重が不足している場合でも，体重が増えること，または肥満することに対する強い恐怖
C	自分の身体の重さまたは体型を感じる感じ方の障害：自己評価に対する体重や体型の過剰な影響，または現在の低体重の重大さの否認
D	初経後の女性の場合は，無月経，つまり月経周期が連続して少なくとも3回欠如する（エストロゲンなどのホルモン投与後にのみ月経が起きている場合，その女性は無月経とみなされる）

[American Psychiatric Association：Eating Disorders. In：Diagnostic and Statistical Manual of Mental Disorders. 4th ed（DSM-4-TR），American Psychiatric Pub, 1994：539-550.]

表2　神経性過食症（bulimia nervosa）の診断基準

1	過食エピソードの反復．過食のエピソードは以下の特徴をもつ ①ほかとははっきり区別される時間の間に（例：1日の何時でも2時間以内）ほとんどの人が同じような時間に同じような環境で食べる量よりも明らかに多い食物を食べること ②そのエピソードの間は食べることをコントロールできないと感じる（例：食べるのをやめられない，食物の種類や量を制御できない）
2	体重の増加を防ぐために不適切な代償行為を繰り返す（たとえば自己誘発性嘔吐，下剤，利尿薬，浣腸，薬物の乱用や絶食，過激な運動）
3	過食や不適切な代償行為はともに平均して，少なくとも3か月の間に週2回こっている
4	体重や体型が自己評価に過剰な影響を与えている
5	この障害は神経性食欲不振症の経過中にのみ起こるものではない

〔病型の特定〕

①排出型	経過中，定期的に自己誘発性嘔吐または下剤・利尿薬・浣腸の乱用をする
②非排出型	経過中，絶食や過剰運動などの代償行動を伴ったことがあるが，定期的な自己誘発性嘔吐，下剤，利尿薬，浣腸の乱用はない

[American Psychiatric Association：Eating Disorders. In：Diagnostic and Statistical Manual of Mental Disorders. 4th ed（DSM-4-TR），American Psychiatric Pub, 1994：539-550.]

例，心拍数が50/分未満の症例，低カリウム血症や低リン血症など電解質異常を認める症例，中等症以上のやせで在宅での栄養管理が困難な症例，消化管通過障害を認める症例，在宅での栄養管理を巡りさらに家族関係（特に母子関係）を増悪させることが懸念される症例などで適応となる[4]．

身体面の治療内容は，夜間安静時最低心拍数と血液検査上の栄養指標を初期のモニターとし，重篤な電解質異常，特に低リン血症，時に低カルシウム血症，低マグネシウム血症，ビタミンB_1欠乏症などのrefeeding syndrome に注意しながら段階的に低いエネルギー量から栄養量を最終目標量までステップアップする[5]．その場合，栄養方法に関しては食事量，経腸栄養剤を含めた経口摂取，経管栄養（経鼻胃管，消化管通過障害を伴う場合は十二指腸栄養も検討），中心静脈栄養など栄養摂取量の調整や食事内容に関しては個別相談していく．経口摂取が可能になり，食事量が増加してもすぐに体重増加を認める

ことはないことを説明しながら，体重増加に対する恐怖心や嫌悪感を取り除くことも重要である．重症例や発症からの経過が長い症例，医療に対する不信感がある症例では初期に面談やカウンセリングが容易でない場合も多く，本人への初期治療は身体面の改善を優先せざるをえないことも多い．ただし，発症要因に家族関係が隠れていることも多くみられ，家族へのアプローチは初期から必要である．

中期の対応としては，拒食症心性を残しながらも適切な体重を保ち日常生活を送れるようサポートしていく．並行した心理面への対応は必須で，精神的病識の回復を目指す．また後期では，安定した健康な心理状態への回復と維持を目指す．

拒食症の場合，全身状態が悪化する前からの早期発見・早期介入が望ましく，学校健診での身体測定で，体重が前回測定値よりも10％以上減少していたらチェックするなどの姿勢が重要である[6]．

❖ 文　献

1) American Psychiatric Association：Eating Disorders. In：Diagnostic and Statistical Manual of Mental Disorders. 4th ed(DSM-4-TR), American Psychiatric Pub, 1994：539-550.
2) Rachel BW：Overview of the eating disorders. In：Lack B, et al.(eds)：Anorexia Nervosa and Related Eating Disorders in Childhood and Adolescence. 2nd ed, Psycology Pr, 2000：27-40.
3) 名木田　章：食欲不振．日本小児栄養消化器肝臓学会(編集)：小児栄養消化器肝臓病学．診断と治療社, 2014：14-15.
4) 庄司保子：栄養管理を要した小児期発症摂食障害22症例の臨床的特徴の検討．子どもの心とからだ 2017；26：2-9.
5) 日本小児心身医学会(編集)：小児心身医学会ガイドライン集．南江堂, 2013.
6) 児玉浩子ほか(編集)：拒食症．小児臨床栄養学．診断と治療社, 2011：368-371.

[庄司保子]

C 偏食・ばかり食い・むら食い・遊び食い
unbalanced diet・addiction to the same food・inconsistent eating・play while eating

ポイント

- 偏食の予防には，離乳期の食生活が重要である．
- 偏食の対応では，調理の工夫，整った生活リズム，楽しい雰囲気の食事，食べ物への興味が重要である．
- 子どもに食事を強要することなく，家族でゆとりをもった楽しい雰囲気の食事をすることに努める．

I 偏食

a 概念

1 定義と概要

偏食は幼児期にみられる食の問題であり，定義として「食品の好き嫌いが極端であり，ある特定の食品を食べられない」ことである．ただし，好きなものしか食べない，食べる時間が定まらず，好きなときに食べることを含める場合もある[1]．

離乳食が終了し，成人の食事内容に変遷する時期に偏食を認めるようになる．2～3歳頃から自我の発達がみられて，自己主張が始まる．食事についても好き嫌いを訴えるようになり，偏食として認められる．また3歳から味の記憶が始まる[2]．野菜は苦みを感じやすいため，子どもにとって野菜は不得手となる．そのため，偏食の食品として，野菜があげられることが多い．

「平成27年度乳幼児栄養調査」の「現在子どもの食事について困っていること」(2歳～6歳)の質問において，2歳～3歳未満では，「遊び食べをする」との回答が1番多かった(41.8%)[3]．そのほかの年齢(3歳～4歳未満，4歳～5歳未満，5歳以上では「食べるのに時間がかかる」であった．全年齢を通じて，「偏食」が30%前後であった．そのほかには，「むら食い」，「食事よりも甘い飲み物やお菓子を欲しがる」，「小食」，「早食い，よく噛まない」，「食べ物を口の中にためる」などが続く．幼児期において，偏食は，非常に身近な食行動の問題である．「困ることは特にない」と回答した割合が最も高い5歳以上でも，22.5%であった．総じて，80%以上の保護者が子どもの食事について，困りごとを抱えていた．

ただし，食生活が豊かとなり，食材の種類が豊富である現在においては，栄養学的に代替できる食品が多様に存在し，選択できるため，少々の偏食があっても，極端な栄養不良に陥ることはほとんどない．栄養学的な見地では，偏食は大きい問題にならないかもしれないが，小児期に培われた食生活習慣は，その後の健康的な食生活を形成・維持に多大な影響を与える．そのため，幼児期にできるだけ多彩な食品の味覚・食感を体験するのが望ましい[4]．

2 原因と病態

偏食の原因として，家庭環境・養育の問題および小児自身の問題などがある[5]．

家庭環境・養育については，①食品および料理のレパートリーが限られているため，十分な食体験が得られない，②家族にも偏食者がいる，③小食・食欲不振である，④調理法あるいは味つけが年齢相当でない，⑤無理に食事をさせたことがある，⑥食品のにおい，味，色，形，感触が気に入らない，⑦偏食の対象となる食品あるいは料理に対して，不快な印象あるいは経験をもつ，などが問題としてあげられる．さらに小児自身の問題として，①小児自身が神経質になっている，②弟妹の誕生により，両親の関心を自分に引くために「好き嫌い」を言う，③反抗期のため，④う歯がある，⑤食物アレルギーがあるなどである．

また，自閉症スペクトラム障害の小児において，偏食がみられることがある．自閉症スペクトラム障害とは，社会性の障害，コミュニケーションの障害およびイマジネーションの障害を特徴とする発達障害である．自閉症スペクトラム障害では，感覚刺激への反応に偏りを認め，聴覚・視覚・味覚・嗅覚・触覚・痛覚・体内感覚などすべての感覚領域で鈍感

さや敏感さが生じることが多い．これらの特徴的な感覚の特異性は，食行動に多大な影響を与えることが知られている．自閉症スペクトラム障害の味覚については，味・温度・固さ・舌触りなどに過敏あるいは鈍感になることが多い．そのため，自閉症スペクトラム障害の小児に対する偏食は，個別の対応が必要となる[6]．

ⓑ 対応法

偏食の対応として，食事を無理に食べさせるのは避けるべきである[5]．しばらく与えずに，さりげなく与えるのもよい．また，保護者も神経質にならずに，偏食に対して鷹揚に構えるのがよい．楽しい雰囲気のなかで食事をとるのがよく，家族と楽しく食事をすることが食欲を増進させる[1]．たとえば，食事環境を変えて，外食や弁当形式の食事，さらには同年代の友達との会食などを試みるのもよい．調理方法の工夫も必要である．たとえば，味つけ，切り方を変えて，食べやすくし，盛りつけにも工夫するのも一法である．子どもの嗜好も考慮して，好きなものを料理に入れることで食欲を湧かせて，嫌いなものは少量から始めてみるのもよい．子どもに簡単な料理体験や食事の準備の手伝いをさせることで，料理への好奇心を抱かせて，食事に対して積極的な姿勢になることが期待できる[7]．生活リズムを整えることも肝要である．おいしく食事をするには，空腹の状態で食事を迎えることが大切である．そのために，食事の間隔を適切にあけるために，だらだらと食物を与えないようにする．幼児期では，咀嚼機能が発達段階であるため，食べにくい食品を嫌うことがある．3歳までは，奥歯が生えそろわないために，咀嚼しにくい食物も多い．その場合には，食べやすい調理形態にする必要がある．

食わず嫌いの幼児も多いため，できるだけ多彩な食体験をすることが重要である．そのため，離乳食の時期から，多様な食品・料理に親しませるのがよい．偏食の食品群として，野菜が最も多く占める．そのため，1歳6か月頃までに多様な野菜類を食べやすく調理して，子どもにおいしく食べてもらうことが重要である[8]．また，幼児期には安全で新鮮で良質な食品を選択し，多彩な食材を摂取することが肝要である．さらに幼児期は市販の菓子類および清涼飲料を摂取し始める時期でもある．これらは家庭の食事より味が濃いことが多いため，与え方に注意するべきである．特に2歳頃までは高糖質・高脂肪食の間食を控えるのがよい．

Ⅱ ばかり食い

「ばかり食い」とは，「白飯ばかり」あるいは「味噌汁ばかり」を食べ，ほかの食物をほとんど食べないという食事行動の偏りである．まず白飯を食べきり，次に味噌汁を飲みきり，そしてハンバーグのみを食べて，最後につけあわせの野菜を食べるという食べ方の問題である．そのため，「ばかり食い」は栄養あるいは健康の問題ではなく，食事作法（しつけ）の問題と位置づけられる[9]．そのため，食事において，栄養バランスのとれた必要な食物をきちんと摂取できているのであれば，栄養学的には全く問題はない．

離乳食後半から幼児食前半において，「白飯ばかり」など，1種類の食品に執着し，食べ続けることがある．これは幼児期特有の行動であることが多い．そのうち，急にその食品を欲しがらなくなり，ほかの食品に興味が移り，対象が変化することが多い．そのため大きい問題にならない．幼児期後半においては，食べやすい食品ばかりを好むことがある．この場合は調理形態を年齢にあわせて変化させていくのがよい．学童期以降での「ばかり食べ」については，食事のとり方の強要をしないことが大切である．たとえば，食事作法について，「交互食べ」あるいは「三角食べ」がある．これらは古い食事形態（米飯がおもなエネルギー・たんぱく質供給源）での作法であり，現在の食事形態にはあまりそぐわない食べ方である．そのため，子どもには食事全般をできるだけバランスよく摂取できるようにアドバイスし，子どもが自発的に必要な食事を摂取できることを目指すべきである．

Ⅲ むら食い

「むら食い」とは子どもの食欲が一定でないことである．すなわち，食事の摂取量が日によって異なり，食欲が1日単位あるいは1週間単位で変化したりすることである．特に幼児期には「むら食い」を多く認めるようになる．乳児期から幼児期になると，発育が緩慢になるため，体重あたりのエネルギーおよび栄養素の必要量は減少する．そのため「むら食い」はこのような現象に対する調節作用と考えられる[10]．一定期間を観察し，必要なエネルギーおよび栄養素を摂取しているのであれば，問題はない[1]．

体重の変化に注意し，日頃から遊ばせるようにして，生活リズムを整え，空腹感を感じさせるようにする．また間食の与え方にも注意する．食事の強要を避けて，できるだけ子どもの食欲に沿った食事量を心がける．

IV 遊び食い

「遊び食い」とは，食事中に落ち着かず，食べ物や食器で遊んだり，椅子から離れて歩き回るような行動である．「平成27年度乳幼児栄養調査」において，食事中の困っていることの1位は，「遊び食べをする」（2歳〜3歳未満）である[3]．ただし，幼児期のこのような行動を食事の問題行動とするかどうかは賛否がある[10]．「遊び食い」は3歳以降に減少するため，特に問題はない．幼児期において，遊びは成長発達に影響する重要な行動であるため，「遊び食い」は身体および精神発達の過程と考えるのが適切である．

食事をする際には，できるだけテレビやおもちゃなどの興味を引くものを周囲に置かない．空腹感をもたせて，食事をすることも大切である．1回の食事時間は30分程度で区切りをつける．また，家族がゆとりをもって，子どもと食事をすることも重要である．

❖ 文 献

1) 堤ちはる：食に関するさまざまな問題．堤ちはるほか（編集）：堤ちはるの10時間講義 やさしく学べる子どもの食－授乳・離乳から思春期まで 新訂版．診断と治療社，2012：66-74.
2) 太田百合子：幼児期の栄養とアセスメントのポイント．小児看護 2015：38：203-209.
3) 厚生労働省：平成27年度乳幼児栄養調査結果の概要 http://www.mhlw.go.jp/stf/seisakunitsuite/bunya/0000134208.html（アクセス日：2018年5月15日）
4) 二見大介：好き嫌いは本当に直す必要があるのか？実際に栄養障害が起きるのか？小児内科 2005：37：560-563.
5) 水野清子：幼児期の気になる食行動．小児科診療 2008：71：978-982.
6) 藤井葉子ほか：自閉症における偏食，食行動異常を含む食事の問題への対応．小児の精神と神経 2015：55：143-151.
7) 田原卓浩：偏食への対応．小児内科 2008：40：1465-1468.
8) 小松啓子：幼児期の食生活．小松啓子（編集）：小児栄養．ミネルヴァ書房，2007：159-182.
9) 上田玲子：食が細い子，ばかり食べの子，早食いの子への対処方法は？ 小児内科 2005：37：567-569.
10) 水野清子：幼児期の心身の発育と食生活．水野清子ほか（編集）：子どもの食と栄養．第2版．診断と治療社，2014：129-143.

［瀧谷公隆］

Column　メディアによる子どもの栄養情報

　新聞や雑誌，テレビやラジオ，インターネットなどのマスメディア（メディアと省略）を介してさまざまな健康に関連する食の情報（栄養情報とする）が氾濫している．子どもに特化した雑多な栄養情報もメディアから供されているが，それらのなかには子どもの成長に悪影響を及ぼしかねないものもある．栄養的に偏りの大きな栄養情報のいくつかを紹介する．

ベジタリアニズム（vegetarianism）

　「動物を殺さない」という思想・信条に基づき生活する人々を一般に菜食主義者（vegetarian）とよぶが，利用する食品類の範囲により大きく4分される．すなわち，肉や魚，乳や卵など，すべての動物性食品を利用しない完全菜食であるビーガン（vegan），乳・乳製品を利用する乳ベジタリアン（lacto vegetarian），卵・卵製品を利用する卵ベジタリアン（ovo vegetarian），乳と卵を利用する乳・卵ベジタリアン（lacto-ovo vegetarian）である．

　乳・卵ベジタリアンは食品選択を注意深く行えば，成長期の子どもを含めて良好な栄養状態を維持できると考えられている．しかし，ビーガンでは親が子どもを完全菜食で育て栄養不良に陥らせてしまう事例が報告されている[1]．

　「野菜や果物を十分食べていればビタミン不足は起こらない」と誤解している保護者が少なくないことにも注意が必要である．すべての動物性食品を排除する食生活では野菜や果物，穀類，豆類には含まれないビタミンB_{12}やビタミンDの不足が生じ，それに伴う障害が発生する[2]．

　また，植物に限定した食生活では，たんぱく質の量的不足に加えて，質的な面でも問題があるためクワシオルコル（kwashiorkor）を生ずることがある．このほか，植物に限定する食生活でカルシウムや鉄，ヨウ素の不足による問題が起きている．

マクロビオティック（macrobiotic）

　玄米や全粒粉などの摂取を基本とし，「陰・陽」の考えを取り入れた"自然食"運動である．創始者は桜沢如一（さくらざわゆきかず：1893-1966，米国で George Ohsawa と自称）で，1960 年にアメリカで「ゼン・マクロビオティック」と題する本を出版し，この食事法で病気を克服できると主張した．1967 年には熱狂的な信奉者に壊血病や栄養失調が起こったことが報告されている[3]．その後，桜沢の弟子である久司道夫（1926-2014）が「クシ流マクロビオティック」を展開し，それが日本に逆輸入されたようである．しかしながら，日本には"クシ流"以外に"桜沢直系"を称するグループも複数あり，それぞれの主張は必ずしも同一ではない．ビーガンとの類似点も多いようにみえるが，食べてはいけない植物性食品もあり"思想"が異なる．

　未搗精の穀類や豆類，野菜摂取を重視することは妥当としても，動物性食品や砂糖を排除し，野菜や果物摂取にも制約が多い点は問題であり，この食事法で育てられる子どもに低栄養がみられる．

「植物性ミルク」あるいは「ナッツミルク」

　大豆や米，アーモンド，クルミなどの植物原料を水とともに磨砕し白濁した液状部分を「植物ミルク」とメディアや関連食品業界ではよんでいる．大豆を原料とする豆乳が代表的であり，米が原料であれば「ライスミルク」，アーモンドなら「アーモンドミルク」などである．「ナッツミルク」はナッツが原料のものを指す．

　外観は乳白色だが哺乳動物の乳である「ミルク」とは栄養的に全く異なり，どちらが「体によい」か，などは比較しようがないにもかかわらず「牛乳アレルギーでも問題ない，乳糖不耐症も無関係，すばらしい健康効果」などの賛辞がインターネット上では飛び交う．くすぶり続ける「牛乳有害論」の影響もあるのか，「牛乳に代わる安心・安全の栄養豊富なナッツミルク．多くの子どもたちに届けたい」など，牛乳の代わりになるかのような記述も見かける．

　乳児栄養の領域では母乳や育児用ミルクが基本的な食料である．牛乳アレルギーにおいてもしかるべき代替乳が注意深く検討されなければならない．しかし欧米ではこの種の「ミルク」の使用が消

費者レベルにおいて徐々に増加する傾向があり[4]，日本においてもその動向に少しの関心をもつ必要があるかもしれない．

紛れ込むフードファディズム（food faddism）

食物や栄養が健康や病気に与える影響を過大に評価・信奉することをフードファディズムという[5]．適正か過大かの判断は容易ではなく，過小評価もまた問題ではあるが，食品・栄養に関連する神話，詐欺，あるいはインチキ療法などを包括する概念である．メディアからの栄養情報にはフードファディズムが多々紛れ込む．

フードファディズムは些末な栄養情報に影響され，食生活を総合的かつ全体的に見渡すことのできない人々を生む．「よい・悪い」という断片的な情報に右往左往しているうちに，「適切に食べるとはどういうことか」がわからなくなってしまうのである．場合によっては食生活を誤誘導して健康被害をもたらす．たとえば「体によい」とされる食品を次々に食べ足した結果として体重増加を招く，「体に悪い」といわれる食品を排除して栄養不良に陥る，などである．

また，あり得ない効果や害があるかのように言い募ることは"health fraud（健康詐欺）"あるいは"quackery（インチキ療法）"につながる．詐欺的商法に悪用され，適切な医療から患者を遠ざける一因ともなる．

ヒトは雑食性の生物であり，植物性食品と動物性食品の両者を適度な量で適切に食べることが必要である．特に成長期の子どもには十分量の動物性食品が必要であり，不足すれば栄養不良を招き，成長に悪影響を及ぼすのは自明のことである．

子どもの栄養不良は貧困や社会の混乱などに伴うものが多く，これは早急に解決されなければならない大問題である．しかし，多様な食料を容易に入手できる日本を含めた国々において，偏りの大きな栄養情報を信奉する保護者が子どもを栄養不良に陥らせるのは残念なことである．また，子どもの健康に配慮する「まじめ」な保護者がこの種の栄養情報に惑わされやすい点にも注意が必要である．

❖ 文　献

1) Van Winckel M, et al.：Clinical practice：vegetarian infant and child nutrition. Eur J Pediatr 2011；170：1489-1494.
2) Crawford JR, et al.：Vitamin B_{12} deficiency presenting as acute ataxia. BMJ Case Rep 2013；pii：bcr2013008840. doi：10.1136/bcr-2013-008840.
3) Sherlock P, et al.：Scurvy Produced by a Zen Macrobiotic Diet. JAMA 1967；199：794-798.
4) Vitoria I：The nutritional limitations of plant-based beverages in infancy and childhood. Nutr Hosp 2017；34：1205-1214.
5) Kanarek RB, et al.：Nutrition and Behavior. Van Nostrand Reinhold，1991／髙橋久仁子，ほか（訳）：栄養と行動：新たなる展望．アイピーシー，1994.

[髙橋久仁子]

第7章 食行動異常への対応

D 不規則な食生活リズム
irregular eating schedule

ポイント

- 体内時計は地球が自転することによって生じる環境リズムに適応するためのシステムで，不規則な食生活リズムなど，このシステムを乱すような生活習慣・生活環境が問題となっている．
- 不規則な食生活リズム，なかでも朝食欠食や夜食の摂食は，肥満の増加と相関している．
- 不規則な睡眠習慣は，食生活リズムに悪影響を及ぼすことが知られている．
- 不規則な食生活リズムは，家庭環境を含めた生活習慣全体の問題であり，家族で問題点を共有し生活習慣の改善に取り組むことが重要である．

a 概念

1 定義と概要

食事は，「いつ」，「どこで」，「誰と」，「何を」，「どれくらい」食べるかが重要であるが，近年，食生活リズムの乱れが肥満をはじめとする疾病とかかわることが判明し，「いつ」の重要性がクローズアップされてきている．たとえば，小児期，青年期における朝食欠食は肥満の頻度増加と相関する[1]．児童の食生活リズムの現状であるが，「平成22年度児童生徒の食生活等実態調査報告書」（日本スポーツ振興センター）によると，小学校全体の1.5%，中学校全体の2.8%が「朝食をほとんど食べない」と答えており（図1）[2]，平成19年度調査に比べると小，中学校ともに，男子で増加していた．なお，欠食の定義であるが，国民健康栄養調査では，「菓子，果物，乳製品，嗜好飲料などの食品のみを食べた場合」「錠剤などによる栄養素の補給，栄養ドリンクのみの場合」「食事をしなかった場合」とされている．一方，毎日夜食を食べる児童生徒は小学校男子を除き平成19年度調査に比べ減少傾向にあったが，それでも10%以上の児童が夜食を摂取していた．「2日以上夜食を食べる」まで範囲を広げると，半数近くが夜食を摂取していた．

不規則な食生活リズムが生体に与える影響を理解するためには，体内時計（概日リズム）を理解することが重要である．体内時計は地球が自転していることによって生じる昼夜の環境リズムに適応するためのシステムである．体内時計は，中枢時計と末梢時

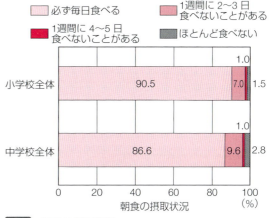

図1 朝食の摂取状況
[日本スポーツ振興センター：平成22年度児童生徒の食生活等実態調査報告書．2010．]

計に分類されるが，中枢時計は網膜を介した光のシグナルにより制御を受け，睡眠リズムや体温調整などを行っている．一方，末梢時計はすべての末梢組織に存在し，食事のサイクルが重要な位相同調因子である．つまり，われわれは，毎朝朝日を浴び，朝食を摂取することで，体内時計を環境サイクルに同調させている．そのため，朝食欠食などの不規則な食生活リズムは，環境サイクルと体内時計の解離を引き起こし，肥満など健康面へ悪影響を及ぼす[3]．

2 原因と病態

朝食欠食の原因としては，「平成22年度児童生徒の食生活等実態調査報告書」（日本スポーツ振興センター）によると「食べる時間がない」が一番多く，次

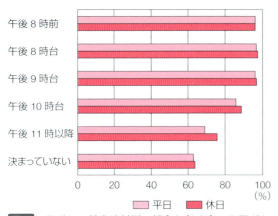

図2 子どもの就寝時刻別　朝食を必ず食べる子ども（2〜6歳）の割合
[厚生労働省：平成27年度乳幼児栄養調査. 2016.]

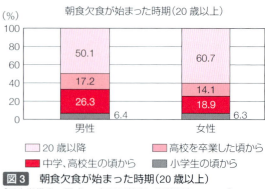

図3 朝食欠食が始まった時期（20歳以上）
[厚生労働省：平成21年国民健康・栄養調査. 2009.]

に「食欲がない」「朝食が用意されていない」と続く．最近のダイエット志向を反映して，あえて朝食を欠食する子どももいる．「全国学力・学習状況調査」（文部科学省）では，朝食摂取の頻度が低下するほど，学力や体力が低下することが報告されている．「食べる時間がない」原因としては，不規則な睡眠習慣があげられる．「平成27年度乳幼児栄養調査」（厚生労働省）によると，午後8時までに就寝する子ども（2〜6歳）では97%以上が朝食を毎日摂取していたが，その後就寝時刻が遅くなるにつれその頻度は減少しており，就寝時間の遅れは朝食摂取習慣にも悪影響を与えていることがわかる（図2）[4]．

不規則な食事摂取による影響としては，朝食欠食頻度が高いほどやる気の低下，体のだるさ，疲れやすさなど不調を訴える子どもが多かった．さらに，朝食欠食や夜食の摂取は，肥満の増加と相関することも報告されている．その機序としては，体内時計に決められた「本来食べるべきでない時間帯」に食べること，あるいは「本来食べるべき時間帯」に食べないことが関与している．上述のように，われわれの体は体内時計により制御されている．食事に対する生体の反応は食事ごとに同じではなく，摂取する時間によって変わる．たとえば，食事摂取により熱産生が亢進する（食事誘発性熱産生）ことが知られているが，この食事誘発性熱産生は，朝食（午前9時）が最も多く，夜食（午前1時）が最も少ない[5]．このことから，夜食のような「本来食べるべきでない時間帯」に摂取した食事は代謝されにくいため，エネルギーではなく脂肪蓄積に向かう．つまり肥満につながる．逆に，朝食は多少多く食べても効率よくエネルギーに変換されるため太りにくく，日中の活動性の維持につながる．また，朝食は絶食期間が最も長かった後の最初の食事であるため，脳・神経系へのエネルギー補給といった面でも重要である．そのため，「本来食べるべき時間帯」に食事を摂取しない，つまり朝食を欠食すると，午前中の体温が上がりにくく，活動性の低下につながりうる．また朝食を欠食すると，朝食以外の食事摂取量が増えるため，結果的に「本来食べるべきでない時間帯」での食事摂取が増加し，肥満の一因になる．

このように，不規則な食事摂取は，たとえ摂取総エネルギーが同じであっても，規則正しく摂取している場合に比べて，代謝面，活動性，精神面での悪影響が出やすいと考えられる．

b 予防法・対応法

「平成27年度国民健康・栄養調査」によると20歳以上の朝食の欠食率は男性14.3%，女性10.1%であり，男性で30代，女性で20代の割合が一番多かった．朝食欠食が始まった時期を調査すると，3割前後が小・中・高校生の時期と答えている（図3）[6]．つまり，小児期・青年期において正しい食生活リズムを獲得することは，成人期での不規則な食生活リズムの予防において大切であることがわかる．小児期に正しい食生活リズムを身につける方法には，確固たるものがないのが現状である．しかし，食生活リズムは生活リズムの構成要素の1つであるため，食生活リズムを正しくするためには，生活リズム全体に目を向け，改善策をとる必要がある．特に睡眠習慣は重要で，不規則な睡眠習慣は食生活リズムに悪影響を及ぼす[7]．就寝時間の遅い児童ほど，朝食欠食の割合は増加する．また，短時間睡眠は食欲増加ともかかわっている．その原因の1つとして，短時間睡眠は食欲抑制作用を有するレプチンを減少さ

せ，逆に摂食を刺激するグレリンを増加させることが指摘されている．また，短時間睡眠は食事の嗜好性の変化（甘い食品や塩分の多い食品を好むようになる）を引き起こす．就寝前のスマホやタブレットの使用は，メラトニンの分泌の低下により睡眠導入を遅らせる．このように，睡眠習慣をはじめとする生活リズムの異常は，不規則な食生活リズムの原因となりうる．このような食生活リズムを含む生活リズムを健全化させるためには，教育・啓発活動の実践が重要である．実際，「毎日朝ごはんを食べる」と答えていた中学3年生は，平成13，15年度は70%未満であったが，平成18年度の「早寝早起き朝ごはん」国民運動開始後は80%以上に改善している．また，中学校1年生を対象にした子どもの生活リズム介入研究では，「生活リズムの基礎知識」および「生活改善策」を教育した群では，それぞれどちらかを教育した群，あるいは何も行わなかった群に比べ，朝－夜型度，精神衛生状態が有意に改善したと報告されている[8]．

最後に，保護者の朝食欠食頻度が増加するにつれ，子どもの朝食摂取率は低下する〔「平成27年度乳幼児栄養調査」(厚生労働省)〕．このように，不規則な食生活リズムは家族全体の問題であるため，家族で問題点を共有し生活習慣を改善することは大切である．生活リズム改善の重要性は，「健康づくりのための睡眠指針2014」にも示されているので参照されたい．

文　献

1) U. S. Department of Agriculture Center for Nutrition Policy and Promotion：Dietary Guidelines for Americans. 2010.
2) 日本スポーツ振興センター：平成22年度児童生徒の食生活等実態調査報告書．2010.
3) 山崎　晋：末梢時計．海老原史樹文ほか（編集）：時間生物学．化学同人，2012：80-90.
4) 厚生労働省：平成27年度乳幼児栄養調査．2016.
5) 関野由香ほか：食事時刻の変化が若年女子の食事誘発性熱産生に及ぼす影響．日本栄養・食糧学会誌 2010；63：101-106，2010.
6) 厚生労働省：平成21年国民健康・栄養調査．2009.
7) Patel SR, et al.：Short sleep duration and weight gain：a systematic review. Obesity 2008；16：643-653.
8) 原田哲夫ほか：幼児・児童・生徒・学生の生活習慣リズム．柴田重信（監修）：体内時計の科学と産業応用．シーエムシー出版，2011：204-217.

［川井正信］

E 孤食
eating alone

ポイント

- 孤食は近年ますます増加している．若年層の孤食に加え各年齢層にも増加傾向がある．
- こ食は，子食，個食など人間関係を示す問題性と，固食，小食など食べ方の問題性，濃食，粉食など食の内容の偏りの問題性を示す内容を含む．
- 孤食の弊害はコミュニケーション能力の低下，栄養バランスの偏り，食行動のさまざまな問題を生じさせる．
- 人とともに食べること（共食）は，食事を楽しく，心身の健康を保ち，人とのコミュニケーション力の基本を築く．食の作法・家族の価値観，人への配慮などの社会性の獲得，食の文化や伝統の継承，個人の情緒の安定など，人格形成の基盤形成に重要である．

a 概念

1 定義と概要

こ食には3つの内容がある．
①食事の人間関係の問題性：孤食・子食・個食．
②食べ方の問題性：固食・小食．
③食物の内容の偏りの問題性：濃食・粉食．

1）食事の人間関係の問題性を示す内容

・孤食

人とかかわらず1人でする食事．孤独な気分の食事．1人の食事は寂しい，家族がいるにもかかわらず1人の食事が続くのは問題と感じている様子が1990年代の子どもの絵（kinetic family drawings；KFD）に示された（図1）[1]．

・子食

大人が同席せず，子どもだけでとる食事．子どもに弊害が生じやすい．食事の作法，行儀が身につかない（箸の使用，食事姿勢，会話の呼吸），好きなものだけ好きなように食べる，偏食が習慣化する．子ども同士は調整能力が乏しいため，食事時の配慮や礼儀が働かない．勝手な食べ方，感情の切替え困難（争い）が生じやすい．

・個食

個々人が自分の都合でおもに食べる食事．食事は1人で食べる，気兼ねがなく楽だ，誰かと食べる食事は気をつかう，だから食事は1人に限るという感覚が主になる食事．人とのかかわり（共食）を求めず，人を避けストレスの回避をはかる食事姿勢．スマホを見ながらの食事．好きな食物のみを選ぶ偏った食事傾向になりやすく人への配慮は育たない．2000年代以降に増加（図2）[1]．

2）食べ方の問題性を示す内容

・固食

食事内容が固定しており変化を受け入れない食事．朝食はコーヒーのみ，昼食は〇〇屋の〜を必ず食べるなど，食物へのこだわりが強い．

・小食

少量の食事を意図的に決めてとる食事．思春期や女性に多く，食事量を意図して減らし，ダイエットをはかろうとする食事．自己流の食事量の制限のため栄養バランスの偏りも生じやすい．

3）食物の内容の偏りの問題性を示すもの

・濃食

外食や調理済惣菜など外食産業による食物は一口目の味覚刺激を優先するため，塩分濃度や脂肪（トランス脂肪酸）過多の傾向をもつ．糖尿病や脂質異常症，高血圧などの生活習慣病の契機となりやすい「濃い」食事を意味する．

・粉食

粉，小麦粉などを材料とする食物に偏る食事．パン類，麺類などに偏る食事で，調理をせず，出来合いの食物で食事をすます食行動を示す．

2 原因

核家族化，女性の社会参加，家事労働の簡略化な

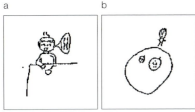

図1　孤食（小4，小5　1995年）
a：隅で1人食するとは，言葉もない「…………」
b：1人は寂しい，味気ない，食べた気がしない，を絵全体で示している
[田中葉子ほか：それでも「好きなものだけ」食べさせますか？NHK出版，2007：175-185.]

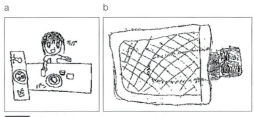

図2　個食（小4，小5　2007年）
a：食事は1人に限ります．誰にも気兼ねなく，自分の食べ方を通せるから．
b：究極の人物包囲の食事はふとんにくるまれた姿．腹ばいで，片手を出して食べる自分．病気ではなく，絵の裏に「ごきげんの食事」というコメントあり．
[田中葉子ほか：それでも「好きなものだけ」食べさせますか？NHK出版，2007：175-185.]

どの大人の生活事情と，塾や習い事，部活動，アルバイトなどにより子どもの生活も余裕がなく，家族の食事時間があわない生活実態があり，それに呼応する形で惣菜，弁当など中食産業が発展し，コンビニエンスストアなど簡便に食物を得られる都市型の生活スタイルが増え，家族機能が変化した．このような現代家族の状況が，家族内の食に対する意識も変化させ，作らない食，ともに食べない食の行動を増加させていると考えられる．

b 対応法

1 小児への対応

孤食は幼児期より始まっており，その内容は前述の孤・子・小・粉・固・濃・個食に示すとおり異なる．児童期，思春期と年齢増加に伴い，弊害が生じるおそれがある．対人関係能力の低下や，作らない食，食物選択の偏りの助長である．人は人と食事するなかで味覚の幅を広げ，食の作法を知り，会話の楽しみを覚え，自己主張と自己抑制のコツを得る．食卓の人間関係を通じて感情や情緒のコントロールなどコミュニケーション能力の具体的な感覚を身につける．幼児期から思春期・青年期にかけ多くの適応上の問題が生じることを E. H. Erikson は示唆しているが，子どもの精神発達と家族機能の発達課題を年齢層にあわせ考える必要があり，これに食卓の家族関係は深く関与する．

2 保護者への対応

食育基本法が2005年に施行されて以来，食の問題は個人の問題から国家的な問題となっている．孤食は家族機能の低下，生活習慣病と医療費の増加，コミュニケーション能力の低下と適応障害など体と心の健康を損なう「普通の人たちの問題性」を象徴する．ともに食する関係（共食）は幼児期から育てられるものである．食事・食卓の人間関係を通じて子どもも大人も人への配慮や会話の態度，自己主張と自己抑制の勘，場の空気を察する力を得ていく．同時に多くの情報や知恵，心と体を回復する手立てを日常生活の食事の場面から取り入れている．不登校や引きこもり，拒食や過食などの摂食障害，対人関係の不適応を防ぐためには幼児期からのかかわりの質が問われる．ともに食し，分けあい，楽しむ人とのかかわりが重要である．家族，保育所や幼稚園，こども園などの幼児教育施設，学校などでの意識的な取り組みが求められる．1人の食事は寂しい・変だ（孤食）の感覚をもつことは重要である．1人の食事は気楽，気兼ねがない（個食）と感じる感覚には警鐘を鳴らす必要がある．現代の家族問題の具体的な表れである．家庭は「料理をする場」「一緒に食べる場」「食を分けあう場」「かかわりを大事にする場」であることを改めて認識すること．物が豊かになり，簡便な生活も可能な今こそ保護者に伝えていく必要があるといえる．

❖ 文　献
1) 田中葉子ほか：それでも「好きなものだけ」食べさせますか？NHK出版，2007：175-185.

❖ 参考文献
・農林水産省：食育基本法（法律第63号）．2005.
・E. H. Erikson, 小此木啓吾（訳）：自我同一性．誠信書房，1973.
・室田洋子：食卓から見える子どもの心・家族の姿．芽ばえ社，2009.
・厚生労働省：保育所保育指針．2017.
・文部科学省：幼稚園教育要領．2017.
・内閣府ほか：幼保連携型認定こども園教育・保育要領．2017.

[室田洋子]

F 清涼飲料水ケトーシス
soft drink ketosis

ポイント

- 2型糖尿病患児，あるいは2型糖尿病の素因を有する児が糖を含む清涼飲料水を大量に飲むことで陥る病態のことである．
- 高血糖による口渇のため糖を含む清涼飲料水を多飲し，血糖値がさらに上昇し口渇が強まるという悪循環に陥ることにより発症する．
- 治療は，生理食塩水を主体にした輸液とインスリン持続静注である．
- ブドウ糖毒性が解除されるとインスリン治療が中止できる．
- 回復後は，2型糖尿病，高度肥満への長期的・継続的な指導が重要である．

a 概念

1 定義と概要

　清涼飲料水ケトーシスは2型糖尿病患児，あるいは2型糖尿病の素因を有する児が糖を含む清涼飲料水を大量に飲むことで陥る病態のことであり，ペットボトル症候群ともよばれる．近年，脱水予防の目的でスポーツ飲料など糖を含む清涼飲料水を飲む機会も増えており，糖尿病に気づかず清涼飲料水を飲み続けている場合が多いので注意が必要である[1]．

2 原因と病態

　清涼飲料水ケトーシスは，高血糖による口渇のため糖を含む清涼飲料水を多飲し，血糖値がさらに上昇し口渇が強まるという悪循環に陥ることにより発症する重篤な代謝異常である[1,2]．高血糖になると糖毒性によりインスリン抵抗性とインスリン分泌障害が強まり，ますます血糖値が上昇するといった悪循環をきたすこととなる．

　インスリン作用不足のために脂肪分解が亢進し，遊離脂肪酸（free fatty acid；FFA）が血中に増加しケトン体の産生を引き起こす．FFAが肝臓に取り込まれると，アシルCoAに転換され，ミトコンドリア内に取り込まれるとβ酸化を受けて大量のアセチルCoAを生成する．TCAサイクルで処理しきれないアセチルCoAがアセト酢酸やアセトンに合成され，血液中に放出されたアセト酢酸から3-ヒドロキシ酪酸が合成される．このアセト酢酸，3-ヒドロキシ酪酸がケトン体の主体である．インスリンはアセチルCoAカルボキシラーゼ（acetyl CoA carboxylase；ACC）の活性化を介して，アシルCoAのミトコンドリア内取り込みを抑制することでケトン体産生を減少させる．しかし，アシルCoA自体が高濃度の場合，ACCを阻害し，インスリン存在下でもケトン体産生が増加しうる[3]．

　1型糖尿病のケトアシドーシスはインスリン分泌不足が主体であるのに対して，清涼飲料水ケトーシスはインスリン抵抗性が病態の主体である．肥満に伴ったインスリン感受性の低下にブドウ糖毒性やFFAによる脂肪毒性が加わることでケトーシスを引き起こす[3]．

3 臨床的特徴

　①大部分が肥満者であり，②比較的若い男性に多く，③新規発症例が多く，④内因性インスリン分泌が比較的保たれており，⑤膵島自己抗体が陰性であり，⑥インスリン治療後はインスリンを離脱できる[1]．

　肥満児が清涼飲料水ケトーシスを発症しやすいのは，脂肪分解により大量のFFAが生じるためである．やせている児が糖尿病性ケトアシドーシスを発症した場合は清涼飲料水を多量に摂取していたとしても1型糖尿病などを疑う必要がある[2]．清涼飲料水ケトーシスの診断の目安は表1[3]に示すとおりである．

　清涼飲料水ケトーシスは，自覚症状の乏しい軽症例から，ケトアシドーシス昏睡をきたす重症例まで

表1　清涼飲料水ケトーシスの診断の目安

1. 糖尿病新規発症または無治療
2. 過去6か月以内に標準体重＋20％以上の肥満
3. 糖を含む清涼飲料水を1,000 mL/日以上飲用
4. 血中Cペプチド0.5 ng/mL以上
5. GAD抗体陰性
6. 重症感染症・急性膵炎・大量飲酒なし

［安孫子亜津子ほか：ソフトドリンクケトーシス．日本臨牀 2008；66：601-605．］

さまざまな病態が含まれ，重症例では横紋筋融解や腎不全，急性膵炎を合併することがある．しかし，インスリン注射と輸液により代謝状態を改善すると，速やかにインスリン必要量が減少し，少量の経口薬か食事療法・運動療法のみで血糖コントロールが良好となる例が多い．

b 対応法

1 予防法

最近，熱中症を予防するためにスポーツ飲料が推奨される傾向にある．しかし，多くのスポーツ飲料は単純糖質を5～7％含むので，糖質を過剰にとりすぎないように注意を要する．特に肥満児や糖尿病患児は，糖質濃度が低いスポーツ飲料を選ぶか，水やお茶とみそ汁，吸い物，スープなどを組み合わせて，水分と電解質を補給するように工夫するほうが安全である[1]．

2 清涼飲料水に含まれる糖質

清涼飲料水の糖質含有量は，一般にジュースや炭酸飲料は10～12％，スポーツ飲料は6％程度である．最近では糖質を控えたものや人工甘味料を用いたものも増えてきている．

健康増進法では，100 mLあたりの糖分が0.5 g未満であれば含まない旨，2.5 g未満であれば低い旨を表示してもよいとされている．したがって，「無糖」「ノンシュガー」「糖分ゼロ」などと書かれているものは100 mLあたりの糖分が0.5 g未満，「微糖」や「糖分ひかえめ」は100 mLあたりの糖分が2.5 g未満を意味している[2]．

ジュースの糖含有量は一般的に約10％程度であることから，1,000 mLのペットボトルを1本飲むと100 gほどの糖分を摂取することとなり，これは4 gの角砂糖約25個分となる[3]．

3 対応法（治療法）

軽症の場合は通常のインスリン皮下注射で回復するが[2]，急性期は1型糖尿病ケトアシドーシスの治療に準じて，生理食塩水を中心とした輸液とインスリン持続静脈内注入，カリウムの補充などを行う．ブドウ糖毒性が解除されると通常1か月程度でインスリンを離脱できる．インスリン治療終了後は，食事療法・運動療法のみで良好な血糖コントロールを維持できる場合も多い[1]．

しかし，その後の生活習慣の改善が十分でなければ，インスリン分泌能が徐々に低下し，次第に進行した2型糖尿病の状態となっていく．急性期を脱した後の十分な糖尿病教育と長期的な管理の継続が重要である[2]．

清涼飲料水ケトーシスという病態があることを伝え，糖を含む清涼飲料水の大量摂取を控えること．倦怠感や口渇・多飲・多尿，体重減少時には速やかに医療機関を受診すること．定期的に血液検査や尿検査を受けること．これらの指導を行うことが重要である．

❖ 文　献

1) 山田研太郎：清涼飲料水ケトーシスの病態・診断・治療．プラクティス 2017；34：27-30．
2) 山田研太郎：清涼飲料水ケトーシス．臨床栄養 2012；121：140-141．
3) 安孫子亜津子ほか：ソフトドリンクケトーシス．日本臨牀 2008；66：601-605．

［勢川智美・高谷竜三］

G イオン飲料とビタミン B₁ 欠乏
isotonic drink and deficiency of vitamin B₁

- 日本では近年イオン飲料などの多飲によるビタミン B₁ 欠乏症が繰り返し報告されている.
- イオン飲料などの多飲によるビタミン B₁ 欠乏症は乳幼児に多く,背景には養育環境の問題が高率である.
- イオン飲料の多飲の危険性を広く周知する必要がある.

a 概念

1 定義と概要

　ビタミン B₁ は,解糖系から TCA 回路に関与する複数の酵素の補酵素として重要な役割をはたしている.ビタミン B₁ 欠乏は乳酸・ピルビン酸の蓄積やエネルギー産生障害を惹起し,諸臓器の機能障害を起こす.ビタミン B₁ は水溶性ビタミンであり,体内に貯蔵されない.ビタミン B₁ を全く摂取しない場合,3週間程度で欠乏するといわれている[1].ビタミン B₁ 欠乏症としては,中枢神経症状を呈する Wernicke 脳症と,循環器および末梢神経の障害を呈する脚気などが知られている.先進国では小児のビタミン B₁ 欠乏症はまれだが,アトピー性皮膚炎による過度の食事制限,自閉スペクトラム症による極端な偏食,化学療法の副作用や消化器疾患による低栄養などによる小児のビタミン B₁ 欠乏症は現在でも散見される.

　近年,日本ではイオン飲料などの多飲によるビタミン B₁ 欠乏症が繰り返し報告されている.日本で販売されているイオン飲料にはビタミン B₁ が含まれていない.したがって,イオン飲料を多飲して離乳食を十分に摂取できない場合には,ビタミン B₁ 欠乏に陥る.日本小児連絡協議会栄養委員会では,イオン飲料などの多飲によるビタミン B₁ 欠乏症に注目しその全国調査を行った[2].

　全国調査では33例の情報を収集した.発症時の年齢は中央値15か月(範囲7～35か月)で,28例が2歳未満であった.既往歴や家族歴に問題がない症例がほとんどであった.家庭環境については26例で情報が得られ,21例で養育環境に問題を認めた.イオン飲料などの多飲が始まった時期は中央値10か月,その継続期間は中央値3.5か月であった.1日の摂取量は,1,000 mL 以上が28例中25例であった.多飲を始めた理由は,感染症罹患が11例で最多であり,そのうち4例で医師の勧めがあった.

　ビタミン B₁ 欠乏症の全身症状では,嘔吐,活気不良,浮腫,食欲低下,体重増加不良が多かった.また,輸液による悪化を11例に認めた.心拡大・肺高血圧・浮腫などの循環器症状を17例に認め,5例は心原性ショックを呈した.神経症状では,意識障害,腱反射減弱,筋力低下,眼球運動障害,けいれんが高率であった.古典的な Wernicke 脳症の3主徴である,意識障害・眼球運動障害・失調のすべてを認めたのは4例のみであった.

　発症時のビタミン B₁ 値は,情報が得られた29例のすべてで著明な低値であった.血液検査では,アシドーシス,低ナトリウム血症,乳酸・ピルビン酸の上昇をそれぞれ約半数に認めた.頭部 MRI は25例で施行され,15例で異常を認めた.病変を認めた部位は,尾状核,被殻,視床内側,中脳水道周囲が多かった.転帰が判明したのは27例で,死亡は1例であった.生存した26例の最終追跡時の月齢は中央値49か月で,後障害あり12例,後障害なし14例であった.

　保護者調査では424名の情報を収集した.イオン飲料の使用実態では,週に数回以上飲んでいる子どもは11名であった.これら11名を高頻度使用群,残りの413名を対照群として比較したところ,高頻度使用群の保護者では,「健康によい」・「ビタミンが豊富」・「多量に飲んでも安全」に対する賛同が有意に高率であった.

2 原因と病態

　イオン飲料にはビタミン B₁ が含まれておらず,離

乳食などから摂取しなければ体内から急速に失われる．また，イオン飲料には糖が多く含まれており，解糖系および TCA 回路に負荷を与えビタミン B_1 の消費を促進する．感染などによるエネルギー需要の増大などを契機に諸臓器の機能障害が顕在化し，Wernicke 脳症や脚気の症状が現れる．このような状態でビタミン B_1 を含まない糖質の輸液を行うと，症状が増悪する．

ビタミン B_1 が欠乏すると解糖系および TCA 回路が機能不全に陥り，エネルギー産生障害と乳酸・ピルビン酸の蓄積が起きる．脳内ではビタミン B_1 は神経細胞やグリアにおけるエネルギー産生以外に，ミエリンの維持やアミノ酸・神経伝達物質の産生にも寄与していると考えられている．ビタミン B_1 欠乏ではアストロサイトの膨化・浮腫に引き続いて血液脳関門の破綻が起きるとともに，脳内のグルタミン酸濃度が上昇することによる神経毒性が生じることが，Wernicke 脳症の発現に関与するといわれている．

心臓では，乳酸の蓄積による高乳酸性代謝性アシドーシスに加えて，末梢血管が拡張することにより心拍出量が増加し，高心拍出性心不全を呈する．また，末梢血管の拡張は，四肢の湿潤と浮腫をもたらす．また，ビタミン B_1 欠乏では肺高血圧の合併を伴うことがまれではない．急速に心不全が進行する場合は脚気衝心ということもあり，死亡例の報告もある[3]．

末梢神経障害は軸索障害が主であり，急性または亜急性に発症する．一般に運動神経が優位に障害される．また，下肢のほうが上肢に比べて障害されやすい．その結果，深部腱反射の消失や下肢の筋力低下が出現する．末梢血管の拡張についても，ビタミン B_1 欠乏による末梢神経障害が関与している可能性がある．

b 対応法

1 予防法

イオン飲料の多飲を防ぐことが重要で，適切な離乳食の指導とイオン飲料多飲の危険性の周知が必要である．全国調査結果からは，イオン飲料多飲によるビタミン B_1 欠乏の要因として不適切な養育環境が高率であった．そのような家庭に情報の伝達や指導を行うことは，必ずしも容易とは限らないであろう．イオン飲料メーカーからの危険性の周知が望ましいが，2018 年 3 月の時点ではそのような動きはない．少数例ではあるが，医師の勧めがイオン飲料多飲の契機になった症例が認められた．臨床の現場でイオン飲料の飲ませ過ぎに対する注意喚起を行う必要がある．

2 対応法

ビタミン B_1 欠乏症を疑って診断することが重要である．しかし，ビタミン B_1 欠乏症の症状は多彩で，嘔吐や食欲低下などの非特異的な全身症状，Wernicke 脳症に代表される神経症状，脚気に代表される循環器症状がさまざまな組み合わせで認められる．全国調査では，嘔吐・活気不良・浮腫・食欲低下・体重増加不良が高頻度であった．ビタミン B_1 欠乏症の検査所見は非特異的であるが，高乳酸血症・低ナトリウム血症・代謝性アシドーシスが高率である．これらの症状および検査所見を認めた際に，ビタミン B_1 欠乏症を念頭において病歴を詳細に聴取することが診断につながる．

確定診断はビタミン B_1 値の測定によるが，検査結果が得られるまでに時間を要することが多い．ビタミン B_1 欠乏症を疑った場合は結果を待たずビタミン B_1 補充を行うべきである．小児に対するビタミン B_1 の投与方法は確立されていないが，成人では 1 日 1,500 mg 以上のビタミン B_1 を 2～3 日間経静脈的に投与し，効果があれば 1 日 250 mg の投与を 3～5 日もしくは改善がみられなくなるまで継続することが推奨されている．不十分な治療では後障害の割合が高くなること，ビタミン B_1 大量投与に重大な副作用が知られていないことから，経験的にビタミン B_1 の大量投与が施行されることが多い．

❖ 文　献

1) Sechi G, et al.：Wernicke's encephalopathy：new clinical settings and recent advances in diagnosis and management. Lancet Neurol 2007；6：442-455.
2) 奥村彰久ほか：イオン飲料などの多飲によるビタミン B_1 欠乏症．日本小児科学会雑誌 2017；121：953-968.
3) Fujita I, et al.：Cardiac beriberi（shoshin beriberi）caused by excessive intake of isotonic drink. Acta Paediatr Jpn 1992；34：466-468.

［奥村彰久］

第8章
スポーツと栄養

A 小児科医としての指導

nutrition education by pediatrician to junior athlete

ポイント

- すこやかな成長発達のためには栄養・運動・休養が大切である．
- 成長期は体重あたりのエネルギー必要量が多いことを理解する．
- ジュニアアスリートには，身体活動量に見合ったエネルギーを与える．
- 身長のスパート期に必要な栄養を与えることはきわめて重要である．
- 小児に生じやすいスポーツ障害を熟知して予防に努める．

a スポーツ栄養学とは

運動・スポーツ，栄養，休養は，すこやかな成長発達や健康の維持増進と密接に関係している．スポーツ栄養学とは，健康増進のための歩行から競技スポーツまでのあらゆる運動・スポーツに伴って増加するエネルギー，栄養素，水分などの必要量に対して，科学的にいかに対応するかを追求する学問である．スポーツ栄養の知識は，アスリートにおける競技力向上ばかりでなく，怪我の予防，選手生命の延長，すこやかな成長発達，健康の維持増進，生涯スポーツ継続のために有益である．特に，小児に対するスポーツ栄養に関する取り組みは，子どもたち自身が，みずからの身体に対する関心を深め，みずからの健康は自分自身が管理するといった積極的な姿勢を身につけるためのよい機会となる．

b 栄養やスポーツと小児の成長発達

ヒトは食物中に含まれる，三大栄養素（たんぱく質，脂質，炭水化物）からエネルギーを吸収する．三大栄養素にビタミンとミネラルを加えて五大栄養素，さらに食物繊維や水を加えて六大栄養素とよぶ場合もある．ビタミンやミネラルは生命維持に不可欠で，食物繊維は，大腸機能や多様性のある腸内細菌叢維持に重要である．水は，成人では人体の50〜60％を占め，体内の物質の溶媒となり栄養や老廃物を運搬するとともに体温を維持する働きもあり，小児の体水分の割合は成人より多い．

小児期の最大の特徴は成長・発達の途上であることで，成長とは身体の形態的変化（体が大きくなること），発達は身体の機能的変化（進歩して完全な域に向かうこと）を意味する．小児の成長は一律ではなく，臓器別に一般型，神経型，生殖器型，リンパ型の4つのパターンに分けられる（図1)[1]．図1[1]に示すように，神経系の成長は乳幼児期に著しく，3歳時には成人の約70％の重量まで成長するが，生殖系の臓器は思春期に至ると急激に発育する[2]．「子どもは大人のミニチュアではない」といわれる所以である．

小児の成長・発達には適切な栄養が欠かせない．一般型を示す身長の経時変化は，3つの連続的な期間に分類され，これをICPモデルという．ICPのIは乳児期（infant）を，Cは小児期（child）を，Pは思春期（puberty）を意味している．この3つの期間の身長の伸びに最も重要な要素は，乳児期には栄養，小児期には成長ホルモン，思春期には性ホルモンと考えられている．男女ともに思春期には急激に身長が伸びる時期があり，この時期を発育のスパートとよぶ．発育のスパートの時期は平均すると女児では10〜11歳，男児では12〜13歳頃であるが，個人差も大きい．スパートの時期に身体活動量に見合ったエネルギーが与えられないと，競技成績の低下や病的骨折に代表される怪我や故障，将来の低身長の原因となる．

小児のすこやかな成長発達のためには，適切な栄養に加えて，運動やスポーツが必要である．一般に適切な時期に適切な刺激が加われば，成長と発達は並行して進行する．逆に刺激が加わらなければ，解剖学的に正常であっても機能は十分に発達しない．子どもは，本来体を動かしたいという欲求をもっており，適切な時期に十分に体を動かして遊べば，体

A 小児科医としての指導

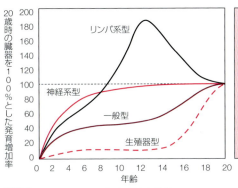

図1 Scammonの臓器別発育曲線

[Scammon RE : The measurement of the body in childhood. In : Harris JA, et al. (eds) : The measurement of man. Univ Minnesota Press, 1930 : 214-226.]

表1 性別年齢別基礎代謝基準値とエネルギー蓄積量

性別	基礎代謝基準値 (kcal/kg体重/日) 男性	女性	エネルギー蓄積量 (kcal/日) 男性	女性
3〜5(歳)	54.8	52.2	10	10
6〜7(歳)	44.3	41.9	15	20
8〜9(歳)	40.8	38.3	25	30
10〜11(歳)	37.4	34.8	40	30
12〜14(歳)	31.0	29.6	20	25
15〜17(歳)	27.0	25.3	10	10

[厚生労働省：日本人の食事摂取基準(2015年版)．2014.]

表2 年齢階級別にみた身体活動レベルの群分け(男女共通)

身体活動レベル	レベルI (低い)	レベルII (ふつう)	レベルIII (高い)
1〜2(歳)	―	1.35	―
3〜5(歳)	―	1.45	―
6〜7(歳)	1.35	1.55	1.75
8〜9(歳)	1.40	1.60	1.80
10〜11(歳)	1.45	1.65	1.85
12〜14(歳)	1.50	1.70	1.90
15〜17(歳)	1.55	1.75	1.95

[厚生労働省：日本人の食事摂取基準(2015年版)．2014.]

を動かすことによって運動器が発達し，運動が面白くなり，ますます運動するようになるという好循環をきたす．

c ジュニアアスリートに対するエネルギー量や栄養配分に関する指示

小児は日々成長しているため，身体活動に必要なエネルギーに加えて，組織合成に要するエネルギーおよび組織増加分のエネルギー(エネルギー蓄積量)を余分に摂取する必要がある．したがって，小児の1日あたりの推定エネルギー必要量は，基礎代謝量(kcal/日)×身体活動レベル＋エネルギー蓄積量(kcal/日)として算出する．性別年齢別の基礎代謝基準値とエネルギー蓄積量を表1[3]に，年齢階級別の身体活動レベル別定数を表2[3]に示す．身体活動レベルを推定するために，日常的に行っている運動やスポーツの内容や頻度を詳細に問診する必要がある．三大栄養素のバランスは，健常小児に指示する

PFCバランス(たんぱく：protein，脂質：fat，炭水化物：carbonhydrate)に準ずるが，瞬発系スポーツではたんぱく質量を多めに設定する．ただし，たんぱく質を多くとれば筋量が直線的に増えるわけではないこと，トレーニングせずに高たんぱく食のみ摂取すると肥満しやすい点に注意する．摂取のタイミングは，トレーニング直後のほうが筋肉はつきやすい．

日本人小児に不足しているカルシウムや，スポーツ選手で特に不足しがちな鉄やビタミンB_1，Cは積極的に摂取させるように指導する．

d 小児のスポーツ障害と栄養

1 骨・軟骨障害

小児の長管骨の末端には，成長軟骨層が存在し，この部分で長軸方向に成長している．成長軟骨層は緻密骨と比較して強度が劣るため，運動やスポーツによる強い衝撃や，繰り返される中等度の張力など

で損傷が生じることがある[4]．これらの機序で生じるのが，Osgood-Schlatter病や野球肘などである．これらの障害が生じた際には，一定期間の運動制限が必要であるが，トレーニングを休んでいる間に肥満を生じないように適切な栄養管理を行う．

2 女性アスリートの3主徴

思春期の女性アスリートの代表的な健康問題として，利用可能エネルギー不足（low energy availability），無月経，骨粗鬆症があり，これらをまとめて「女性アスリートの3主徴」とよぶ．新体操やフィギュアスケートなどの審美性が要求される競技の女性アスリートに好発し，運動によって消費されるエネルギー量に対して食事から摂取するエネルギー量が不足した状態が継続することによって，性ホルモンや骨代謝に異常が生じる[5]．一般に身長のスパート開始の約1年後から20歳までに骨塩量が急激に増加して最大骨塩量に至るため，この時期のエネルギー不足は，病的骨折や，将来の低身長や骨粗鬆症の原因になる．身長のスパート時には，必要なエネルギーを与えることがきわめて重要である．

3 貧血

アスリートには貧血が多いことが知られている．その多くは鉄欠乏性貧血で一部に溶血性貧血も含まれる．アスリートは大量に発汗するため鉄が喪失しやすいことや，スポーツで繰り返される足底への衝撃で血管内溶血が生じる機序が考えられている[6]．

鉄欠乏性貧血の予防には，吸収率のよいヘム鉄の多い食品をとることや，鉄の吸収を助けるビタミンCやたんぱく質を同時にとることを指導する．

4 脱水・熱中症

小児は，成人より体重に占める細胞外液が多く，低年齢の児では成人より尿濃縮能が低いため，脱水症に陥りやすい．運動を行う場所の環境に注意を払い，著しい熱暑環境では運動を控えることが望ましい．運動中は定期的に水分補給を行い，運動前後で体重を測定し，運動終了後の体重減少分以上の水分は補給するように心がける．大量に水分補給が必要な場合は，水中毒の予防のため，0.1～0.2％のナトリウムを含有した飲料を用いる．意識障害（応答が鈍い，言動が不自然，意識がない）を有する熱中症は生命の危険があるため，速やかに救急要請し医療機関に搬送する．

❖ 文　献

1) Scammon RE：The measurement of the body in childhood. In：Harris JA, et al.（eds）：The measurement of man. Univ Minnesota Press, 1930：214-226.
2) 原　光彦：発育期と運動−小児科系．公益社団法人日本体育協会指導者育成専門委員会スポーツドクター部会（監修）：スポーツ医学研修ハンドブック．第2版，文光堂，2011：58-66.
3) 厚生労働省：日本人の食事摂取基準（2015年版），2014.
4) 鳥居　俊：小児に対する運動指導．日医雑誌2016；145：1879-1882.
5) 田口素子：女性アスリートと栄養．日本臨床スポーツ医学会誌2016；24：374-376.
6) 樋口　満（監修）：小・中学生のスポーツ栄養ガイド．女子栄養大学出版部，2010：68-69.

［原　光彦］

第8章 スポーツと栄養

B 管理栄養士・栄養士としての指導
nutrition counseling by dietitians to junior athlete

- アスリートに多い貧血について正しい知識をもち指導する.
- エネルギー不足と貧血との関係を理解し,ジュニアアスリートの良好な発育を促す.

アスリートにとって貧血は頻繁に起こる病気となっている.特に中・高校生アスリートでの発症は多い.貧血にならなくとも,アスリートの場合には,ヘモグロビン1mg/dLにつき酸素摂取量3 mL/体重kg/分である[1]ことから,通常よりもヘモグロビンが低くなれば,酸素の供給量が低下するため,貧血の診断基準を上回っている場合でも,通常のヘモグロビンの値よりも下回ることでパフォーマンスの低下（特に持久力）が起こる.鉄不足の状態は,貧血の有無に関係なく,鉄がヘモグロビン,ミオグロビン,各種酵素を構成することから,運動機能や認知機能などの低下を引き起こし,鉄不足がパフォーマンスに直結する[2,3].

鉄の吸収は,亜鉛,銅と競合するため,たとえば,亜鉛のサプリメントをとると,鉄の吸収が損なわれるという関係にある.また,鉄の吸収率は,食べた食物成分によっても影響を受け,たんぱく質,アミノ酸,アスコルビン酸（ビタミンC）は鉄吸収を促進し,フィチン酸,タンニン,シュウ酸などは抑制する[4].食事中のヘム鉄と非ヘム鉄の構成比によっても変わる.さらに鉄の摂取量に応じて吸収率も変化し,過剰症や欠乏症を予防している.しかし,サプリメントや鉄剤などで鉄を長期摂取することで慢性的な鉄沈着症を引き起こす可能性がある.

a アスリートの貧血の原因

アスリートの貧血の原因としておもに3つを考えることができる.①身体活動量に応じて鉄の必要量が増加するが必要量を摂取できなかった場合,②エネルギー不足になった場合,③希釈性貧血である[5].

1 鉄の必要量を摂取できなかったために起こる貧血

アスリートは,激しい身体活動によって,溶血,発汗量の増大による鉄をはじめとするミネラルの損失,消化管からの出血などが起こる.そのため,必要量の増加にあわせて摂取量を多くしなくてはならないが,摂取が不足の状態となり貧血を発症する.

2 エネルギー不足による貧血

エネルギー不足になると貧血になる[6〜8].また,運動の強度が高くなり,運動量が増えると溶血が多くなると考える.通常,軽度な溶血が起こると,破壊された赤血球からヘモグロビンが血液中に遊離され,そのヘモグロビンはハプトグロビンによって肝臓や脾臓に運ばれ代謝されることから,溶血の障害が起こらないで済むが,運動量の増加や高強度の場合には,溶血が多くなり,ハプトグロビンが不足し,正常な代謝で処理できないヘモグロビンが血液中に増加することで,さまざまな障害が起こる.この状態から,溶血によって失った赤血球の構成物質であるヘモグロビンの処理が迅速に行われず,結果として貧血の原因となると考える[1,5].さらに,この状態で,エネルギー不足であると,エネルギーを補うためのたんぱく質の分解が進み,ハプトグロビンやヘモグロビンの合成ができず,貧血の重症化や改善されない状況となる[1,5].

また,エネルギー不足に陥ったということは,相対的にエネルギー源となる栄養素の摂取が少ない状況であるといえる.それに加え,成長期は,骨格筋の増加に伴いミオグロビン,血管,血液の合成も増加するために鉄,たんぱく質,エネルギーも多く必要となり,成人に比べ,貧血を引き起こしやすい状況であるといえる[1,5].

❸ 希釈性貧血

希釈性貧血とは，トレーニングの初期の時期などに，末梢まで血液を運ぶために血漿量が多くなり，ヘモグロビン濃度が薄くなった状態にして循環させることをいう．この現象は，循環血漿量が増加することにより，一時的にヘモグロビン濃度が低くなり，貧血の状態となる．しかし，一時的であって，ヘモグロビンが増加すれば，貧血ではなくなるので，貧血として問題視する必要はなく，栄養状態との関係を考える必要もないといわれている[5,9]．

ⓑ 貧血回復の方法

管理栄養士・栄養士は，貧血回復のために下記に示す6つに注意して栄養指導を行う[5]．

❶ エネルギー不足にならないようにバランスよく食べること

できる限り規則正しく，エネルギー不足にならないようにバランスよく食べる．また，リラックスしておいしく食べ，食後もゆっくりする時間を設けて，消化吸収を促進させることも重要である．

❷ 胃腸の調子を整えること

胃腸の調子が悪ければ，いくらバランスを考えて食べても，摂取量は必要量を満たすことができない．そのため，胃腸の調子が悪い場合には，貧血回復へのプロセスの第一優先が胃腸の回復となる．

❸ 鉄の摂取量が低くならないようにすること

食品中に含まれる鉄には，2種類ある．肉や魚などの動物性の食品中に多く含まれるヘム鉄と野菜や海藻や大豆のなかに多く含まれる非ヘム鉄だ．吸収率は，非ヘム鉄の2～5％程度に比べヘム鉄の15～25％程度のほうが高いといわれている．表1[5]には，鉄を多く含む食品の鉄およびエネルギー，造血に関係する栄養素の含有量を示した．

アスリートの鉄の摂取量については，さまざまな見解があるが，鉄以外の栄養素やエネルギーが必要量を満たしている場合には，「日本人の食事摂取基準（2015年版）」[10]で示されている推奨量を摂取するとよいと考える．

❹ 鉄の吸収を高める工夫をすること

ヘム鉄と非ヘム鉄では，ヘム鉄のほうが非ヘム鉄に比べ吸収率が高いが，通常の食事には非ヘム鉄の摂取のほうが多く摂取される．非ヘム鉄の吸収を高めるための工夫として，ビタミンCを同時に摂取することにより，非ヘム鉄が3価鉄から2価鉄に還元されて吸収されやすくなる．また，クエン酸やリンゴ酸は，キレート作用（金属イオンと結合する性質があり，酸化されにくくすると同時に吸収率を高める作用）があり，食事にこれらを含む果物，野菜，穀類を使用することが，鉄の吸収を高める．

❺ 身体活動量の減少

食事をバランスよく食べるだけではなく，エネルギー不足を解消すること，消化吸収を効率よく行うこと，溶血を減少させること，運動による消化管への刺激を少なくし出血させないようにすることも同時に実施する必要がある．そのためには，トレーニングや練習の量，質，時間，頻度を見直し，運動量を軽減させることになる．

❻ 質のよい睡眠を十分にとること

貧血だけではないが，疾病や不調の回復には，質のよい睡眠が必要である．規則正しい生活をするとともに，就寝時刻は成長ホルモンの日内変動を考え10時までとするとよい．

ⓒ アスリートの栄養摂取の考え方

貧血を回復させるためには，アスリートの栄養摂取の考え方を理解する必要がある．

アスリートは，身体活動量の増加に伴って，エネルギーや栄養素の必要量が多くなるため，食べる量を増やさなければならないが，食べられる量には限界がある．たとえば，身体活動量にあわせて胃の大きさが変化することはないため，身体活動量に比例して，食べる量を多くしていくことができない．また，運動中は交感神経が優位になるため，消化・吸収が抑制される．さらに，運動時間が長ければ，効率よく消化・吸収する時間が短くなる[5]．このように，アスリートは，身体活動量が多くなり，エネルギーや栄養素の摂取量を多くしなくてはならないにもかかわらず，食べる量に限界があり，効率よく消化・吸収する時間が短い状況になり，食事や補食を食べることだけでは，エネルギーや栄養素の必要量

表1 鉄を多く含む食品の鉄およびエネルギー，造血に関係する栄養素の含有量

食品群	食品名	1回量 g	鉄 mg	エネルギー kcal	たんぱく質 g	ビタミンB$_6$ mg	ビタミンB$_{12}$ µg	葉酸 µg	ビタミンC mg
肉	<畜肉類>ぶた［副生物］肝臓 生	60	7.8	77	12.2	0.34	15.1	486	12
	<鳥肉類>にわとり［副生物］肝臓 生	60	5.4	67	11.3	0.39	26.6	780	12
	<畜肉類>うし［副生物］肝臓 生	60	2.4	79	11.8	0.53	31.7	600	18
	<畜肉類>うし［和牛肉］もも 赤肉 生	80	2.2	154	17.0	0.30	1.0	7	1
	<畜肉類>うし［和牛肉］ヒレ 赤肉 生	80	2.0	178	15.3	0.30	1.3	6	1
	<畜肉類>ぶた［中型種肉］ヒレ 赤肉 生	80	1.0	90	18.2	0.38	0.2	1	1
	<畜肉類>うし［和牛肉］もも 脂身つき 生	80	2.0	207	15.4	0.27	1.0	6	1
	<畜肉類>ぶた［中型種肉］もも 赤肉 生	80	0.7	114	17.5	0.34	0.2	1	1
	<畜肉類>ぶた［中型種肉］もも 脂身つき 生	80	0.4	180	15.6	0.30	0.2	1	1
魚介	<魚類>（いわし類）かたくちいわし 煮干し	10	1.8	33	6.5	0.03	4.1	7	(0)
	<魚類>（かつお類）かつお 春獲り 生	80	1.5	91	20.6	0.61	6.7	5	Tr
	<魚類>（まぐろ類）みなみまぐろ 赤身 生	80	1.4	76	17.3	0.86	1.8	4	Tr
	<魚類>（いわし類）まいわし 生	80	1.7	135	15.4	0.39	12.6	8	0
	<魚類>（まぐろ類）めばち 生	80	0.7	104	20.3	0.61	1.1	4	1
	<魚類>さんま 皮つき，生	80	1.1	254	14.5	0.43	13.0	12	Tr
	<魚類>ぶり 成魚 生	80	1.0	206	17.1	0.34	3.0	6	2
	<魚類>（さば類）まさば 生	80	1.0	198	16.5	0.47	10.3	9	1
	<魚類>（ししゃも類）ししゃも 生干し 生	60	1.0	100	12.6	0.04	4.5	22	1
	<魚類>（いわし類）しらす干し 微乾燥品	10	0.1	11	2.3	0.00	0.4	3	Tr
	<貝類>あさり 缶詰 水煮	30	8.9	34	6.1	0.00	19.1	3	(0)
	<貝類>あさり 生	80	3.0	24	4.8	0.03	41.9	9	1
	<貝類>かき 養殖 生	80	1.7	56	5.5	0.06	18.5	31	2
	<貝類>しじみ 生	20	1.7	13	1.5	0.02	13.7	5	0
豆・豆製品	だいず［豆腐・油揚げ類］生揚げ	70	1.8	105	7.5	0.06	(0)	16	Tr
	だいず［納豆類］糸引き納豆	50	1.7	100	8.3	0.12	Tr	60	Tr
	だいず［豆腐・油揚げ類］木綿豆腐	150	1.4	108	9.9	0.08	(0)	18	Tr
	だいず［全粒・全粒製品］全粒 国産 黄大豆 ゆで	60	1.3	106	8.9	0.06	(0)	25	Tr
	だいず［豆腐・油揚げ類］凍り豆腐 乾	15	1.1	80	7.6	0.00	0.0	1	0
	だいず［全粒・全粒製品］きな粉 全粒大豆 黄大豆	10	0.8	45	3.7	0.05	(0)	22	0
卵	鶏卵 全卵 生	50	0.9	76	6.2	0.04	0.5	22	0
野菜	こまつな 葉 生	80	2.2	11	1.2	0.10	(0)	88	31
	ほうれんそう 葉 通年平均 生	80	1.6	16	1.8	0.11	(0)	168	28
	（だいこん類）だいこん 葉 生	50	1.6	13	1.1	0.09	(0)	70	27
	（だいこん類）切干しだいこん 乾	15	0.5	45	1.5	0.04	(0)	32	4
	（なばな類）和種なばな 花らい・茎 生	50	1.5	17	2.2	0.13	(0)	170	65
	えだまめ 生	50	1.4	68	5.9	0.08	(0)	160	14
	そらまめ 未熟豆 生	50	1.2	54	5.5	0.09	(0)	60	12
	かぶ 葉 生	50	1.1	10	1.2	0.08	(0)	55	41
	みずな 葉 生	50	1.1	12	1.1	0.09	(0)	70	28
	ブロッコリー 花序 生	50	0.5	17	2.2	0.14	(0)	105	60
	パセリ 葉 生	5	0.4	2	0.2	0.01	(0)	11	6
きのこ・海藻	ひじき ほしひじき ステンレス釜 乾	8	0.5	12	0.7	0.00	0	7	0
	ひじき ほしひじき 鉄釜 乾	8	4.7	12	0.7	0.00	0	7	0
	（こんぶ類）まこんぶ 素干し	10	0.4	15	0.8	0.00	0	26	3
	わかめ カットわかめ	5	0.3	7	0.9	0.00	0	1	0
	あまのり 焼きのり	1	0.1	2	0.4	0.01	0.6	19	2
ドライフルーツ	あんず 乾	20	0.5	58	1.8	0.04	(0)	2	Tr
	いちじく 乾	20	0.3	58	0.6	0.05	(0)	2	0
	（すもも類）プルーン 乾	20	0.2	47	0.5	0.07	(0)	1	0
	ぶどう 干しぶどう	10	0.2	30	0.3	0.02	(0)	1	Tr
種実	アーモンド 乾	10	0.4	59	2.0	0.01	(0)	7	0
	ごま 乾	5	0.5	29	1.0	0.03	(0)	5	Tr

1回量とは，一般的常用量を使用

［鈴木志保子：貧血．理論と実践 スポーツ栄養学．日本文芸社，2018：125-133．］

を満たすことができない状態に陥りやすい.

また，成長期にあるアスリートは，発育発達に必要なエネルギーや栄養素が増加することから，成人のアスリートに比べ，身体活動量の増加に比例して，低栄養状態のリスクが高くなる[5].健全な発育発達のために，過度な身体活動を防ぎ，栄養状態を良好に保ち，休養を適切にとることが必要となる.

そこで，身体活動量が多くなり，通常の食事ではエネルギーや栄養素を補給できないアスリートは，栄養状態を良好に維持するためにスポーツ栄養学を活用した栄養管理（スポーツ栄養マネジメント）[11]が必要となる.

d 貧血のアスリートに対する栄養指導

アスリートの貧血の多くは，鉄欠乏性貧血である.鉄欠乏性貧血というと，鉄の摂取量が不足したために引き起こされると考えることができるが，原因は，鉄欠乏だけではない.鉄の摂取だけに集中して栄養指導を行うことは，貧血の改善に結びつかない場合があることを知ってほしい.特に成長期のアスリートは，エネルギー不足が原因となる貧血が多いと考えられる.食事や補食をこれ以上食べることができないくらい食べていたとしても，栄養状態が良好であるという評価ができないことを理解し，アセスメント（現状把握と課題の抽出）を適確に行い，質の高い栄養指導を実施してほしい.

❖ 文　献

1) 順天堂大学女性スポーツ研究センター：ジュニア女子アスリートヘルスサポートマニュアル，2018.
2) Lukaski HC：Vitamin and mineral status：Effects on physical performance. Nutrition 2004；20：632-644.
3) Haymes E：Iron. In：Driskell J, et al.(eds.)：Sports Nutrition：Vitamins and Trace Elements. 2nd ed, CRC Press, 2006：203-216.
4) Hallberg L, et al.：Prediction of dietary iron absorption：an algorithm for calculating absorption and bioavailability of dietary iron. Am J Clin Nutr 2000；71：1147-1160.
5) 鈴木志保子：貧血．理論と実践 スポーツ栄養学，日本文芸社，2018：125-133.
6) Beard J, et al.：Iron status and exercise. Am J Clin Nutr 2000；72：594S-597S.
7) 塩崎宏子ほか：女性のライフサイクルと貧血．成人病と生活習慣病 2009；39：756-760.
8) 塩崎宏子ほか：鉄欠乏性貧血の検査と診断．日本内科学会雑誌 2010；99：1213-1219.
9) Volpe SL, et al.：Vitamins, minerals, and exercise. In：Rosenbloom CA, et al.(eds)：Sports Nutrition：A Practice Manual for Professionals. 5th ed, Academy of Nutrition and Dietetics, 2012：75-105.
10) 厚生労働省：日本人の食事摂取基準(2015年版)．2014.
11) 鈴木志保子：スポーツ栄養マネジメントとは．健康づくりと競技力向上のためのスポーツ栄養マネジメント．日本医療企画，2011：12-22.

［鈴木志保子］

第 9 章
静脈・経腸栄養

第9章 静脈・経腸栄養

A 静脈栄養 parenteral nutrition

1 末梢静脈栄養
peripheral parenteral nutrition；PPN

ポイント

- 末梢静脈栄養は，経腸栄養が困難であるが栄養状態の比較的良好な患児に対して，栄養状態の維持を目的に1週間以内の短期の栄養法として用いる．
- 末梢静脈栄養剤として，糖濃度10〜12％の高濃度糖加維持液やアミノ酸加総合電解質液，脂肪乳剤を用いる．
- 小児における静脈栄養は，病態や年齢を考慮しながら，それぞれの投与基質の投与量を検討する必要がある．
- 合併症として静脈炎と感染，代謝性合併症に注意する．

a 適 応

1 静脈栄養の利点と適応

静脈栄養は腸管機能に依存しない栄養法であり，①腸管を休息させる，②短期間に目的とする栄養量を補充できる，③水・電解質の補正が可能，④特殊栄養源（アミノ酸など）の補充ができる，などの利点を有する．半面，カテーテル感染症や代謝性の合併症など多くの合併症を生じうるため，適応と施行は厳密であるべきである．静脈栄養は栄養法として最終選択であることを認識し，安易な施行は慎まなければならない．

小児においては，表1[1]であげられた病態が静脈栄養の適応として考えられる．経腸栄養が全く施行できない新生児では生後1日以内に，また経腸栄養で十分に栄養補給ができない場合は生後4〜7日以内に静脈栄養を開始することが推奨されている．

2 末梢静脈栄養と中心静脈栄養

静脈栄養には末梢静脈栄養（peripheral parenteral nutrition；PPN）と中心静脈栄養（完全静脈栄養，total parenteral nutrition；TPN）がある．患児条件，投与必要量と期間に応じて，PPNもしくはTPNを選択する．PPNの適応を表2[2]に示す．

PPNは，経口もしくは経管栄養が困難または不十分であるが，比較的栄養状態の良好な患児に対して，栄養状態の維持を目的に1週間以内の短期の経静脈栄養法として用いる．それ以上の期間で静脈栄

表1 小児における静脈栄養の適応

1. 消化器手術術後
   術後麻痺性イレウス，吻合部の安静のため
2. 胆道閉鎖症術後，胆道拡張症術後
   逆行性胆管炎の防止のため
3. 消化吸収能の機能的，器質的障害
   短腸症候群などの腸管不全，イレウスなど
4. 悪性腫瘍の化学療法後
   副作用のための経口摂取不良に対する治療
5. 炎症性腸疾患の活動期
   腸管の安静のため
6. 集中的な呼吸循環管理を要する疾患
   横隔膜ヘルニア，敗血症など

［水田祥代ほか：小児に対する栄養療法の基礎．東口高志（編集）：NST完全ガイド・改訂版－経腸栄養・静脈栄養の基礎と実践．照林社，2009：407-413．］

養が必要な症例に対しては，TPNが適応となる．PPN，TPNのどちらを行うにしても，たとえ少量であっても可能な限り経口もしくは経腸栄養を併用する．新生児には原則としてTPNを行う[3]．

b 手技と管理

1 末梢静脈カテーテルの種類

1）ショートカテーテル
末梢静脈から挿入される留置カテーテルであり，多くの種類が販売されている．

表2　末梢静脈栄養の適応

1. 消化器疾患の急性期
    ① 急性胃腸炎による嘔吐・下痢に対する腸管安静
    ② 胃・十二指腸潰瘍急性期の腸管安静
    ③ 消化管出血
    ④ 腸閉塞
    ⑤ 腹膜炎
    ⑥ 炎症性腸疾患の急性期
    ⑦ 急性膵炎
2. その他の原因による消化器症状（食欲不振・嘔吐・下痢）の持続
3. 術前後の栄養管理（軽度～中等度侵襲の手術：胆石手術，胃切除術，大腸切除術など）
4. 化学療法・放射線治療副作用による経口摂取障害
5. 中心静脈栄養または経腸栄養導入期
6. 中心静脈栄養が不可能

[清水敦哉：末梢静脈栄養剤の種類と適応．東口高志（編集）：NST完全ガイド・改訂版－経腸栄養・静脈栄養の基礎と実践．照林社，2009：194-196．]

2) PIカテーテル（末梢穿刺中心静脈カテーテル，peripherally inserted central catheter；PICC）

末梢静脈から穿刺し，中心静脈あるいはその近傍まで先端を挿入して留置するカテーテルである．中心静脈カテーテルより挿入が容易であり，完全性も優れている．関節の屈曲による滴下不良，血栓性静脈炎などの問題もあるが，静脈炎はショートカテーテルよりも少ないため，長期の留置が可能である．しかし，実際には穿刺部の汚染や閉塞が問題となりやすいため，1か月以上経過しても軽快が得られない場合は，中心静脈カテーテルの導入を考慮する．

2 固定法

カテーテル留置に伴う合併症の種類は成人の場合と同様であるが，カテーテルなどの事故抜去やカテーテル破損などには成人よりも強い注意が必要である．そのため，カテーテルのドレッシングやテープ固定の方法については，各施設で固定と皮膚保護を両立させるためさまざまな工夫が行われている．成人ではカテーテル挿入部が観察できるフィルム型ドレッシングが多用されているが，小児では長期間の留置における患児の非協力や発汗も多いため，剥がれやすくトラブルも多い．そのためフィルム型ドレッシングにこだわる必要はない．

C 末梢静脈栄養剤の種類と選択

PPNで投与されるおもな栄養素は，TPNと同様に糖質，アミノ酸，脂肪である．末梢静脈は濃縮高張栄養剤を許容することができないため，PPNで補給可能なエネルギー量には限界がある．しかし，栄養剤を組み合わせて使用することにより，1,000～1,200 kcal/日前後の投与は可能となる．栄養剤の浸透圧やpHが静脈炎の発生と密接に関係することから，静脈炎の発生を抑えつつ最大限のエネルギー量を投与するために，投与可能な栄養剤の特性を理解する必要がある．

わが国では，糖濃度10～12％の高濃度糖加維持液（表3）[2]やアミノ酸加総合電解質液（表4，表5）[2]が用いられる．アミノ酸加総合電解質液は3％程度のアミノ酸と7.5％のブドウ糖および電解質が配合されている．アミノ酸がエネルギー基質としてではなく，体たんぱく合成に効率よく利用されるためには，エネルギー源として糖質を投与する必要がある．

長期の静脈栄養施行中，脂肪投与は必須である．脂肪乳剤は等張で血管刺激性も少なく，9 kcal/gのエネルギー量を有し，エネルギー効率もよい．静脈栄養中の肝障害を防ぐためにも脂肪乳剤の投与は有用である．ただし，新生児では脂肪乳剤のクリアランスが悪いため，急速投与は避けるべきで，1.0 g/kg/日以下の投与速度で開始することが望ましい．必須脂肪酸を補う目的では0.1 g/kg/日が必要である．必須脂肪酸欠乏症の発症予防には，2～4週ごとに脂肪乳剤として1 g/kg/日の投与を行う方法もある．近年，腸管不全合併肝障害（intestinal failure-associated liver disease；IFALD）に対するn-3系多価不飽和脂肪酸が強化された脂肪乳剤投与の有効性が多数報告されている．わが国では市販されておらず，今後の研究の蓄積が期待される．

末梢静脈栄養においてもビタミンB_1欠乏によるWernicke脳症のリスクは存在する．そのため，ビタミンB_1が添付された輸液（表5）[2]がよく使用されている．また，微量元素は長期静脈栄養時や新生児期の枯渇，消化液の排液増加時に欠乏状態に陥りやすい．長期静脈栄養施行時には，定期的なモニタリングをし，過不足なく適宜調整する必要がある．特に，セレンについては，わが国の微量元素製剤には含まれていないため，3か月を超える静脈栄養を行う場合には，亜セレン酸3～5 μg/kg/日を補充する必要がある[3]．

d 小児における特殊性と投与量

小児における静脈栄養は，それぞれの投与基質の投与量を検討し，病態に加えて，年齢・体重を加味した投与が重要である．表6[1]に，具体的な各時期の維持期の主要栄養素の投与量について示す．

表3　高濃度糖加維持液

製品名		トリフリード	KN補液 MG3号	フィジオ35	10%EL-3号	ソリタックス-H	ソルデム3PG
製造販売会社		大塚製薬工場			味の素		テルモ
糖質	ブドウ糖 g/L	60	100	100	100	125	100
	果糖	30	—	—	—	—	—
	キシリトール	15	—	—	—	—	—
電解質	Na mEq/L	35	50	35	40	50	40
	K	20	20	20	35	30	35
	Ca	5	—	5	—	5	—
	Mg	5	—	3	—	3	—
	Cl	35	50	28	40	48	40
	Acetate	6	—	20	—	—	—
	Lactate	—	20	—	20	20	20
	Citrate	14	—	—	—	—	—
	P mmol/L	10	—	10	8	10	8
	Zn μmol/L	5	—	—	—	—	—
総エネルギー kcal/L		420	400	400	400	500	400
pH		4.5～5.5	3.5～7.0	4.7～5.3	4.0～6.0	5.7～6.5	4.0～6.0
生理食塩水に対する浸透圧比		約2.6	約3	約2～3	約3	約3	約3
容量 mL		200/500/1000	200/500	250/500	500	500	200/500

［清水敦哉：末梢静脈栄養剤の種類と適応．東口高志（編集）：NST完全ガイド・改訂版－経腸栄養・静脈栄養の基礎と実践．照林社，2009：194-196.］

表4　アミノ酸加総合電解質液

製品名		プラスアミノ	アミノフリード	ツインパル	アミカリック
製造販売会社		大塚製薬工場		味の素	テルモ・田辺三菱
ブドウ糖 g/L		75	75	75	75
アミノ酸 g/L		27.2	30	30	27.5
Na mEq/L		34	35	35	30
K		—	20	20	25
Ca		—	5	5	—
Mg		—	5	5	3
Cl		34	35	35	50
Acetate		—	19	—	—
Lactate		—	20	20	40
Gluconate		—	5	5	—
P mEq/L		—	—	—	3
mmol/L		—	10	10	—
Zn μmol/L		—	5	5	—
総エネルギー kcal/L		409	420	420	410
pH		4.0～5.2	約6.7	約6.9	4.6～5.6
生理食塩水に対する浸透圧比		約3	約3	約3	約3
容量 mL		200/500	500/1000	500/1000	200/500

［清水敦哉：末梢静脈栄養剤の種類と適応．東口高志（編集）：NST完全ガイド・改訂版－経腸栄養・静脈栄養の基礎と実践．照林社，2009：194-196.］

小児の代謝は成人と異なる特殊性があり，特に乳幼児に対するTPNでは，成人用の基本液をそのまま使用することは望ましくないとされる．成人で頻用される糖，アミノ酸を同一バッグに組み込んだキット製剤は，各種栄養素の調節ができず，またエネルギー/N比が低いため，学童期以前の乳幼児期では用いることがむずかしい．エネルギー/水比を0.6～0.8 kcal/mL，エネルギー/N比を200～250を指標にして，小児用に開発された基本液とアミノ酸製剤（プレアミン®P）を用いて調節する必要がある[4]．詳細は次項の中心静脈栄養を参照されたい．

一方，PPNに関しては，小児における適正な組成の検討や，小児向け製剤の製造は行われていない．そのため，**表3～5**[2]の製剤を用いて，**表6**[1]を指標にして投与量を決定する．

e 合併症と対策

末梢輸液の合併症の半分が静脈炎といわれ，セラチア菌などによる感染の頻度は多くないが重篤化のおそれがある．したがって，カテーテル挿入部位の観察は，静脈炎と感染に注意を払わなければならない[5]．特に血管の脆弱な小児では，カテーテルの長期留置に伴う血栓症やカテーテル敗血症は重大な問題となる[1]．

1 静脈炎

血管壁の内皮細胞が損傷を受けた際に，血小板が粘着・凝集し，クロット（血餅）が形成される．これが炎症を起こし，静脈炎となる．留置静脈に沿って，疼痛，圧痛，紅斑，硬化，熱感，紅斑性条痕が生じる．輸液のpH（酸性度）が低いほど，高率に静脈炎を引き起こすといわれている．また，特に細い末梢静脈を使用する場合，血流による希釈効果が期待できないため，高張液による静脈炎に注意しなければならない[6]．輸液製剤以外にも，pHや濃度の高い薬剤を投与する場合は，輸液量を多くすることで濃度を低くする．投与時間を緩徐にするなどの配慮が必要である．

2 感 染

「血管カテーテル関連感染予防のためのCDCガイドライン2011年版」[7]では，静脈炎防止のため，成人患者では少なくとも72～96時間ごとに末梢静脈

表5 アミノ酸・ビタミンB₁加総合電解質液

製品名		ビーフリード	アミグランド/パレセーフ
製造販売会社		大塚製薬工場	テルモ・田辺三菱/味の素
ブドウ糖	g/L	75	75
アミノ酸	g/L	30	30
Na	mEq/L	35	35
K		20	20
Ca		5	5
Mg		5	5
Cl		35	35.2
Acetate		16	19
Lactate		20	20
Gluconate		—	5
Citrate		6	—
P	mmol/L	10	10
Zn	μmol/L	5	4.8
チアミン*	mg/L	1.92	2
総エネルギー	kcal/L	420	420
pH		約6.7	約6.8/約6.7
生理食塩水に対する浸透圧比		約3	約3
容量	mL	500/1000	500

*チアミン塩化物塩酸塩
[清水敦哉：末梢静脈栄養剤の種類と適応．東口高志（編集）：NST完全ガイド・改訂版－経腸栄養・静脈栄養の基礎と実践．照林社，2009：194-196．]

表6 静脈栄養時の基質の投与量（1日あたり）

年齢	水分 (mL/kg)	Na(Cl) (mEq/kg)	K (mEq/kg)	Ca(P, Mg) (mEq/kg)	総エネルギー (kcal/kg)	糖 (g/kg)	アミノ酸 (g/kg)	脂肪 (g/kg)	NPC/N (kcal/g)
新生児	80～100*	2～4	1～2	0.5～1.0	60～80	12～15	1.3～1.7	1.0～2.0	230～250
乳児	100～120	3～6	2～4	0.5～1.0	70～90	13～17	1.5～2.0	1.0～2.0	230～250
1～3歳	80～100	3～4	2～4	0.5～1.0	60～80	12～15	1.3～1.7	1.0～2.0	230～250
4～6歳	60～80	3～4	2～4	0.5～1.0	50～80	10～15	1.3～1.7	1.0～2.0	200～250
学童	60～80	2～3	1～3	0.5～1.0	50～70	10～13	1.2～1.5	1.0～2.0	200～250

*早産児や術後早期は50～80 mL/kg/日のdry sideとする
[水田祥代ほか：小児に対する栄養療法の基礎．東口高志（編集）：NST完全ガイド・改訂版－経腸栄養・静脈栄養の基礎と実践．照林社，2009：407-413．]

カテーテルを交換することが推奨されている．また，カテーテル交換時に輸液ラインも交換する．血液製剤，脂肪乳剤を投与した場合は，24時間で交換することがよいとされている．

ただし，小児の場合は合併症（静脈炎，浸潤など）がない限り，治療完了まで末梢静脈カテーテルの交換を行わない[4]．

3 代謝に関連する合併症

PPNは浸透圧の関係で投与できるエネルギーを少なくするため，エネルギーを上げようと投与量を増やすと過剰輸液になるおそれがある．投与輸液量と排液量（尿，胃液）を確認し，水分のin/outバランスを把握する．そして，脱水ないしは浮腫の有無を確認する．特に小児では定期的・頻回に体重を測定して，栄養状態の評価を行う．定期的な電解質のチェックも必要である．

1週間以上の絶食を要する症例，あるいは経口摂取が困難な症例では，ビタミン欠乏症状（ビタミンB_1欠乏によるWernicke脳症など）に注意する（第2章 G ビタミンの項参照）．

小児に対する静脈栄養に伴う代謝性合併症として，肝障害・胆汁うっ滞，必須脂肪酸欠乏症，微量元素欠乏症は特に重要である[1]．これを防止するためには，各種栄養素の過剰および欠乏に注意し，できうる限り早期より経腸栄養を併用し腸管を使用することが，肝障害の予防や発生時の治療にもつながる．

❖ 文　献

1) 水田祥代ほか：小児に対する栄養療法の基礎．東口高志（編集）：NST完全ガイド・改訂版－経腸栄養・静脈栄養の基礎と実践．照林社，2009：407-413．
2) 清水敦哉：末梢静脈栄養剤の種類と適応．東口高志（編集）：NST完全ガイド・改訂版－経腸栄養・静脈栄養の基礎と実践．照林社，2009：194-196．
3) 日本静脈経腸栄養学会（編集）：静脈経腸栄養ガイドライン－静脈・経腸栄養を適正に実施するためのガイドライン－第3版．南江堂，2013．
4) 髙松英夫ほか：小児の特殊性と必要栄養量．東口高志（編集）：NST完全ガイド・改訂版－経腸栄養・静脈栄養の基礎と実践．照林社，2009：404-406．
5) 丹黒　章：輸液の種類．日本病態栄養学会（編集）：認定NSTガイドブック・2008改訂版．メディカルレビュー社，2008：68-71．
6) 秋山和宏：留置部位とその管理．東口高志（編集）：NST完全ガイド・改訂版－経腸栄養・静脈栄養の基礎と実践．照林社，2009：192-193．
7) O'Grady NP, et al.：Guidelines for the prevention of intravascular catheter-related infections. Clin infect Dis 2011：52：162-193.

［角田文彦・虻川大樹］

A 静脈栄養
parenteral nutrition

2 中心静脈栄養
total parenteral nutrition；TPN

ポイント

- TPNの実施には成人とは異なる小児の未熟性，代謝，成長を加味した栄養必要量などの特殊性について，十分理解していることが重要である．
- 新生児から思春期まで，体格と病態にあわせた適切なデバイスの選択と，挿入時・留置後カテーテルおよび関連合併症，静脈栄養による三大栄養素，ビタミン，微量元素の欠乏症と過剰症，そして，肝障害などの代謝性合併症に関する知識が必要である．

小児における中心静脈栄養（total parenteral nutrition；TPN）は，成人と共通する事項もあるが，代謝，適応疾患，適応時期，デバイスなど多くの点が異なり，小児の特殊性を理解したうえで施行しなければならない[1,2]．本項では，TPNにおける小児の特殊性に焦点を当てて簡潔に述べる．

a 静脈栄養管理上の小児の代謝の特殊性（表1）

新生児や小児は成人と異なり，体液区分，エネルギー代謝，水分・電解質，糖代謝，アミノ酸代謝，脂肪代謝，ビタミン・微量元素の代謝に特殊性がある．

1 体液区分の特殊性

総体液量は新生児・乳児では多く，体重の80％が水分と考えられ，結合組織に富み細胞外液量が多いことによる．体重あたりの体液の割合は，新生児・乳児・成人ともに，細胞内液量は40％であるが，各々総体液量は80％，70％，60％，細胞外液量は，40％，30％，20％である．

2 エネルギー代謝の特殊性

基礎代謝率は，内臓重量の体重に対する重量比の違いで，乳児は成人より多くなる．推定エネルギー必要量は，新生児・乳児で90〜120 kcal/kg，幼児で75〜90 kcal/kg，学童で30〜60 kcal/kg，成人で25〜30 kcal/kgと考えられている[3]．

3 水分・電解質の特殊性

小児の必要水分量は，以下の計算式が有効である[4]．

体重0〜10 kg：100 mL/kg
体重10〜20 kg：1,000 mL＋50×（体重－10 kg）mL
体重20 kg以上：1,500 mL＋20×（体重－20 kg）mL

小児の電解質必要量の推奨量は尿中喪失量に相当すると考えられ，ナトリウム 3 mEq/kg/日，カリウム 2 mEq/kg/日，クロール 5 mEq/kg/日である．ただし，新生児特に低出生体重児では，腎機能が未熟なゆえに低ナトリウム血症と高カリウム血症を惹起しやすいことから，カリウムは 1 mEq/kg/日と少なめの投与量とし適宜チェックが必要である．

4 糖代謝の特殊性

新生児はグリコーゲン貯蔵量が少なく，糖調節機能も未熟で低血糖が持続しやすい．低血糖は神経系の発達障害の原因となり，高血糖は浸透圧利尿による脱水や頭蓋内出血を併発しやすいので厳重な注意が必要である．

5 アミノ酸代謝の特殊性

成人に比して成長と発達が必要で，かつ臓器に未熟性がある小児では必須アミノ酸の必要量が多い．しかし，新生児，乳児の腎機能は濃縮能が低く，過剰投与による臓器障害も起こりやすい．

6 脂肪代謝の特殊性

成長に必要な必須脂肪酸欠乏に陥りやすく，肝の

表1　静脈栄養管理上における小児の特殊性

1. 体液区分
   新生児・乳児は総体液量が多く，体重の80％は水分であり，細胞外液量が多いことによる
2. エネルギー代謝
   基礎代謝率は，乳児は成人より多くなる
3. 水分・電解質
   新生児では未熟な腎機能のため，低ナトリウム血症や高カリウム血症を惹起しやすい
4. 糖代謝
   新生児はグリコーゲン貯蔵量が少ない
   糖調節機能が未熟で，低血糖・高血糖合併症を併発しやすい
5. アミノ酸代謝
   必須アミノ酸の必要量が多い
   過剰投与による臓器障害も起こりやすい
6. 脂肪代謝
   脂肪代謝能が低下している
   過剰投与は核黄疸の危険がある

未熟性や代謝酵素の活性低下，β酸化に必要なカルニチン貯蔵量が少ないなど，脂肪処理能が低下している．また，過剰な脂肪投与はアルブミンのビリルビン抱合能を阻害し高ビリルビン血症や核黄疸を惹起しやすく注意が必要である．

7 ビタミン・微量元素代謝の特殊性

小児における体内のビタミンや微量元素の貯蔵量は少なく，また，体重あたりの必要量が多く，さらに，中心静脈栄養管理を行う患児の背景には，体液喪失や吸収障害があり，欠乏症が生じやすい．

b 小児のTPNの適応

1 TPNの適応となる時期

静脈栄養法としては，基本的にはTPNを選択する[2]．近年，新生児用の末梢挿入中心静脈カテーテル（peripherally inserted central catheter；PICC）が広く使用できるようになり，局所麻酔で挿入することができるため，新生児・乳児に対してはTPNが推奨される．比較的体格の大きい小児では成人と同様に末梢静脈栄養（peripheral parenteral nutrition；PPN）が実施可能であり，2週間程度の静脈栄養であればPPNが適応となる．小児では，栄養状態が良好でも，1週間以上にわたり十分な経腸栄養が得られない場合に適応となる．TPNの施行期間が長期にわたる場合，Dacron®カフを有する長期留置型のTPNカテーテル（Broviac®カテーテル，Hickman®カテーテル）を選択することもできる．幼児以降で長期間静脈栄養が必要な場合，完全皮下埋め込み式カテーテルも選択可能である．

2 TPNの適応となる病態，疾患

腸管を利用できず経口摂取ならびに経腸栄養が不可能な場合，消化吸収障害を伴う場合，腸管の安静が必要な場合，そして，高度侵襲状態または特殊病態下の場合の一部に，TPNが適応となる．
①腸管を利用できず経口摂取ならびに経腸栄養が不可能な場合：腸閉塞，術後縫合不全，Hirschsprung病類縁疾患など．
②消化吸収障害を伴う場合：腸管大量切除後，短腸症，難治性下痢症，high-outputの消化管瘻，悪性腫瘍の化学療法中，造血幹細胞移植，重症膵炎，壊死性腸炎など．
③腸管の安静が必要な場合：炎症性腸疾患における重症例など．
④高度侵襲状態または特殊病態下の場合：重症熱傷，多発外傷，神経性食欲不振症，肝不全，腎不全など．

c TPNカテーテルの種類と選択

1 PICC

鎖骨下静脈穿刺法に比べ，安全に挿入できるという利点があるが，肘を曲げることによる滴下状態の変化，静脈炎の発生頻度が比較的高いという問題がある．全身麻酔を必要としないため1か月程度のTPNが予想される小児には適している．ただし，用途は静脈栄養のみである．

2 ポリウレタン製カテーテル

静脈栄養のみでなく，マルチルーメンカテーテルは大量輸液や循環系薬剤投与，中心静脈圧や中心静脈血酸素飽和度の測定などのモニタリングを目的として，重症患児の管理に用いられることが多い．PICCと同じく1か月程度の使用期間を想定した場合に使用される．

3 Broviac®カテーテル，Hickman®カテーテル

1973年にはBroviacらによって，ダクロン（Dacron®）製フェルトカフ付き皮下トンネルカテーテル

が開発され，これが現在使用されている Broviac® カテーテルの原型となっている[5]．静脈栄養の期間が1か月以上の長期にわたる場合に選択する．Dacron® カフを皮下に埋め込んで線維性に癒着させ，カテーテルの事故抜去を予防し長期留置を目的としたシリコン製のカテーテルである．ダブルルーメンの Hickman® カテーテルは，小児悪性腫瘍の集学的治療によく用いられ，栄養，化学療法薬，採血，輸血ルートとして用いる．また，カテーテルが破損した場合にはリペアキットを用いて修復が可能である．在宅中心静脈栄養（home parenteral nutrition；HPN）にも用いられる．

4 完全皮下埋め込み式カテーテル（ポート）

カテーテルとシリコン製リザーバーを皮下に留置し使用する．輸液投与のたびに皮膚の上からリザーバーの膜を穿刺する必要がある．化学療法やHPNに使用される．

d TPNカテーテルの留置と管理

1 鎮静（麻酔）の必要性

小児では，深鎮静下か全身麻酔下に行う必要がある．学童以上では成人と同様に局所麻酔下で留置が可能な場合もあるが，処置に時間を要する場合や局所麻酔の深度により患児が不穏になる可能性があり注意が必要である．PICCは，局所麻酔で挿入することができるため，短期留置予定の症例では第一選択となってきている．ほかにPICCが推奨される理由は，通常の鎖骨下静脈や外・内頸静脈を穿刺する中心静脈カテーテルの挿入に比べて，挿入時の気胸や動脈穿刺，血胸などの重篤な合併症が少ないことがあげられる．

2 挿入手技

静脈穿刺法と静脈切開法に大別される．静脈穿刺法は，ガイドワイヤーを利用する方法（Seldinger法）や超音波ガイド下で穿刺を行う方法がある．静脈切開法は，静脈を切開して直接カテーテルを挿入する方法で穿刺に伴う合併症を避けることができる．外頸静脈，内頸静脈（顔面静脈），腋窩静脈などが選択される．カテーテル挿入の際，高度バリアプレコーション（滅菌手袋，滅菌ガウン，マスク，帽子，大きな滅菌覆布）を守ることが感染対策上重要である．

3 輸液システムの管理

カテーテル関連血流感染症（catheter-related blood stream infection；CRBSI）対策は，院内管理システムとして積極的に予防対策が進められてきている．カテーテル挿入部は清潔で乾燥した状態に保つことが重要である．輸液の調製は清潔テクニックにより，クリーンベンチ内で調製を行う．輸液ラインは一体化した閉鎖式輸液システムを用い，輸液ラインの管理では微生物侵入の機会をできるだけ少なくするため，接続部の数を最少とすることが重要である．

e 栄養素の必要量（表2）

現在市販されているTPN輸液製剤には，糖と電解質を含む高カロリー輸液用基本液と，アミノ酸製剤，さらにはビタミン，微量元素製剤などを加えた高カロリー輸液用キット製剤が利用可能であるが成人用であり，学童期以前の小児では，各種栄養素の量の調節ができず，非たんぱくカロリー/窒素比（non-protein calorie/nitrogen；NPC/N比）も低いため使用することはむずかしい．TPN基本液，アミノ酸製剤などをもとに年齢や疾患に応じて適宜調製する必要がある．

1 投与エネルギー量

小児は体重に比べて体表面積が大きいため基礎代謝が大きく，成長のためのエルネギー量も必要なため体重あたりの必要エルネギー量は成人に比べて大きくなる．具体的なエネルギー投与量は，新生児では最低50〜60 kcal/kg/日以上とする．欧米のガイドラインなどを参考にし[3,6,7]，静脈栄養における強制栄養が行われる場合の投与エネルギー量は，低出生体重児で110〜120 kcal/kg/日，1歳未満で90〜100 kcal/kg/日，1〜7歳で75〜90 kcal/kg/日，7〜12歳で60〜75 kcal/kg/日，12〜15歳で40〜60 kcal/kg/日が目安となっている[2]．ただし，これは経口栄養時の所要エルネギー量であり静脈栄養時は消化吸収に要するエルネギー量，便中へ排泄されるエルネギー量を考慮する必要がなく，活動も制限されるため，経口栄養時に比べ必要エルネギー量は少なくなる[1]．さらに小児では静脈栄養の過剰投与は肝障害など臓器障害をまねきやすいことからも計算式で得られた値の80%を上限とする．また，肝障害予防のため，5〜7日の馴化期間をかけて維持期のエルネギー量まで上げていく．

表2 中心静脈栄養時の投与量の目安

	エネルギー量 (kcal/kg)	水分 (mL/kg)	糖 (g/kg)	アミノ酸 (g/kg)	脂肪 (g/kg)	Na (mEq/kg)	K (mEq/kg)	総合ビタミン剤(V)	複合微量元素製剤(A)
成熟新生児	60〜80	80〜100	12〜15	1.5〜3.0	0.5〜1.0	2〜4	1〜2	1/4	1/4
乳児	70〜90	100〜120	13〜17	1.0〜2.5	1.0〜2.0	3〜6	2〜4	1/3	1/3
1〜3歳	60〜80	80〜120	12〜15	1.0〜2.5	1.0〜2.0	3〜4	2〜4	1/2	1/2
4〜6歳	50〜80	80〜100	10〜15	1.0〜2.0	1.0〜2.0	3〜4	2〜4	1/2	1/2
7〜15歳	50〜70	60〜80	10〜13	1.0〜2.0	1.0〜2.0	2〜3	1〜3	1	1

V：バイアル，A：アンプル

2 糖質

糖質はエネルギーの主要な供給源でありブドウ糖を用いる．新生児での糖の消費量は，5歳児の約2倍，成人の約8倍といわれており，持続的に糖を供給して低血糖を避ける必要がある[8]．新生児では0.2〜0.3 g/kg/時から開始し，血糖，尿糖をチェックしながら徐々に増量し，0.6〜0.8 g/kg/時程度まで投与可能である[1]．乳児のブドウ糖投与速度は，14 mg/kg/分を超えてはならない[3]．

3 アミノ酸

小児期に使用するアミノ酸製剤は，分枝鎖アミノ酸を多く含む製剤を用いることが多い．新生児のアミノ酸代謝の未熟性を考慮して，フェニルアラニンとメチオニンを減量し，システインの増量とタウリンが添加された小児TPN用総合アミノ酸製剤（プレアミン®-P）を使用するほうがよい[1]．アミノ酸の投与は，0.5 g/kg/日から開始し，1.5〜2.0/kg/日まで漸増していく．乳幼児の静脈栄養に伴う胆汁うっ滞性肝障害の原因の1つとして，アミノ酸の過剰投与が重要な因子であり，注意を要する．アミノ酸が効率よく利用されるためには，十分なエネルギーが必要であるが，その指標としてNPC/N比は200〜250と成人の150より高い値が推奨される．

4 脂肪

脂肪乳剤は効率のよいエネルギー源であり，また必須脂肪酸補給源でもある．経口・経腸栄養施行時には，新生児期・乳児期では総エネルギー量の40〜50％程度に設定する[1]．それ以降は20〜30％程度とする．必須脂肪酸欠乏の予防には，ESPEN（ヨーロッパ臨床栄養代謝学会）のガイドライン[6]では，総脂肪量は成熟児では0.1 g/kg/日が必要としている．エネルギー投与目的では，0.5 g/kg/日より開始し，1.0〜2.0 g/kg/日までもっていく．新生児は脂肪乳剤のクリアランスが悪く，1.0 g/kg/日を上限とする．また，遊離脂肪酸はアルブミンと結合してビリルビンを遊離させるため，新生児黄疸を認める症例には脂肪乳剤は使用しない．わが国で市販されている静脈注射用脂肪乳剤は，n-6系多価不飽和脂肪酸（PUFA）を主成分としているものだけであり，長期TPN症例の増加につれ，大豆油脂肪乳剤の弊害があきらかとなってきている[9]．

5 ビタミン，微量元素

ビタミンの多くは，生体内において酵素がその活性を発揮するために必要な補酵素として機能する．したがってビタミン欠乏症に陥ると，ビタミン類を補酵素として利用する酵素が関与する代謝系の機能不全症状が現れてくる[1,2]．表3は短腸症患児にみられやすいおもな電解質・微量元素・ビタミン欠乏症を示す．水溶性ビタミンでは特にビタミンB_1欠乏症が重要で，意識障害を伴う重篤なアシドーシスをきたす．脂溶性ビタミンは摂取不足による欠乏症を招来するが，蓄積性があるため過剰症にも注意する必要がある．微量元素は多くの生理作用に関与しており，その欠乏は種々の症状をきたす．わが国で市販されている複合微量元素製剤に通常含有されているのは，鉄，銅，亜鉛，マンガン，ヨウ素であり，セレンなどは含まれていない．消化管からの排液が多い場合や下痢が続く場合には，亜鉛，銅欠乏症をきたしやすい．長期TPN症例では，心筋症や筋肉痛などの症状を呈するセレン欠乏症が報告されており亜セレン酸の投与が推奨されているが，現在のところ日本国内では治験進行中であり，医薬品として承認されていないため，亜セレン酸製剤の市販が待たれる．

投与量に関しては，わが国では小児用の静注総合ビタミン剤や複合微量元素製剤は市販されていないため，年齢，侵襲，病態に応じた投与量を考慮しなければならない．総合ビタミン剤は成人用バイアル製剤を，新生児1/4，乳児1/3，幼児1/2，学童全量

表3 短腸症にみられるおもな電解質・微量元素・ビタミン欠乏症

電解質・微量元素	欠乏症
カルシウム	テタニー，骨軟化症，骨粗鬆症
リン	知覚異常，意識障害
マグネシウム	けいれん，不整脈
鉄	低色素性貧血
亜鉛	皮膚炎，皮疹，味覚異常
銅	貧血，好中球減少
クロム	耐糖能異常
セレン	下肢筋肉痛，心筋症
ビタミン	
A	夜盲症，皮膚乾燥
D	骨軟化症，骨粗鬆症，くる病
E	知覚異常，運動失調
K	出血傾向
C	出血傾向
B_1	意識障害，アシドーシス
B_{12}	貧血
葉酸	貧血
ビタミン様物質	
カルニチン	低血糖，筋壊死，疲労，錯乱

を混注している．複合微量元素製剤は成人用アンプル製剤を，新生児1/4，乳児1/3，幼児1/2，学童全量を混注している．

ビタミン様物質であるカルニチンに関しても注意が必要である．カルニチンは，脂肪酸代謝にかかわるアミノ酸から生合成される誘導体で，エネルギー産生の場であるミトコンドリアへの脂肪酸運搬体の役割をはたしている．カルニチンは，肝・腎においてメチオニン・リジンから生合成されるが，75％は食物より吸収される．このためTPNを必要とする患児では，低血糖，筋壊死，疲労，錯乱などの症状を呈するカルニチン欠乏の原因となりうる．また下痢やバルプロ酸・核酸系逆転写酵素阻害薬などの薬剤投与中もカルニチン欠乏が起こりうるため，血中濃度の確認と適宜補充が必要である[10]．ビタミン・微量元素の欠乏症・過剰症に関する詳細は，別章（第2章）を参照されたい．

f 合併症と対策

TPNは，小児領域においても広く普及した医療行為であり，その適応は拡大し成績も向上してきたが，さまざまな合併症も種々報告されている．挿入と留置に伴う合併症や代謝性合併症は，成人以上に多岐にわたり，時には重篤な事態を引き起こしかねない．TPNに関する合併症は，カテーテルの挿入と留置に関連する合併症，カテーテルに起因する合併症，そして，中心静脈栄養に関連する代謝合併症に大きく分けられる（表4）．以下に，代表的な合併症の特徴と対策について述べる．

1 カテーテルの挿入と留置に関連する合併症

TPNカテーテルは患児にとってまさに「life line」であり，合併症を避けるためには繊細かつ確実な操作でカテーテルを扱うことが基本と考えられる．

中心静脈穿刺の際は，気胸・動脈穿刺だけでなく，ガイドワイヤー使用による心タンポナーデやガイドワイヤーの一部が破損し肺動脈塞栓なども起こりうるため注意を要する．また気胸に関して，陽圧換気時には穿刺時の気胸の発生に気づかず，時間経過とともにエアリークが増えてくることがある．いずれにしても挿入時には透視下にカテーテルやガイドワイヤー先端位置を確認するだけでなく，終了時にもX線撮影による確認が必要である[11]．

シリコンラバー製のBroviac®カテーテルは，柔軟性に優れており，血管・心臓壁への刺激を軽減するとされる．しかし，通常の中心静脈カテーテルに比べ弾性に乏しく，伸展により切断されやすいことや，さらにシリコンカテーテルの抗張力は微細損傷により著しく損なわれやすく，カテーテル挿入時の機械的な微細損傷がカテーテル離断の原因となる可能性があると思われる．このため，Broviac®カテーテル留置時においては，先端が鋭利な鑷子の使用は必ず避けるべきである．また鎖骨下静脈穿刺の場合は，pinch-off syndrome（鎖骨と第1肋骨の間にカテーテルが挟まれて生じる閉塞および損傷）の発生率が高くなるため，この合併率を低下させるためには，鎖骨下静脈穿刺を避け，外頸静脈・内頸静脈アプローチを最初に選択するほうが，より安全といえる[5]．

また，Broviac®カテーテルを糸で固定する際の糸の締め過ぎや，皮下ポケットへカテーテルを収める際の屈曲・捻れがないように注意する必要がある．そして，固定の際には，Dacron®カフの位置が皮膚刺入部に近いと，術後肉芽形成や感染のリスクが増すため，カフの位置は皮下トンネルの中に位置するように留意する．また皮下でのカフとの癒着（固定）が起こるまでの1〜2週間は，牽引による事故抜去のリスクが高いため，カテーテル露出部においても，

表4　中心静脈栄養に関する合併症

カテーテルの挿入と留置に関連する合併症
- 挿入に伴う合併症
  動脈穿刺，気胸・血胸，神経叢損傷，胸管損傷，空気塞栓，気管穿刺，動静脈瘻，カテーテル迷入
- 留置に伴う合併症
  心タンポナーデ，胸水貯留，カテーテルの破損・断裂，カテーテルの閉塞，カテーテルの位置異常，事故抜去，静脈血栓，静脈狭窄・閉塞，カフ部分のトラブル，皮膚トラブル

カテーテルに起因する合併症
カテーテル関連血流感染症，真菌性眼内炎

中心静脈栄養に関連する代謝合併症

糖代謝異常	高血糖，低血糖，高浸透圧性非ケトン性昏睡
蛋白・アミノ酸代謝異常	新生児脳障害，高アンモニア血症，高尿素窒素血症
脂質代謝異常	必須脂肪酸欠乏，網内系機能抑制，肺胞ガス交換障害，皮疹
電解質異常	けいれん，心電図異常，神経症状
微量元素の異常	欠乏症，過剰症
ビタミンの異常	欠乏症，過剰症
肝・胆道系への障害	肝障害，胆汁うっ滞，胆石症

糸による固定をしておいたほうがよいと考えられる．

　生体にとって異物であるカテーテルの長期留置は，血栓症やカテーテル破損・カテーテル抜去困難などのリスクが増大する．カテーテル閉塞時に静脈注射などで強い圧をかけてしまうと血栓が血管内へ飛び，肺動脈塞栓をきたすことがある．輸液ラインが外れていると，血液逆流がみられ，大量出血のリスクがあるため，輸液ラインのコネクタの接続時に十分確認を行う必要がある．末梢静脈留置（PICCも含めて）の場合には，末梢静脈炎の発生に注意する必要がある．カテーテル刺入部は滅菌のドレッシングフィルムで被覆し，72～96時間ごとの交換が推奨されている[11]．

　カテーテルの急性閉塞の場合は，最初にカテーテルや輸液ラインに屈曲や捻れがないか，カテーテルを固定糸で締めすぎていないかなどを確認する．これらが否定されたら生理食塩水を含んだ1 mLの注射器で押したり引いたりすることで再開通することも多い[1]．閉塞予防に，ヘパリンや，0.9%NaCl，エタノールの間欠的投与やロックが試みられているが，十分なエビデンスはない[12,13]．近年，カテーテル閉塞やカテーテル内腔感染に対してカテーテル周囲に形成された線維性鞘を用いてカテーテルの入れ換えを行い，静脈アクセスを温存する方法なども報告されている[14]．

❷ カテーテルに起因する合併症

　CRBSIが最も重要な合併症である．CRBSIは，38℃以上の発熱もしくは他の症状がみられ，CRBSI以外に熱源となりうる原因がなく，血液培養結果から細菌もしくは真菌が検出された場合に，CRBSI陽性と判断する．発熱のみられた患児からは，基本的に末梢血とカテーテル逆血の2か所から血液検体を提出して培養結果を評価する必要がある[11,15]．CRBSIの治療はカテーテル抜去である．全身状態が安定している場合，抗菌薬投与を試みることもあるが，CRBSIに抗菌薬は無効と考えたほうがよい．真菌感染では真菌性眼内炎を併発することがあり，真菌感染が疑われた場合には直ちにカテーテルを抜去する．小児ではCRBSIが急速に全身性の敗血症に移行する場合も多いので，判断を迅速かつ的確に行わなければならない[1]．

　これまでに報告されたCRBSIのリスク因子としては，カテーテル留置時の年齢（若年ほどリスク高），カテーテル留置部位（大腿静脈ルートはリスク高），人工肛門（腸瘻）の有無（人工肛門を有するほうがリスク高），基礎疾患（白血病がリスク高），カテーテル留置期間（留置期間が長いほうがリスク高），免疫状態（免疫不全のほうがリスク高）/好中球数〔好中球数（もしくは%）が少ないほうがリスク高〕などである[5,16]．

　対策に関しては，前述の❹ TPNカテーテルの留置と管理を参考にされたい．

❸ TPNに関連する代謝合併症，特に肝障害について

　TPNの進歩は短腸症や偽性腸閉塞症などの重症腸管機能不全患児の長期生存を可能としたが，それに伴い長期TPNを必要とする腸管不全状態による肝障害（intestinal failure associated liver disease；IFALD）の予防，治療が大きな課題となっている[17]．その病因は肝の未熟性，消化管通過機能の障害，広範囲腸管切除，感染症の合併，腸管うっ滞による腸内細菌の異常増殖，経腸栄養がないことによる消化管ホルモンや胆汁分泌量の低下，腸粘膜の萎縮などがあげられる．腸管粘膜の萎縮によるバリア機能の低下はbacterial translocationを引き起こす可能性がある．また，糖質の過剰投与，アミノ酸の過剰投与，アミノ酸の毒性，必須脂肪酸の欠乏，ビタミン・微

量元素の欠乏，などが原因としてあげられている[17]．

対策として，年少児においては静脈栄養の投与量を性急に上げることなく十分な馴化時間をとることが大切である．新生児では，50 kcal/kg/日程度から開始し，初期は体重が維持される程度の60～70 kcal/kg/日程度の投与でよい．そして早期から少量でも経腸栄養を併用することが最も重要である．腸管の機能を保つことは肝障害対策の基本であり，成長因子やプロバイオティクスの効果も報告されている[18～20]．また，早期からの間欠的TPN（cyclic TPN）は肝に休止期を与え蓄積された栄養素を動員再配分し，肝障害の発生を抑制する[21]．最近では，肝障害改善に対するn-3（ω-3）系脂肪酸の効果も期待されているが，2018年8月の時点で保険適応にはなっていない[17]．

g 輸液管理

1 栄養サポートチーム

静脈および経腸栄養の進歩とともに，専門の知識・技術をもった栄養サポートチーム（nutrition support team；NST）の存在の必要性が認識され，2010年4月の診療報酬改定では，栄養サポートチーム加算（NST加算）が新設され，NSTが稼働している施設も増えている．成長・発達の途上にある小児において栄養管理の意義は非常に大きく，小児領域でも広がることが求められている．詳細は別章（第11章）に譲る．

2 HPN

成長・発達の途上にある小児にとってHPNの意義は大きい．HPNを実施するにあたってはHPNの専門知識と技術を有する医師，看護師，薬剤師が担当し，患児と家族に十分な教育と指導を行うこと，緊急時の対応ができることが求められる．小児においては，保育所・幼稚園や学校側の理解も必要である[22]．詳細は別章（第12章）に譲る．

❖ 文献

1) 吉田英生：中心静脈栄養．児玉浩子ほか（編集）：小児臨床栄養学．診断と治療社，2011：393-401．
2) 日本静脈経腸栄養学会：小児における静脈栄養投与方法．静脈経腸栄養ガイドライン第3版，2014：194-198．
3) ASPEN Broad of Directors and the Clinical Guidelines Task Force：Guidelines for the use of parenteral and enteral nutrition in adult and pediatric patients. JPEN 2002；26：S1-S138.
4) Bailey AG, et al.：Perioperative crystalloid and colloid fluid management in children：where are we and how did we get here? Anesth Analg 2010；110：375-390.
5) 小池勇樹ほか：ブロビアックカテーテルの合併症．小児外科 2013；45：410-415．
6) Koletzko B, et al.：Guidelines on Paediatric Parenteral Nutrition of the European Society of Paediatric Gastroenterology, Hepatology and Nutrition (ESPGHAN) and the European Society for Clinical Nutrition and Metabolism (ESPEN), Supported by the European Society of Paediatric Research (ESPR). J Pediatr Gastroenterol Nutr 2005；41：S1-S87.
7) Garza JJ, et al.：Energy expenditure in ill premature neonates. J Pediatr Surg 2002；37：289-293.
8) Kalhan SC, et al.：Carbohydrate as nutrient in the infant and child：range of acceptable intake. Eur J Clin Nutr 1999；53：S94-S100.
9) Byrne TA, et al.：Growth hormone, glutamine, and an optimal diet reduces parenteral nutrition in patients with short bowel syndrome：a prospective, randomized, placebo-controlled, double-blind clinical trial. Ann Surg 2005；242：655-661.
10) Borum PR：Carnitine in parenteral nutrition. Gastroenterology 2009；137：S129-S134.
11) 小池勇樹ほか：経静脈栄養の適応と問題点－bacterial translocationを含めて－．小児内科 2014；46：1079-1084．
12) Bradford NK, et al.：Heparin versus 0.9% sodium chloride intermittent flushing for the prevention of occlusion in long term central venous catheters in infants and children. Cochrane Database Syst Rev 2015；23：doi：10.1002/14651858.
13) Jones BA, et al.：Efficacy of ethanol locks in reducing central venous catheter infections in pediatric patients with intestinal failure. J Pediatr Surg 2010；45：1287-1293.
14) Masumoto K, et al.：Usefulness of exchanging a tunneled central venous catheter using a subcutaneous fibrous sheath. Nutrition 2011；27：526-529.
15) Pawar M, et al.：Central venous catheter-related blood stream infections：incidence, risk factors, outcome, and associated pathogens. J Cardiothorac Vasc Anesth 2004；8：304-308.
16) Koike Y, et al.：Infantile Crohn's disease is one of the risk factors for catheter-related bloodstream infection. Pediatr Int 2014；56：364-368.
17) Diamond IR, et al.：Changing the paradigm：omegaven for the treatment of liver failure in pediatric short bowel syndrome. J Pediatr Gastroenterol Nutr 2009；48：209-215.
18) Courtney CM, et al.：Pediatric intestinal failure-associated liver disease. Curr Opin Pediatr 2017；29：363-370.
19) Ezendam J, et al.：Probiotics：immunomodulation and evaluation of safety and efficacy. Nutr Rev 2006；64：1-14.
20) Uchida K, et al.：Immunonutritional effects during synbiotics therapy in pediatric patients with short bowel syndrome. Pediatr Surg Int 2007；23：243-248.
21) 吉田英生：小児間欠的高カロリー輸液の検討．日小外誌 1989；25：643-658．
22) 吉田英生ほか：小児在宅栄養法．日静腸栄会誌 2001；16：47-52．

［内田恵一］

第9章 静脈・経腸栄養

B 経腸栄養
enteral nutrition

ポイント

- 経口的な栄養摂取が不十分な患者で，腸管からの栄養吸収が可能な場合に行う．
- 病態に応じた経腸栄養剤もしくはミルクを選択し，適切な投与経路や投与方法を検討することが重要である．
- 消化器症状や栄養素・微量元素欠乏などの合併症，チューブ留置に伴うトラブルに注意が必要である．
- 年齢や病状に応じて投与内容や投与量，投与方法などを適宜見直すようにする．

---

a 適応

食物をみずからの口で摂食し，咀嚼・嚥下を経て消化管で消化・吸収するという生理的な栄養摂取が十分ではない場合に栄養療法を行う．おもな適応疾患を表1に示す．臨床的に多いのはやはり重度心身障がい児であり，経口である程度飲んだり食べたりできていても，必要な栄養量には足りていないことが珍しくない．また，思春期の喉頭の解剖学的な変化によって誤嚥が増えるケースや，身長が伸びて必要な栄養量が増えたことによって相対的に足りなくなるケースもある．さらに，成長に伴う側彎や前彎などの骨格変形が進行し，消化管が圧迫・変形して重度の通過障害をきたすこともある．

消化管の器質的な狭窄が疑われる場合は消化管造影検査を行い，その部位や程度を診断する．上腸間膜動脈症候群については腹部超音波検査による評価が有用である．

さまざまな疾患に対して，その病態や病期に応じた栄養剤の形態や種類を選択し，適切な投与量を決めるとともに，投与経路や利用するデバイス，投与方法などを選択する[1]．時に乳幼児期に決められた栄養法のまま何年も同じ管理を続けられているケースがあるが，年齢や病状に応じて投与内容や投与量，投与方法などを適宜見直す必要があることはいうまでもない．

b 栄養剤の選択

一般的に経腸栄養剤は半消化態栄養剤と消化態栄養剤，成分栄養剤に分けられ，さらに医薬品として

表1 経腸栄養の適応

＜経口摂取困難＞
　重度心身障がい児，嚥下障害，胃食道逆流症などの嘔吐症，摂食障害，意識障害，放射線療法や化学療法による粘膜障害など
＜消化管の通過障害＞
　器質的な消化管の狭窄，上腸間膜動脈症候群，重度心身障がい児における側彎などによる消化管の圧迫・変形など
＜消化管の消化・吸収障害＞
　短腸症，難治性下痢症，慢性膵炎，蛋白漏出性胃腸症など
＜炎症性腸疾患＞
　Crohn病，潰瘍性大腸炎，腸管Behçet病など
＜その他＞
　消化管手術の前後，先天性代謝疾患など

提供されているものと食品扱いとなっているものに分けられる（表2）．さらに乳幼児においては通常の人工乳に加えて多くの治療乳が存在し（表3），さまざまな病態に応じた特殊ミルクについては，恩賜財団母子愛育会が管理・提供業務を行っている．おもな経腸栄養剤の成分を表4に示す．成分栄養剤の窒素源はアミノ酸であり，脂肪分も非常に少ないため短腸症や消化吸収障害，Crohn病などの病態に適している．エレンタール® Pは2歳未満の小児用の成分栄養剤であり，アミノ酸組成は母乳に近い構成となっている．必須脂肪酸も強化されているが，いずれにしても脂肪成分は非常に少ないため，ほかの栄養剤が併用されていない場合はできるだけ経静脈的に脂肪乳剤の投与を適宜行うことが望ましい．

消化態栄養剤の窒素源はペプチドであり，成分栄

表2 経腸栄養剤の種類

医薬品	成分栄養剤	エレンタール®, エレンタール® P, ヘパン ED®
	消化態栄養剤	ツインライン® NF
	半消化態栄養剤	エンシュア・リキッド®, エンシュア・H®, エネーボ®, ラコール® NF, ラコール® NF, アミノレバン® EN
食品	消化態栄養剤	エンテミール® R, ペプチーノ®, ペプタメン・スタンダード, ハイネイーゲル® など
	半消化態栄養剤	アイソカル® 1.0 ジュニアなど

表3 小児用治療乳の種類

アレルギー児用	ニュー MA-1®, MA-mi®, ミルフィー® HP, エレメンタルフォーミュラ®, ボンラクト i など
乳糖除去ミルク	ラクトレス®, ノンラクト® 上記アレルギー児用ミルク
胃食道逆流症用	AR ミルク®
特殊ミルク	MCT フォーミュラ®, 糖質代謝異常用ミルク, 蛋白質・アミノ酸代謝異常用ミルク, 有機酸代謝異常用ミルク, 腎疾患用ミルク, 電解質代謝異常用ミルクなど

表4 おもな経腸栄養剤の成分

商品名	成分栄養剤 エレンタール	成分栄養剤 エレンタール P	消化態栄養剤 ツインライン NF	半消化態栄養剤 ラコール NF	半消化態栄養剤 エンシュア・リキッド	半消化態栄養剤 エネーボ	小児用栄養食品 アイソカル 1.0 ジュニア	アレルギー児用ミルク ニュー MA-1
エネルギー(kcal)	100	100	100	100	100	100	100	100
たんぱく質(ペプチド*・アミノ酸**)(g)	4.4**	3.1**	4.1*	4.4	3.5	4.5	2.8	2.8*
NPC/N	128	195	140	119	157	116	200	199
カルシウム(mg)	52.5	109.2	44.0	44.0	52.0	96.7	100	86
リン(mg)	40.5	84.4	53.0	44.0	52.0	83.3	60.0	52.0
鉄(mg)	0.6	1.64	0.63	0.63	0.9	14.7	1.0	1.3
亜鉛(mg)	0.6	0.9	0.95	0.64	1.5	1.5	1.0	0.7
銅(mg)	0.07	0.11	0.02	0.13	0.10	0.16	0.10	0.07
ω-3 系脂肪酸(g)	0.01	0.06	0.001	0.49	0.04	0.09	0.10	0.11
食物繊維(g)	−	−	−	−	−	1.3	1.7	−
カルニチン(mg)	−	−	1.1	−	−	10.7	20	2.6
ビオチン(μg)	13.0	21.0	3.9	3.9	15.2	4.3	4.2	3.2
ヨウ素(μg)	5.1	7.9	−	−	−	−	10.0	1.7
セレン(μg)	−	−	1.2	2.5	−	6.7	3.0	1.0

養剤より浸透圧が低く, 吸収効率もよい. ツインライン® NF は必須脂肪酸の長鎖脂肪酸と吸収されやすい中鎖脂肪酸が配合されているが, 銅の含有量が非常に少ないため, 単独での長期使用時には注意が必要である.

後述の十二指腸栄養を行う際には, 栄養剤と胃液や胆汁との混和が不十分になるので, ある程度以上の量を投与する場合は消化態栄養剤か成分栄養剤を用いる. 乳児であればペプチドミルクであるアレルギー児用ミルクかエレンタール® P を用いるとよい.

半消化態栄養剤の窒素源はたんぱく質であり, 脂肪も必要量が含まれている. しかし小児用として現在わが国で入手できるものは医薬品としては存在せず, 栄養食品のアイソカル® 1.0 ジュニアのみであ

り, 大部分は成人用で NPC/N 比も低い. 体重増加不良の乳児にカロリー濃度の高い半消化態栄養剤を投与されている例があるが, 乳児に NPC/N 比の低い栄養剤を投与してもたんぱく合成効率は悪く, 過剰な窒素負荷をきたす可能性もあることから, 半消化態栄養剤は離乳食の代替として補完的に使うようにするべきである.

食品扱いの半消化態栄養剤には糖尿病, 肝不全, 腎不全, 術後などさまざまな病態に応じた多数の製品があり, おおむね学童期以降の小児であれば使用を考慮してよい. なお, 経腸栄養剤の水分量は 1 mL = 1 kcal の製品の場合約 80〜85% 程度, 1 mL = 1.5 kcal の製品では約 75% である.

胃食道逆流症などのため嘔吐しやすい場合には,

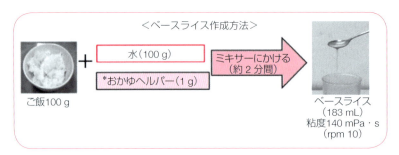

図1 ベースライス法ミキサー食
*介護食調整用酵素製剤おかゆヘルパー〔α-アミラーゼ0.2%, デキストリン99.8%〕（キッセイ薬品工業株式会社）
〔大阪母子医療センター栄養管理室　西本裕紀子先生作成〕

とろみをつけた人工乳（ARミルク®）や半消化態栄養剤（ラコール®NF半固形剤）を使用したり，後述のミキサー食を併用したりすることで嘔吐を軽減できることがある．特殊ミルクや普通の食品にとろみをつけたい場合は，常温で混ぜるだけで食材に粘度を加えることができるとろみ剤が多数市販されているので利用するとよい．適度なとろみのついたミルクや食事は誤嚥のリスクを下げる効果もあるため，嚥下機能障害のある児においても有用である．

c ミキサー食とベースライス

自然の食品を利用したミキサー食は栄養素の不足が生じにくく，適度な粘度を有することから嘔吐やダンピング症候群も起こしにくい．胃に一度にまとまった量を入れることによって，胃の容量を徐々に大きくしていくことも期待できる．さらに，食物アレルギーや糖尿病，腎不全などの疾患がある場合も，それに応じた食材を用いることによって病態に適した栄養療法を行うことが可能となるなど，非常に多くのメリットがあることから，長期の経管栄養が必要な児では胃瘻造設を行ってミキサー食を投与することが望ましい．通常のミキサー食は食材に水などを加えてミキサーにかけて作成するが，水分を入れるためその分エネルギーが下がってしまう．そこで筆者の所属する大阪母子医療センター栄養管理室では米飯をαアミラーゼによって加水分解し，液状にしたもの（ベースライス）を食材に加えてミキサー食を作る方法（ベースライス法ミキサー食）を考

案した[2]（図1）．米飯は粘度が高くミキサーにかけることはむずかしかったが，本法を用いることによって，米飯の栄養素がそのままミキサー食に追加され，半消化態栄養剤とほぼ同等のカロリー濃度を得ることができる．ベースライス単独であれば，8Frの経鼻胃管からの投与も可能であり，胃瘻のない児においても経腸栄養剤と併用することで栄養素補充の選択肢となりえる．さらに，前述のように半消化態栄養剤の多くは成人向けでNPC/N比が低いことが問題となるが，このベースライスを併用すれば糖質の投与量が増えてNPC/N比を上げることもできる．

d 投与経路の選択

栄養剤の投与経路を決める際に考慮すべき点を図2[1]にまとめた．腸管機能不全や重度の胃食道逆流症や呼吸器感染症，あるいは消化管の手術後などのために経腸栄養が困難な場合は経静脈栄養を選択することになる．経腸栄養が可能な場合は食事や人工乳，経腸栄養剤を経口で摂取できるのか，経管栄養が必要なのか，さらに胃への注入が可能なのか十二指腸投与でなければならないのかを検討する．

経管栄養として最も行われているのは経鼻胃管による栄養剤の投与であり，日常的な医療行為となっている．在宅医療としてもしばしば行われており，その場合は家族に胃管の入れ替えを指導することが多い．Crohn病患者の場合，夜間だけ経鼻胃管を挿入して成分栄養剤の注入を行う間欠的投与を行うこともある．

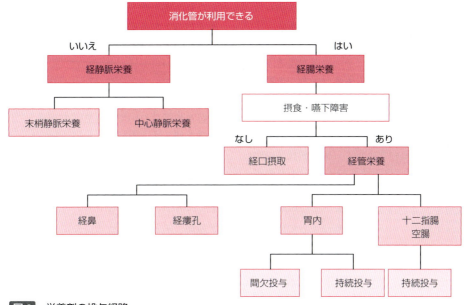

図2 栄養剤の投与経路
［惠谷ゆり：日本小児栄養消化器肝臓学会推薦総説 小児領域におけるNST活動.日本小児科学会雑誌 2018；122：728-741.］

　長期の経鼻胃管による栄養管理が必要な場合は，胃瘻の造設を勧める．胃瘻を造設することにより，経鼻チューブの誤挿入のリスクがなくなる，喉の違和感がなくなるために気道分泌物や誤嚥が減り，食事量も増えることが期待できるといったメリットに加えて，自然食を利用したミキサー食を注入することも可能になる．胃瘻造設に対して否定的な感情をもつ保護者も多いが，上記のようなさまざまなメリットを伝えるとともに，保護者の努力が足りないから胃瘻が必要なわけではないこと，胃瘻造設後も経口摂取は継続できること，不要になれば胃瘻を閉じることもできることなどを説明し，理解を得るようにする．

　一方誤嚥を伴う嘔吐や，骨格の変形による消化管の通過障害などのために胃への投与が困難な場合は十二指腸栄養を試みるが，十二指腸は胃のように食物を溜める機能がないため，ボーラス投与をすると下痢やダンピング症候群をきたすリスクがあることから，原則としてポンプを用いた緩徐持続投与が望ましい．また，一時的に止める場合は高カロリー輸液を止めるときと同様に，停止の前後30分は速度を半分にして急激な血糖値の低下や上昇を避けるようにする．

　十二指腸栄養についてはどの程度長期化するか判断がむずかしいことも多いが，挿入時に透視を必要とする十二指腸チューブの入れ替えを繰り返すことは患児にも医療者にとっても大きな負担となる．PEG-Jカテーテル（経胃瘻的腸用カテーテル）は胃瘻から十二指腸にチューブを留置することができ，入れ替え時にガイドワイヤーを用いるため被ばくも軽減できる．ただ，十二指腸チューブの部分の長さは製品によって決まっており微調整はできないこと，ある程度の体格が必要であること，胃瘻チューブのほうの口径はどうしても細くなるので，おもに減圧用として用い，少量の液体や薬剤を入れることしかできないことなどに留意する必要がある．

e 経腸栄養の合併症

1 嘔吐・下痢などの消化器症状

　経管栄養では強制的に栄養剤を投与することになるので，胃の容積や排泄能を超えてしまうと嘔吐を引き起こす．経腸栄養剤のみで長期間管理されていると胃体部の発育が得られにくく，胃の容積低下や長軸捻転をきたしやすい．重症心身障がい児ではこれらに加えて，食道や胃，消化管の蠕動障害も有することが多く，嘔吐は非常に高頻度に起こるトラブルである．投与速度を遅くしたり，上述のようにとろみをつけた栄養剤やミキサー食を試したり，消化管蠕動改善薬などを投与しても嘔吐のコントロールが困難な場合は十二指腸栄養を検討する．長期間同

じ経腸栄養剤を使用しているうちに，ミルクアレルギーを発症して嘔吐するようになることもあり，注意が必要である．

成分栄養剤や消化態栄養剤はその濃度や浸透圧のために下痢を引き起こすこともある．一方，半消化態栄養剤は基本的にはそのままの濃度で投与可能であるが，体格や病状に応じて必要なら希釈して投与する．ただし，単に水分量を増やしたいだけであれば，栄養剤を希釈するのではなく，栄養剤投与の間欠期に水分だけを別に注入するほうが栄養剤のボリュームを減らすことができて嘔吐の軽減につながる．食物繊維を含んだ栄養剤（エネーボ®）や機能性食品，とろみ剤やミキサー食の投与によって便性が改善することもある．

高濃度の経腸栄養剤が急激に小腸に流入するためにダンピング症候群を引き起こすこともあるが，これについても投与方法の見直しに加えて食物繊維やとろみ剤，ミキサー食などを併用することで改善を期待できる．

2 栄養素，微量元素の欠乏

経腸栄養剤や特殊ミルクのみを長期間投与している場合，あるいは自然食やミキサー食を併用していても消化吸収障害のため十分に取り込むことができていない場合には栄養素や微量元素の欠乏が生じる恐れがある[3]．セレン欠乏症は爪の白色化や毛髪の変色，赤血球の大球性変化，甲状腺機能障害，心筋障害など多岐にわたる症状を呈するが，致死的な経過を辿った症例も報告されている[4]．表4に示すように，エレンタール®やエレンタール® P，エンシュア・リキッド®のようにセレンを含まない栄養剤があるので注意が必要である．経腸投与可能なセレン含有栄養補助剤はいくつか市販されている．

カルニチンも多くの経腸栄養剤に十分量が含まれていない（表4）ため，これらに依存した栄養管理を行っている患児では欠乏症を予防するためにカルニチン製剤の投与を適宜行う必要がある[5]．

ヨウ素は甲状腺ホルモン合成に必須の微量元素だが，残念ながらこれも一部の経腸栄養剤には含まれていない（表4）．ヨウ素はこんぶ茶やだしの素に多く含まれており，栄養剤に適宜混ぜて投与することで補充可能である．

食物繊維については，医薬品の経腸栄養剤のなかでは唯一エネーボ®に含まれている．そのため，エネーボ®以外の経腸栄養剤からエネーボ®に切り替えたり，ミキサー食を導入したりすると，下痢が改善することがある．しかしなかには重度の便秘に陥るケースもあるので，便性を見ながら少しずつ調整するとよい．

3 チューブ留置に伴う合併症

経鼻胃管については気道への誤挿入に注意する．胃管を挿入する際には，患児の顎をしっかり引いた状態で行うと気道が閉じて気管への誤挿入を起こしにくくなる．鼻腔の下壁に沿って，喉へ向かって下に入れるようにすると痛みが少なく入れやすい．チューブの先が喉に達したら一呼吸おいて，児の嚥下運動にあわせて進めるようにする．泣いているときは気道が開いていることを意味するので，啼泣の合間の嚥下運動を待つとよい．チューブから空気をシリンジで押し込んだ際の音を心窩部で聴診することで先端が胃内にあることを確認することもあるが，この方法では判断を誤ることもあるので，チューブから引いた胃内容物のpHが酸性であることもあわせて確認するか，X線撮影を行うことが望ましい．

そのほか経鼻胃管では喉の違和感，気道分泌物の増加，中耳炎や下気道炎の増加，固定テープによる皮膚炎，鼻孔の損傷などが問題となる．

一方，経鼻十二指腸チューブでは挿入時に透視を必要とするため被ばくを避けられないが，骨格変形が強い児では挿入困難のため毎回何十分も透視を必要とすることもあり，長期の十二指腸栄養管理を行う場合は前述のように PEG-J カテーテルを使用したり，腸瘻造設を行うようにする．経鼻十二指腸チューブや PEG-J カテーテルは腸重積症を引き起こすことがあるため，突然の胆汁性嘔吐や腹部膨満などを認めた場合は速やかに X 線や超音波，CT などによる精査を行う．

❖ 文 献

1) 惠谷ゆり：日本小児栄養消化器肝臓学会推薦総説 小児領域におけるNST活動．日本小児科学会雑誌 2018；122：728-741．
2) 西本裕紀子ほか：ベースライスを用いた新規胃瘻注入用ミキサー食の物性に関する基礎的研究．日本静脈経腸栄養学会誌 2018；33：in press．
3) 児玉浩子ほか：特殊ミルク・経腸栄養剤使用時のピットホール．日本小児科学会雑誌 2012；116：637-654．
4) 日本臨床栄養学会（編集）：セレン欠乏症の診療指針 2016．2016．www.jscn.gr.jp/pdf/selen2016.pdf（アクセス日：2018年8月3日）
5) 位田 忍ほか：カルニチン欠乏症の診断・治療指針 2016．日本小児科学会雑誌 2017；121：9-13．https://www.jpeds.or.jp/uploads/files/20161227_shishin（1）.pdf（アクセス日：2018年8月3日）

［惠谷ゆり］

C PEG/胃瘻と経腸栄養
PEG/gastrostomy and enteral nutrition

- 長期に経管栄養を必要とする患児には胃瘻を選択する.
- 胃瘻造設にはPEGと開腹手術, 腹腔鏡手術による方法がある.
- 逆流が強い場合には噴門形成や幽門後からの注入を検討する.
- 瘻孔周囲炎, 肉芽形成などの合併症に対するケアが必要である.

胃瘻は, 経口摂取が困難な患児, 長期の経管栄養を必要とする患児のQOLを向上させる. 経鼻胃管の気道への誤挿入の危険を回避し, 患児を鼻腔, 咽頭そして顔面へのストレスから解放する. この安全で確実な栄養投与経路の確立は, 患児の栄養状態を改善させ, 感染などの多くの合併症の発生の軽減につながる. 消化器疾患, 神経疾患など適応疾患も幅広い.

かつては開腹手術により作成されていた胃瘻であるが, 簡便で非侵襲的な胃瘻作成方法である経皮内視鏡的胃瘻造設術(percutaneous endoscopic gastrostomy; PEG)が1979年にPonskyとGaudererによって6歳の小児例に対して世界ではじめて施行されて以来, 急速に普及し, わが国でも成人を中心に広く行われるようになった.

「PEG」とは本来なら胃瘻造設手技をさすが, 医療の現場では「胃瘻＝PEG」として使われることも多い. 小児では現在でも, 施設や症例によってPEGや, 開腹手術や腹腔鏡手術による胃瘻造設が選択される.

優れた経腸栄養投与経路である胃瘻だが, カテーテル入れ替え時のトラブルや肉芽形成, 瘻孔周囲炎などの合併症も知られており, ていねいなケアが必要である.

a 小児に対する胃瘻・PEGの適応

1 小児の胃瘻の適応

胃瘻の適応は, 小児であっても成人であっても, 経口摂取が困難な症例, もしくは不十分な場合で, 長期の経管栄養を必要とする症例が中心となる. 小

表1 小児例におけるPEGの適応例

- 経口摂取不能症例, 困難症例
    - 精神発達遅滞
    - 脳性麻痺
    - 先天性の神経・筋疾患
    - 外傷など
- 長期の経腸栄養のアクセスルートとして
    - 難治性下痢などの消化吸収障害
    - 慢性偽性腸閉塞症, Hirschsprung病類縁疾患などの消化管運動障害
    - Crohn病などの炎症性腸疾患
- 胃の減圧のため
    - 呑気症など(中枢神経障害に伴う場合が多い)

児に特徴的な疾患は, 脳性麻痺, 精神発達遅滞などの重度の中枢神経障害, 先天性の神経・筋疾患, 慢性偽性腸閉塞症, 難治性下痢などの消化管疾患などがある. まれに, 呑気症, Hirschsprung病類縁疾患などで胃からの減圧を必要とする疾患も適応となる(表1).

2 重度の中枢神経障害を有する患児に対する胃瘻・PEG

脳性麻痺などの重度の中枢神経障害を伴う患児は, 胃食道逆流症(gastroesophageal reflux disease; GERD)を伴う場合が多い. 重度の中枢神経障害を伴う患児では, GERDを指摘された場合は, 噴門形成術と胃瘻造設術を同時に行うことも考慮する. ただし, GERDが臨床的に大きな問題になっていない症例では, PEGのみを行う. 胃瘻から幽門後にチューブ先端を置いて経腸栄養を行うことも可能である. またPEGを行った後でも腹腔内には癒着はほとんどなく, 胃瘻が腹腔鏡下噴門形成術の妨げとなる危

惧はあまり少ない．

3 小児に対するPEGの適応

胃瘻の適応となった患児のうち，PEGの適応となるのは，まず胃内視鏡ができる症例である．食道や口腔に病変がある場合ではでPEGの適応にならない．また，安全にPEGを行うには，腹水がないこと，穿刺経路に肝臓や結腸がないこと，胃が腹腔内にあることが条件になる．また上腹部手術の既往がある場合には，ほかの臓器の癒着があり臓器損傷の危険があるため，施行前に画像診断により穿刺予定部位に他臓器がないかを確認する必要がある．また，重症心身障がい児では高度の側彎や胃の萎縮がみられる症例が多く，PEGを行うのが困難な症例もある．

PEGの適応にならない場合には，開腹術や腹腔鏡手術による胃瘻の適応となる．

b PEGの実際

1 麻酔・鎮静について

PEGはベットサイドで簡便に行いうるという点で優れた胃瘻造設法である．しかし，検査に対する理解や協力が期待できない小児では，麻酔や鎮静なしでは，上部消化管内視鏡を行うことさえ困難である．消化管も菲薄かつ脆弱であり，不意の体動などが起こると危険である．また重度の中枢神経障害を有する患児では，筋緊張が強い場合が多く，もともと閉塞性の呼吸障害を伴っていることがある．そのような症例に消化管内視鏡を施行すると，筋緊張やけいれんが誘発され，呼吸困難に陥ることがある．乳幼児，年少児や，重度の中枢神経障害がある症例では，全身麻酔下に，気道を確保したうえで行うほうが安全である．全身麻酔下であっても，PEGが簡便で低侵襲な手技であることにはかわりはない．

2 小児におけるPEGの実際

胃瘻造設方法はPEG，腹腔鏡補助下もしくは開腹によるStamm法，Witzel法までさまざまであり，症例に応じて選択される．それぞれの方法で長所，短所，特有の合併症がある．ここではPEGについて述べる．

1) 術式・器材の選択

各社で多様なPEGキット製品が発売されているが，わが国で市販されているキットでは，20Fr以上

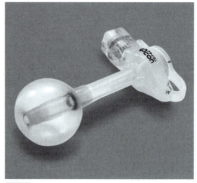

図1 バルーン型胃瘻ボタン（富士システムズ株式会社）
12 Frからある．シャフトの長さも8 mmから50 mmまでそろっており，小児には使いやすい

のものが多く，身体の小さな乳幼児には適さない．また留置するデバイスもバンパー型とバルーン型があり，成人では事故抜去が少ない長期留置用のバンパー型が多く使用されるが，腹壁が脆弱な小児では交換が安全で容易なバルーン型が推奨される．

留置方法では小児ではintroducer法が適している．クリエートメディック社の穿刺キットは11 Frから使用可能である．留置デバイスとしてはバルーン型を用いる．成人で行われるpull法，push法は小児では適さない．

2) 胃壁固定

小児は腹壁が非常にやわらかく繊細である．このため，腹壁から穿刺する際，胃前壁がテント状に伸展しやすく，後壁を穿刺する危険がある．このため，鮒田式胃壁固定具などを用いて必ず胃壁固定を行う．従来の逸脱防止目的だけでなく，この糸を牽引することによって，本穿刺においてやわらかい小児の腹壁を，安全かつ確実に穿刺しうるという点でも有用である．

3) 胃瘻の交換

小児では，外来やベッドサイドで消化管内視鏡を行うのは容易ではなく，内視鏡を使わずに交換できるものを選択する．腹壁がやわらかく，脆弱な小児では，交換には特に注意を要する．小児では細径からサイズが揃っていて，挿入，抜去時の侵襲が少なく，入れ換えが容易であるバルーンタイプのものが使用しやすい．12 Frからあり，また長さも細かく選択できる（**図1，資料G胃瘻ボタン型バルーンカテーテルの外径サイズ・有効長・内径・バルーン容量**の各社のバルーン型胃瘻チューブを参照）．挿入，交換時の抵抗も少なく，交換に伴う合併症も低いと考え

表2　胃瘻の合併症

早期合併症	晩期合併症
事故抜去	事故抜去
創部感染	瘻孔周囲炎
腹膜炎	不良肉芽
	ボールバルブ症候群（バルーン型）
	バンパー埋没症候群（バンパー型）
	潰瘍出血
	交換時の合併症
	（カテーテル逸脱，出血）

られる．ただし，事故抜去時の対応方法については母親，介護者に習熟させておく必要がある．

C 胃瘻の管理と合併症

胃瘻の管理方法や管理中の合併症はPEG，手術，いずれの方法で作成されても同じである．

1 胃瘻管理中の合併症

胃瘻管理中の合併症としては，創感染，瘻孔周囲炎・肉芽形成，胃瘻内容の体外への漏れ，胃内容物の腹腔内への漏洩による腹膜炎，チューブ脱落，チューブ閉塞・破損，胃潰瘍，幽門狭窄，ヘルニア，胃瘻閉鎖困難など軽微なものから重篤なものまで多岐にわたる（表2）．なかでも創感染および瘻孔周囲炎の頻度が高く，30〜50％との報告がある．胃瘻周囲からの漏れも6〜10％と比較的高い．創感染，瘻孔周囲炎はその多くは保存的に治癒するが，難治性の不良肉芽を形成し，浸出液や胃内容物が胃瘻周囲にしみ出してくると，炎症が増悪するという悪循環に陥る．

バンパー型の胃瘻カテーテルは胃粘膜内にバンパーが埋没することがある．バルーン型ではバルーンが幽門，十二指腸へ進展するボールバルブ症候群が問題となる．胃瘻の部位から幽門までの距離が短い小児に起こりやすい．急に嘔吐，下痢が出現したら，本症候群を疑い，バルーンの水を抜いて再度挿入を試みる．噴門形成術を行っている場合には急速に胃拡張が進行し，胃破裂を起こす危険がある．

2 瘻孔周囲炎，漏れの原因と対策

胃瘻刺入部周囲からの胃内容の漏れによる瘻孔周囲炎は，胃瘻造設後に最も多い合併症の1つである．いったん増悪すると皮膚のびらんや組織破壊を惹起し，それに伴い瘻孔は次第に大きくなり，重症化す

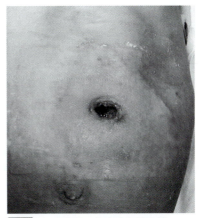

図2　2歳男児：心疾患合併症例
難治性の唇状瘻を形成し，手術により閉鎖した

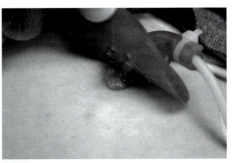

図3　2歳男児：瘻孔周囲炎の後に形成した不良肉芽
硝酸銀で焼灼するか，ステロイド入りローションで消退する

ると孔は大きく噴火口状になり，胃粘膜が脱出して唇状瘻を形成する（図2）．重症心身障がい児のけいれん，筋緊張亢進が創部の安静や瘻孔形成の障害となり合併症発生の可能性が高くなるという指摘もある．そのほかの要因として呼吸器疾患や心疾患，誤嚥，緊張に伴った腹圧の上昇が，胃瘻からの漏れを惹起するということが推測できる．

チューブの刺激や感染の炎症で肉芽を形成することがしばしばみられる（図3）．小さなものではあまり気にすることはないが，サイズが大きく，管理に難渋する場合は，硝酸銀で焼灼すると効果的である．ステロイド入りローションを数滴肉芽に垂らすことを繰り返すことにより数日で縮小することが多い．

漏れた胃内容液が皮膚に付着すると，皮膚が傷害されさらに漏れがひどくなるという悪循環を断つために，漏れた滲出液をこまめに取り除き皮膚に長時間付着しないようにする．割ガーゼによる処置では

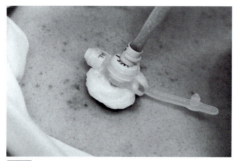

図4 ティッシュペーパーこより法による瘻孔周囲炎対策

滲出液が付着したガーゼを放置することにより、かえって滲出液と皮膚の接触時間が延長し、炎症が増強することがある。ティッシュペーパーをこよりのように細くし、胃瘻周囲に巻いておくという方法は、安価で簡便で、どこでもすぐに交換できるため有効である（図4）。

胃瘻からの漏れが高度になってしまった場合は、瘻孔とチューブの間の隙間をなくそうとチューブを太くしがちであるが、効果は一時的で結局さらに瘻孔サイズが拡大し、漏れがますますひどくなることが多い。また、バルーンやバンパーで圧迫し挟み込むという方法も、効果は限定的で、瘻孔を拡大してしまうことが多い。難治性となった場合は、いったん胃瘻からの注入を中止し、胃内を減圧しながら十二指腸注入による経腸栄養や静脈栄養を行うと、改善することがある。拡大した瘻孔に対しては、いったん抜去するか、もしくは細いカテーテルを入れて、スキンケアを行いながら瘻孔が小さくなるのを待つほうが効果的である。

皮膚の潰瘍やびらんが激しく、児のQOLを著しく損なうようであれば、胃瘻の閉鎖も考える。このような場合の胃瘻の閉鎖は開腹にて確実に閉鎖しないと難治性の瘻孔となるので注意を要する。

栄養状態が不良で腹壁が薄いと漏れやすく瘻孔が拡大しやすい。したがって、栄養管理による栄養状態の維持も重要である。腹壁に十分な厚さがあると、比較的漏れが起こりにくい。

3 栄養剤の注入

胃瘻から注入する栄養剤の注入方法は基本的に経鼻胃管による栄養投与と同じである。年齢、病態に応じた経腸栄養剤を選択し投与する。GERDを合併している場合には、逆流による誤嚥性肺炎に注意する。誤嚥がひどい場合には、半固形化栄養剤の注入や、胃瘻から幽門後へチューブを留置する方法がある。それでもコントロールが困難な嘔吐に対しては胃噴門形成術を考慮する。

近年特に小児領域において、ミキサー食の胃内注入が注目されている。十分な粘度による逆流防止効果だけでなく、通常の食事を摂取できるという利点だけでなく、また家族と同じものを注入するという心理的な効果が期待される。また医療にかかるコストも軽減される。

❖ **参考文献**

- Gauderer MW：Percutaneous endoscopic gastrostomy：a 10-year experience with 220 children. J Pediatr Surg 1991；26：288-292.
- Kawahara H, et al.：Can Laparoscopic Antireflux Surgery Improve the Quality of Life in Children With Neurologic and Neuromuscular Handicaps? J Pediatr Surg 2004；39：1761-1764.
- 大割　貢ほか：胃瘻再造設症例の検討－胃瘻周囲からの漏れの発症要因を中心に－．静脈経腸栄養 2011；26：765-769.
- 高見澤滋ほか：胃瘻栄養患児におけるミキサー食を用いた半固形化栄養剤短時間接種用導入の経験．日本小児外科学会雑誌 2010；46：842-846.
- 曹　英樹：小児の経皮内視鏡的胃瘻造設術（Percutaneous Endoscopic Gastrostomy：PEG）．静脈経腸栄養 2011；27：1189-1193.

［曹　英樹］

第10章
栄養食事指導

第10章 栄養食事指導

A 小児の栄養食事指導
nutrition counseling for children

ポイント
- 家族が患児の疾患・障害を受容する過程を理解する.
- 患児の食生活を変容させるには家族の行動変容が必須であり,そのためのキーパーソンは誰であるかを把握してアプローチする.
- 学校・通所施設と連携し,給食も含めて栄養食事療法を実施できるように患児・家族をサポートする.

栄養食事療法は,栄養状態の改善により疾病の治療を支持するものであり,一部の先天代謝異常症では治療の第一選択となる.臨床栄養管理においては,さまざまな基礎疾患をもつ患児が不適切な栄養摂取によって生じる問題を予防・是正する必要がある.管理栄養士は,栄養食事療法を必要とする患児と家族が日常の食生活のなかで適切に実施できるように栄養プランを立てて,栄養食事指導を行う.栄養プランは個々に異なるが,小児の栄養管理におけるアウトカムは,患児それぞれの順調な発育と,患児と家族がともに食生活を楽しめるようにQOLを向上させることである.

a 栄養食事指導の手順

近年,新たな栄養管理手法として提唱されている栄養ケアプロセス(nutrition care process；NCP)[1]に沿って,小児の栄養食事指導の手順を概説する.

1 栄養アセスメント(nutrition assessment)（第4章参照）

①成長曲線と肥満度曲線を用いて身長,体重,肥満度の軌道を確認する.
②血液検査や尿検査の結果から病態や栄養状態を反映する項目の経過を確認する.
③毛髪や皮膚,爪の状態,活気,機嫌など身体状況を観察する.
④生活リズム,食事内容,共食者,介護者を含め食生活全般の聞き取りを行い,栄養摂取状況,摂食嚥下機能発達レベル,食事状況を把握する.聞き取りポイントの例を表1,2に示す.

以上から,栄養状態をアセスメントし問題点を抽出する.

2 栄養診断(nutrition diagnosis)

アセスメントした結果は,「栄養診断」として,P(problem or nutrition diagnosis label,問題や栄養診断の表示),E(etiology,原因や要因),S(sign/symptoms,栄養診断を決定すべき栄養アセスメント上のデータ)により「症状/徴候(S)の根拠に基づき,要因(E)が原因となった,栄養診断名(P)」と短文で簡潔に記載すると誰からも理解しやすい.

3 栄養介入(nutrition intervention)

1) 栄養プラン
①栄養状態を改善し順調な成長を維持するための目標摂取栄養量を検討する.
②目標摂取栄養量から患児が摂取可能で家族が対応可能な食品構成を検討する.
③目標の食事を摂取し食生活全般における問題点を改善するための具体的かつ実践可能な方法を患児・家族と一緒に検討する.

2) 栄養教育(詳細な手法については後述する)
栄養プランを実施できるように患児・家族に栄養教育を繰り返す.

4 栄養モニタリングと評価(nutrition monitoring and evaluation)

問題が改善するまで継続して必要なモニタリングを行い,結果に対してだけでなく,栄養プランを実施するうえで問題がなかったかについても評価する.成長や環境の変化に伴って栄養状態および食生活の問題点は変化するため,栄養アセスメントを繰り返し,必要に応じて栄養プランを変更する.

A 小児の栄養食事指導

表1 肥満指導の聞き取りのポイント

体格	・これまでの体格の経時的変化（肥満になり始めた時期に環境の変化や食生活面の変化で思いあたることがないか） ・家族の体格（家族の肥満の有無によって患児だけが過食しているのか，家族の食生活に問題があるのかを推察できる） ・家に体重計があるか　・体重計測を継続して実施することに家族の協力が得られるか
家族背景	・家族構成　・児の肥満に対する家族の思い　・家族の食事の好き嫌い　・家庭内で心理的なストレスの原因はないか　・祖父母が必要以上に児に食べ物を与えていないか
食生活	・起床から就寝までの生活リズム ・朝食，昼食，間食，夕食は，いつ，誰と，何をどれだけの量をどれだけの時間かけて食べるか ・夕食後から就寝までの間に飲食するか ・通塾の前後に2度夕食を食べたり，遅食する家族と一緒に夕食を2度いすることがあるか ・食事は大皿盛りか個別盛りか ・食間に保護者の管理外で食べることはあるか，家の中のものを勝手に食べることがあるか，食べたいときに自分で料理をすることがあるか，買い食いをするか ・好き嫌いはあるか，アレルギーはあるか ・給食のおかわりをするか ・友達と遊ぶときに菓子類を持ち寄って食べることがあるか ・学童保育や放課後デイサービスを利用している場合に，おやつの過食があるか ・飲料は何を飲むか，牛乳，ジュース，スポーツ飲料などの多飲があるか ・外食の頻度と，外食時に何をどれだけ食べるか ・菓子やアイスクリーム，ジュースなどが常備されていないか，それはだれが購入するか ・野菜は十分に食べられているか
運動	・通学手段や徒歩時間，休み時間の過ごし方，部活，散歩など日常の活動状況 ・スポーツの習い事の有無と習い事前後で飲食をするか

表2 発育不良児の栄養食事指導における聞き取りと観察のポイント

発育状況	・これまでの体格の経時的変化（成長障害が生じた時期の乳汁，食事の摂取状況） ・両親の体格（家族性の低身長の可能性に配慮） ・運動発達レベル　・知的発達レベル　・摂食嚥下発達レベル
家族背景	・家族構成　・児の発育状況に対する家族の思い　・食の進まない児に対する家族の気持ち ・家族の食事の好き嫌い　・家庭内で心理的なストレスの原因はないか
食生活	・起床から就寝までの生活リズムは規則正しいか ・乳汁や栄養剤を摂取している場合，適切な選択ができているか ・毎食，患児の食事が用意されているか ・朝食，昼食，間食，夕食は，いつ，誰と，何をどれだけの量をどれだけの時間かけて食べるか ・食事の形状や味つけは患児の摂食嚥下発達レベルに適しているか ・食事は自食に任せず，保護者によって適切に介助されているか ・食事は大皿盛りか個別盛りか ・食間に菓子や牛乳，ジュース，スポーツ飲料などを過剰に摂取していないか ・好き嫌いはあるか　・アレルギーはあるか ・給食の食べ方と家庭の食べ方に違いがあるか ・患児が食事で摂取可能な量はどれだけか（不足する栄養を補う方法を検討する） ・食卓の雰囲気
消化器症状	・下痢，便秘，嘔吐などの消化器症状はないか
運動	・日中，十分に遊んだり活動ができているか

➡ 上記の聞き取りのなかから，食べられる子か，食べられない子か，食べない子なのかを把握し，食事量が少ない要因を推察し，対策を検討していく

[西本裕紀子ほか：第41回日本小児栄養消化器肝臓学会．2014．]

5 記録・報告

実施した栄養食事指導は診療録に記録して主治医と医療スタッフへ報告しチーム内で共有する．記録はSOAP（subjective data，objective data，assessment，plan）方式で記載し，診療情報の開示にも対応できるように適切な表現を用いる．また，食事療法以外の治療方針にかかわる情報は，主治医へ直接伝えて記録に残す．

b 栄養教育の面接手法

小児の栄養食事指導では，患児が幼少であったり知的障害を伴っているケースなど，多くの場合，対象者は患児ではなく保護者であり，保護者が患児や同胞の子どもを連れての個別面談となる．また祖父母や学校関係者が同伴することもある．初回面談では30分以上の時間を要するため，子どもが飽きないようにおもちゃなどを用意したプレイコーナーを保護者と管理栄養士の目の届くところに設置することが望ましい．その間，管理栄養士は保護者と面談しながら，患児の行動や同胞，保護者および同伴者とのやり取りを観察し，患児の発達状況や家族関係，学校環境の把握に役立てることができる．

1 カウンセリング技法を用いた栄養教育

栄養食事指導においても栄養教育の効果を高めるために，管理栄養士がカウンセリング技法を用いて栄養教育を行うことが推奨されている．その具体的な面接手法について述べる．

1）対象者（保護者・患児）との信頼形成

対象者のありのまま（患児の病状に対する不安や負担など）を受容と共感をもって受けとめること（傾聴）で，対話的な関係を築き信頼関係を形成していく．このとき，言語的表現だけでなく，視線，声のトーン，表情や身ぶり手ぶり，姿勢などから伝わる感情表現を見逃さないようにして心の動きをとらえる（観察）．また，対象者の話を効果的に繰り返して確認することで対象者に「わかってもらえた」という安心感が生まれる（確認）．そして対象者と同じ気持ちを共有できるようになることで対象者の心が開かれる（共感）．

2）情報収集

対話のなかで，保護者と患児のニーズを把握し，保護者と管理栄養士の間で患児の栄養・食生活上の問題や課題を共有し明確化していくことを目的に必要な情報収集を行う．

3）具体的な話し合い

行動変容に対する動機づけ（行動変容によって患児と家族にとってよい結果が得られるという期待感の形成），行動変容に向けての具体的な目標の設定（管理栄養士の立場から推奨する目標と，保護者と患児が受け入れられることのできる目標のすり合わせ），実行に必要な情報やスキル（行動を変えた場合に付随して生じることが予測される諸問題への対処法）について話し合う．

4）まとめ

保護者と患児の食生活において改善に向けた行動変容をもたらすために，面接全体を振り返り応援する気持ちを伝えて次回の面接につながるように締めくくる．食生活改善に対する動機づけが低い対象者や患児には，Prochaskaらの行動変容のステージモデル（図1）[2]を応用したアプローチを用い，長期的な行動変容につなげていく．

c 小児の栄養食事指導で配慮すること

1 親が子どもの疾患・障害を受容する過程の理解

根本治療が困難な疾患をもつ小児は，運動機能障害，知的障害，多発形態異常などの障害を伴うケースが多く，生涯にわたる医療的ケアや疾患に応じた食事療法を必須とするものがある．

親が子どもの障害を受容していく過程には，段階説と慢性的悲哀説，さらに2説を包括する説がある[3]．段階説（ショック，否認，悲嘆・怒り，適応，再起）とは，突然，生涯にわたる障害を突きつけられた親が大きなショックを受けて障害否定，悲嘆，やり場のない怒りといった感情をもつことを当然の反応と捉え，それを経て多くの親は障害をもつ子を受容していくとする説である[4]．慢性的悲哀説とは，親の悲しみは子どもが生きている限り続き，繰り返し経験され続けるとした説である[5]．この2説を包括して，親は否定と肯定の入り混じった感情の繰り返しを経験せざるをえず，障害の受容過程は区切られた段階ではなく連続した過程であり，すべてが適応の過程であるとした説が提唱されている[6]．諸説があるが，実際には障害の種類や程度，家族環境，社会環境などによってその受容過程は異なる．このような疾患をもつ小児の栄養食事指導を行う場合，両親を中心とした家族全体に視点をおいたきめ細か

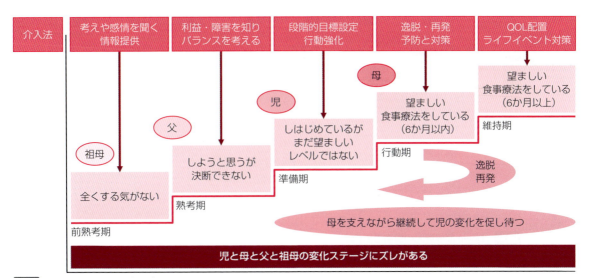

図1 行動変化ステージモデル
8歳の高度肥満男児における家族(下記)の行動変化ステージ例を示す
祖母の思い：食べるのを我慢させるなんてかわいそう．子どものときはしっかり食べさせないと大きくなれない
父の思い　：食べるのを我慢させるのはかわいそう．食べても運動すればそれでいい
母の思い　：今まで食べさせ過ぎたことに自責の気持ちがあり児の肥満改善のために食事の調整をしている
患児の思い：やせないといけないとわかっているが食べたい気持ちがおさえられず，祖母，父と食べてしまう
[Prochaska JO, et al.：The transtheoretical model of health behavior change. American Journal of Health Promotion 1997；12：38-48./西本裕紀子：第37回日本小児栄養消化器肝臓学会．2010.]

な支援が必要となる．管理栄養士は，家族が患児の障害を受容していく過程を理解したうえで，患児の病態に配慮し，家族の気持ちに寄り添いながら患児と家族の食生活全体に渡り，ていねいで継続的な支援をしていくことが求められる．

2 成長発達レベルに応じた食形態や栄養法の指導

先天異常などにより知的障害を伴う小児は，一般に発達が遅延する．新生児期，乳児期は筋緊張低下のために哺乳力が弱く自力では必要な栄養摂取が困難な場合もある．また，離乳食も月齢どおりには進まないため，それぞれの摂食嚥下の発達レベルにあわせた食事の形状でゆっくり進めることを保護者に指導する．また，患児が食に興味が出て自食ができるようになっても，詰め込み食べや，丸飲み，早食いなど，不適切な食べ方になっている場合があるため，そういった食癖が習慣化しないように，一口量を調整したり，咀嚼能力にあわせた食事の形状にしたり，ゆっくり咀嚼することを，時間をかけて根気よく患児に教えていくよう保護者に伝える必要がある．図1[2)]にDown症候群児の食事形態の進み方の例を示す．また，経口摂取で患児が摂取可能な栄養量と必要とする栄養量に差がある場合は，不足する栄養を補うための対策(栄養剤導入，経管栄養導入など)を管理栄養士から主治医に提案して検討実施する．

3 食生活を変容させるためのキーパーソンを把握する

小児は受動的な存在であり，その食生活は家族によって構築されている．表3は肥満児の栄養食事指導時の家族の発言例であるが，肥満児の不適切な食習慣の背景には，過食してしまう環境があり，患児の食生活を変容させるには家族の行動変容が必須となる．図2[7)]に示す8歳の高度肥満児と家族の行動変化ステージの一例のように，患児と家族の行動変化ステージは一致しないケースが多い．そのため，栄養食事指導を行う管理栄養士は，患児がどのような家庭環境におかれているのか，患児の食生活を変容させるためのキーパーソンは誰であるかを把握してアプローチすることが重要である．

4 理解レベルにあわせた患児への栄養教育

小児期発症で生涯にわたる栄養食事療法が必要な疾患の場合，一般に保護者対象に栄養教育を行うが，患児の成長段階にあわせて適切なタイミングで保護者から患児主体の指導に移行させていく必要が

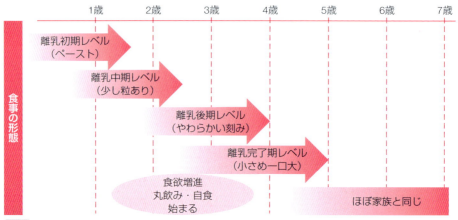

図2 Down症候群児の食事形態の進み方(例)
[西本裕紀子:先天異常症候群児の栄養管理—ダウン症候群児を中心に. 臨床栄養 2016;129:676-680.]

ある.患児同伴で保護者対象に栄養教育を実施する段階から,患児の状況をみながら保護者と決めた栄養プランを患児が理解できる言葉で説明するなど,少しずつ病識をもてるように働きかけていき,徐々に自分で管理できることを自己決定させて実施できるよう家族とともに見守り,それぞれの自立の型を支援する必要がある.小児の発達や理解度には個人差が大きく,食生活に影響を及ぼす家庭背景も異なることから集団栄養食事指導のような教育には限界がある.そのため,患児の理解度にあわせて興味を引き出すような教育媒体を作成して個別に教育することが有用であり,知的障害がある場合においても,それぞれの理解レベルを深めることが可能となる(図3).

また,家庭環境による不適切な食習慣が影響しているケースでは,患児への栄養教育を実施しながら,同時に保護者の行動変容を促すようにすることも重要なポイントである.たとえば,常に買い置きされているおやつを過食していた肥満児を,「おやつの量を守って食べる」という自己決定に導くことができた場合,同伴の保護者に対し「○○ちゃんが,おやつの量を守って頑張ると言ってくれていますので,ぜひ,ご家族も協力してあげてくださいね.自分では量を守ろうと頑張っていても,おやつがたくさんあると,それを食べないように我慢するのは,とても大変で誰でもくじけてしまうので,決めた量以上に買い置きしないように応援してあげることはできますか」というように,保護者のプライドを傷つけないようにしながら,保護者に気づきのチャンスを与え,行動変容を促していく.

5 食育的視点をもった早期からの栄養教育

小児は成長発達するなかで,味覚・嗜好が形成され適切な食習慣を身につけて「食べる力」を育んでいく過程にあり,どのような疾患をもつ児においてもそれぞれの病態に応じた配慮は必要であるが,規則正しい食事リズムで栄養バランスの整った食事ができるようにする食育的視点は必要であり例外はないと考える.たとえば,1型糖尿病の場合,カーボカウントは血糖コントロールに有用であるが,基本的に食べられないものがある疾患ではないため,血糖コントロールだけにとらわれて不適切な食生活が習慣化してしまわないように,小児期から適切な栄養教育を保護者と患児に継続して行っていくことが重要である.知的障害がある患児の場合でも,早期から介入し,患児の要求するままに食べ物を与えるのではなく,食事のルールを教え嫌いなものを少しでも頑張って食べたらしっかり褒めるなどして,患児の「食べる力」を家族が根気よく育んでいけるよう支援していく.発達障害による食のこだわりがある場合でも,年単位で食の幅が広がっていく例も少なくないため,家族が焦らず,無理強いせず,気長く時間をかけて患児を見守ることができるように,家族の気持ちに寄り添った支援が求められる.

6 通所施設との連携

小児は,1日のうち1食以上の食事を学校や通所施設の給食で食べている場合が多い.栄養食事療法を行う患児にとって適切な食事が給食の標準から外れる場合は調整が必要になる.食物アレルギーで特定の食品を除去したり,疾患治療のため特定の栄養

A 小児の栄養食事指導

表3 子どもの肥満に対する家族と学校の先生の認識と問題行動（例）－栄養指導時の家族の発言録から抽出－

母	・食べてないのに太るんです ・筋肉質なんです ・自分の子より太った子がいます ・もともと太りやすい体質なんです ・空気をいっぱい飲んだから太った ・背が伸びると自然に体重は減ると言われた ・子どもが何を食べているのかわからない ・太るのはこの子の問題です ・自分で管理しなさいと言ってます ・この子と先生で話し合ってもらえますか ・好きなときに好きなものを食べるんです ・食べたいときに食べたいものを欲しがるだけ与えていました ・私も太っているので一緒に食べています ・嫌いなメニューのときは追加でラーメンを作ってあげます ・牛乳を毎日2本(2L)買っていました ・家にはお菓子のストックが必ずあります ・ジュースやアイスは買い置きしています ・スイミングの帰りに必ずジュースとアイスを買ってあげます ・スポーツ飲料は常に家にあります
父	・かわいそうなので欲しがったらつい与えてしまう ・この子がおいしい物を食べて喜んでくれたらそれでいい ・父が食後にジュースと菓子を食べている ・父がケーキを買いに行かせる ・父が「一緒に食べよう」と誘う ・父の大食いをみて欲しがる ・父が朝食に菓子パン食べるので一緒に食べる
祖父母	・お腹がすいて惨めな思いをさせたくない ・お腹がすいて人のものをとってしまうかもしれない ・かわいそうだから好きなものしか食事に出さない ・かわいそうだから遊びにきたときくらいはとジュースを飲ませる ・かわいそうだからアイスを与える ・おやつを大量に渡す ・家にくるとスナック菓子やバームクーヘンなどを食べさせる ・食後に一緒にラーメンを食べる
学校の先生	・おかわりを要求するから先生が与える ・体が大きいから大盛りにする ・おかずが残っていると先生が肥満児に食べさせようとする ・おかわりを止めるように先生に頼んだが協力してもらえない

[麻原明美ほか：第37回日本臨床栄養学会・第36回日本臨床栄養協会・第13回大連合大会 2015.]

素の摂取量の調整が必要なケース，摂食嚥下発達レベルにあわせた食の形状調整や，栄養補充のために栄養剤や特殊食品の摂取が必要なケース，治療のため給食時間帯以外での補食が必要であるケース，また，栄養摂取の方法が経口のみではなく経管栄養を必要とするケースなど，学校や通所施設の協力が必須である．さらに，施設の行事や宿泊学習などで日頃と異なる食事を伴う行事に参加する場合の調整なども必要である．そのために，栄養食事指導を行う管理栄養士は，学校・通所施設と連携して実施可能な食事の調整を依頼し，給食も含めた栄養食事療法を実施できるように患児・家族をサポートしなければならない．

7 褒めて問題解決まで成長発達する患児・家族に伴走

管理栄養士は，患児・保護者が努力したと思っているところ，褒めてほしいと感じているポイントを

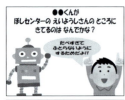
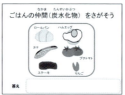
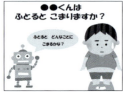
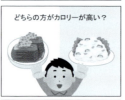
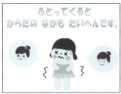
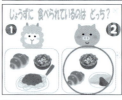
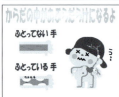
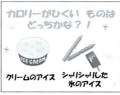

図3 Prader-Willi症候群児向けの栄養教育媒体（例）

見逃さずに褒めることで，患児・保護者の「やればできる」という自己効力感を高め次の目標に向かうための行動形成が進む．うまくいかなかったと落ち込んでいる場合には，少しでもよいところをみつけて褒めることで，もう一度頑張ろうという気持ちにさせることができる．何の改善にも取り組めなかった場合でも，「今日もよく頑張って来てくださいましたね」と栄養相談に足を運んだことだけでも十分であると褒めることができる．家族には患児に関することだけでなく，さまざまなイベントが生じたり，気持ちを維持することがむずかしい事情ができたりと，食事療法に取り組めないことが起こりうる．できなかったことを許容し，栄養食事療法に対する思いを傾聴して患児のために少しでも栄養改善する方法を家族と何度でも一緒に考える姿勢を示し，問題が解決するまで栄養食事指導を継続し成長発達する患児と家族に伴走することが必要である．

❖ 文　献
1) 日本栄養士会（監訳）：栄養ケアプロセスの概要．国際標準化のための栄養ケアプロセス用語マニュアル．第1版，第一出版，2012：1-9.
2) Prochaska JO, et al.：The transtheoretical model of health behavior change. American Journal of Health Promotion 1997；12：38-48.
3) 阿南あゆみほか：親が子供の障害を受容して行く過程に関する文献的検討．J UOEN（産業医科大学雑誌）2007；29：73-85.
4) Drotar D, et al.：The adaptation of parents to the birth of an infant with a congenital malformation：A hypothetical model. Pediatric 1975；56：710-717.
5) Olshansky S：Chronic sorrow：A response to having a mentally defective child. Social Casework 1962；43：190-193.
6) 中田洋二郎：親の障害の認識と受容に関する考察－受容の段階説と慢性的悲哀－．早稲田心理学年報 1995；27：83-92.
7) 西本裕紀子：先天異常症候群児の栄養管理－ダウン症候群児を中心に．臨床栄養 2016；129：676-680.

❖ 参考文献
・鈴木明子ほか：栄養教育におけるカウンセリングの実践．春木　敏（編集）：エッセンシャル栄養教育論．第1版，医歯薬出版，2006：102-114.

［西本裕紀子］

第 10 章 栄養食事指導

B 小児の食事・栄養相談の診療報酬制度
remuneration system for pediatric diet therapy and nutrition counseling in Japan

ポイント
- 小児の対象年齢に対する法律や診療報酬上の規定を示す．
- 小児の医療負担に対する地方自治体の医療費助成を示す．
- 小児期特有の先天性代謝障害の食事療法に対する診療報酬の考え方を示す．

小児の栄養状態は成長・発達に大きな影響を与え，また小児期の食習慣は成人期にまで影響を残すことも少なくない．子どもはすべての生活が養育者に依存しており，子どもの栄養状態維持改善には養育者への食事・栄養教育が必須となる．特に，先天的な代謝障害や器質的な障害がある場合は，日々の食事調整の仕方なども含めた具体的な食事・栄養相談が必要となる．また，入院食の提供にあたっても診療報酬として認められている食事があり，この項では小児期にかかわる診療報酬について概説する．

a 小児科の対象となる年齢

小児科の対象年齢は，日本では一般的に 15 歳までとされているが，法律や健康保険上の規定はない．また，平成 18 年（2007 年）4 月に日本小児科学会は，小児科が診療する対象年齢を，現在の「中学生まで」から「成人するまで」に引き上げることを提言している[1]．また，アメリカ FDA（Food and Drug Administration）では 21 歳までを小児と定義している[2]．日本では，①新生児は出生後 4 週未満，②乳児は生後 4 週以上 1 歳未満，③幼児は 1 歳以上 7 歳未満，④小児は 7 歳以上 15 歳未満というおおよその目安が提示されているものもある（薬生発 0608 第 1 号厚生労働省医薬・生活衛生局安全対策課長通知「医療用医薬品の添付文書等の記載要領の留意事項について」平成 29 年 6 月）．しかし FDA や厚労省の通知における小児年齢区分は，医薬品などを念頭においた区分でありいずれにおいても診療上の小児の明確な年齢区分は提示されていない．

b 小児を対象とする医療費助成

1 国による助成

健康保険法のなかで，0 歳から小学校入学前の子どもへの医療費負担は自己負担を 2 割とされ，小学生以上では医療費負担は 3 割になり，70 歳までの大人と同等の額の医療費が必要となっている．これは入院外来いずれにおいても同様である．また療養介護や重症心身障害者施設などの入所にかかる利用者負担は福祉型と医療型いずれも同様の負担となるような措置がされているが，20 歳以上と 20 歳未満によって利用者負担額は異なる．

2 地方自治体による医療費助成

子どもにかかる医療費を軽減させるため，全国すべての地方自治体で独自の「子どもの医療費助成制度」を制定している．これらの助成は各自治体で異なり，自己負担額の無料または一部負担の助成などの差や対象となる年齢による差があり，中学卒業までの医療費を助成する自治体が最も多いものの，各自治体の財政状況によって差がある．

c 入院時食事療養費

診療報酬上では「入院中の食事は医療の一環である」という位置づけのもと，個々人に必要とされる栄養量を適切に満たす食事提供がされることが基本となる．入院時食事療養費を算定するためには施設基準があり，入院時食事療養 I は，①常勤の管理栄養士もしくは栄養士による食事療養，②適時・適温の給食提供が条件であり，この条件を満たさない場合は入院時食事療養 II が適用され，算定金額に若干

表1 診療報酬上の特別食

	入院時食事療養費（I）	食事栄養指導料
目的ならびに条件	疾病治療の直接手段として提供される	患者ごとにその生活条件，嗜好を勘案した食事計画案などを必要に応じて交付し，初回にあってはおおむね30分以上，2回目以降にあってはおおむね20分以上，療養のため必要な栄養の指導
該当特別食	腎臓食，肝臓食，糖尿食，胃潰瘍食，貧血食，膵臓食，脂質異常症食，痛風食，てんかん食，フェニールケトン尿症食，楓糖尿症食，ホモシスチン尿症食，ガラクトース血症食，治療乳，無菌食，特別な場合の検査食	腎臓食，肝臓食，糖尿食，潰瘍食（胃・十二指腸），貧血食，膵臓食，脂質異常症食，痛風食，てんかん食（ケトン食），フェニールケトン尿症食，楓糖尿症食，ホモシスチン尿症食，ガラクトース血症食，治療乳，無菌食，減塩食（心臓疾患，妊娠高血圧症候群，高血圧），小児食物アレルギー
診療報酬金額（含患者自己負担）	640円＋76円（特別食加算）/食（流動食のみ575円）	2,600円（初回），2,000円（2回以降）

〔医学通信社（編集）：診療報酬早見表2018年4月版〔医科〕2018年4月現在の診療報酬点数表．医学通信社，2018．〕

の相違がある．本項では入院時食事療養Iの算定金額について述べる．

入院時の食事療養費の算定においては，栄養補給量や食事内容の質だけでなく，食事にかかわる生活療養環境や食品衛生に関する事項についても留意事項が明記されている（https://www.mhlw.go.jp/topics/2006/03/dl/tp0314-1b09.pdf）．入院時の食事療養においては患者本人の標準負担額が示されており，2018年4月現在，460円/食でこれは子どもの場合も同額であるが，各自治体で助成される場合が多い．重症心身障がい者施設や療養介護施設に入所する場合は，この標準負担額は280円/食と利用者負担が軽減されている．入院時食事療養には，特別食加算や食堂加算などが認められている．食堂加算については，病室以外で食事を摂取する場所が1床あたり0.5 m²以上あることで算定可能であり，食事で実際に摂取しているか否かに関係なく算定できる．しかし，食堂で実際に摂取するための配膳・下膳など実際に食事摂取が可能となるシステムが求められる．特別治療食加算は，別に定められた特別食（表1）[3]を提供した場合，76円/食を1食単位で最大3回/日まで算定できる．また，小児・成人にかかわらず入院食の提供にあたっては，①栄養補給量は，個々人の栄養評価によって適切な必要量が算定されている，②アレルギーなど個々の患者特性に配慮された献立である，③食事提供時刻，提供食事温度，提供食事に関する衛生管理などが適切である，などの項目が満たされていることが条件となる．

●小児期の食事提供にかかわる要点
＜一般食＞
治療乳を除く育児乳の調整，離乳食，幼児食，学童食，アレルゲンを含む食品の除去食，流動食など
＜特別治療食＞
治療乳（代謝障害や乳児栄養障害等に対する），フェニールケトン尿症，楓糖尿症，ホモシスチン尿症，ガラクトース血症に対する食事および治療乳，てんかん食（薬物でのコントロールがむずかしい難治性てんかんやGLUT-1欠損症やミトコンドリア脳筋症に対するケトン食）などのほか，成人の治療食が治療効果として認められる場合も小児においても治療食加算が算定できる．先天性代謝障害に対する食事提供の多くは，糖尿病（ex.糖原病，シトリン欠損症など），肝臓病（ex.胆道閉鎖症，肝硬変症），腎臓病（ex.ネフローゼ症候群，腎盂腎炎）などに準じていることが多く，またCrohn病や潰瘍性大腸炎なども胃潰瘍食などに準じるとして算定が可能である．しかし，栄養管理計画のなかで，問題となる消化吸収や障害がある代謝経路に対して提供する治療食の有用性の可否については医師と十分に相談し，エネルギー比率なども含めたエネルギーや栄養素の栄養量や間食を含む食事回数などの明示が必要である．

d 栄養食事指導料

厚生労働大臣が定める基準を満たす保険医療機関において，その保険医療機関の管理栄養士（非常勤でも可）が，初回はおおむね30分以上，2回目以降はおおむね20分以上，医師の指示に基づき，患者ごとにその生活条件，嗜好を勘案した食事計画案など

を必要に応じて交付し，療養のため必要な栄養の指導を行った場合に，初回は260点(2,600円)，2回目以降は200点(2,000円)算定ができる．入院患者に対しては，1週間に1回を条件として入院中2回，外来患者は初回指導に限り2回/月，そのほかの月は1回/月に限り算定できる(外来指導において，初回指導の翌月に2回指導した場合で，初回指導と2回目の指導が30日以内の場合は，初回の指導の翌月に限り2回算定できる)．

<対象患者>

① 別に厚生労働大臣が定める特別食(表1)[3]を医師が必要と認めた者．
② がん患者．
③ 摂食機能または嚥下機能が低下した患者(医師が硬さ，付着性，擬集性などに配慮した嚥下調整食に相当する食事を要すると判断した患者)．
④ 低栄養状態[注1]にある患者．
⑤ 高血圧症に対する減塩食(食塩6g/日以下に限る)．
⑥ 小児食物アレルギー食(食物アレルギー検査結果もしくは食物が原因となるアレルギー症状がみられる9歳未満の小児に限る)．
⑦ 肥満食(入院時食事療養の特別食と異なり[注2]，肥満度が40%以上またはBMI 30 kg/m^{2}以上の場合)．

[注1]低栄養：低栄養状態にある患者とは次のいずれかを満たす．
① 血中Albが3.0 g/dL以下．
② 医師が栄養管理により低栄養状態の改善を要すると判断した場合．

[注2]肥満食：入院時食事療養の特別食加算は，肥満度70%以上又はBMI 35 kg/m^{2}以上の場合であり，脂質異常症に準じた取り扱いとなっている．

<指示内容>

医師による栄養食事指導の指示内容は，当該患者ごとに適切なものとし，エネルギー・エネルギー構成，たんぱく質，脂質そのほかの栄養素の量，病態に応じた食事の形態などにかかわる情報のうち必要と認めるものに関する具体的な指示を診療録に記載する．

<指導記録の作成>

医師の指示に対する具体的な指導内容ならびに患者ごとにその生活条件，嗜好を勘案した食事計画案などを必要に応じて交付，指導時間の記録などが診療報酬算定として求められている．

嗜好を勘案した食事計画案については，患者から普段の生活実態や好き嫌いなどを把握している旨ならびに少なくとも初回相談時は具体的な献立例などの提示が記録として求められる．

栄養・食事相談の記録においても，栄養管理計画書と同様に，多角的な視点による個々人の栄養評価ならびに栄養診断を行い，現在もしくは今後の栄養状態に影響を及ぼす食習慣，食行動，生活環境などについて，継続可能な具体的な改善案を示すことが必要である．

❖ 文　献

1) 日本小児科学会：ガイドライン提言．小児科医は子ども達が成人するまで見守ります．2007．https://www.jpeds.or.jp/modules/guidelines/index.php?content_id=66(アクセス日：2018年8月)
2) Food and Drug Administration：Guidance for Indusry and FDA Staff, Pediatric Expertise for Advisory Panels, Docment Issued on：June 3 2003. https://www.fda.gov/RegulatoryInformation/Guidances/ucm082185.htm (アクセス日：2018年8月)
3) 医学通信社(編集)：診療報酬早見表2018年4月版[医科] 2018年4月現在の診療報酬点数表．医学通信社，2018．

[藤谷朝実]

Column 小児専門管理栄養士の誕生を目指して

　厚生労働省が2017年6月に発表した人口動態統計によると，2016年に生まれた子どもの数（出生数）は97万6,979人となり，1899年に統計をとり始めて以来はじめて100万人を割り込んだ．この傾向はさらに進むと想定され，少子高齢化の波はより一層高さを増している．このような社会構造の変化に加え，核家族化や共働き世帯の増加，保育施設の不足などの社会状況の変化は，育児，子育てに関する支援体制の低下を呼び，一層不安定なものとなってきており，小児に対するサポートの体制作りは急務である．

　他方，医療の分野に視点を絞れば，新生児タンデムマス・スクリーニングの普及に伴い新生児のアミノ酸代謝異常，有機酸代謝異常，脂肪酸代謝異常など22の疾病について早期診断が可能となり，早期に治療を開始することで，患児の成長と発達をサポートすることが可能になってきている．

　これらの背景に対し，日本臨床栄養学会，日本臨床栄養協会では栄養管理がもつ役割が非常に大きいことをかねてより提唱しており，2010年第32回日本臨床栄養学会・第31回日本臨床栄養協会第8回大連合大会から小児疾患の栄養管理を毎年テーマとして取り上げ，各疾患における栄養管理の取り組みについて意見交換を続けてきた．

　毎年このセッションでは，医師，管理栄養士，患者会等の意見交換があり2016年第38回日本臨床栄養学会・第37回日本臨床栄養協会第14回大連合大会では，より患者に寄り添う専門スタッフの養成が急務であるとの声かけから，「小児専門管理栄養士制度」の創設に向け活動を開始することとなり，翌2017年には，昭和大学 旗の台キャンパスにて，「小児専門管理栄養士」の必要性，あり方について小児科医師，小児栄養にかかわる管理栄養士，各種学会等からのご意見を得ることができた（CD Child Advocacy in Action program，American Academy of Pediatrics，公益社団法人　日本栄養士会後援）．

　同年6月には，日本臨床栄養学会，日本臨床栄養協会が小児科学会をはじめとする7つの学会と2つの団体の協力を得て，「小児専門管理栄養士制度合同協議会」を発足させることができた．
＜本協議会に参加する学会・団体＞
公益社団法人日本小児科学会，日本小児栄養消化器肝臓学会
一般社団法人日本静脈経腸栄養学会，日本外科代謝栄養学会
特定非営利活動法人日本小児外科学会，日本小児アレルギー学会
一般社団法人日本健康・栄養システム学会
公益社団法人日本小児保健協会，公益社団法人 日本栄養士会　（順不同）

　小児専門管理栄養士制度合同協議会が掲げる小児専門管理栄養士の到達目標は次の通りである．
①小児の疾患，病態を理解し栄養管理の面から多職種協働をもってその治療に寄与できる．
②小児の成長，発達を理解し育児，健康，疾病予防に寄与できる食育活動を実践できる．
③小児の声に耳を傾け，小児の代弁者として家族とともに問題解決に対応できる．
④小児栄養について栄養学，食品学等を通した研究を行い，新しい知見を求めその発展に寄与できる．
⑤後進の育成にも積極的に努力できる．

　小児の栄養学は，「発達と成長」とともにあり，未だ十分なエビデンスを確保できていない分野も多くあるが，当該制度で小児専門管理栄養士となられた方々には，日ごろの業務にその知識と技術を生かし，患児のサポート役としてまた，各地域のリーダーとして小児栄養を発展させていただきたい．

［塚田定信］

第 11 章
小児の NST

第11章 小児のNST

A 小児のNST活動とチェアマンの役割
NST activities in pediatrics and roles of the chairman

ポイント

- NSTは多職種のスタッフが連携して患者の栄養支援を行うものであり，小児のNSTにおいては，小児の栄養管理に精通した医師がNSTの回診・カンファレンスの中心的役割をはたす必要がある．
- NSTカンファレンスでは，それぞれのメンバーが各自の専門性を活かしたディスカッションができるように運営する．
- 対象患児の栄養状態や基礎疾患の病状を把握し，必要な栄養評価の方法や栄養投与量の設定，栄養剤の投与経路や栄養剤の選択，栄養療法の合併症について検討を行い，NSTとして適切な栄養管理を提案する．
- NSTが提案した栄養管理について主治医が理解し，実施できるようサポートする．

ⓐ NST活動とは

NSTとはnutrition support teamの略であり，医師や管理栄養士，看護師，薬剤師，臨床検査技師などの多職種のスタッフが連携し，それぞれの知識や技能を活かしながら患者の栄養支援を行うチームのことである．質の高い適切な栄養管理が行われることはすべての患者にとって必要なことであり，もっとも基本的な医療ともいえるが，近年その重要性が明確に認識されるようになったのはNST活動の推進によるところが大きい．

欧米では中心静脈栄養（total parenteral nutrition：TPN）の発展，普及とともに，TPNを安全に，そして適切に行うための専門部門が必要となり，専属の医師や薬剤師，看護師などによるNSTが1970年代から組織されるようになった．一方わが国では2004年に日本静脈経腸栄養学会（JSPEN）によるNST稼働施設認定が開始され，2006年4月の診療報酬改定において，栄養管理実施加算が新設された．これは「管理栄養士をはじめとして，医師，薬剤師，看護師その他の医療従事者が共同して栄養管理を行う体制を整備し，あらかじめ栄養管理手順（栄養スクリーニングを含む栄養状態の評価，栄養管理計画，定期的な評価等）を作成する」ことによって，入院基本料に1日1人あたり12点を算定できるというものであり，わが国でも栄養管理が重要な医療行為として認められたといえる．これを機にNST活動は一気に全国に広がったが，その後多数の病院が栄養管理実施加算を算定するようになったために，2012年に栄養管理体制の確保は入院基本料および特定入院料の要件とされ，実施できていなければ減算されることとなっている．一方2010年には栄養サポートチーム加算200点（週1回）が新設された．この加算の算定要件として栄養管理にかかわる所定の研修を受けた常勤の医師，看護師，薬剤師，管理栄養士など（いずれか1人は専従）による専任のチームが対象患者に対する週に1回程度の回診および栄養カンファレンスを開催することが求められている．

総合病院において小児患者は少数者であり，NSTの対象となりにくいこと，また小児の栄養管理に詳しい医師や栄養士が非常に少ないことから，小児領域でのNST活動については，十分に行われているとはいえない状況であるが，成長・発達過程にある小児こそ適切な栄養管理を行うことが重要であることは論をまたない[1]．

ⓑ NSTの実際[2]

1 栄養スクリーニングとアセスメント

大阪母子医療センターにおけるNST介入の手順を図1に示す．NST介入の第一歩は患者の栄養スクリーニングを行い，栄養サポートを必要としている状態かどうかを判断することである．栄養スクリーニングのためのツールはいくつか考案されているが，代表的なものがsubjective global assessment（SGA）である．SGAのポイントは，問診や診察で入手可能な情報に基づいて，主観的に患者の栄養リス

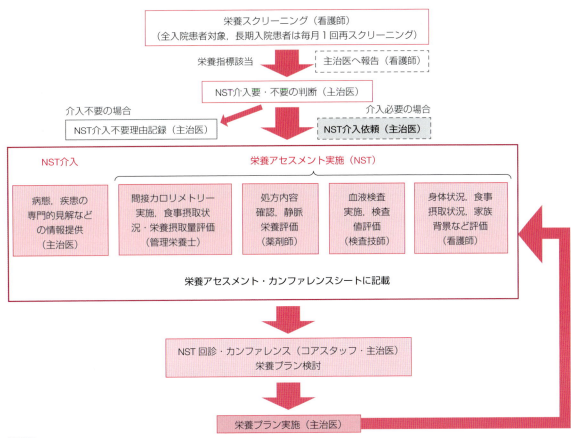

図1 大阪母子医療センターにおけるNST介入の流れ

クを評価するということである．血液検査や複雑な手技を必要としないことから，コメディカルスタッフでも比較的短時間に行うことが可能であり，非常に有用とされている．しかし具体的な喫食状況の聞き取りや，栄養剤などをどのように使っているのか，嘔吐や便秘・下痢などの有無や程度の確認など，的確な問診や身体観察を行うためには相応のスキルが必要である．さらに小児においては，成長に伴って標準的な身長・体重が変わるため，栄養状態の評価は容易ではない．1972年にWaterlowはW/H〔weight for height：同身長の児の標準体重に対する体重実測値の比（％）〕とH/A〔height for age：同年齢の児の身長に対する身長実測値の比（％）〕によって小児の栄養状態を分類，判定する手法を提唱した（図2）[3]．W/Hはwasting（消耗性の栄養障害）を示し，比較的短期間の低栄養状態を反映するとされている．一方で，H/Aはstunting（成長発育阻止性の栄養障害）を示し，過去の慢性的な低栄養状態を反映するといわれていることから，大阪母子医療センターでは新生児以外の小児において，BMI＜3％タ

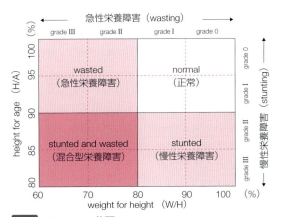

図2 Waterlow分類
[Waterlow JC：Classification and definition of protein-calorie malnutrition. Br Med J 1972；3：566-569.]

イルのやせに加えて，−2SD以下の低身長も低栄養該当基準として用いるようにしている（図3）．

大阪母子医療センターでは電子カルテ上で入院時に図3の基準に基づき自動的に一次スクリーニングを行っているが，年間の小児入院患者のうち約3割

新生児 （日齢28日未満または 修正週数40週未満）	体重＜−1.5 SD
新生児以外の小児	身長≦−2 SD または BMI＜3％タイル
妊婦	非妊時BMI＜−2 SD または 妊娠時BMI＜−2 SD

図3　大阪母子医療センターで用いている低栄養該当基準

表1　NSTのおもな対象疾患

病態	疾患
腸管機能不全	短腸症 吸収不良症候群 慢性仮性腸閉塞症
腸管通過障害	胃食道逆流症 SMA症候群 消化管狭窄 側彎症などの骨格変形
嚥下障害	神経・筋疾患 染色体異常，先天異常症候群 喉頭軟化症
内臓疾患	心不全，呼吸不全，腎不全，肝不全など
神経・代謝疾患	GLUT1欠損症，糖原病，シトリン欠損症，フェニルケトン尿症など
悪性疾患	白血病，固形腫瘍，脳腫瘍など
精神疾患	自閉症，摂食障害など

SMA症候群：superior mesenteric artery syndrome，上腸間膜動脈症候群

が一次スクリーニングで低栄養状態のリスクありと分類されている．これらの患児に対しては主治医が栄養介入の必要性を判断することとなっているが，実際には検査入院などの短期入院患児や担当診療科で対応される患児が多数を占めており，NSTが介入を実施する症例は年間に25～30例程度となっている．おもな対象疾患を表1に示す．中心静脈栄養を必要とする腸管機能不全は専門的な知識と経験に基づいた栄養管理を行うべき代表的疾患だが，それ以外にもさまざまな背景疾患による嚥下障害，腸管通過障害などに加えて，臓器不全の状態に応じた栄養法の提案，疾患特異的な栄養法が治療の根幹となる神経・代謝疾患への対応など多岐にわたる．

2 栄養投与量の設定

　NSTの対象患児の体格や病態に応じて，必要な総エネルギー量をまず設定し，さらにたんぱくや脂質，微量元素などの個々の栄養素の投与量を検討する．詳細については別項を参照していただきたいが，通常の小児においてさえ栄養投与量を算定することは成人に比してはるかに煩雑であるが，さまざまな基礎疾患により著しい成長障害や骨格の変形をきたしている児においてはそもそも標準となる体格基準がなく，エネルギー必要量を計算式によって概算することも困難である．そこで大阪母子医療センターではNST対象患児については原則としてキャノピー式間接カロリメトリーを用いて安静時エネルギー消費量（resting energy expenditure：REE）を測定しているが，いずれにしても慢性疾患を有する小児の栄養必要量は非常に個別性が高いことから，実際に身長，体重の推移を観察しながら投与エネルギーの妥当性を検討することが重要である．

3 投与法，投与経路の検討

　栄養剤の投与経路を決める際に考慮すべき点を図4[2)]にまとめた．腸管機能不全や重度の胃食道逆流症や呼吸器感染症，あるいは消化管の手術後などのために経腸栄養が困難な場合は経静脈栄養を選択することになる[4)]．経腸栄養が可能な場合は食事や人工乳，経腸栄養剤を経口で摂取できるのか，経管栄養が必要なのか，さらに胃への注入が可能なのか十二指腸投与でなければならないのかを検討する．経腸栄養，経静脈栄養の詳細については他項を参照すること．可能な限り口から摂取し，少しでも腸管から栄養を投与することが望ましい．また，医学的・栄養学的によいかどうかだけを考えるのではなく，実際にケアをする家族が自宅で継続可能な投与方法を提案することが非常に重要である．

4 栄養剤の選択

　患児の病態と投与経路を踏まえて栄養剤を選択する．詳細は別項を参照していただきたいが，乳幼児や小児においては成人とは異なる栄養素の組成や投与量を考慮する必要があるにもかかわらず，特殊ミルクを除くと小児用として作られている栄養剤は非常に少ない．また，医薬品として使える経腸栄養剤は多くはないが，食品として入手できるものは非常に多く，糖尿病や腎不全などの病態に応じたものも多数存在する．小児科医の多くはこのような栄養剤に関する知識が少ないため，NSTで適切な栄養剤を主治医に提案することは重要である．

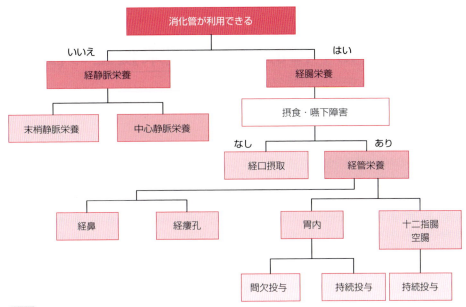

図4 栄養剤の投与経路
［惠谷ゆり：日本小児栄養消化器肝臓学会推薦総説 小児領域におけるNST活動．日本小児科学会雑誌 2018；122：728-741．］

5 栄養療法の合併症

　経静脈栄養や経腸栄養による合併症を未然に防ぐこと，あるいは生じてしまった合併症を早期に発見し，適切に対処することもNSTの重要な役割である．経静脈栄養においてはカテーテル関連血流感染症（catheter-related blood stream infection；CRBSI）や腸管不全合併肝障害（intestinal failure associated liver disease；IFALD）[5]が特に問題となる．また，経腸栄養においては嘔吐や下痢などの消化器症状，チューブ留置に伴うさまざまな合併症に留意する．さらに，自然食を十分に摂取できていないすべての患児において栄養素や微量元素の欠乏もしくは過剰をきたす可能性がある[6]ことを常に念頭においておく必要がある．

6 NSTにおけるチェアマンの役割

　さまざまな病態を有する患児に適切な栄養管理を行うためには，非常に広範な知識が必要とされる．だからこそ，医師だけではなく管理栄養士，看護師，薬剤師，臨床検査技師などの多職種のスタッフが連携し，チームとして取り組むべくNST活動が行われている．NSTのカンファレンスでは，それぞれのメンバーが各自の専門性を発揮しながら積極的にディスカッションに参加できるようにチェアマンを務める医師は配慮しながら議論を進めるようにする．そしてNSTと主治医とのコミュニケーションをはかり，NSTが提案した栄養管理について主治医が理解して実施できるようサポートする．また，栄養管理に関するレクチャーなどを企画して病院スタッフ全体のスキルアップをはかったり，NSTの役割をアピールしたりする機会を設ける努力も必要である．

❖ 文 献

1) Agostoni C, et al.：The need for nutrition support teams in pediatric units：a commentary by the ESPGHAN committee on nutrition. J Pediatr Gastroenterol Nutr 2005；41：8-11.
2) 惠谷ゆり：日本小児栄養消化器肝臓学会推薦総説 小児領域におけるNST活動．日本小児科学会雑誌 2018；122：728-741.
3) Waterlow JC：Classification and definition of protein-calorie malnutrition. Br Med J 1972；3：566-569.
4) Koletzko B, et al.：Guidelines on Paediatric Parenteral Nutrition of the European Society of Paediatric Gastroenterology, Hepatology and Nutrition (ESPGHAN) and the European Society for Clinical Nutrition and Metabolism (ESPEN), Supported by the European Society of Paediatric Research (ESPR). J Pediatr Gastroenterol Nutr 2005；41：S1-87.
5) Lauriti G, et al. Incidence, prevention, and treatment of parenteral nutrition-associated cholestasis and intestinal failure-associated liver disease in infants and children：a systematic review. JPEN J Parenter Enteral Nutr 2014；38：70-85.
6) 児玉浩子ほか：特殊ミルク・経腸栄養剤使用時のピットホール．日本小児科学会雑誌 2012；116：637-654.

［惠谷ゆり］

第11章 小児のNST

B 小児のNSTにおける管理栄養士の役割
roles of national registered dietitian in pediatric NST

> **ポイント**
> - 小児期の栄養不良は身体発育や知能発達に悪影響を及ぼし，生涯続く合併症を引き起こすことも懸念されるため，小児の栄養サポートは，基礎疾患の治療とともに，入院するすべての患児に提供されるべき基本的なケアであると認識すべきである．
> - 管理栄養士の役割は，栄養学的リスクのある患児を特定して，栄養ケアを適切に実施し，経過を観察して，栄養投与経路（経口・非経口）を安全かつ適正に変更することである．
> - 最適な栄養サポートを提供するためには，栄養学的視点に限らず，医学，看護学，薬学，リハビリテーション学，心理学，社会福祉学，経営学といった異なる技能，知識，背景をもつ専門家の協働(multidisciplinary team)が必要である．

a 患児の栄養サポートの特徴

栄養サポートは，患児の栄養必要量を確保し，基礎疾患の治療を行っている際に起こりうる合併症（医原性合併症も含む）の発症を最小限に抑えることが目的である．

一般に栄養摂取量の不均衡や栄養素の吸収・利用障害によって，エネルギーをはじめとする各種栄養素の必要量が十分に満たされなければ，栄養不良が生じる．栄養不良は，基礎疾患の治療に対する反応性を低下させ，患児の転帰に好ましくない影響を与える（図1）[1]．さらに小児は，成長・発達のために，多くの栄養素を要することと，大人に比べて各種栄養素の貯蔵量が少ないという特徴を有し，不適切な栄養管理によって，容易に栄養不良が引き起こされる．小児期の栄養不良は身体発育や知能発達に悪影響を及ぼし，生涯続く合併症を引き起こすことも懸念されるため，小児の栄養サポートは，基礎疾患の治療とともに，入院するすべての患児に提供されるべき基本的なケアであると認識すべきである．

b 栄養サポートチーム(NST)における管理栄養士の役割

NSTにおいて，食物・栄養の専門職である管理栄養士の役割は，栄養学的リスクのある患児を特定して，栄養ケアを適切に実施し，経過を観察して，栄養投与経路（経口・非経口）を安全かつ適正に変更・管理することである．加えて栄養学的知見に基づいて標準化された栄養管理プロトコルやアルゴリズムの作成，栄養管理にかかわるスタッフ教育も管理栄養士の役割である．

1 栄養スクリーニング

栄養スクリーニングは，栄養ケアによって利益〔予後や生活の質(QOL)の改善〕を受けるかもしれない患児をみつけ出すプロセスである．言い換えれば，あきらかに栄養状態のよい患児を除外するプロセスであるといえる．

栄養学的リスクのある患者を抽出するツールとして，成人領域ではSGA(subjective global assessment, 主観的包括的アセスメント)が広く使用されており，小児領域においても小児の特性を考慮した小児用SGA(SGNA：subjective global nutrition assessment)[2]やSTAMP®(screening tool for the assessment of malnutrition in paediatrics)[3]などが報告されている．しかし，小児は身体的にも精神的にも常に成長，発達していて決して一点にとどまっていないため，すべての患児の栄養状態を包括的かつ適切に評価することはむずかしく，十分にコンセンサスの得られた小児用の栄養スクリーニングツールはまだない[4]．そのため，多くの小児専門病院では自施設の患児背景に応じたスクリーニング法を独自に工夫して運用しているのが現状である．

栄養スクリーニングは栄養管理の第一段階であり，入院早期に迅速かつ効率的に行われるべき作業

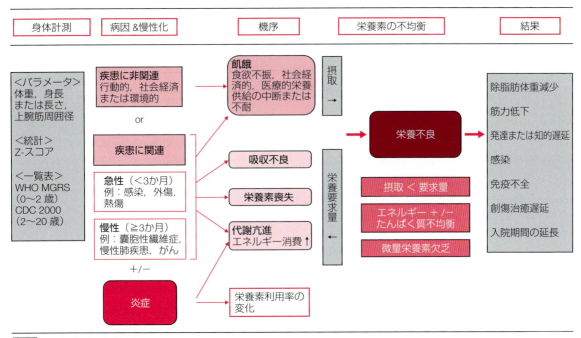

図1 小児栄養不良の定義
[Mehta NM, et al.：Defining pediatric malnutrition：a paradigm shift toward etiology-related definitions. JPEN J Parenter Enteral Nutr 2013；37：460-481.]

であるため，多くの施設では看護師が担当している業務であるが，自施設の実情と目的に応じたスクリーニング項目を選定し，他職種の業務プロセスも考慮した運用方法を提案することは管理栄養士の重要な役割の1つである．

2 栄養アセスメント

栄養スクリーニングにおいて栄養学的リスクが高いと判定された患児の栄養状態を客観的に評価・判定するプロセスが栄養アセスメントである．栄養アセスメントは，A：身体計測(anthropometrics)，B：生理・生化学検査(biochemistry)，C：臨床所見(clinical finding)，D：栄養摂取量(dietary intake survey)，E：環境要因(environment factor)の評価によって行われる．

これら栄養アセスメントのなかで特に管理栄養士の役割として重要なものは，D：栄養摂取量の評価である．摂取量の評価のために食事歴を聴取するが，小児の場合は，本人からの情報が得られにくく，保護者の協力が必要である．また，母乳やミルクの摂取量を評価することや，発達途上の摂食嚥下能力を評価することが含まれる．摂食嚥下能力の評価にあたっては，手術などの治療介入が離乳開始期に重なると，摂食嚥下機能の獲得に大きな影響を与える

ことや，発達の遅れなどから月齢どおりの食形態で摂取できない患児がいることを理解しておく必要がある．

栄養摂取量を確認する際にA：身体計測やC：臨床所見もあわせて確認することで，特定の栄養素にポイントを絞った食事歴聴取が可能になる．身体計測の項目としては体重，身長が基本であるが，常に成長・発達する小児の身体計測値を評価する場合は，成長曲線を用いる．ある時点の測定値をみるだけでなく，時間経過による数値の推移(傾き)をみることで，長期的な栄養の過不足の有無を判断する手がかりになる．現時点での体重が低値であっても，プロットした曲線の傾きは右肩上がりでcatch upに向かっている場合と，下向き〜横ばいに推移している場合とでは栄養評価が異なる点に注意が必要である．

成長曲線以外にも，小児領域でよく用いられる評価法として，Waterlow分類がある．これは，身長・体重比(weight for height)，年齢・身長比(height for age)を確認し，栄養障害の種類と程度を評価する方法である．身長・体重比は，児の身長が標準となる年齢を確認し，その年齢での標準体重に対する本人の体重を％で表し，短期栄養障害の指標とされる．年齢・身長比は，児の年齢の標準体重に対する本人

の身長を％で表すもので，長期栄養障害の指標とされる．Waterlow 分類は小児領域では長年利用されている評価法であるが，最近ではBMIによる評価法を利用する施設もある．

臨床所見のうち管理栄養士として確認しておきたい項目は，皮膚，毛髪，爪，口腔内の状態，皮下脂肪，筋肉，などがあげられる．皮膚，毛髪，爪の観察では水分，たんぱく質，ビタミン，ミネラルなどの不足徴候が確認できる．口腔内の状態は，乳歯の萌出状況や口内炎の有無などを観察することよって，食形態調整や補助栄養の必要性を判断することができる．皮下脂肪，筋肉の状態は，栄養摂取状況を総合的に反映する指標であり，体重が測れない患児のモニタリング指標にも利用できる．いずれの所見も非侵襲的に確認できる項目であるため，管理栄養士もベッドサイド訪問の際には確認しておきたい．

3 栄養介入とモニタリング

栄養介入は，患児の抱える栄養問題を"完全に解決できる"か，あるいは少なくとも"徴候や症状を改善・緩和する"ために計画・実施されるものである．

管理栄養士が実施する栄養介入には「適切な食事を提供すること（経腸・静脈栄養の管理も含む）」「栄養教育すること」「（患児の意思決定支援や行動変容のための）カウンセリングをすること」「栄養ケアの調整（多職種連携・地域連携など環境，システムを整える）をすること」が含まれる．

これらの栄養介入を計画・実施する際の留意点として，介入目標には，"測定可能な定量的である用語を用いる"ことがあげられる．評価とは基本的に，ある標準からの乖離の程度を示すことであり，介入目標が，定量化・標準化されていない限り，介入の結果を適正に評価できないためである．「どのような状態」の患児に「どのような種類」の栄養介入が「どれくらい（介入の期間や提供回数など）」必要かという栄養介入の条件設定（ルールの定義）を行い，その設定されたルールに基づき，栄養介入後の患児の変化を定期的に観察・記録（モニタリング）することで，はじめて栄養介入の結果が確認できる．評価の結果，目標が達成できていない場合や，新たなリスクや問題が生じていることが判明した場合には，再評価や計画の変更を行いながら同じプロセスを繰り返すことで，患児にとって最適な栄養サポートが提供される．

小児領域において，栄養介入とその成果に関するエビデンスはまだまだ不足しているのが現状であるが，栄養介入の成果管理（アウトカムマネジメント）を行い，情報発信することが，管理栄養士に求められる役割であり，重要な課題でもある．

C 小児NSTの必要性

子どもは，自分ひとりでは栄養摂取ができないため，他者に栄養投与をゆだねざるをえず，医療的側面だけでなく，育児過誤や虐待など患児を取り巻く社会的・心理的な要因にも十分な注意を向ける必要がある．このように，患児の栄養状態は，基礎疾患だけでなく，社会的・心理的要因にも影響を受けるため，最適な栄養サポートを提供するためには，これまでに述べた栄養学的視点に限らず，医学，看護学，薬学，リハビリテーション学，心理学，社会福祉学，経営学といった異なる技能，知識，背景をもつ専門家の協働（multidisciplinary team）が必要である．

❖ 文　献

1) Mehta NM, et al. : Defining pediatric malnutrition : a paradigm shift toward etiology-related definitions. JPEN J Parenter Enteral Nutr 2013 ; 37 : 460-481.
2) Secker DJ, et al. : Subjective Global Nutritional Assessment for children. Am J Clin Nutr 2007 ; 85 : 1083-1089.
3) McCarthy H, et al. : The development and evaluation of the Screening Tool for the Assessment of Malnutrition in Paediatrics（STAMP®）for use by healthcare staff. J Hum Nutr Diet 2012 ; 25 : 311-318.
4) Joosten KF, et al. : Nutritional screening tools for hospitalized children : methodological considerations. Clin Nutr 2014 ; 33 : 1-5.

❖ 参考文献

・日本栄養士会（監訳）：国際標準化のための栄養ケアプロセス用語マニュアル．第一出版，2012．

［鳥井隆志］

C 小児のNSTにおける看護師の役割
roles of nurse in NST

> **ポイント**
> - 主観的包括的評価（SGA）による入院患児の栄養スクリーニングを行い，NST対象患児の拾い上げを行う．
> - NSTによる栄養計画を円滑に遂行するうえで，看護師は，患児・家族と医療者を結ぶコーディネーターとしての役割を担う．

栄養サポートチーム（NST）は医師，看護師，栄養士，薬剤師などの多職種からなるチームであり，それぞれの職種のプロフェッショナルが専門性を活かし参画することによって，効果的な栄養計画の立案・実行を具現化することが期待できる[1]．NSTを構成する職種のなかで看護師は最も患児や家族と接する立場にあり，病状の細かな評価や患児・家族のさまざまな思いを拾い上げることができる．そのため，小児に対するNSTにおいて看護師の役割は，NST対象児のスクリーニングやNSTによる栄養計画の立案のみならず，立案した栄養計画に対する家族の理解の獲得や栄養計画の効果判定などが求められる．

表1 主観的包括的アセスメント（SGA）

問診・病歴（患児の記録）	身体所見
①年齢，性別 ②身長，身長変化，体重，体重変化（肥満度，BMIパーセンタイル） ③食物摂取状況の変化 ④消化器症状 ⑤ADL（日常生活活動）の状態 ⑥疾患と栄養必要量との関係 など	①皮下脂肪の損失状態（上腕三頭筋部皮下脂肪厚） ②筋肉の損失状態（上腕筋周囲径） ③浮腫（くるぶし，仙骨部） ④腹水 ⑤毛髪の状態 など

ADL：activities of daily living
［日本静脈経腸栄養学会（編集）：静脈経腸栄養ハンドブック．南江堂，2011；104．より引用，一部改変］

I NSTにおける看護師の役割

a NST対象患児のスクリーニング

入院患児に対する主観的包括的アセスメント（subjective global assessment；SGA，表1[2]）を用いた栄養評価を実施し，NST介入が必要な患児の拾い上げを行い，主治医に報告しNSTによる介入を提案する．

b 栄養計画の立案への参画

NSTカンファレンスに際して，患児や家族から患児の嗜好，家族構成，食事準備者（キーパーソン）などの情報を収集し，患児や家族が受け入れやすく実行性の高い栄養計画の立案に役立てる．患児の食事の準備や栄養剤の投与を行うのは保護者であることが多いため，患児の栄養状態に適した食事内容や経腸栄養剤を選択するだけでなく，栄養剤の購入に要する費用，食事・注入の準備の煩雑さ，注入に要する時間など家族の経済的・時間的負担に配慮し，退院後も在宅で取り組み，継続しやすい方法を選択する必要がある．

c 栄養計画に対する家族の理解の獲得

小児領域において，NSTカンファレンスで立案した栄養療法の指導対象は食事を準備する保護者であることが多い．栄養計画の注入時間が長すぎたり，注入回数が多すぎることが家族の日常生活を圧迫していないかなどを評価し，実現・継続可能な栄養方法であるかを確認しながら栄養の方法を指導する必要がある．また，提示した栄養計画に対する家族の理解度や，医師には直接訴えることのできない家族の気持ちの把握にも努め，それらの情報をNSTカンファレンスにフィードバックする．

d 栄養計画の効果判定

NSTを構成する職種のなかで対象患児に最も密に接し、観察できる立場にあるのが看護師であることから、NSTで立案した栄養療法に対する患児の反応や食事摂取状況、嘔吐・下痢・便秘などの消化器症状の観察などを行い、NSTカンファレンスで情報の共有を行い、有効性や合併症の有無を的確に評価する.

さらに、提供する食事内容に対する患児の食行動を観察し、栄養士とともに嗜好にあわせ食事内容を改善させていくことで、食行動異常の是正が期待できる場合もある[3].

e 看護師間における栄養計画の共有

NST担当看護師は、NSTの多職種メンバーと情報を交換するだけでなく、病棟の受け持ち看護師など、NSTの構成メンバー以外の看護師にもNSTで立案した栄養療法や計画を説明することによってその理解を助け、栄養計画の効率よい具現化を促進する役割をはたすことが望まれる. また、入院中に経鼻経管栄養や胃瘻栄養を新たに導入した場合、在宅での継続性に問題がないかなど、退院後の栄養サポートについても配慮する必要がある. その際、栄養療法に関する家族の理解度や、手技習得状況などを外来・訪問看護師と情報共有することによって、入院中だけでなく退院後も効果的な栄養サポートを継続することが期待できる.

II 事 例

Aちゃん. 10歳女児. 自宅で父、母、姉との4人暮らしをしており、週2回訪問看護を利用している. 乳児期から重度の脳性麻痺を呈し、自力で体位変換できず、体動は非常に少ない. 経口摂取困難であり、経鼻経管栄養を行っている. また、大豆アレルギーを呈している.

発熱、頻回の下痢、腹部膨満を認め、外来治療では改善が得られないため、入院となった. 入院時の身長は103.0 cm（−5.2 SD）、体重12.2 kg（−2.9 SD）、肥満度−20.9％（BMIパーセンタイル0）とやせを認め、入院までの1年間で体重の増加がみられず、肛門周囲膿瘍も認められた. 下痢および栄養状態の改善を目的にNSTの介入を開始した.

●NSTによる栄養計画の概要
①中心静脈栄養と経腸栄養を併用した栄養状態の改善・体重増加.
②消化管の負担軽減を目的とした経腸栄養剤の注入量減量と注入回数増加.
③大豆アレルギーの懸念に対する大豆成分を含まない経腸栄養剤の選択.

在宅介護を担う母親へ医師よりNST計画を説明したが、母親は不安そうであった.

●NST看護師が実施したこと
NST看護師が母親と2人きりのときに思いを傾聴した結果、①栄養状態の改善による体重増加に伴う患児移動の際の身体的負担増大、②注入回数増加に伴う炊事などの家事に要する時間の減少、③経腸栄養剤の自費購入による経済的負担、という不安・問題点を抱えていることがわかった. NST看護師は、母親の不安・問題点を理解・共感し在宅介護での母親の頑張りを認めるとともに、NSTカンファレンスにおいて医師や栄養士と母親の不安点に関する情報を共有した.

そして、母親に①栄養状態を改善する意義について低栄養に伴う褥瘡や易感染性のリスクを中心に医師とともに説明し、②母親とともに日常生活の流れを考慮した注入方法、注入時間の検討を行い、③母親の経済的負担を考慮した経腸栄養剤を選択した. 栄養剤を変更後、Aちゃんの体重は1か月で1 kg増加し、肛門周囲の膿瘍と下痢が改善した. 初めは不安そうであった母親も、Aちゃんの下痢が改善したことにより、栄養剤や注入時間に納得された. また、退院時に外来看護師、訪問看護師に入院中の患児と母親の様子を申し送り、退院後も注入を継続することができた.

❖ 文 献

1) 岡本綾子ほか：大阪市立大学医学部附属病院における小児栄養サポートチーム（NST）の取り組みと近畿圏の小児NST活動に関するアンケート調査結果. 小児看護 2016；39：1718-1726.
2) 日本静脈経腸栄養学会（編集）：静脈経腸栄養ハンドブック. 南江堂, 2011：104.
3) 島崎真央ほか：栄養サポートチームと箱庭療法が有用であった回避・制限性食物摂取症. 日本小児科学会雑誌2017；121：1731-1737.

［家藤由乃・岡本綾子］

第 11 章 小児の NST

D 小児の NST における薬剤師の役割
roles of pharmacist in pediatric NST

> **ポイント**
> - 患児の身長・体重を考慮しながら，成長・発達を加味した TPN 組成を組み立てる．
> - 身体所見，各種検査値を定期的にフォローし，体重増加不良が見受けられたら組成の見直しを検討する．
> - 外来移行がスムーズに行えるよう，院外薬局との連携をはかる．

　成人でも小児でも NST における薬剤師の役割は大きく変わりないが，小児は新生児〜20 歳前後までと体格の違いが大きく，それぞれの成長・発達を考慮した栄養管理が必要となる．そのため，成人よりも細やかな投与設計が求められる．栄養療法は経腸栄養と静脈栄養に大きく分けられ，小児の経腸栄養では，調乳から離乳食，病態別食など管理栄養士の役割が大きい．それに対し，栄養障害を伴う慢性疾患（短腸症候群や Hirschsprung 病類縁疾患など）のような静脈栄養管理が長期に及ぶ場合には，薬剤師も栄養状態を把握し，輸液組成の評価を行うことが望ましい．

I 栄養評価

　現状の確認と問題点を把握するため，年齢別の目安となる水分量・エネルギー量・糖質・アミノ酸量・脂質・NPC/N 比が適切か栄養評価を行う．電解質については個人差が大きいため，患児個々の検査値を確認しながら投与量が十分か確認する．

ⓐ 身長・体重

　身長・体重を計測し成長曲線を作成する．可能な限り成長曲線に近い発達ができるよう栄養管理を行う．

ⓑ 水分量

　小児はもともと脱水に陥りやすい特徴がある．特に TPN（中心静脈栄養）管理中の患児では，ストーマが造設されていることも多く，そこからの排液による脱水・電解質異常に注意し，定期的な血液検査で BUN や血清 Na 値をフォローする．また，脱水時に在宅で水分量を調節できるよう，実際の投与量よりも多めの輸液量の組成を構築する必要がある．

ⓒ 栄養素

　糖質，脂質，アミノ酸それぞれの投与量・投与速度が適切であるか，NPC/N 比は小児で推奨されている 200〜250 を満たしているか，微量元素（セレンを含む）やビタミンは投与されているか確認する．

ⓓ 各種検査値

　栄養評価の指標となる Alb，TP をはじめ，トランスサイレチン，BUN，Cr，肝酵素，TC，TG，各種電解質（Na，K，Cl，Ca，P，Mg など），Glu，Hb などの確認を行い，長期管理に及ぶ場合には，微量元素，脂肪酸分画，ビタミンなどの過不足がないか検査を依頼する．

II TPN 組成評価

　前述した栄養評価で栄養素の過不足があれば，その補正を行う．成長を加味する場合は，現在の体重から算出した目安量よりも少し多めの投与量にする．ただし，実際の投与量・投与速度は現在の体重の基準値を超えない範囲とし，大幅な増量は肝・腎機能障害を招く恐れがあるため，十分注意する．筆者の所属する施設では薬剤部作成の「TPN 組成評価シート」（図1）を用いて組成内容の確認と「実投与量評価シート」（図2）を用いて体重あたりの投与量・投与速度が適正かチェックしている．また，実際に TPN 組成を変更する際には入院管理下で行い，変更

第 11 章　小児の NST

①輸液処方入力

輸液の種類	製品名	処方量	
基本液	ハイカリック液1号	700	mL
アミノ酸輸液	プロテアミン 12	400	mL
糖液	50％ブドウ糖液	400	mL
補正用電解質製剤	カルチコール	10	mL
補正用電解質製剤	10％大塚食塩注	60	mL
ビタミン・微量元素	ミネラミック注	1	mL
ビタミン・微量元素	マルタミン	2.5	mL
			mL
			mL

別ルートからの脂肪乳剤投与（全量体内に入る）

脂肪乳剤	イントラリポス 20％	100	mL

→ 自動計算される

②輸液処方組成

水分量（脂肪乳剤除く）	1,574	mL	電解質		
総水分量（脂肪乳剤含む）	1,674	mL	Na	162.0	mEq
総エネルギー	1,662	kcal	Na 濃度	103.0	mEq/L
非たんぱくエネルギー	1,480	kcal	K	30.0	mEq
糖質	320	g	Ca	12.4	mEq
糖質エネルギー	1,280	kcal	Mg	10.0	mEq
アミノ酸量	45.4	g	Cl	162.0	mEq
アミノ酸エネルギー	182	kcal	P	4.8	mmol
脂質量	20.0	g	窒素量	7.3	g
脂質エネルギー	200	kcal			
NPC/N 比	204		→ ※基準値 小児 200〜250		
糖濃度	20	％	→ 30％以下		
アミノ酸濃度	3	％			
カリウム濃度	19.1	mEq/L	→ 40 mEq/L 以下		

図1 TPN 組成評価シート

③各栄養素投与量評価

輸液投与速度	115	mL/時
点滴時間	13	時
体重	24.6	kg

別ルートからの脂肪乳剤投与（全量体内に入る）

製品名	投与速度		
イントラリポス20％	10	mL/時	10 時間で投与
脂肪投与速度	0.08	g/kg/時	→ ※基準値 0.1 g/kg/時以下

（1）投与水分量

投与水分量	1,595	mL	体重あたり投与量 65	mL/kg

※基準値

投与水分量（mL/kg）	新生児	乳児	1〜3歳	4〜6歳	学童	成人
	80〜100	100〜120	80〜100	60〜80	60〜80	25〜35

（2）投与エネルギー

投与エネルギー	1,589	kcal	体重あたり投与量 65	kcal/kg
非たんぱくエネルギー	1,416	kcal		

※基準値

投与エネルギー（kcal/kg）	新生児	乳児	1〜3歳	4〜6歳	学童	成人
	60〜80	70〜90	60〜80	50〜80	50〜70	25〜

（3）糖質

糖質投与量	304.0	g	体重あたり投与量 12.4	g/kg
糖質エネルギー	1,216.1	kcal		
糖質投与速度	15.8	mg/kg/分		

※基準値

糖投与量（g/kg）	新生児	乳児	1〜3歳	4〜6歳	学童
	12〜15	13〜17	12〜15	10〜15	10〜13

	早産児・低出生体重児・新生児	乳児・幼児	成人
開始量（mg/kg/分）	3	5	〜5
維持上限（mg/kg/分）	10〜12	20	

（4）アミノ酸

アミノ酸投与量	43.2	g	体重あたり投与量 1.8	g/kg
アミノ酸エネルギー	173	kcal		

※基準値

アミノ酸投与量（g/kg）	新生児	乳児	1〜3歳	4〜6歳	学童	成人
	1.3〜1.7	1.5〜2.0	1.3〜1.7	1.3〜1.7	1.2〜1.5	1.0〜

（5）脂肪

脂肪投与量	20.0	g	体重あたり投与量 0.8	g/kg
脂肪エネルギー	200	kcal		

※基準値 1〜2 g/kg

図2 実投与量評価シート

前後の血液検査で問題がないことを確認してから退院し，在宅管理へ移行している．

糖質やアミノ酸が一緒になったキット製剤は便利ではあるが，成人を対象としているためNPC/N比が低い．また3歳までの小児には，小児TPN用総合アミノ酸製剤であるプレアミン®-Pを用いる必要があり，小児へのキット製剤の使用はそれぞれの状況に応じて検討する．

III 定期的な評価

基本的には I 栄養評価と同様に各データのフォローを行う．小児では毎年，身長・体重が増加することが望ましく，増加不良が見受けられた場合には，原因探索を行う．成長に伴う投与エネルギーの不足が考えられる場合には，TPN組成変更を考慮する．

IV 院外薬局との連携

初めて在宅管理へ移行する際には，各職種で退院前カンファレンスを実施するとともに，ソーシャルワーカーから家族へ医療費や行政サービス，訪問看護，TPN調剤可能薬局の調整などを行う．院外薬局からは，定期的に在宅管理訪問指導の報告書が病院に提出され，医師へのフィードバックが行われる．そのほか，TPN組成が変更になった場合には，病院薬剤師から薬局薬剤師へ連絡し，情報を共有することで切れ目のないスムーズな外来移行を心がける．

❖ **参考文献**
- 猪岡真己ほか：小児の発育と臨床検査．勝見章男ほか（監修）：薬剤師が知っておきたい臨床知識．第4版，じほう，2012：256-261．
- 上野陽介：小児．月刊薬事 2011；53(臨時増刊号)：209-213．
- 御幡雅人：小児栄養に関する検査値基準一覧．高増哲也ほか（編集）：小児臨床栄養マニュアル．第3版，2012：240-243．
- 菅沼理江ほか：栄養評価．土岐　彰ほか（編集）：小児の静脈栄養マニュアル．第1版，メジカルビュー社，2013：62-75．

[愛甲佳未]

Column 小児の褥瘡

褥瘡とは

　そもそも褥瘡とは，寝たきりなどによって，体重で圧迫されている場所の血流が悪くなり滞ることで，皮膚の一部に発赤，びらん，水疱を生じ，難治性の潰瘍を形成する，いわゆる「床ずれ」として一般には認識されている．高齢者や長期寝たきりの老人，長期臥床を余儀なくされる人で問題となることが多く，体重が軽く皮膚の血流も比較的よい小児では，かつてはそのような形での褥瘡がみられることも少ないと考えられ，あまり関心が得られることはなかった．近年，褥瘡の対策の重要性が増すなかで，小児においても高頻度に起こることが注目されるようになってきた．特に，新生児，乳児や術後の小児，また長期臥床の二分脊椎児，脳性麻痺などの重症心身障がい児において褥瘡がみられることが認識されてきた．

　日本褥瘡学会の褥瘡の定義では「身体に加わった外力は骨と皮膚表層の間の軟部組織の血流を低下，あるいは停止させる．この状況が一定時間持続されると組織は不可逆的な阻血性障害に陥り褥瘡となる．」とされている．寝たきりで自分の体重による圧迫だけでなく，外力の圧迫による皮膚の阻血性の潰瘍となると，組織が脆弱で皮下組織の菲薄な小児では，圧迫による皮膚潰瘍のハイリスク群としてとらえられるようになった．

小児の褥瘡の特徴

　小児の褥瘡を考えるときには重症心身障がい児などの長期臥床による褥瘡と新生児乳児における長期固定による圧迫性の皮膚潰瘍の2つに分かれる．発生頻度的にも早産児，新生児，乳児と比較的多くみられ，そして，幼児，思春期ではやや発症頻度が下がり，青年期，成人期では再び増えてくるという二峰性になっている．

　新生児，乳児の褥瘡は，手術で長時間，器具などを用いて一定の体位で固定された場合，長期間の人工呼吸などで同じ体位で維持された場合に皮膚が薄く体重のかかる頭部，顔面部，耳介にできやすいのが特徴的である．仙尾部の皮膚も菲薄で長時間手術などでは注意を要する．そのほかにも点滴の留置針の固定や，経皮酸素モニター装着，挿管チューブ・NG 経鼻胃チューブの固定，副子による四肢固定，ギプス固定などで指や手背，踵などに生じやすい．

　学童期以降で褥瘡が多くみられるのは，1つは脳性麻痺などの重症心身障がい児にみられる褥瘡である．成人に比べると，肢体の変形が強いとき，栄養障害で皮下脂肪が薄くなっているときには，褥瘡ができやすい．また，二分脊椎児も褥瘡のリスクが高い．下肢が不自由で同じ体位になりやすいことに加え，末梢の知覚神経麻痺のため，痛みを感じず，気がつけば褥瘡ができていることがある．また難治性であることも知られている．

小児の褥瘡の予防

　予防については，まず前述の発症病態を理解することから始まる．新生児乳児であれば，まず点滴留置針やチューブ類の固定には十分留意を払い，シーネ固定の強さにも注意する．固定部の下には皮膚保護剤を貼付する．定期的に皮膚の固定状況を確認し，必要に応じて除圧を兼ねた固定のし直しが必要である．

　長期手術，長期人工呼吸管理になれば，褥瘡のできやすい頭部，顔面，仙尾部に対し，定期的な体位交換による除圧，ゲルマットなどを用いた減圧，定期的な観察と除圧が必要である．

　学童期，青年期以降では成人に準じ，長期臥床時，車椅子などで同じ体位を継続する場合には接地部の観察と除圧，保護を怠ってはならない．

治　療

　治療については患部の局所療法と全身状態の改善が中心になる．ポジショニングの変更，ゲルマットなどを用いた除圧を行い，感染をきたしている場合には抗菌薬の投与，局所の治療を行う．大きな場合には壊死部の除去などを行う．低栄養も褥瘡のリスクになるため積極的な栄養療法を行い，栄養

状態の改善に心がける．
　新生児，乳児の褥瘡の場合には深達度も比較的浅い場合が多い．しかし頭部などにできる場合が多く，治癒しても瘢痕や脱毛をきたすことがあり，局所の治療をきめ細かく行うことが必要である．

❖ 参考文献
- 高野邦夫ほか：小児における褥瘡管理．栄養評価と治療 2006；23：148-150.
- 冨永真以ほか：小児褥瘡発生例の検討．褥瘡会誌 2015；17：473-478.
- 矢澤真樹ほか：小児における創傷の傾向と対策－国立成育医療センターの取り組み－．創傷 2010；1：67-73.

［曹　英樹］

第12章
小児の在宅栄養管理

第12章 小児の在宅栄養管理

A 小児の在宅栄養管理のHPNとHEN
home parenteral and enteral nutrition for children

ポイント

- 在宅医療への移行の支援とその後のサポートは病院での「安全」主体から「生活や成長発達」の視点を取り入れた地域諸機関へのバトンタッチが必要である.
- 栄養管理は重症児においてはほぼ100%必要な医療的ケアであり,これにかかわる栄養士が多職種チームの一員になることで,食生活を支え,患児と家族のQOLを向上させる大きな力になる.
- 長期の栄養管理にあたって時間とともに変化する病態や栄養素の過不足に対応することが必要である.
- 高度在宅医療の患児と家族が,地域で受け入れられ,少しでも生きやすくなるために,継続的なサポートが必要である.

a 在宅医療の現状

医療の進歩に伴って多くの重症疾患患児の命が救われるようになった(cure)とともに,慢性期の病態に対するcareが必要な患児が増えている.

1 定 義

在宅医療は,地域医療の枠組みのなかで,自宅で適切な医療提供を受けながら,可能な限り患児の精神的・肉体的な自立を支援し,患児とその家族のQOLの向上をはかることを目的としている.経管栄養,吸引などの日常生活に必要な医療的生活援助行為を,治療行為としての医療行為とは区別して「医療的ケア」とよぶ.

2 症例数

医療的ケアが必要な小児は,文部科学省の全国調査によると2013年に約2.5万人おり,2年間で1.5倍に増加している.在宅医療が必要な病態には3つの流れがある.①NICUから慢性肺疾患や重症仮死,染色体異常,重度先天性障害などの患児,②小児病棟から先進医療で救命された患児,③加齢に伴い,気管切開や呼吸器などのデバイスがつくようになった20代から30代の患者である.対象患者の特徴を表1[1]に示した.

3 小児在宅医療移行支援(図1)

多職種連携が必要である.それぞれの職種におけるロードマップである在宅移行支援パスは地域連携の強化の有効なツールである(大阪府:大阪発～こないするねん!小児在宅医療移行支援. http://www.pref.osaka.lg.jp/attach/3073/00000000/shounizaitakuikousien.pdf 参照).退院前カンファレンスは重要で,退院前に病院側と地域側の関係者が集まり,それぞれの役割を調整し訪問看護の計画も立てることで,退院後に安心して地域生活に入ることができる.

病院側の医療職(医師,看護師)と福祉職(ケースワーカー)や心理士による患児と家族に寄り添った相談業務(エンパワーメント)を担う専門職チームがコーディネーターとなって,在宅医療への移行を支援し,生活を支える地域の医療・教育・福祉・保健機関との連携体制を作ることが,医療依存度が高い在宅高度医療児の大きなサポートになる.地域のコーディネーターとして保健師や相談支援専門員がいる.

4 小児在宅医療を支える法律と関係諸機関

成人の介護保険で認められているケアマネージャーは,医療と福祉制度の双方のサービスを駆使して在宅生活の支援計画を作ることができる.一方小児においては介護保険制度はなく,福祉・保健関係・看護関係・医師会関係・教育関係など各機関が,異なる法律や制度に則りそれぞれが活動してきている.これらはいわば「縦割り」の活動で医療的ケアが高度化している現状では,1つの機関だけでは十分に対応できなくなっている.今までの縦割りであった諸機関同士が顔を見ながらお互いを知り,在宅医療の患児と家族にとって生きやすくなるため

表1	小児在宅医療の対象となる子どもの特徴

- 医療依存度が高い
  複数の医療デバイスを使用していることが多い
  呼吸管理は気道管理が重要（気管切開など）
- 成長に従って，病態が変化していく
  重症児の二次障害など
- 本人とのコミュニケーションが困難なことが多く，異常であることの判断がむずかしい
- 24時間介助者が必要（独居では生存不可能）
- 成長（体験を増やす，できることを増やす）のための支援が必要

[前田浩利：平成26・27年度厚生労働科学研究費補助金（地域医療基盤開発推進研究事業）小児在宅医療の推進のための研究．2015．]

の支援体制をつくる「横糸の役割」を担う組織や体制が必要であり，病院側にある多職種チームがそれにあたる．病院での「安全」主体から「生活や成長発達」の視点を取り入れた支援体制と地域諸機関へのバトンタッチにより，医療依存度が高い在宅高度医療ケア児の在宅医療が成立するといえる（図2）．

b 在宅栄養管理

高度な医療的ケア児を抱える家族は，24時間365日休みのないケア，緊急時の対応，経済問題，ほかの同胞へのかかわり，障がいに対する社会的差別などに直面している．そのなかで社会的に孤立し，見通しをもてず，将来に漠然とした不安を感じることが多い．

在宅医療のなかで長期の栄養管理の必要な病態として，①経静脈栄養を必要とする腸管不全（慢性偽性腸閉塞と短腸症）と②嚥下障害を伴うため，経腸栄養が必要な重症心身障がい児者（重症児者）がある．これらの病態では，入院加療に加えて退院後の継続的な在宅栄養管理が必要となる．

c 重症児者の在宅栄養管理（第6章L 重症心身障がい児も参照）

重症心身障がい児（重症児）とは重度の知的障がいおよび重度の肢体不自由が重複している児童（児童福祉法第7条）であり，さらに成人した重症心身障がい児を含めて重症心身障がい児（者）とよばれている．

慢性の呼吸器障害，てんかん発作，筋緊張異常，摂食・嚥下障害，栄養障害，胃食道逆流（gastro-esophageal reflux；GER）をはじめとした消化器障害，側弯などの体の変形，感染，心理的要因などさまざまな病態が重症児に起こるが，それぞれが相互関係のなかで生じ，悪循環で重症化し，さらに，これが，経年的に変化してくる．

栄養的問題では人工経腸栄養剤のみでは不足が生じる栄養素があり，適切な栄養摂取量を知り，できるだけ自然食品を用いたミキサー食を取り入れる工夫などが必要である．重症児はさまざまな医療的ケアが必要になる．①栄養経路にかかわるものとして胃瘻や腸瘻による経腸栄養や経静脈栄養，②呼吸経路にかかわるものとして気管切開－人工呼吸器や痰吸引，③排尿経路にかかわるものとして導尿，④排便にかかわるものとして浣腸，などがある（図3）．

重症児にとって，さまざまな要因により嚥下障害は起こりやすい．①いかに誤嚥させずに経口栄養を進めるか，②またどのタイミングで経管栄養に移行するか，③食べる楽しみとよりよく生きるためのバランス，を常に考える必要がある．

栄養管理はほぼ100%の重症児で必要なケアであり，これにかかわる栄養士が多職種チームの一員になることで，食生活を支え，患児と家族のQOLを向上させる大きな力になる．

d 腸管不全のHPN

吸収不良症候群（malabsorption syndrome）やHirschsprung類縁疾患など，栄養を確保し成長を維持するため，長期にわたる経腸栄養とTPN管理を要する．これらの児のサポート体制は確立されたものはないが，在宅中心静脈栄養（home parenteral nutrition；HPN）と在宅経腸栄養（home enteral nutrition；HEN）のサポートが基本となる．

1 HPNの工夫[2]

長期間TPNの必要な症例に対して，日常動作に支障をきたさず，家庭，社会復帰を目的に，在宅でTPNを行うことを在宅中心静脈栄養（以下HPN）という．施行条件には，1）患者の病状として，①原疾患の病態が安定している（末期がんではこの限りでない），②入院して治療する必要がない，③HPNによってQOL（quality of life）が向上する（特に通学や通園が可能となる，など），2）患者と家族の条件として，①HPNの必要性を理解している，②自己管理が安全に行える，3）医療施設側の条件として，①医師・看護師・薬剤師・栄養士を含むチーム医療が行える，②緊急事態に対処できる，などがある．

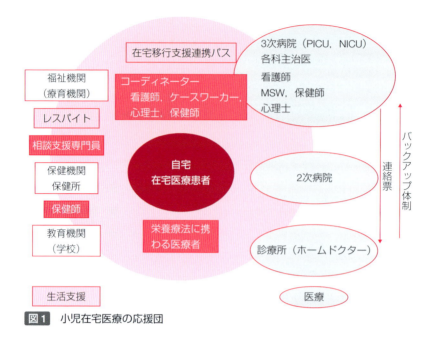

図1 小児在宅医療の応援団

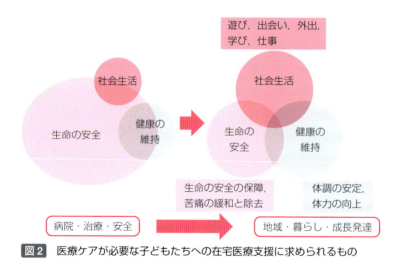

図2 医療ケアが必要な子どもたちへの在宅医療支援に求められるもの

1）患児の発達を考慮した輸液投与法の工夫

HPNにあたり輸液の投与としてジャケットを利用した携帯用輸液システムと間欠的投与法の2種類がある。前者は輸液しながら自由行動を可能にしたものである。一方、後者の間欠的高カロリー輸液投与法は、昼間あるいは夜間に輸液の注入を中断する（ロック）方法である。ロックに伴う低血糖を防止するために、ロック前1時間に輸液スピードを半減、さらに30分前に半減し、100 U/mLのヘパリン生食水約3 mL（ペミロック®）でTPNカテーテル内を満たしロックする。ロック時間は1週間で約8時間まで徐々に延長し、輸液の再開は段階などfull speedで行う。点滴ルートから解放されると、ほかの健康児と変わりなく通学を始めとした活動が通常通りにできる利点がある。しかし低血糖や脱水のためにロックできない児に対しては、リュックの中に内容量200 mLの軽量の輸液を入れて持たせることで大人のジャケット方式に似た輸液方法をとることができる。それにより患児の動きを制限せずに安全に輸液ができる。患児がまだ歩けないうちはショルダーバックの中に輸液＋ポンプを入れて、そのショルダーバックを母親が持って抱っこするかたちもとる

- 栄養経路：胃瘻，経静脈栄養
- 呼吸経路：
  　気管切開－人工呼吸器
  　痰吸引
- 排尿経路：導尿
- 排便：浣腸

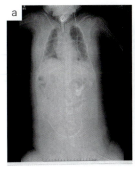 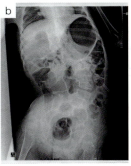

図3 重症児におけるさまざまな医療的ケア
a：胸腹部単純X線写真．気管切開と胃瘻
b：腹部単純X線写真．年齢とともに側彎が進行，腹部の屈曲が著明になり，食物の通過障害を生じている．胃瘻から頻回のガス抜きが必要となっている

ことができる．逆流防止弁を利用して患児の動きにより輸液ルートが絡まることを防ぐことができ，また逆流も防止できる．

2 HPNのカテーテル管理の問題点

カテーテル敗血症やカテーテルの閉塞と対策は在宅でも病棟でも変わりはない．

長期のTPNに伴う栄養素の過不足，至適投与量については第9章 A-2 中心静脈栄養参照．

1）HPNでのカテーテル管理の留意点

HPNにおいてカテーテル管理を家庭でうまく行うためには，両親や保護者にカテーテル管理に慣れてもらう必要がある．緊急に来院するポイントは，カテーテルが抜ける，破損，閉塞であり，このときは家で応急処置として清潔ガーゼで刺入部や破損部位を押さえたりヘパリンロックをする．代謝面での諸問題（特に投与量のチェック，突然の輸液中断による低血糖）についても両親に繰り返し説明すること，またQ＆Aを書いたマニュアルを渡して理解してもらう必要がある．入院中に自宅への外泊を繰り返し，実際家でどのような問題があったかを報告してもらい対処法を一緒に考える．母親だけでなく，父親あるいは祖父母など複数の家族がカテーテル操作に慣れることが大切である．一方，通院中に医師もTPNに基づく続発症がないか注意深く診察する．また，輸液補給の問題（特に薬剤の安定性，遠隔地での補給など）を解決すべく薬剤部や学校，地域の保健所，医療機関，訪問看護ステーションと連携し，できるだけ通常の生活が送れるように調整することが大切である．特に学校生活においての注意事項などを担任・養護教諭と話し合う場を学年始めにもち，緊急時にどのような対処をしてどこの病院を受診するかを決めておく．また，外泊前に主治医と受け持ち看護師や在宅担当看護師が家庭訪問を行い，家でどのように輸液をしていくかアドバイスを行う．

HPNの目的は患児の発達に対する良影響を与えることである．Ralstonらは9例の長期TPN症例の発達について，3歳までの身体発育と精神運動発達もほぼ良好であるが，身長の追いつきと密接なかかわりがあること，また，長期入院は悪影響を与える可能性があることを報告している．できるだけ入院期間を短くするようにHPNを進めていく．また一方で小腸リハビリテーションの導入による積極的なTPN離脱療法や小腸移植（2018年4月保険適応となった）の検討がなされている．

❖ 文　献
1) 前田浩利：平成26年・27年度厚生労働科学研究費補助金（地域医療基盤開発推進研究事業）小児在宅医療の推進のための研究．2015．
2) 位田　忍：消化器疾患．五十嵐　隆ほか（編集）：小児慢性疾患のサポート（小児科臨床ピクシス26），中山書店，2011：84-89．

❖ 参考文献
- Ralston CW, et al.：Somatic growth and developmental functioning in children receiving prolonged home total parenteral nutrition. J Pediatr 1984；105：842-846.
- Byrne TA, et al.：Growth hormone, glutamine and a modified diet enhance nutrient absorption in patients with severe short bowel syndrome. JPEN 1995；19：296-302.
- Mouw E, et al.：Use of an ethanol lock to prevent catheter-related infections in children with short bowel syndrome. J Pediatr Surg 2008；43：1025-1029.

［位田　忍］

第12章 小児の在宅栄養管理

B 小児がんの栄養管理
nutritional care for childhood cancer

ポイント

- 小児がんの予後は改善されてきている.
- 治療後も見据えて,成長を考慮した栄養管理が必要である.
- 小児がん患児は初診時すでに栄養不良の児が多いため,早期介入が必要である.
- 感染予防と副作用対策が重要である.

小児がんは子どもがかかるさまざまながんの総称であり,図1[1]に小児がんの種類と頻度,図2[1]に発症年齢の分布を示す.小児がん患児の予後は,抗腫瘍薬による化学療法と外科療法と放射線療法,また造血幹細胞移植を組み合わせた集学的治療の進歩によって改善されてきた.早期発見がむずかしく,がんの増殖も速いが,成人のがんに比べて化学療法や放射線療法に対する感受性がきわめて高く,現在では70～80%が完治,5年生存率は80%を超えるがんも多い.一方,治療が強力である反面,感染症対策をはじめとした迅速な支持療法を適切に施行する必要があり,全身管理の1つとしての栄養管理もきわめて重要な位置づけとなる[2].

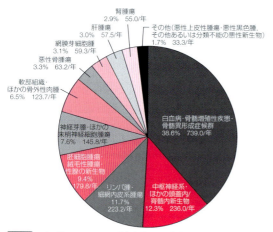

図1 わが国における小児がんの疾患別比率
日本小児血液・がん学会:疾患登録集計結果2008～2013年をもとに作成
[瀧本哲也:疫学.日本小児血液・がん学会(編集):小児血液・腫瘍学.診断と治療社,2015:62-63.]

ⓐ 小児がんの治療法と栄養療法の重要性

図1[1]に示すように,おもな小児がんは,白血病,脳腫瘍,神経芽腫,悪性リンパ腫などで,急性リンパ性白血病が最も多い.小児がんの初発症状は食欲低下,体重減少,成長障害,腹痛,悪心・嘔吐,倦怠感,発熱などで,初診時ですでに栄養不良が6～50%の患児に認められ[3],入院後直ちに栄養介入が必要な症例が多い特徴がある[1].神経芽腫,肝芽腫,腎芽腫など,「芽腫」とよばれるがんの原因は胎児の体の神経や腎臓,肝臓などになるはずの細胞が,胎児の体ができあがった後も残り,異常細胞として増殖した結果と考えられ,診断時にはすでに腫瘍の増大がみられ,内臓諸器官の圧迫などから食事摂取不良となっている患児も多い.小児がんの多くは,抗腫瘍薬に対する感受性が高いため,抗腫瘍薬による薬物療法は,多種類の抗腫瘍薬を組み合わせた多剤併用療法と,抗腫瘍薬を大量に使用する大量療法が中心となっている.したがって,抗腫瘍薬治療では血球減少,特に好中球減少は必発の副作用であり,その感染対策により食事制限が長期間続くことから,食による栄養管理はきわめて重要である.このように,がん治療中にはさまざまな原因から食事摂取量は低下し,成長期であるにもかかわらず摂取栄養量低下は顕著であることから,小児がん患児の栄養療法は,大人以上に重要である.図3[4]に小児がんの栄養不良の誘因を示す.

ⓑ 小児がんの栄養療法で考慮すべき点

小児がんの集学的治療においては,悪心,嘔吐を代表とする多くの副作用が出現,治療の継続に伴っ

た，副作用の頻度，程度の変化，入院を含めた環境変化や家族の心理的変化に伴った症状の出現など，さまざまな要因が子どもの成長，発達に影響を及ぼすことを理解する必要がある．特に，家族の小児がんという病気の受容のむずかしさだけでも，子どもの食事摂取への影響があるので，子どもの身体的のみならず心理的状態を含めた総合的な栄養管理が重要であるが，同時に栄養療法の遂行がむずかしい一面も有している．

抗腫瘍薬治療，放射線治療において，悪心・嘔吐は必発の副作用であり，年齢が高い小児ほど，繰り返す抗腫瘍薬治療への不安や副作用の出現が強く，治療前から食欲不振が認められることが多い．また，大人と異なった体組成から，小児は水分貯留量や脂肪組織は少なく，嘔吐などの副作用により容易に脱水や栄養不良に陥りやすい特徴があることは重要なポイントである[4]．

C 栄養アセスメント

小児がん患児の栄養アセスメントに用いられる項目を表1に示す．身長，体重，体組成を定期的に測定し，その変化から評価を行う．特に，体重測定は簡便なため，毎日行い，浮腫や栄養不良の評価に用いる．血液生化学検査項目では，特に必要な項目を示した．血清 Alb は半減期が20日と長いのに対し，血清トランスサイレチンは2〜3日と短く，栄養療法の効果が判定しやすく，患児・家族にも結果を提示

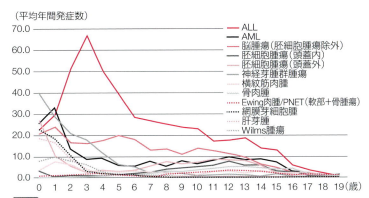

図2 主要疾患の発症年齢分布
ALL：acute lymphoblastic leukemia，急性リンパ性白血病
AML：acute myeloid leukenia，急性骨髄性白血病
PNET：primitive neuroectodermal tumor，原始神経外胚葉性腫瘍
日本小児血液・がん学会：疾患登録集計結果 2008〜2013 年をもとに作成
[瀧本哲也：疫学．日本小児血液・がん学会（編集）：小児血液・腫瘍学．診断と治療社，2015：62-63．]

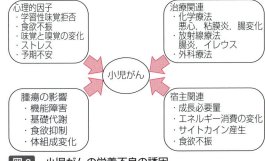

図3 小児がんの栄養不良の誘因
[Larson FS, et al.：Oncology and Cell Transplantation. In：Sonneville K, et al.(eds)：Manual of Pediatric Nutrition. 5th ed, People's Medical Publishing House, 2014：512-518．]

表1 栄養アセスメント

1．身体計測
　①身長・体重を横断的身長・体重曲線で評価*
　②体組成測定（BI 法）
2．血液生化学検査
　・Alb
　・RTP（プレアルブミン・レチノール結合蛋白）
　・リンパ球数，好中球数
　・ChE
3．食事摂取量
4．輸液の栄養量

*身長・体重入力で自動グラフ作成
http://www.pediatric-world.com/sd/nose/seicho.html
BI 法：bioelectrical impedance analysis，生体インピーダンス法

することで評価を実感してもらうことが可能である．肝臓の機能障害をきたしやすい肝芽腫などにおいては，治療の時期による栄養合成能は，血清ChE値の変化を指標とすることで，家族への説明材料として利用できる．輸液の栄養量も，過不足を判断するには必要である．

必要栄養量の算出には「日本人の食事摂取基準（2015年版）」に基づいて，必要エネルギー量は，基礎代謝量（kcal/日）×身体活動レベル＋エネルギー蓄積量（kcal/日）で，必要たんぱく質量は，NPC/N比200とし，必要エネルギーの11.1%[5]で算出する．

d 栄養療法のポイント

患児の病期（初発時，寛解期，再発時，終末期など）に留意し，その時期に応じた栄養アセスメントを行い，適切な栄養量を設定していく必要がある．第一に，患児・家族に対して，栄養管理，栄養療法の重要性を，多職種共有のパンフレットなどを用いて説明し，集学的治療の1つとしての栄養療法の理解を得ることが大切である．経口摂取の優先，食事のみでなく栄養強化・栄養補助食品や飲水物の推奨，食品と飲水物の混合による摂取の工夫など，患児に応じた試みを随時考えて行うことが重要である．小児は大人と違い「食べる必要性」を感じて摂取量が増えることはないので，患児が「食べたい」と思えるような行動療法的な認識をもつことが必要である．

e 集学的治療期

医療チームのなかで，治療の内容，期間，出現が予想される副作用などを共有し，あらかじめ予防・改善策を提案し，家族とも緊密に連携をとることが大切である．骨髄抑制時には，好中球減少など免疫低下がみられるため，感染対策が特に重要であり，医療チーム職種間で共通の方針のもと，感染予防の指導を行う必要がある．治療間欠期，外泊など在宅で過ごす期間も感染予防は重要であり，特に造血細胞移植後では長期にわたる易感染状態が続くため，外来においても感染予防行動のなかでの食事指導，栄養管理は重要である．次に種々の状況における具体的対応を述べる．

1 悪心・嘔吐

治療の副作用で最も頻度が高い．抗腫瘍薬投与後24時間以内にみられる「急性」と，それ以外に起こる「遅発性」に分けられる．治療期間が長くなっている患児や年齢が高い小児の「予測性」の嘔吐が起きないよう制吐薬などを上手く使う必要がある．においに敏感なため，それに対応した食事の工夫も必要である．

2 下痢

同様に「急性」と「遅発性」に分かれるが，長期にわたる場合も多く，脱水や電解質異常に注意が必要である．粘膜障害や腸内環境の改善が期待できる乳酸菌，グルタミンなどの栄養補助食品の使用も一案である．脂質の多い持ち込み食はチェックしておく必要がある．

3 便秘

腸蠕動運動を低下させる薬剤による治療の影響で起こる．また，運動量の低下や水分摂取不良，一部制吐薬も便秘の原因となるので，原因を鑑別することが必要である．

4 口内炎

抗腫瘍薬投与後，数日で発症することが多い．痛みを伴うので，食事摂取量低下となる一番の原因である．口腔内を清潔に保つことで症状の軽減がはかれるため，歯科衛生士や看護師と情報共有し，症状軽減に努めることが重要となる．粘膜修復作用のあるグルタミン，アルギニンなどを多く含む栄養強化食品の紹介，使用も一助となる．

5 味覚障害

「苦み」を強く感じることが多いので，その対応が必要である．味覚に関与する亜鉛や鉄が補充できる栄養強化食品の紹介，摂取が必要である．味覚障害においても，うまみに対しての感覚は正常なことが多いため，だしなどのうまみを利用することは重要である．しかし，味覚障害やその程度は患児個々で，かなりの差異があるため，個別に対応した食事の提案と実現が必要である．

6 ステロイド薬使用

ステロイド薬を使用する患児では，種々の副作用が出現するので栄養管理は重要である．高血糖の頻度が高いので患児の血糖値や尿検査には注意を払い，食事，栄養管理を行わなければならない．また，口内炎などの粘膜の炎症が生じている際には，口あ

たりのよいジュースやゼリーを好んで摂取する子どもが多いので，さらなる血糖上昇を認める症例がある．治療開始時から注意深いかかわりが必要である．

7 L-アスパラギナーゼ使用

L-アスパラギナーゼは種々の副作用出現に注意が必要である．特に，急性膵炎の発症は重症化する可能性があり，食事や飲料における脂質制限や膵炎に伴った高血糖は，治癒後も持続することが多いので，頻回に介入することが望ましいと思われる．

f 造血細胞移植の栄養療法

造血細胞移植は，前処置（自己の骨髄造血機能を破壊する）として大量の抗腫瘍薬を用い，全身放射線照射を行うため，移植前から副作用が強く出現する．粘膜障害予防のためのクライオセラピー[注]は不可欠であり，前処置前から粘膜障害対策を考えておく必要がある．また，移植後の感染症予防のための大量の薬剤使用や，移植片対宿主病（graft versus host disease；GVHD）予防の長期間の免疫抑制剤投与による免疫低下に対する栄養管理が重要となる．GVHD発症に伴い，皮膚症状や粘膜症状が強く出現すると，消費エネルギー増加，食欲不振や味覚障害などから，体重減少や免疫低下が高頻度に生じるので，早期からの栄養療法が非常に重要である．

[注]クライオセラピー（口腔内冷却療法）は，抗腫瘍薬投与5分前に氷を口に含み，30分間口腔粘膜を冷却し口腔粘膜炎を予防する方法．

g がん治療終了後

長期間にわたる過酷な治療に伴った食欲不振から，多くの症例で治療終了時点で体重減少が認められる．体重減少は主として，体組成の骨格筋の減少であり，成長期であるにもかかわらず体脂肪過多となる例が多く存在する．また，退院後も引き続き感染予防対策が重要となるため，入院時以上に活動量が低下する場合がある．骨格筋の低下は内臓脂肪過多へとつながり，脂肪肝などほかの病気の罹患の危険性も増加すると考えられ，適度な活動と糖質に偏らないバランスよい食事が重要とである．

小児がん患児の在宅での生活の質は，健康状態や快適な暮らしを促進する習慣（健康的な食事と適度な運動）によって向上すると考えられる．

おわりに

小児がん患児に対する栄養療法は，専門職で構成された医療チームで，家族を含めて行うことが大切である．今後，分子標的治療薬や粒子線治療などの新しい治療の導入により，栄養療法も絶えず新規治療を見据えて施行する必要がある．専門職によるチーム医療のなかでの栄養療法の取り組みが最重要である．

文 献

1) 瀧本哲也：疫学．日本小児血液・がん学会（編集）：小児血液・腫瘍学．診断と治療社，2015：62-63.
2) 久保田 優：各疾患・病態における小児栄養管理 がん．高増哲也ほか（編集）：小児臨床栄養マニュアル．文光堂，2012：155-159.
3) 武田英二：小児がんに対する医学栄養療法．中屋 豊ほか（監修）：がん栄養療法ガイドブック．第2版，メディカルレビュー社，2011：113-126.
4) Larson FS, et al.：Oncology and Stem Cell Transplantation. In：Sonneville K, et al.（eds）：Manual of Pediatric Nutrition. 5th ed, People's Medical Publishing House, 2014：512-518.
5) 高増哲也：NPC/N比とは．高増哲也ほか（編集）：小児臨床栄養マニュアル．文光堂，2012：201-202.

［小林正夫・長尾晶子］

C 在宅栄養管理における管理栄養士の役割
roles of administrative dietician in home nutrition management

ポイント
- 介護者が調理の際，食材の選択，ミキサー食での食材の潰し具合などに困ったときに管理栄養士との連携が必要である．
- 小児の在宅訪問栄養食事指導は医療保険により実施される．
- 在宅訪問栄養食事指導した管理栄養士は，小児の主治医と同一施設の常勤・非常勤の場合，月2回を限度に算定できる．

a 在宅栄養管理における管理栄養士の役割

　在宅栄養管理には，入院中や外来での栄養食事指導とは内容が異なり小児宅で，より実践的な栄養食事指導が展開できることが特徴である．具体的には，小児一人ひとりにあった負担の少ない実践的な栄養食事指導ができることである．

　小児宅に行くことで管理栄養士は，小児の嗜好，間食の有無，どのような物を食べているのか，あるいは，介護者の経済状態などを実際に目で見て知ることができる．また，介護者は，管理栄養士が自宅に来ることにより，安心して調理しやすい状況になり，食に対する不安や心配ごとなどについて気軽に聞くことができ，さらに介護者は，たとえば調理の際，食材やミキサー食での食材の潰し具合などの判断がむずかしい場合など，訪問栄養食事指導を受けていれば，在宅における介護者たちの不安である内容を解決することができる．訪問栄養食事指導の際に，よくある相談内容として「栄養が足りているのか」，「体重を増やしたい」，「体力，免疫力をアップさせたい」，「口から食べさせたい」，「夕食もミキサー食を入れていいと言われた（体重増加が心配な状況）」，「調理方法がわからない」，「下痢の場合の対応」などがあるが，管理栄養士とのコミュニケーションがとれていれば，介護者の食に対するストレスが軽減される．また，小児や介護者が自宅で長く安心して生活するために食事療法を守ることができるように多職種と連携，協働することで安心・安全な食支援をサポートすることが，小児在宅医療における管理栄養士の役割である．

b 訪問栄養食事指導の種類

　訪問栄養食事指導には，医療保険と介護保険の2種類がある（表1）[1]．医療保険では「在宅患者訪問栄養食事指導料」，介護保険では「居宅療養管理指導」という名称で設定されている．ただし，小児の場合は医療保険のみ算定となる．算定額は，①在宅で療養を行っている通院が困難な患者と単一建物診療患者で，訪問が1人の場合は530点，②は単一建物診療患者が2～9人の場合は480点，③は①および②以外の場合は440点である．

1 訪問栄養食事指導の実施[2]

　小児の場合，医療保険が対象となるので，おもな依頼経路については，①医療機関内の在宅医療チームとして訪問する場合は，主治医や在宅医療チームのスタッフが療養者の栄養ケアの必要性を判断し，家族らの同意を得たうえで管理栄養士に依頼が来る．②フリーランサーや地域栄養士活動グループなど，医療機関に所属しない管理栄養士が訪問する場合は，管理栄養士は医療機関と雇用契約を交わし，その医療機関をかかりつけとする療養者に対して訪問栄養食事指導を実施することになる．多くの場合，管理栄養士は複数の在宅医療を行う開業医と契約して活動する．ただし，管理栄養士が常に医療機関に勤務しているわけではないので，指示，報告，相談などの方法や訪問するタイミングなどには工夫が必要である．③自費での依頼である．

表1 訪問栄養食事指導による算定要件

	介護保険 居宅療養管理指導				医療保険 在宅患者訪問栄養食事指導			
	在宅療養者	単一建物居住者 訪問1人	単一建物居住者 居住者2〜9人	それ以外	在宅療養者	単一建物診療患者 訪問1人	単一建物診療患者 診療患者2〜9人	それ以外
算定額	①537単位	①537単位	②483単位	③442単位	①530点	①530点	②480点	③440点
実施機関	居宅療養管理指導事業所				医療機関			
実施管理栄養士の所属	常勤または非常勤				主治医と同一施設,常勤または非常勤			
医師の指示	共同で作成した栄養ケア計画に基づき指示を行う				少なくとも熱量・熱量構成,たんぱく質量,脂質量についても具体的な指示を			
実施内容	関連職種と共同で栄養ケア計画を作成し,交付 情報提供,指導または助言を30分以上 栄養ケア・マネジメントの手順に沿って栄養状態のモニタリングと評価を行う				食品構成に基づく食事計画案または具体的な献立を示した食事指導せんを交付 栄養食事指導せんに従い,食事の用意や摂取等に関する具体的な指導を30分以上行った場合に算定する			
対象	通院または通所が困難な利用者で,医師が厚生労働大臣が別に定める特別食を提供する必要性を認めた場合または該当利用者が低栄養状態にあると医師が判断した場合に対象となる 指導対象は患者または家族など				①は在宅で療養を行っている通院が困難な患者と単一建物診療患者で,訪問が1人の場合. ②は単一建物診療患者が2〜9人の場合. ③は①及び②以外の場合. 別に医師が定める特別食を提供する必要性を認めた場合に対象となる 指導対象は患者または家族など			

[厚生労働省:中央社会保険医療協議会総会(第389回)議事次第個別改定項目について. http://www.mhlw.go.jp/file/05-shingikai-12404000-Hokenkyoku-Iryouka/00001935.pdf]

2 在宅患者訪問栄養食事指導(医療保険)による算定要件(表1)[1]

在宅患者訪問栄養食事指導料は,在宅での療養を行っている患者であって,疾病,負傷のために通院による療養が困難な者について,医師が当該患者に特掲診療料の施設基準などに規定する特別食を提供する必要性を認めた場合であって,当該医師の指示に基づき,管理栄養士が患家を訪問し,患者の生活条件,嗜好などを勘案した食品構成に基づく食事計画案または具体的な献立を示した栄養食事指導せんを交付するとともに栄養食事指導せんに従い食事の用意や摂取などに関する具体的な指導を30分以上行った場合に算定することができる.

3 対象食

腎臓病食,肝臓病食,糖尿病食,胃潰瘍食,膵臓病食,脂質異常症食,痛風食,てんかん食,心臓疾患などに対する減塩食,特別な場合の検査食(潜血食,大腸X線検査,大腸内視鏡検査のために特に残渣の少ない調理済食品を使用した場合),十二指腸潰瘍に対する潰瘍食,Crohn病および潰瘍性大腸炎による腸管機能の低下に対する低残渣食,フェニルケトン尿症食,メープルシロップ尿症食,ホモシスチン尿症食,ガラクトース血症食,治療乳,無菌食,高度肥満症(肥満度が+40%以上またはBMIが30 kg/m^{2}以上)食,高血圧に関する減塩食(食塩6g未満)などの特別食を必要とする患者,がん患者,摂食機能もしくは嚥下機能が低下した患者または低栄養状態にある患者である.

給付限度は,月2回である.

4 実施機関および実施管理栄養士の所属

実施機関は医療機関で,実施管理栄養士は主治医と同一施設で常勤または非常勤の管理栄養士である.訪問栄養食事指導を実施するにあたり,実施管理栄養士は小児の主治医と同一施設であることが条件であるため,また多くの小児の主治医は基幹病院小児科医や地域の訪問診療医(在宅療養支援診療所や開業小児科医師)であるために大半が在宅訪問栄養食事指導を実施していないのが現状である.

5 医師の指示事項

少なくともエネルギー・エネルギー構成,たんぱ

く質量，脂質量については具体的な指示を行う．

C 小児在宅医療における訪問栄養食事指導

1 小児在宅医療における職種間連携

　小児在宅医療には，基幹病院の小児科医と地域の訪問診療医（在宅療養支援診療所や開業小児科医師）など，多職種の専門家（訪問看護師，理学療法士，作業療法士，歯科医師，管理栄養士，相談支援専門員）などが関与している．たとえば，体調不良時の入院治療や特殊治療などは基幹病院の小児科医が行い，日常の在宅管理を地域訪問診療医が行うのが望ましいが，訪問診療・往診を受けている小児患者は少ないのが現状である．訪問看護師は，医療的な視点をもち，患児，家族に寄り添って支援や指導を行う．管理栄養士との連携では小児用の栄養剤に変更などを検討する．理学療法士・作業療法士は，訪問で筋緊張増加，側彎，拘縮などの対応法や日常の呼吸リハビリテーションを指導することで安定した在宅生活を送るサポートを行う．管理栄養士との連携では，座位保持の支援や指導がある．歯科医師による口腔ケアは，呼吸器感染の予防に重要である．

　障がい児の多くは，摂食嚥下機能の獲得が不十分で訓練が必要になる．訓練ができれば，食の喜びにつながる．相談支援専門員の，小児における在宅医療の大きな問題は，コーディネーターが明確化されていないことである．コーディネート役にあたる職種としては，総合支援法で相談支援専門員が位置づけられており，計画相談支援や障がい児相談支援を行っている．管理栄養士との連携では栄養剤，訪問サービスの金銭的問題などである．

2 小児在宅医療を支える仕組み－成人との違い－

　介護保険が中心の高齢者の在宅医療とは異なり，小児の場合は医療保険を基盤として障害者総合支援法，児童福祉法によるサービスを組み合わせて支援していくことが必要である．また，小児が利用できるサービス資源が少なく，医療に関しても，病院の主治医が中心であるために，医療ケアを受けながらの暮らしに適切に介入できないなど，多くの問題を抱えている．さらに小児においては，緊急入院が多く訪問栄養指導の中止も多くみられる．

1）小児在宅栄養管理にかかわる管理栄養士の課題

　日本は世界的にも低い新生児・乳児死亡率を誇っている一方，こうした医療技術の進歩により重度の肢体不自由や知的障害を必ずしも伴わないが，人工呼吸器や気管切開，経管栄養などの高度な医療的ケアを日常的に必要とする患児が増加している．しかし，小児の在宅栄養管理にかかわる管理栄養士の数が非常に少ないのが現状である．

　その要因となるのが，①高齢者の栄養管理はできるが，小児の栄養管理は自信がないというスキル面で問題の管理栄養士・栄養士が多い，②小児の入院先の病院は大半が大学病院やこども病院などの基幹病院が多く，特に大学病院の主治医から在宅訪問栄養食事指導の依頼がきても主治医と同一施設の常勤・非常勤の管理栄養士でなければ医療保険からの請求はできないため，依頼先の主治医から「契約がむずかしいから結構」などと断られる，③重症心身障がい児のデイサービスに管理栄養士・栄養士が雇用されていない施設が多い，④大学病院やこども病院側の管理栄養士との連携がとれていない，⑤小児は緊急入院が多く，在宅訪問栄養食事指導が実施できない場合が多い，などが課題としてあげられる．そのなかでも特に医療保険の「在宅訪問栄養食事指導」での契約で断られることが大きな課題である．

2）小児在宅栄養管理にかかわる管理栄養士の展望

　在宅を始める重症児は生命維持としての栄養管理を経て退院する．在宅では適切な栄養管理を通して，消化管の成長と発達を促し，食を味わう喜びを育み，児（者）の全人的な成長と発達を支援することが重要である．しかし，大半の児（者）は入院中に処方された経腸栄養剤での摂取で安易な連用が多く，経腸栄養剤は易吸収に反して発酵される腸内細菌叢が貧弱となり消化吸収不良による慢性的な下痢や便秘症に悩まされることが多い．在宅訪問時に介護者からの相談内容で多いのは，①栄養が足りているか，②調理方法が分からない，③児の体力，免疫力をアップさせたい，④栄養剤を変えたい，⑤口から食べさせたい，⑥下痢を止めたい，⑦とろみの調整，などの相談が多い．特にとろみの濃度や配合の指導は重要である（表2，図1）[3]．さまざまな商品パッケージには，目安の量が記載してあるが，多くの場合，液体100 mLあたりの粉の量の記載であり，これは一般家庭では不便なこともある．在宅での指導は，とろみ調整食品1包あたりの液体の量で指導し

C 在宅栄養管理における管理栄養士の役割

表2 とろみ調整食品の種類と特徴

世代		第3世代	第2世代	第1世代
原材料		キサンタンガム系	デンプン＋グアーガム系	デンプン系
商品例		・トロミスマイル ・トロミクリア ・強力スカイブルー ・トロメイクSP ・トロミパーフェクト ・つるりんこ ・ソフティア	・スルーソフトS ・トロミアップスーパー	・シック＆イージー ・トロメソン
特徴		ベタつきの少ないとろみがつけられる．素材の色・におい・味を損なわないので特に飲料に適する	第1世代に比べ，少量で強いとろみがつく．唾液の影響を受けにくく，とろみがつく時間も早い	もったりとしたとろみがつく．唾液の影響を受ける
特徴比較	使用量	少ない	少ない	多い
	ダマ形式	△	○	○
	とろみがつく時間	短い	長い	長い
	安定性	○	△	×
	透明性	透明	白濁	白濁
	唾液の影響	ない	ある	ある

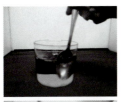

①とろみをつけたい液体をスプーンでかきまぜる

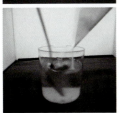

②かきまぜながらとろみ調整食品を入れまぜる
※とろみがつきにくい液体は，まぜ溶かして1度置き，再度かきまぜるとよりしっかりとろみがつく

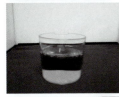

③とろみ安定時間まで静置

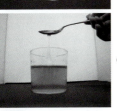

④とろみづけ完了

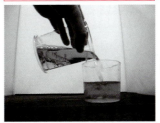

とろみをつけすぎたとき

とろみを弱めたいときは，とろみが薄い溶液を加える

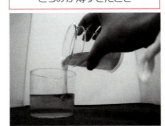

とろみが薄すぎたとき

とろみを追加したいときは，とろみが濃いめの溶液を別に作って加える．一度とろみのついたものに粉状のとろみ調整食品を加えると"ダマ"ができやすくなる

図1 とろみ調整食品の使用方法
［日本栄養士会研修会資料（4．栄養ケアプロセス 4-12．地域連携），2015．より］

第12章 小児の在宅栄養管理

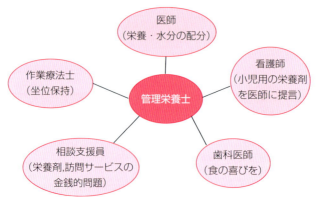

図2 管理栄養士と多職種との連携内容

たほうが，介護者が作るときには計量しやすく，調整もしやすい．小児在宅栄養管理では，多(他)職種からの訪問栄養食事指導の依頼が多く，訪問看護師，歯科医師，歯科衛生士，相談支援専門員，介護支援専門員等である．特に小児在宅栄養管理は，多(他)職種との連携を深め，情報の共有を行い，一緒に栄養サポートしていくことが求められる．

下記に多職種連携にてサポートした事例を紹介する．

● 事例　A君(介入時2歳)男児
・保護者からの依頼は，口から食べさせたい，体重増加．
・母親と祖母の3人暮らし(母親は仕事があるので，日常的なケアは祖母である)．

A君は，胎児心音低下のため39w0d，2,856 gで出産，呼吸窮迫症状になりNICU搬送となる．

多発形態異常，気管軟化症を認めたため気管切開，人工呼吸器装着となる．著明な筋力低下があり，何らかの基礎疾患があると考えられているが診断確定には至っていない．平成25年4月より自宅療養開始し，平成26年2月から訪問栄養食事指導開始する．服用薬：去痰剤．

＜初回訪問栄養食事指導評価＞
・身体計測：身長83 cm，体重8,175 g，Kaup指数 11.75
・摂取状況：経鼻経管栄養(家族が飴を口の中に入れることを楽しみにしている)．
・摂取内容：6：00 フォローアップミルク
　　　　　　　170 cc(14％濃度)
　　　　　10：00 ラコール®NF 150 cc＋白湯100 cc
　　　　　14：00 ラコール®NF 150 cc＋白湯100 cc
　　　　　18：00 ラコール®NF 150 cc＋白湯100 cc
　　　　　22：00 フォローアップミルク
　　　　　　　170 cc(14％濃度)

入浴後，お茶やジュースを50〜60 cc(毎日)
・摂取栄養量：エネルギー567 kcal，たんぱく質21.9 g，脂質16.3 g，炭水化物84.0 g，塩分0.8 g，NPC/N比136
・全身状態：重度四肢麻痺，体幹保持困難，下痢便，痰粘調．

多(他)職種との連携は図2，表3のように実施した．約6か月の介入で，A君はエネルギーが567 kcalから680 kalに増加，体重は8,175 gから9,750 gになった．

＜情報交換(メール)＞
管理栄養士：A君，痰がつまって人工呼吸器をよく交換しているようですが，姿勢を変えることってできるのですか？粘調痰は栄養からいうと脱水だと思うけど，結構，水分が入っている．

作業療法士：ゴロ音は背中側や鎖骨のあたり(上葉)でよく鳴っている．胸郭を動かすと鳴り出すことが多い気がする．形状は確かに粘調度が高くて，カニュレを閉塞しそうな硬さである．姿勢交感は半側臥位にしたり，座らせたりはされているようである．今は，うつぶせ用のクッション作製方向で補助申請中である．

＜食べる楽しみとしての支援＞
介入前より家族が飴やアイスを口に入れており虫歯があったが，口腔ケアを実施(介護者，訪問看護師も実施)した．飴やアイスの代わりに昆布とかつおだしを凍らせて，冷たい物で刺激させた．

事例では，訪問管理栄養士の介入と多職種連携により栄養状態が改善し，体重増加がみられた．障がい児訪問栄養食事指導は患児，家族の食の楽しみやQOLの向上に貢献できる．在宅で生活する患児は複数の疾病を抱えており，個人差が大きいので在宅訪問管理栄養士は，幅広い知識とコミュニケーション力が必須である．

表3 栄養摂取

	2月18日	3月24日	5月12日	9月2日	12月1日
6：00	ミルク(170)	ミルク(170)	ミルク(170)	ミルク(200)	アイソカル® 1.0 ジュニア(200)
10：00	ラコール®(150) 白湯(100)	ラコール®(100) ソリタ®T(40) 白湯(100)	エネーボ(100) ソリタ®T(40) 白湯(100)	ミルク(200)	ミルク(200)
14：00	ラコール®(150) 白湯(100)	ラコール®(100) ソリタ®T(40) 白湯(100)	エネーボ(100) ソリタ®T(40) 白湯(100)	ソリタ®T(200)	ソリタ®T(200)
18：00	ラコール®(150) 白湯(100)	ラコール®(100) ソリタ®T(40) 白湯(100)	ラコール®(100) ソリタ®T(40) 白湯(100)	ミルク(200)	ミルク(100) ソリタ®T(100)
22：00	ミルク(170)	ミルク(170)	ミルク(170)	アイソカル® 1.0 ジュニア(200)	アイソカル® 1.0 ジュニア(200)
入浴前後	お茶・ジュース(50〜60)	お茶・ジュース(50〜60)	お茶・ジュース(50〜60)	お茶・ジュース(50〜60)	お茶・ジュース(50〜60)
状態変化	水様便 残り100cc程度	水様便 痰も硬く，熱発後ソリタ®Tの追加 ラコール®NF減量	少し硬めな便 14：00・18：00に多い	普通便 徐々にアイソカル® 1.0 ジュニアの量を増やしていく	普通便

❖ 文 献

1) 厚生労働省：中央社会保険医療協議会総会(第389回)議事次第個別改定項目について．http://www.mhlw.go.jp/file/05-shingikai-12404000-Hokenkyoku-Iryouka/00001935.pdf (アクセス日：2018年3月8日)
2) 田中弥生ほか：訪問栄養食事指導の種類．全国在宅訪問栄養食事指導研究会(編集)：在宅での栄養ケアのすすめかた－訪問栄養食事指導実践の手引き．株式会社日本医療企画，2008：19.
3) 日本栄養士会研修会資料(4．栄養ケアプロセス4-12．地域連携) 2015.

❖ 参考文献

・奈須康子ほか：小児在宅医療における地域連携．在宅医療テキスト編集委員会(編集)：在宅医療テキスト．公益財団法人在宅医療助成勇美記念財団，2015：179-180.
・柏下 淳：嚥下訓練食品0j0t．藤谷順子ほか(編集)：摂食嚥下障害の栄養食事指導マニュアル．医歯薬出版株式会社，2016：82.
・桑木光太郎：小児の地域包括ケアの現状と課題．看護 2017：1：40.

[前田佳予子・豊田綾子]

第 13 章
食教育

第13章　食教育

A 食育基本法
basic act on Shokuiku

ポイント

- BSE問題やO157問題，食品表示偽装問題など，食品の安全性をめぐる問題の発生により，食品に対する信頼性が極度に低下し，「食に関する知識の欠如」が指摘されている．
- 栄養バランスの偏り，不規則な食生活，糖尿病などの生活習慣病の増加などから，従来の食生活改善に関する政策が十分ではなかったことが指摘されている．
- 栄養，生活，文化，環境，生産，消費といった多様な食生活の問題点を全体として改善していく方策が喫緊の課題である．
- さまざまな経験を通じて食に関する知識と食を選択する力を習得し，健全な食生活を実践するために，「食育」を推進する．

I 食育基本法の制定

a 食育基本法の背景と食育の意義

1 国民の「食」をめぐる現状の大きな変化と課題

　栄養バランスの偏り，不規則な食生活，糖尿病などの生活習慣病の増加，過度な痩身などの問題，また，BSE（牛海綿状脳症，bovine spongiform encephalopathy）問題およびその前後のO157問題，食品表示偽装問題などの食品の安全性をめぐる問題の発生により，食品に対する信頼性が極度に低下する事態に至った．わが国の食は大きく海外に依存している問題があり，国民の食に関する理解を含め幅広く取り組む必要性がある．

2 食をめぐる状況に対処し，その解決を目指す食育の推進

　食育基本法の前文においては，"食育を，生きる上での基本であって，知育，徳育及び体育の基礎となるべきものと位置付けるとともに，様々な経験を通じて「食」に関する知識と「食」を選択する力を習得し，健全な食生活を実践することができる人間を育てる食育を推進することが求められている"とされている．また，食育の推進にあたっては，健全な食生活の実践としての単なる食生活の改善にとどまらず，食に関する感謝の念と理解を深めることや，伝統のある優れた食文化の継承，地域の特性を生かした食生活に配慮することなどが求められている．

b 食育基本法（平成17年6月公布7月施行）

1 食育基本法の概要

1) 目的（第1条）

「国民が健全な心身を培い，豊かな人間性をはぐくむ食育を推進するため，施策を総合的かつ計画的に推進すること」などを目的としている．

2) 基本理念（第2条～第8条）

①国民の心身の健康の増進と豊かな人間形成（第2条）
②食に関する感謝の念と理解（第3条）
③食育推進運動の展開（第4条）
④子どもの食育における保護者，教育関係者等の役割（第5条）
⑤食に関する体験活動と食育推進活動の実践（第6条）
⑥伝統的な食文化，環境と調和した生産等への配意及び農山漁村の活性化と食料自給率の向上への貢献（第7条）
⑦食品の安全性の確保等における食育の役割（第8条）

の7項目が定められている．これらが，国および地方公共団体が講ずるべきこととした基本的施策に

表1 「第3次食育推進基本計画」目標（平成28年3月18日 食育推進会議決定）

1.	食育に関心をもっている国民の割合の増加	（現状値）75%⇒（目標値）90%以上
2.	朝食または夕食を家族と一緒に食べる「共食」の回数の増加	（現状値）週平均9.7回⇒（目標値）11回以上
3.	地域などで共食したいと思う人が共食する割合の増加	（現状値）64.6%⇒（目標値）70%以上
4.	朝食を欠食する国民の割合の減少	（現状値）子供4.4%⇒（目標値）0%
		（現状値）20～30歳代男性24.7%⇒（目標値）15.0以下
5.	中学校における学校給食の実施率の増加	（現状値）87.5%⇒（目標値）90%以上
6.	学校給食における地場産物などを使用する割合の増加	（現状値）地場産物を使用26.9%⇒（目標値）30%以上
		（現状値）国産食材を使用77.3%⇒（目標値）80%以上
7.	栄養バランスに配慮した食生活を実践する国民の割合の増加	（現状値）国民57.7%⇒（目標値）70%以上
		（現状値）若い世代43.2%⇒（目標値）55%以上
8.	生活習慣病の予防や改善のためにふだんから適正体重の維持や減塩等に気をつけた食生活を実践している国民の割合の増加	（現状値）国民69.4%⇒（目標値）75%以上
9.	ゆっくりよく噛んで食べる国民の割合の増加	（現状値）49.2%⇒（目標値）55%以上
10.	食育の推進にかかわるボランティアの数の増加	（現状値）34.4万人⇒（目標値）37万人以上
11.	農林漁業体験を経験した国民の割合の増加	（現状値）36.2%⇒（目標値）40%以上
12.	食品ロス削減のために何らかの行動をしている国民の割合の増加	（現状値）67.4%⇒（目標値）80%以上
13.	地域や家庭で受け継がれてきた伝統的な料理や作法などを継承し，伝えている国民の割合の増加	（現状値）41.6%⇒（目標値）50%以上
		（現状値）若い世代49.3%⇒（目標値）60%以上
14.	食品の安全性について基礎的な知識をもち，みずから判断する国民の割合の増加	（現状値）国民72.0%⇒（目標値）80%以上
		（現状値）若い世代56.8%⇒（目標値）65%以上
15.	推進計画を作成・実施している市町村の増加	（現状値）76.7%⇒（目標値）100%以上

［内閣府：平成28年度版食育白書．2016．］

展開されている．

3) 国などの責務（第9条～第15条）

食育の推進について，国，地方公共団体，教育関係者，農林漁業者，食品関連事業者，国民などの食育の推進に関する基本理念に則り，関係者，関係機関などとの連携をはかりつつ食育に関する推進の責務と「食育の推進に関して講じた施策に関する報告書」を毎年国会に提出することなど政府の講ずるべき措置を定めている．

4) 食育推進基本計画など（第16条～第18条）

食育推進会議が，食育の推進に関する施策の総合的かつ計画的な推進をはかるため，①施策についての基本的方針，②目標，③食育推進活動などの総合的な促進，などの事項を含む「食育推進基本計画」を作成することを定めている．あわせて都道府県および市町村が食育推進計画を作成するよう努めなければならない旨を定めている．

5) 基本的施策（第19条～第25条）

基本的施策は国および地方公共団体が講ずるべきこととして，家庭，学校・保育所，地域などにおける食育の推進，食育推進運動の全国展開，生産者と消費者との交流促進，環境と調和のとれた農林漁業の活性化，食文化の継承のための活動への支援，食品の安全性，などについて定め，現状と今後の方向性を見極めながら取り組むべき政策を推進することを定めている．

6) 食育推進会議など（第26条～第33条）

農林水産省に設置する食育推進会議の所掌事務などについて定めるとともに，都道府県および市町村が食育推進会議を条例で定めることにより設置することができる旨を定めている．

II 食育推進基本計画

食育基本法では，農林水産省に設置される食育推進会議が食育推進基本計画（以下「基本計画」という）を作成することと定められている（第26条）．

また，平成28(2016)年3月には，過去5年間の食育に関する取り組みの成果と課題を踏まえ，「第3次食育推進基本計画」（以下「第3次基本計画」という）が決定された．この第3次基本計画は，平成28(2016)年度から平成32(2020)年度までの5年間を対象とし，食育の推進にあたっての基本的な方針や目標値（表1）[1]を掲げるとともに，食育の総合的な促進に関する事項として取り組むべき施策などを提示している．

ⓐ 食育推進基本計画のポイント

1 食育の推進に関する施策についての基本的な方針

1）5つの重点課題

・若い世代を中心とした食育の推進

　国民が生涯にわたって健全な心身を培い，豊かな人間性を育むためには，子どもから成人，高齢者に至るまで，生涯を通じた食育を推進することが重要である．

　しかし，特に，20歳代および30歳代の若い世代は，食に関する知識や意識，実践状況などの面ではかの世代より課題が多い．このため，こうした若い世代を中心として，食に関する知識を深め，意識を高め，心身の健康を増進する健全な食生活を実践することができるように食育を推進する．

・多様な暮らしに対応した食育の推進

　わが国では，少子高齢化が進むなか，世帯構造や社会環境も変化し，単独世帯やひとり親世帯が増えている．家庭生活の状況が多様化するなかで，家庭や個人の努力のみでは，健全な食生活の実践につなげていくことが困難な状況も見受けられる．こうした状況を踏まえ，子どもや高齢者を含むすべての国民が健全で充実した食生活を実現できるよう，コミュニケーションや豊かな食体験にもつながる共食の機会の提供などを行う食育を推進する．

・健康寿命の延伸につながる食育の推進

　健康づくりや生活習慣病の発症・重症化の予防を推進することにより，健康寿命の延伸を実現し，子どもから高齢者まですべての国民がすこやかで心豊かに生活できる，活力ある社会を実現することは，国が優先的に取り組むべき課題の1つである．このため，国民1人1人が生活習慣病の発症・重症化の予防や改善に向けて，健全な食生活を実践できるよう支援するとともに，健康寿命の延伸につながる減塩などの推進やメタボリックシンドローム，肥満・やせ，低栄養の予防や改善など，食育を推進する．

・食の循環や環境を意識した食育の推進

　食に対する感謝の念を深めていくためには，自然や社会環境とのかかわりのなかで，食料の生産から消費に至る食の循環を意識し，生産者を始めとして多くの関係者により食が支えられていることを理解することが大切である．また，わが国は食料および飼料などの生産資材の多くを海外からの輸入に頼っている一方で，推計で年間約642万tにのぼる食品ロスが発生しており，環境への大きな負荷を生じさせていることから，食品廃棄物の発生抑制をさらに推進するなど，環境にも配慮することが必要である．このため，生産から消費までの一連の食の循環を意識しつつ，食品ロスの削減など，環境にも配慮した食育を推進する．

・食文化の継承に向けた食育の推進

　近年，地場産物を生かした郷土料理やその食べ方，食事の際の作法など，優れた伝統的な食文化が十分に継承されず，その特色が失われつつある．このため，伝統的な食文化に関する国民の関心と理解を深めるなどにより伝統的な食文化の保護・継承を推進する．

❖ 文　献
1) 内閣府：平成28年度版食育白書．2016.

［田中弘之］

第13章 食教育

B 小児期の食教育における包括的アプローチ
comprehensive approaches for nutritional education in childhood

ポイント
- 子どもたちの栄養・食生活の改善をはかり，健全な成長・発達を促すためには，養育者への適切な情報提供，保健医療従事者による支援や教育が必要である．
- 食品や栄養にかかわる情報はネット上や商業的PR活動により氾濫し，養育者らが適切な判断・行動をしにくい状況にある．
- 健康や栄養にかかわる情報を正しく理解し，批判的に吟味し，具体的な行動へとつなげていくための力，すなわちヘルスリテラシーを高めていくような取り組みが求められる．
- 子どもたちの食の安全を守るための食環境（適切な情報と健康的な食べもの）の整備に向けた取り組みも併せて進める必要がある．

　小児期における食生活は周囲からの影響が大きく，養育者への働きかけを含めた包括的なアプローチが重要である．また，子どもにとっての健全な食事という視点から保護者自身の食生活を振り返ってもらうことは，家族全体での生活習慣病予防にもつながる．第3次食育推進基本計画[1]では，「若い世代を中心とした食育」や「子どもの成長，発達にあわせた切れ目のない」対応の推進が謳われており，小児保健の場でのより一層の展開が期待されている．
　本項では，子どもたちへの食教育に関して，直接的な教育・指導に加えて，より包括的なアプローチについて整理し，解説を加える．

ⓐ 子どもたちの食生活をとりまく諸因子

　小児期における食生活に影響を及ぼす因子が成人の場合と異なる点として，養育者の影響が大きいこと，学校，保育所・幼稚園などにおいて食に関する系統的な教育・指導（給食を含む）がなされること，生活習慣や嗜好が形成される途上にあることなどが考えられる．小児を対象とする保健・医療の場では，年長の対象児には直接的な働きかけが，乳幼児期においては養育者に対する働きかけが主要なチャンネルとなる．特に養育者に対しては，乳幼児健診や一般診療のなかでの限られた時間となるものの，小児科医などからの教育・支援は，健全な食生活実現に向けての重要な機会となる．直接的には対象児と養育者に接するが，子どもたちの食生活をとりまく諸因子（図1）の全体像をイメージしながら，包括的なアプローチを進めるとより効果的であると考えられる．

ⓑ 養育者へのアプローチの重要性－特にヘルスリテラシーに着目して－

　2017年4月に東京都からわが国初の乳児ボツリヌス症の死亡例（生後5か月）が発表された[2]．養育者が習慣的にはちみつを与えており，インターネット上で一般の人が自由に投稿できるレシピ紹介サイトにおいてはちみつを使用した離乳食レシピが数多く掲載されていることが分かった．インターネット，SNSなどで氾濫する情報は，母子健康手帳や乳幼児健診での正しい情報や指導よりも大きな影響を養育者に与えたかもしれない．
　近年，国内外において「ヘルスリテラシー」という概念が注目されている．「個人が，健康課題に対して適切に判断を行うために，必要となる基本的な健康情報やサービスを獲得，処理，理解する能力」[3]と定義され，さらに「基本的なスキルとしての読み書き能力」「異なるコミュニケーションから情報を引き出したり適応したりする能力」「情報を批判的に分析し，その情報を生活上の出来事や状況に活用する能力」という3つの要素[4]として捉えることも多い．保健医療従事者は，利用者に対してヘルスリテラシーを高めるような働きかけを行うことが求められ，そのためには，みずからがヘルスリテラシーへ

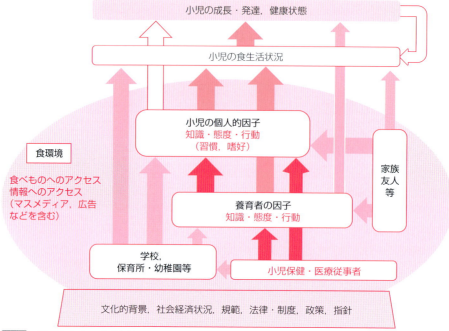

図1 子どもたちの食生活をとりまく諸因子(概念図)

の理解を深め，たとえば「利用者に伝える際，日常用語や概念を用い，避けられない専門用語は適切に定義し，略語は避ける」，「診療の初めに患者の心配事をすべて引き出す」といった態度をとることも重要であるとされる[5]．小児保健・医療においても，養育者のヘルスリテラシーが子どもの健康増進や疾病予防に影響を与えることが確認されている[6]．

個人のヘルスリテラシーの状況を判定するためには，さまざまなツール(質問項目セット)が開発されており，目的に応じて使い分けられている．たとえば，「基本的なスキルとしての読み書き能力」を客観的に評価するツールとして Newest Vital Sign 日本語版[7]があげられる．これは，アイスクリーム箱の栄養成分表示(図2)[8]を例として，全部食べたときの総エネルギーの量，炭水化物，飽和脂肪酸などに関する計算問題，食品安全上の含有成分の読み取りなど6問の"テスト"で構成されている．一方，おもに一般市民を対象とした評価ツールである Communicative and Critical Health Literacy (CCHL)尺度[9]の変法として，「健康的な食生活リテラシー(Healthy Eating Literacy；HEL)尺度(図3)」[10]が提唱されている．このような評価ツールなどを利用し，養育者のヘルスリテラシーの状況を把握・評価し，それに応じた働きかけを行う教育実践に向けた検討も今後必要である．

栄養成分表	
分量（1個あたり）	100ml
1箱あたりの内容量（個）	4
含有量	（1個あたり）
キロカロリー（kcal）	250
脂肪キロカロリー（kcal）	120
	%（成人1日摂取量に対する割合）
総脂質	13g　20%*
飽和脂肪酸	9g　40%*
コレステロール	28mg　12%*
ナトリウム	55mg　2%*
総炭水化物	30g　12%*
食物繊維	2g
糖類	23g
タンパク質	4g　8%

*成人1日摂取量に対する割合は，2,000kcalに基づいて計算しています．実際のあなたの1日摂取カロリーの必要量は，2,000kcalよりも高い（あるいは低い）可能性があります．
含有成分：乳脂，脱脂粉乳，液糖，水，卵黄，ブラウンシュガー，乳脂肪，ピーナッツ油，砂糖，バター，食塩，カラギーナン，バニラ抽出物

図2 Newest Vital Sign 日本語版における栄養成分表示

［石川ひろの：ヘルスリテラシーの評価法．福田 洋ほか（編集）：ヘルスリテラシー：健康教育の新しいキーワード．大修館書店，2016：46．］

問	あなたは，もし必要になったら，健康に関連した食情報を自分自身で探したり利用したりすることができると思いますか．最もあてはまるものを1つお選びください．

質　問	全くそう思わない	あまりそう思わない	どちらでもない	まあそう思う	強くそう思う
1. 新聞，本，インターネットなど，いろいろな情報源から食情報を集められる	①	②	③	④	⑤
2. たくさんある情報の中から，自分の求める食情報を選び出せる	①	②	③	④	⑤
3. 食情報がどの程度信頼できるかを判断できる	①	②	③	④	⑤
4. 食情報を理解し，人に伝えることができる	①	②	③	④	⑤
5. 食情報をもとに健康改善のための計画や行動を決めることができる	①	②	③	④	⑤

図3 食生活リテラシー尺度
[高泉佳苗ほか：健康的な食生活リテラシー尺度の信頼性および妥当性．インターネット調査による検討．日本健康教育学会誌 2012；20：30-40.]

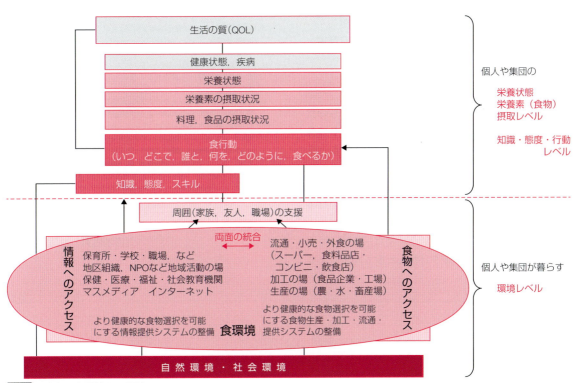

図4 健康と食環境との関連
(「健康日本21」栄養・食生活分野　付録1「栄養・食生活と健康，生活の質などの関係について」を基に作成)
[厚生労働省：健康づくりのための食環境整備に関する検討会報告書．2004. http://www.mhlw.go.jp/shingi/2004/12/s1202-4.html]

C 食環境へのアプローチ

　養育者(特に年少児の場合)および子どもたち本人(特に年長児の場合)におけるヘルスリテラシーを高めていくことは，さまざまな情報や食品(サプリメントやいわゆる健康食品を含む)が氾濫する社会において必要不可欠なことである．一方，子どもたちをとりまく「食環境」(図4)[11]を社会全体として改善していくことも重要である．

　たとえば，アメリカ小児科学会では，子どもたち

の健康にとって好ましくないと考えられる「学校におけるソフトドリンク」の販売などを制限すべき旨の「政策提言」(2004)[12]を行い，学校における食環境の改善につながった．また，WHOによる国際的な枠組み[13]のなかで，脂肪・糖分・塩分の含量が高く，栄養価に乏しく，高エネルギー密度の食品や飲料に関して，子どもたちへの宣伝や販売（マーケティング）に対する規制が多くの国で実施されている．わが国においては，ファストフードや菓子・ソフトドリンクなどのマーケティング戦略として，さまざまな手法（おまけの玩具，アニメのキャラクターやスポーツ選手などの有名人を用いた宣伝など）が用いられており，子どもたちの健全な食品選択や嗜好がゆがめられていることが危惧される[14]．しかし，わが国では，政府，企業グループにおいて，子どもに対する食品マーケティングに関する議論はほとんど進んでいない．そのようなことからも，小児科医らによる情報発信や社会活動などを通じて，子どもたちの食の安全を守るための食環境の整備を進めていく必要がある．

おわりに

日常の保健指導や診療のなかで，子どもたちの食生活の状況が良好ではないこと，その背景として養育者の「ヘルスリテラシー」が不十分であることを感じることも少なくないだろう．このようなケースに対して，個別具体的な食事指導は効果が得られにくいことも想定される．したがって，目の前の対象児と養育者に対する直接的な働きかけに加えて，本項で述べたようなより包括的なアプローチや，時間をかけて社会全体の変革を目指した取り組みも必要

であろう．

文 献

1) 農林水産省：第3次食育推進基本計画．2016. http://www.maff.go.jp/j/syokuiku/kannrennhou.html（アクセス日：2018年8月1日）
2) 東京都福祉保健局：食中毒の発生について．2017.
http://www.pref.tottori.lg.jp/secure/1071809/170407_tokyo.pdf
3) United States Department of Health and Human Services：Healthy People 2010. 11 Health Communication. 2010.
https://healthypeople.gov/2010/Document/pdf/Volume1/11HealthCom.pdf（アクセス日：2018年8月1日）
4) Nutbeam D：Health literacy as a public health goal：a challenge for contemporary health education and communication strategies into the 21st century. Health Promot Int 2000；15：259-267.
5) Coleman CA, et al.：Health literacy practices and educational competencies for health professionals：a consensus study. J Health Commun 2013；18 Suppl 1：82-102.
6) Sanders LM, et al.：Health literacy and child health promotion：Implications for research, clinical care, and public policy. Pediatrics 2009；124：S306-S314.
7) Kogure T, et al.：Validity and reliability of the Japanese version of the Newest Vital Sign：a preliminary study. PLoS One 2014；9：e94582.
8) 石川ひろの：ヘルスリテラシーの評価法．福田 洋ほか（編集）：ヘルスリテラシー：健康教育の新しいキーワード．大修館書店，2016；46.
9) Ishikawa H, et al.：Developing a measure of communicative and critical health literacy：a pilot study of Japanese office workers. Health Promot Int 2008；23：269-274.
10) 高泉佳苗ほか：健康的な食生活リテラシー尺度の信頼性および妥当性．インターネット調査による検討．日本健康教育学会誌2012；20：30-40.
11) 厚生労働省：健康づくりのための食環境整備に関する検討会報告書．2004. http://www.mhlw.go.jp/shingi/2004/12/s1202-4.html（アクセス日：2018年8月1日）
12) American Academy of Pediatrics Committee on School Health：Soft drinks in schools. Pediatrics 2004；113：152-154.
13) WHO：Set of recommendations on the marketing of foods and non-alcoholic beverages to children（resolution WHA63.14）. 2010.
http://whqlibdoc.who.int/publications/2010/9789241500210_eng.pdf（アクセス日：2018年8月1日）
14) 吉池信男：小児をとりまく食の安全に関する諸問題．小児内科 2014；46：1009-1013.

［吉池信男・岩部万衣子］

第13章 食教育

C 小児科医の役割
roles of pediatricians

- 小児科医は生後まもなくから小児の栄養・発育・発達を見守る役割を担う．
- 新生児期の後の乳幼児期は定期健診，その後は園医や学校医として成長・発育をみる．
- 肥満・るいそう，アレルギー，栄養障害など早期に対応が必要な疾患が多い．
- 食の安全に対する正しい情報を伝えることも必要である．

食が健康維持や人間形成に不可欠であることが再認識され食育の重要性が叫ばれている[1]．バランスのよい食，適正なカロリー，正しい食事のとり方など，広義には食教育は親を通じて新生児・乳児期から始まる．小児と小児科医とのかかわりは出生後まもなくから始まり，自分で食品を選び摂食可能となる年齢まで続く．食教育に関する小児科医の役割について伝える．

a 年齢別の対応（表1）

新生児診察や乳幼児健診の対象は出生児全員なので，限られた時間と条件のなかで呼吸・循環・栄養状態・発達などすべてを判断する必要があり，小児科医ならではの技量や知識・経験が問われる．在胎週数の短い早産児や低出生体重児では，まさに出生直後からの迅速な対応が必要となるが，満期産の成熟児であっても新生児診察に始まり，発育・発達をみるために1か月健診，その後も成長段階の節目となる時期に乳児検診，幼児健診が続く．乳幼児期を過ぎた後も就学前健診，学校医としてかかわりは続いていく[2]．つまり，食教育は診察・健診を通して子どもたちの両親に対して早期から始められているということになる．一般診療での疾患治療とは別に，人生の始まりの大切な時期を健康面，栄養面でサポートしていくことも小児科医の大切な役割である．

1 新生児期

早産児や低出生体重児では，時には出生直後に迅速に対応できるように小児科医は分娩室や手術室に赴き待機することもまれではない．産声を上げ四肢を活発に動かしているかは呼吸循環状態の初期判断に重要である．在胎週数や出生時体重によって生命維持，黄疸や感染症への対策などで集中的な管理や治療が行われ，同時に栄養・電解質・水分管理なども厳重な管理下に行われる．成熟児の場合も出生時診察，退院時診察がすべての出生児に対して行われ，健康状態，黄疸の観察，哺乳状態，生理的体重減少の後の体重増加の状況など小児科医が注意を向ける点は多い．助産師や保健師などと意見交換のうえで母乳の不足はないか，ミルクの追加の必要性があるかについて指示を出す役割も担っている．

2 乳児期

生後3～4か月までは1か月間に平均1,000 g程度の体重増加がみられる．1か月健診は退院後に順調に体重増加しているかを確認する大切なポイントである．体重増加が不十分な場合は身体的な異常の有無を確認すると同時に，哺乳状況などの確認が必要となる．哺乳が十分であっても頻回の嘔吐があれば幽門狭窄症などの疾患も考えられる．3～4か月健診では同じく体重増加の確認とともに，定頸（首のすわり）や追視などの発達のチェックが行われる．その後の体重増加は数か月で1,000 g程度に落ち着くので，6～7か月健診では寝返りのほか，離乳食の開始，摂食状況などを確認する．初めて食品をとる時期なので，アレルギーについて，乳児ボツリヌス症についてなどの啓蒙も小児科医の役割である．この月齢では市町村によっては集団検診から個別健診へと替わっているところも多い．栄養や発育状態の確認のほかに予防接種の接種状況の確認も大切である．

表1　乳幼児健診でのチェックポイント

時期	栄養面での注意点	運動発達	精神発達
1か月	栄養・体重増加		
3〜4か月	栄養・体重増加	定頸　追視	あやし笑い
6〜7か月	栄養　離乳食	寝返り	人見知り
9〜10か月	栄養　離乳食	立位の保持	喃語
1歳6か月	肥満・やせ	独歩	3つ以上の有意語
3歳	肥満・やせ・身長	小走り	言葉　2語文
5歳	肥満・やせ・身長	片足跳び	集団への適応

表2　子どもの健康管理プログラムでの自動検索

1. 身長の最新値が97パーセンタイル以上
2. 過去の身長の最小値に比べて最新値が1Zスコア以上大きい
3. 身長の最新値が3パーセンタイル以下
4. 過去の身長の最大値に比べて最新値が1Zスコア以上小さい
5. 肥満度の最新値が＋20%以上
6. 過去の肥満度の最小値に比べて最新値が20%以上大きい
7. 肥満度の最新値が－20%以下
8. 過去の肥満度の最大値に比べて最新値が20%以上小さい

[村田光範：応用版子供の健康管理プログラム平成27年度版.]

3 幼児期

　1歳6か月では独歩可能かどうかが発達上重要なポイントとなる．離乳が完了して1日3食の食生活が生活サイクルとして確立してくる時期でもある．3歳健診のころには体つきがしっかりしてきて身体活動がさらに活発になり，転ばずに活発に走れるようになっている．摂食できる食品の種類も量も増えて，ほぼ大人と同じ内容の食事ができるようになっている．偏った食生活が身につかないように気をつけなければならない．この後は就学前健診までは健診はないので，身長・体重の増加，発達の様子については親が不安を残さないように十分な指導が必要となる．歯牙の萌出する時期でもあり食育に関連して口腔ケアも指導が必要となる．

4 学童期

　小中学校では2016年から成長曲線による成長の評価が導入され，身長・体重を入力すると8項目（表2）[3]について該当者がピックアップされて学校医との相談のうえで医療機関への受診につながるようになった．肥満，低身長，思春期早発症などの早期発見が期待されている．特に，肥満・メタボリックシンドロームはかつて成人だけの問題とされ，成人病とよばれてきたが，近年は小児期から医学的・身体的異常が出現することから小児生活習慣病とよばれるようになり（詳細は第5章 H 肥満を参照），対策が急がれてきた[4]．早期に，すなわち軽度肥満からの適切な対応が可能となれば小児肥満は解消できる場合が多い．肥満進行の予測，内臓脂肪蓄積の評価のために腹囲測定が普及することも望まれている．

5 思春期

　身体活動量は非常に活発となり健康状態も安定して，人生のなかでも疾患の罹患リスクは少なく医療機関に行く機会は非常に少なくなる．その一方で，睡眠・食事・身体活動など毎日の生活は固定化がさらに進み生活習慣として身についてしまう時期でもあり，栄養の過不足，偏食，朝食抜き，夜食，などに起因する疾患には注意を要する．この時期の肥満は高率に成人肥満に移行することも念頭におく[5]．学校健診以外には医療にかかわる機会は少ないので，折にふれ生活習慣に起因する疾患への対応はなお必要である．

b 疾患別の対応

　栄養・代謝に起因する疾患と食教育に関連するその対応法について記す．詳細は本書の他項を参照いただきたい．

1 体重増加不良
（第5章 F 乳幼児期体重増加不良参照）

　新生児期から乳児期前半までは身長・体重とも急激な変化を示す時期で，この時期の体重増加不良はその後の発育にも影響を及ぼす．また必須栄養成分の不足は精神運動発達にも不可逆的な悪影響を及ぼすので早期の対応が必要である．成長曲線などで体重経過を観察し，著しい体重増加不良や体重減少では摂取不良の背景や基礎疾患の存在を疑う．

2 肥満（第5章 H 肥満参照）

　遺伝的背景に加えて不規則でアンバランスな食生活によって摂取カロリー過剰となり肥満が発症し進行している場合が多く，まさに食教育が重要である．症候性肥満では原疾患について，肥満悪化に伴う合併症が出現している場合は適切な対応が求めら

れる.

3 低身長（第5章 I 低身長参照）

軽度の栄養不足では身長への影響は少ないが，慢性的な消化器症状，成長期のアンバランスな食事やカロリー制限，とくに痩身願望や極度の偏食がないかを確認する必要がある．成長ホルモン，甲状腺ホルモン，骨形成障害などの影響が疑われる場合は早期の対策が必要である．

4 貧血

乳児期の生理的貧血が過ぎても貧血が解消しない，学童期に貧血が進行する場合は骨髄疾患や腎疾患のほかに鉄欠乏性貧血を念頭におく．焦げつかないように表面がコーティングされ鉄分が溶出しないフライパンの使用も一因とされている．学齢期にはピロリ菌による鉄欠乏性貧血の可能性もある．

5 皮膚疾患

乳児湿疹やアトピー性皮膚炎など摂取できる食品が増えるにしたがって食物アレルギーにも気を配る必要がある．微量元素の不足も難治性の皮膚症状を呈する．カロリー摂取過剰で肥満が進行すると高インスリン血症による黒色表皮症を呈する[6]．

6 カルシウム代謝異常と骨形成障害

食事形態の変化，レトルトや調理済み食品の普及などでカルシウム摂取量は不足がちといわれている．骨カルシウム代謝には腎機能のほか，日光を浴びることや適度な重量負荷が欠かせない．室内でゲームやテレビに費やす時間の増加によって骨の脆弱化は進む．実際に長期臥床入院患者では骨粗鬆症の進行が速い．食育とともに健全な生活習慣への指導も必要である．

7 低蛋白血症
（第5章 M 浮腫・低蛋白参照）

長期の消化器疾患，摂食障害，腎疾患，肝疾患などでは低蛋白血症をきたす．血漿膠質浸透圧の低下，血管透過性の亢進が進むと浮腫を呈する．原疾患の治療とともに適切な栄養管理を要する．

C 食の安全

輸送手段，物流の発展により多種多様な食材が容易に入手できるようになってきている．安価で質のよい食材が輸入されたり，海外で食材を安価で調達して現地であるいは国内で調理・加工・包装されて流通している食品も非常に多い．残念ながら，そのなかには国内の安全基準に達しないまま監視の網の目をすり抜けて流入するものもあり，情報に注意を傾けておく必要がある．冷凍いんげんへの農薬混入，牛乳や粒あんへの異物混入，冷凍餃子が原因と思われる健康被害などは記憶に新しい．

また，小児ならではの，食品そのものの安全性以前の，食品の形状や形態による思わぬ危険についても医師の立場から注意を喚起する必要がある．過去には蒟蒻入りゼリーによるもの，最近では学校給食での食パンによる窒息事故も報告されており，小児科医からの啓蒙も必要である．

❖ 文　献

1) 厚生労働省：保育所における食事の提供ガイドライン．2012．
2) 横山徹爾ほか：乳幼児身体発育評価マニュアル．平成23年度厚生労働科学研究費補助金（成育疾患克服等次世代育成基盤研究事業）．2012．
3) 村田光範：応用版子供の健康管理プログラム平成27年度版．
4) 朝山光太郎ほか：小児肥満症の判定基準．肥満研究 2002；8：204-211．
5) 内田則彦ほか：生活習慣を改善させるためのチェックリストを用いた肥満児の治療法．日本小児科学会雑誌 1996；100：1724-1748．
6) 日本肥満学会：小児肥満症に関連する健康障害．小児肥満症診療ガイドライン．日本肥満学会，2017；23-45．

［内田則彦］

第13章 食教育

D 保育所・幼稚園・認定こども園での取り組み

practice at kindergarten・nursery school

ポイント

- 養護と教育から食環境の整備について知る．
- 子どもたちの育ちを意識した食育計画を理解する．
- 保護者，専門家など地域の関係機関との協力の大切さを理解する．

ⓐ 食育の基本と内容

2017年に「幼稚園教育要領」，「保育所保育指針」，「幼保連携型認定こども園教育・保育要領」の3法令が同時に改訂（定）告示された．子どもたちがどの施設を利用しても同じ質やレベルの教育・保育が受けられるように保障することが望まれるためである．

そのなかで食育は，子どもや子どもを取り巻く家庭，地域に向けて，食に関する理解を深めてよりよい食生活が送れるようにすること，子どもたちが未来の創り手となるために必要な資質・能力を育むことが期待されているので，現在もさまざまな取り組みが求められている．

1 保育所

保育所における食育に関する指針には，「楽しく食べる子どもに～保育所における食育に関する指針～」[1]があり，そこには保育所における食育の目標と基本構造が示されている（図1）[1]．2004年より保育所では，子ども自身の食を営む力の育成に向け，その基礎を培うことを目標に5つの子ども像の実現を目指している．

今後の食育の充実をはかるには，養護と教育を一体的に展開すること，保護者や専門家をはじめ地域の関係機関の協力を得ながら実施することなどが保育所保育指針[2]に強調された．家庭の食生活も充実させたいというねらいがある．

2 幼稚園

「幼児期の終わりまでに育ってほしい姿（10の姿）」（図2）[3]には，子どもたちの主体性や試行錯誤による学びの方向性が示されている．また，日々の保育のなかには，5領域である「健康」「人間関係」「環境」「言葉」「表現」を念頭においた環境づくりが必要とされている．これらと食育を関連させてよりよいものにしていく必要がある．地域や保護者に向けての食育活動も大切であるとされているので，地域の人々と連携した多様な体験や講習会などを充実する必要がある．

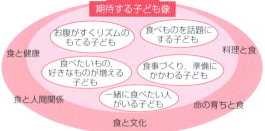

図1 「保育所における食育に関する指針」の基本構造
[厚生労働省：楽しく食べる子どもに～保育所における食育に関する指針～．2004.]

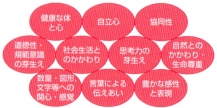

図2 幼児期の終わりまでに育ってほしい姿（10の姿）のイメージ
[文部科学省：幼児教育部会における審議の取りまとめ．2016.]

3 認定こども園

幼稚園は文部科学省，保育所は厚生労働省が管轄しているが，認定こども園は各種法体系の連携を内閣府がはかっている．教育・保育を一体的に行う施設で，いわば幼稚園と保育所の両方のよさを併せもつ施設である．家庭や地域での生活を含めた園児の生活全体が豊かなものとなるように努めなければならないとされているので，食育の推進，子育て支援の充実をはかる必要がある．

b 養護と教育の両面から展開

食育の推進は，「養護」と「教育」の内容の両面から整えた環境において，子どもみずからが意欲をもって食にかかわる体験を積み重ねていけるようにすることである．

「養護」とは，子どもの生命を保持し，情緒の安定をはかるために行う援助やかかわりである．1人ひとりの発育発達から栄養の過不足など健康状態を把握すること，離乳食や食物アレルギー対応には保護者と連絡を密にして進めていくこと，衛生管理や安全管理などには十分配慮して生理的欲求を満たすこと，家庭と協力して運動と休息を適度に取り入れて，子どもにふさわしい生活リズムを作っていくこと，などがある．空腹が満たされる心地よさや満足感，授乳や食事の介助を通した愛着形成から信頼感が生まれ，情緒の安定がもたらされるので，職員は言葉，口調，態度などから1人ひとりの子どもの自尊心を大切に，やさしく，あたたかく接するようにしたい．

「教育」とは，発達の援助が中心となる．「健康」は，栄養素の働きを知ることや好き嫌いなく食べられるようにしていくことでみずから健康で安全な生活を作り出す力を養う．「人間関係」は，みんなで協力しながら食事の準備や片づけをしたり，一緒に食事を楽しむことなどから信頼関係を深める．「環境」は，栽培活動，下ごしらえ，調理体験，行事食や郷土料理から興味や関心をもたせ，生活に取り入れていこうとする力を養う．「言葉」は，「いただきます」などのあいさつから感謝の気持ちを，「おいしいね」と共感しあう気持ちを，食事中のおしゃべりは食を楽しむ気持ちを引き出す．「表現」は，「どんな味がするかな」などと考えさせる言葉かけから，自分なりに表現することを養う．3歳以上児の場合はこれらを総合的に展開し，図2[3]の「10の姿」を日々の生活や遊び，食育活動を通して計画的に育んでいくことが大切である．

c 環境への配慮

子どもみずからの感覚や体験を通して育つ環境には，自然の恵みとしての食材そのものや，食材の生産から流通，調理にかかわる人々など，子どもが人とかかわる力を育む物的・人的環境への配慮が必要である．

1 自然環境への配慮

「保育所における食育の計画づくりガイド」[4]には，「幼児期において自然のもつ意味は大きく，その美しさ，不思議さ，恵みなどに直接触れる体験を通して，いのちの大切さに気づくことを踏まえ，子どもが自然とのかかわりを深めることができるよう工夫すること」と説明されている．

栽培活動は，園庭などでの食材の栽培，収穫，調理の手伝いを通して，食材への興味が芽生え，感謝して食べることを学ぶことができる．また，子どもたちの手伝いを通した成長を家庭に伝えることは家庭への食育につながる．生産者の苦労を知ることや感謝の気持ちを高める機会にもなる．一緒に食材の買い物に行ける場所や農家の畑を見学できる場所を探し，体験につなげることもできる．

2 食卓環境への配慮

子どもの心身の発達状況にあわせた心地よい落ち着いた食環境を十分に確保する．食事をする部屋の室温，換気，採光，音の刺激は適切な状態を心がける．授乳期，離乳食期は個々の欲求，リズム，食べる機能にきめ細やかに対応できる静かな落ち着いた環境を整える．集団で食べられるようになれば，テーブルや椅子，食器や食具など，発達段階にあわせる．担任や友だちなど一緒に食べる人の構成を考えることも大切である．時には発達年齢にあわせてバイキング形式にしてもよい．仲間のことも考えながらいろいろな食品をバランスよくとる経験ができる．子どもがみずから選ぶと主体性が育ち，好きな物が増える．

3 人とかかわる力を育む環境への配慮

身近な大人や友達とともに調理をすることは，人の役に立つ喜びを味わったり，食事を提供する職員への感謝の気持ちをもったり，協力しあうことや食

べる喜びを味わうことができる．調理員，栄養士などが子どもたちと一緒に食事をする機会を作ることは，調理の工夫をしたり，子どもの食事や食材についての疑問などにわかりやすく伝えることができる．子どもとの交流が深まると食育の質も高まる．

共食により食事のマナーを身につけることは，一緒に食事する人を不快にさせない思いやりの気持ちを育てる．正しいマナーは見て学ぶことが多いので，子どもと一緒に食べる職員は，箸の持ち方，器の持ち方，食べ方などに気をつけることも大切である．

行事の際は，地域のお年寄りや外国の人などさまざまな人たちと交流することが自分の育つ地域への愛着，目上の人への思いやりや尊敬の念，感謝の気持ちなどが育まれるので，地域との関係を作っていく．

4 楽しい食事にするための環境

子どもが主体的に食事に向かえるようにするには，食事の前にお腹が空いた状態になるよう午前中の活動を考える．家庭との連携は大切で，朝食抜き，朝食時刻が遅すぎるようなら改善してもらうことも必要である．

1人ひとりの生活リズムと食欲を考慮して，ゆとりある食事時間にする．低年齢の場合は，飲んだり食べたりする子どものリズムにあわせることも大切である．

5 安全のための環境

離乳食期，障がい，食物アレルギーなどにおいては個人差が大きいので担任，栄養士，調理員，保護者，医師などとの連携がスムーズにいくように配慮する．調理体験の際には，衛生管理，事故には十分注意をする必要がある．

d 食育計画～マネジメントサイクルの活用

食育の内容は保育の一環として具体的に組織的・計画的に構成され，各園の食生活と家庭の食生活の両方を通して総合的に展開されるように作成し，それぞれの状況や地域の実態にあわせて展開するものである．実施には，マネジメントサイクルである計画(plan)→実施(do)→評価(check)→改善(action)を繰り返しながら目標を達成していく．

計画(plan)では，園の食育の目標を決定し，期待する子ども像，身につけて欲しい資質や能力に基づいて0～6歳までの育ちを見通しているかを，長期的(年間，月間など)，短期的(週，日など)に考える．

実施(do)では，子どもの育ちにつながっているかどうか客観的に観察したり，事故が起きないように見守る．保護者や地域の人が参加している場合は，職員などの配置のバランスを整え，みんなが楽しめるように全体を見渡しながら配慮する．

評価(check)は，実施することで目標がどの程度達成されたかを確認するためのもので，確認する内容は，計画，経過，結果などがある．

計画では，たとえば1人ひとりの発育・発達にあっていたか，時期に望ましい活動であったか，家庭の生活リズムや食生活状況などから実態に即した内容であったかどうかなど適切な計画であったかどうか評価する．経過では，たとえば子どもが主体的であったか，スタッフのかかわり方は適切であったかなど記録や映像などを用いて評価する．結果は，最終的に目標がどの程度達成されたかなどを評価する．

改善(action)は，問題点があれば職員同士で検討する．

e 家庭と地域の子育て支援

1 食を通した保護者支援

3法令のなかには，「保護者や地域の人々に機能や施設を開放し，関係機関との連携や協力し合いながら，支援等を行う役割を担うものである」とされている．

食に関する不安や心配ごとを抱える保護者は少なくない．身近に相談する人がいないので孤立しているような状況にある．家庭での食に目を向けることは，不適切な養育や虐待などの予防や発見につながることもある．

2 園に入所している子どもの保護者に対する支援

保護者には子どもの食育に関してどのように取り組んでいるのか連絡帳，園だより，給食だより，送迎時の対話などにより伝えることで，子どもの食に関する興味・関心を伝えることができる．低年齢児では，連絡帳の情報を共有して食事量や内容を確認しながら足並みをそろえていく．

給食やおやつの参観は，実際に子どもが食べている姿を保護者が確認できる機会を作る．試食会は，

味つけ，調理形態などを伝えることができる．異年齢クラスの参観は，これからの子どもの成長がわかり，成長の見通しを得ることができる．

3 地域に開かれた子育て支援〜食を通した支援

子育て支援の施設（広場）として保育室や遊び場を開放すること，入所児の食べている場面を見せること，離乳食作りや食育などの講習会，給食の試食会などができる．ホームページなどでは，レシピの紹介，食の悩みごとのQ＆A，地域子育て支援の情報を提供するとよい．

また，地域の方に向けての行事開催は交流の促進につながる．親子ともに行事食を作ったり食べたりしてふれあうなかで，食文化の継承ができる．

4 食に関する相談援助

個別の相談を希望されたときは情報提供や助言・支援を行う．傾聴して保護者の真意をとらえ，状況や気持ちを受け止め，理解し，共感に基づいた説明や助言を行うこと，励ます言葉遣いには十分配慮し，保護者自身が子育てをみずから実践する力を引き出すような接し方を心がける．

子どもに障がいや発達上の課題がみられる場合は，なるべく早めに市町村や関係機関と連携や協力をはかり，食支援の仕方を共有する．

おわりに

子どもの心や体をすこやかに育むためには，食育活動をさらに充実させて取り組んでいく必要がある．そのためには，職員の専門性を生かしながら，保護者や地域の関係者と連携・協働していくことが求められている．

❖ 文　献

1) 厚生労働省：楽しく食べる子どもに〜保育所における食育に関する指針〜．2004．
2) 厚生労働省：保育所保育指針．2018．
3) 文部科学省：幼児教育部会における審議の取りまとめ．2016．
4) 保育所における食育計画研究会（編集）：保育所における食育の計画づくりガイド．児童育成協会児童給食事業部，2008．

❖ 参考文献

・文部科学省：幼稚園教育要領．2018．
・内閣府ほか：幼保連携型認定こども園教育・保育要領．2018．

［太田百合子］

第13章 食教育

E 学校での取り組み
practice at school

- 学校における食育の指導体制整備についてあきらかにした．
- 学校における食育の中核を担う栄養教諭の役割について示した．
- 学校給食を活用した食育の進め方について示した．
- 学校における食育の課題について考察した．

ⓐ 学校における食育

　わが国は，学校給食を教育に位置づけ，児童・生徒の食育に取り組んできた．しかし，食生活を取り巻く社会環境の急速な変化に伴い，児童・生徒の肥満や痩身など，食に起因する健康問題が懸念されるようになった．また，少子高齢化社会を目前にして，次世代を担う児童・生徒の健康づくりは喫緊の課題でもあり，国においては，児童・生徒に対する食育を充実させるためのさまざまな施策を展開してきた．

　児童・生徒に対する食育については，本来，家庭の役割とされてきたが，近年の家庭の現状をみると，必ずしも現実的とはいえないことから，学校においても食に関する指導を通して食育を推進することが求められた．そのためには，学校における食に関する指導体制の整備が不可欠なことから，2004年に学校教育法などが改正され，食に関する指導の中心的な役割を担う栄養教諭制度が創設，翌年4月から配置がスタートした．また，2008年には「学校給食法」が改正され，学校給食がもつ食育推進上の教育的意義や学校給食を「生きた教材」として活用した食に関する指導の全体計画の作成，栄養教諭の役割・職務の明確化などがはかられた．あわせて，法の目的が，従来の「食生活の改善」から「学校における食育の推進」に改正され，学校給食の役割が一層拡大されることになった．さらに，2008年3月に告示された学習指導要領の総則に，食育の推進が明記され，あらゆる教育活動を通じて横断的に食育に取り組むことが示された．なお，2017年3月に告示された「小（中）学校学習指導要領」においては，次のとおり記述されている．

第1条　総則
第1　小（中）学校教育の基本と教育課程の役割
2(3) 特に学校における食育の推進並びに体力の向上に関する指導，安全に関する指導及び心身の健康の保持増進に関する指導については，体育科，家庭科及び特別活動の時間はもとより，各教科，道徳科，外国語活動及び総合的な学習の時間などにおいてもそれぞれの特質に応じて適切に行うよう努めること．また，それらの指導を通して，家庭や地域社会との連携を図りながら，日常生活において適切な体育・健康に関する活動の実践を促し，生涯を通じて健康・安全で活力ある生活を送るための基礎が培われるよう配慮すること．

[小（中）学校学習指導要領総則一部抜粋]

ⓑ 栄養教諭の役割

　日本の学校給食制度は世界で最も優れたものといわれており，なかでも栄養教諭制度をもっている国は，日本と日本にならって栄養教師制度を創設した韓国のみである．

　栄養教諭の職務は，児童・生徒などの「栄養の指導及び管理をつかさどる」教員（「学校教育法」第37条第13項等）として示されており，基礎資格である管理栄養士・栄養士の専門性を生かし，「給食管理」と「食に関する指導」を一体的に展開する．特に，食に関する指導については，全体計画の作成などで中心的な役割をはたすとともに，学校内における教職員間および家庭や地域との連携・調整の要としての役割をはたすことが求められている．具体的な職務は次のとおりである．

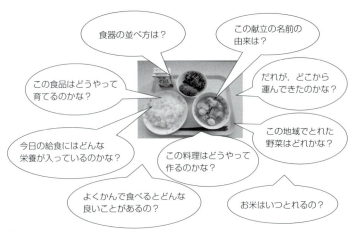

図1 給食を通して学べること（例）

1 食に関する指導

①児童・生徒に対する栄養に関する個別的な相談指導を行うこと．
②学級担任，教科担任などと連携して関連教科や特別活動などにおいて食に関する指導を行うこと．
③食に関する指導にかかわる全体的な計画の策定などへの参画を行うこと．

2 給食管理

①学校給食を教材として活用することを前提とした給食管理を行うこと．
②児童・生徒の栄養状態などの把握を行うこと．
③食に関する社会的問題などに関する情報の把握などを行うこと．

C 学校における食育の推進方法

　学校においては，食育の推進体制（食育推進委員会など）を整備し，食に関する指導の全体計画に基づき，食と関連する教科などにおいては，学級担任や教科担任と栄養教諭が連携し，学校給食を教材とした指導を通して，教科や食に関する指導の目標達成に努めている．しかし，食に関する指導の目標は，一度の指導や実践で達成されるものではなく，計画的・継続的に，繰り返し行うことによって，理解が深まり，習慣化される．このため，食に関する指導の中心は，毎日の学校給食の時間となる．学校給食の時間は，教科などの時間とは異なり，緊張から解放され，学級の仲間や教師となごやかに楽しく会食できる時間であるが，あわせて，給食の準備や会食，後片付けなどの活動を通して，会食のマナーや感謝の心，日本の食文化などを習得することや味覚とともに料理を学ぶことも可能である（図1）．

> **食に関する指導の目標**
> ・食事の重要性…食事の重要性，食事の喜び，楽しさを理解する．
> ・心身の健康…心身の成長や健康の保持増進の上で望ましい栄養や食事のとり方を理解し，自ら管理していく能力を身に付ける．
> ・食品を選択する力…正しい知識・情報に基づいて，食物の品質及び安全性等について自ら判断できる能力を身に付ける．
> ・感謝の心…食物を大事にし，食物の生産等にかかわる人々へ感謝する心をもつ．
> ・社会性…食事のマナーや食事を通じた人間関係形成能力を身に付ける．
> ・食文化…各地域の産物，食文化や食にかかわる歴史等を理解し，尊重する心をもつ．
>
> ［文部科学省：食に関する指導の手引きー第1次改訂版ー］

　また，学校給食のメニューを活用して，食と関連する教科などで学習したことを確認したり，教材化したりすることで，学習内容に関して児童・生徒の興味関心が高まり，教育効果を向上させることができる．

　しかし，食育を推進するにあたって，食育が児童・生徒の変容につながっているのかどうかを検証する必要があり，文部科学省においては，2017年3月に作成した「栄養教諭を中核としたこれからの学校の食育」において，今までの指導に加えて，PDCA

サイクルを回していくことを強く求めている．

- Plan（計画）：食に関する指導の推進体制の整備→児童・生徒や家庭および地域の食に関する実態の把握→食に関する指導目標の設定→食に関する各種計画の作成（全体計画および各学年の教科などにおける年間指導計画，給食の時間における年間指導計画など）．
- Do（実践）：食に関する指導の実施（給食の時間，教科など，個別的な相談指導など）および給食管理（栄養管理，衛生管理）．
- Check（評価）：食に関する指導の状況（アウトプット）と食に関する指導の成果（アウトカム）および給食管理についての評価．
- Action（改善）：評価結果に基づく改善および新たな指標の設定．

d 学校における食育の課題

学校における食育の推進が学習指導要領に明記されたものの，食育の重要性については，今後，校内研修などにおいて，教職員間の共通理解をはかる必要がある．

また，「学校給食法」において，学校給食の実施が義務づけられていないため，完全給食の実施率は2016年で小学校98.6％，中学校83.7％と，中学校の実施率が低い状況となっている．そのため，「学校教育法」において，栄養教諭は，「学校に置かなければならない職員」となっていない．2017年5月現在，栄養教諭の人数は6,092名（文部科学省「学校基本調査」）と，栄養教諭・学校栄養職員総数の約53％にとどまっている．食育を推進するためには学校給食の実施と栄養教諭の配置は必要であり，「第3次食育推進基本計画」においては，中学校給食実施率の向上について数値目標が掲げられるとともに，取り組むべき施策として，栄養教諭配置促進が明記されている．

今後は，「学校給食法」や「学校教育法」の整備がはかられ，すべての学校において，食育が推進されることが期待される．

❖ 参考文献

- 文部科学省：食に関する指導の手引き－第1次改訂版－．2010.
- 文部科学省：栄養教諭を中核としたこれからの学校の食育．2017.

［田中延子］

Column 学校給食実施基準とその策定

「学校給食法」「夜間課程を置く高等学校における学校給食に関する法律」および「特別支援学校の幼稚部及び高等部における学校給食に関する法律」においては，文部科学大臣が，「幼児，児童又は生徒に必要な栄養素その他の学校給食の内容及び学校給食を適切に実施するために必要な事項について維持される基準を定めること」とされており，それに基づいて 2009(平成 21)年に「学校給食実施基準」，「夜間学校給食実施基準」，「特別支援学校の幼稚部及び高等部における学校給食実施基準」が制定された．「学校給食実施基準」は，厚生労働省から「日本人の食事摂取基準(2010 年版)」が発表されたことを受け，2013(平成 25)年 4 月 1 日に内容の一部が改正された．改正後の児童または生徒 1 人 1 回あたりの学校給食摂取基準を表1[1)]に示す．

学校給食実施基準は，日本人の食事摂取基準の考え方を踏まえ，「児童生徒の食生活等の実態調査」や「平成 19 年度児童生徒の食事状況等調査」の結果を勘案し，児童および生徒の健康の増進および食育の推進をはかるために望ましい栄養量を算出したものである．学校給食は，授業日の昼食として提供されるので，学校給食実施基準では，「日本人の食事摂取基準(2010 年版)」に掲載された各栄養素の推奨量等の 33% を基本として設定されており，家庭の食事で不足しやすいカルシウムやビタミン B_1 などを学校給食で補うように配慮されている．

学校給食実施基準は，平均的な体格の児童・生徒の 1 人 1 回あたりの全国的な平均値を示したものなので，実際に適用する場合は，個々の児童・生徒の体格や健康状態，身体活動量ならびに地域の実情などに十分配慮する必要がある．平均的な体格から逸脱している児童・生徒では，学校給食摂取基準に示された値をそのまま用いるとエネルギーの過不足を生じる可能性がある．このような例では，基礎代謝基準値と実測体重，身体活動レベルおよびエネルギー蓄積量を用いて 1 日の推定エネルギー必要量(estimated energy requirement；EER)を算出し，その 33% の値を 1 食分の給与エネルギーとする．たんぱく質は EER の 15% を基準値とし範囲は 12〜20% とする．脂質は総エネルギー摂取量の

表1 児童または生徒1人1回あたりの学校給食摂取基準

区分	児童(6〜7歳)	児童(8〜9歳)	児童(10〜11歳)	生徒(12〜14歳)
エネルギー(kcal)	530	640	750	820
たんぱく質(g)	20	24	28	30
範囲	16〜26	18〜32	22〜38	25〜40
脂質(%)	学校給食による摂取エネルギー全体の 25〜30%			
ナトリウム 食塩相当量(g)	2未満	2.5未満	2.5未満	3未満
カルシウム(mg)	300	350	400	450
目標値	320	380	480	470
鉄(mg)	2	3	4	4
ビタミン A (μgRE)	150	170	200	300
範囲	130〜390	140〜420	170〜510	210〜630
ビタミン B_1 (mg)	0.3	0.4	0.5	0.5
ビタミン B_2 (mg)	0.4	0.4	0.5	0.6
ビタミン C (mg)	20	20	25	35
食物繊維(g)	4	5	6	6.5

表にあげるもののほか，次にあげるものについても表示した摂取について配慮すること
マグネシウム(mg)：児童(6〜7歳)70，児童(8〜9歳)80，児童(10〜11歳)110，生徒(12〜14歳)140
亜鉛(mg)：児童(6〜7歳)2，児童(8〜9歳)2，児童(10〜11歳)3，生徒(12〜14歳)3
[文部科学省告示第十号別表(第四条関係)(平成二十五年一月三十日)]

25〜30%とする．不足しがちなカルシウムは1日の推奨量の50%を基準値とし，生徒のビタミンAは推奨量の40%を基準値としている．

　学校給食における食品構成や食事内容については，日本型食生活の実践や伝統的な食文化の継承について十分配慮することや，学校における食育に学校給食を活用した指導が行えるように配慮することが求められている．

❖ 文　献

1）文部科学省告示第十号別表（第四条関係）（平成二十五年一月三十日）．

［原　光彦］

Column 食事バランスガイド

食事バランスガイドとは

　食事バランスガイドは食生活指針〔2000年に文部省・厚生省(当時)および農林水産省が策定〕を具体的な生活に結びつけることを目的に，厚生労働省と農林水産省が2005年に策定した(図1)．1日に「何を」「どれだけ」食べたらよいかを一目でわかるように，実際に食べる料理をコマ型のイラストにして示している．コマの上段から主食，副菜，主菜と，牛乳・乳製品，果物の順で5つのグループが並べられ，一般の国民が，食事バランスガイドの料理の数にあわせて食べることで，バランスよく適量の栄養がとれるように工夫されたツールである．イラストの「コマ」は栄養のバランスが悪くなると倒れてしまうことを表し，また，コマが回転することを運動と結びつけ，運動によって安定することを表現している．水分はコマの軸として，欠かせないものであることを示し，菓子・嗜好飲料はコマの紐として，食べ過ぎると紐が太くなりバランスが悪くなることを示している．

食事バランスガイドの活用

　学童期以上の子どもと家族の食生活のために，農林水産省が「親子で一緒に使おう！食事バランスガイド」[1]をホームページに公開している．また，日本栄養士会監修による『「食事バランスガイド」を活用した栄養教育・食育実践マニュアル第3版』が2018年に刊行され，食事バランスガイドの考え方や活用方法，活用上の留意点などをまとめている[2]．

　幼児期の子どもの基準は設けられていないが，東京都のように独自の「東京都幼児向け食事バランスガイド」を作成して活用している例もある[3]．2010年度には，農林水産省補助事業食育実践活動推進事業として，日本小児栄養消化器肝臓学会が「食事バランスガイド」を用いて，幼稚園での食育実践活動事業を全国11幼稚園で実施したが，その際にも，幼児向けの食事目安量を示して保護者に栄養教育を行っている[4]．また，図2は同事業のなかで子ども向けの食育媒体として，「食事バランスガイド」のコマをモチーフにした物語を独自に考案したものである[4]．このように，小児の場合は，専門知識をもった栄養士や医師が対象者にあわせて「食事バランスガイド」を利活用することで食育をすすめることも可能である．

❖ 文　献

1) 農林水産省 消費・安全局消費者情報官：親子で一緒に使おう！食事バランスガイド．http://www.maff.go.jp/j/balanceguide/(アクセス日：2018年8月8日)
2) 日本栄養士会(監修)：「食事バランスガイド」を活用した栄養教育・食育実践マニュアル第3版．第一出版，2018．
3) 東京都福祉保険局保険政策部健康推進課：東京都『幼児向け食事バランスガイド指導マニュアル．2006．http://www.fukushihoken.metro.tokyo.jp/kenkou/kenko_zokuri/ei_syo/youji/files/youjishidou_manual.pdf(アクセス日：2018年8月8日)
4) 児玉浩子(編集)：平成22年度農林水産省補助事業食育実践補助推進事業　幼児の食育実践の手引き．日本小児栄養消化器肝臓学会，2011．

[西本裕紀子]

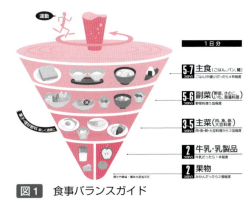

図1　食事バランスガイド

第13章 食教育

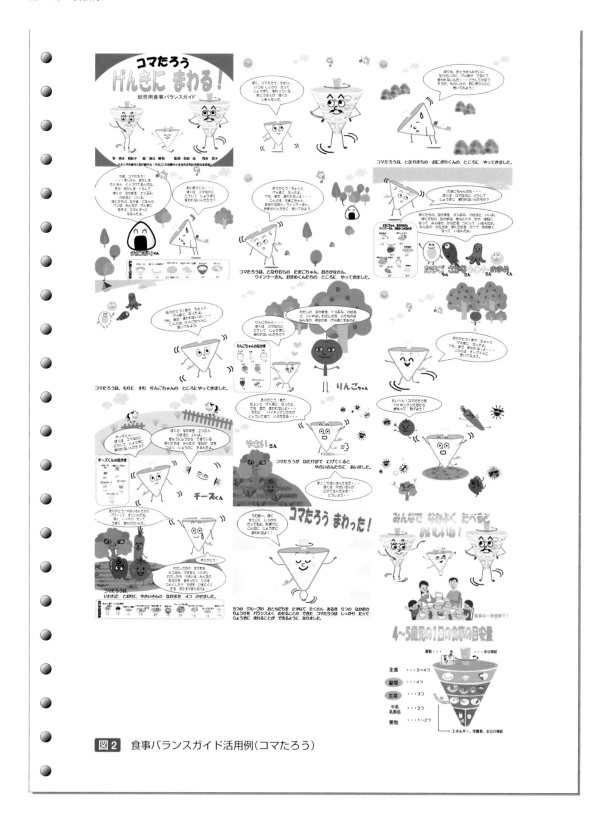

図2 食事バランスガイド活用例（コマたろう）

資 料

資料

A 身長・体重・頭囲・標準成長曲線

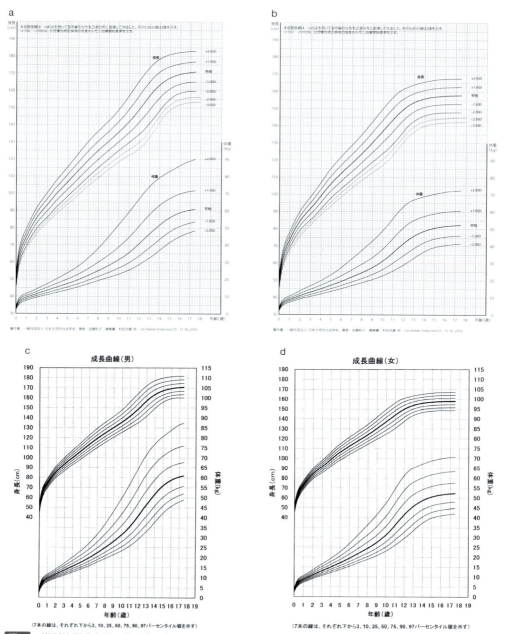

図1 横断的標準身長・体重曲線(0〜18歳) 2000年度版
a：男子(SD表示)，b：女子(SD表示)，c：男子(パーセンタイル表示)，d：女子(パーセンタイル表示)
[日本小児内分泌学会：日本人小児の体格の評価. http://jspe.umin.jp/medical/taikaku.html]

A 身長・体重・頭囲・標準成長曲線

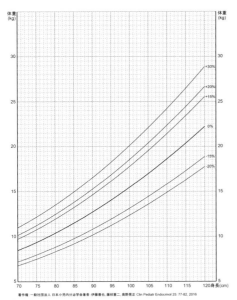

図2 肥満度判定曲線 (1〜6)歳(幼児用：身長70〜120 cm)男子 2000年度版
[日本小児内分泌学会：成長評価用チャート・体格指数計算ファイルダウンロードサイト．http://jspe.umin.jp/medical/chart_dl.html(http://jspe.umin.jp/medical/files_chart/WHC_boyyouji_jpn.pdf)]

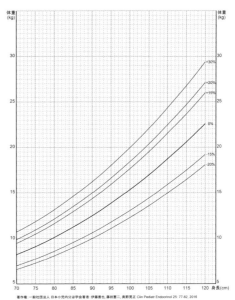

図3 肥満度判定曲線 (1〜6)歳(幼児用：身長70〜120 cm)女子 2000年度版
[日本小児内分泌学会：成長評価用チャート・体格指数計算ファイルダウンロードサイト．http://jspe.umin.jp/medical/chart_dl.html(http://jspe.umin.jp/medical/files_chart/WHC_girlyouji_jpn.pdf)]

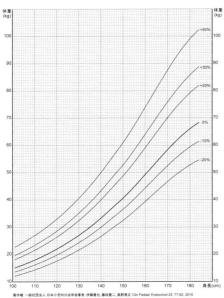

図4 肥満度判定曲線(6〜17)歳 (学童用：身長101〜184 cm)男子 2000年度版
[日本小児内分泌学会：成長評価用チャート・体格指数計算ファイルダウンロードサイト．http://jspe.umin.jp/medical/chart_dl.html(http://jspe.umin.jp/medical/files_chart/WHC_boygakudo_jpn.pdf)]

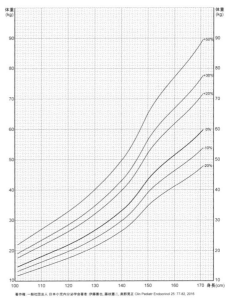

図5 肥満度判定曲線(6〜17)歳 (学童用：身長101〜171 cm)女子 2000年度版
[日本小児内分泌学会：成長評価用チャート・体格指数計算ファイルダウンロードサイト．http://jspe.umin.jp/medical/chart_dl.html(http://jspe.umin.jp/medical/files_chart/WHC_girlgakudo_jpn.pdf)]

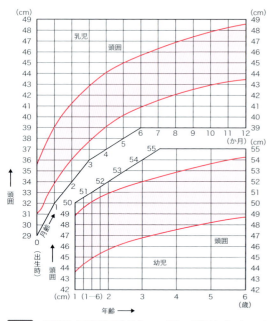

図6 横断的標準頭囲曲線(0〜6歳) 男子(パーセンタイル表示)2000年度版

[厚生労働省配布資料より]

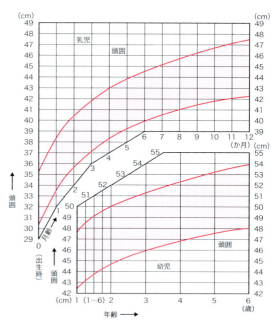

図7 横断的標準頭囲曲線(0〜6歳) 女子(パーセンタイル表示)2000年度版

[厚生労働省配布資料より]

　日本小児内分泌学会および日本成長学会では，日本人小児の体格を評価する際の標準値として，2000年度に厚生労働省および文部科学省が発表した身体測定値データ(以下2000年度データ)から算出した基準値を用いることを推奨している[1]．そのため，本書ではすべて2000年度データから算出した基準値を掲載している．

❖ 文　献

1) 日本小児内分泌学会・日本成長学会合同標準値委員会：日本人小児の体格の評価に関する基本的な考え方. 2011. http://jspe.umin.jp/medical/files/takikaku_hyoka.pdf(アクセス日：2018年2月10日)
2) 日本小児内分泌学会：日本人小児の体格の評価. http://jspe.umin.jp/medical/taikaku.html(アクセス日：2018年2月10日)
3) 日本小児内分泌学会：成長評価用チャート・体格指数計算ファイルダウンロードサイト. http://jspe.umin.jp/medical/chart_dl.html(アクセス日：2018年4月7日)

[井ノ口美香子]

資料

B 検査値一覧

表1 小児における血液細胞各分画の年齢別基準値

		生下時	1日	1週	1か月	3か月	6か月	1歳	2〜6歳	6〜12歳	成人男性	成人女性
末梢血	赤血球($\times 10^{12}$/L)	5.25±0.4[*1]	5.14±0.6	4.86±0.6	4.1±0.6	3.7±0.35	4.6±0.35	4.6±0.4	4.7±0.35	4.8±0.3	5.4±0.35	4.8±0.3
	ヘモグロビン(Hb)(g/dL)	16.5±1.5	18.5±2.0	17.5±2.0	14.2±2.0	11.3±1.0	11.8±1.0	12.2±0.7	12.6±0.5	13.5±1.0	15.5±1.0	14±1.0
	ヘマトクリット(Ht)(%)	51±4.5	56±5.5	54±6.0	43±6.0	33±3.0	36±3.0	36±1.5	37±1.5	40±2.5	47±3.0	42±2.5
	MCH(pg/赤血球)	34±1.5	34±2.0	34±3.0	34±1.5	34±1.5	30±2.0	27±2.0	27±1.5	29±2.0	30±2.0	30±2.0
	MCHC(g血色素/dL)	33±1.5	33±1.5	33±2.5	33±1.5	33±1.5	33±1.5	33±1.5	34±1.5	34±1.5	34±1.5	34±1.5
	MCV(fl)	108±5.0	108±6.5	105±9.5	104±9.5	96±9.5	91±8.5	78±4.0	81±3.0	86±4.5	90±6.0	88±5.0
	白血球($\times 10^3/\mu$L)	18.1 (9.0〜30.0)[*2]	18.9 (9.4〜34.0)	12.2 (5.0〜21.0)	10.8 (5.0〜19.5)		11.9 (6.0〜17.5)	11.4 (6.0〜17.5)	9.8 (5.5〜17.0)	8.3 (4.5〜14.5)	7.4 (4.5〜11.0)	
	好中球($\times 10^3/\mu$L)	11.0 (6.0〜26.0)	11.5 (5.0〜21.0)	5.5 (1.5〜10.0)	3.8 (1.0〜9.0)		3.8 (1.0〜8.5)	3.5 (1.5〜8.5)	3.7 (1.5〜8.5)	4.4 (1.5〜8.0)	4.4 (1.8〜7.7)	
	リンパ球($\times 10^3/\mu$L)	5.5 (2.0〜11.0)	5.8 (2.0〜11.5)	5.0 (2.0〜17.0)	6.0 (2.5〜16.5)		7.3 (4.0〜13.5)	7.0 (4.0〜10.5)	5.4 (2.0〜9.5)	3.3 (1.5〜7.0)	2.5 (1.0〜4.8)	
	単球($\times 10^3/\mu$L)	1.1	1.1	1.1	0.7		0.6	0.6	0.5	0.4	0.3	
	好酸球($\times 10^3/\mu$L)	0.4	0.5	0.5	0.3		0.3	0.3	0.3	0.2	0.2	
骨髄血	骨髄芽球(%)	0.3 (0〜1)		1.2 (0.4〜1.9)	2.5		0.7	0.3	0.5 (0〜1.2)	0.9 (0.75〜1.1)	0.9 (0.3〜5.0)	
	前骨髄球(%)	1.0 (0.5〜1.5)		1.8 (1.0〜2.5)	4.5		2.6	1.1	1.6 (0.6〜3.5)	1.9 (1.8〜2.1)	3.3 (1〜8)	
	骨髄球(%)	1.6 (0.6〜2.4)		4.3 (2.5〜7.2)	5.4		4.8	2.1	1.6 (0〜3.7)	10.5 (2.4〜18.7)	12.7 (8〜16)	
	接骨髄球(%)	2.0 (0.7〜3.0)		5.5 (3.1〜9.1)	6.9		6.2	2.7	2.1 (0〜4.8)	13.4 (3.1〜23.8)	15.9 (9〜25)	
	桿状核球(%)	19.0 (13〜23)		22.9 (17〜32)	33.2 (14〜52)		15.7	11.7	16.3 (4〜31)	13.9 (7〜20)	12.4 (9〜15)	
	分葉核球(%)	23.3 (9.6〜39)		22.0 (8.7〜30.2)	5.8 (4.0〜7.6)		10.6	29.8 (11.0〜48.5)	25 (9.6〜66.9)	13.9 (9.7〜14.6)	7.4 (3〜11)	
	好酸球(%)	1.3 (1〜3)		2.9 (1.9〜5.3)	6		3.2	1.9	2.9 (0〜4.6)	4 (0.5〜7)	3.1 (1〜5)	
	好塩基球(%)	<0.1 (0〜0.2)		<0.1 (0〜0.2)	2.5 (0〜5)		0.2	0.1	0.2	0.2 (0.2〜1.8)	<0.1 (0〜0.2)	
	前赤芽球(%)	1.6 (0.4〜2.4)		0.8 (0.4〜1.1)	1.3		0.2	0.4	0.7 (0〜1.4)	1.0 (0.2〜2.5)	0.6 (0.2〜1.3)	
	赤芽球(%)	37.8 (21〜54)		19.1 (12〜25)	13.9		10.4	5.9 (2.4〜9.5)	22.2	23.4 (19〜29)	25 (18〜36)	
	リンパ球(%)	6.1 (3.7〜8.0)		14.5 (9.5〜19)	12.1 (4〜20)		37.2	27.6 (24〜31)	22.0 (11〜29)	24.3 (14〜28)	16.2 (11〜23)	
	単球(%)	5.3 (2.0〜7.3)		5.2 (3〜10)	6.8		8	3.4 (0〜7)	6.1	6.3 (2〜12)	0.3 (0〜0.8)	
	形質細胞(%)	—		0.2 (0〜0.2)	—		0.2	0.2	0.2 (0〜0.4)	0.8 (0.6〜0.9)	1.3 (0.4〜3.9)	
	M/E比	1.23±0.74		3.04±1.45	4.38±0.76		4.15	7.89±2.39	2.19±0.64	2.41±0.95	2.18±0.96	

[*1] 平均値と標準偏差
[*2] 平均値と正常範囲

[Bertram HL: Reference values in infancy and childhood. Nathan DG, et al.(eds): Hematology in Infancy and Childhood, 4th ed. W. B. Saunders, 1993, Appendix(ii, iii, iv, xi, xiii, xiv)を参考に作成]

表2 日本人小児の臨床検査基準値

アミラーゼ （U/L, 37℃）

	男性	女性
生後1か月	－～54	－～46
生後6か月	17～132	21～114
1歳	61～211	67～226
3歳	65～217	65～223
6歳	68～221	63～220
12歳	64～215	60～215
成人	60～200	

測定法：酵素法（CNP-G7基質法）

クレアチンキナーゼ（CK） （U/L, 37℃）

	男性	女性
生後1か月	55～304	13～252
生後6か月	98～465	78～415
1歳	66～389	61～316
3歳	59～332	57～289
6歳	53～277	53～256
12歳	56～305	47～212
15歳	61～350	44～194
成人	57～197	32～180

測定法：UV（NAC）

アルカリホスファターゼ（ALP） （U/L, 37℃）

	男性	女性
生後1か月	430～1,140	413～1,080
生後6か月	334～982	357～960
1歳	344～1,060	361～958
3歳	307～942	334～897
6歳	291～891	331～891
10歳	359～1,110	372～982
12歳	388～1,190	285～790
15歳	225～680	133～462
成人	80～260	

測定法：PNP基質法（SSCC準拠）

乳酸脱水素酵素（LDH） （U/L, 37℃）

	男性	女性
生後1か月	311～709	314～737
生後6か月	369～817	365～826
1歳	397～734	351～784
3歳	335～666	320～701
6歳	281～586	286～606
12歳	254～544	246～497
成人	230～460	

測定法：UV法（Wroblewski-La Due法）

アスパラギン酸アミノトランスフェラーゼ（AST） （U/L, 37℃）

	男性	女性
生後1か月	19～61	20～71
生後6か月	25～85	22～76
1歳	23～51	22～50
3歳	20～45	20～44
6歳	17～39	16～38
12歳	14～33	12～30
成人	10～40	

測定法：UV法（JSCC準拠処法）

アラニンアミノトランスフェラーゼ（ALT） （U/L, 37℃）

	男性	女性
生後1か月	10～50	11～68
生後6か月	12～62	10～63
1歳	5～25	5～31
3歳	4～24	5～27
6歳	4～23	4～25
12歳	3～20	3～18
成人	5～40	

測定法：UV法（JSCC法）

γ-グルタミルトランスペプチダーゼ（γ-GTP） （U/L, 37℃）

	男性	女性
生後1か月	19～117	21～106
生後6か月	6～29	4～23
1歳	5～16	5～15
3歳	5～17	5～15
6歳	6～18	5～16
12歳	7～23	6～18
成人	50	

測定法：L-γ-グルタミル-3-カルボキシ-4-ニトロアニリド基質法（IFCC準拠）

コリンエステラーゼ（ChE） （U/L, 37℃）

	男性	女性
生後1か月	254～543	246～595
生後6か月	264～569	254～615
1歳	281～549	270～534
3歳	268～522	263～522
6歳	252～488	254～503
12歳	238～457	225～446
成人	203～460	179～354

測定法：Rate assay（p-ヒドロキシベンゾイルコリン基質）

血清総蛋白（TP） （g/dL）

	男性	女性
生後1か月	5.0～6.5	5.0～6.5
生後6か月	5.7～7.2	5.7～7.4
1歳	6.1～7.7	6.1～7.7
3歳	6.1～7.7	6.2～7.9
6歳	6.2～7.8	6.3～8.1
12歳	6.5～8.3	6.5～8.4
17歳	6.7～8.5	6.8～8.7
成人	6.8～8.2	

測定法：biuret法

アルブミン（Alb） （g/dL）

	男性	女性
生後1か月	3.3～4.2	3.5～4.2
生後6か月	3.9～4.8	3.9～5.0
1歳	4.0～4.9	4.0～5.0
3歳	3.9～4.8	4.0～5.0
6歳	3.8～4.7	3.9～5.0
12歳	4.0～4.9	4.0～5.1
17歳	4.1～5.1	4.1～5.2
成人	4.0～5.0	

測定法：BCG法

A/G比

	男性	女性
生後1か月	1.5～2.5	1.6～2.8
生後6か月	1.6～2.6	1.6～2.8
1歳	1.5～2.4	1.4～2.4
3歳	1.4～2.3	1.4～2.3
6歳	1.3～2.1	1.3～2.1
12歳	1.3～2.0	1.2～2.0
成人	1.3～2.0	

測定法：BCG/biuret法

クレアチニン（Cr） （mg/dL）

	男性	女性
生後1か月		
生後6か月		
1歳	0.3～0.6	0.3～0.6
3歳	0.3～0.7	0.4～0.7
6歳	0.4～0.7	0.4～0.8
12歳	0.5～0.8	0.4～0.9
成人（血清）	0.6～1.3	

測定法：アルカリピクリン法

表2 つづき

尿酸(UA)		(mg/dL)
	男性	女性
生後1か月	1.4〜3.5	1.4〜3.9
生後6か月	2.1〜4.9	1.9〜4.5
1歳	2.3〜5.8	2.3〜5.7
3歳	2.3〜5.9	2.3〜5.7
6歳	2.3〜5.9	2.3〜5.7
12歳	2.8〜6.5	2.6〜6.2
成人	3.7〜7.6	2.5〜5.4

測定法：ウリカーゼ・POD法

尿素窒素(UN)		(mg/dL)
	男性	女性
生後1か月	4.0〜15.4	3.6〜16.2
生後6か月	3.7〜14.7	3.2〜15.5
1歳	8.0〜19.2	7.4〜19.1
3歳	8.2〜19.6	7.5〜19.3
6歳	8.6〜20.2	7.7〜19.6
12歳	8.1〜19.4	7.1〜18.7
成人(血清)	6〜20	

測定法：ウレアーゼ・UV法

遊離脂肪酸(FFA)		(mEq/L)
	男性	女性
生後1か月	0.09〜0.62	0.04〜0.73
生後6か月	0.19〜1.15	0.15〜0.94
1歳	0.08〜1.22	0.08〜1.23
3歳	0.08〜1.18	0.08〜1.23
6歳	0.08〜1.14	0.08〜1.19
12歳	0.08〜1.13	0.08〜1.16
成人	0.14〜0.85	

測定法：酵素法

総コレステロール(TC)		(mg/dL)
	男性	女性
生後1か月	92〜197	90〜210
生後6か月	105〜221	103〜225
1歳	115〜220	111〜223
3歳	113〜218	111〜223
6歳	113〜217	111〜223
12歳	114〜219	115〜229
成人	150〜219	

測定法：酵素法

総ビリルビン(T-Bil)		(mg/dL)
	男性	女性
生後1か月	0.3〜5.3	0.4〜7.8
生後6か月	0.2〜1.4	0.2〜1.3
1歳	0.1〜0.7	0.1〜0.7
3歳	0.1〜0.7	0.1〜0.6
6歳	0.1〜0.6	0.1〜0.6
12歳	0.1〜0.9	0.1〜0.8
成人	0.2〜1.0	

測定法：アルカリアゾビリルビン法

直接ビリルビン(D-Bil)		(mg/dL)
	男性	女性
生後1か月	0.2〜1.3	0.2〜1.6
生後6か月	−〜0.6	0.1〜0.5
1歳		
3歳		
6歳		
12歳		
成人	0.0〜0.3	

測定法：アルカリアゾビリルビン法

間接ビリルビン(I-Bil)		(mg/dL)
	男性	女性
生後1か月	0.2〜8.1	0.2〜6.5
生後6か月	−〜0.4	−〜0.6
1歳	−〜0.6	−〜0.4
3歳	−〜0.6	−〜0.4
6歳	−〜0.6	−〜0.4
12歳	−〜0.8	−〜0.5
成人	0.1〜0.8	

測定法：アルカリアゾビリルビン法

カルシウム(Ca)		(mg/dL)
	男性	女性
生後1か月	9.3〜11.3	9.5〜11.3
生後6か月	9.5〜11.5	9.8〜11.6
1歳	9.4〜11.4	9.6〜11.1
3歳	9.1〜11.0	9.2〜10.8
6歳	8.9〜10.6	8.8〜10.5
12歳	8.9〜10.7	8.8〜10.5
成人(血清)	8.7〜10.1	

測定法：o-CPC法（オルトクレゾールフタレインコンプレクソン）

無機リン(P)		(mg/dL)
	男性	女性
生後1か月	5.5〜7.4	5.7〜7.5
生後6か月	4.8〜6.7	4.6〜6.7
1歳	4.2〜6.2	4.2〜6.2
3歳	3.9〜5.9	4.0〜6.0
6歳	3.8〜5.7	3.8〜5.7
12歳	3.6〜5.5	3.4〜5.3
成人(血清)	2.4〜4.3	

測定法：モリブデン法

マグネシウム(Mg)		(mg/dL)
	男性	女性
生後1か月	1.9〜2.5	1.9〜2.4
生後6か月	1.9〜2.6	2.0〜2.6
1歳	1.9〜2.5	1.8〜2.5
3歳	1.8〜2.4	1.8〜2.4
6歳	1.8〜2.4	1.8〜2.4
12歳	1.8〜2.4	1.8〜2.4
成人(血清)	1.8〜2.6	

測定法：キシリジルブルー法

鉄(Fe)		(μg/dL)
	男性	女性
生後1か月	60〜174	55〜176
生後6か月	20〜100	12〜109
1歳	19〜148	13〜137
3歳	20〜151	16〜150
6歳	21〜159	20〜163
12歳	31〜193	26〜177
15歳	38〜213	23〜172
17歳	43〜227	22〜169
成人	54〜200	48〜154

測定法：バンフェナンスロリン直接法

総鉄結合能(TIBC)		(μg/dL)
	男性	女性
生後1か月	163〜349	151〜305
生後6か月	233〜432	225〜433
1歳	259〜444	260〜447
3歳	257〜441	256〜439
6歳	254〜437	257〜441
12歳	276〜471	281〜485
成人	253〜365	246〜410

測定法：バソフェナンスロリン直接法

表2 つづき

フェリチン		(ng/dL)
	男性	女性
生後1か月		
生後6か月		
1歳	7.4～86	7.8～113
3歳	8.1～94	7.6～111
6歳	9.1～103	6.6～102
12歳	8.7～99	4.3～81
成人	26～240	8～74

測定法：RIA（2抗体法）

免疫グロブリンA(IgA)		(mg/dL)
	男性	女性
生後1か月	－～24	
生後6か月	8～50	
1歳	16～128	14～98
3歳	25～174	22～150
6歳	45～258	38～238
12歳	71～352	63～373
成人	84～438	

測定法：ラテックス凝集免疫測定法

免疫グロブリンG(IgG)		(mg/dL)
	男性	女性
生後1か月	400～1,030	
生後6か月	290～950	
1歳	460～1,220	470～1,210
3歳	530～1,340	540～1,340
6歳	630～1,490	650～1,530
12歳	750～1,660	790～1,740
成人	680～1,620	

測定法：ラテックス凝集免疫測定法

免疫グロブリンM(IgM)		(mg/dL)
	男性	女性
生後1か月	21～96	
生後6か月	46～176	
1歳	57～260	81～314
3歳	63～279	86～332
6歳	72～305	92～353
12歳	72～306	100～380
成人	680～1,620	

測定法：ラテックス凝集免疫測定法

α-フェトプロテイン(AFP)		(ng/mL)
	男性	女性
生後1か月		
生後6か月		
1歳	1.3～36.3	
3歳	1.2～16.6	
6歳	1.1～8.2	
12歳	1.1～6.6	
成人	20以下	

測定法：IRMA

甲状腺刺激ホルモン(TSH)		(μU/mL)
	男性	女性
生後1か月	0.77～7.3	
生後6か月	0.45～4.5	
1歳	0.44～4.1	0.31～4.0
3歳	0.43～4.0	0.31～4.0
6歳	0.43～4.0	0.31～4.0
12歳	0.45～4.2	0.32～4.0
成人	0.34～3.5	

測定法：IRMA

総トリヨードサイロニン(T_3)		(ng/mL)
	男性	女性
生後1か月	0.9～2.2	
生後6か月	1.0～2.3	
1歳	1.0～2.1	0.9～1.9
3歳	1.0～2.0	0.9～1.9
6歳	0.9～2.0	1.0～1.9
12歳	1.0～2.0	0.9～1.8
成人	0.8～1.8	

測定法：RIA（固相法）

遊離トリヨードサイロニン(FT_3)		(pg/mL)
	男性	女性
生後1か月		
生後6か月		
1歳	2.28～4.56	2.32～4.38
3歳	2.31～4.59	2.23～4.30
6歳	2.37～4.65	2.45～4.50
12歳	2.56～4.84	2.43～4.48
成人	2.47～4.34	

測定法：RIA（固相法）

総サイロキシン(T_4)		(μg/dL)
	男性	女性
生後1か月	7.0～17.9	
生後6か月	6.8～17.7	
1歳	6.6～16.5	7.1～14.9
3歳	6.5～16.2	7.1～14.9
6歳	6.4～15.9	7.2～15.2
12歳	5.8～14.3	6.4～13.2
成人	4.6～12.6	

測定法：RIA（固相法）

遊離サイロキシン(FT_4)		(ng/dL)
	男性	女性
生後1か月		
生後6か月		
1歳	0.99～1.91	0.99～1.90
3歳	1.00～1.95	1.01～1.95
6歳	1.03～2.00	1.05～2.02
12歳	1.00～1.95	0.98～1.90
成人	0.97～1.79	

測定法：RIA（固相法）

［小児基準値研究班（編集）：日本人小児の臨床検査基準値．日本公衆衛生協会，1997．］
注：基準値は平均値±2SD（標準偏差）を用いた範囲として示す．下限値が検出限界以下の場合は－で示した

［武田英二］

資料

C おもな栄養輸液製剤と経腸栄養剤

　経静脈栄養に用いられる輸液製剤(**表1**)と，医薬品として処方で用いられるおもな経腸栄養剤(**表2**)と，病態に応じて用いられる経腸栄養剤(**表3**)を示す．

　経静脈栄養は主として腸管の異常のために，十分な栄養摂取が行えない病態にある場合に用いるが，できるだけ早期に腸管を介した栄養摂取を一部でも開始することが肝要である．いくつかのバッグに必要薬剤を分散しておき，用時に混合して用いるものが主流となっている．必須脂肪酸の欠乏は脂肪乳剤で補うのが原則であるが，脂肪を混ぜて用いるタイプのものもある．

　経口摂取が著しく困難な場合の経腸栄養剤長期投与は，特に外来で食品である製剤を用いると経済的負担が重いことより，現実的には保険適応となる医薬品が用いられることが多い．こうしたなか，エネルギーや栄養バランスのみならず，セレン，モリブデンなどの微量元素，ミトコンドリアの脂肪酸キャリアでエネルギー代謝に重要なカルニチン，ビタミンの適正摂取量や腸内細菌叢に配慮した組成のものが旧来の製剤に取って代わっている．近年，小児でも胃瘻が普及し，半固形の製剤を使用できるようになっているほか，ミキサー食の価値が認識されるなど，栄養管理全体の変革が進められている．

　一方，病態別経腸栄養剤は多くが食品に属し，各種栄養素のバランスが，通常の経腸栄養剤と異なる．肝疾患，腎不全，耐糖能異常，呼吸不全，免疫調整目的などさまざまな病態に応じ，適切に用いる[1]．

　このほか多種の半消化態栄養剤が市販されており，それぞれ特徴のある組成で調整されている．エネルギーとたんぱく量で分類した表(**表4**)[2]を示す．主として食品として販売され，患者の病態，不足が懸念される成分，年齢，味やフレーバー，食事との関係(メインで用いるのか補完するのか)，価格と期待される効果を勘案して使用することになる．

❖ 文　献

1) 日本静脈経腸栄養学会(編集)：経腸栄養剤の種類と選択．静脈経腸栄養ガイドライン．第3版，照林社，2013：33-36．
2) NPO法人PDN(Patient Doctors Network)：経腸栄養剤Map. http://www.peg.or.jp/care/nst/map.html(アクセス日：2018年4月1日)

資 料

表1 栄養輸液製剤

製品名	メーカー	液量*(mL)	糖(g/容器)	脂質(g/容器)	総カロリー(kcal/容器)	NPC/N	Na⁺	K⁺	Ca²⁺	Mg²⁺	Cl⁻	SO₄²⁻	P mmol	Zn μmol	Acetate mEq	Gluconate mEq	Citrate mEq	Lactate mEq	遊離アミノ酸 g	分枝鎖アミノ酸率 %	浸透圧比	pH	ビタミン含有
ハイカリック1号	テルモ	700	120		480		-	30	8.5	10	-	10	4.8	10	25	8.5					4	3.5〜4.5	
ハイカリック2号	テルモ	700	175		700		-	30	8.5	10	-	10	4.8	10	25	8.5					6	3.5〜4.5	
ハイカリック3号	テルモ	700	250		1000		-	30	8.5	10	-	10	8.1	20	22	8.5					8	3.5〜4.5	
ハイカリックNC-L	テルモ	700	120		480		50	30	8.5	10	49		8.1	20	11.9	8.5		30			4	4.0〜5.0	
ハイカリックNC-N	テルモ	700	175		700		50	30	8.5	10	49		8.1	20	11.9	8.5		30			6	4.0〜5.0	
ハイカリックNC-H	テルモ	700	250		1000		50	30	8.5	10	49		8.1	20	11.9	8.5		30			8	4.0〜5.0	
ハイカリックRF	テルモ	250, 500, 1000	250		1000		25	-	3	3	15		5	10		3		15			11	4.0〜5.0	
リハビックス-K1	陽進堂	500	85		340		5	10	4	1	-		5	10	1			9			4	4.8〜5.8	
リハビックス-K2	陽進堂	500	105		420		-	15	7.5	2.5	-		10	10	2.5			2.5			5	4.8〜5.8	
ピーエヌツイン1号	陽進堂	1000	120		560	158	50	30	8	6	50	6	8	20	34	8			20		4	5	
ピーエヌツイン2号	陽進堂	1100	180		840	158	50	30	8	6	50	6	8	20	40	8			30		5	5	
ピーエヌツイン3号	陽進堂	1200	250.4		1160	164	51	30	8	6	50	6	8	20	46	8			40		7	5	
ミキシッドL	大塚	900	110	15.6	700	126	35	27	8.5	5	44	5	4.8	10	25	8.5			30	30	4	6	○
ミキシッドH	大塚	900	150	19.8	900	169	35	27	8.5	5	40.5	5	6.4	10	25	8.5			30	30	5	6	○
ネオパレン1号	大塚	1000, 1500, 2000	120		560	153	50	22	4	4	50	4	5	20	47		4		20	30	4	5.6	○
ネオパレン2号	大塚	1000, 1500, 2000	175		820	149	50	27	5	5	50	5	6	20	53		12		30	30	5	5.4	○
フルカリック1号	テルモ、田辺三菱	903, 1354.5	120		560	154	50	30	8.5	10	49		8.1	20	11.9	8.5		30	20	31	4	4.5〜5.5	○
フルカリック2号	テルモ、田辺三菱	1003, 1504.5	175		820	150	50	30	8.5	10	49		8.1	20	11.9	8.5		30	30	31	5	4.8〜5.8	○
フルカリック3号		1103	250		1160	160	50	30	8.5	10	49		8.1	20	11.9	8.5		30	40	31	6	4.9〜5.9	○
エルネオパNF1号	大塚	1000, 1500, 2000	120		560	153	50	22	4	4	50	4	5	30	39		8	11	20	30	4	5.2	○
エルネオパNF2号	大塚	1000, 1500, 2000	175		820	149	50	27	5	5	50	5	6	30	48		12	14	30	30	6	5.4	○

*同一製剤では太字のものの単位あたりを表示した

C おもな栄養輸液製剤と経腸栄養剤

表2 医薬品である経腸栄養剤

分類1	用途	製品名	メーカー	包装	熱量 kcal	熱量 kcal/100 g または kcal/dL	たんぱく (g)/100 kcal	脂質 (g)/100 kcal	糖質 (g)/100 kcal	浸透圧 mOsm/L	pH	フレーバーの有無	使用期限	備考
成分栄養剤	新生児,乳児用	エレンタール	EAファーマ	80 g	300	375 kcal/100 g	4.4	0.17	21.1	761	6.0	○	調製後12時間	
		エレンタールP	EAファーマ	80 g, 40 g	312, 156	390 kcal/100 g	3.1	0.9	19.9	630	6.1	○	調製後6時間	
	肝性脳症	ヘパンED	EAファーマ	80 g	310	387.5/100 g	3.6	0.9	19.9	633	6.1	○	調製後6時間,冷蔵で24時間	
消化態栄養剤		ツインラインNF配合経腸用液	大塚製薬	A液：200 mL, B液：200 mL	400	100 kcal/dL	4.05	2.78	14.7	470~510	4.5~6.0 6.4~6.9	○	混合後12時間	
半消化態栄養剤		エネーボ配合経腸用液	アボットジャパン	250 mL/缶	300	120 kcal/dL	4.5	3.2	13.2	350	6.1~7.0	×	開封後48時間	L-カルニチン, Mo, Se, Cr含有
		エンシュア・リキッド	アボットジャパン	250 mL/缶	250	100 kcal/dL	3.5	3.5	13.7	330	6.6	○	開封後48時間	
		エンシュア・H	アボットジャパン	250 mL/缶	375	150 kcal/dL	3.5	3.5	13.7	540	6.5	○	開封後48時間	
		ラコールNF配合経腸用液	大塚製薬	200 mL/パウチ 400 mL/パッグ	200, 400	100 kcal/dL	4.38	2.23	15.62	330~360	6.0~7.2	○	開封後24時間	
半固形化栄養剤		ラコールNF配合経腸用半固形剤	大塚製薬	300 g/パッグ	300	100 kcal/100 g	4.38	2.23	15.62	—	5.8~6.3	×	開封後速やかに使用	胃ろうより注入が原則
病態別経腸栄養剤	肝不全	アミノレバンEN	大塚製薬	50 g	213	426 kcal/100 g	6.3	1.7	14.8	640	5.5~7.0	○	調整後10時間	Fischer比40

461

表3 病態別経腸栄養剤

分類1	用途	製品名	メーカー	医薬品	包装（代表的製品）	kcal	熱量 kcal/100 g または kcal/dL	たんぱく (g)/100 kcal	脂質 (g)/100 kcal	糖質 (g)/100 kcal	浸透圧 mOsm/L	pH	フレーバーの有無	備考
成分栄養剤	肝性脳症	ヘパン ED	EAファーマ	医薬品	80 g	310	387.5 kcal/100 g	3.6	0.9	19.9	633	6.1	○	
病態別経腸栄養剤	肝不全	アミノレバン EN	大塚製薬	医薬品	50 g	213	426 kcal/100 g	6.3	1.7	14.8	640	5.5~7.0	○	Fischer比 40
	肝疾患	ヘパス	クリニコ		125 mL	200	160 kcal/dL	3.25	3.35	14.1	650	6.7	○	
	腎不全	明治リーナレン MP	明治		125 mL	200	160 kcal/dL	3.5	2.8	15.0	730	7.1	○	
		明治リーナレン LP	明治		125 mL	200	160 kcal/dL	1	2.8	17.5	720	6.2	○	
		明治リーナレン D	明治		125 mL	200	160 kcal/dL	3.5	2.8	14.9	830	7.3	○	
		レナウェル 3	テルモ		125 mL	200	160 kcal/dL	1.5	4.5	13.5	340	6.5	○	
		レナウェル A	テルモ		125 mL	200	160 kcal/dL	0.38	4.5	14.7	410	6.5	○	
		レナジー bit	クリニコ		125 mL	150	120 kcal/dL	0.6	2.8	18.1	390	5.8	○	
		レナジー U	クリニコ		200 mL	300	150 kcal/dL	3.25	2.8	15.2	470	6.7	○	
病態別経腸栄養剤	糖尿病	アイソカル グルコパル TF	ネスレ日本		200 mL	200	100 kcal/dL	3.6	4.5	10.5	390	6.7	○	
		グルセルナ-REX	アボットジャパン		200 mL	200	100 kcal/dL	4.2	5.6	8.8	560		○	
		タピオンα	テルモ		200 mL	200	100 kcal/dL	4	4.5	11	250	7	○	
		DIMS	クリニコ		200 mL	200	100 kcal/dL	4	2.8	14.3	280	6.9	○	
		明治インスロー	明治		200 mL	200	100 kcal/dL	5	3.3	12.4	500	6.8	○	
		リソース グルコパル	ネスレ日本		125 mL	160	128 kcal/dL	5	3.3	12.1	580	6.8	○	
	呼吸不全	プルモケア-Ex	アボットジャパン		250 mL	375	150 kcal/dL	4.2	6.1	7	385		○	
	オンコロジー用	プロシュア	アボットジャパン		220 mL	280	127 kcal/dL	5.4	2	15.1			○	
	免疫強化	インパクト	ネスレ日本		125 mL	110	88.7 kcal/dL	9.6	3.7	7.1			○	
		オキシーパ	アボットジャパン		250 mL	375	150 kcal/dL	4.2	6.24	7.1	385	4		
		明治メイン	明治		200 mL	200	100 kcal/dL	5	2.8	13.1	700			

表4 一般的な経腸栄養剤の分類

たんぱく量(g/100 kcal)	液体半消化態栄養剤(製品) 1 kcal/mL	液体半消化態栄養剤(製品) 1.5 kcal/mL	液体半消化態栄養剤(製品) 2 kcal/mL	半固形栄養剤(製品)
3	アイソカルグルコパル TF アイソカル RTU	テルミールソフト	アイソカル 2K Neo	
3.5	(医)エンシュア・リキッド リキッドダイエット K-LEC リキッドダイエット K-2S リキッドダイエット K-3Sα	ヘパス (医)エンシュア H テルミールミニ テルミールミニα アイソカルプラス エンジョイクリミール アイソカルサポート	メイバランス 2.0 テルミール 2.0α リキッドダイエット 2.0A MA-R2.0 アイソカル・Bag2K300 アイソカル・Bag2K400 アイソカル・Bag2K500	テルミールソフト(1.5 kcal/g) PG ソフトエース MP(0.75 kcal/g) アイソカル SemiSolid サポート 400(2 kcal/mL) アイソカル SemiSolid サポート 500(2 kcal/mL) カームソリッド 300(0.75 kcal/mL) カームソリッド 400(1.0 kcal/mL) カームソリッド 500(1.25 kcal/mL)
4	MA-8 プラス サンエット-N3 YH-フローレ メイバランス 1.0 メイバランス 1.0Na	サンエット-1.5 リカバリー 1.5 メイバランス 1.5 A1.5 リカバリー Mini JuiciO ミニ リソース・ペムパル メイフロー 300K	サンエット-2.0	F2 ライト(0.75 kcal/g) PG ソフトエース(0.75 kcal/g) アクトエールアクア 300(0.75 kcal/g) アクトエールアクア 400(1.0 kcal/g) メイグット 300K(1.0 kcal/g) F2 ショット EJ(1.0 kcal/g) PG ソフト EJ(1.5 kcal/g)
4.5	(医)ラコール リキッドダイエット K-4A リキッドダイエット K-4S リカバリー SOY メディエフ オクノス NT-5			(医)ラコール NF 配合経腸用半固形剤 メディエフプッシュケア 2.5(3 kcal/mL)
5	CZ-Hi0.6 CZ-Hi0.8 CZ-Hi E-3 E-7Ⅱ0.6 E-7Ⅱ0.8 E-7Ⅱ リカバリー Amino ライフロン-6 バッグ メイバランス R(Green, Blue, Yellow, White, Brown) メイバランス RHP(ムラサキ, オレンジ, ピンク) メイバランス HP1.0 メディエフソイバッグ	メイバランス HP1.5 CZ-Hi1.5 アイソカルプラス EX		ハイネゼリー AQUA(0.8 kcal/mL) ハイネゼリー(1 kcal/mL) アクトスルー(1.8 kcal/mL) メイフロー RHP300K
5.5	PRONA サンエット-SA アクアバッグ(0.7 kcal/mL) サンエット-SA			

[NPO 法人 PDN(Patient Doctors Network):経腸栄養剤 Map. http://www.peg.or.jp/care/nst/map.html より改変]

[鍵本聖一]

資料

D 日本人の食事摂取基準(2015年版)データ

<エネルギー>

表1 年齢階級別にみた身体活動レベルの群分け（男女共通）

身体活動レベル	レベルⅠ(低い)	レベルⅡ(ふつう)	レベルⅢ(高い)
1～2(歳)	―	1.35	―
3～5(歳)	―	1.45	―
6～7(歳)	1.35	1.55	1.75
8～9(歳)	1.40	1.60	1.80
10～11(歳)	1.45	1.65	1.85
12～14(歳)	1.50	1.70	1.90
15～17(歳)	1.55	1.75	1.95
(以下省略)			

表2 推定エネルギー必要量(kcal/日)

性別	男性			女性		
身体活動レベル	Ⅰ	Ⅱ	Ⅲ	Ⅰ	Ⅱ	Ⅲ
0～5(月)	―	550	―	―	500	―
6～8(月)	―	650	―	―	600	―
9～11(月)	―	700	―	―	650	―
1～2(歳)	―	950	―	―	900	―
3～5(歳)	―	1,300	―	―	1,250	―
6～7(歳)	1,350	1,550	1,700	1,250	1,450	1,650
8～9(歳)	1,600	1,850	2,100	1,500	1,700	1,900
10～11(歳)	1,950	2,250	2,500	1,850	2,100	2,350
12～14(歳)	2,300	2,600	2,900	2,150	2,400	2,700
15～17(歳)	2,500	2,850	3,150	2,050	2,300	2,550
(以下省略)						

<たんぱく質>

表3 たんぱく質の食事摂取基準〔推定平均必要量，推奨量，目安量：g/日，目標量(中央値)：％エネルギー〕

性別	男性				女性			
年齢等	推定平均必要量	推奨量	目安量	目標量[1](中央値[2])	推定平均必要量	推奨量	目安量	目標量[1](中央値[2])
0～5(月)*	―	―	10	―	―	―	10	―
6～8(月)*	―	―	15	―	―	―	15	―
9～11(月)*	―	―	25	―	―	―	25	―
1～2(歳)	15	20	―	13～20(16.5)	15	20	―	13～20(16.5)
3～5(歳)	20	25	―	13～20(16.5)	20	25	―	13～20(16.5)
6～7(歳)	25	35	―	13～20(16.5)	25	30	―	13～20(16.5)
8～9(歳)	35	40	―	13～20(16.5)	30	40	―	13～20(16.5)
10～11(歳)	40	50	―	13～20(16.5)	40	50	―	13～20(16.5)
12～14(歳)	50	60	―	13～20(16.5)	45	55	―	13～20(16.5)
15～17(歳)	50	65	―	13～20(16.5)	45	55	―	13～20(16.5)
(以下省略)								

*乳児の目安量は，母乳栄養児の値である
[1]範囲については，おおむねの値を示したものである
[2]中央値は，範囲の中央値を示したものであり，最も望ましい値を示すものではない

<脂　質>

表4 脂質の食事摂取基準〔脂質の総エネルギーに占める割合（脂肪エネルギー比率）；％エネルギー〕

性別	男性		女性	
年齢等	目安量	目標量[1]（中央値[2]）	目安量	目標量[1]（中央値[2]）
0～5（月）	50	—	50	—
6～11（月）	40	—	40	—
1～2（歳）	—	20～30(25)	—	20～30(25)
3～5（歳）	—	20～30(25)	—	20～30(25)
6～7（歳）	—	20～30(25)	—	20～30(25)
8～9（歳）	—	20～30(25)	—	20～30(25)
10～11（歳）	—	20～30(25)	—	20～30(25)
12～14（歳）	—	20～30(25)	—	20～30(25)
15～17（歳）	—	20～30(25)	—	20～30(25)
（以下省略）				

[1] 範囲については，おおむねの値を示したものである
[2] 中央値は，範囲の中央値を示したものであり，最も望ましい値を示すものではない

表5 n-6系脂肪酸の食事摂取基準（g/日）

性別	男性	女性
年齢等	目安量	目安量
0～5（月）	4	4
6～11（月）	4	4
1～2（歳）	5	5
3～5（歳）	7	6
6～7（歳）	7	7
8～9（歳）	9	7
10～11（歳）	9	8
12～14（歳）	12	10
15～17（歳）	13	10
（以下省略）		

表6 n-3系脂肪酸の食事摂取基準（g/日）

性別	男性	女性
年齢等	目安量	目安量
0～5（月）	0.9	0.9
6～11（月）	0.8	0.8
1～2（歳）	0.7	0.8
3～5（歳）	1.3	1.1
6～7（歳）	1.4	1.3
8～9（歳）	1.7	1.4
10～11（歳）	1.7	1.5
12～14（歳）	2.1	1.8
15～17（歳）	2.3	1.7
（以下省略）		

飽和脂肪酸（％エネルギー）・コレステロール（mg/日）の食事摂取基準については，18歳未満において十分な根拠がなかったため数値の設定なし

<炭水化物>

表7 炭水化物の食事摂取基準（％エネルギー）

性別	男性	女性
年齢等	目標量[1,2]（中央値[3]）	目標量[1,2]（中央値[3]）
0～5（月）	—	—
6～11（月）	—	—
1～2（歳）	50～65(57.5)	50～65(57.5)
3～5（歳）	50～65(57.5)	50～65(57.5)
6～7（歳）	50～65(57.5)	50～65(57.5)
8～9（歳）	50～65(57.5)	50～65(57.5)
10～11（歳）	50～65(57.5)	50～65(57.5)
12～14（歳）	50～65(57.5)	50～65(57.5)
15～17（歳）	50～65(57.5)	50～65(57.5)
（以下省略）		

[1] 範囲については，おおむねの値を示したものである
[2] アルコールを含む．ただし，アルコールの摂取を勧めるものではない
[3] 中央値は，範囲の中央値を示したものであり，最も望ましい値を示すものではない

表8 食物繊維の食事摂取基準（g/日）

性別	男性	女性
年齢等	目標量	目標量
0～5（月）	—	—
6～11（月）	—	—
1～2（歳）	—	—
3～5（歳）	—	—
6～7（歳）	11以上	10以上
8～9（歳）	12以上	12以上
10～11（歳）	13以上	13以上
12～14（歳）	17以上	16以上
15～17（歳）	19以上	17以上
（以下省略）		

<ビタミン>
・脂溶性ビタミン

表9 ビタミンAの食事摂取基準（μgRAE/日）[1]

性別	男性				女性			
年齢等	推定平均必要量[2]	推奨量[2]	目安量[3]	耐容上限量[3]	推定平均必要量[2]	推奨量[2]	目安量[3]	耐容上限量[3]
0～5（月）	—	—	300	600	—	—	300	600
6～11（月）	—	—	400	600	—	—	400	600
1～2（歳）	300	400	—	600	250	350	—	600
3～5（歳）	350	500	—	700	300	400	—	700
6～7（歳）	300	450	—	900	300	400	—	900
8～9（歳）	350	500	—	1,200	350	500	—	1,200
10～11（歳）	450	600	—	1,500	400	600	—	1,500
12～14（歳）	550	800	—	2,100	500	700	—	2,100
15～17（歳）	650	900	—	2,600	500	650	—	2,600
（以下省略）								

[1] レチノール当量（μgRAE）
＝レチノール（μg）＋β-カロテン（μg）×1/12＋α-カロテン（μg）×1/24＋β-クリプトキサンチン（μg）×1/24＋その他のプロビタミンAカロテノイド（μg）×1/24
[2] プロビタミンAカロテノイドを含む
[3] プロビタミンAカロテノイドを含まない

表10 ビタミンDの食事摂取基準（μg/日）

性別	男性		女性	
年齢等	目安量	耐容上限量	目安量	耐容上限量
0～5（月）	5.0	25	5.0	25
6～11（月）	5.0	25	5.0	25
1～2（歳）	2.0	20	2.0	20
3～5（歳）	2.5	30	2.5	30
6～7（歳）	3.0	40	3.0	40
8～9（歳）	3.5	40	3.5	40
10～11（歳）	4.5	60	4.5	60
12～14（歳）	5.5	80	5.5	80
15～17（歳）	6.0	90	6.0	90
（以下省略）				

表11 ビタミンEの食事摂取基準（mg/日）[1]

性別	男性		女性	
年齢等	目安量	耐容上限量	目安量	耐容上限量
0～5（月）	3.0	—	3.0	—
6～11（月）	4.0	—	4.0	—
1～2（歳）	3.5	150	3.5	150
3～5（歳）	4.5	200	4.5	200
6～7（歳）	5.0	300	5.0	300
8～9（歳）	5.5	350	5.5	350
10～11（歳）	5.5	450	5.5	450
12～14（歳）	7.5	650	6.0	600
15～17（歳）	7.5	750	6.0	650
（以下省略）				

[1] α-トコフェロールについて算定した．α-トコフェロール以外のビタミンEは含んでいない

表12 ビタミンKの食事摂取基準（μg/日）

性別	男性	女性
年齢等	目安量	目安量
0～5（月）	4	4
6～11（月）	7	7
1～2（歳）	60	60
3～5（歳）	70	70
6～7（歳）	85	85
8～9（歳）	100	100
10～11（歳）	120	120
12～14（歳）	150	150
15～17（歳）	160	160
（以下省略）		

・水溶性ビタミン

表13 ビタミン B_1 の食事摂取基準（mg/日）[1]

性別	男性			女性		
年齢等	推定平均必要量	推奨量	目安量	推定平均必要量	推奨量	目安量
0～5（月）	—	—	0.1	—	—	0.1
6～11（月）	—	—	0.2	—	—	0.2
1～2（歳）	0.4	0.5	—	0.4	0.5	—
3～5（歳）	0.6	0.7	—	0.6	0.7	—
6～7（歳）	0.7	0.8	—	0.7	0.8	—
8～9（歳）	0.8	1.0	—	0.8	0.9	—
10～11（歳）	1.0	1.2	—	0.9	1.1	—
12～14（歳）	1.2	1.4	—	1.1	1.3	—
15～17（歳）	1.3	1.5	—	1.0	1.2	—
（以下省略）						

[1] 身体活動レベルⅡの推定エネルギー必要量を用いて算定した
特記事項：推定平均必要量は，ビタミン B_1 の欠乏症である脚気を予防するに足る最小必要量からではなく，尿中にビタミン B_1 の排泄量が増大し始める摂取量（体内飽和量）から算定

表14 ビタミン B_2 の食事摂取基準（mg/日）[1]

性別	男性			女性		
年齢等	推定平均必要量	推奨量	目安量	推定平均必要量	推奨量	目安量
0～5（月）	—	—	0.3	—	—	0.3
6～11（月）	—	—	0.4	—	—	0.4
1～2（歳）	0.5	0.6	—	0.5	0.5	—
3～5（歳）	0.7	0.8	—	0.6	0.8	—
6～7（歳）	0.8	0.9	—	0.7	0.9	—
8～9（歳）	0.9	1.1	—	0.9	1.0	—
10～11（歳）	1.1	1.4	—	1.1	1.3	—
12～14（歳）	1.3	1.6	—	1.2	1.4	—
15～17（歳）	1.4	1.7	—	1.2	1.4	—
（以下省略）						

[1] 身体活動レベルⅡの推定エネルギー必要量を用いて算定した
特記事項：推定平均必要量は，ビタミン B_2 の欠乏症である口唇炎，口角炎，舌炎などの皮膚炎を予防するに足る最小摂取量から求めた値ではなく，尿中にビタミン B_2 の排泄量が増大し始める摂取量（体内飽和量）から算定

表15 ナイアシンの食事摂取基準（mgNE/日）[1]

性別	男性				女性			
年齢等	推定平均必要量	推奨量	目安量	耐容上限量[2]	推定平均必要量	推奨量	目安量	耐容上限量[2]
0～5（月）[3]	—	—	2	—	—	—	2	—
6～11（月）	—	—	3	—	—	—	3	—
1～2（歳）	5	5	—	60(15)	4	5	—	60(15)
3～5（歳）	6	7	—	80(20)	6	7	—	80(20)
6～7（歳）	7	9	—	100(30)	7	8	—	100(25)
8～9（歳）	9	11	—	150(35)	8	10	—	150(35)
10～11（歳）	11	13	—	200(45)	10	12	—	200(45)
12～14（歳）	12	15	—	250(60)	12	14	—	250(60)
15～17（歳）	14	16	—	300(75)	11	13	—	250(65)
（以下省略）								

NE＝ナイアシン当量＝ナイアシン＋1/60トリプトファン
[1] 身体活動レベルⅡの推定エネルギー必要量を用いて算定した
[2] ニコチンアミドの mg 量，（ ）内はニコチン酸の mg 量．基準体重を用いて算定した
[3] 単位は mg/日

表16 ビタミン B_6 の食事摂取基準（mg/日）[1]

性別	男性				女性			
年齢等	推定平均必要量	推奨量	目安量	耐容上限量[2]	推定平均必要量	推奨量	目安量	耐容上限量[2]
0～5（月）	—	—	0.2	—	—	—	0.2	—
6～11（月）	—	—	0.3	—	—	—	0.3	—
1～2（歳）	0.4	0.5	—	10	0.4	0.5	—	10
3～5（歳）	0.5	0.6	—	15	0.5	0.6	—	15
6～7（歳）	0.7	0.8	—	20	0.6	0.7	—	20
8～9（歳）	0.8	0.9	—	25	0.8	0.9	—	25
10～11（歳）	1.0	1.2	—	30	1.0	1.2	—	30
12～14（歳）	1.2	1.4	—	40	1.1	1.3	—	40
15～17（歳）	1.2	1.5	—	50	1.1	1.3	—	45
（以下省略）								

[1] たんぱく質食事摂取基準の推奨量を用いて算定した
[2] 食事性ビタミン B_6 の量ではなく，ピリドキシンとしての量である

資料

表17　ビタミンB_{12}の食事摂取基準（μg/日）

性別	男性			女性		
年齢等	推定平均必要量	推奨量	目安量	推定平均必要量	推奨量	目安量
0〜5（月）	―	―	0.4	―	―	0.4
6〜11（月）	―	―	0.5	―	―	0.5
1〜2（歳）	0.7	0.9	―	0.7	0.9	―
3〜5（歳）	0.8	1.0	―	0.8	1.0	―
6〜7（歳）	1.0	1.3	―	1.0	1.3	―
8〜9（歳）	1.2	1.5	―	1.2	1.5	―
10〜11（歳）	1.5	1.8	―	1.5	1.8	―
12〜14（歳）	1.9	2.3	―	1.9	2.3	―
15〜17（歳）	2.1	2.5	―	2.1	2.5	―
（以下省略）						

表18　葉酸の食事摂取基準（μg/日）[1]

性別	男性				女性			
年齢等	推定平均必要量	推奨量	目安量	耐容上限量[2]	推定平均必要量	推奨量	目安量	耐容上限量[2]
0〜5（月）	―	―	40	―	―	―	40	―
6〜11（月）	―	―	60	―	―	―	60	―
1〜2（歳）	70	90	―	200	70	90	―	200
3〜5（歳）	80	100	―	300	80	100	―	300
6〜7（歳）	100	130	―	400	100	130	―	400
8〜9（歳）	120	150	―	500	120	150	―	500
10〜11（歳）	150	180	―	700	150	180	―	700
12〜14（歳）	190	230	―	900	190	230	―	900
15〜17（歳）	210	250	―	900	210	250	―	900
（以下省略）								

[1] 妊娠を計画している女性，または，妊娠の可能性がある女性は，神経管閉鎖障害のリスクの低減のために，付加的に400μg/日のプテロイルモノグルタミン酸の摂取が望まれる
[2] サプリメントや強化食品に含まれるプテロイルモノグルタミン酸の量である

表19　パントテン酸の食事摂取基準（mg/日）

性別	男性	女性
年齢等	目安量	目安量
0〜5（月）	4	4
6〜11（月）	3	3
1〜2（歳）	3	3
3〜5（歳）	4	4
6〜7（歳）	5	5
8〜9（歳）	5	5
10〜11（歳）	6	6
12〜14（歳）	7	6
15〜17（歳）	7	5
（以下省略）		

表20　ビオチンの食事摂取基準（μg/日）

性別	男性	女性
年齢等	目安量	目安量
0〜5（月）	4	4
6〜11（月）	10	10
1〜2（歳）	20	20
3〜5（歳）	20	20
6〜7（歳）	25	25
8〜9（歳）	30	30
10〜11（歳）	35	35
12〜14（歳）	50	50
15〜17（歳）	50	50
（以下省略）		

表21　ビタミンCの食事摂取基準（mg/日）

性別	男性			女性		
年齢等	推定平均必要量	推奨量	目安量	推定平均必要量	推奨量	目安量
0〜5（月）	―	―	40	―	―	40
6〜11（月）	―	―	40	―	―	40
1〜2（歳）	30	35	―	30	35	―
3〜5（歳）	35	40	―	35	40	―
6〜7（歳）	45	55	―	45	55	―
8〜9（歳）	50	60	―	50	60	―
10〜11（歳）	60	75	―	60	75	―
12〜14（歳）	80	95	―	80	95	―
15〜17（歳）	85	100	―	85	100	―
（以下省略）						

特記事項：推定平均必要量は，壊血病の回避ではなく，心臓血管系の疾病予防効果ならびに抗酸化作用効果から算定

<ミネラル>
・多量ミネラル

表22 ナトリウムの食事摂取基準（mg/日），（　）は食塩相当量［g/日］

性別	男性		女性	
年齢等	目安量	目標量	目安量	目標量
0～5(月)	100(0.3)	―	100(0.3)	―
6～11(月)	600(1.5)	―	600(1.5)	―
1～2(歳)	―	(3.0 未満)	―	(3.5 未満)
3～5(歳)	―	(4.0 未満)	―	(4.5 未満)
6～7(歳)	―	(5.0 未満)	―	(5.5 未満)
8～9(歳)	―	(5.5 未満)	―	(6.0 未満)
10～11(歳)	―	(6.5 未満)	―	(7.0 未満)
12～14(歳)	―	(8.0 未満)	―	(7.0 未満)
15～17(歳)	―	(8.0 未満)	―	(7.0 未満)
(以下省略)				

表23 カリウムの食事摂取基準（mg/日）

性別	男性		女性	
年齢等	目安量	目標量	目安量	目標量
0～5(月)	400	―	400	―
6～11(月)	700	―	700	―
1～2(歳)	900	―	800	―
3～5(歳)	1,100	―	1,000	―
6～7(歳)	1,300	1,800 以上	1,200	1,800 以上
8～9(歳)	1,600	2,000 以上	1,500	2,000 以上
10～11(歳)	1,900	2,200 以上	1,800	2,000 以上
12～14(歳)	2,400	2,600 以上	2,200	2,400 以上
15～17(歳)	2,800	3,000 以上	2,100	2,600 以上
(以下省略)				

表24 カルシウムの食事摂取基準（mg/日）

性別	男性			女性		
年齢等	推定平均必要量	推奨量	目安量	推定平均必要量	推奨量	目安量
0～5(月)	―	―	200	―	―	200
6～11(月)	―	―	250	―	―	250
1～2(歳)	350	450	―	350	400	―
3～5(歳)	500	600	―	450	550	―
6～7(歳)	500	600	―	450	550	―
8～9(歳)	550	650	―	600	750	―
10～11(歳)	600	700	―	600	750	―
12～14(歳)	850	1,000	―	700	800	―
15～17(歳)	650	800	―	550	650	―
(以下省略)						

表25 マグネシウムの食事摂取基準（mg/日）

性別	男性			女性		
年齢等	推定平均必要量	推奨量	目安量	推定平均必要量	推奨量	目安量
0～5(月)	―	―	20	―	―	20
6～11(月)	―	―	60	―	―	60
1～2(歳)	60	70	―	60	70	―
3～5(歳)	80	100	―	80	100	―
6～7(歳)	110	130	―	110	130	―
8～9(歳)	140	170	―	140	160	―
10～11(歳)	180	210	―	180	220	―
12～14(歳)	250	290	―	240	290	―
15～17(歳)	300	360	―	260	310	―
(以下省略)						

表26 リンの食事摂取基準（mg/日）

性別	男性	女性
年齢等	目安量	目安量
0～5(月)	120	120
6～11(月)	260	260
1～2(歳)	500	500
3～5(歳)	800	600
6～7(歳)	900	900
8～9(歳)	1,000	900
10～11(歳)	1,100	1,000
12～14(歳)	1,200	1,100
15～17(歳)	1,200	900
(以下省略)		

資料

・微量ミネラル

表27 鉄の食事摂取基準（mg/日）[1]

性別	男性				女性					
					月経なし		月経あり			
年齢等	推定平均必要量	推奨量	目安量	耐容上限量	推定平均必要量	推奨量	推定平均必要量	推奨量	目安量	耐容上限量
0〜5（月）	—	—	0.5	—	—	—	—	—	0.5	—
6〜11（月）	3.5	5.0	—	—	3.5	4.5	—	—	—	—
1〜2（歳）	3.0	4.5	—	25	3.0	4.5	—	—	—	20
3〜5（歳）	4.0	5.5	—	25	3.5	5.0	—	—	—	25
6〜7（歳）	4.5	6.5	—	30	4.5	6.5	—	—	—	30
8〜9（歳）	6.0	8.0	—	35	6.0	8.5	—	—	—	35
10〜11（歳）	7.0	10.0	—	35	7.0	10.0	10.0	14.0	—	35
12〜14（歳）	8.5	11.5	—	50	7.0	10.0	10.0	14.0	—	50
15〜17（歳）	8.0	9.5	—	50	5.5	7.0	8.5	10.5	—	40
（以下省略）										

[1] 過多月経（月経出血量が 80 mL/回以上）の者を除外して策定した

表28 亜鉛の食事摂取基準（mg/日）

性別	男性			女性		
年齢等	推定平均必要量	推奨量	目安量	推定平均必要量	推奨量	目安量
0〜5（月）	—	—	2	—	—	2
6〜11（月）	—	—	3	—	—	3
1〜2（歳）	3	3	—	3	3	—
3〜5（歳）	3	4	—	3	4	—
6〜7（歳）	4	5	—	4	5	—
8〜9（歳）	5	6	—	5	5	—
10〜11（歳）	6	7	—	6	7	—
12〜14（歳）	8	9	—	7	8	—
15〜17（歳）	9	10	—	6	8	—
（以下省略）						

表29 銅の食事摂取基準（mg/日）

性別	男性			女性		
年齢等	推定平均必要量	推奨量	目安量	推定平均必要量	推奨量	目安量
0〜5（月）	—	—	0.3	—	—	0.3
6〜11（月）	—	—	0.3	—	—	0.3
1〜2（歳）	0.2	0.3	—	0.2	0.3	—
3〜5（歳）	0.3	0.4	—	0.3	0.4	—
6〜7（歳）	0.4	0.5	—	0.4	0.5	—
8〜9（歳）	0.4	0.6	—	0.4	0.5	—
10〜11（歳）	0.5	0.7	—	0.5	0.7	—
12〜14（歳）	0.7	0.8	—	0.6	0.8	—
15〜17（歳）	0.8	1.0	—	0.6	0.8	—
（以下省略）						

表30 マンガンの食事摂取基準（mg/日）

性別	男性	女性
年齢等	目安量	目安量
0〜5（月）	0.01	0.01
6〜11（月）	0.5	0.5
1〜2（歳）	1.5	1.5
3〜5（歳）	1.5	1.5
6〜7（歳）	2.0	2.0
8〜9（歳）	2.5	2.5
10〜11（歳）	3.0	3.0
12〜14（歳）	4.0	4.0
15〜17（歳）	4.5	3.5
（以下省略）		

表31 ヨウ素の食事摂取基準(μg/日)

性別	男性				女性			
年齢等	推定平均必要量	推奨量	目安量	耐容上限量	推定平均必要量	推奨量	目安量	耐容上限量
0〜5(月)	—	—	100	250	—	—	100	250
6〜11(月)	—	—	130	250	—	—	130	250
1〜2(歳)	35	50	—	250	35	50	—	250
3〜5(歳)	45	60	—	350	45	60	—	350
6〜7(歳)	55	75	—	500	55	75	—	500
8〜9(歳)	65	90	—	500	65	90	—	500
10〜11(歳)	80	110	—	500	80	110	—	500
12〜14(歳)	100	140	—	1,200	100	140	—	1,200
15〜17(歳)	100	140	—	2,000	100	140	—	2,000
(以下省略)								

表32 セレンの食事摂取基準(μg/日)

性別	男性				女性			
年齢等	推定平均必要量	推奨量	目安量	耐容上限量	推定平均必要量	推奨量	目安量	耐容上限量
0〜5(月)	—	—	15	—	—	—	15	—
6〜11(月)	—	—	15	—	—	—	15	—
1〜2(歳)	10	10	—	80	10	10	—	70
3〜5(歳)	10	15	—	110	10	10	—	110
6〜7(歳)	15	15	—	150	15	15	—	150
8〜9(歳)	15	20	—	190	15	15	—	180
10〜11(歳)	20	25	—	240	20	20	—	240
12〜14(歳)	25	30	—	330	25	25	—	320
15〜17(歳)	30	35	—	400	20	20	—	350
(以下省略)								

表33 クロムの食事摂取基準(μg/日)

性別	男性	女性
年齢等	目安量	目安量
0〜5(月)	0.8	0.8
6〜11(月)	1.0	1.0
1〜2(歳)	—	—
3〜5(歳)	—	—
6〜7(歳)	—	—
8〜9(歳)	—	—
10〜11(歳)	—	—
12〜14(歳)	—	—
15〜17(歳)	—	—
(以下省略)		

表34 モリブデンの食事摂取基準(μg/日)

性別	男性	女性
年齢等	目安量	目安量
0〜5(月)	2	2
6〜11(月)	10	10
1〜2(歳)	—	—
3〜5(歳)	—	—
6〜7(歳)	—	—
8〜9(歳)	—	—
10〜11(歳)	—	—
12〜14(歳)	—	—
15〜17(歳)	—	—
(以下省略)		

＜乳児・小児の推定エネルギー必要量・食事摂取基準（年齢群別）＞

表35 乳児の食事摂取基準

エネルギー・栄養素			月齢　策定項目	0〜5(月) 男児	0〜5(月) 女児	6〜8(月) 男児	6〜8(月) 女児	9〜11(月) 男児	9〜11(月) 女児
エネルギー(kcal/日)			推定エネルギー必要量	550	500	650	600	700	650
たんぱく質(g/日)			目安量	10	10	15	15	25	25
脂質	脂質(% エネルギー)		目安量	50	50	40	40	40	40
	飽和脂肪酸(% エネルギー)		—	—	—	—	—	—	—
	n-6系脂肪酸(g/日)		目安量	4	4	4	4	4	4
	n-3系脂肪酸(g/日)		目安量	0.9	0.9	0.8	0.8	0.8	0.8
炭水化物	炭水化物(% エネルギー)		—	—	—	—	—	—	—
	食物繊維(g/日)		—	—	—	—	—	—	—
ビタミン	脂溶性	ビタミン A(μgRAE/日)[1]	目安量	300	300	400	400	400	400
			耐容上限量	600	600	600	600	600	600
		ビタミン D(μg/日)	目安量	5.0	5.0	5.0	5.0	5.0	5.0
			耐容上限量	25	25	25	25	25	25
		ビタミン E(mg/日)	目安量	3.0	3.0	4.0	4.0	4.0	4.0
		ビタミン K(μg/日)	目安量	4	4	7	7	7	7
	水溶性	ビタミン B_1(mg/日)	目安量	0.1	0.1	0.2	0.2	0.2	0.2
		ビタミン B_2(mg/日)	目安量	0.3	0.3	0.4	0.4	0.4	0.4
		ナイアシン(mgNE/日)[2]	目安量	2	2	3	3	3	3
		ビタミン B_6(mg/日)	目安量	0.2	0.2	0.3	0.3	0.3	0.3
		ビタミン B_{12}(μg/日)	目安量	0.4	0.4	0.5	0.5	0.5	0.5
		葉酸(μg/日)	目安量	40	40	60	60	60	60
		パントテン酸(mg/日)	目安量	4	4	3	3	3	3
		ビオチン(μg/日)	目安量	4	4	10	10	10	10
		ビタミン C(mg/日)	目安量	40	40	40	40	40	40
ミネラル	多量	ナトリウム(mg/日)	目安量	100	100	600	600	600	600
		（食塩相当量）(g/日)	目安量	0.3	0.3	1.5	1.5	1.5	1.5
		カリウム(mg/日)	目安量	400	400	700	700	700	700
		カルシウム(mg/日)	目安量	200	200	250	250	250	250
		マグネシウム(mg/日)	目安量	20	20	60	60	60	60
		リン(mg/日)	目安量	120	120	260	260	260	260
	微量	鉄(mg/日)[3]	目安量	0.5	0.5	—	—	—	—
			推定平均必要量	—	—	3.5	3.5	3.5	3.5
			推奨量	—	—	5.0	4.5	5.0	4.5
		亜鉛(mg/日)	目安量	2	2	3	3	3	3
		銅(mg/日)	目安量	0.3	0.3	0.3	0.3	0.3	0.3
		マンガン(mg/日)	目安量	0.01	0.01	0.5	0.5	0.5	0.5
		ヨウ素(μg/日)	目安量	100	100	130	130	130	130
			耐容上限量	250	250	250	250	250	250
		セレン(μg/日)	目安量	15	15	15	15	15	15
		クロム(μg/日)	目安量	0.8	0.8	1.0	1.0	1.0	1.0
		モリブデン(μg/日)	目安量	2	2	10	10	10	10

[1] プロビタミンAカロテノイドを含まない
[2] 0〜5か月児の目安量の単位はmg/日
[3] 6〜11か月はひとつの月齢区分として男女別に算定した

D　日本人の食事摂取基準(2015年版)データ

表36　小児(1〜2歳)の推定エネルギー必要量

身体活動レベル	男子 I	男子 II	男子 III	女子 I	女子 II	女子 III
エネルギー(kcal/日)	—	950	—	—	900	—

表37　小児(1〜2歳)の食事摂取基準

	栄養素	男子 推定平均必要量	男子 推奨量	男子 目安量	男子 耐容上限量	男子 目標量	女子 推定平均必要量	女子 推奨量	女子 目安量	女子 耐容上限量	女子 目標量
	たんぱく質(g/日)	15	20	—	—	—	15	20	—	—	—
	(%エネルギー)	—	—	—	—	13〜20(16.5)[1]	—	—	—	—	13〜20(16.5)[1]
脂質	脂質(%エネルギー)	—	—	—	—	20〜30(25)[1]	—	—	—	—	20〜30(25)[1]
脂質	飽和脂肪酸(%エネルギー)	—	—	—	—	—	—	—	—	—	—
脂質	n-6系脂肪酸(g/日)	—	—	5	—	—	—	—	5	—	—
脂質	n-3系脂肪酸(g/日)	—	—	0.7	—	—	—	—	0.8	—	—
炭水化物	炭水化物(%エネルギー)	—	—	—	—	50〜65(57.5)[1]	—	—	—	—	50〜65(57.5)[1]
炭水化物	食物繊維(g/日)	—	—	—	—	—	—	—	—	—	—
ビタミン 脂溶性	ビタミンA(μgRAE/日)[2]	300	400	—	600	—	250	350	—	600	—
ビタミン 脂溶性	ビタミンD(μg/日)	—	—	2.0	20	—	—	—	2.0	20	—
ビタミン 脂溶性	ビタミンE(mg/日)[3]	—	—	3.5	150	—	—	—	3.5	150	—
ビタミン 脂溶性	ビタミンK(μg/日)	—	—	60	—	—	—	—	60	—	—
ビタミン 水溶性	ビタミンB_1(mg/日)	0.4	0.5	—	—	—	0.4	0.5	—	—	—
ビタミン 水溶性	ビタミンB_2(mg/日)	0.5	0.6	—	—	—	0.5	0.5	—	—	—
ビタミン 水溶性	ナイアシン(mgNE/日)[4]	5	5	—	60(15)	—	4	5	—	60(15)	—
ビタミン 水溶性	ビタミンB_6(mg/日)[5]	0.4	0.5	—	10	—	0.4	0.5	—	10	—
ビタミン 水溶性	ビタミンB_{12}(μg/日)	0.7	0.9	—	—	—	0.7	0.9	—	—	—
ビタミン 水溶性	葉酸(μg/日)[6]	70	90	—	200	—	70	90	—	200	—
ビタミン 水溶性	パントテン酸(mg/日)	—	—	3	—	—	—	—	3	—	—
ビタミン 水溶性	ビオチン(μg/日)	—	—	20	—	—	—	—	20	—	—
ビタミン 水溶性	ビタミンC(mg/日)	35	35	—	—	—	35	35	—	—	—
ミネラル 多量	ナトリウム(mg/日)	—	—	—	—	—	—	—	—	—	—
ミネラル 多量	(食塩相当量(g/日))	—	—	—	—	3.0未満	—	—	—	—	3.5未満
ミネラル 多量	カリウム(mg/日)	—	—	900	—	—	—	—	800	—	—
ミネラル 多量	カルシウム(mg/日)	350	450	—	—	—	350	400	—	—	—
ミネラル 多量	マグネシウム(mg/日)[7]	60	70	—	—	—	60	70	—	—	—
ミネラル 多量	リン(mg/日)	—	—	500	—	—	—	—	500	—	—
ミネラル 微量	鉄(mg/日)	3.0	4.5	—	25	—	3.0	4.5	—	20	—
ミネラル 微量	亜鉛(mg/日)	3	3	—	—	—	3	3	—	—	—
ミネラル 微量	銅(mg/日)	0.2	0.3	—	—	—	0.2	0.3	—	—	—
ミネラル 微量	マンガン(mg/日)	—	—	1.5	—	—	—	—	1.5	—	—
ミネラル 微量	ヨウ素(μg/日)	35	50	—	250	—	35	50	—	250	—
ミネラル 微量	セレン(μg/日)	10	10	—	80	—	10	10	—	70	—
ミネラル 微量	クロム(μg/日)	—	—	—	—	—	—	—	—	—	—
ミネラル 微量	モリブデン(μg/日)	—	—	—	—	—	—	—	—	—	—

[1] 範囲については，おおむねの値を示したものである．（　）内は範囲の中央値を示したものであり，最も望ましい値を示すものではない
[2] 推定平均必要量，推奨量はプロビタミンAカロテノイドを含む．耐容上限量は，プロビタミンAカロテノイドを含まない
[3] α-トコフェロールについて算定した．α-トコフェロール以外のビタミンEは含んでいない
[4] 耐容上限量は，ニコチンアミドのmg量，（　）内はニコチン酸のmg量．参照体重を用いて算定した
[5] 耐容上限量は，食事性ビタミンB_6の量ではなく，ピリドキシンとしての量である
[6] 耐容上限量は，プテロイルモノグルタミン酸の量として算定した
[7] 通常の食品からの摂取の場合，耐容上限量は設定しない．通常の食品以外からの摂取量の耐容上限量は，小児では5mg/kg体重/日とする

表38　小児（3〜5歳）の推定エネルギー必要量

身体活動レベル	男子 I	男子 II	男子 III	女子 I	女子 II	女子 III
エネルギー（kcal/日）	—	1,300	—	—	1,250	—

表39　小児（3〜5歳）の食事摂取基準

	栄養素	男子 推定平均必要量	男子 推奨量	男子 目安量	男子 耐容上限量	男子 目標量	女子 推定平均必要量	女子 推奨量	女子 目安量	女子 耐容上限量	女子 目標量
たんぱく質(g/日)		20	25	—	—	—	20	25	—	—	—
	（％エネルギー）	—	—	—	—	13〜20(16.5)[1]	—	—	—	—	13〜20(16.5)[1]
脂質	脂質（％エネルギー）	—	—	—	—	20〜30(25)[1]	—	—	—	—	20〜30(25)[1]
	飽和脂肪酸（％エネルギー）	—	—	—	—	—	—	—	—	—	—
	n-6系脂肪酸(g/日)	—	—	7	—	—	—	—	6	—	—
	n-3系脂肪酸(g/日)	—	—	1.3	—	—	—	—	1.1	—	—
炭水化物	炭水化物（％エネルギー）	—	—	—	—	50〜65(57.5)[1]	—	—	—	—	50〜65(57.5)[1]
	食物繊維(g/日)	—	—	—	—	—	—	—	—	—	—
ビタミン 脂溶性	ビタミンA(μgRAE/日)[2]	350	500	—	700	—	300	400	—	700	—
	ビタミンD(μg/日)	—	—	2.5	30	—	—	—	2.5	30	—
	ビタミンE(mg/日)[3]	—	—	4.5	200	—	—	—	4.5	200	—
	ビタミンK(μg/日)	—	—	70	—	—	—	—	70	—	—
ビタミン 水溶性	ビタミンB₁(mg/日)	0.6	0.7	—	—	—	0.6	0.7	—	—	—
	ビタミンB₂(mg/日)	0.7	0.8	—	—	—	0.6	0.8	—	—	—
	ナイアシン(mgNE/日)[4]	6	7	—	80(20)	—	6	7	—	80(20)	—
	ビタミンB₆(mg/日)[5]	0.5	0.6	—	15	—	0.5	0.6	—	15	—
	ビタミンB₁₂(μg/日)	0.8	1.0	—	—	—	0.8	1.0	—	—	—
	葉酸(μg/日)[6]	80	100	—	300	—	80	100	—	300	—
	パントテン酸(mg/日)	—	—	4	—	—	—	—	4	—	—
	ビオチン(μg/日)	—	—	20	—	—	—	—	20	—	—
	ビタミンC(mg/日)	35	40	—	—	—	35	40	—	—	—
ミネラル 多量	ナトリウム(mg/日)	—	—	—	—	—	—	—	—	—	—
	（食塩相当量）(g/日)	—	—	—	—	4.0未満	—	—	—	—	4.5未満
	カリウム(mg/日)	—	—	1,100	—	—	—	—	1,000	—	—
	カルシウム(mg/日)	500	600	—	—	—	450	550	—	—	—
	マグネシウム(mg/日)[7]	80	100	—	—	—	80	100	—	—	—
	リン(mg/日)	—	—	800	—	—	—	—	600	—	—
ミネラル 微量	鉄(mg/日)	4.0	5.5	—	25	—	3.5	5.0	—	25	—
	亜鉛(mg/日)	3	4	—	—	—	3	4	—	—	—
	銅(mg/日)	0.3	0.4	—	—	—	0.3	0.4	—	—	—
	マンガン(mg/日)	—	—	1.5	—	—	—	—	1.5	—	—
	ヨウ素(μg/日)	45	60	—	350	—	45	60	—	350	—
	セレン(μg/日)	10	15	—	110	—	10	10	—	110	—
	クロム(μg/日)	—	—	—	—	—	—	—	—	—	—
	モリブデン(μg/日)	—	—	—	—	—	—	—	—	—	—

[1] 範囲については，おおむねの値を示したものである．（　）内は範囲の中央値を示したものであり，最も望ましい値を示すものではない
[2] 推定平均必要量，推奨量はプロビタミンAカロテノイドを含む．耐容上限量は，プロビタミンAカロテノイドを含まない
[3] α-トコフェロールについて算定した．α-トコフェロール以外のビタミンEは含んでいない
[4] 耐容上限量は，ニコチンアミドのmg量，（　）内はニコチン酸のmg量．参照体重を用いて算定した
[5] 耐容上限量は，食事性ビタミンB₆の量ではなく，ピリドキシンとしての量である
[6] 耐容上限量は，プテロイルモノグルタミン酸の量として算定した
[7] 通常の食品からの摂取の場合，耐容上限量は設定しない．通常の食品以外からの摂取量の耐容上限量は，小児では5mg/kg体重/日とする

表40 小児（6〜7歳）の推定エネルギー必要量

身体活動レベル	男子 I	男子 II	男子 III	女子 I	女子 II	女子 III
エネルギー（kcal/日）	1,350	1,550	1,750	1,250	1,450	1,650

表41 小児（6〜7歳）の食事摂取基準

栄養素		男子 推定平均必要量	男子 推奨量	男子 目安量	男子 耐容上限量	男子 目標量	女子 推定平均必要量	女子 推奨量	女子 目安量	女子 耐容上限量	女子 目標量
たんぱく質（g/日）		25	35	—	—	—	25	30	—	—	—
（％エネルギー）		—	—	—	—	13〜20（16.5）[1]	—	—	—	—	13〜20（16.5）[1]
脂質	脂質（％エネルギー）	—	—	—	—	20〜30（25）[1]	—	—	—	—	20〜30（25）[1]
	飽和脂肪酸（％エネルギー）	—	—	—	—	—	—	—	—	—	—
	n-6系脂肪酸（g/日）	—	—	7	—	—	—	—	7	—	—
	n-3系脂肪酸（g/日）	—	—	1.4	—	—	—	—	1.3	—	—
炭水化物	炭水化物（％エネルギー）	—	—	—	—	50〜65（57.5）[1]	—	—	—	—	50〜65（57.5）[1]
	食物繊維（g/日）	—	—	—	—	11以上	—	—	—	—	10以上
ビタミン	脂溶性 ビタミンA（μgRAE/日）[2]	300	450	—	900	—	300	400	—	900	—
	ビタミンD（μg/日）	—	—	3.0	40	—	—	—	3.0	40	—
	ビタミンE（mg/日）[3]	—	—	5.0	300	—	—	—	5.0	300	—
	ビタミンK（μg/日）	—	—	85	—	—	—	—	85	—	—
	水溶性 ビタミンB_1（mg/日）	0.7	0.8	—	—	—	0.7	0.8	—	—	—
	ビタミンB_2（mg/日）	0.8	0.9	—	—	—	0.7	0.9	—	—	—
	ナイアシン（mgNE/日）[4]	7	9	—	100（30）	—	7	8	—	100（25）	—
	ビタミンB_6（mg/日）[5]	0.7	0.8	—	20	—	0.6	0.7	—	20	—
	ビタミンB_{12}（μg/日）	1.0	1.3	—	—	—	1.0	1.3	—	—	—
	葉酸（μg/日）[6]	100	130	—	400	—	100	130	—	400	—
	パントテン酸（mg/日）	—	—	5	—	—	—	—	5	—	—
	ビオチン（μg/日）	—	—	25	—	—	—	—	25	—	—
	ビタミンC（mg/日）	45	55	—	—	—	45	55	—	—	—
ミネラル	多量 ナトリウム（mg/日）	—	—	—	—	—	—	—	—	—	—
	（食塩相当量）（g/日）	—	—	—	—	（5.0未満）	—	—	—	—	（5.5未満）
	カリウム（mg/日）	—	—	1,300	—	1,800以上	—	—	1,200	—	1,800以上
	カルシウム（mg/日）	500	600	—	—	—	450	550	—	—	—
	マグネシウム（mg/日）[7]	110	130	—	—	—	110	130	—	—	—
	リン（mg/日）	—	—	900	—	—	—	—	900	—	—
	微量 鉄（mg/日）	4.5	6.5	—	30	—	4.5	6.5	—	30	—
	亜鉛（mg/日）	4	5	—	—	—	4	5	—	—	—
	銅（mg/日）	0.4	0.5	—	—	—	0.4	0.5	—	—	—
	マンガン（mg/日）	—	—	2.0	—	—	—	—	2.0	—	—
	ヨウ素（μg/日）	55	75	—	500	—	55	75	—	500	—
	セレン（μg/日）	15	15	—	150	—	15	15	—	150	—
	クロム（μg/日）	—	—	—	—	—	—	—	—	—	—
	モリブデン（μg/日）	—	—	—	—	—	—	—	—	—	—

[1] 範囲については，おおむねの値を示したものである．（ ）内は範囲の中央値を示したものであり，最も望ましい値を示すものではない
[2] 推定平均必要量，推奨量はプロビタミンAカロテノイドを含む．耐容上限量は，プロビタミンAカロテノイドを含まない
[3] α-トコフェロールについて算定した．α-トコフェロール以外のビタミンEは含んでいない
[4] 耐容上限量は，ニコチンアミドのmg量，（ ）内はニコチン酸のmg量．参照体重を用いて算定した
[5] 耐容上限量は，食事性ビタミンB_6の量ではなく，ピリドキシンとしての量である
[6] 耐容上限量は，プテロイルモノグルタミン酸の量として算定した
[7] 通常の食品からの摂取の場合，耐容上限量は設定しない．通常の食品以外からの摂取量の耐容上限量は，小児では5 mg/kg体重/日とする

資料

表42 小児（8〜9歳）の推定エネルギー必要量

身体活動レベル	男子 I	男子 II	男子 III	女子 I	女子 II	女子 III
エネルギー（kcal/日）	1,600	1,850	2,100	1,500	1,700	1,900

表43 小児（8〜9歳）の食事摂取基準

栄養素	男子 推定平均必要量	男子 推奨量	男子 目安量	男子 耐容上限量	男子 目標量	女子 推定平均必要量	女子 推奨量	女子 目安量	女子 耐容上限量	女子 目標量
たんぱく質（g/日）	35	40	—	—	—	30	40	—	—	—
（％エネルギー）	—	—	—	—	13〜20（16.5）[1]	—	—	—	—	13〜20（16.5）[1]
脂質（％エネルギー）	—	—	—	—	20〜30（25）[1]	—	—	—	—	20〜30（25）[1]
飽和脂肪酸（％エネルギー）	—	—	—	—	—	—	—	—	—	—
n-6系脂肪酸（g/日）	—	—	9	—	—	—	—	7	—	—
n-3系脂肪酸（g/日）	—	—	1.7	—	—	—	—	1.4	—	—
炭水化物（％エネルギー）	—	—	—	—	50〜65（57.5）[1]	—	—	—	—	50〜65（57.5）[1]
食物繊維（g/日）	—	—	—	—	12以上	—	—	—	—	12以上
ビタミンA（μgRAE/日）[2]	350	500	—	1,200	—	350	500	—	1,200	—
ビタミンD（μg/日）	—	—	3.5	40	—	—	—	3.5	40	—
ビタミンE（mg/日）[3]	—	—	5.5	350	—	—	—	5.5	350	—
ビタミンK（μg/日）	—	—	100	—	—	—	—	100	—	—
ビタミンB_1（mg/日）	0.8	1.0	—	—	—	0.8	0.9	—	—	—
ビタミンB_2（mg/日）	0.9	1.1	—	—	—	0.9	1.0	—	—	—
ナイアシン（mgNE/日）[4]	9	11	—	150（35）	—	8	10	—	150（35）	—
ビタミンB_6（mg/日）[5]	0.8	0.9	—	25	—	0.8	0.9	—	25	—
ビタミンB_{12}（μg/日）	1.2	1.5	—	—	—	1.2	1.5	—	—	—
葉酸（μg/日）[6]	120	150	—	500	—	120	150	—	500	—
パントテン酸（mg/日）	—	—	5	—	—	—	—	5	—	—
ビオチン（μg/日）	—	—	30	—	—	—	—	30	—	—
ビタミンC（mg/日）	50	60	—	—	—	50	60	—	—	—
ナトリウム（mg/日）	—	—	—	—	—	—	—	—	—	—
（食塩相当量）（g/日）	—	—	—	—	（5.5未満）	—	—	—	—	（6.0未満）
カリウム（mg/日）	—	—	1,600	—	2,000以上	—	—	1,500	—	2,000以上
カルシウム（mg/日）	550	650	—	—	—	600	750	—	—	—
マグネシウム（mg/日）[7]	140	170	—	—	—	140	160	—	—	—
リン（mg/日）	—	—	1,000	—	—	—	—	900	—	—
鉄（mg/日）	6.0	8.0	—	35	—	6.0	8.5	—	35	—
亜鉛（mg/日）	5	6	—	—	—	5	5	—	—	—
銅（mg/日）	0.4	0.6	—	—	—	0.4	0.5	—	—	—
マンガン（mg/日）	—	—	2.5	—	—	—	—	2.5	—	—
ヨウ素（μg/日）	65	90	—	500	—	65	90	—	500	—
セレン（μg/日）	15	20	—	190	—	15	20	—	180	—
クロム（μg/日）	—	—	—	—	—	—	—	—	—	—
モリブデン（μg/日）	—	—	—	—	—	—	—	—	—	—

[1] 範囲については，おおむねの値を示したものである．（ ）内は範囲の中央値を示したものであり，最も望ましい値を示すものではない
[2] 推定平均必要量，推奨量はプロビタミンAカロテノイドを含む．耐容上限量は，プロビタミンAカロテノイドを含まない
[3] α-トコフェロールについて算定した．α-トコフェロール以外のビタミンEは含んでいない
[4] 耐容上限量は，ニコチンアミドのmg量，（ ）内はニコチン酸のmg量．参照体重を用いて算定した
[5] 耐容上限量は，食事性ビタミンB_6の量ではなく，ピリドキシンとしての量である
[6] 耐容上限量は，プテロイルモノグルタミン酸の量として算定した
[7] 通常の食品からの摂取の場合，耐容上限量は設定しない．通常の食品以外からの摂取量の耐容上限量は，小児では5 mg/kg体重/日とする

D 日本人の食事摂取基準(2015年版)データ

表44 小児(10〜11歳)の推定エネルギー必要量

	男子			女子		
身体活動レベル	I	II	III	I	II	III
エネルギー(kcal/日)	1,950	2,250	2,500	1,850	2,100	2,350

表45 小児(10〜11歳)の食事摂取基準

	栄養素	男子 推定平均必要量	男子 推奨量	男子 目安量	男子 耐容上限量	男子 目標量	女子 推定平均必要量	女子 推奨量	女子 目安量	女子 耐容上限量	女子 目標量
たんぱく質(g/日)		40	50	—	—	—	40	50	—	—	—
(%エネルギー)		—	—	—	—	13〜20(16.5)[1]	—	—	—	—	13〜20(16.5)[1]
脂質	脂質(%エネルギー)	—	—	—	—	20〜30(25)[1]	—	—	—	—	20〜30(25)[1]
	飽和脂肪酸(%エネルギー)	—	—	—	—	—	—	—	—	—	—
	n-6系脂肪酸(g/日)	—	—	9	—	—	—	—	8	—	—
	n-3系脂肪酸(g/日)	—	—	1.7	—	—	—	—	1.5	—	—
炭水化物	炭水化物(%エネルギー)	—	—	—	—	50〜65(57.5)[1]	—	—	—	—	50〜65(57.5)[1]
	食物繊維(g/日)	—	—	—	—	13以上	—	—	—	—	13以上
ビタミン 脂溶性	ビタミンA(μgRAE/日)[2]	450	600	—	1,500	—	400	600	—	1,500	—
	ビタミンD(μg/日)	—	—	4.5	60	—	—	—	4.5	60	—
	ビタミンE(mg/日)[3]	—	—	5.5	450	—	—	—	5.5	450	—
	ビタミンK(μg/日)	—	—	120	—	—	—	—	120	—	—
ビタミン 水溶性	ビタミンB₁(mg/日)	1.0	1.2	—	—	—	0.9	1.1	—	—	—
	ビタミンB₂(mg/日)	1.1	1.4	—	—	—	1.1	1.3	—	—	—
	ナイアシン(mgNE/日)[4]	11	13	—	200(45)	—	10	12	—	200(45)	—
	ビタミンB₆(mg/日)[5]	1.0	1.2	—	30	—	1.0	1.2	—	30	—
	ビタミンB₁₂(μg/日)	1.5	1.8	—	—	—	1.5	1.8	—	—	—
	葉酸(μg/日)[6]	150	180	—	700	—	150	180	—	700	—
	パントテン酸(mg/日)	—	—	6	—	—	—	—	6	—	—
	ビオチン(μg/日)	—	—	35	—	—	—	—	35	—	—
	ビタミンC(mg/日)	60	75	—	—	—	60	75	—	—	—
ミネラル 多量	ナトリウム(mg/日)	—	—	—	—	—	—	—	—	—	—
	(食塩相当量)(g/日)	—	—	—	—	(6.5未満)	—	—	—	—	(7.0未満)
	カリウム(mg/日)	—	—	1,900	—	2,200以上	—	—	1,800	—	2,000以上
	カルシウム(mg/日)	600	700	—	—	—	600	750	—	—	—
	マグネシウム(mg/日)[7]	180	210	—	—	—	180	220	—	—	—
	リン(mg/日)	—	—	1,100	—	—	—	—	1,000	—	—
ミネラル 微量	鉄(mg/日)[8]	7.0	10.0	—	35	—	7.0(10.0)	10.0(14.0)	—	35	—
	亜鉛(mg/日)	6	7	—	—	—	6	7	—	—	—
	銅(mg/日)	0.5	0.7	—	—	—	0.5	0.7	—	—	—
	マンガン(mg/日)	—	—	3.0	—	—	—	—	3.0	—	—
	ヨウ素(μg/日)	80	110	—	500	—	80	110	—	500	—
	セレン(μg/日)	20	25	—	240	—	20	25	—	240	—
	クロム(μg/日)	—	—	—	—	—	—	—	—	—	—
	モリブデン(μg/日)	—	—	—	—	—	—	—	—	—	—

[1]範囲については，おおむねの値を示したものである．( )内は範囲の中央値を示したものであり，最も望ましい値を示すものではない
[2]推定平均必要量，推奨量はプロビタミンAカロテノイドを含む．耐容上限量は，プロビタミンAカロテノイドを含まない
[3]α-トコフェロールについて算定した．α-トコフェロール以外のビタミンEは含んでいない
[4]耐容上限量は，ニコチンアミドのmg量，( )内はニコチン酸のmg量．参照体重を用いて算定した
[5]耐容上限量は，食事性ビタミンB₆の量ではなく，ピリドキシンとしての量である
[6]耐容上限量は，プテロイルモノグルタミン酸の量として算定した
[7]通常の食品からの摂取の場合，耐容上限量は設定しない．通常の食品以外からの摂取量の耐容上限量は，小児では5mg/kg体重/日とする
[8]女子の推定平均必要量，推奨量の( )内は，月経ありの値である

資料

表46 小児（12〜14歳）の推定エネルギー必要量

身体活動レベル	男子 I	男子 II	男子 III	女子 I	女子 II	女子 III
エネルギー（kcal/日）	2,300	2,600	2,900	2,150	2,400	2,700

表47 小児（12〜14歳）の食事摂取基準

栄養素	男子 推定平均必要量	男子 推奨量	男子 目安量	男子 耐容上限量	男子 目標量	女子 推定平均必要量	女子 推奨量	女子 目安量	女子 耐容上限量	女子 目標量
たんぱく質（g/日）	50	60	—	—	—	45	55	—	—	—
（％エネルギー）	—	—	—	—	13〜20(16.5)[1]	—	—	—	—	13〜20(16.5)[1]
脂質 脂質（％エネルギー）	—	—	—	—	20〜30(25)[1]	—	—	—	—	20〜30(25)[1]
脂質 飽和脂肪酸（％エネルギー）	—	—	—	—	—	—	—	—	—	—
脂質 n-6系脂肪酸（g/日）	—	—	12	—	—	—	—	10	—	—
脂質 n-3系脂肪酸（g/日）	—	—	2.1	—	—	—	—	1.8	—	—
炭水化物 炭水化物（％エネルギー）	—	—	—	—	50〜65(57.5)	—	—	—	—	50〜65(57.5)
炭水化物 食物繊維（g/日）	—	—	—	—	17以上	—	—	—	—	16以上
ビタミン 脂溶性 ビタミンA（μgRAE/日）[2]	550	800	—	2,100	—	500	700	—	2,100	—
ビタミン 脂溶性 ビタミンD（μg/日）	—	—	5.5	80	—	—	—	5.5	80	—
ビタミン 脂溶性 ビタミンE（mg/日）[3]	—	—	7.5	650	—	—	—	6.0	600	—
ビタミン 脂溶性 ビタミンK（μg/日）	—	—	150	—	—	—	—	150	—	—
ビタミン 水溶性 ビタミンB$_1$（mg/日）	1.2	1.4	—	—	—	1.1	1.3	—	—	—
ビタミン 水溶性 ビタミンB$_2$（mg/日）	1.3	1.6	—	—	—	1.2	1.4	—	—	—
ビタミン 水溶性 ナイアシン（mgNE/日）[4]	12	15	—	250(60)	—	12	14	—	250(60)	—
ビタミン 水溶性 ビタミンB$_6$（mg/日）[5]	1.2	1.4	—	40	—	1.1	1.3	—	40	—
ビタミン 水溶性 ビタミンB$_{12}$（μg/日）	1.9	2.3	—	—	—	1.9	2.3	—	—	—
ビタミン 水溶性 葉酸（μg/日）[6]	190	230	—	900	—	190	230	—	900	—
ビタミン 水溶性 パントテン酸（mg/日）	—	—	7	—	—	—	—	6	—	—
ビタミン 水溶性 ビオチン（μg/日）	—	—	50	—	—	—	—	50	—	—
ビタミン 水溶性 ビタミンC（mg/日）	80	95	—	—	—	80	95	—	—	—
ミネラル 多量 ナトリウム（mg/日）	—	—	—	—	—	—	—	—	—	—
ミネラル 多量 （食塩相当量）（g/日）	—	—	—	—	(8.0未満)	—	—	—	—	(7.0未満)
ミネラル 多量 カリウム（mg/日）	—	—	2,400	—	2,600以上	—	—	2,200	—	2,400以上
ミネラル 多量 カルシウム（mg/日）	850	1,000	—	—	—	700	800	—	—	—
ミネラル 多量 マグネシウム（mg/日）[7]	250	290	—	—	—	240	290	—	—	—
ミネラル 多量 リン（mg/日）	—	—	1,200	—	—	—	—	1,100	—	—
ミネラル 微量 鉄（mg/日）[8]	8.5	11.5	—	50	—	7.0(10.0)	10.0(14.0)	—	50	—
ミネラル 微量 亜鉛（mg/日）	8	9	—	—	—	7	8	—	—	—
ミネラル 微量 銅（mg/日）	0.7	0.8	—	—	—	0.6	0.8	—	—	—
ミネラル 微量 マンガン（mg/日）	—	—	4.0	—	—	—	—	4.0	—	—
ミネラル 微量 ヨウ素（μg/日）	100	140	—	1,200	—	100	140	—	1,200	—
ミネラル 微量 セレン（μg/日）	25	30	—	330	—	25	30	—	320	—
ミネラル 微量 クロム（μg/日）	—	—	—	—	—	—	—	—	—	—
ミネラル 微量 モリブデン（μg/日）	—	—	—	—	—	—	—	—	—	—

[1] 範囲については，おおむねの値を示したものである．（ ）内は範囲の中央値を示したものであり，最も望ましい値を示すものではない
[2] 推定平均必要量，推奨量はプロビタミンAカロテノイドを含む．耐容上限量は，プロビタミンAカロテノイドを含まない
[3] α-トコフェロールについて算定した．α-トコフェロール以外のビタミンEは含んでいない
[4] 耐容上限量は，ニコチンアミドのmg量，（ ）内はニコチン酸のmg量．参照体重を用いて算定した
[5] 耐容上限量は，食事性ビタミンB$_6$の量ではなく，ピリドキシンとしての量である
[6] 耐容上限量は，プテロイルモノグルタミン酸の量として算定した
[7] 通常の食品からの摂取の場合，耐容上限量は設定しない．通常の食品以外からの摂取量の耐容上限量は，小児では5 mg/kg体重/日とする
[8] 女子の推定平均必要量，推奨量の（ ）内は，月経血ありの値である

表48 小児（15〜17歳）の推定エネルギー必要量

身体活動レベル	男子 I	男子 II	男子 III	女子 I	女子 II	女子 III
エネルギー（kcal/日）	2,500	2,850	3,150	2,050	2,300	2,550

表49 小児（15〜17歳）の食事摂取基準

栄養素	男子 推定平均必要量	男子 推奨量	男子 目安量	男子 耐容上限量	男子 目標量	女子 推定平均必要量	女子 推奨量	女子 目安量	女子 耐容上限量	女子 目標量
たんぱく質（g/日）	50	65	—	—	—	45	55	—	—	—
（％エネルギー）	—	—	—	—	13〜20（16.5）[1]	—	—	—	—	13〜20（16.5）[1]
脂質（％エネルギー）	—	—	—	—	20〜30（25）[1]	—	—	—	—	20〜30（25）[1]
飽和脂肪酸（％エネルギー）	—	—	—	—	—	—	—	—	—	—
n-6系脂肪酸（g/日）	—	—	13	—	—	—	—	10	—	—
n-3系脂肪酸（g/日）	—	—	2.3	—	—	—	—	1.7	—	—
炭水化物（％エネルギー）	—	—	—	—	50〜65（57.5）	—	—	—	—	50〜65（57.5）
食物繊維（g/日）	—	—	—	—	19以上	—	—	—	—	17以上
ビタミンA（μgRAE/日）[2]	650	900	—	2,600	—	500	650	—	2,600	—
ビタミンD（μg/日）	—	—	6.0	90	—	—	—	6.0	90	—
ビタミンE（mg/日）[3]	—	—	7.5	750	—	—	—	6.0	650	—
ビタミンK（μg/日）	—	—	160	—	—	—	—	160	—	—
ビタミンB_1（mg/日）	1.3	1.5	—	—	—	1.0	1.2	—	—	—
ビタミンB_2（mg/日）	1.4	1.7	—	—	—	1.2	1.4	—	—	—
ナイアシン（mgNE/日）[4]	14	16	—	300（75）	—	11	13	—	250（65）	—
ビタミンB_6（mg/日）[5]	1.2	1.5	—	50	—	1.1	1.3	—	45	—
ビタミンB_{12}（μg/日）	2.1	2.5	—	—	—	2.1	2.5	—	—	—
葉酸（μg/日）[6]	210	250	—	900	—	210	250	—	900	—
パントテン酸（mg/日）	—	—	7	—	—	—	—	5	—	—
ビオチン（μg/日）	—	—	50	—	—	—	—	50	—	—
ビタミンC（mg/日）	85	100	—	—	—	85	100	—	—	—
ナトリウム（mg/日）	—	—	—	—	—	—	—	—	—	—
（食塩相当量）（g/日）	—	—	—	—	（8.0未満）	—	—	—	—	（7.0未満）
カリウム（mg/日）	—	—	2,800	—	3,000以上	—	—	2,100	—	2,600以上
カルシウム（mg/日）	650	800	—	—	—	550	650	—	—	—
マグネシウム（mg/日）[7]	300	360	—	—	—	260	310	—	—	—
リン（mg/日）	—	—	1,200	—	—	—	—	900	—	—
鉄（mg/日）[8]	8.0	9.5	—	50	—	5.5（8.5）	7.0（10.5）	—	40	—
亜鉛（mg/日）	9	10	—	—	—	6	8	—	—	—
銅（mg/日）	0.8	1.0	—	—	—	0.6	0.8	—	—	—
マンガン（mg/日）	—	—	4.5	—	—	—	—	3.5	—	—
ヨウ素（μg/日）	100	140	—	2,000	—	100	140	—	2,000	—
セレン（μg/日）	30	35	—	400	—	20	25	—	350	—
クロム（μg/日）	—	—	—	—	—	—	—	—	—	—
モリブデン（μg/日）	—	—	—	—	—	—	—	—	—	—

[1] 範囲については，おおむねの値を示したものである．（ ）内は範囲の中央値を示したものであり，最も望ましい値を示すものではない
[2] 推定平均必要量，推奨量はプロビタミンAカロテノイドを含む．耐容上限量は，プロビタミンAカロテノイドを含まない
[3] α-トコフェロールについて算定した．α-トコフェロール以外のビタミンEは含んでいない
[4] 耐容上限量は，ニコチンアミドのmg量，（ ）内はニコチン酸のmg量．参照体重を用いて算定した
[5] 耐容上限量は，食事性ビタミンB_6の量ではなく，ピリドキシンとしての量である
[6] 耐容上限量は，プテロイルモノグルタミン酸の量として算定した．
[7] 通常の食品からの摂取の場合，耐容上限量は設定しない．通常の食品以外からの摂取量の耐容上限量は，小児では5 mg/kg体重/日とする
[8] 女子の推定平均必要量，推奨量の（ ）内は，月経血ありの値である

［井ノ口美香子］

E 平成27年度乳幼児栄養調査結果の概要

a 平成27年度乳幼児栄養調査とは

1 調査の目的対象，方法

わが国では，全国の乳幼児の栄養方法および食事の状況などの実態を把握し，授乳・離乳の支援，乳幼児の食生活改善のための基礎資料を得ることを目的として，1985年から10年ごとに乳幼児栄養調査が実施されている．本調査は，乳幼児の栄養状態や食生活の実態を知るだけでなく，関連する施策などを評価するうえでも重要なものである．

2 調査対象

調査の対象は，「平成27年国民生活基礎調査」において無作為に設定された1,106地区内の世帯のうち，平成27年(2015年)5月31日現在で6歳未満の子ども(平成21年6月1日から平成27年5月31日までに生まれた子ども)のいる世帯およびその子どもであり，3,871人を集計対象としている．

3 調査項目と方法

調査項目は，母乳育児に関する認識や指導の状況，授乳や離乳食の状況，子どもの食物アレルギーの状況，子どもの健康状態や生活習慣，保護者の生活習慣，世帯の状況などからなる．調査時期は平成27年9月1日である．

調査は，調査員が被調査世帯を訪問し，子どもの母親(もしくは，子どもの食事にかかわっている養育者)に調査票の記入を依頼し，後日調査員が回収する方式により実施している．結果の集計は，厚生労働省雇用均等・児童家庭局母子保健課で行っている．

b 乳幼児期の栄養・食生活の現状と課題

1 母乳栄養の割合

これまでにも母乳栄養(育児)の割合の調査があるが，それらを比較する際には，「母乳栄養」の定義の確認が必要である．「平成27年度乳幼児栄養調査」では，0～2歳未満児の養育者に，過去にさかのぼって1か月ごとに「母乳」「人工乳」「離乳食」を与えていたか，また，いつ完了したのかをたずねている．「母乳」については「毎日与えているわけではない場合，あるいは外出時や入眠時などに少しだけ与えている場合は含まない」としている．一方，「平成17年度乳幼児栄養調査」では，回答者は0～4歳児の養育者で，回答様式が異なっていた．

昭和60年度から10年ごとの授乳期の栄養方法の推移をみると図1[1]のようになる．平成17年度から27年度の調査方法の変更に留意したうえで比較しなければならないが，平成27年度では10年前に比べ母乳栄養の割合が増加し，生後1か月では51.3%，生後3か月では54.7%であった．混合栄養も含めると，母乳を与えている割合は，生後1か月で96.5%，生後3か月で89.8%であった．これらの状況は，平成19年(2007年)に「授乳・離乳の支援ガイド」が策定され，それを踏まえたさまざまな取り組みの成果が表れたものと考えられる．

2 母乳育児に関する出産施設での支援状況

母乳育児に関する出産施設での支援として，「出産後30分以内に母乳を飲ませた」について支援があった者の割合は37.2%，「出産直後から母子同室だった」について支援があった者の割合は27.9%，「赤ちゃんが欲しがる時はいつでも母乳を飲ませた」について支援があった者の割合は74.9%であり，いずれも10年前と比べ増加した(図2)[1]．

3 授乳について困ったこと

約8割の保護者が，授乳について困ったことがあった(表1)[1]．授乳について困ったことは，母乳栄養，混合栄養，人工栄養で最も高い割合を示す項目に違いがみられた．

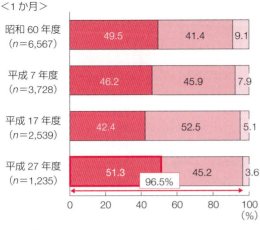

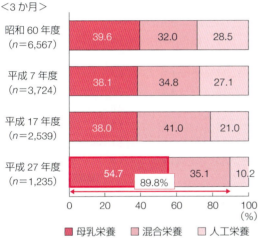

図1 授乳期の栄養方法(1か月, 3か月)の推移

[厚生労働省雇用均等・児童家庭局:平成27年度乳幼児栄養調査結果の概要. 2016. http://www.mhlw.go.jp/file/06-Seisakujouhou-11900000-Koyoukintoujidoukateikyoku/0000134460.pdf]

4 離乳食

1) 離乳食の開始・完了時期

　離乳食の開始時期は,「6か月」の割合が44.9%と最も高く, 平成17年度よりピークが1か月遅くなっていた. 完了時期は,「13〜15か月」の割合が33.3%と最も高く, 平成17年度よりピークが遅くなっていた.「授乳・離乳の支援ガイド」において, 離乳食の開始時期を従前の「生後5か月になった頃」から「生後5, 6か月頃」と変更したこと, 完了時期を従前の「通常生後13か月を中心とした12〜15か月頃である. 遅くとも18か月頃までには完了する」から「生後12か月〜18か月」と変更した影響であると考えられる.

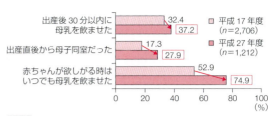

図2 母乳育児に関する出産施設での支援状況

※「はい」と回答した者の割合/回答者が母親の場合のみ集計
[厚生労働省雇用均等・児童家庭局:平成27年度乳幼児栄養調査結果の概要. 2016. http://www.mhlw.go.jp/file/06-Seisakujouhou-11900000-Koyoukintoujidoukateikyoku/0000134460.pdf]

2) 離乳食について困ったこと

　約75%の保護者は, 離乳食について困ったことがあった. 保護者は離乳食を「作るのが負担, 大変」33.5%,「食べさせるのが負担, 大変」17.8%と回答している(図3)[1]. これらの結果を受け, 乳幼児の養育者には, 離乳食を簡単に作る方法やベビーフードの適切な活用法, 食事介助法など, 離乳食に関する負担感軽減に役立つ具体的な食の支援が必要であると考える.

5 食物アレルギーへの対応の現状と課題

　「平成27年度乳幼児栄養調査」から, 初めて食物アレルギーに関する項目が入った. これまでに食事が原因と思われるアレルギー症状を起こしたことがある児の割合は約15%であり, そのうち約1割は医療機関を未受診であった. また, 受診した児のうち「食物アレルギー」と医師に判断された児は約8割であった.

　医療機関未受診児は, 食事が原因と思われるアレルギー症状を起こしたときの対応として,「あなたの母親など家族に相談した」者の割合が最多で43.8%, 次いで「インターネットや雑誌で対処方法を探した」が25.0%,「友人や仲間に相談した」が18.8%であった.

　食物アレルギーの原因(と思われる)食物を除去したり, 制限したことがある者(「現在もしている」と「過去にしていたことはあるが, 現在はしていない」と回答した者の合計)の割合は23.6%だった. そのうち, 食事制限や食物除去を医師の指示で行った者の割合は46.4%であり, 42.1%は医師の指示ではなかった.

　食物アレルギーの原因(と思われる)食物を除去したり, 制限したりしたことがある者が, 具体的な食事制限や食物除去の頼りとしている(していた)の

資　料

表1 授乳について困ったこと

授乳について困ったこと	総数* (n=1,242)	母乳栄養 (n=616)	混合栄養 (n=541)	人工栄養 (n=43)
困ったことがある	77.8	69.6	88.2	69.8
母乳が足りているかどうかわからない	40.7	31.2	53.8	16.3
母乳が不足ぎみ	20.4	8.9	33.6	9.3
授乳が負担，大変	20.0	16.6	23.7	18.6
人工乳（粉ミルク）を飲むのをいやがる	16.5	19.2	15.7	2.3
外出の際に授乳できる場所がない	14.3	15.7	14.4	2.3
子どもの体重の増えがよくない	13.8	10.2	19.0	9.3
卒乳の時期や方法がわからない	12.9	11.0	16.1	2.3
母乳が出ない	11.2	5.2	15.9	37.2
母親の健康状態	11.1	11.2	9.8	14.0
母乳を飲むのをいやがる	7.8	3.7	11.1	23.3
子どもの体重が増えすぎる	6.8	5.8	7.9	7.0
母乳を飲みすぎる	4.4	6.7	2.2	0.0
人工乳（粉ミルク）を飲みすぎる	3.7	1.1	6.1	7.0
母親の仕事（勤務）で思うように授乳ができない	3.5	4.2	3.0	0.0
相談する人がいない，もしくは，わからない	1.7	0.8	2.6	0.0
相談する場所がない，もしくは，わからない	1.0	0.3	1.7	0.0
その他	5.2	4.9	5.7	4.7
特にない	22.2	30.4	11.8	30.2

（複数回答）

栄養方法のうち，最も高い割合を示しているものは**太字**．*総数には，栄養方法「不詳」を含む
[厚生労働省雇用均等・児童家庭局：平成27年度乳幼児栄養調査結果の概要．2016. http://www.mhlw.go.jp/file/06-Seisakujouhou-11900000-Koyoukintoujidoukateikyoku/0000134460.pdf]

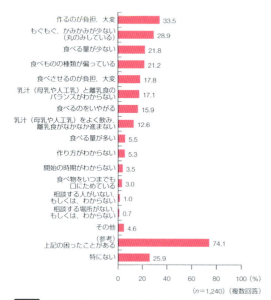

図3　離乳食について困ったこと
[厚生労働省雇用均等・児童家庭局：平成27年度乳幼児栄養調査結果の概要．2016. http://www.mhlw.go.jp/file/06-Seisakujouhou-11900000-Koyoukintoujidoukateikyoku/0000134460.pdf]

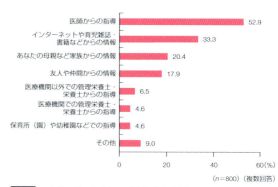

図4　食物アレルギーの具体的な対応
「現在もしている」「過去にしていたことはあるが，現在はしていない」と回答した者
[厚生労働省雇用均等・児童家庭局：平成27年度乳幼児栄養調査結果の概要．2016. http://www.mhlw.go.jp/file/06-Seisakujouhou-11900000-Koyoukintoujidoukateikyoku/0000134460.pdf]

は，「医師からの指導」が最多であった．続いて「インターネットや育児雑誌・書籍などからの情報」，「あなたの母親など家庭からの情報」，「友人や仲間

E 平成27年度乳幼児栄養調査結果の概要

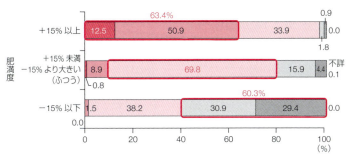

図5 肥満度別 保護者の子どもの体格に関する認識
※赤字：子どもの肥満度と保護者の認識が一致
[厚生労働省雇用均等・児童家庭局：平成27年度乳幼児栄養調査結果の概要．2016. http://www.mhlw.go.jp/file/06-Seisakujouhou-11900000-Koyoukintoujidoukateikyoku/0000134460.pdf]

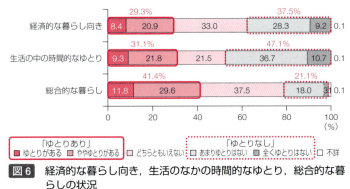

図6 経済的な暮らし向き，生活のなかの時間的なゆとり，総合的な暮らしの状況
[厚生労働省雇用均等・児童家庭局：平成27年度乳幼児栄養調査結果の概要．2016. http://www.mhlw.go.jp/file/06-Seisakujouhou-11900000-Koyoukintoujidoukateikyoku/0000134460.pdf]

からの情報」の順だった（図4）[1]．さらに「過去にしていたことはあるが，現在はしていない」者のうち，食事制限や食物除去の中止（解除）を，医師の指示で行った者の割合は39.0％であり，約6割は医師の指示ではなかった．厚生労働省では「保育所におけるアレルギー対応ガイドライン」などにより，食物アレルギー児への対応は，医師の診断・指示を基本としているが，現状は必ずしもそうではない場合も多いことがあきらかにされた．

6 幼児期の肥満の現状と課題

保護者から申告された身長・体重により幼児身長体重曲線を用いて評価した肥満度は，ふつう（肥満度±15％）の子どもの割合が92.4％であり，ふつうより肥満度が高い（肥満度＋15％以上）子どもの割合が4.9％，ふつうより肥満度が低い（肥満度−15％以下）子どもの割合が2.7％であった．肥満度がふつうの子どもにおいてはその保護者の約3割が，肥満度がふつうより高いあるいは低い子どもにおいてはその保護者の約4割が実際の体格とは異なる体格の認識をもっていた（図5）[1]．

「平成27年度乳幼児栄養調査」では，家で1日に平均でテレビやビデオを見る時間，ゲーム機やタブレットなどを使用する時間の調査も行っている．平日，休日とも「1〜2時間」（平日54.9％，休日45.7％）と回答した割合が最も高かった．平日で約2割，休日で約4割の子どもが，1日平均で3時間以上テレビやビデオを見たり，ゲーム機やタブレットなどを使用したりしていた．

前述のように子どもの肥満度と保護者の子どもの体格の認識は，約2〜3割相違があること，身体活動が少なく，休日にテレビやタブレットなどを長時間使用する子どもの割合も多いことなどから，幼児期の子どもの保護者には，正しい肥満度の判定はもとより，食事にとどまらず，遊び，睡眠といった日常生活全般への啓発の必要性が示唆される．

資料

c 社会経済的要因が栄養・食生活に与える影響

近年，子どもの貧困が大きな社会問題となっていることから，「平成27年度乳幼児栄養調査」において，初めて現在の子どもの食物摂取状況などと社会経済的要因との関連の実態調査を行った．社会経済的要因として，経済的な暮らし向き，生活のなかの時間的なゆとり，総合的な暮らしについてたずね，「ゆとりあり」（「ゆとりがある」または「ややゆとりがある」）と回答した者の割合は，それぞれ29.3%，31.1%，41.4%であった（図6）[1]．

成人のデータではあるが，「平成26年国民健康・栄養調査結果の概要」には，世帯収入が高いほど野菜や肉類の摂取量が多く，穀類の摂取量は少ないことが示されている．「平成27年度乳幼児栄養調査」では，摂取量は不明であるが，社会経済的要因別に主要な食物の摂取頻度をみると，経済的な暮らし向きにおいて，有意な差がみられた項目が多かった．具体的には，バランスのよい食事には欠かせない魚，大豆・大豆製品，野菜，果物は，経済的な暮らし向きが「ゆとりあり」で摂取頻度が高い傾向がみられ，菓子（菓子パン含む），インスタントラーメンやカップ麺は，経済的な暮らし向きが「ゆとりなし」で摂取頻度が高い傾向がみられた．

これらの結果から，栄養・食生活の改善には，たとえば安価で栄養価の高い食材の紹介や調理法などの提案など，経済的な視点も加味した実行可能な支援が求められている．

d 今後の支援の方向性

「平成27年度乳幼児栄養調査結果」からは，「子どもの健全な生活習慣・食習慣確立のための保護者支援」「保護者の困りごとの解消や適切な情報選択のための子育て支援」「多様な暮らしに対応した食生活支援」の必要性が示された．

健全な心身と豊かな人間性を育んでいく乳幼児期の栄養・食生活の支援では，子どもの成長，発達にあわせた切れ目のない推進が重要である．そこで，子どもとその保護者はもとより，教育，保育に携わる関係者などの意識の向上をはかるとともに，相互の密接な連携の下，家庭，学校，保育所，地域社会などの場で子どもと保護者が楽しく食について学ぶことができるような取り組みが，これまで以上に積極的になされることが望まれる．

❖ 文　献

1) 厚生労働省雇用均等・児童家庭局：平成27年度乳幼児栄養調査結果の概要．2016．http://www.mhlw.go.jp/file/06-Seisakujouhou-11900000-Koyoukintoujidoukateikyoku/0000134460.pdf．（アクセス日：2018年4月1日）

❖ 参考文献

・厚生労働省雇用均等・児童家庭局：授乳・離乳の支援ガイド．2007．（2018年度改訂予定）http://www.mhlw.go.jp/shingi/2007/03/dl/s0314-17.pdf（アクセス日：2018年4月1日）
・厚生労働省健康局：平成26年国民健康・栄養調査結果の概要．2015．http://www.mhlw.go.jp/file/04-Houdouhappyou-10904750-Kenkoukyoku-Gantaisakukenkouzoushinka/0000117311.pdf（アクセス日：2018年4月1日）

［堤　ちはる］

資料

F 保健機能食品の概要とアドバイザリースタッフ

a 保健機能食品制度の設立[1,2]

保健機能食品制度とは，一定の条件を満たした食品について，食品の機能性を表示することを認めるために創設された制度で，2001年4月に設立された．保健機能食品制度設立の背景として，国民の健康に対する関心の高まりとともに，食品に求められる機能性が複雑化・多様化してきたこと，一方で，食品の生体調節機能に関する研究が活発となり，食品産業では付加価値の高い食品の生産意欲が高まってきたことがあげられる．このような状況のなか，粗悪な製品や問題のある製品の販売も見受けられ，健康効果をうたった製品による健康被害も報告されるようになった．そこで，国民を混乱させ，健康上の被害をもたらすことや過大な不安を抱かせることなく，安心して食生活の状況に応じた食品の選択ができるよう，一定の規格基準を定めたものが，保健機能食品制度である．

保健機能食品は食品表示法に基づく食品表示基準において規定されており，特定保健用食品，栄養機能食品，機能性表示食品の3つに分類される（図1）．

b 特定保健用食品[1〜3]

1 特定保健用食品の歴史

特定保健用食品は保健機能食品のなかで最も早い1991年に創設された．当初は栄養改善法（現在の健康増進法）で規定された特別用途食品の1つとして位置づけられ，通常の食品形態に限定されていたが，2001年の保健機能食品制度の開始により，錠剤やカプセル状の形態も許可されるようになった．その後，2005年に，条件付き特定保健用食品の導入，規格基準型特定保健用食品の創設，疾病リスク低減表示の容認がなされた．したがって，特定保健用食品は現在も，特別用途食品の一部でもある．

2 特定保健用食品の種類

1）特定保健用食品

特定保健用食品は，健康増進法においても規定され，「特定の保健の用途」に適する旨を表示することについて消費者庁長官の許可または承認を受けた食品で，保健機能成分を含み，食生活において特定の保健の目的で摂取するものである．

特定保健用食品は個々の食品ごとにその有効性・安全性，適切な摂取量などに関する科学的根拠が評価されている，個別許可型の食品である．特定保健用食品として許可を受けるためには，食生活の改善がはかられ，健康の維持増進に寄与することが期待できるものであって，以下の要件を満たす必要がある．

① 食品または関与成分について，表示しようとする保健の用途に係る科学的根拠が医学的，栄養学的にあきらかにされていること．
② 食品または関与成分についての適切な摂取量が医学的，栄養学的に設定できるものであること．
③ 食品または関与成分が，添付資料などからみて安全なものであること．
④ 関与成分について，物理学的，化学的および生物学的性状ならびにその試験方法，定性および定量試験方法があきらかにされていること（ただし，合理的理由がある場合は，この限りではない）．
⑤ 食品または関与成分が，ナトリウムもしくは糖類などを過剰摂取させることとなるものまたはアル

医薬品（医薬部外品を含む）	保健機能食品					一般食品（いわゆる健康食品）
	特定保健用食品				栄養機能食品	機能性表示食品	
	個別許可型			規格基準型			
	特定保健用食品	疾病リスク低減表示	条件付き				

図1 保健機能食品の名称と分類

コール飲料ではないこと．
⑥同種の食品が一般に含有している栄養成分の組成を著しく損なったものでないこと．
⑦日常的に食される食品であること．
⑧食品または関与成分が，「無承認無許可医薬品の指導取締りについて」の別紙「医薬品の範囲に関する基準」の別添2「専ら医薬品として使用される成分本質(原材料)リスト」に含まれるものでないこと．

このように特定保健用食品には一定の科学的根拠が求められている．有効性の審査基準は，関与成分の作用機序が明確であって，ヒトを対象とした無作為化比較試験により得られた結果について，5%以下に危険率を設定して統計処理を行い，効果が示されるものである．

特定保健用食品には図2のマークをつけることができる．許可マークは国内において製造・貯蔵された製品，承認マークは国外で製造された製品に対してつけられている．

2) 特定保健用食品(疾病リスク低減表示)

特定保健用食品(疾病リスク低減表示)は，特定保健用食品のうち，疾病リスクの低減に資する旨の表示の許可を受けた食品を指す．関与成分の摂取により疾病リスクが低減することが医学的・栄養学的に広く認められ確立しているものに限り認められており，現在はカルシウムと葉酸の2成分の表示が認められている．具体的には以下のような表示となる．

①カルシウム(食品添加物公定書などに定められたもの，または食品などとして人が摂取してきた経験が十分に存在するものに由来するもの)：「この食品はカルシウムを豊富に含みます．日頃の運動と，適切な量のカルシウムを含む健康的な食事は若い女性が健全な骨の健康を維持し，歳をとってからの骨粗鬆症になるリスクを低減するかもしれません．」

②葉酸(プテロイルモノグルタミン酸)：「この食品は葉酸を豊富に含みます．適切な量の葉酸を含む健康的な食事は，女性にとって，二分脊椎などの神経管閉鎖障害をもつ子どもが生まれるリスクを低減するかもしれません．」

3) 特定保健用食品(規格基準型)

特定保健用食品のなかで，許可件数が多く，関与成分またはその食品と身体の構造または機能に及ぼす影響との関係に関する科学的根拠が蓄積したものについては，規格基準を作成し，消費者委員会および食品安全委員会の個別審査を省略して消費者庁に

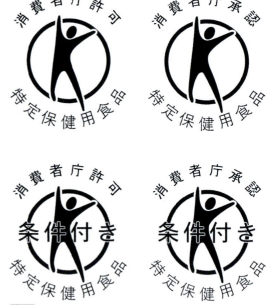

図2 特定保健用食品のマーク

おいて審査することが認められている．個別審査は行わず，規格基準に適合するか否かの審査のみを行うことから，特定保健用食品(規格基準型)と分類される．

現在，規格基準型として認められているのは，「おなかの調子」を整えることを保健の用途とした食物繊維(難消化性デキストリン，ポリデキストロース，グアーガム分解物)，オリゴ糖(大豆オリゴ糖，フラクトオリゴ糖，乳果オリゴ糖，ガラクトオリゴ糖，キシロオリゴ糖，イソマルトオリゴ糖)，糖の吸収または，血中脂質に関する作用を保健の用途とした食物繊維(難消化性デキストリン)の4区分である．

4) 条件付き特定保健用食品

条件付き特定保健用食品は，特定保健用食品の有効性の審査基準で要求している前述の科学的根拠のレベルには届かないものの，一定の有効性が確認される食品を指し，「根拠は必ずしも確立されていませんが，○○に適する可能性がある食品です」という条件文を付した表示がされる．また，マークにも「条件付き」の文字が入る(図2)．

3 特定保健用食品の安全性

特定保健用食品の安全性評価は個別製品ごとにケースバイケースで行われるが，原則として，まず，食経験が重要視される．長い期間摂取してきた経験のある食品であれば，安全性に大きな問題はないと

考えられる．この場合の食経験とは，原料や製造・加工方法，摂取方法まで含めた経験であり，これまで摂取してきた方法と異なる摂取方法(たとえば，含有量が多い，ほかのさまざまな成分を添加したなど)の場合は食経験とはみなされない．食経験がない，または乏しい食品では，安全性の審査は慎重となり，厳しくなる．したがって，錠剤やカプセル状の製品は許可されにくくなっている．特定保健用食品の申請には，このほかに，*in vitro* や動物による毒性試験，ヒトにおける過剰・長期摂取試験のデータや安全性に関する十分な考察が求められる．

また，許可後も継続して科学的知見を集積し，安全性に問題が生じていないかの確認に努め，安全性に問題が生じる可能性のある新たな知見が得られた場合は，30日以内に消費者庁に報告すること，消費者からの健康影響に関する苦情などについても記録・保存に努めることなどが定められ，安全性を確保するための配慮がなされている．

C 栄養機能食品[1〜3]

1 栄養機能食品の特徴

栄養機能食品は2001年の保健機能食品制度創設時に制定された．現在は食品表示法の食品表示基準で規定されており，身体の健全な成長・発育・健康の維持などに必要な栄養成分の補給・補完を目的として，栄養成分の機能を表示する食品である．対象となる栄養成分は，ビタミン13種類(ビタミンA，B₁，B₂，B₆，B₁₂，C，D，E，K，葉酸，ナイアシン，パントテン酸，ビオチン)，ミネラル6種類(亜鉛，カリウム，カルシウム，鉄，銅，マグネシウム)，n-3系不飽和脂肪酸である．各栄養成分について**表1**[4] に示した上限値と下限値が定められており，この範囲内であれば，許可申請や届出の必要なく，栄養機能表示をすることができる．対象となる食品は加工食品のほか，生鮮食品，錠剤・カプセルなどを含む．ただし，カリウムについては過剰摂取のリスクを回避するため，錠剤・カプセルの食品は対象外である．

2 栄養機能食品の表示

栄養機能表示の文言は各栄養成分で決められており，変更することはできない．たとえば，カルシウムでは「カルシウムは骨や歯の形成に必要な栄養素です．」，n-3系不飽和脂肪酸では「n-3系不飽和脂肪酸は，皮膚の健康維持を助ける栄養素です．」などで

表1 栄養機能食品の上限値と下限値の規格

ビタミン	上限値	下限値
ビタミンA	600 μg	231 μg
ビタミンB₁	25 mg	0.36 mg
ビタミンB₂	12 mg	0.42 mg
ビタミンB₆	10 mg	0.39 mg
ビタミンB₁₂	60 μg	0.72 μg
ビタミンC	1,000 mg	30 mg
ビタミンD	5.0 μg	1.65 μg
ビタミンE	150 mg	1.89 mg
ビタミンK	150 μg	45 μg
葉酸	200 μg	72 μg
ナイアシン	60 mg	3.9 mg
パントテン酸	30 mg	1.44 mg
ビオチン	500 μg	15 μg
ミネラル	**上限値**	**下限値**
亜鉛	15 mg	2.64 mg
カリウム	2,800 mg	840 mg
カルシウム	600 mg	204 mg
鉄	10 mg	2.04 mg
銅	6.0 mg	0.27 mg
マグネシウム	300 mg	96 mg
脂肪酸	**上限値**	**下限値**
n-3系不飽和脂肪酸	2.0 g	0.6 g

[消費者庁：食品表示基準における栄養機能食品とは．]

ある．また，あわせて，定められた注意喚起表示も行う必要がある．注意喚起表示は，基本的には「本品は，多量摂取により疾病が治癒したり，より健康が増進するものではありません．1日の摂取目安量を守ってください．」であるが，この定型文以外の注意を要するものについては，各々定められた注意事項を加えて表示しなければならない．たとえば，ビタミンAでは「妊娠3か月以内又は妊娠を希望する女性は過剰摂取にならないように注意してください．」，カリウムでは「腎機能が低下している方は本品の摂取を避けてください．」などである．このほかにも**表2**[5] に示した事項の表示が必要である．

3 栄養機能食品の留意点

栄養機能食品で表示が許可されている栄養機能は，その裏づけとなる科学的根拠がヒトにおいて実証され，過去の食経験からも確立されたものである．しかし，その根拠は栄養成分の機能に関する根拠であり，個々の製品の根拠ではない点に注意が必要である．栄養機能食品は，その製造・販売に許可

資　料

表2　栄養機能食品に必要な表示事項

① 栄養機能食品(栄養成分の名称)
② 栄養機能表示［定型文］
③ 1日あたりの摂取目安量
④ 栄養成分表示
⑤ 摂取の方法
⑥ 注意喚起表示［定型文］
⑦ バランスのとれた食生活の普及・啓発を図る文言
⑧ 消費者庁長官の個別審査を受けたものではない旨
⑨ 1日あたりの摂取目安量に含まれる機能に関する表示を行っている栄養成分の量が, 栄養素等表示基準値に占める割合
⑩ 栄養素等表示基準値の対象年齢及び基準熱量に関する文言
⑪ 調理または保存の方法に関し特に注意を必要とするものは, その注意事項
⑫ 特定の対象者に対し注意を必要とするものは, その注意事項
⑬ 保存方法［生鮮食品のみ］

［内閣府：食品表示基準.］

申請や届出が必要なく, 製品が規格基準に合致しているか否かを第三者が検査するシステムも存在しない. また, 栄養成分以外の成分の機能を表示することは禁止されているが, 認められた栄養成分とは異なる成分名や植物名を前面に打ち出した栄養機能食品も存在する. このように, 製造・販売を行う事業者の倫理にゆだねられる部分が大きいことから, 消費者は栄養機能食品の特徴を正しく理解し, 使用する必要がある.

d 機能性表示食品[1,3]

1 機能性表示食品の特徴

機能性表示食品は2015年に食品表示法の施行とともに食品表示基準に基づき制定された. 特定保健用食品, 栄養機能食品とは異なり, 国ではなく食品関連事業者の責任において, 健康の維持・増進に資する保健の目的が期待できる旨の表示をすることができる食品である. 機能性表示食品を販売しようとする事業者は販売60日前までに, 安全性や機能性の根拠, 品質管理体制, 健康被害の情報収集体制などに関する情報を消費者庁長官へ届出なければならない.

安全性の根拠は, 十分な食経験があること, 食経験に関する情報が不十分である場合にはデータベースの二次情報などを用いた既存情報で安全性が確認できること, 食経験および既存情報による安全性の評価でも不十分な場合には, 安全性試験により安全性が確認されること, とされている. また, 相互作用に関する評価も必要である. 機能性の根拠は, 最終製品を用いた臨床試験, または最終製品もしくは機能性関与成分に関する研究レビュー(システマティックレビュー)で示すことができる. 食品全般が対象であるが, 病者・未成年者・妊産婦・授乳婦を対象とした食品や特別用途食品(特定保健用食品を含む), 栄養機能食品, 食事摂取基準の定められた栄養素を機能性関与成分とする食品, アルコールを含有する飲料, 脂質・飽和脂肪酸・コレステロール・糖類・ナトリウムの過剰な摂取につながる食品は対象とならない.

2 機能性表示食品の表示

機能性表示食品において可能な機能性の表示範囲は, 身体の特定の部位を含めた健康維持・増進に関するもので, あきらかに医薬品と誤認されるおそれのある表現は禁止されている. 表示すべき事項は栄養機能食品(表2)[5]と類似しているが, 機能性表示食品に特有のものとして, ①「機能性表示食品」の文字, ②届出表示, ③届出番号, ④事業者の連絡先, ⑤機能性および安全性について, 国による評価を受けたものでない旨, ⑥疾病に罹患している者, 未成年, 妊産婦(妊娠を計画している者を含む)および授乳婦に対し訴求したものではない旨(生鮮食品を除く), ⑦疾病に罹患している者は医師, 医薬品を服用している者は医師, 薬剤師に相談したうえで摂取すべき旨, ⑧体調に異変を感じた際は速やかに摂取を中止し医師に相談すべき旨, などがある.

3 特定保健用食品との違い

機能性表示食品は特定保健用食品と同様に, 特定の保健の目的が期待できる旨を表示することができるが, 特定保健用食品との違いとして, 国が許可したものではないこと, 責任は事業者にあること, 疾病リスク低減表示はできないこと, 未成年者や妊産婦・授乳婦も対象とならないこと, 科学的根拠の考え方が事業者間で一定ではないこと, 機能性の根拠は文献レビューで可能なこと, 安全性評価において安全性試験の実施は必ずしも必要ではないこと, などがあげられる. 以上のことから, 機能性表示食品の機能性や安全性の根拠は, 特定保健用食品のレベルにまでは届かない製品もある. 一方, 特定保健用食品の機能性や安全性の根拠は公開が義務づけられていないが, 機能性表示食品では, それらの情報が

公開されており，消費者自身がいつでも確認できる点は評価できるといえる．

e 保健機能食品の利用に対する考え方[2,3]

近年の消費者は，特定の食品または成分の機能性に過度に期待し，偏重摂取する傾向があるが，食品として販売されている製品は医薬品とは異なるため，明確に区別しなければならない（詳細は**第2章I 保健機能食品とサプリメント**参照）．健康づくりには，バランスのよい食事・食生活が基本であり，重要である．この点を普及啓発するため，保健機能食品には「食生活は，主食，主菜，副菜を基本に食事のバランスを」の文言を表示することが義務化されている．保健機能食品は，医薬品的効果を期待して利用するものではなく，食事の一環として取り入れるものである．特定保健用食品，栄養機能食品，機能性表示食品，それぞれに，対象者や目的に特徴がある．これらの特徴を正しく理解し，自身の目的にあったものを選択し，豊かな食生活への一助として利用する，という認識が必要である．

f アドバイザリースタッフの役割[6,7]

保健機能食品は適切に摂取すれば，栄養成分の補給や健康の維持・増進，特定の保健に寄与することが期待できるが，消費者がこれらの特徴を正しく理解し，自分の目的や健康状態に合致した製品を選択するのは非常にむずかしい．市場にはさまざまな製品が流通しており，そのなかには保健機能食品ではない，いわゆる健康食品も多数存在し，消費者の選択をさらにむずかしくしている．そこで，消費者に正しい情報を提供し，身近で気軽に相談できる人材として，アドバイザリースタッフの養成が進められている．

アドバイザリースタッフには，消費者が適切に製品を選択し，安全に摂取できるようになるための情報を提供することが求められている．したがって，保健機能食品に関する正しい知識を十分に理解している必要があり，アドバイザリースタッフの養成にあたっては，以下の内容を理解・習得することが望ましいとされている．

①保健機能食品等の有効性，安全性を考慮した適正な使用方法や摂取方法．
②医薬品との相違についての正しい知識．
③保健機能食品等と医薬品および保健機能食品等同士の相互作用についての正しい理解．
④栄養強調表示と健康強調表示に関する正しい理解．
⑤保健機能食品等の有用性，安全性に関する科学的根拠を理解するための基礎知識．
⑥食品および食品添加物の安全性や衛生管理等に関する知識．
⑦健康状態および栄養状態に応じた食品の適切な利用のための健康・栄養に関する知識．
⑧関連法律の内容．
⑨消費者の視点に立った情報提供と適切な助言のあり方および消費者保護についての考え方．
⑩保健機能食品等の市場に関する知識や海外の情報等．

アドバイザリースタッフの役割は製品の購入を勧めることではなく，消費者がみずから適切に選択できるよう助力することである．したがって，保健機能食品の製造・販売に従事する人のみならず，管理栄養士や薬剤師，保健師など，消費者から直接相談を受ける機会のある立場の人が，専門的立場から，さらに必要な知識を習得する目的でアドバイザリースタッフ資格を取得することが期待される．

g アドバイザリースタッフの種類

アドバイザリースタッフは民間団体が養成する資格であり，現在，数多くの団体がさまざまな名称のアドバイザリースタッフを養成している．「サプリメント」や「健康食品」と名はついていても，アドバイザリースタッフに該当するか否か不明な資格も存在する．主要なアドバイザリースタッフとしては，NR・サプリメントアドバイザー（日本臨床栄養協会），健康食品管理士（日本食品安全協会），食品保健指導士（日本健康・栄養食品協会）があげられる．NR・サプリメントアドバイザーは薬剤師・管理栄養士が多い，健康食品管理士は臨床検査技師が多い，食品保健指導士は食品の製造・販売者が多い，など資格により特徴があるが，いずれも養成のカリキュラム，資格取得後のスキルアップなどの充実がはかられている．アドバイザリースタッフの資格取得に際しては，各資格，養成団体の特徴を把握し，自身の必要とする内容に合致したものを選択するとよい．

❖ 文 献

1) 消費者庁：健康や栄養に関する表示の制度について．http://www.

caa.go.jp/policies/policy/food_labeling/health_promotion/（アクセス日：2018 年 7 月 27 日）
2）厚生労働省：保健機能食品制度．http://www.mhlw.go.jp/topics/2002/03/dl/tp0313-2a.pdf（アクセス日：2018 年 7 月 27 日）
3）山田和彦ほか：保健機能食品の課題と展望．日本栄養・食糧学会誌 2017；70：91-99．
4）消費者庁：食品表示基準における栄養機能食品とは．
5）内閣府：食品表示基準．
6）厚生労働省：保健機能食品等に係るアドバイザリースタッフの養成に関する基本的考え方について．http://www.mhlw.go.jp/topics/2002/03/tp0313-1.html（アクセス日：2018 年 7 月 27 日）
7）厚生労働省ホームページ，アドバイザリースタッフに関する調査等について．http://www.mhlw.go.jp/shingi/2010/02/dl/s0203-12d.pdf（アクセス日：2018 年 7 月 27 日）

［佐藤陽子］

資料

G おもな胃瘻ボタン型バルーンカテーテルの外径サイズ・有効長・内径・バルーン容量

<富士システムズ株式会社>

表1 富士システムズ(スモール型)胃瘻バルーンカテーテル

品名	サイズ	外径	有効長	バルーン規定容量
GB 胃瘻バルーンボタン®	12 Fr	4.0 mm	8 mm	3 mL
	12 Fr	4.0 mm	10 mm	3 mL
	12 Fr	4.0 mm	12 mm	3 mL
	12 Fr	4.0 mm	15 mm	3 mL
	12 Fr	4.0 mm	17 mm	3 mL
	12 Fr	4.0 mm	20 mm	3 mL
	12 Fr	4.0 mm	25 mm	3 mL
	12 Fr	4.0 mm	30 mm	3 mL
	14 Fr	4.7 mm	8 mm	4 mL
	14 Fr	4.7 mm	10 mm	4 mL
	14 Fr	4.7 mm	12 mm	4 mL
	14 Fr	4.7 mm	15 mm	4 mL
	14 Fr	4.7 mm	17 mm	4 mL
	14 Fr	4.7 mm	20 mm	4 mL
	14 Fr	4.7 mm	23 mm	4 mL
	14 Fr	4.7 mm	25 mm	4 mL
	14 Fr	4.7 mm	27 mm	4 mL
	14 Fr	4.7 mm	30 mm	4 mL
	14 Fr	4.7 mm	35 mm	4 mL
	14 Fr	4.7 mm	40 mm	4 mL
	14 Fr	4.7 mm	45 mm	4 mL
	16 Fr	5.3 mm	8 mm	5 mL
	16 Fr	5.3 mm	10 mm	5 mL
	16 Fr	5.3 mm	12 mm	5 mL
	16 Fr	5.3 mm	15 mm	5 mL
	16 Fr	5.3 mm	17 mm	5 mL
	16 Fr	5.3 mm	20 mm	5 mL
	16 Fr	5.3 mm	23 mm	5 mL
	16 Fr	5.3 mm	25 mm	5 mL
	16 Fr	5.3 mm	27 mm	5 mL
	16 Fr	5.3 mm	30 mm	5 mL
	16 Fr	5.3 mm	35 mm	5 mL
	16 Fr	5.3 mm	40 mm	5 mL
	16 Fr	5.3 mm	45 mm	5 mL
	18 Fr	6.0 mm	8 mm	10 mL
	18 Fr	6.0 mm	10 mm	10 mL
	18 Fr	6.0 mm	12 mm	10 mL

資料

表1 つづき

品名	サイズ	外径	有効長	バルーン規定容量
GB 胃瘻バルーンボタン®	18 Fr	6.0 mm	15 mm	10 mL
	18 Fr	6.0 mm	17 mm	10 mL
	18 Fr	6.0 mm	20 mm	10 mL
	18 Fr	6.0 mm	23 mm	10 mL
	18 Fr	6.0 mm	25 mm	10 mL
	18 Fr	6.0 mm	27 mm	10 mL
	18 Fr	6.0 mm	30 mm	10 mL
	18 Fr	6.0 mm	35 mm	10 mL
	18 Fr	6.0 mm	40 mm	10 mL
	18 Fr	6.0 mm	45 mm	10 mL
	20 Fr	6.7 mm	8 mm	10 mL
	20 Fr	6.7 mm	10 mm	10 mL
	20 Fr	6.7 mm	12 mm	10 mL
	20 Fr	6.7 mm	15 mm	10 mL
	20 Fr	6.7 mm	17 mm	10 mL
	20 Fr	6.7 mm	20 mm	10 mL
	20 Fr	6.7 mm	23 mm	10 mL
	20 Fr	6.7 mm	25 mm	10 mL
	20 Fr	6.7 mm	27 mm	10 mL
	20 Fr	6.7 mm	30 mm	10 mL
	20 Fr	6.7 mm	35 mm	10 mL
	20 Fr	6.7 mm	40 mm	10 mL
	20 Fr	6.7 mm	45 mm	10 mL
	24 Fr	8.0 mm	8 mm	10 mL
	24 Fr	8.0 mm	10 mm	10 mL
	24 Fr	8.0 mm	12 mm	10 mL
	24 Fr	8.0 mm	15 mm	10 mL
	24 Fr	8.0 mm	17 mm	10 mL
	24 Fr	8.0 mm	20 mm	10 mL
	24 Fr	8.0 mm	23 mm	10 mL
	24 Fr	8.0 mm	25 mm	10 mL
	24 Fr	8.0 mm	27 mm	10 mL
	24 Fr	8.0 mm	30 mm	10 mL
	24 Fr	8.0 mm	35 mm	10 mL
	24 Fr	8.0 mm	40 mm	10 mL
	24 Fr	8.0 mm	45 mm	10 mL

表2　富士システムズ（標準）胃瘻バルーンカテーテル

品名	サイズ	外径	有効長	バルーン規定容量
GB 胃瘻バルーンボタン®	12 Fr	4.0 mm	8 mm	3 mL
	12 Fr	4.0 mm	10 mm	3 mL
	12 Fr	4.0 mm	12 mm	3 mL
	12 Fr	4.0 mm	14 mm	3 mL
	12 Fr	4.0 mm	17 mm	3 mL
	12 Fr	4.0 mm	20 mm	3 mL
	14 Fr	4.7 mm	8 mm	4 mL
	14 Fr	4.7 mm	10 mm	4 mL
	14 Fr	4.7 mm	12 mm	4 mL
	14 Fr	4.7 mm	14 mm	4 mL
	14 Fr	4.7 mm	17 mm	4 mL
	14 Fr	4.7 mm	20 mm	4 mL
	14 Fr	4.7 mm	24 mm	4 mL
	14 Fr	4.7 mm	27 mm	4 mL
	14 Fr	4.7 mm	30 mm	4 mL
	14 Fr	4.7 mm	34 mm	4 mL
	16 Fr	5.3 mm	8 mm	5 mL
	16 Fr	5.3 mm	10 mm	5 mL
	16 Fr	5.3 mm	12 mm	5 mL
	16 Fr	5.3 mm	14 mm	5 mL
	16 Fr	5.3 mm	17 mm	5 mL
	16 Fr	5.3 mm	20 mm	5 mL
	16 Fr	5.3 mm	24 mm	5 mL
	16 Fr	5.3 mm	27 mm	5 mL
	16 Fr	5.3 mm	30 mm	5 mL
	16 Fr	5.3 mm	34 mm	5 mL
	16 Fr	5.3 mm	39 mm	5 mL
	16 Fr	5.3 mm	44 mm	5 mL
	18 Fr	6.0 mm	12 mm	10 mL
	18 Fr	6.0 mm	17 mm	10 mL
	18 Fr	6.0 mm	24 mm	10 mL
	18 Fr	6.0 mm	30 mm	10 mL
	18 Fr	6.0 mm	34 mm	10 mL
	18 Fr	6.0 mm	39 mm	10 mL
	18 Fr	6.0 mm	44 mm	10 mL
	20 Fr	6.7 mm	12 mm	10 mL
	20 Fr	6.7 mm	17 mm	10 mL
	20 Fr	6.7 mm	20 mm	10 mL
	20 Fr	6.7 mm	24 mm	10 mL
	20 Fr	6.7 mm	30 mm	10 mL
	20 Fr	6.7 mm	34 mm	10 mL
	20 Fr	6.7 mm	39 mm	10 mL
	20 Fr	6.7 mm	44 mm	10 mL
	20 Fr	6.7 mm	50 mm	10 mL
	22 Fr	6.7 mm	17 mm	10 mL
	22 Fr	6.7 mm	24 mm	10 mL
	22 Fr	6.7 mm	30 mm	10 mL
	22 Fr	6.7 mm	34 mm	10 mL
	22 Fr	6.7 mm	39 mm	10 mL
	22 Fr	6.7 mm	44 mm	10 mL
	22 Fr	6.7 mm	50 mm	10 mL
	24 Fr	8.0 mm	17 mm	10 mL
	24 Fr	8.0 mm	20 mm	10 mL
	24 Fr	8.0 mm	24 mm	10 mL
	24 Fr	8.0 mm	30 mm	10 mL
	24 Fr	8.0 mm	34 mm	10 mL
	24 Fr	8.0 mm	39 mm	10 mL
	24 Fr	8.0 mm	44 mm	10 mL
	24 Fr	8.0 mm	50 mm	10 mL

表3 富士システムズ（ラージボアタイプ）胃瘻バルーンカテーテル

品名	サイズ	外径	有効長	バルーン規定容量
GB 胃瘻バルーンボタン®	18 Fr	6.0 mm	24 mm	10 mL
	18 Fr	6.0 mm	30 mm	10 mL
	18 Fr	6.0 mm	34 mm	10 mL
	18 Fr	6.0 mm	39 mm	10 mL
	18 Fr	6.0 mm	44 mm	10 mL
	20 Fr	6.7 mm	20 mm	10 mL
	20 Fr	6.7 mm	24 mm	10 mL
	20 Fr	6.7 mm	30 mm	10 mL
	20 Fr	6.7 mm	34 mm	10 mL
	20 Fr	6.7 mm	39 mm	10 mL
	20 Fr	6.7 mm	44 mm	10 mL
	20 Fr	6.7 mm	50 mm	10 mL
	22 Fr	6.7 mm	24 mm	10 mL
	22 Fr	6.7 mm	30 mm	10 mL
	22 Fr	6.7 mm	34 mm	10 mL
	22 Fr	6.7 mm	39 mm	10 mL
	22 Fr	6.7 mm	44 mm	10 mL
	24 Fr	8.0 mm	24 mm	10 mL
	24 Fr	8.0 mm	30 mm	10 mL
	24 Fr	8.0 mm	34 mm	10 mL
	24 Fr	8.0 mm	39 mm	10 mL
	24 Fr	8.0 mm	44 mm	10 mL

表4 GB 胃瘻ボタン/チューブ サイズ表

外径（Fr）	外径（mm）	長内径（mm）	短内径（mm）
12	4.0	2.6	1.9
14	4.7	3.2	2.5
16	5.3	3.6	2.8
18	6.0	4	3.2
20	6.7	4.3	3.7
22	7.3	4.9	4.3
24	8.0	5.5	4.9

サイズは GB 胃瘻チューブ/ボタン標準/ラージボア/スモール 共通
内腔は楕円であるため，長内径と短内径を表示

＜株式会社メディコン＞

表5　メディコン胃瘻バルーンカテーテル

メディコン胃瘻バルーンカテーテル®

品名	サイズ	外径	有効長	バルーン規定容量
	14 Fr	4.7 mm	15 mm	4 mL
	14 Fr	4.7 mm	20 mm	4 mL
	14 Fr	4.7 mm	25 mm	4 mL
	14 Fr	4.7 mm	30 mm	4 mL
	14 Fr	4.7 mm	35 mm	4 mL
	16 Fr	5.3 mm	15 mm	5 mL
	16 Fr	5.3 mm	20 mm	5 mL
	16 Fr	5.3 mm	25 mm	5 mL
	16 Fr	5.3 mm	30 mm	5 mL
	16 Fr	5.3 mm	35 mm	5 mL
	18 Fr	6.0 mm	15 mm	10 mL
	18 Fr	6.0 mm	20 mm	10 mL
	18 Fr	6.0 mm	25 mm	10 mL
	18 Fr	6.0 mm	30 mm	10 mL
	18 Fr	6.0 mm	35 mm	10 mL
	18 Fr	6.0 mm	40 mm	10 mL
	18 Fr	6.0 mm	45 mm	10 mL
	20 Fr	6.7 mm	15 mm	10 mL
	20 Fr	6.7 mm	20 mm	10 mL
	20 Fr	6.7 mm	25 mm	10 mL
	20 Fr	6.7 mm	30 mm	10 mL
	20 Fr	6.7 mm	35 mm	10 mL
	20 Fr	6.7 mm	40 mm	10 mL
	20 Fr	6.7 mm	45 mm	10 mL
	24 Fr	8.0 mm	25 mm	10 mL
	24 Fr	8.0 mm	30 mm	10 mL
	24 Fr	8.0 mm	35 mm	10 mL
	24 Fr	8.0 mm	40 mm	10 mL
	24 Fr	8.0 mm	45 mm	10 mL

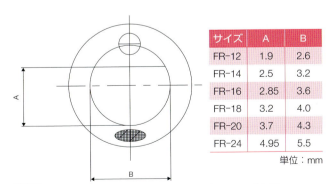

サイズ	A	B
FR-12	1.9	2.6
FR-14	2.5	3.2
FR-16	2.85	3.6
FR-18	3.2	4.0
FR-20	3.7	4.3
FR-24	4.95	5.5

単位：mm

図1　メディコン株式会社　ボタン型胃瘻チューブ内径

資料

＜ハリヤード・ヘルスケア・インク社＞

表6　HALYARD 胃瘻栄養用カテーテル

品名	サイズ	外径	有効長	バルーン規定容量
MIC 胃瘻バルーンボタン®	14 Fr	4.7 mm	8 mm	5〜10 mL
	14 Fr	4.7 mm	10 mm	5〜10 mL
	14 Fr	4.7 mm	12 mm	5〜10 mL
	14 Fr	4.7 mm	15 mm	5〜10 mL
	14 Fr	4.7 mm	17 mm	5〜10 mL
	14 Fr	4.7 mm	20 mm	5〜10 mL
	14 Fr	4.7 mm	23 mm	5〜10 mL
	14 Fr	4.7 mm	25 mm	5〜10 mL
	14 Fr	4.7 mm	27 mm	5〜10 mL
	14 Fr	4.7 mm	30 mm	5〜10 mL
	14 Fr	4.7 mm	35 mm	5〜10 mL
	14 Fr	4.7 mm	40 mm	5〜10 mL
	14 Fr	4.7 mm	45 mm	5〜10 mL
	16 Fr	5.3 mm	8 mm	5〜10 mL
	16 Fr	5.3 mm	10 mm	5〜10 mL
	16 Fr	5.3 mm	12 mm	5〜10 mL
	16 Fr	5.3 mm	15 mm	5〜10 mL
	16 Fr	5.3 mm	17 mm	5〜10 mL
	16 Fr	5.3 mm	20 mm	5〜10 mL
	16 Fr	5.3 mm	23 mm	5〜10 mL
	16 Fr	5.3 mm	25 mm	5〜10 mL
	16 Fr	5.3 mm	27 mm	5〜10 mL
	16 Fr	5.3 mm	30 mm	5〜10 mL
	16 Fr	5.3 mm	35 mm	5〜10 mL
	16 Fr	5.3 mm	40 mm	5〜10 mL
	16 Fr	5.3 mm	45 mm	5〜10 mL
	18 Fr	6.0 mm	8 mm	5〜10 mL
	18 Fr	6.0 mm	10 mm	5〜10 mL
	18 Fr	6.0 mm	12 mm	5〜10 mL
	18 Fr	6.0 mm	15 mm	5〜10 mL
	18 Fr	6.0 mm	17 mm	5〜10 mL
	18 Fr	6.0 mm	23 mm	5〜10 mL
	18 Fr	6.0 mm	25 mm	5〜10 mL
	18 Fr	6.0 mm	27 mm	5〜10 mL
	18 Fr	6.0 mm	30 mm	5〜10 mL
	18 Fr	6.0 mm	35 mm	5〜10 mL
	18 Fr	6.0 mm	40 mm	5〜10 mL
	18 Fr	6.0 mm	45 mm	5〜10 mL
	20 Fr	6.7 mm	8 mm	5〜10 mL
	20 Fr	6.7 mm	10 mm	5〜10 mL
	20 Fr	6.7 mm	12 mm	5〜10 mL
	20 Fr	6.7 mm	15 mm	5〜10 mL
	20 Fr	6.7 mm	17 mm	5〜10 mL
	20 Fr	6.7 mm	20 mm	5〜10 mL
	20 Fr	6.7 mm	23 mm	5〜10 mL
	20 Fr	6.7 mm	25 mm	5〜10 mL
	20 Fr	6.7 mm	27 mm	5〜10 mL
	20 Fr	6.7 mm	30 mm	5〜10 mL
	20 Fr	6.7 mm	35 mm	5〜10 mL
	20 Fr	6.7 mm	40 mm	5〜10 mL
	20 Fr	6.7 mm	45 mm	5〜10 mL
	24 Fr	8.0 mm	15 mm	5〜10 mL
	24 Fr	8.0 mm	17 mm	5〜10 mL
	24 Fr	8.0 mm	20 mm	5〜10 mL
	24 Fr	8.0 mm	23 mm	5〜10 mL
	24 Fr	8.0 mm	25 mm	5〜10 mL
	24 Fr	8.0 mm	27 mm	5〜10 mL
	24 Fr	8.0 mm	30 mm	5〜10 mL
	24 Fr	8.0 mm	35 mm	5〜10 mL
	24 Fr	8.0 mm	40 mm	5〜10 mL
	24 Fr	8.0 mm	45 mm	5〜10 mL

チューブ内径については社内機密のため公表できない

G おもな胃瘻ボタン型バルーンカテーテルの外径サイズ・有効長・内径・バルーン容量

＜株式会社ジェイ・エム・エス＞

表7 JMS　胃瘻栄養用カテーテル

品名	サイズ	外径	有効長	バルーン規定容量
ジェイフィード® ペグロック	14 Fr	4.7 mm	10 mm	5 mL
	14 Fr	4.7 mm	15 mm	5 mL
	14 Fr	4.7 mm	17 mm	5 mL
	14 Fr	4.7 mm	20 mm	5 mL
	14 Fr	4.7 mm	25 mm	5 mL
	14 Fr	4.7 mm	30 mm	5 mL
	16 Fr	5.3 mm	10 mm	5 mL
	16 Fr	5.3 mm	15 mm	5 mL
	16 Fr	5.3 mm	17 mm	5 mL
	16 Fr	5.3 mm	20 mm	5 mL
	16 Fr	5.3 mm	25 mm	5 mL
	16 Fr	5.3 mm	30 mm	5 mL
	16 Fr	5.3 mm	35 mm	5 mL
	16 Fr	5.3 mm	40 mm	5 mL
	18 Fr	6.0 mm	15 mm	5 mL
	18 Fr	6.0 mm	17 mm	5 mL
	18 Fr	6.0 mm	20 mm	5 mL
	18 Fr	6.0 mm	25 mm	5 mL
	18 Fr	6.0 mm	30 mm	5 mL
	18 Fr	6.0 mm	35 mm	5 mL
	18 Fr	6.0 mm	40 mm	5 mL
	20 Fr	6.7 mm	20 mm	5 mL
	20 Fr	6.7 mm	25 mm	5 mL
	20 Fr	6.7 mm	30 mm	5 mL
	20 Fr	6.7 mm	35 mm	5 mL
	20 Fr	6.7 mm	40 mm	5 mL
	20 Fr	6.7 mm	20 mm	20 mL
	20 Fr	6.7 mm	25 mm	20 mL
	20 Fr	6.7 mm	30 mm	20 mL
	20 Fr	6.7 mm	35 mm	20 mL
	20 Fr	6.7 mm	40 mm	20 mL
	20 Fr	6.7 mm	45 mm	20 mL
	24 Fr	8.0 mm	20 mm	20 mL
	24 Fr	8.0 mm	25 mm	20 mL
	24 Fr	8.0 mm	30 mm	20 mL
	24 Fr	8.0 mm	35 mm	20 mL
	24 Fr	8.0 mm	40 mm	20 mL
	24 Fr	8.0 mm	45 mm	20 mL

ボタン型胃瘻チューブ内径については不明

資　料

<ニプロ株式会社>

表8　ニプロ（スモール型）胃瘻バルーンカテーテル

品名	サイズ	外径	有効長	バルーン規定容量
GB 胃瘻バルーンボタン（スモール型）®	14 Fr	4.7 mm	8 mm	4 mL
	14 Fr	4.7 mm	10 mm	4 mL
	14 Fr	4.7 mm	12 mm	4 mL
	14 Fr	4.7 mm	15 mm	4 mL
	14 Fr	4.7 mm	17 mm	4 mL
	14 Fr	4.7 mm	20 mm	4 mL
	14 Fr	4.7 mm	23 mm	4 mL
	14 Fr	4.7 mm	25 mm	4 mL
	14 Fr	4.7 mm	27 mm	4 mL
	14 Fr	4.7 mm	30 mm	4 mL
	14 Fr	4.7 mm	35 mm	4 mL
	14 Fr	4.7 mm	40 mm	4 mL
	14 Fr	4.7 mm	45 mm	4 mL
	16 Fr	5.3 mm	8 mm	5 mL
	16 Fr	5.3 mm	10 mm	5 mL
	16 Fr	5.3 mm	12 mm	5 mL
	16 Fr	5.3 mm	15 mm	5 mL
	16 Fr	5.3 mm	17 mm	5 mL
	16 Fr	5.3 mm	20 mm	5 mL
	16 Fr	5.3 mm	23 mm	5 mL
	16 Fr	5.3 mm	25 mm	5 mL
	16 Fr	5.3 mm	27 mm	5 mL
	16 Fr	5.3 mm	30 mm	5 mL
	16 Fr	5.3 mm	35 mm	5 mL
	16 Fr	5.3 mm	40 mm	5 mL
	16 Fr	5.3 mm	45 mm	5 mL
	18 Fr	6.0 mm	8 mm	10 mL
	18 Fr	6.0 mm	10 mm	10 mL
	18 Fr	6.0 mm	12 mm	10 mL
	18 Fr	6.0 mm	15 mm	10 mL
	18 Fr	6.0 mm	17 mm	10 mL
	18 Fr	6.0 mm	20 mm	10 mL
	18 Fr	6.0 mm	23 mm	10 mL
	18 Fr	6.0 mm	25 mm	10 mL
	18 Fr	6.0 mm	27 mm	10 mL
	18 Fr	6.0 mm	30 mm	10 mL
	18 Fr	6.0 mm	35 mm	10 mL
	18 Fr	6.0 mm	40 mm	10 mL
	18 Fr	6.0 mm	45 mm	10 mL
	20 Fr	6.7 mm	8 mm	10 mL
	20 Fr	6.7 mm	10 mm	10 mL
	20 Fr	6.7 mm	12 mm	10 mL
	20 Fr	6.7 mm	15 mm	10 mL
	20 Fr	6.7 mm	17 mm	10 mL
	20 Fr	6.7 mm	20 mm	10 mL
	20 Fr	6.7 mm	23 mm	10 mL
	20 Fr	6.7 mm	25 mm	10 mL
	20 Fr	6.7 mm	27 mm	10 mL
	20 Fr	6.7 mm	30 mm	10 mL
	20 Fr	6.7 mm	35 mm	10 mL
	20 Fr	6.7 mm	40 mm	10 mL
	20 Fr	6.7 mm	45 mm	10 mL
	24 Fr	8.0 mm	15 mm	10 mL
	24 Fr	8.0 mm	17 mm	10 mL
	24 Fr	8.0 mm	20 mm	10 mL
	24 Fr	8.0 mm	23 mm	10 mL
	24 Fr	8.0 mm	25 mm	10 mL
	24 Fr	8.0 mm	27 mm	10 mL
	24 Fr	8.0 mm	30 mm	10 mL
	24 Fr	8.0 mm	35 mm	10 mL
	24 Fr	8.0 mm	40 mm	10 mL
	24 Fr	8.0 mm	45 mm	10 mL

表9　ニプロ（標準）胃瘻バルーンカテーテル

品名	サイズ	外径	有効長	バルーン規定容量
GB胃瘻バルーンボタン®	12 Fr	4.0 mm	8 mm	3 mL
	12 Fr	4.0 mm	10 mm	3 mL
	12 Fr	4.0 mm	12 mm	3 mL
	12 Fr	4.0 mm	14 mm	3 mL
	12 Fr	4.0 mm	17 mm	3 mL
	12 Fr	4.0 mm	20 mm	3 mL
	14 Fr	4.7 mm	8 mm	4 mL
	14 Fr	4.7 mm	10 mm	4 mL
	14 Fr	4.7 mm	12 mm	4 mL
	14 Fr	4.7 mm	14 mm	4 mL
	14 Fr	4.7 mm	17 mm	4 mL
	14 Fr	4.7 mm	20 mm	4 mL
	14 Fr	4.7 mm	24 mm	4 mL
	14 Fr	4.7 mm	27 mm	4 mL
	14 Fr	4.7 mm	30 mm	4 mL
	14 Fr	4.7 mm	34 mm	4 mL
	16 Fr	5.3 mm	8 mm	5 mL
	16 Fr	5.3 mm	10 mm	5 mL
	16 Fr	5.3 mm	12 mm	5 mL
	16 Fr	5.3 mm	14 mm	5 mL
	16 Fr	5.3 mm	17 mm	5 mL
	16 Fr	5.3 mm	20 mm	5 mL
	16 Fr	5.3 mm	24 mm	5 mL
	16 Fr	5.3 mm	27 mm	5 mL
	16 Fr	5.3 mm	30 mm	5 mL
	16 Fr	5.3 mm	34 mm	5 mL
	16 Fr	5.3 mm	39 mm	5 mL
	16 Fr	5.3 mm	44 mm	5 mL
	18 Fr	6.0 mm	12 mm	10 mL
	18 Fr	6.0 mm	17 mm	10 mL
	18 Fr	6.0 mm	24 mm	10 mL
	18 Fr	6.0 mm	30 mm	10 mL
	18 Fr	6.0 mm	34 mm	10 mL
	18 Fr	6.0 mm	44 mm	10 mL
	20 Fr	6.7 mm	12 mm	10 mL
	20 Fr	6.7 mm	17 mm	10 mL
	20 Fr	6.7 mm	20 mm	10 mL
	20 Fr	6.7 mm	24 mm	10 mL
	20 Fr	6.7 mm	30 mm	10 mL
	20 Fr	6.7 mm	34 mm	10 mL
	20 Fr	6.7 mm	39 mm	10 mL
	20 Fr	6.7 mm	44 mm	10 mL
	20 Fr	6.7 mm	50 mm	10 mL
	22 Fr	6.7 mm	17 mm	10 mL
	22 Fr	6.7 mm	24 mm	10 mL
	22 Fr	6.7 mm	30 mm	10 mL
	22 Fr	6.7 mm	34 mm	10 mL
	22 Fr	6.7 mm	39 mm	10 mL
	22 Fr	6.7 mm	44 mm	10 mL
	22 Fr	6.7 mm	50 mm	10 mL
	24 Fr	8.0 mm	20 mm	10 mL
	24 Fr	8.0 mm	24 mm	10 mL
	24 Fr	8.0 mm	30 mm	10 mL
	24 Fr	8.0 mm	34 mm	10 mL
	24 Fr	8.0 mm	39 mm	10 mL
	24 Fr	8.0 mm	44 mm	10 mL
	24 Fr	8.0 mm	50 mm	10 mL

表10 ニプロ（ラージボアタイプ）胃瘻バルーンカテーテル

品名	サイズ	外径	有効長	バルーン規定容量
GB 胃瘻バルーンボタン®	18 Fr	6.0 mm	24 mm	10 mL
	18 Fr	6.0 mm	30 mm	10 mL
	18 Fr	6.0 mm	34 mm	10 mL
	18 Fr	6.0 mm	44 mm	10 mL
	20 Fr	6.7 mm	20 mm	10 mL
	20 Fr	6.7 mm	24 mm	10 mL
	20 Fr	6.7 mm	30 mm	10 mL
	20 Fr	6.7 mm	34 mm	10 mL
	20 Fr	6.7 mm	39 mm	10 mL
	20 Fr	6.7 mm	44 mm	10 mL
	20 Fr	6.7 mm	50 mm	10 mL
	22 Fr	6.7 mm	24 mm	10 mL
	22 Fr	6.7 mm	30 mm	10 mL
	22 Fr	6.7 mm	34 mm	10 mL
	22 Fr	6.7 mm	39 mm	10 mL
	22 Fr	6.7 mm	44 mm	10 mL
	24 Fr	8.0 mm	24 mm	10 mL
	24 Fr	8.0 mm	30 mm	10 mL
	24 Fr	8.0 mm	34 mm	10 mL
	24 Fr	8.0 mm	39 mm	10 mL
	24 Fr	8.0 mm	44 mm	10 mL

ボタン型胃瘻チューブ内径は不明

<日本コヴィディエン株式会社>

表11 Kangaroo 胃瘻バルーンカテーテル

品名	サイズ	外径	有効長	バルーン規定容量
Kangaroo® 胃瘻バルーンボタン	12 Fr	4.0 mm	10 mm	3 mL
	12 Fr	4.0 mm	15 mm	3 mL
	12 Fr	4.0 mm	20 mm	3 mL
	12 Fr	4.0 mm	25 mm	3 mL
	12 Fr	4.0 mm	30 mm	3 mL
	14 Fr	4.7 mm	10 mm	4 mL
	14 Fr	4.7 mm	15 mm	4 mL
	14 Fr	4.7 mm	20 mm	4 mL
	14 Fr	4.7 mm	25 mm	4 mL
	14 Fr	4.7 mm	30 mm	4 mL
	14 Fr	4.7 mm	35 mm	4 mL
	14 Fr	4.7 mm	40 mm	4 mL
	14 Fr	4.7 mm	45 mm	4 mL
	16 Fr	5.3 mm	10 mm	5 mL
	16 Fr	5.3 mm	15 mm	5 mL
	16 Fr	5.3 mm	20 mm	5 mL
	16 Fr	5.3 mm	25 mm	5 mL
	16 Fr	5.3 mm	30 mm	5 mL
	16 Fr	5.3 mm	35 mm	5 mL
	16 Fr	5.3 mm	40 mm	5 mL
	16 Fr	5.3 mm	45 mm	5 mL
	20 Fr	6.7 mm	20 mm	10 mL
	20 Fr	6.7 mm	25 mm	10 mL
	20 Fr	6.7 mm	30 mm	10 mL
	20 Fr	6.7 mm	35 mm	10 mL
	20 Fr	6.7 mm	40 mm	10 mL
	20 Fr	6.7 mm	45 mm	10 mL
	24 Fr	8.0 mm	20 mm	10 mL
	24 Fr	8.0 mm	25 mm	10 mL
	24 Fr	8.0 mm	30 mm	10 mL
	24 Fr	8.0 mm	35 mm	10 mL
	24 Fr	8.0 mm	40 mm	10 mL
	24 Fr	8.0 mm	45 mm	10 mL

ボタン型胃瘻チューブの内径については不明

[秋山卓士]

索 引

数字・ギリシャ文字

α1-アンチトリプシン（α1-AT） 193
1型糖尿病 250
2型糖尿病 253, 272, 350
24時間食道pHモニタリング 167
99mTc-ヒトアルブミンシンチグラフィー 193

欧文

A・B
ADME 60
antidiuretic hormone（ADH） 40
ATP7B遺伝子 248
BH$_4$ 238
BH$_4$反応性高フェニルアラニン血症 239
BMI 97, 273

C・D
chronic kidney disease（CKD） 290
Crohn病 195
cyclic vomiting syndrome（CVS） 221
developmental origins of health and disease（DOHaD） 319
Down症候群（DS） 272
DXA法 211

E・F
early aggressive nutrition（EAN） 329
effective circulating volume（ECV） 40
elemental diet（ED） 191
enteral nutrition（EN） 300
extracellular fluid（ECF） 39
FBPase欠損症 245
food dependent exercise induced anaphylaxis（FDEIA） 278
food protein-induced enterocolitis syndrome（FPIES） 110

G
GALE欠損症 244
GALK欠損症 244
GALT欠損症 244
gastroesophageal reflux（GER） 166
gastroesoohageal reflux disease（GERD） 166, 315
GC/MS 235
gestational diabetes mellitus（GDM） 319
GLUT1欠損症 304
growth hormone dificiency（GHD） 133

H
H.Pylori 295
HbA1c 254
Hirschsprung病 225
Hirschsprung病類縁疾患 225
home enteral nutrition 415
home parenteral nutrition（HPN） 415
hypertensive disorders of pregnancy（HDP） 319

I
ICPモデル 134
intracellular fluid（ICF） 39
intrauterine growth restriction（IUGR） 64, 324
iron deficiency anemia（IDA） 295
irritable bowel syndrome（IBS） 205

K
Kaup指数 97, 124, 273
Kayser-Fleischer角膜輪 139, 248
ketogenic diet（KD） 306
ketone ratio（KR） 306
kinetic family drawings（KFD） 348

L
late evening snack 211
long chain triglyceride（LCT） 11, 288
longitudinal intestinal lengthening procedure（LILP） 187
low birth weight infant（LBWI） 324

M
MCTミルク 238
medium chain triglyceride（MCT） 211
Menkes病 47
metabolic syndrome（MetS） 273
minimal enteral nutrition（MEN） 327

N
Na-ブドウ糖共輸送機構 173
neonatal transient eosinophilic colitis（NTEC） 177
non-protein calorie/nitrogen（NPC/N） 310, 378
NPC/N 310
NST活動 398
nutrition care process（NCP） 386
nutrition support team（NST） 402
nutritional emergency 324

O
oral allergy syndrome（OAS） 278
oral rehydration solution/oral rehydration salts（ORS） 173
oral rehydration therapy（ORT） 173

osmotic gap 110

P
parenteral nutrition（PN） 191
PEG-Jカテーテル（経胃瘻的腸用カテーテル） 379
percutaneous endoscopic gastrostomy（PEG） 381
peripheral parenteral nutrition（PPN） 301
PFD試験 190
phenylalanine hydroxylase（PAH） 238
phenylketonuria（PKU） 234
post-enteritis syndrome 178, 189
Prader-Willi症候群（PWS） 133, 274
protein energy malnutrition（PEM） 143
protein losing enteropathy（PLE） 193

R・S
rapid turnover protein（RTP） 102
Rome基準 205
sick day 237
small for gestational age（SGA） 133
subjective global assessment（SGA） 405

T
Tanner分類 4
tetrahydrobiopterin 238
toddler's diarrhea 110
total body water（TBW） 39
total parenteral nutrition（TPN） 201, 301, 369
TPNカテーテル 370
TPN組成評価 407
Turner症候群（TS） 271

U・W
ulcerative colitic（UC） 200
Waterlow分類 311, 403
Wernicke脳症 48, 50, 352
Wilson病 47

和文

あ
アウトカムマネジメント 404
亜鉛 44
味つけ 336
アシルカルニチンプロフィール分析 237
アスリートの貧血 359
アセチルコリン 94

遊び食い　342
圧痕性浮腫　145
アドバイザリースタッフ　489
アナフィラキシー　279
アフタ性口内炎　162
アミノ酸
　——価　30
　——スコア　30
　——トランスポーター　65
アラキドン酸　33
アルコール　71
　——依存症　49

い
異化　10
育児用ミルク　77
意識障害　153
維持相　173
異食症　156
胃食道逆流　13, 166
　——症　166, 314
胃切除　49
胃腸炎
　——，ウイルス性　172
　——，好酸球性　178
遺伝性フルクトース不耐症　245
胃内停留時間　13
医薬品（経腸栄養剤）　459
医療費助成　393
胃瘻　381
インスリン欠乏　250

う
ウイルス性胃腸炎　172
ウイルス性耳下腺炎　164
ウリジン2リン酸ガラクトース-4'-エピメラーゼ（GALE）欠損症　244
運動失調　54
運動療法（肥満）　132

え
栄養
　——アセスメント　386, 399, 403
　——価　30
　——介入　386, 404
　——管理（肝移植）　227
　——機能食品　59, 487
　——教育　388
　——教諭　444
　——ケア　422
　——ケアプロセス　386
　——計画　405
　——欠乏症　113, 311
　——サポートチーム（NST）　402
　——食事指導　386, 395
　——食事指導せん　423
　——所要量（悪性腫瘍）　299
　——診断　386
　——スクリーニング　399, 402
　——評価　407
　——評価（悪性腫瘍）　300
　——プラン　399
　——不良の原因（小児がん）　418
　——モニタリング　386
　——療法（Crohn病）　195
　——療法（悪性腫瘍）　301
液体ミルク　93
エネルギー
　——産生障害　237
　——必要量　25
嚥下　136
　——運動　73
　——機能　7, 137
　——困難　136
　——造影　137
塩分制限　293

お
横口蓋ヒダ　17
嘔吐　214, 298
横紋筋融解症　237, 242
大島分類　308
悪心　298
オリゴ糖　220

か
カーボカウント法　252
壊血病　51, 52
潰瘍性大腸炎　200
角膜軟化症　52, 53
過食　88, 337
加水分解ミルク　178
ガスクロマトグラフィー質量分析機（GC/MS）　235
家族機能　349
家族性ビタミンB_{12}吸収不良症候群　49
家族性ビタミンE欠乏症　54
脚気　48, 50, 352, 447
学校給食　444
　——実施基準　447
学校健診　438
過敏性腸症候群（IBS）　205
カフェイン　71
ガラクトース-1-リン酸ウリジルトランスフェラーゼ（GALT）欠損症　244
ガラクトース血症　241
ガラクトキナーゼ（GALK）欠損症　244
カルシウム　267
カルニチン　235
　——欠乏　154, 293, 305
　——欠乏症　317
カルニチンパルミトイルトランスフェラーゼ-2（CPT-2）　237
がん悪液質　297
肝移植　208, 227, 236
肝型糖原病　241
眼瞼下垂　94
肝硬変　147, 207
肝再生　208
肝腫大　242
間食　335
　——の意義　86
間接エネルギー測定　211
完全静脈栄養→中心静脈栄養　201
感染性腸炎　109
柑皮症　142
鑑別疾患（皮膚）　146
管理栄養士　402

き
器質性便秘　217
機能性脂質　34
機能性消化管疾患　205
機能性表示食品　59, 488
吸収不良症候群　180
急性肝炎　207
急性肝不全　207
急性腹症　114
吸啜運動　73
牛乳（蛋白）アレルギー　189, 220
強化インスリン療法　250
拒食　337
巨赤芽球性貧血　50, 52
記録　395
筋型糖原病　151, 242
筋力低下　242

く
クライオセラピー　421
グルコーストランスポーター　64
くる病　51, 53
　——，ビタミンD欠乏性　266
クロム　45
クワシオルコル　31

け
経管栄養　378
経口ブドウ糖負荷試験　253
経口補水液　173
経口補水療法　173
経口免疫療法　283
経静脈栄養（PN）　191, 210
経腸栄養（EN）　12, 187, 210, 212, 300, 364
　——剤　376
けいれん　302
下血　117
血液浄化法　235

504

血漿浸透圧　　40
血便　　117, 200
ケトン食　　304, 306
ケトン比　　306
下痢　　298
　　──，浸透圧性　　189, 287
　　──，遷延性　　189
　　──，難治性　　189
　　──，分泌性　　189
検査値　　455
原始反射　　6, 16
原発性脂質異常症　　261

こ

高アンモニア血症　　237
口蓋皺壁（横口蓋ヒダ）　　17
口腔アレルギー症候群　　278
口腔ケア　　19
好酸球性胃腸炎　　178
好酸球性食道炎　　178
好酸球性大腸炎　　178
甲状腺機能異常症　　272
口唇口蓋裂　　158
行動療法（肥満）　　132
高度蛋白尿　　293
口内炎　　162, 299
高乳酸血症　　353
高尿酸血症　　272
後部胎生環　　139
抗利尿ホルモン（ADH）　　40
黒色皮膚症　　130, 142
黒色便　　117
こ食（孤・子・小・粉・固・濃・個）　　349
孤食　　90
　　──の弊害　　348
骨粗鬆症　　51, 53, 272
骨軟化症　　51, 53
言葉の遅れ　　8
コミュニケーション能力の低下　　348
混合栄養　　79

さ

災害　　93
細菌性耳下腺炎　　164
在宅患者訪問栄養食事指導料　　422
在宅経腸栄養（HEN）　　415
在宅中心静脈栄養（HPN）　　415
細胞外液（ECF）　　39
細胞内液（ICF）　　39
酢酸　　55
搾母乳　　160
鎖肛　　225
サリーとアンの課題　　9
三大栄養素　　10, 251

し

弛緩性麻痺　　94
子宮内発育不全（IUGR）　　64, 324
自己免疫　　250
脂質異常症　　261
　　──，原発性　　261
　　──，続発性　　261
脂質欠乏　　34
自然環境　　441
自然たんぱく　　236
シナプス形成　　6
自閉症スペクトラム障害　　340
脂肪
　　──肝　　210, 272
　　──吸収不良　　183
　　──酸代謝異常症　　151
　　──乳剤　　35
　　──便　　216
社会経済的要因　　484
灼熱脚症候群　　50
周期性ACTH-ADH放出症候群　　221
周期性嘔吐症候群（CVS）　　221
重症心身障がい児　　308
主観的包括的アセスメント　　405
ジュニアアスリート　　356
授乳
　　──・離乳の支援ガイド　　74
　　──間隔　　75
　　──期間　　75
　　──時間　　75
　　──リズム　　70
消化管
　　──アレルギー　　181
　　──出血　　117
　　──ホルモン　　12
消化吸収能　　10
小顎症　　160
消化酵素薬　　216
消化態栄養剤　　376
症候性肥満　　129
症候性やせ　　126
小食　　334
脂溶性ビタミン　　211
小腸移植　　230
小児CKD　　290
小児科の対象年齢　　393
小児がん　　297
　　──の種類　　418
小児専門管理栄養士　　396
小児に対するサポートの体制　　396
静脈栄養　　186
食育　　390
食育基本法　　430
食育推進基本計画　　431

食間の飲料　　335
食支援　　422
食事計画案　　395
食事摂取基準　　34
食事の味つけ　　336
食事の形状　　336
食事バランスガイド　　449
食事療法
　　（1型糖尿病）　　251
　　（悪性腫瘍）　　300
　　（アミノ酸・有機酸・脂肪酸代謝異常症）　　234
　　（食物アレルギー）　　280
　　（肥満）　　131
褥瘡　　410
食卓環境　　441
食道インピーダンスpHモニタリング　　167
食品の安全性　　92
食物アレルギー　　481
食物依存性運動誘発アナフィラキシー　　278
食物経口負荷試験　　280
食物繊維　　38, 218
食物選択の偏り　　349
食物蛋白誘発胃腸症（FPIES）　　110
除脂肪体重　　272
女性アスリートの3主徴　　358
初乳　　74
自律神経症状　　94
腎移植　　292
腎機能低下　　272
神経管閉鎖障害　　52
神経性食欲不振症　　127, 337
新生児一過性好酸球性腸炎　　177
新生児メレナ　　51, 54, 287
心臓外科手術　　285
身体組成　　98
身体発育　　2
浸透圧性下痢　　189, 287
心不全　　150, 285
深部知覚障害　　54

す

膵外分泌機能試験（PFD試験）　　190
膵外分泌機能不全　　180, 183
推奨量　　23
推定エネルギー必要量　　310
推定平均必要量　　23
随伴症状　　111
頭蓋ろう　　53
スポーツ障害　　356
スポーツ貧血　　296

せ

生化学検査　　102

生活習慣病　35
生活リズム　86, 335
成熟乳　74
成長曲線　126, 260
成長障害　196, 201, 227
成長ホルモン分泌不全性低身長症　133
生物価　30
成分栄養剤（ED）　191, 376, 161
舌小帯短縮症　161
摂食　137
セルロプラスミン　248
セレン　45
　──欠乏症　143
遷延性下痢症　189
全身症状　111
先天性十二指腸閉鎖症・狭窄症　224
先天性小腸閉鎖症・狭窄症　224
先天性食道閉鎖症　224
先天性代謝障害　394

そ
造血細胞移植　421
総水分量（TBW）　39
相談支援専門員　424
即時型（食物アレルギー）　277
続発性脂質異常症　261
咀嚼
　──運動　73
　──機能　84

た
タール便　117
体質性やせ　126
代謝性アシドーシス　353
体重増加不良　124, 126
大腸炎
　──，潰瘍性　200
　──，好酸球性　178
体内時計　345
耐容上限量　23
多呼吸　149
脱水　41
　──症　113
たばこ　72
食べる力　89
胆汁性嘔吐　175
単純肥満　129
炭水化物　37
短腸症　186
蛋白質エネルギー栄養失調（PEM）　143
蛋白分解酵素　11
蛋白漏出性胃腸症（PLE）　179, 193
ダンピング
　──症候群　379
　──様症状　316

ち・つ
中鎖脂肪酸（MCT）　11, 211
中心静脈栄養（TPN）　301, 369
腸炎後症候群　178, 189
腸管延長術　187
長鎖脂肪酸　11
超重症児スコア　308
朝食欠食　86, 90, 345
腸性肢端皮膚炎　143
腸内細菌叢　15, 55
直腸肛門奇形　225
治療用特殊ミルク　240
通所施設との連携　390

て
低FODMAPダイエット　206
低アルブミン血症　147, 293
低アレルギー化処理食品　178
低栄養　89, 319
低形成・異形成腎　290
低血糖　242
低ケトン性低血糖症　237
低残渣　200, 202, 203
低脂肪食　200, 202, 203
低出生体重児　324
低身長　133, 242
低蛋白　145
　──血症　147
低たんぱく食品　240
低銅食　249
低ナトリウム血症　353
鉄　44
手づかみ食べ　84, 85
鉄欠乏性貧血　295
テトラヒドロビオプテリン（BH$_4$）　238
てんかん　302

と
銅　45, 248
頭囲　3
糖質　37
糖尿病
　──，1型　250
　──，2型　253, 272, 350
　──，妊娠　319
特異的IgE抗体　279
特殊ミルク　234
特定保健用食品　59, 485
特発性乳児ビタミンK欠乏症　51, 54
特別食　395
吐血　117
ドコサヘキサエン酸　33
突然死　237
ドナーミルク　328

トランスフェリン　296
とろみ調整食品　425

な
内因子　49
生コーンスターチ　238
難治性下痢症　189

に
二次性徴　3
二次性乳糖不耐症　110
二重エネルギーX線吸収法（DXA法）　211
二糖類分解酵素　10
日本人の食事摂取基準（2015年版）　22
日本人の推算GFR（eGFR）　291
入院時食事療養費　393
乳酸菌　55
乳児難治性下痢症　189
乳児ビタミンK欠乏症　76
乳児ボツリヌス症　81
乳幼児栄養調査　480
乳幼児健診　437
妊娠高血圧症候群　319
妊娠糖尿病　319

ね・の
念珠　53
年齢因子　111
脳腸相関　205
ノロウイルス　171

は
ばかり食い　341
発症年齢（小児がん）　418
歯の萌出時期　84
晩期合併症　297
半固形化栄養剤　459
半消化態栄養剤　376

ひ
非圧痕性浮腫　145
ビオチン欠乏症　144, 154
ビタミン
　──B$_1$欠乏　154
　──B$_6$　303
　──D　305
　──D欠乏症　269
　──D欠乏性くる病　266
　──K欠乏　154
　──欠乏　182
　──欠乏（眼の異常）　139
非たんぱくカロリー/窒素比　310
泌乳　69
必要エネルギー　251
必要最小限の除去（食物アレルギー）　281
ビフィズス菌　14, 57

皮膚潰瘍　410
肥満　88, 129, 272, 350
　——，症候性　129
　——，単純　129
　——症　256
　——度　97
　——，幼児期の　483
標準負担額　394
微量元素　182
貧血
　——，アスリートの　359
　——，巨赤芽球性　50, 52
　——，スポーツ　296
　——，鉄欠乏性　295
頻脈　149

ふ
フードファディズム　344
フェニルアラニン水酸化酵素（PAH）　238
フェニルケトン尿症（PKU）　234
フェリチン　296
フォローアップミルク　82
不感蒸泄　40
腹痛　114, 212
　——，慢性反復性　116
腹部膨満　122
腹膜透析　292
浮腫　41, 145
　——，圧痕性　145
　——，非圧痕性　145
フッ化物　19
ブドウ糖　37
フルクトース-1,6-ビスフォスファターゼ（FBPase）欠損症　245
フルクトース不耐症　241
プロバイオティクス　55
分泌型免疫グロブリンA　14
分泌性下痢　189

へ
ベースライス法ミキサー食　378
ベジタリアニズム　343
ペットボトル症候群　350
ベビーフード　82
ヘモグロビン　295

ペラグラ　50, 142
ヘリコバクター・ピロリ　295
ヘルスリテラシー　433
偏食　90, 340
便浸透圧ギャップ　109, 110
便ズダンIII染色　110, 190
便中α1-アンチトリプシン　183
便秘　94, 299
　——，器質性　217

ほ
訪問栄養食事指導　422
保健機能食品　59, 485
捕食　16
補水相　173
母性PKU　239
母乳　35
　——，搾　160
　——育児（口唇口蓋裂）　159
　——育児を成功させるための10か条　74
　——，冷凍　77
　——栄養　74, 480
　——性黄疸　76
　——とウイルス感染　76
　——不足　76, 79
　——分泌　69
哺乳瓶　160

ま
マクロビオティック　343
末梢静脈栄養（PPN）　301, 364
マラスムス　31
マンガン　45
慢性肝不全　207
慢性腎臓病（CKD）　290
慢性反復性腹痛　116

み
ミオグロビン尿症　242
味覚障害　299
ミキサー食　378
ミトコンドリア病　151
ミルク
　——，MCT　238
　——，育児用　77
　——，液体　93

　——，加水分解　178
　——，治療用特殊　240
　——，特殊　234
　——，ドナー　328
　——，フォローアップ　82

む
無たんぱく乳　236
むら食い　341
ムンプス　164

め・も
メタボリックシンドローム（MetS）　256, 273
メチロマロニルCoAムターゼ　235
メトホルミン　254
目安量　23
免疫低下　420
免疫不全　182
目標量　23

や・ゆ
夜食　211
やせ　89
　——，症候性　126
　——，体質性　126
夜盲症　51, 52, 53
有効循環血漿量（ECV）　40

よ
幼児期の肥満　483
幼児の間食　84
ヨウ素　45
用量反応の関係　60
横地分類　308

ら・り
酪酸　55
離乳　79
　——食　481
　——食の進め方の目安　81
　——の開始　80
　——の完了　80
リンパ濾胞過形成　178

れ・ろ
冷凍母乳　77
ロタウイルス　171

略語一覧

略語	欧文	和文
A		
ACTH	adenocorticotropic hormone	副腎皮質刺激ホルモン
ADH	antidiuretic hormone	抗利尿ホルモン
ADME	absorption, distribution, metabolism, excretion	吸収，分布，代謝，排泄
B		
BH_4	tetrahydrobiopterin	テトラヒドロビオプテリン
BI 法	bioelectrical impedance	生体インピーダンス法
BMI	body mass index	体格指数
BNP	brain natriuretic peptide	脳性ナトリウム利尿ペプチド
BUN	blood urea nitrogen	血中尿素窒素
C		
CKD	chronic kidney disease	慢性腎臓病
CM	chylomicron	カイロミクロン
CRBSI	catheter-related blood stream infection	カテーテル関連血流感染症
CVS	cyclic vomiting syndrome	周期性嘔吐症候群
D		
DHA	docosahexaenoic acid	ドコサヘキサエン酸
DOHaD	developmental origins of health and disease	成人病胎児期発症説
DS	Down syndrome	Down 症候群
DXA	dual energy X-ray absorptiometry	二重エネルギー X 線吸収測定法
E		
ECF	extracellular fluid	細胞外液
ECV	effective circulating volume	有効循環血漿量
ED	elemental diet	成分栄養剤
ELBWI	extremely low birth weight infant	超低出生体重児
EN	enteral nutrition	経腸栄養
EUGR	extrauterine growth restriction	子宮外発育不全
F		
FBPase	fructose-1, 6-bisphosphatase	フルクトース-1, 6-ビスフォスファターゼ
FCHL	familial combined hyperlipidemia	家族性複合型高脂血症
FDEIA	food dependent exercise induced anaphylaxis	食物依存性運動誘発アナフィラキシー
FFA	free fatty acid	遊離脂肪酸
FH	familial hypercholesterolemia	家族性高コレステロール血症
FPIES	food protein-induced enterocolitis syndrome	食物蛋白誘発腸症
G		
GALE	uridine diphosphate-galactose-4'-epimerase	ウリジン 2 リン酸ガラクトース-4'-エピメラーゼ
GALK	galactokinase	ガラクトキナーゼ
GALT	galactose-1-phosphate uridyl transferase	ガラクトース-1-リン酸ウリジルトランスフェラーゼ
GC/MS	gas chromatography/mass spectrometry	ガスクロマトグラフィー質量分析機
GDM	gestational diabetes mellitus	妊娠糖尿病
GER	gastroesophageal reflux	胃食道逆流
GERD	gastroesoohageal reflux disease	胃食道逆流症
GH	growth hormone	成長ホルモン
GHD	growth hormone dificiency	成長ホルモン分泌不全性低身長症
GLUT	glucose transporter	グルコーストランスポーター
H		
HDL	high density lipoprotein	高比重リポ蛋白
HDP	hypertensive disorders of pregnancy	妊娠高血圧症候群
HEN	home enteral nutrition	在宅経腸栄養
HPN	home parenteral nutrition	在宅中心静脈栄養
I		
IBS	irritable bowel syndrome	過敏性腸症候群
ICF	intracellular fluid	細胞内液
IDA	iron deficiency anemia	鉄欠乏性貧血
IFALD	intestinal failure-associated liver disease	腸管不全合併肝障害
IGF	insulin like growth factor	インスリン様成長因子

IUGR	intrauterine growth restriction	子宮内発育不全
K		
KD	ketogenic diet	ケトン食
KFD	kinetic family drawings	動的家族画
KR	ketone ratio	ケトン比
L		
LBWI	low birth weight infant	低出生体重児
LCPUFA	long chain polyunsaturated fatty acids	長鎖多価不飽和脂肪酸
LCT	long chain triglyceride	長鎖脂肪酸
LDL	low density lipoprotein	低比重リポ蛋白
LILP	longitudinal intestinal lengthening procedure	腸管延長術
LPL	lipoprotein lipase	リポ蛋白リパーゼ
M		
MCT	medium chain triglyceride	中鎖脂肪酸
MCV	mean corpuscular volume	平均赤血球容積
MetS	metabolic syndrome	メタボリックシンドローム
N		
NAFLD	nonalcoholic fatty liver disease	非アルコール性脂肪性肝疾患
NASH	nonalcoholic steatohepatitis	非アルコール性脂肪肝炎
NCP	nutrition care process	栄養ケアプロセス
NEC	necrotizing enterocolitis	壊死性腸炎
NPC/N	non-protein calorie/nitrogen	非たんぱくカロリー/窒素
NST	nutrition support team	栄養サポートチーム
NTEC	neonatal transient eosinophilic colitis	新生児一過性好酸球性腸炎
O		
OAS	oral allergy syndrome	口腔アレルギー症候群
ORS	oral rehydration solution/oral rehydration salts	経口補水液
ORT	oral rehydration therapy	経口補水療法
P		
PAH	phenylalanine hydroxylase	フェニルアラニン水酸化酵素
PEG	percutaneous endoscopic gastrostomy	経皮内視鏡的胃瘻造設術
PEM	protein energy malnutrition	蛋白・エネルギー栄養障害
PICC	peripherally inserted central catheter	末梢穿刺中心静脈カテーテル
PLE	protein losing enteropathy	蛋白漏出性胃腸症
PN	parenteral nutrition	静脈栄養
PPN	peripheral parenteral nutrition	末梢静脈栄養
PTH	parathyroid hormone	副甲状腺ホルモン
PUFA	polyunsaturated fatty acid	多価不飽和脂肪酸
PWS	Prader-Willi syndrome	Prader-Willi 症候群
R		
RBP	retinol-binding protein	レチノール結合蛋白
RTP	rapid turnover protein	短半減期蛋白
S		
SGA	small for gestational age	(在胎週数相当に比較して小さい)
SGA	subjective global assessment	主観的包括的アセスメント
SIDS	sudden infant death syndrome	乳幼児突然死症候群
SLE	systemic lupus erythematosus	全身性エリテマトーデス
T		
TBW	total body water	総体水分
TC	total cholesterol	総コレステロール
TG	triglyceride	トリグリセライド
TIBC	total iron binding capacity	総鉄結合能
TP	total protein	総蛋白
TPN	total parenteral nutrition	中心静脈栄養（完全静脈栄養）
TS	Turner syndrome	Turner 症候群
U		
UA	uric acid	尿酸
UC	ulcerative colitis	潰瘍性大腸炎
V		
VLBWI	very low birth weight infant	極低出生体重児
VLDL	very low density lipoprotein	超低比重リポ蛋白

- JCOPY 〈(社)出版者著作権管理機構 委託出版物〉
  本書の無断複写は著作権法上での例外を除き禁じられています．複写される場合は，そのつど事前に，(社)出版者著作権管理機構（電話 03-3513-6969，FAX03-3513-6979，e-mail：info@jcopy.or.jp）の許諾を得てください．

- 本書を無断で複製（複写・スキャン・デジタルデータ化を含みます）する行為は，著作権法上での限られた例外（「私的使用のための複製」など）を除き禁じられています．大学・病院・企業などにおいて内部的に業務上使用する目的で上記行為を行うことも，私的使用には該当せず違法です．また，私的使用のためであっても，代行業者等の第三者に依頼して上記行為を行うことは違法です．

小児臨床栄養学改訂第2版

ISBN978-4-7878-2339-7

2018年10月31日　　第1刷発行

編　　集	日本小児栄養消化器肝臓学会
発 行 者	藤実彰一
発 行 所	株式会社　診断と治療社
	〒100-0014　東京都千代田区永田町2-14-2　山王グランドビル4階
	TEL：03-3580-2750（編集）　03-3580-2770（営業）
	FAX：03-3580-2776
	E-mail：hen@shindan.co.jp（編集）
	eigyobu@shindan.co.jp（営業）
	URL：http://www.shindan.co.jp/
装　　丁	株式会社サンポスト
本文イラスト	河原ちょっと
印刷・製本	三報社印刷株式会社

© 日本小児栄養消化器肝臓学会, 2018. Printed in Japan.　　　　　　　　　　　　　［検印省略］
乱丁・落丁の場合はお取り替えいたします．